Pflegewissenschaft 2

Pflegewissenschaft 2

Hermann Brandenburg, Eva-Maria Panfil, Herbert Mayer, Berta Schrems (Herausgeber)

Hermann Brandenburg
Eva-Maria Panfil
Herbert Mayer
Berta Schrems
(Hrsg.)

Pflegewissenschaft 2

Lehr- und Arbeitsbuch zur Einführung in die Methoden der Pflegeforschung

4., vollständig überarbeitete und erweiterte Auflage

unter Mitarbeit von

Katrin Balzer
Sabine Bartholomeyczik
Christian Conrad
André Fringer
Elke Hausner
Daniela Holle
Susanne Keane
Sascha Köpke
Alexander Manzei-Gorsky
Rahel Naef
Tina Quasdorf
Jörg große Schlarmann
Michael Simon
Erika Sirsch

hogrefe

Prof. Dr. phil. Hermann Brandenburg (Hrsg.). Prof. Dr. phil., Vinzenz Pallotti University Vallendar, Pflegewissenschaftliche Fakultät, Prodekan, Lehrstuhl für Gerontologische Pflege
E-Mail: hermann.brandenburg@vpu.de

Eva-Maria Panfil (Hrsg.). Dr., M.A., RN, Universitätsspital Basel
E-Mail: Eva-Maria@Panfil.eu

Prof. Dr. Herbert Mayer (Hrsg.). Prof. Dr., EUFH – Hochschule für Gesundheit, Soziales & Pädagogik und Universität Witten/Herdecke
E-Mail: h.mayer@eufh.de

Berta Schrems (Hrsg.). Mag. Dr., M.A. (Hrsg.), Privatdozentin der Universität Wien, Institut für Pflegewissenschaft
E-Mail: berta.schrems@univie.ac.at

Bibliografische Information der Deutschen Nationalbibliothek
Die Deutsche Nationalbibliothek verzeichnet diese Publikation in der Deutschen Nationalbibliografie; detaillierte bibliografische Daten sind im Internet über http://www.dnb.de abrufbar.

Anregungen und Zuschriften bitte an:
Hogrefe AG
Lektorat Pflege
z.Hd. Jürgen Georg
Länggass-Strasse 76
3012 Bern
Schweiz
Tel. +41 31 300 45 00
info@hogrefe.ch
www.hogrefe.ch

Lektorat: Jürgen Georg, Martina Kasper, Rita Madathipurath
Herstellung: René Tschirren
Umschlagabbildung: Getty Images/Cavan Images
Umschlag: Claude Borer, Riehen
Satz: punktgenau GmbH, Bühl
Druck und buchbinderische Verarbeitung: Multiprint Ltd., Kostinbrod
Printed in Bulgaria

1. Auflage 2023

(E-Book-ISBN_PDF 978-3-456-96225-2)
(E-Book-ISBN_EPUB 978-3-456-76225-8)
ISBN 978-3-456-86225-5
https://doi.org/10.1024/86225-000

Inhaltsverzeichnis

Geleitwort zur 4. Auflage

Das Lehrbuch Pflegewissenschaft entwickelt sich mit beachtlicher Konstanz weiter. Davon zeugt die 4. Auflage.

Ich beleuchte drei Diskurse, die mir angesichts der letzten rund drei Jahrzehnte Entwicklung der Pflegewissenschaft und der damit einhergehenden Pflegeforschung im deutschsprachigen Raum besonders wichtig erscheinen: a) die Etablierung der akademischen Laufbahn vom Bachelor- über die Master- und Doktoratsstufe bis hin zur Habilitation, b) die wachsende Bedeutung der Forschungsethik sowie c) Forschungskompetenzen in der klinischen Pflegepraxis.

- Der stufenweise Aufbau der Forschungskompetenz in Bachelor-, Master- und Doktoratsstudiengängen bis hin zur Lehrbefugnis an Universitäten mit der Habilitation ist inzwischen etabliert. Der Weg dahin war allerdings nicht linear. In der Schweiz beispielsweise war ein pflegewissenschaftliches Masterstudium in den 1990er Jahren in Kooperation mit der Universität Maastricht möglich. Das Pflegestudium zum berufsbefähigenden Bachelorabschluss startete an der ersten Fachhochschule hingegen erst im Jahr 2005. Diese kuriose Historie der pflegewissenschaftlichen Ausbildung erschwerte den Konsens für einen Ausbildungsstandard zur Forschungskompetenz. Lehrbücher wie „Pflegewissenschaft 2" tragen zur Klärung dieser Ausbildungsstandards bei. Das Werk ist für die Bachelorstufe besonders gut geeignet. Es bringt angehenden Pflegewissenschaftlerinnen und Pflegewissenschaftler die konzeptionellen und theoretischen Hintergründe, den Forschungszyklus einschließlich der Literaturrecherche sowie der Datenerhebung und -analyse näher. Auf Masterstufe dient es der Aktualisierung von Forschungswissen, insbesondere wenn der Konsekutivmaster nicht unmittelbar an das Bachelorstudium anschließt. Dazu sind v.a. die eingestreuten Aufgaben mit Lösungen hilfreich. Für Master- und v.a. Doktoratsstudiengängen finden sich zusätzlich Hinweise zu Handbüchern zu ausgewählten Forschungsdesigns und -methoden.
- Kenntnisse und Fähigkeiten zu Forschungsethik sind zentral, um ein empirisches Projekt mit Menschen durchführen und die regulatorischen Prozesse zügig durchlaufen zu können. Beratende Instanzen von Ethikkommissionen sind – soweit vorhanden und eingespielt – eine wichtige Anlauf- und Schaltstelle für Pflegewissenschaftlerinnen und Pflegewissenschaftler. Die Forschungsfragen und -methoden von pflegewissenschaftlichen Vorhaben sind bei manchen Ethikkommissionen angesichts der überwiegenden Anzahl von humanmedizinischen und pharmazeutischen Forschungsanträgen oft noch wenig geläufig. Entsprechend müssen pflegewissenschaftlich Forschende mit den Gremien so gut kommunizieren, dass ihre

Anträge nach und nach im forschungsethischen Mainstream ankommen. Lehrbücher wie das vorliegende Werk vermitteln dazu wichtige Kenntnisse. Exemplarisch dienen regionale oder nationale Anforderungen als Anschauungsbeispiele, nach welchem Standard Projekte forschungsethisch beurteilt werden.

- Schließlich interessiert der wachsende Diskurs zur Forschungskompetenz bei vorwiegend klinisch tätigen Pflegewissenschaftlerinnen und Pflegewissenschaftlern. Auf Bachelorstufe besteht weitgehend Konsens, dass Forschungskompetenz v.a. der Forschungsanwendung dient. Somit erreicht (inter-)national verfügbares Knowhow durch Bachelorabsolventinnen und Bachelorabsolventen die Patientinnen und Patienten und deren Angehörigen, aber auch Teamkolleginnen und Teamkollegen ohne Hochschulabschluss. Auf Masterstufe differenzieren sich seit einigen Jahren im deutschsprachigen Raum die curricularen Schwerpunkte aus, analog den internationalen Erfahrungen: Für die forschende Tätigkeit, oft mit dem Ziel eines Doktorats verbunden, bereitet ein Masterstudiengang mit empirischem Schwerpunkt vor. Dazu führen die Studierenden in aller Regel ein empirisches Forschungsprojekt durch. Auch für Stabs- oder Managementfunktionen, in denen zunehmend Kompetenzen der Datenanalyse nötig sind, bietet sich ein solcher Schwerpunkt an. Wer sich hingegen auf die Berufstätigkeit der fortgeschrittenen Pflegepraxis (Advanced Nursing Practice) vorbereiten möchte, braucht intensives klinisches Training, um Routine und Sicherheit für die nachfolgende Berufsausübung zu erlangen. Entsprechend treten Kompetenzen für die Durchführung von Forschungsprojekten in den Hintergrund. Forschungskompetenzen sind aber soweit nötig, um als Masterabsolventin oder Masterabsolvent Sparringpartner für empirisch Forschende sein zu können, wenn Forschungsfragen und -designs mit Blick auf Patientinnen-/Patienten- oder Angehörigenthemen entwickelt werden. Wer sich nach dem Masterabschluss für die jeweils andere Funktion interessiert, kann sich durch postgraduale Weiterbildungen darauf vorbereiten.

Angesichts dieser drei Entwicklungslinien dürfte die 4. Auflage von „Pflegewissenschaft 2“ nicht die letzte sein. Es braucht auch zukünftig Aktualisierungen entlang der Forschungsevolution von Pflegewissenschaft im deutschsprachigen Raum.

PD Dr. Iren Bischofberger, Aarau
Frühsommer 2022

Einleitung

Der vorliegende Band *Pflegewissenschaft 2* konzentriert sich im Rahmen der dreiteiligen Buchreihe „Pflegewissenschaft" auf forschungsmethodische Aspekte, die für die Pflegewissenschaft von Bedeutung sind.

Gegenstand zahlreicher Diskussionen zwischen den Hauptautoren und -autorinnen war die Frage, welchen Fokus unser Werk haben soll: Soll es Beginnenden als Einführung zum Forschen dienen? Oder liegt sein primärer Zweck darin, Forschung zu verstehen? Wir haben uns für Letzteres entschieden, da eine forschungsbasierte Praxis oft gerade wegen mangelhaft durchgeführter Studien nicht möglich ist. Ziel der Ausbildung sollte deswegen zunächst das Kennen und Verstehen von Forschung und Forschungsprozess sein, damit in erster Linie die kritische Analyse von Studien praktiziert werden kann. Das Buch bietet dazu eine Basis, die dann über andere Werke im Rahmen der evidenzbasierten Praxis ausgebaut werden kann. Das eigenständige Durchführen von methodisch adäquater Forschung ist nicht Ziel dieses Buches. Dazu hilft jedoch die Erfahrung, die bei der Studienanalyse gewonnen wurde. Beim kritischen Lesen entsprechender Forschungsarbeiten sind bestimmte Kriterien zu beachten. Wir praktizieren die Anwendung dieser Kriterien an deutschsprachigen Beispielen. Damit zeigen wir auch eine klassische Form des wissenschaftlichen Dialogs und der Qualitätssicherung, das sogenannte Peer-Review, das heißt die kritische Begutachtung von Studien durch Expertinnen und Experten des Faches.

Es ist ein Buch zur Einführung in die Methodendiskussion und zur praktischen Anwendung ausgewählter Methoden. Dabei sind -folgenden Aspekte für die Position der Verantwortlichen leitend:

- Wir sind der Auffassung, dass für die pflegewissenschaftliche Forschung das gesamte Methodenspektrum der Natur-, Geistes- und Sozialwissenschaften verfügbar sein muss.
- Wir möchten zeigen, dass der Streit zwischen „qualitativ" und „quantitativ" überholt ist und dass sich die Methoden der beiden Ansätze zum Verstehen sozialer Phänomene ergänzen und nicht konkurrieren. Für die Beurteilung der Qualität des Erkenntnisgewinns sind letztlich andere Kriterien wichtig. Diese werden im Buch vorgestellt und ausführlich an Beispielen erläutert.
- Wir werden keinen der bekannten „Methodenklassiker" ersetzen. Das gilt für beide der oben genannten Forschungszugänge. Wer sich mit Methoden und Methodologie beschäftigt, der findet hier „nur" eine Einführung. Es bleibt notwendig, auf das eine oder andere weiterführende Buch zurückgreifen zu müssen. Kein Band kann alle Geheimnisse der Forschung lüften! Wohl wissend, dass in der Forschung eher ein „Jein" als ein eindeutiges „Ja" oder „Nein" gilt, wollen wir für Forschungsanfängerinnen und -anfänger

eine erste Orientierung im Sinne eines *advanced organizers* bieten.

- Weiterhin möchten wir zur kritischen Anwendung von Methoden anregen. Dazu dienen Übungsbeispiele, Lesetipps, weiterführende Literaturangaben und das Glossar. Wir folgen damit dem didaktischen Anspruch des ersten Lehrbuchs.
- Ebenfalls ist eines der erklärten Anliegen dieses Textes, die Leserinnen und Leser für einen selbstverständlichen Umgang mit englischsprachiger Literatur und den Einbezug der „Welt" der (pflege)wissenschaftlichen Erkenntnisse zu sensibilisieren. Wenn „professionelle Pflege(wissenschaft)" mehr als nur ein Lippenbekenntnis sein soll, dann kann sie sich nicht nur auf deutschsprachige Publikationen beschränken. Aus diesem Grunde wird auch immer wieder auf internationale Literatur verwiesen.

Für die 4. Auflage von *Pflegewissenschaft 2* wurde der Text vollständig durchgesehen, um aktuelle methodische Entwicklungen, Literatur und Lesetipps ergänzt bzw. aktualisiert. Wir danken allen Autorinnen und Autoren für ihr Engagement in der Sache.

Pflegewissenschaft 2 ist eine Arbeit, die hoffentlich nie endgültig abgeschlossen sein wird. Gerade in der Pflegewissenschaft gibt es ständig Änderungen, auch im methodischen Feld. Ein Buch lebt von Verbesserungen. Daher freuen wir uns auf Anregungen, die wir gerne für die weiteren Auflagen aufnehmen.

Hermann Brandenburg, Eva-Maria Panfil, Herbert Mayer, Berta Schrems
Vallendar, Heitersheim, Rheine, Wien, im Sommer 2022

1 Wissenschaftstheoretische Positionen, Designs und Methoden in der Pflegeforschung

Hermann Brandenburg und Berta Schrems

Dieses Kapitel setzt an den Ausführungen zum Paradigmenbegriff und zu den wissenschaftstheoretischen Positionen von *Pflegewissenschaft 1* an und führt diese Diskussion weiter (Brandenburg & Dorschner, 2021). Zu klären ist, wie die Begriffe „Wissenschaftstheoretische Positionen", „Designs" und „Methoden" zusammenhängen bzw. wo sie voneinander abgegrenzt werden können. Dies ist deshalb bedeutsam, weil mit wissenschaftstheoretischen Positionen Implikationen über bestimmte Designs verbunden sind. Diese wiederum legen die Anwendung bestimmter Methoden zur Erhebung von Daten bzw. deren Auswertung nahe. Anders formuliert: Weil das Nachdenken über die Wissenschaft im Allgemeinen die Grundlage für wissenschaftliches Handeln im Besonderen darstellt, ist es wesentlich, die jeweilige Funktion und das Zusammenwirken der drei Ebenen im Wissenschaftsprozess zu kennen. Darum plädieren wir dafür, diese Ebenen analytisch auseinanderzuhalten, sonst sind Begriffsverwirrung und Unverständnis vorprogrammiert.

Die *erste Ebene* betrifft die grundlegenden Einstellungen zur Aufgabe und Vorgehensweise von Wissenschaft und Forschung[1] (wissenschaftstheoretische Positionen). Beispiele hierfür sind der Kritische Rationalismus, die Kritische Theorie, die Phänomenologie, der (Radikale) Konstruktivismus sowie der Poststrukturalismus (Brandenburg & Dorschner, 2021). Die genannten Positionen beinhalten erkenntnistheoretische Aussagen und unterscheiden sich zum Teil grundsätzlich in Rolle und Funktion, welche der Wissenschaft in der modernen Welt zugeschrieben werden. Sie sind eng verbunden mit Überlegungen zur Forschungslogik und münden letztlich in eine „Theorie der Methoden" (Methodologie).

Beispiel 1-1

Die „Grounded Theory" kann im weitesten Sinne als ein „konstruktivistisches Verfahren" angesehen werden und ist in ihrer handlungstheoretischen Fundierung sehr stark im amerikanischen Pragmatismus verwurzelt.

Die *zweite Ebene* ist die der Designs (vgl. Kap. 4–6). Es geht hier um die Entwicklung eines für die Untersuchung einer bestimmten Fragestellung geeigneten Forschungskonzepts (Design). Das Design hängt natürlich von wissenschaftstheoretischen Grundsatzentscheidungen ab, das heißt, es wird auch von der Methodologie beeinflusst. Wer von einer von unserem Bewusstsein getrennten und empirisch beobachtbaren Welt ausgeht („Neuer Realismus") (Gabriel, 2014), für den sind

1 Manchmal werden die Begriffe „Paradigma", „wissenschaftstheoretische Positionen" und „Methodologie" synonym verwendet. Wichtig ist, dass diese Ebene nicht mit der Ebene der konkret eingesetzten Forschungsmethoden verwechselt wird (vgl. hierzu Kap. 2 und 7).

quantitative (standardisierte) Designs sinnvoll, die er bzw. sie z.B. mit bestimmten messtheoretischen Überlegungen im Hinblick auf den Zusammenhang relevanter Dimensionen und Merkmale verbinden wird. Und wer von einer konstruktivistischen Auffassung geprägt ist und von der subjektiven „Konstruktion der Wirklichkeit" – so der Titel eines soziologischen Klassikers von Berger und Luckmann (2003) – ausgeht, der wird eher zu qualitativen Verfahren neigen, denn sie erlauben einen rekonstruktiv-interpretatorischen Zugang zur Wirklichkeit.

Beispiel 1-2
Die „Grounded Theory" wird vornehmlich in deskriptiven (beschreibenden) Designs angewandt. In einem ersten Schritt wird dazu ein induktiver Ansatz verwendet, das heißt, die Daten werden aus Einzelfällen und ohne theoretische Vorannahmen gesammelt.

Die *dritte Ebene* (Datenerhebung und -analyse) umfasst den konkreten Einsatz natur- oder sozialwissenschaftlicher Forschungsmethoden (vgl. Kap. 4 bis 7, 10 und 11). Ob und inwieweit ein standardisierter Fragebogen oder offene Interviews sinnvoll sind, hängt von dem Design und letztlich von wissenschaftstheoretischen Grundüberzeugungen ab. Grundsätzlich sind Forschungsmethoden Werkzeuge, die aus unterschiedlichen wissenschaftlichen Positionen zur Anwendung kommen können.

Beispiel 1-3
Bei der „Grounded Theory" kann die Datenerfassung im Rahmen einer qualitativ deskriptiven Studie z.B. mittels Interviews oder Beobachtungen erfolgen.

Wenn wir alle drei Ebenen zusammennehmen und bei unserem Beispiel der Grounded Theory bleiben, kann man daraus eine Verdichtung des Forschungsansatzes in fünf Prinzipien ableiten:

1. theoretisches Sampling (d.h. ständiges Wechselspiel von Datenerhebung und -auswertung)
2. theoriebasiertes Codieren (d.h. Herstellen eines Zusammenhangs zwischen Konzepten und Kategorien)
3. permanenter Vergleich
4. Schreiben von Memos (zur Reflexion)
5. Relationierung von Erhebung, Codierung und Memoschreiben, um den Forschungsprozess zu strukturieren und die Theoriebildung voranzutreiben.

Die erwähnten Zusammenhänge werden in Forschungsarbeiten häufig nicht oder nur ansatzweise transparent gemacht und selbst von Forschenden nicht selten unhinterfragt akzeptiert. Für jede Forschungsarbeit und deren Beurteilung ist es jedoch wichtig, dass über die eingesetzten Methoden und deren Hintergründe Rechenschaft abgelegt und den Lesenden entsprechende Begründungen deutlich gemacht werden.

Lernziele
Nach dem Bearbeiten dieses Kapitels sollen Sie
- die Aufnahme bzw. Kritik des Paradigmenbegriffs von Kuhn in der Pflegewissenschaft nachvollziehen können,
- die Begriffe „Wissenschaftstheoretische -Position", „Design" und „Methoden" voneinander abgrenzen können,
- eine Systematik der genannten Begriffe kennen.

Schlüsselwörter
Wissenschaftstheoretische Position, Design, Methoden

1.1 Vorbemerkungen: Paradigmen in der Pflegewissenschaft

Bevor wir in das Kapitel einsteigen, ist es wichtig, einige grundsätzliche Hinweise zur Diskussion in der Pflegewissenschaft zu geben. Wir verfolgen die Debatten über nahezu 30 Jahre – da hat sich einiges getan. Bereits in *Pflegewissenschaft 1* haben wir einige Aussagen zum Begriff des *Paradigmas*, seiner Bestimmung durch Kuhn und der Diskussion um das sogenannte Metaparadigma in der Pflege gemacht. Es wurde gezeigt, dass – obwohl der Paradigmenbegriff bei Kuhn in unterschiedlicher Art und Weise bestimmt wurde – im Kern darunter grundlegende theoretische Ansichten über die Möglichkeiten der menschlichen Erkenntnis und die damit verbundene Rolle von Wissenschaft und Forschung zu verstehen sind. Zu betonen ist auch, dass Paradigmen einen mehr oder weniger klar definierten Konsens innerhalb einer Gemeinschaft von Wissenschaftsbetreibenden über Methoden und Techniken der Erkenntnisgewinnung beinhalten.

Was hat das mit der Pflegewissenschaft bzw. -forschung zu tun? Beobachtende der Szene konstatierten vor mehr als 20 Jahren, mit dem Konzept *„evidence-based nursing"* habe das empirische Paradigma in der Pflegewissenschaft Einzug gehalten (Ingersoll, 2000; Fawcett et al., 1999). Es kann dies als ein Paradigmenwechsel von einer normativ orientierten Disziplin, im Sinne der großen Pflegetheorien in den Anfängen der Pflegewissenschaft, hin zu einer empirisch fundierten Wissenschaft gesehen werden. Dieser Wandel erfolgte nicht revolutionär, sondern vielmehr in Form eines stetigen Wandels von Forschungsprogrammen als Reaktion auf Problemverschiebungen im Praxis- und Forschungsfeld (Lakatos, 1974).

Wie auch immer man diese Entwicklung beurteilt – dieser Perspektivenwechsel hat enorme Auswirkungen auf Wissen, Einstellung und Praxis der Pflege insgesamt (bis hin zur Pflegepolitik). Welcher Prozess der Wissensentwicklung in der Pflege auch angenommen wird, eine Verständigung und Auseinandersetzung über die Grundannahmen von Wissenschaft und Forschung sind essenziell. Lincoln und Guba (1988) haben dies so formuliert: „No inquirer [...] ought to go about the business of inquiry without being clear about just what paradigm informs and guides his or her research" (S. 218)[2].

Lesetipp 1-1

Cody, W.K. (Hrsg.). (2013). *Philosophical and Theoretical Perspectives for Advanced Nursing Practice* (5th ed.). Boston, London, Singapore: Jones and Bartlett Publishers.

Dieses Buch enthält wichtige Aufsätze zur Entwicklung des pflegewissenschaftlichen Wissens und zu den Grundlagen der Pflegewissenschaft. Es ist noch immer eine der besten Übersichtsarbeiten über philosophisch-wissenschaftstheoretische Fragen in der Pflegewissenschaft. Wer sich ausführlich mit der Frage: „Was ist Pflege?" beschäftigen möchte, für den ist dieses Buch eine Fundgrube. Auch für die Paradigmendiskussion, das Verhältnis von Theorie und Praxis sowie die Geschichte der Pflegetheoriediskussion ist dieses Buch empfehlenswert.

Lesetipp 1-2

Dahnke, M.D. & Dreher, H.M. (2016). *Philosophy of Science for Nursing Practice: Concepts and Application* (2. Aufl.). New York: Springer Publishing Company.

Eine grundlegende und nicht immer leicht zu lesende philosophiegeschichtlich orientierte Einführung. Es geht um die Begriffe „Wissenschaft", „Beobachtung", „Realität", die immer auf Pflege und pflegewissenschaftliche Debatten bezogen werden. Etwas für Anspruchsvolle, daher geeignet für Studierende.

---

2 Übersetzung: „Kein Erkenntnissuchender [Forscher/Forscherin] kann das Geschäft der Erkenntnisgewinnung wirklich betreiben, ohne sich darüber im Klaren zu sein, welche Paradigmen für seine oder ihre Forschungstätigkeit bestimmend sind."

1.2 Wissenschaftstheoretische Positionen

Der Paradigmenbegriff wird unterschiedlich verwendet und häufig mit wissenschaftstheoretischen Positionen gleichgesetzt. Entscheidend für unseren Kontext ist die Notwendigkeit, dass sich Forschende – bevor ein Forschungskonzept (Design) ausgewählt und konkrete Maßnahmen diskutiert werden – über die grundlegenden Prämissen ihres jeweiligen Forschungsansatzes im Klaren sind. Diese finden sich in wissenschaftstheoretischen Positionen – vom Kritischen Rationalismus bis hin zum Poststrukturalismus – wieder. Mit diesen Positionen sind bestimmte Annahmen über das Wesen des Menschen und seiner Stellung in der Welt (Ontologie), Möglichkeiten der Erkenntnis (Epistemologie) und der Art und Weise von Wissenschaft und Forschung (Methodologie) verbunden. Zur Verdeutlichung werden im Folgenden vier für die Positionierung zentrale Differenzen diskutiert.

Erste Differenz: Gibt es eine reale Welt?

Eine erste grobe Unterscheidung zwischen den wissenschaftstheoretischen Positionen kann daran festgemacht werden, ob eine von menschlicher Beobachtung als unabhängig existierende Realität angenommen wird (oder nicht). In der Wissenschaftstheorie wird dies auch als Außenweltproblem bezeichnet. Dies stellt sich deshalb als Problem dar, weil es keine endgültige Antwort auf diese Frage gibt. Gäbe es sie, wären die verschiedenen Positionen wenig sinnvoll. Die endgültige Antwort wird in der Wissenschaftstheorie die Letztbegründung genannt. Dabei geht es um die Gewissheit als letzte sichere Erkenntnisgrundlage, auch Certismus (lat. *certus*: sicher) genannt. Vertreter und Vertreterinnen realistischer Standpunkte – und hier würden wir trotz erheblicher Differenzen in wesentlichen Punkten den Kritischen Rationalismus und die -Kritische Theorie gleichermaßen zuordnen – sehen die Welt als eine von ihnen und ihrem Bewusstsein unabhängige Wirklichkeit an. Anhängerinnen und Anhänger nominalistischer, interaktionistischer oder konstruktivistischer Standpunkte – hier markieren trotz erheblicher Unterschiede Phänomenologie und (Radikaler) Konstruktivismus den Gegenpol zum Realismus – interpretieren die Welt als sozial konstruiert und als Produkt individuellen Bewusstseins. Und der Poststrukturalismus äußert sich in manchen Punkten grundlegend skeptisch gegenüber den Erkenntnismöglichkeiten moderner Wissenschaft überhaupt.

Zweite Differenz: Kann der Mensch die Realität erkennen?

Die Erkennbarkeit der Welt (der Realität) ist in der philosophischen Tradition immer ein Thema gewesen. Schon in der Antike hat es Strömungen gegeben, die davon ausgegangen sind, dass die vorhandene Welt prinzipiell für den Menschen unerkennbar bleibt. Dieser Zweifel an der Erkenntnis ist ein altes Phänomen, dem sich bereits Platon und Aristoteles in ihrer Auseinandersetzung mit dem Solipsismus gestellt haben. Beim (Radikalen) Konstruktivismus wird dieser alte Zweifel an der Erkennbarkeit der Realität neu belebt. Zwar wird etwa bei Glasersfeld (1995), einem der Hauptvertreter des Radikalen Konstruktivismus, die Existenz einer bewusstseinsunabhängigen Welt vorausgesetzt. Alle Aussagen über diese Welt sind aber ausschließlich dem subjektiven Erleben zuzuordnen; die Möglichkeit einer „objektiven" Erkenntnis der Welt ist grundsätzlich nicht möglich und auch nicht sinnvoll.

Diese Position wird von Vertretern und Vertreterinnen der Kritischen Theorie, des Kritischen Rationalismus und letztlich auch der Phänomenologie in ihrer Radikalität nicht geteilt. Allerdings wird zugestanden, dass es keine unmittelbare Erkenntnis der Realität geben kann, sondern unser Wissen von der Welt theoriegeleitet ist. In der Wissenschaftstheorie wird dies auch als die Theoriegeladenheit der Beobachtung oder das Beobachterproblem bezeichnet. Das würde auch der Poststrukturalismus zugestehen, in dessen Zentrum die Analyse permanenter Dekonstruktionen kultureller Bedeutungssysteme steht. Während also in der ersten Differenz grundlegend die Frage gestellt wird, ob es überhaupt eine vom Bewusstsein unabhängige Wirklichkeit gibt, so liegt der Akzent der zweiten Differenz auf der Frage, ob und inwieweit die Wirklichkeit überhaupt erkennbar ist.

Dritte Differenz: Erkenntnisgewinn oder Gesellschaftskritik?

Eine weitere Unterscheidung im Hinblick auf die Funktion und Aufgaben von Wissenschaft führt zu einem anderen Gegensatzpaar. Einerseits finden wir wissenschaftstheoretische Positionen, die ihren Schwerpunkt primär in der Beschreibung, Deutung und zum Teil in der Erklärung von Phänomenen sehen (Kritischer Rationalismus, Phänomenologie); andererseits ist die Kritische Theorie zu nennen, deren Hauptanliegen die Kritik der aus ihrer Sicht ungerechten gesellschaftlichen Verhältnisse darstellt. Auch der Poststrukturalismus hat – obwohl diesbezüglich unterschiedliche Positionen existieren – einen gesellschaftskritischen Anspruch. Entscheidend für die Haltung gegenüber der Wissenschaft ist, ob die Welt (oder ein Teil der Realität) letztlich „nur" einen Gegenstand darstellt, der aus der Sicht der Forschenden neutral beschrieben, klassifiziert und analysiert werden soll, oder ob das Anliegen die Kritik der bestehenden Verhältnisse und damit ein Beitrag zu deren Überwindung ist. Empirisch-analytisch Forschende in der Tradition von Karl Popper (und noch strenger sicher der klassische Positivismus von Comte bzw. der logische Empirismus von Carnap u. a.) sehen die Aufgabe von Wissenschaft und Forschung in einer wertfreien, die „Tatsachen" und deren Zusammenhänge darstellenden Untersuchung. Vertreter und Vertreterinnen der Kritischen Theorie, aber auch anderer dezidiert gesellschaftskritischer Positionen (z. B. Marxismus, Feminismus), stellen hingegen die Möglichkeit einer wertneutralen Beschreibung grundsätzlich in Frage und legen den Akzent auf die Kritik gesellschaftlicher Verhältnisse und entsprechender Missstände.

Studienaufgabe 1-1

Bilden Sie zwei Gruppen, welche die Grundpositionen zur dritten Differenz weiterentwickeln sollen. Für diese Gruppenarbeit stehen Ihnen 40 Minuten zur Verfügung. Versuchen Sie Argumente für die eine wie für die andere Position zu finden. Verhandeln Sie Ihre Gruppenergebnisse in einem abschließenden und vom Dozenten bzw. der Dozentin moderierten Streitgespräch.

Vierte Differenz: Theorien entwickeln oder Theorien überprüfen?

Als letzte Differenz sei auf ein unterschiedliches Grundanliegen und die Zielrichtungen von Forschung verwiesen. Welche Forschungsthemen als relevant angesehen werden, wie Theorien gebildet werden, welche Gütekriterien (Qualitätskriterien) überhaupt an Forschung angelegt werden – die Entscheidung dieser Fragen ist abhängig von einem grundlegenden (Vor-)Verständnis von Wissenschaft und Forschung. Es ist beispielsweise ein wichtiger Unterschied, ob Forschende primär an einer induktiv bestimmten Generierung neuer Theorien interessiert sind oder ob es ihnen darauf ankommt, deduktiv vorhandene Theorien zu testen und zu überprüfen. Die zuerst genannten Forschenden (z. B. „radikale" Vertreter und Vertreterinnen qualitativ orientierter Pflege- und Sozialforschung) werden unter Umständen ein intensives Literaturstudium ablehnen, weil dadurch möglicherweise die Offenheit für neue Erfahrungen im Feld eingeschränkt wird. Die zuletzt erwähnten Forschenden werden sich ggf. auf eine bestimmte Theorie konzentrieren und diese dann mittels statistischer Verfahren überprüfen. Gerade bei Untersuchungsfeldern, in denen erst wenige empirische Befunde vorliegen – so das Argument – kommt es zunächst auf die Generierung von Theorien durch Feldforschung, Beobachtung, Gespräche etc. an.

Insgesamt wird deutlich, in welcher Art und Weise grundlegende Annahmen, z. B. (Wert-) Urteile und Erkenntnisse über die Welt, die Haltung, das Verständnis und bestimmte Forschungszugänge beeinflussen. Wissenschaft beruht auf beobachtbaren Tatsachen, die in Aussagen über die Welt formuliert werden. Aber die Außenwelt ist keine beobachtungsunabhängige Realität. Jede Beobachtung ist eine Beobachtung im Lichte einer Theorie, das heißt, was beobachtet wird, wird durch die wissenschaftstheoretische Position, die Methoden und die Begriffe bestimmt und hängt von Vorwissen und Erfahrungen ab. Das gilt nicht nur für die Konzeption und Durchführung von Studien, sondern auch für das Lesen und Verstehen von Forschungsergebnissen.

1.3 Designs

In der Forschung werden verschiedene Designs unterschieden. Der Begriff „Forschungsdesign" ist mit einem Kleidungsdesign vergleichbar. Menschen tragen in der Regel Unterwäsche, Oberbekleidung, Strümpfe und Schuhe. Je nach Ziel und Zweck des Anlasses entscheiden sich Menschen für ein bestimmtes „Design", z. B. ein Design für einen festlichen Abend, ein Design zum Skifahren oder ein Design für die Gartenarbeit. Je nach gewähltem Design werden die Entscheidungen für die Kleidungsstücke anders ausfallen. Wird das falsche Design gewählt und der Berg in festlicher Abendgarderobe bestiegen, ist fraglich, ob das Ziel erreicht werden kann. Genauso verhält es sich mit den Forschungsdesigns. Je nach Forschungsfrage sind unterschiedliche Designs zur Beantwortung geeignet. Mit der Präferenz für ein bestimmtes Design korrespondieren bestimmte Entscheidungen, unter anderem für Art der Daten, Methode der Datenerhebung, Größe der Stichprobe, Gütekriterien und Methoden der Datenanalyse. Die Forschungsdesigns werden je nach Wissenschaft und Autor bzw. Autorin zum Teil unterschiedlich eingeteilt. Die in der Pflegewissenschaft geläufigen Unterscheidungen sind:

- qualitative und quantitative Designs (Burns & Grove, 2005; LoBiondo-Wood & Haber, 2005; Polit et al., 2004)
- naturalistische und positivistische Designs (Lincoln & Guba, 1985)
- deskriptive, historische Forschung und experimentelle Forschung (Notter & Hott, 1997)
- Querschnittstudien, Längsschnittstudien, retrospektive oder prospektive Studien, das heißt orientiert an Zeitpunkt und Häufigkeit der Datenerhebung (Mayer, 2019).

Im Hinblick auf Ziel und Zweck von Forschung findet sich eine differenziertere Unterscheidung nach folgenden Designs:

- Interventionsforschung
- Evaluationsforschung
- Fallstudien oder Case-Studies
- partizipative Formen der Aktionsforschung Delphi-Studien
- Mixed-Methods-Designs
- Metastudien (Mayer, 2019).

Diese Designs können je nach Fragestellung sowohl qualitativ als auch quantitativ, deskriptiv, korrelativ oder experimentell bzw. kombiniert ausgerichtet sein.

Bei den genannten Differenzierungen wird jeweils ein Aspekt betont, z. B.:

- Es wird auf die Datenqualität abgehoben (quantitativ vs. qualitativ).
- Es wird auf Unterschiede im Design fokussiert.
- Verschiedene Arten von Forschung werden unterschieden (deskriptiv, historisch, experimentell usw.).
- Zeitpunkt und Häufigkeit der Datenerhebung (Quer-/Längsschnitt usw.) oder Ziel und Zweck (Interventions-, Evaluationsforschung usw.) werden betont.

An dieser Stelle muss darauf hingewiesen werden, dass es *die* richtige Unterscheidung nicht gibt. Forschende bevorzugen aus bestimmten Gründen die eine oder andere Einteilung. Die Autorinnen und Autoren dieses Beitrags beispielsweise unterscheiden zwischen „qualitativen“ und „quantitativen“ Designs. Dies ist nur eine grobe Einteilung, weitere Differenzierungen im Hinblick auf die Art der Aussagen, die zeitliche Dimension und dergleichen sind notwendig. Wir können Ihnen eine eigene Entscheidung, welche Einteilung Sie wählen, nicht abnehmen, denn sie hängt letztlich von erkenntnistheoretischen Grundpositionen ab. Wesentlich ist vielmehr, dass die gewählte Einteilung begründet werden kann und die zentralen Aspekte, die ein Design ausmachen soll, beinhaltet. Bilden Sie sich selbst eine Meinung und nutzen Sie dazu die Grundlagen, die im Band *Pflegewissenschaft 1* formuliert worden sind!

Wir haben bereits angedeutet, dass mit dem Designbegriff eine Reihe von Implikationen verbunden ist, daher eignet sich eine Differenzierungskategorie, die breiter gefasst ist, nämlich die Unterscheidung zwischen *nomothetischen* (nach Gesetzmäßigkeiten suchenden Ansätzen [„quantitative Forschung“]) und *idiografischen* (nach individuellen Besonderheiten suchenden Ansätzen [„qualitative Forschung“]) Ansätzen. Klar ist, dass es hier um eine idealtypische Beschreibung geht.

Quantitative Forschung – nomothetischer Ansatz

Beim nomothetischen Ansatz liegt der Akzent auf der Suche nach Gesetzmäßigkeiten und Zusammenhängen in einer geordnet und regelhaft gedachten Welt. Anhängerinnen und Anhänger dieser Position gehen davon aus, dass einzelne „Gegenstände“ in der Welt, etwa das gehäufte Auftreten von Druckgeschwüren bei mobilitätseingeschränkten Patientinnen und Patienten, die unterschiedliche Inanspruchnahme medizinisch-pflegerischer Leistungen in sozialen Schichten oder der Zusammenhang von Pflegequalität und Pflegestilen (selbstständigkeitsfördernd vs. versorgend) mehr oder weniger systematisch vorliegen. Dies bedeutet, dass die einzelnen Gegenstände (dieser Begriff muss sehr weit gefasst werden) in geordneter Weise miteinander in Beziehung stehen und eine Struktur bilden. Aufgrund dieser Annahme besteht die Aufgabe der Wissenschaft darin, die in der Welt vermuteten Zusammenhänge „aufzudecken“, beobachtbare Ereignisse auf die ihnen zugrunde liegenden ursächlichen Bedingungen zurückzuführen und sie damit kontrollierbar, beherrschbar und prognostizierbar zu machen. Aussagen über die soziale Realität sollen im Idealfall „nomologischen“ Charakter aufweisen, das heißt, sie sollten in ihrem Geltungsbereich weder zeitlich noch räumlich relativiert sein.

Beispiel 1-4

Die Dekubitusprophylaxe ist eine Kernaufgabe der Pflege, an deren Beginn die Erfassung eines Risikos mittels Assessmentinstrumenten steht. Mit den in der Praxis verwendeten Instrumenten kann jedoch das Risiko nur unzureichend eingeschätzt werden. Dies wird mit der Komplexität der multifaktoriellen Abläufe der Dekubitusentstehung begründet, die mit den vorhandenen -Instrumenten nicht angemessen abgebildet -werden kann. Um nun gezielt und frühzeitig Maßnahmen setzen zu können, wurden unabhängig voneinander von zwei Autorengruppen konzeptuelle Modelle zur Entstehung von Druckgeschwüren entwickelt (Panfil, 2014). Beide Modelle basieren auf Erkenntnissen der epidemiologischen, physiologischen und biomechanischen Forschungen zu Ursachen der Entstehung eines Druckgeschwürs. Das „Spanish Pressure Ulcer Advisory Panel" (García-Fernández et al., 2014) umfasst sieben Typen von Wunden, die alle im Zusammenhang mit dem Risiko einer Pflegeabhängigkeit stehen und derzeit als Dekubitus verstanden werden. Es sind dies „[...] Feuchtigkeit-, Druck-, Reibung-Kombinationen: Druck-Feuchtigkeit, Druck-Reibung, Feuchtigkeit-Reibung und multifaktorielle Wunden. Jeder dieser Wundtypen erfordert nach den Autorinnen und Autoren eine andere Prävention und Therapie“

(Panfil, 2014, S. 203). Das zweite Modell wurde von einer internationalen Expertengruppe entwickelt (Coleman et al., 2014). Das Modell wird in Form einer Waage zur Abbildung des individuellen Schwellenwerts für eine Hautschädigung dargestellt. Der Schwellenwert entsteht „[...] aus der Beziehung zwischen mechanischen begrenzenden Bedingungen, z.B. Höhe, Dauer und Typ der Kraft sowie der Empfindlichkeit und Toleranz des individuellen Menschen bezogen auf direkte, z.B. Immobilität, und indirekte kausale Faktoren, z.B. Feuchtigkeit" (Panfil, 2014, S. 203).

Qualitative Forschung – idiografischer Ansatz

Im Gegensatz zu quantitativ-nomothetischen Ansätzen gilt für den Bereich des Sozialen bei den ideografischen Ansätzen die These einer vorgegebenen Struktur mit grundlegend gleichbleibenden Regeln nicht. Es wird postuliert, dass Menschen gesellschaftliche Strukturen (soziale Beziehungen, Regeln des Verhaltens und der Kommunikation) durch ihr Handeln selbst schaffen und damit auch ständig verändern. Die Art der Beziehung zwischen Menschen ergibt sich also nicht aus bestimmten Gesetzmäßigkeiten und Strukturen, sondern wird auf der Basis des bei jedem Mitglied der Gesellschaft vorhandenen Alltagswissens immer wieder neu definiert, in der konkreten Situation gebildet und weiterentwickelt. Hierbei kommt es entscheidend auf gegenseitige Vorerfahrungen, Einstellungen (z.B. bestimmte [Vor-]Urteile über den anderen) und Wahrnehmungen (z.B. Auftreten, Gestik etc.) an, welche die subjektive Interpretation der Situation bestimmen. Erst durch diese Interpretation, Deutung und Auslegung erhalten die wahrgenommenen Dinge eine Bedeutung für die Person und werden handlungsrelevant. Aussagen über die soziale Realität sollen im Idealfall die Einzigartigkeit und Komplexität einzelner Personen bzw. Personengruppen widerspiegeln. Dabei sind häufig Interpretationen notwendig. Dies entspricht der Grundannahme idiografischer Ansätze. Interpretieren bedeutet dann, den subjektiven Sinn einer Äußerung zu erfassen, das heißt das, was mit einer sprachlichen oder verhaltensmäßigen Äußerung ausgedrückt wurde.

Beispiel 1-5 und 1-6

Qualitative Studien der Pflegeforschung befassen sich mit der Frage nach der Bedeutung von Krankheit und Leiden für Patientinnen und Patienten bzw. ihren Angehörigen oder Bezugspersonen. Im Zentrum stehen Aspekte zum Erleben der Problem- und Konfliktsituationen sowie Formen der Auseinandersetzung und Anpassungsleistung der Betroffenen. Ein Beispiel zum Erleben eines Pflegephänomens von unmittelbar Betroffenen ist das der Malnutrition (Fehl- oder Mangelernährung), ein in Gesundheitsinstitutionen häufig vorkommendes Problem. Dazu wurden in den vergangenen Jahren in den Einrichtungen Programme entwickelt, jedoch ohne die Perspektive der Betroffenen mit einzubeziehen. Dies war für die Autorinnen Haldemann-Jenni, Fierz und Frei (2016) der Grund, sich des Themas anzunehmen. Sie untersuchten die Bedürfnisse von Betroffenen in Bezug auf das ihnen angebotene Malnutritionsmanagement und ihr Erleben der Ernährungsinterventionen. Es wurden acht Patientinnen und Patienten interviewt. Zentrale Ergebnisse der Untersuchung sind, dass die Patientinnen und Patienten sich bei der Nahrungsaufnahme im Spannungsfeld zwischen *„Wollen und nicht können"* bewegen. Als Gründe geben sie unter anderem Schmerzen beim Kauen und Schlucken, Übelkeit oder verändertes Geschmacksempfinden an. Hinzu kommen institutionelle Hindernisse wie die vorgegebenen Essenszeiten und die begrenzte Menüauswahl. In der Bewältigung der Probleme waren die Patientinnen und Patienten sich selbst überlassen.

Ein Beispiel zum Erleben von Angehörigen bietet eine Studie zur Belastung von Eltern, deren Kinder Mehrfachbehinderungen aufweisen und in ein Krankenhaus aufgenommen werden müssen (Seliner et al., 2016). Die Fragestellung der Studie lautete: Wie erfahren Eltern die Hospitalisation und welchen Unterstützungsbedarf geben sie für diesen Zeitraum an? Dazu wurden 26 Elternteile (24 Mütter, zwei Väter) von 24 mehrfachbehinderten Kindern interviewt. Die Ergebnisse zeigen, dass für die Eltern die Sorge um das Wohl des Kindes im Zentrum steht. Dies wird als Arbeit erlebt, bei der sie Unterstützungsbedarf in folgenden Aspekten angeben: „Information und Schulung erhalten", „Bekannt sein und Kontinuität erfahren", „Ernst genommen werden und Mitsein erfahren", „Begleitet werden von erfahrenen Pflegenden" sowie „Entlastet und organisatorisch unterstützt werden".

Grenzen quantitativer und qualitativer Designs und Möglichkeiten der Verbindung

Wir haben gesehen, dass die Akzente in den beiden Ansätzen sehr unterschiedlich gesetzt werden. Entweder liegt der Fokus auf der Generalisierung der analysierten Gesetzmäßigkeiten oder auf der möglichst detaillierten Analyse von manifesten und/oder latenten Sinnzusammenhängen. Betont werden muss jedoch, dass beide Perspektiven mit Begrenzungen verbunden sind. Beim quantitativen Ansatz wird die methodische Strenge durch eine Reduktion und Standardisierung der Komplexität des Alltags erreicht. Der reale Alltag in seiner Vielfältigkeit kann niemals in einer experimentellen Situation abgebildet werden, sondern muss in seiner Komplexität reduziert werden. Bei den qualitativen Ansätzen lässt sich kritisieren, dass die „Einzigartigkeit" von Personen überbetont und die Regelhaftigkeit sozialen Verhaltens unterschätzt wird. Die interindividuelle Variabilität beim quantitativen Ansatz erfordert zumeist Stichprobenuntersuchungen größeren Umfangs. Der „(Einzel-)Fall" – so interessant er letztlich sein mag – ist Zufall (Fall wird etymologisch von „Würfelfall" abgeleitet). Bei aller Einstellung zum „Reichtum innerer Welten" und zur Komplexität menschlicher Persönlichkeiten besteht allerdings die Gefahr, dass die Ergebnisse qualitativer Einzelstudien für sich stehen bleiben und nicht in eine Theoriebildung einfließen. Aus den Grenzen beider Perspektiven erwächst die Empfehlung, entweder innerhalb von Studien eine Kooperation zwischen den Ansätzen einzugehen (z.B. Mixed-Methods-Designs) oder für Entscheidungen in der Praxis Studien beider Ansätze zugrunde zu legen.

Beispiel 1-7

In den vergangenen Jahren lässt sich eine wachsende Zahl von Veröffentlichungen auch in der Pflegeforschung beobachten, die quantitative und qualitative Forschungselemente verbinden. Bei Mixed Methods geht es darum, einen gemeinsamen Forschungsgegenstand zu bearbeiten und die jeweiligen methodischen Zugänge zu unterschiedlichen Zeiten (und in unterschiedlicher Relation zueinander) zu berücksichtigen (Berger & Grebe, 2015; Quasdorf & Riesner, 2016). Man kann sich diesbezüglich verschiedene Varianten vorstellen – die häufigste ist die parallele Analyse der beiden Datensätze. Das jedenfalls haben Ostlund et al. (2011) durch einen systematischen Review von 168 Studien zur Anwendung von Mixed Methods aus den Jahren 1999 bis 2009 feststellen können. Kritisiert wurde unter anderem, dass die Zielsetzung des Mixed Methods Ansatzes nicht immer deutlich benannt ist. In jedem Fall ist die Verbindung verschiedener Methoden eine Herausforderung, auch für die Forschungsteams selbst. Nicht nur „wissenschaftliche" Fragen im engeren Sinne sind dabei bedeutsam, auch die Gruppendynamik, verschiedene Arbeitskulturen, andere Publikationsroutinen etc. müssen berücksichtigt werden.

Designs werden von wissenschaftstheoretischen Positionen beeinflusst. So kann man etwa eine Nähe zwischen positivistischen bzw. empirisch-analytischen Positionen und quantitativen Ansätzen, hermeneutisch-phänomenologischen

Positionen und qualitativen Ansätzen postulieren. Diese Nähe wird auch durch die Unterscheidung von „naturalistisch“ und „positivistisch“ erkennbar, wie sie bereits von Helen Prakke in der ersten Auflage dieses Buchs 2007 beschrieben wurde. Die kritisch-dialektischen Positionen lassen sich nicht so einfach zuordnen, denn sie sind in Bezug auf Designs und Methoden relativ offen und nutzen das gesamte Spektrum.

1.4 Forschungsmethoden

Während wissenschaftstheoretische Positionen und Designs eher auf grundsätzliche und allgemeine Probleme verweisen, geht es in diesem Abschnitt um den praktischen Bezug zum konkreten Forschungsalltag. Eine Methode ist ein spezielles System von Regeln, um an neue Erkenntnisse zu gelangen. Es gibt z. B. Methoden zur Stichprobengewinnung, Datenerhebung, Analyse von Gütekriterien und Datenanalyse. Dabei ist wesentlich, dass Methoden einen Prozess kennzeichnen, der auf ein bestimmtes Ziel ausgerichtet ist. Methoden kann man als „Problemlösungsmittel“ (Herrmann, 1999) auffassen. Dabei ist es wichtig zu betonen, dass Methoden weder beobachtbare Ereignisse noch Sachen oder Waren sind. Bestimmte beobachtbare Verhaltensweisen, etwa der Einsatz von bestimmten Tests oder Beobachtungsinventaren, können als die Anwendung einer bestimmten Methode bezeichnet werden. Methoden sind also in erster Linie Systeme von Regeln, nach denen in transparenter Weise vorgegangen werden soll und die auch die Nutzung bestimmter Werkzeuge, Verfahren etc. implizieren.

Es ist augenscheinlich, dass – wenn Methoden aus Systemen von Handlungsregeln bestehen – die Anwendung einer Methode einem festgelegten Plan folgt, einen Beginn und ein definiertes Ende hat. Methoden sind gezielt auszuwählen, denn sie müssen kompatibel zur Fragestellung und zu den Designs bestimmt werden. Bei einer Forschungsarbeit ist zu überlegen, ob und inwieweit eine Entscheidung für oder gegen bestimmte Methoden begründet werden kann. Insofern steht eine Methode während ihrer Anwendung selbst zur Disposition. Daher bedarf es auch Gütekriterien, die eine sachgemäße Anwendung der Methoden garantieren (sollen). Grundsätzlich bleiben Methoden ein unverzichtbares Hilfsmittel bei der Erkenntnisgewinnung und dem Lösen wissenschaftlicher Probleme. „Man muss sie kennen, fehlerfrei anwenden können, und man muss ihre Funktion als **Hilfsmittel** durchschauen“ (Herrmann, 1999, S. 48) (Hervorheb. im Orig.).

Abschließend ist die Frage anzusprechen, ob es in der Pflegeforschung originäre Methoden gibt. Wir schließen uns diesbezüglich der Position von Bartholomeyczik (2000, 2014) an, dass dies nicht der Fall ist und die Pflegeforschung sich am gesamten Spektrum sozial- und naturwissenschaftlicher Methoden zu orientieren hat. Im deutschsprachigen Raum wurde in der pflegewissenschaftlichen Diskussion bisher die qualitative Seite akzentuiert. Erforderlich ist unserer Auffassung nach eine Methodendiskussion in der deutschsprachigen Pflegewissenschaft – wie sie in etablierten Disziplinen (Soziologie, Psychologie) schon lange üblich ist. Ziel ist jedoch nicht die Kontroverse, sondern die Darlegung der Besonderheiten, Grenzen und Entwicklungspotenziale der jeweiligen Zugänge. Wichtig ist auch, über eine Verbindung bzw. Integration der Forschungsmethoden ins Gespräch zu kommen. Vor allem muss der leitende Gedanke letztlich die Professionalisierung der Pflegeforschung, die Weiterentwicklung des Pflegeberufs und die Verbesserung der pflegerischen Versorgung der Bevölkerung sein.

Lesetipp 1-3

Schnell, R., Hill, P. B. & Esser, E. (2018). *Methoden empirischer Sozialforschung* (10. Aufl.). München: Oldenbourg.
Vor dem Hintergrund der standardisierten Forschung ist dies ein sehr gutes Einführungsbuch in den Mainstream der empirischen Sozialforschung.

Lesetipp 1-4

Przyborski, A. & Wohlrab-Sahr, M. (2014). *Qualitative Sozialforschung. Ein Arbeitsbuch* (4. Aufl.). München: Oldenbourg.
Dieses Arbeitsbuch ist speziell für Studierende gedacht, die an qualitativer Sozialforschung interessiert sind. Es wurde mit einem Preis der Deutschen Gesellschaft für Soziologie ausgezeichnet.

Abschließend stellen wir eine Systematik vor, welche die Zusammenhänge zwischen Paradigmen, Methodologien und Forschungsmethoden verdeutlicht. **Abbildung 1-1** zeigt eine Übersicht der für die deutschsprachige Pflegewissenschaft wichtigsten wissenschaftstheoretischen Positionen. Man kann diese Liste natürlich noch ergänzen (z.B. um feministische Ansätze, poststrukturalistische Positionen etc.). Aber die genannten Ansätze sind aus unserer Sicht vorherrschend in der deutschsprachigen Diskussion vertreten, wobei der Begriff „Pflegewissenschaft" hier keinesfalls eng geführt werden sollte. Aktuelle Debatten um Pflegebildung, wie auch das Pflegemanagement sollten - soweit sie durch Forschung gestützt sind - dem Bereich der Pflegewissenschaft zugerechnet werden. Der **Abbildung 1-2** ist eine genauere Bestimmung des Methodenbegriffs zu entnehmen. Die wichtigste Aussage ist, dass im Rahmen verschiedener Methodologien und Forschungszugänge sowohl quantitative als auch qualitative Methoden angewandt werden können. Entscheidend ist die Art der Daten. Wir haben einige der in der Pflegewissenschaft am häufigsten angewandten Forschungsmethoden aufgeführt. Sie finden weitere Informationen zu den Methoden in den angegebenen Kapiteln dieses Bandes.

Übungsaufgaben zu Kapitel 1

1. Wo liegt der Unterschied zwischen wissenschaftstheoretischen Positionen und Methoden?
2. Was sind quantitative (nomothetische) und qualitative (ideografische) Ansätze? Finden Sie je ein Beispiel aus der Pflegewissenschaft.

1.5 Literatur

Bartholomeyczik, S. (2000). Gegenstand, Entwicklung und Fragestellungen pflegewissenschaftlicher Forschung. In B. Rennen-Allhoff & D. Schaeffer (Hrsg.), *Handbuch Pflegewissenschaft* (S. 67–108). Weinheim: Juventa.

Bartholomeyczik, S. (2014). Pflegeforschung: Entwicklung, Themenstellungen und Perspektiven. In D. Schaeffer & K. Wingenfeld (Hrsg.), *Handbuch Pflegewissenschaft* (S. 67–94). Studienausgabe. Weinheim: Juventa.

Berger, B. & Grebe, C. (2015). *Wie können qualitative und standardisierte Methoden in den Phasen des Forschungsprozesses mit Mixed-Methods-Designs integriert werden?* Kongress: Forschungswelten, 03.03.2016, KSFH München.

Berger, T. & Luckmann, T. (2003). *Die gesellschaftliche Konstruktion der Wirklichkeit: Eine Theorie der Wissenssoziologie*. Frankfurt: Fischer.

Wissenschaftstheoretische Positionen

Dieser Ausdruck bezieht sich auf grundlegende Haltungen zur Welt, zur Erkenntnis der Wirklichkeit und zur Rolle und Vorgehensweise der Forschung selbst.

Für die Pflegewissenschaft sind folgende Ansätze von besonderer Bedeutung (vgl. Brandenburg/Dorschner, 2013):

(1) Positivismus und empirisch-analytischer Ansatz
(2) Kritisch-dialektischer Ansatz
(3) Hermeneutisch-phänomenologischer Ansatz
(4) Radikalkonstruktivistischer Ansatz

Abbildung 1-1: Wissenschaftstheoretische Positionen (Quelle: Eigenerstellung)

Forschungsregeln und Handlungspläne (Methoden)

Der Ausdruck „Methoden" bezieht sich auf die verschiedenen Formen, wie Daten erhoben und ausgewertet werden.
Die quantitativ ausgerichteten Methodologien bevorzugen quantitative Methoden und sind interessiert an numerischen Daten (z.B. an der Häufigkeit einer bestimmten Variablen bzw. deren Verteilung in einer Grundgesamtheit). Quantitative Methoden sind grundsätzlich assoziiert mit dem positivistischen bzw. empirisch-analytischen Paradigma.
Im Gegensatz dazu bevorzugen qualitativ ausgerichtete Methodologien qualitative Methoden und produzieren nichtnumerische Daten (z.B. das Spektrum von Einzelaussagen zum Erleben von Krankheit und Behinderung). Qualitative Methoden sind grundsätzlich mit dem hermeneutisch-philosophischen Paradigma verbunden.
Sowohl quantitative wie auch qualitative Datenerhebungsmethoden können im Rahmen verschiedener Methodologien zum Einsatz kommen; es ist daher irreführend, wenn von quantitativen oder qualitativen Methodologien gesprochen wird; die Datenanalyse ist quantitativ oder qualitativ, nicht die Methodologie an sich.

Für die Pflege von besonderer Relevanz sind die folgenden Forschungsmethoden:

Quantitative Forschungsmethoden	*Qualitative Forschungsmethoden*
(1) Standardisierte Fragebogen/Interviews (Kap. 7)	(1) Nichtstandardisierte Fragebogen/Interviews (Kap. 7)
(2) Standardisierte Beobachtung (Kap. 7)	(2) Unstandardisierte Beobachtung (Kap. 7)
(3) Tests und Rating-Skalen (Kap. 7)	(3) Kodieren und Memorieren (Kap. 4 und 10)
(4) Stichprobe und statistische Analyse (Kap 9 und 11)	

Abbildung 1-2: Forschungsregeln und Handlungspläne (Quelle: Eigenerstellung)

Brandenburg, H. & Dorschner, S. (Hrsg.). (2021). *Pflegewissenschaft 1. Ein Lehr- und Arbeitsbuch zur Einführung in wissenschaftliches Denken in der Pflege.* (4. Aufl.). Bern: Huber.

Burns, N. & Grove, S.K. (Hrsg.). (2005). *Pflegeforschung verstehen und anwenden.* München: Elsevier.

Coleman, S., Nixon, J., Keen, J., Wilson, L., McGinnis, E., Dealey, C. & Nelson, E.A. (2014). A new pressure ulcer conceptual framework. *Journal of Advanced Nursing, 70*(10), 2222–2234. https://doi.org/10.1111/jan.12405

Fawcett, J., Watson, J., Neuman, B., Walker, P.H. & Fitzpatrick, J.J. (2001). On Nursing Theories and Evidence. *Journal of Nursing Scholarship, 33*(2), 115–119. Gabriel, M. (Hrsg.). (2014). *Der neue Realismus.* Frankfurt/Main: Suhrkamp.

Gabriel, R. (2014). *Der neue Realismus.* Frankfurt: Suhrkamp

García-Fernández, F.P., Soldevilla-Ágreda, J.J., Pancorbo-Hidalgo, P.L. & Verdú Soriano, J. (2014). A new theoretical model for the development of pressure ulcers and other dependence-related lesions. *Journal of nursing scholarship: an official publication of Sigma Theta Tau International Honor Society of Nursing/Sigma Theta Tau, 46*(1), 28–38. https://doi.org/10.1111/jnu.12051

Haldemann-Jenni, E., Fierz, F. & Frei, A.I. (2016). „Wollen und nicht können". Malnutritionsmanagement in medizinischen Kliniken eines schweizerischen Zentrumsspitals: Erleben und Sichtweisen von Patient(inn)en. *Pflege, 29*(3), 115–123. https://doi.org/10.1024/1012-5302/a000483

Herrmann, T. (1999). Methoden als Problemlösungsmittel. In E. Roth (Hrsg.), *Sozialwissenschaftliche Methoden* (S. 19–48). München: Oldenbourg.

Ingersoll, G.L. (2000). Evidence-based nursing: What it is and what it isn't. *Nursing Outlook, 48*(4), 151–152. https://doi.org/10.1067/mno.2000.107690

Lakatos, I. (1974). Falsifikation und die Methodologie wissenschaftlicher Forschungsprogramme. In I. Lakatos & A. Musgrave (Hrsg.), *Kritik und Erkenntnisfortschritt* (S. 89–189). Braunschweig: Vieweg.

Lincoln, Y.S. & Guba, E.G. (1985). *Naturalistic inquiry* (1. Aufl.). Beverly Hills: Sage Publications.

Lincoln, Y.S. & Guba, E.G. (1988). *Naturalistic inquiry.* Beverly Hills: Sage Publications.

LoBiondo-Wood, G. & Haber, J. (2005). *Pflegeforschung* (2. Aufl.). München: Elsevier.

Mayer, H. (2019). *Pflegeforschung anwenden. Elemente und Basiswissen für Studium und Weiterbildung* (5. Aufl.). Wien: Facultas.

Notter, L. E. & Hott, J. R. (1997). *Grundlagen der Pflegeforschung* (3. Aufl.). Bern: Huber.

Ostlund, U., Kidd, L., Wengström, Y. & Rowa-Dewar, N. (2011). Combining qualitative and quantitative research within mixed method research designs: a methodological review. *International Journal of Nursing Studies, 48*(3), 369–383. https://doi.org/10.1016/j.ijnurstu.2010.10.005

Panfil, E.-M. (2014). Dekubitusrisikoskalen und neue Modelle zur Dekubitusentstehung. *Pflege, 27*(3), 203. https://doi.org/10.1024/1012-5302/a000362

Polit, D. F., Beck, C. T. & Hungler, B. P. (2004). *Lehrbuch Pflegeforschung. Methodik, Beurteilung und Anwendung*. Bern: Huber.

Quasdorf, T. & Riesner, C. (2016). Mixed Methods in der Implementierungswissenschaft in Pflege und Gerontologie: Ein Überblick zu Chancen und Herausforderungen. In M. Hoben, N. Bär & H. W. Wahl (Hrsg.), *Implementierungswissenschaft für Pflege und Gerontologie. Grundlagen, Forschung und Anwendung – Ein Handbuch* (S. 242–261). Stuttgart: Kohlhammer.

Seliner, B., Latal, B. & Spirig, R. (2016). Erleben und Unterstützungsbedarf von Eltern hospitalisierter Kinder mit Mehrfachbehinderung. Eine qualitative Studie. *Pflege, 29*(2), 73–82. https://doi.org/10.1024/1012-5302/a000475

von Glasersfeld, E. (1995). Konstruktion der Wirklichkeit und des Begriffs der Objektivität. In G. Gumin & H. Meier (Hrsg.), *Einführung in den Konstruktivismus* (S. 9–40). München: C. H. Beck.

Weiterführende Literatur

Walker, P. H. & Redman, R. (1999). Theory-Guided, Evidence-Based Reflective Practice. *Nursing Science Quarterly, 12*(4), 298–303. https://doi.org/10.1177/08943189922107223

Remmers, H. (2011). *Pflegewissenschaft im interdisziplinären Dialog. Eine Forschungsbilanz*. Osnabrück: Universitätsverlag Osnabrück.

Hartmut Remmers sieht die Pflegewissenschaft als „transdisziplinäres Konstrukt“. Wer sich mit dieser anspruchsvollen Bestimmung von Pflegewissenschaft näher beschäftigen möchte, dem sei dieses Buch zur weiteren Lektüre und Vertiefung empfohlen. Nach einer wissenschaftstheoretischen Grundlegung findet sich eine Vielzahl empirischer -Beiträge, welche die Anschlussfähigkeit der Pflegewissenschaft an zwei zentrale Themenfelder dokumentieren, nämlich 1) Krankheit und Krankheitsbewältigung und 2) Umgang mit Alter, Altern und Lebensende.

Schwerpunktheft der Zeitschrift „Pflege & Gesellschaft“ zur Theorieentwicklung in der Pflege von 2/2019.

Sie finden hier mehrere Beiträge, den Stand der (deutschen) Diskussion kritisch reflektieren. Es wird deutlich, dass nach einem gewissen Boom der Theoriedebatten in den letzten Jahren eine Zurückhaltung eingesetzt hat. Das lag u. a. am Siegeszug eines evidenzbasierten Paradigmas, aber nicht nur. Wenn keine substanzielle Theorienentwicklung in der Disziplin möglich ist, dann fehlt ein Kompass.

2 Forschung und Forschungsprozess

Eva-Maria Panfil

Dieses Kapitel widmet sich dem Verhältnis von Pflegewissenschaft und Pflegeforschung: Wozu braucht eine Wissenschaft Forschung und wie werden in einer Wissenschaft Forschungsvorhaben genutzt?

Forschen folgt dem sogenannten Forschungsprozess. Dieser ist ein Problemlösungsprozess, also eine Systematik, um Forschungsfragen möglichst nachvollziehbar, aussagekräftig und übertragbar bzw. generalisierbar zu beantworten. Sie lernen die einzelnen Phasen und Schritte des Forschungsprozesses kennen, die zwar linear beschrieben werden, jedoch oft – wie auch im sogenannten Pflegeprozess – zirkulär ablaufen. Das Kapitel schließt dann mit der Entzauberung des Begriffs „wissenschaftlich forschen".

Lernziele

Nach dem Bearbeiten dieses Kapitels sollen Sie

- den Zusammenhang von Pflegewissenschaft und Pflegeforschung darstellen können,
- Fragestellungen der Pflegeforschung erarbeiten können,
- die Phasen und Schritte des Forschungsprozesses beschreiben können.

Schlüsselwörter

Pflegewissenschaft, Forschungsprozess, theoretischer Hintergrund

2.1 Pflegewissenschaft und Pflegeforschung

2.1.1 Aufgaben der Pflegeforschung

Pflegeforschung und Pflegewissenschaft hängen eng miteinander zusammen. Aufgaben der Pflegewissenschaft sind die Sammlung, Ordnung, Überprüfung und Generierung pflegerischen Wissens. Als Methode dazu wird die Forschung genutzt. Pflegeforschung dient damit der methodischen Wissensvermehrung in der Pflege (Robert-Bosch-Stiftung, 1996).

Sammlung

Pflegefachkräfte, Patientinnen und Patienten sowie Angehörige verfügen im Praxisfeld der Pflege über sehr viel Erfahrungswissen. Kennzeichen dieses Wissens ist, dass es in der Regel ein persönliches Wissen der Betroffenen bleibt, das kaum weitergegeben wird und damit für die Allgemeinheit verloren geht. Aufgabe von Forschung ist unter anderem, bestehendes Wissen zu sammeln und zu dokumentieren, damit dieses Wissen sichtbar, nachlesbar und damit überprüfbar wird. Zur Sammlung von Wissen eignen sich beispielsweise deskriptive quantitative Designs oder das ethnografische Design.

Ordnung

Es ist sinnvoll, Wissen in irgendeiner Form zu ordnen. Dazu muss überlegt werden, welche Aspekte zusammengehören, das heißt „zusammen" einen Sinn ergeben. Prinzipiell versucht jede Wissenschaft ihren Wissensfundus in einem Theoriengebäude zu organisieren. Dazu müssen Phänomene identifiziert und zu Konzepten organisiert werden, denn erst aus der Verbindung von zwei oder mehreren Konzepten entsteht dann eine Theorie. Beispiele für diese Art von Pflegetheorien sind das Illness-Trajectory-Modell (Cooley, 1999) oder die Dekubitustheorie (Kottner et al., 2018). Mehr dazu können Sie im Buch „Pflegewissenschaft 1" von Brandenburg und Dorschner (2021) lesen.

Wissen kann aber auch in „Taxonomien" organisiert werden.

Beispiel 2-1

Ein Beispiel für eine Taxonomie sind die NANDA-Pflegediagnosen, die in „funktionellen Gesundheitsverhaltensmustern" organisiert sind (Gordon & Georg, 2020), beispielsweise Ausscheidung, Selbstwahrnehmung und Selbstkonzept oder Kognition und Perzeption. Die existierenden Pflegediagnosen sind bestimmten Verhaltensmustern zugeordnet. So gehören Obstipation und Diarrhö zu dem Verhaltensmuster „Ausscheidung", Chronischer Schmerz und Wissensdefizit zum Verhaltensmuster „Kognition und Perzeption".

Ein Forschungsdesign zur Entwicklung von Theorien bietet die Grounded Theory; zur Identifikation von Konzepten kann man phänomenologische Studien nutzen.

Überprüfung

Sowohl in der Praxis bestehende als auch bisher nur theoretisch erarbeitete, noch ungeprüfte Wissensaspekte sollten methodisch auf ihre Gültigkeit überprüft werden. In der Pflegepraxis gibt es einige theoretisch begründbare Pflegehandlungen, die aber bisher noch nicht überprüft wurden. So existierte in Deutschland bis vor mehr als zwei Jahrzehnten die Vorstellung, dass mit einer abwechselnden Kälte- und Wärmebehandlung der Haut („Eisen und Föhnen") ein Dekubitus verhindert werden könnte. Ein bestehender Zusammenhang konnte zwar theoretisch beschrieben, in einer empirischen Überprüfung jedoch nicht belegt werden (Birkenfeld, 1990).

Wissenschaftlich kontrovers wird auch der Nutzen von Risikoassessments diskutiert. So soll die Anwendung von Dekubitusrisikoskalen dazu beitragen, valide und reliabel (s. Kap. 8) diejenigen Patientinnen und Patienten zu identifizieren, die von einem Dekubitusrisiko betroffen bzw. nicht (!) betroffen sind. Tatsächlich lässt sich der Nutzen der Skalen verglichen mit einer nicht skalenbasierten Risikoeinschätzung hinsichtlich der klinischen Wirkung „Reduktion der Inzidenz von Druckgeschwüren oder Stürzen" derzeit nicht belegen (Moore & Patton, 2019). Hier ist weitere Forschung notwendig.

Zur Überprüfung von Zusammenhängen und Unterschieden werden experimentelle, quasi-experimentelle, korrelationelle und komparative Designs verwendet.

Generierung

Im pflegerischen Bereich existieren unzählige ungelöste Fragen, mit jeder beantworteten Frage entstehen in der Regel neue. Mithilfe von Forschung können offene Fragen methodisch und systematisch beantwortet werden, erst dadurch entsteht neues Wissen.

Aufgabe jeder Forschung ist die methodische Wissensvermehrung, daher sollte auch jedes neu erforschte Wissen dahingehend untersucht werden, inwieweit es den Wissensfundus der Pflege (*body of knowledge*) erweitert und an welchem bestehenden Wissen angeknüpft werden kann.

Studienaufgabe 2-1

Zwei Forschendengruppen (Bräutigam et al., 2002; Haas et al., 2002) haben sich in einer Studie mit der gleichen Forschungsfrage beschäftigt. Beide haben das Ziel, die Zuverlässigkeit des FIM (Functional Independence Measure) zu messen. Bitte schauen Sie sich beide Studien an und versuchen Sie folgende Fragen zu beantworten:

- Wie wird in den Studien der Stand der Wissenschaft wiedergegeben?
- Inwieweit werden die Ergebnisse vor dem Hintergrund des bisher bestehenden Wissens diskutiert?

Dieses Beispiel ist zwar alt, eignet sich aber noch als deutschsprachige Publikation sehr gut für pädagogische Zwecke. Wenn Sie neuere Beispiele suchen, empfehle ich Ihnen Meta-Analysen anzuschauen. Darin eingeschlossen sind verschiedene Studien zu gleichen Fragestellungen. Meta-Analysen liegen fast nur noch englischsprachig vor. Eine deutschsprachige Alternative ist folgendes Beispiel, dessen Quellen jedoch ebenfalls englischsprachig sind: Eberhardt, D., Berg, A., Fleischer, S. & Langer, G. (2013). Zeitpunkt der Entfernung des Wundverbands bei primär heilenden chirurgischen Wunden: Eine Meta-Analyse. *Pflege, 26*(4), 255–269.

2.1.2 Gegenstandsbereiche der Pflegeforschung

Die Pflegeforschung bearbeitet Fragestellungen zum Gegenstandsbereich der Pflege. Da dieser international sehr unterschiedlich bewertet wird, untersuchen angelsächsische, skandinavische oder amerikanische Kolleginnen und Kollegen oft auch Fragestellungen, die hierzulande als ärztliche Themen verstanden werden. Der relativ breite Gegenstandsbereich der Pflege führt zu unterschiedlichen Einteilungen von Forschungsfragen (Bartholomeyczik, 2014). Im Folgenden soll die Einteilung aus der Denkschrift der Robert-Bosch-Stiftung (1996) vorgestellt werden. Danach werden fünf Bereiche identifiziert. Lesen Sie zu den Gegenstandsbereichen der Pflegeforschung auch Kapitel 1.1 in Brandenburg und Dorschner (2021).

Pflegepraxis

Themen aus der Pflegepraxis, sogenannte klinische Forschung, behandeln konkrete Fragestellungen, welche die direkte Pflege fokussieren. Dazu gehören sowohl alle Aspekte des pflegerischen Problemlösungsprozesses, also beispielsweise Fragen zum standardisierten Assessment, zu Pflegeinterventionen und Pflegeergebnissen, als auch die Häufigkeit von Pflegephänomenen und das Erleben von Patientinnen und Patienten. Beispiele finden Sie in Kapitel 2.2.

Pflege als Organisation und Institution

Hier interessieren Fragen der Pflegeorganisation, beispielsweise zu Advanced Practice Nursing, Clinical Pathways oder Instrumenten zur Einschätzung des Pflegepersonalbedarfs. Maurer et al. (2021) erforschten z. B. die Problematik der Implementierung von Kinästhetik in der Langzeitpflege. Fischer et al. (2020) analysierten die psychosozialen Arbeitsbedingungen und Burnout-Symptome in der professionellen Pflege.

Bildungsforschung in der Pflege

Diese Fragestellungen beschäftigen sich mit der sinnvollen Gestaltung der Lehre und in einem weiteren Sinne auch mit Patientenedukation. Dazu gehören unter anderem Themen der Pflegedidaktik und der Ausbildungsgestaltung oder der Berufseinmündungen von ausgebildeten Fachpersonen. Koch et al. (2019) erforschten z. B. e-Learning in der akademischen Pflegeausbildung in Deutschland. Krüger et al. (2022) interessierten sich für Wirksamkeit von Kurzfortbildungen vor dem Spätdienst oder nach dem Frühdienst. Kropf-Staub et al. (2019) untersuchten in einer qualitativen Studie, ob ein spezielles Programm zur Förderung des Symptom-Selbstmanagements von Personen mit einer Krebstherapie als unterstützend erlebt wird. Die deutschsprachigen Journale „Padua" (Hogrefe Verlag) und „Pädagogik der Gesundheitsberufe" (Verlag hpsmedia) haben sich auf Publikationen für Pflegepädagogik etabliert.

Pflegegeschichte

Die historische Pflegeforschung beantwortet Fragen der Geschichte der Pflege. Klassiker der Pflegeforschung sind nach wie vor die folgenden Studien:

- warum die Pflege ein Frauenberuf wurde (Bischoff, 1997),
- welche Rolle die Pflege im Nationalsozialismus einnahm (Steppe, 1996/2001) oder
- die Entwicklung der psychiatrischen Pflege (Falkenstein, 2000).

Der Verlag hpsmedia publiziert mit der Zeitschrift „Geschichte der Pflege“ Manuskripte zur historischen Forschung der Gesundheitsberufe.

Pflegepolitik
Beim Thema „Pflegepolitik“ werden Fragestellungen zu rechtlichen Themen, z. B. Impfpflichten oder zur Finanzierung von Pflegeleistungen bearbeitet. Weitere Beispiele sind Studien zur Anerkennung ausländischer Pflegeabschlüsse in Deutschland (Slotala, 2016), Prioritäten der Pflegeforschung für das Thema Demenzpflege (Hirt et al., 2020) oder Forschungen zu den in der Schweiz eingeführten SwissDRG (Baumberger et al., 2014)

2.2 Der Forschungsprozess

Forschung dient der „methodischen“ Wissensvermehrung. Die Methodik liefern der Forschungsprozess und die ihm zugrunde liegenden Methodologien.

Der Forschungsprozess ist, ähnlich dem Pflegeprozess, ein Problemlösungsprozess. Er ist eine allgemein anerkannte Methodik zur wissenschaftlichen Beantwortung von Fragestellungen. Prinzipiell wird er in allen Wissenschaften angewendet und besteht aus vier Phasen:

- theoretische Phase
- Datenerhebungsphase
- Datenauswertungsphase
- Abschlussphase.

In der theoretischen Phase wird die Durchführung der Studie geplant, in der zweiten Phase, der Datenerhebungsphase, wird die Studie durchgeführt, das heißt die Daten werden erhoben. Die dritte Phase dient der Auswertung und Interpretation der Daten und die Abschlussphase der Zusammenfassung und Veröffentlichung der Ergebnisse.

Das Durchlaufen des Forschungsprozesses ist immer ein spannendes Erlebnis und mit vielen Unsicherheiten verbunden. Forschende müssen mit Unsicherheiten umgehen, zahlreiche argumentativ untermauerte Entscheidungen treffen und mit nicht voraussehbaren Ereignissen rechnen und darauf reagieren können. Alemann (1984) hat Forschung mit einer Insel verglichen, auf der es gilt, ein „Abenteuer“ zu bestehen. Die Insel befindet sich zwischen dem Ozean der Erfahrung und dem Meer der Theorie. Forschende starten in der Stadt der Hoffnung, müssen unter anderem den Gipfel der Konfusionen erfolgreich umrunden, den Wald der Müdigkeit durchlaufen, den Fiebersumpf der Daten überleben und den Durchblick im Wo-bin-ich-Nebel erhalten. Doch die Mühen lohnen sich, denn das Delta der Verleger geht über in die Bucht der Literatur. Wissen wurde produziert und wurde sowohl in das Meer der Theorie als auch in den Ozean der Erfahrung gespült.

Lesetipp 2-1

Alemann, H. v. (1984). *Der Forschungsprozess.* Stuttgart: Teubner Studienskripten

Bartholomeyczik, S. & Müller, E. (1997). *Pflegeforschung verstehen.* München: Urban & Schwarzenberg.

Der Forschungsprozess wird in allen Lehrbüchern zur Forschung beschrieben. Ein Klassiker ist nach wie vor die erwähnte Beschreibung von Alemann, die jedoch vergriffen ist. Wer sie in einer Bibliothek aufspüren kann, dem sei sie ans Herz gelegt. Sabine Bartholomeyczik hat sie mit einer Visualisierung in das Buch „Pflegeforschung verstehen“ (Bartholomeyczik, 1997, S. 67) aufgenommen, das alle wichtigen Phasen des Pflegeprozesses aus der Sicht verschiedener Autorinnen und Autoren beleuchtet. Vielleicht steht dieses Buch noch in der einen oder anderen Bibliothek.

2.2.1 Die theoretische Phase

In der theoretischen Phase wird die Durchführung der Studie geplant. Die schriftliche Planung der Studie ist wichtig, um deren Durchführbarkeit zu dokumentieren (wichtig für mögliche Geldgeber, die Ethikkommission, Forschende und andere Mitwirkende). Diese Phase ist oft die zeitintensivste und kann bis zu 50 % der gesamten Forschungsprojektzeit umfassen. In dieser Phase sind sehr viele Entscheidungen hinsichtlich des Vorgehens zu treffen. Alle Entscheidungen sollten auf dem Stand des Wissens erfolgen und begründbar sein.

Die theoretische Phase besteht aus Problembeschreibung, Fragestellung bzw. Ziel der Studie, Stand der Literatur und Planung des Vorgehens (Design, Stichprobe, Datenerhebungsverfahren, Ablauf der Studie, Datenanalyseverfahren, Ethik). Die Schritte bauen aufeinander auf und werden zunächst nacheinander abgearbeitet. Je nach Erkenntnissen, die man bei der Bearbeitung des jeweils nächsten Schrittes gewinnt, ist es unter Umständen jedoch notwendig, zu bereits bearbeiteten Phasen zurückzukehren und hier getroffene Entscheidungen zu überdenken und ggf. zu verändern. Die theoretische Phase ist daher keinesfalls ein linearer Prozess.

Problembeschreibung

Am Anfang einer Forschung steht immer das Forschungsproblem, das mithilfe der Studie gelöst werden soll. Zu einem Forschungsproblem gelangt man auf verschiedenen Wegen, die im Folgenden kurz dargestellt werden.

Praxis. Fragt man sich während seiner täglichen Pflegepraxis mehrfach kritisch nach dem Warum, gelangt man automatisch zu Forschungsproblemen:

- Patientinnen und Patienten, die HIV-positiv sind oder an AIDS erkrankt sind, können auf Basis einer antiretroviralen Therapie ein normales Leben führen, oder gibt es dennoch spezifische Herausforderungen (Wosko et al., 2021)?
- e-Health Technologien können Pflegefachpersonen in der ambulanten Pflege entlasten, werden sie aber von Fachpersonen akzeptiert (Dockweiler et al., 2019)?
- Eltern von Kindern, die an Epidermolysis bullosa erkrankt sind, müssen regelmäßig Verbandwechsel durchführen. Wie können Pflegefachpersonen die Eltern dabei unterstützen? (Hartenstein-Pinter et al., 2020)

Literatur. Ergebnisse von Studien oder das Lesen von Fachliteratur geben Hinweise auf Problematiken, die ungelöst oder innerhalb einer Studie entdeckt wurden. Zweifel an Studienergebnissen können ebenso wie der Wunsch, gelungene Studien zu wiederholen („Replikation" einer Studie), zu neuen Studien führen.

Interesse. Das persönliche Interesse für ein Themengebiet führt oft zur Identifizierung von Problematiken.

Auftrag. Ein Auftraggeber tritt mit einer Problemstellung an Forschende heran, mit der Bitte, diese für ihn zu bearbeiten.

Um die Notwendigkeit einer Forschung (und damit auch die sinnvolle Finanzierung eines Projekts) überzeugend zu betonen, ist die Beschreibung der Problematik und deren Relevanz der nächste Schritt. Sinnvoll ist die Thematisierung folgender Aspekte zur Beschreibung der Relevanz:

- *Häufigkeit:* Wie viele Menschen leiden unter der Problematik, wie oft kommt sie vor, welche Ressourcen sind nötig bzw. fehlen?
- *Kosten:* Welche Kosten (z. B. Therapiekosten, Krankenhausverweildauer, frühzeitige Berentung) sind mit der Problematik verbunden?
- *Konsequenzen, Leid:* Welches Leid (z. B. Einschränkung der Unabhängigkeit, Steigerung der Pflegebedürftigkeit, Schmerzen, Immobilität, Morbidität, Mortalität) ist mit der Problematik verbunden?

Beispiel 2-2

Kostner et al. (2019). Arten und Häufigkeiten von Komplikationen bei Midline-Kathetern und PICCs in einem Südtiroler Bezirkskrankenhaus – eine retrospektive Kohortenstudie. *Pflege, 32*(2), 107–114.

Kostner et al. beschreiben als Problematik mögliche Komplikationen von peripher eingeführten zentralvenösen Kathetern (PICC) und Midline-Kathetern. In Italien dürfen nun auch speziell ausgebildete Pflegefachpersonen autonom diese Katheter legen. Bisher gibt es im deutschsprachigen Raum keine pflegewissenschaftlichen Studien zu den Arten und Häufigkeiten von Komplikationen (Forschungslücke).

Damit die Forschung überhaupt durchführbar ist, muss in der Regel die Problematik eingegrenzt werden. Dies erfolgt über das Formulieren der Forschungsfrage.

Forschungsfrage und Forschungsziel

Auf der Grundlage der Problematik wird die Forschungsfrage formuliert, die immer logisch aus der Problematik ableitbar sein sollte. In einigen Studien wird statt der Forschungsfrage auch das Forschungsziel beschrieben. Streng genommen besteht jedoch ein zentraler Unterschied zwischen Forschungsfrage und Forschungsziel:

- *Forschungsfrage:* Was will ich wissen, welche Frage will ich beantworten?
- Beispiel: Wie erleben Patientinnen und Patienten mit Querschnittslähmung einen Dekubitus?
- *Forschungsziel:* Wozu will ich es wissen, wer soll einen Nutzen von den Ergebnissen haben?
- Beispiel: Ziel ist es, die Ergebnisse im Rahmen des pflegerischen Assessments einzusetzen, um die Patientenbedürfnisse besser erfassen zu können und als Pflegeziel zu formulieren.

Die Formulierung der Forschungsfrage hat wesentliche Konsequenzen für die Art und Aussagekraft der Studie:

- Je nach Forschungsfrage ist die Anwendung bestimmter Forschungsdesigns sinnvoll, das heißt, die Forschungsfrage bestimmt das weitere Vorgehen.
- Je klarer die Forschungsfrage formuliert wird, desto einfacher fallen weitere Entscheidungen im Forschungsprozess, beispielsweise die Wahl der Stichprobe. Daher sollte jede Forschungsfrage dahingehend untersucht werden, ob alle Begriffe ausreichend klar und eindeutig verstanden werden.
- Beispiel: Wie erleben Patientinnen und Patienten mit Diabetes das Spritzen von Insulin? Sind Patientinnen und Patienten mit Diabetes Typ I oder II gemeint oder Patientinnen und Patienten, die erstmalig mit einer Insulintherapie beginnen? Sind bestimmte Arten von Insulintherapie gemeint?
- Eine Forschung wird aussagekräftiger, wenn Forschende ausreichende Ressourcen zur Durchführung der Studie vorweisen können. Daher sollte eine Forschungsfrage immer so formuliert werden, dass sie auch von den Forschenden mit ihrem Wissen, ihren Erfahrungen, der notwendigen Zeit und finanziellen Ressourcen durchgeführt werden kann.

Die Anwendung der genannten Aspekte führt in der Regel zu einer Eingrenzung der Forschungsfrage (**Abb. 2-1**).

Beispiel 2-3

Kostner et al. (2019). Arten und Häufigkeiten von Komplikationen bei Midline-Kathetern und PICCs in einem Südtiroler Bezirkskrankenhaus – eine retrospektive Kohortenstudie. *Pflege, 32*(2), 107–114.

Kostner et al. versuchen in ihren Forschungsfragen die Forschungslücke zu schließen. Sie fragen nach der Art und der Häufigkeit von Komplikationen bei angelegten Midline- und PICC-Kathetern.

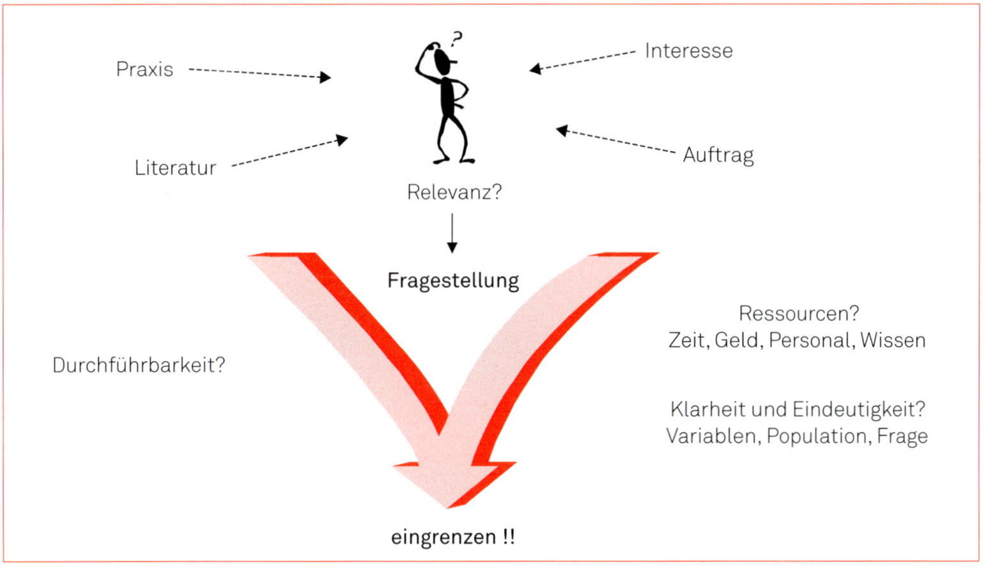

Abbildung 2-1: Quellen und Einschränkungen einer Forschungsfrage (Quelle: Eigenerstellung)

Ihr Forschungsziel ist nichts anderes als die sprachliche umformulierte Forschungsfrage. Dies beantwortet jedoch nicht das „wozu" der Forschung.
Schaut man sich die beschriebene Problematik an, ergeben sich zwei möglich Forschungsziele:

- *... bewerten, ob speziell ausgebildete Pflegefachpersonen genauso geeignet sind wie andere Fachpersonen, Midline- und PICC-Katheter zu legen (erweiterte Rolle für die Pflege)*
- *... bewerten, ob die entwickelte Krankenhausleitlinie geeignet ist, d.h. das Messen der Outcome-Kriterien (Qualitätsmanagement).*

Forschungsneulinge sind oft enttäuscht über die „kleinen" Fragestellungen. Diese bilden jedoch die Grundlage für die Durchführung methodisch „klarer" Studien mit aussagekräftigen Schlussfolgerungen. Und sie stellen kleine Puzzlestücke dar, die, Stück um Stück zusammengefasst, auch umfangreichere Aussagen ermöglichen.

Stand der Literatur

Die methodische Suche nach Literatur findet während des gesamten Forschungsprozesses statt (Kap. 3). Sie ist bereits notwendig, um die Problematik und deren Relevanz zu beschreiben. Wesentlich ist sie jedoch für Entscheidungen hinsichtlich des Vorgehens innerhalb der Studie. Dabei werden folgende Ziele verfolgt:

- *Beschreibung des aktuellen Standes der Literatur zur Problematik, Forschungsfrage und zu den Methoden der Durchführung:* Damit kann man auf dem „body of knowledge" aufbauen und die Ergebnisse der Studie dann später auf dessen Basis diskutieren.
- *Identifikation geeigneter Theorien und Methoden zur Studiendurchführung:* In der Literatur kann man bei ähnlichen Studien hilfreiche Hinweise, etwa zur Eignung von Theorien, zur Wahl von Datenerhebungsinstrumenten (z.B. standardisierter Fragebogen oder Interviewleitfaden) oder der Rekrutierung der Stichprobe finden.

Nach der Literaturanalyse ergeben sich oft Änderungen bzw. Spezifizierungen der Forschungsfrage.

Beispiel 2-4
Kostner et al. (2019). Arten und Häufigkeiten von Komplikationen bei Midline-Kathetern und PICCs in einem Südtiroler Bezirkskrankenhaus – eine retrospektive Kohortenstudie. *Pflege, 32*(2), 107–114.
Kostner et al. beschreiben in der Einleitung den Stand der Literatur. Zunächst definieren sie, was sie unter Medline- und PICC-Kathetern verstehen. Dann erläutern sie, wie man diese Katheter legt und welche Indikationen bestehen. Für das zentrale Thema der Komplikationen benennen sie aus der internationalen Literatur, welche Komplikationen und wie häufig diese auftreten. Nun eröffnen sie argumentativ ein zweites Thema, nämlich das der Fachpersonen, welche die Katheter legen. Sie beschreiben anschließend bestehende Empfehlungen für Indikationen, Insertion und den Umgang mit diesen Kathetern.
Die Literatur ist international und zitiert bestehende Studien. Sie ist zudem aktuell: die Studie wurde 2018 in der PFLEGE publiziert, die neueste zitierte Quelle ist ebenfalls von 2018.

Der theoretische Rahmen
Der theoretische oder konzeptionelle Rahmen (framework) ist eine Brille, mit der die Forschenden ihre Studie planen. Diese „Brille" besteht aus Theorien oder Konzepten, die z.B. festlegen, welche Daten überhaupt erhoben werden sollen und wie diese interpretiert werden können. Gibt es keinen theoretischen Rahmen, lässt sich kaum vernünftig begründen, warum nach bestimmten Aspekten gesucht wird, andere Aspekte ausgelassen werden oder ob alle notwendigen Daten erfasst wurden.

Definition 2-1
Ein Rahmen (framework) ist die abstrakte, logische Struktur von Bedeutung oder Sinn (meaning), die die Entwicklung der Studie leitet und die Forschenden befähigt, ihre Forschungsergebnisse mit dem Body-of-knowledge der Pflege zu verknüpfen (Gray & Grove, 2020, Übersetzung E. Panfil).

Beispiel 2-5
Beispiele aus dem Alltag sollen die „Brille" verdeutlichen.
Bei einem Fußballspiel sehe ich nur 20 Personen auf dem Platz, die versuchen, einen Ball ins Tor zu schießen. Mit der Brille zur Theorie eines effektiven Fußballspieles sehen Sie plötzlich Spieler, die auf dem „Flügel" nicht gestört werden, auf dem Platz einen „Strafraum", Bälle, die in den „Fünfer" geflankt werden, zu große oder zu kleine „Räume", „abgefälschte Schüsse", gar ein Spielsystem 4-1-4-1 und eine Doppelsechs auf dem Platz. Mit dem Wissen dieser „Theorie" können Sie klarer ein Fußballspiel beschreiben (Was sehe ich?), analysieren (Warum wurde das Spiel verloren?) sowie planen (Mit welcher Strategie könnte ich gewinnen?).
Oder waren Sie schon einmal mit einer Expertin für klassische Musik in einem Sinfoniekonzert? Können Sie sich vorstellen, wie diese das Konzert hört, einfach dadurch, dass sie mit einer ganz anderen „Brille" die Töne, das Arrangement sowie die Instrumente wahrnimmt?

Wozu brauchen Sie den theoretischen Rahmen?
Er leitet die Entwicklung und Analyse der Studie, siehe obenstehende Definition:
- In qualitativen Studien kann ein theoretischer Rahmen nützlich sein, um theoriebegründete Codes, z.B. bei der Analyse von Interviews, zu identifizieren (deduktives Vorgehen).
- Theorien sind immer die Grundlage zur Entwicklung von standardisierten Messinstrumenten. Sie begründen deren Validität, d.h. misst das Instrument das, was es messen soll (s. Kap. 8). Das bedeutet für das Forschungsprojekt, dass nur solche Messinstrumente gewählt werden können, die das zu messende Konzept auch valide erheben.
- In hypothesengeleiteten Beobachtungsstudien helfen Theorien, Zusammenhänge the-

oretisch zu begründen, die anschließend untersucht werden sollen.
- Theorien bilden die Grundlage zur Planung von Interventionen. Warum sollte A eine Auswirkung auf B haben? Dies können Sie nur begründen, wenn es einen theoretisch begründbaren Zusammenhang gibt (s. Kap. 5.6).

Nicht jede Studie hat explizit einen theoretischen Rahmen, implizit jedoch immer (Gray & Grove, 2020). Die implizit vorhandenen Rahmen bleiben oft nebulös, teilweise den Forschenden selbst auch. Lesende fragen sich beispielsweise, warum gerade diese Variable erfasst wurde und andere, die scheinbar auch sinnvoll wären, nicht.

Beispiel 2-6
Bauernschmidt (2020) untersuchte in einem Scoping Review den Forschungsstand zu berufstätigen Personen mit gleichzeitiger Erziehungs- und Pflegeverantwortung. Nicht in allen Studien fand sie explizit beschriebene theoretische Bezugsrahmen. Falls dieser definiert und genutzt wurde, waren es am häufigsten rollentheoretische Ansätze, gefolgt u.a. von stresstheoretischen Ansätzen, Konzepten des Wohlbefindens, Belastung, Arbeitszufriedenheit, Familien- und Systemtheorien sowie biografische Theorien.

Theorien und Konzepte für den theoretischen Rahmen können unterschiedlicher Herkunft sein. Idealerweise sind es Pflegetheorien, da mittels Forschung der body of knowledge der Disziplin Pflege ja überprüft und erweitert werden soll. Je nach Fragestellung können jedoch auch andere Theorien genutzt werden, z.B. zur Planung von Interventionen zu Verhaltensänderungen (Michie et al., 2011) oder zur Implementierung von Veränderungen in der Versorgungspraxis (Regauer et al., 2021). Weitere Informationen dazu finden sich auch in Brandenburg und Dorschner (2021).

Beispiel 2-7
Kobleder et al. (2020) wollten ein evidenzbasiertes Konzept für eine Advanced Practice Nurse in der onkologischen Onkologie entwickeln. Sie nutzen dazu als Rahmen
- das PARIHS-Framework: Definition von Wissensquellen
- das PEPPA-plus-Framework: Entwicklung und Evaluierung von APN-Rollen
- das NREM (Nursing Role Effectiveness Model): Beziehungen zwischen Struktur-, Prozess- und Ergebniskriterien.

Dockweiler et al. (2019) untersuchten u.a. Haltungen und Einstellungen von Pflegekräften bzgl. Telematischer Anwendungen in der ambulanten Pflege. Sie nutzen als theoretisches Modell die „Unified Theory of Acceptance and Use of Technology“, um ihre Fragestellung zu formulieren und das Erhebungsinstrument zu entwickeln.

Wie finden Sie den geeigneten theoretischen Rahmen?

Dazu gibt es verschiedene Wege. Zunächst sollten Sie die Theorien und Konzepte Ihrer Disziplin oder Ihres Themenbereiches kennen, d.h. gelernt haben. Durch das Lesen der Forschungsliteratur finden Sie dann weitere Theorien und Konzepte, die gerade diskutiert, entwickelt oder angewendet wurden.

Zusammenfassend ist ein theoretischer Rahmen die beste Versicherung, um eine in sich schlüssige Studie zu planen und strukturiert den body of knowledge der Wissenschaft zu erweitern.

Beispiel 2-8
Kostner et al. (2019). Arten und Häufigkeiten von Komplikationen bei Midline-Kathetern und PICCs in einem Südtiroler Bezirkskrankenhaus – eine retrospektive Kohortenstudie. *Pflege, 32*(2), 107–114.
Kostner et al. benennen explizit keinen theoretischen Rahmen. Implizit nutzen sie jedoch

einen solchen. Schauen Sie sich einmal die im Beispiel 2-3 vorgeschlagenen Forschungsziele an. Theoretische Rahmen könnten sein: die Technik des Legens von Midline- und PICC-Kathetern inkl. der Pathophysiologie von Komplikationen oder das Konzept des Qualitätsmanagements. Da der theoretische Rahmen bestimmt, welche Daten erhoben werden, haben sie implizit erstere Möglichkeit bei der Planung ihrer Studie im Kopf.

Methodik

In den folgenden Schritten wird geplant, wie die Forschungsfrage so beantwortet werden kann, dass ein möglichst übertragbares (qualitative Forschung) oder verallgemeinerbares (quantitative Forschung) Ergebnis entsteht (Kap. 4 bis 6). Die Methodik setzt sich zusammen aus Entscheidungen für ein Design, eine Stichprobe (Kap. 9), die Art der Datensammlung (Kap. 7 und 8), den Ablauf der Studie, die Art der Datenauswertung (Kap. 10 und 11) sowie die Einhaltung der ethischen Richtlinien und des Datenschutzes (Kap. 12). Für jeden Aspekt sind Entscheidungen zu treffen, die auf dem Stand der Wissenschaft basieren sollten. Jede dieser Entscheidungen hat Auswirkungen auf die Aussagekraft der Ergebnisse.

Forschungsdesign. Je nach Forschungsfrage sind unterschiedliche Designs zur Beantwortung geeignet. Mit der Wahl eines bestimmten Designs korrespondieren bestimmte Entscheidungen unter anderem für Art und Größe der Stichprobe, Methoden der Datenerhebung, Gütekriterien und Methoden der Datenanalyse. In Kapitel 4 und 6 werden die Designs vorgestellt.

Beispiel 2-9

Kostner et al. (2019). Arten und Häufigkeiten von Komplikationen bei Midline-Kathetern und PICCs in einem Südtiroler Bezirkskrankenhaus – eine retrospektive Kohortenstudie. *Pflege, 32*(2), 107–114.

Die Forschenden wenden eine retrospektive Kohortenstudie an.

Stichprobe. Mit der Stichprobe sind die Personen gemeint, die man in der Studie untersuchen möchte. Forschung obliegt, wie schon erwähnt, die Aufgabe, übertragbare bzw. verallgemeinerbare Aussagen zu ermöglichen, daher kann eine Stichprobe erst dann „gezogen“ werden, wenn man weiß, für welche Personengruppe, die sogenannte *Grundgesamtheit*, eine Aussage getroffen werden soll. Wichtig ist, dass man nicht nur entscheidet, welche Personen, sondern auch wie viele in die Studie aufgenommen werden sollen. Für beide Entscheidungen gibt es bestimmte Verfahren und Möglichkeiten, die in Kapitel 9 ausführlich dargestellt werden.

Beispiel 2-10

Kostner et al. (2019). Arten und Häufigkeiten von Komplikationen bei Midline-Kathetern und PICCs in einem Südtiroler Bezirkskrankenhaus – eine retrospektive Kohortenstudie. *Pflege, 32*(2), 107–114.

Die Forschenden analysieren rückblickend Daten von Patientinnen und Patienten, bei denen von den speziell ausgebildeten Pflegefachpersonen mindestens einer der Katheter gelegt wurde. Dazu formulieren sie spezielle Einschlusskriterien. Ihr Setting ist die stationäre oder ambulante Behandlung im Krankenhaus Bruneck. Leider benennen Sie nicht explizit die Art der Stichprobenziehung (eine Vollerhebung).

Methoden der Datenerhebung. Nach Design und Stichprobe müssen Überlegungen zur Art der Datenerhebung getroffen werden. Mit Datenerhebung ist gemeint, **wie** die Informationen (Daten) gesammelt werden. Die gängigsten Verfahren sind mündliche oder schriftliche Befragungen (Interview, Fragebogen), Beobachtung oder die Sammlung physiologischer Parameter (z. B. Blutzucker, Restharnbestimmung, Wundgröße). Daneben gibt es noch weitere

Formen der Datenerhebung, z. B. Dokumentenanalyse (z. B. Analyse von Pflegedokumentation) oder Gruppendiskussionen. Grundlegende Überlegung für die Wahl der Methode ist: Wie können die „in der Realität" vorkommenden Informationen unverfälscht und sicher gesammelt werden? Jede Methode hat Vor- und Nachteile (s. Kap. 7).

Welche Daten erhoben werden sollen, beantwortet Ihr gewählter theoretischer Bezugsrahmen.

Wie „gut" kann man nun mit den ausgewählten Datenerhebungsmethoden die erwünschten Informationen erheben? Eine Antwort darauf geben die sogenannten *Gütekriterien*, die Aussagen über die Qualität von Datenerhebungsinstrumenten ermöglichen. Dabei existieren für Interviews andere Gütekriterien als beispielsweise für standardisierte Messinstrumente (z. B. zur Messung von Lebensqualität, Dekubitusgefährdung oder Schmerz). Ausführlicher werden diese Überlegungen zur Datenerhebung in Kapitel 8 vorgestellt und diskutiert.

Beispiel 2-11

Kostner et al. (2019). Arten und Häufigkeiten von Komplikationen bei Midline-Kathetern und PICCs in einem Südtiroler Bezirkskrankenhaus – eine retrospektive Kohortenstudie. *Pflege*, *32*(2), 107–114.

Als Daten werden Geschlecht der Patienten erhoben, Datum der Insertion mit punktierter Vene und deren Durchmesser; Daten zum angelegten Katheter und Daten zu dessen Entfernung. Das Hauptinteresse der Studie, die Komplikationen, verbergen sich hinter letzterem Datensatz, der im Text dann ausführlicher beschrieben wird: Art der Komplikation und Auftreten von Infektionszeichen.

Ablauf der Studie. Im nächsten Schritt wird der genaue Ablauf der Studie geplant. Dazu gehören unter anderem folgende Entscheidungen:

- Wie werden die Studienteilnehmer rekrutiert?
- Welche Informationen erhalten die Studienteilnehmer?
- Wie, wo, wann und wie oft findet die Datenerhebung statt?
- Bei Experimenten: Wie kann die zu testende Maßnahme und ggf. die Vergleichsmaßnahme standardisiert werden?

Beispiel 2-12

Kostner et al. (2019). Arten und Häufigkeiten von Komplikationen bei Midline-Kathetern und PICCs in einem Südtiroler Bezirkskrankenhaus – eine retrospektive Kohortenstudie. *Pflege*, *32*(2), 107–114.

Für die Datensammlung liegt schon ein Datensatz vor, der im Rahmen der Implementierung entwickelt und ausgefüllt wurde. Von 2013–2015 dokumentierten die Pflegefachpersonen für alle Patientinnen und Patienten, bei denen diese Katheter gelegt wurden, spezielle Items. Deswegen besteht ein einfacher Zugang zu den Daten.

Verfahren der Datenauswertung. Schon vor der praktischen Durchführung der Studie muss die Art der Datenauswertung geplant werden. Für viele Forschende ist dies einer der schwierigsten Schritte. Bei Interviews sollte überlegt werden, wie diese anschließend analysiert werden. Für Beobachtungen ist beispielsweise zu klären, ob diese eher qualitativ oder quantitativ ausgewertet werden sollten. Innerhalb der quantitativen Forschung müssen Entscheidungen bezüglich konkreter Analyseverfahren getroffen werden (z. B. Überprüfung der Homogenität und Art der Verteilung, Anwendung von Tests wie Chi-Quadrat, T-Test oder Kruskal-Wallis-Test). Ausführlicher werden die Möglichkeiten der Datenauswertung in den Kapiteln 10 und 11 vorgestellt.

Beispiel 2-13

Kostner et al. (2019). Arten und Häufigkeiten von Komplikationen bei Midline-Kathetern und PICCs in einem Südtiroler Bezirkskrankenhaus – eine retrospektive Kohortenstudie. *Pflege, 32*(2), 107–114.

Die Forschenden führen eine deskriptive Datenanalyse durch. Sie berechnen Mittelwert, Standardabweichung, absolute und relative Häufigkeiten sowohl für die jeweiligen Katheter als auch für die gesamte Stichprobe. Das Risiko für Komplikationen analysieren sie anhand der kumulativen Inzidenz und der Inzidenzdichte und berechnen dazu auch die 95%-Konfidenzintervalle. Für die Berechnungen nutzen sie das Softwareprogramm SPSS in der Version 18.0.

Ethik und Datenschutz. In jeder Forschung müssen ethische Prinzipien und Maßnahmen des Datenschutzes gewahrt werden. Einige Institutionen oder Forschungseinrichtungen erwarten, dass ein geplantes Forschungsprojekt einer Ethikkommission vorgelegt wird, welche die Einhaltung der ethischen Regeln überprüft. Aber auch wenn dies nicht verlangt wird, sollten Forschende in jeder Studie deutlich machen, wie sie in ihrem Vorhaben die ethischen Vorgaben einhalten (s. Kap. 12).

Beispiel 2-14

Kostner et al. (2019). Arten und Häufigkeiten von Komplikationen bei Midline-Kathetern und PICCs in einem Südtiroler Bezirkskrankenhaus – eine retrospektive Kohortenstudie. *Pflege, 32*(2), 107–114.

Die Forschenden haben ihre Studie von einer zuständigen Kommission genehmigen lassen. Dies ist wichtig. Nicht immer ist es automatisch möglich, bereits vorhandene Daten für Forschungszwecke zu nutzen. Eine unabhängige Kommission muss deswegen die Nutzung dieser Möglichkeit prüfen und erlauben. Die Daten der Patientinnen und Patienten wurden hier pseudonomysiert, nicht anonymisiert (s. Kap. 12).

Pretest

Vor der eigentlichen Durchführung der Studie sollte stets anhand eines Pretests (kleine Vorstudie) das Vorgehen getestet werden. Ist der Ablauf der Studie praktikabel? Sind die Fragebögen verständlich? Können die Daten tatsächlich wie geplant ausgewertet werden? Auf der Grundlage der so gewonnenen Ergebnisse können noch Änderungen vorgenommen werden. Nichts ist ärgerlicher, als wenn Fehlerquellen erst bei der Studiendurchführung deutlich werden und dann nicht mehr oder nur kostenintensiv geändert werden können.

Beispiel 2-15

Kostner et al. (2019). Arten und Häufigkeiten von Komplikationen bei Midline-Kathetern und PICCs in einem Südtiroler Bezirkskrankenhaus – eine retrospektive Kohortenstudie. *Pflege, 32(2), 107–114.*

In der Studie gibt es keine Hinweise für einen durchgeführten Pretest. Er könnte sinnvoll gewesen sei bei der Einführung des auszufüllenden Datensatzes. In den Limitationen beschreiben die Forschenden, dass zu wichtigen Variablen Daten fehlten.

2.2.2 Die Datenerhebungsphase

In der Datenerhebungsphase wird die Studie durchgeführt. Aufgabe der Forschenden ist die Einhaltung der geplanten Durchführung. Sie müssen z.B. Sorge tragen, dass entsprechende Studienteilnehmende gefunden werden, der Studienablauf eingehalten wird, alle notwendigen Daten im geplanten Vorgehen erhoben werden und die ethischen Regeln eingehalten werden.

Oft können diese dann trotz genauer Planung nicht wie gewünscht umgesetzt werden. So können beispielsweise die gewünschte Stichprobengröße nicht erreicht, die zu testenden Maßnahmen nicht ganz standardisiert durchgeführt oder auch Daten nicht konsistent erhoben werden. Änderungen im Vorgehen haben in der

Regel Auswirkungen auf die Ergebnisse. Daher sollte dies im Forschungsbericht erwähnt und diskutiert werden.

Beispiel 2-16
Kostner et al. (2019). Arten und Häufigkeiten von Komplikationen bei Midline-Kathetern und PICCs in einem Südtiroler Bezirkskrankenhaus – eine retrospektive Kohortenstudie. *Pflege, 32(2), 107–114.*
Die Forschenden exportierten die vorhandenen Daten in ein Excel-Sheet und kontrollierten diese auf Plausibilität. Ebenfalls weisen sie darauf hin, dass die Datenmaske zur Verfügung gestellt werden kann. Dies erhöht die Replizierung dieser Studie.

2.2.3 Die Datenauswertungsphase

Analyse der Daten
In der Datenauswertungsphase werden die Daten, wie in der Planung vorgesehen, ausgewertet. Interviews und Beobachtungen werden beispielsweise analysiert, numerische Daten in ein Statistikprogramm eingegeben und entsprechende Tests durchgeführt. Im Forschungsbericht werden diese Daten dann im Kapitel „Ergebnisse" präsentiert und ggf. tabellarisch und grafisch dargestellt.

Beispiel 2-17
Kostner et al. (2019). Arten und Häufigkeiten von Komplikationen bei Midline-Kathetern und PICCs in einem Südtiroler Bezirkskrankenhaus – eine retrospektive Kohortenstudie. *Pflege, 32(2), 107–114.*
Die Autoren beschreiben zunächst die Stichprobe und dann die Häufigkeit und Art der Komplikationen. Eine Tabelle ermöglicht eine gute Übersicht und Nachvollzug der Ergebnisse.

Diskussion der Ergebnisse. Anschließend werden die Ergebnisse diskutiert, das heißt bewertet. Dies geschieht auf mehreren Ebenen:

- Bewertung der Ergebnisse auf der Grundlage der Problematik und des theoretischen Hintergrunds
- Bewertung der Ergebnisse vor dem Hintergrund des Standes der Wissenschaft: Was wurde bestätigt? Was ist neu? Was sind die Gründe dafür? Hier werden die Ergebnisse mit dem Stand der Wissenschaft verknüpft.
- Einschränkungen der Studie: Welche Kompromisse mussten innerhalb der Planung für eine Durchführung der Studie beschlossen werden? Welche Abweichungen von der Studienplanung fanden statt? Welche Auswirkungen hatte dies auf die Ergebnisse? Welche Aspekte schränken die Aussagekraft der Ergebnisse ein?

Beispiel 2-18
Kostner et al. (2019). Arten und Häufigkeiten von Komplikationen bei Midline-Kathetern und PICCs in einem Südtiroler Bezirkskrankenhaus – eine retrospektive Kohortenstudie. *Pflege, 32(2), 107–114.*
Die Forschenden starten ihre Diskussion mit dem Ziel der Studie. Dann fassen sie die wichtigsten Ergebnisse zusammen, d.h. sie beantworten die Forschungsfrage. Erst jetzt folgt die Diskussion der Ergebnisse. Dies ist perfekt.
Zunächst sollte die Stichprobe diskutiert werden, dies fehlt leider. Die aufgetretenen Komplikationen werden jedoch mit vorhandenen Ergebnissen der internationalen Forschung verglichen. Dabei diskutieren sie jedes einzelne Ergebnis ausführlich und schauen, welche Studien dies bestätigen oder warum sie oder andere Forschende andere Ergebnisse gefunden haben.
Ebenfalls stellen die Forschenden Stärken und methodische Schwächen ihrer Studie dar.

Schlussfolgerung und Ausblick. In einer Schlussfolgerung wird das Gesamtergebnis der Studie, das heißt die Antwort auf die Forschungsfrage und die „Lösung" des Forschungsproblems beschrieben. Damit wird die Studie „rund". Die Schlussfolgerung ist ein Fazit auf der Grundlage der drei Punkte der Ergebnisdiskussion. Dazu gehören immer auch Überlegungen zu den Konsequenzen der Studie für die Praxis und Hinweise zu weiteren Forschungsfragen, die sich auf der Grundlage der Studie ergeben.

Beispiel 2-19

Vielen Forschungsanfängern fällt die Abgrenzung zwischen Ergebnisdarstellung und Diskussion schwer. Ein Beispiel soll die Unterschiede verdeutlichen. In einem fiktiven universitären Pflegeforschungskurs wurde die Anzahl der Personen männlichen und weiblichen Geschlechts gezählt. Ergebnisdarstellung bedeutet, Sie berichten Ihr Ergebnis, beispielsweise zehn Männer und zwölf Frauen. Sie können die Ergebnisse nun je nach Forschungsproblematik unterschiedlich diskutieren. Möglich wäre:

a. erstaunlich viele Frauen (wenn es darum geht, dass mehr Männer als Frauen in der Pflege Führungsaufgaben wahrnehmen)
b. spiegelt das durchschnittliche Geschlechterverhältnis an deutschen Universitäten wider (wenn es darum geht, welche Kurse geschlechtsspezifisch besucht werden)
c. erstaunlich viele Männer (wenn der Hintergrund der Studie die allgemeine Geschlechtsverteilung in der Pflege ist).

Ihre Schlussfolgerungen können Sie erst ziehen, wenn Sie Ihr Ergebnis diskutiert haben. Beispielsweise waren nicht alle Teilnehmenden anwesend oder Sie haben das Geschlecht per Beobachtung bestimmt und waren sich nicht in allen Fällen sicher oder Sie gelangen zu der Erkenntnis, dass Sie weder die Problematik c) (s.o.) noch a) auf der Grundlage dieser Datenerhebung gültig beantworten können.

So gelangen Sie nun beispielsweise zu der Schlussfolgerung, dass aufgrund von Unklarheiten bei der Geschlechtsbestimmung keine gültigen Aussagen möglich sind oder Frauen in der Pflege, wenn es um das Studium geht, tatsächlich stärker als in den vergangenen Jahren anzutreffen sind. Ausblick könnte also eine andere Form der Geschlechtsbestimmung oder ein positives Signal für das Interesse von Frauen für statistische („männliche“) Fragestellungen sein. Als letzter Punkt werden die Konsequenzen dieser Ergebnisse für weitere Forschungen und die Praxis formuliert.

Beispiel 2-20

Kostner et al. (2019). Arten und Häufigkeiten von Komplikationen bei Midline-Kathetern und PICCs in einem Südtiroler Bezirkskrankenhaus – eine retrospektive Kohortenstudie. *Pflege, 32(2), 107–114.*

Die Schlussfolgerung beantwortet nun abschließend unter Beachtung der methodischen Limitationen die Forschungsfrage. Ihr Fazit ist, dass speziell ausgebildete Pflegefachpersonen diese erweiterte Rolle fachlich angemessen wahrnehmen können, ohne den Patientinnen und Patienten zu schaden. Also gab es doch ein anderes Forschungsziel als in der Studie formuliert?

In ihren Empfehlungen beschreiben Sie notwendige methodische Anpassungen für Studien mit ähnlichen Fragestellungen.

2.2.4 Die Abschlussphase

Die Abschlussphase beinhaltet das Schreiben des Forschungsberichts und dessen Veröffentlichung. Im Abschlussbericht werden alle Schritte des Forschungsprozesses so beschrieben, dass ein logischer Faden den Leser vom

- Forschungsproblem zur Fragestellung
- über die Methodik zu den Ergebnissen
- über die Diskussion zur Schlussfolgerung führt.

Mögliche Irrwege, Sackgassen und Hindernisse werden in der Regel nicht explizit beschrieben. Diese gehören zum Erfahrungsschatz der Forschenden und erhöhen deren Expertise. Hinweise dazu lassen sich aber den „Limitationen“ entnehmen. Manchmal thematisieren Forschende auch ihre Erfahrungen in speziellen Manuskripten.

Beispiel 2-21

Hayder, D., Cintron, A., Schnell, M. & Schnepp, W (2009). Umgang mit sensiblen Themen in Interviews – Einblicke in das Forschungsprojekt „Harninkontinenz im Alltag der Betroffenen". *Pflege, 22*(5), 351–359.

Hayder et al. (2009) beschreiben in einem älteren aber noch aktuellen Manuskript ihre Erfahrungen zu Interviews mit schwierigen schambesetzten Themen.

Funktion von wissenschaftlichen Forschungen ist, dass nachlesbares Wissen entsteht und damit der gesamten wissenschaftlichen Gemeinschaft und der Praxis zur Weiterverarbeitung und Anwendung zur Verfügung steht. Daher sollten Forschungen veröffentlicht werden. Da eine Publikation in einer Fachzeitschrift durchschnittlich 10–12 Manuskriptseiten nicht überschreiten darf bzw. eine mündliche Präsentation auf einem wissenschaftlichen Kongress durchschnittlich 15 Minuten beträgt, ist es wichtig, sich in der Darstellung auf das Wesentliche zu beschränken. Dies sind die Aspekte, die dazu beitragen, den Ablauf und die Schlussfolgerungen einer Studie nachvollziehen zu können (Kap. 13.1.2).

Lesetipp 2-2

Ausführliche Hinweise für das Schreiben eines Manuskriptes, die Erstellung eines Posters oder Publizieren in englischer Sprache finden Sie in folgendem Lehrbuch:

Panfil, E. (Hrsg.). (2022). *Wissenschaftliches Arbeiten in der Pflege. Lehr- und Arbeitsbuch für Pflegende* (4. Auflage). Bern: Hogrefe Verlag.

Aus umfangreichen Forschungsarbeiten werden oft mehrere Publikationen erstellt, die jeweils einen Aspekt der Forschung dokumentieren, z.B. die ausführliche Planung der Studie (das sogenannte Studienprotokoll), die Ergebnisse der Literaturrecherche, eine Übersicht der verfügbaren standardisierten Messinstrumente und letztendlich die Ergebnisse der Studie. Oft sind dies dann auch Bestandteile einer Dissertation.

Beispiel 2-22

Myrta Kohler beschäftigte sich in ihrer Dissertation mit der Kontinenzförderung bei Menschen nach einem Apoplex. Als theoretischen Rahmen nutzte sie das Modell zur Entwicklung von komplexen Interventionen (Kohler, 2019). Ihre einzelnen Schritte beinhalteten eine systematische Literaturübersicht zur Wirksamkeit von Maßnahmen zur Förderung der Kontinenz nach einem Apoplex (Kohler et al., 2016) gefolgt von einer qual. Studie zur Erhebung der Bedürfnisse der betroffenen Personen (Kohler et al., 2018). Ebenfalls untersuchte sie die Erfahrungen des interprof. Behandlungsteams (Kohler et al., 2017). Basierend auf diesen Vorarbeiten, Empfehlungen aus Guidelines und dem Wissen des Forschungsteams entwickelte sie ein Programm, d.h. eine Intervention (Kohler et al., 2020). Deren Effekt untersuchte sie dann in einer Folgestudie (Kohler et al., 2022).

Beispiel 2-23

Kostner et al. (2019). Arten und Häufigkeiten von Komplikationen bei Midline-Kathetern und PICCs in einem Südtiroler Bezirkskrankenhaus – eine retrospektive Kohortenstudie. *Pflege, 32(2), 107–114.*

Die Forschenden haben ihre Studie publiziert, damit stehen Problematik, Methodik und Ergebnisse nachlesbar zur Verfügung. Zudem kann man der Studie Hinweise entnehmen, was bei einer gleichen Studie besser zu machen sei. Es ist angegeben, welche einzelnen Aufgaben die Autorinnen und Autoren bei der Studienplanung, der Datenerhebung und -analyse, der Diskussion sowie der Publikation wahrgenommen haben. Zur Klärung noch offener Fragen kann man mit dem Hauptautor über die angegebene Adresse Kontakt aufnehmen.

2.3 Wissenschaftliches Forschen

Wissenschaftliche Forschungsergebnisse beschreiben nicht die „Wahrheit“. Wissenschaftlich forschen heißt, bei einer bestimmten Fragestellung mit einer bestimmten Methodik ein bestimmtes Ergebnis zu erreichen. Dies hat zwei Konsequenzen:

- Identische Fragestellungen, die mit unterschiedlichen Methodiken untersucht werden, führen unter Umständen zu anderen Ergebnissen. Wissen wird umso „sicherer“, je häufiger es durch Forschungen belegt wurde. Daher ist es auch wichtig, Forschungen zu wiederholen, das heißt zu replizieren. Kann ein bestehendes Forschungsergebnis bei gleichen Methoden nicht wiederholt werden, ist auch dies ein Ergebnis und kann wiederum zu neuem Wissen führen. Die Forschenden müssen nämlich nachdenken, welche Aspekte dazu geführt haben, dass ein anderes Ergebnis entstanden ist. Damit wird der Wissensfundus der Pflege erweitert.
- Für Forschungsanwendende reicht es nicht aus, zu wissen, wie ein Forschungsergebnis lautet. Da dies von der Methodik abhängt, ist es für die Umsetzung in der Praxis immer wichtig zu wissen, unter welchen Bedingungen (z.B. Patientinnen und Patienten, Datenerhebungsmethoden, Analysemethoden) das Ergebnis entstanden ist. Erst mit dieser Kenntnis kann das Forschungsergebnis adäquat in die Praxis umgesetzt werden.

Manchmal bekommt man nach dem Lesen des Forschungsprozesses richtig Lust zum Forschen, aber aufgepasst. Jeder Schritt dieses Prozesses verdient ein eigenes ausführliches Kapitel und nur einige werden in diesem Buch dargestellt. Daher sind Forschungsbücher in der Regel auch sehr umfangreich, für einige Schritte des Forschungsprozesses gibt es sogar eigene Bücher (z.B. zur Statistik). Man kann vieles falsch machen und eigentlich gar nicht oft genug warnen: Forschen beruht auf sehr viel Wissen und kritischem Überlegen. Daher beginnen Sie doch erst einmal mit dem ersten Schritt, dem kritischen Analysieren und Bewerten existierender Studien (dem Ziel dieses Buchs).

Lesetipp 2-3

Inzwischen ist es fast Standard, bei Planungen von Studien die sogenannten Studienprotokolle zu veröffentlichen. Diese sind nichts anderes als ein Forschungsplan, auch Proposal oder Exposé genannt. Damit kann u.a. bei der Publikation der Studienergebnisse im Manuskript wertvoller Platz gespart werden, wenn auf das schon publizierte Studienprotokoll verwiesen wird.

Suchen Sie doch bei ihrer Literaturrecherche nach Studienprotokollen. Aber Achtung: diese werden in der Regel englischsprachig publiziert, um ein weltweites Publikum zu erreichen. Als Beispiel können Sie ja schon einmal dieses Protokoll anschauen. Die Forschenden planen eine aus mehreren Komponenten bestehende nicht pharmakologische Maßnahme zur Prävention und Reduktion von Schlafstörungen bei Menschen mit Demenz in Einrichtungen der Langzeitpflege zu untersuchen.

Dichter, M.N., Berg, A., Hylla, J., Eggers, D., Wilfling, D., Möhler, R., Haastert, B., Meyer, G., Halek, M. & Köpke, S. (2021). Evaluation of a multi-component, non-pharmacological intervention to prevent and reduce sleep disturbances in people with dementia living in nursing homes (MoNoPol-sleep): study protocol for a cluster-randomized exploratory trial. *BMC geriatrics, 21(1), 1–17.*

2.4 Literatur

Bartholomeyczik, S. (2014). Pflegeforschung: Entwicklung, Themenstellungen und Perspektiven. In D. Schaeffer & K. Wingenfeld (Hrsg.), *Handbuch Pflegewissenschaft* (S. 67–94). Studienausgabe. Weinheim, Basel: Beltz Verlag.

Bartholomeyczik, S. & Müller, E. (1997). *Pflegeforschung verstehen*. München: Urban & Schwarzenberg.

Bauernschmidt, D. (2020). Berufstätige Personen mit gleichzeitiger Erziehungs- und Pflegeverantwortung. *Pflege, 33*(3), 153–163. https://doi.org/10.1024/1012-5302/a000736

Baumberger, D., Bürgin, R. & Bartholomeyczik, S. (2014). Variabilität des Pflegeaufwands in SwissDRG-Fallgruppen. *Pflege, 27*(2), 105–115. https://doi.org/10.1024/1012-5302/a000350

Birkenfeld, R. (1990). Eisen und Fönen – Eine hyperämisierende Maßnahme. *Deutsche Krankenpflegezeitschrift, 43*(8), 592–596.

Bischoff, C. (1997). *Frauen in der Krankenpflege* (3. Aufl.). Frankfurt/Main, New York: Campus.

Brandenburg, H. & Dorschner, S. (2021). *Pflegewissenschaft 1* (4., überarb. u. erw. Aufl.). Bern: Hogrefe. https://doi.org/10.1024/86086-000

Bräutigam, K., Flemming, A., Schulz, H. & Dassen, T. (2002). Wie zuverlässig ist das Functional Independence Measure (FIM)? *Pflege, 15*(3), 131–136. https://doi.org/10.1024/1012-5302.15.3.131

Cooley, M.E. (1999). Analysis and evaluation of the trajectory theory of chronic illness management. *Scholary Inquiry for Nursing Practice, 13*(2), 75–109.

Dichter, M.N., Berg, A., Hylla, J., Eggers, D., Wilfling, D., Möhler, R., Haastert, B., Meyer, G., Halek, M. & Köpke, S. (2021). Evaluation of a multi-component, non-pharmacological intervention to prevent and reduce sleep disturbances in people with dementia living in nursing homes (MoNoPol-sleep): study protocol for a cluster-randomized exploratory trial. *BMC geriatrics, 21*(1), 1–17.

Dockweiler, C., Diedrich, L., Palmdorf, S., Beier, D., Ilic, J., Kibbert, M., Kirsch, J., Hannemann, F., Schmitke, V., Spindeler, T., Sommer, L., Stark, A.L., Steinkühler, Ch., Stolte, J. & Hornberg, C. (2018). Telematische Anwendungen in der ambulanten Pflege: Die Perspektive von Pflegekräften. *Pflege 32*(2), 87–96.

Eberhardt, D., Berg, A., Fleischer, S. & Langer, G. (2013). Zeitpunkt der Entfernung des Wundverbands bei primär heilenden chirurgischen Wunden: Eine Meta-Analyse. *Pflege, 26*(4), 255–269. https://doi.org/10.1024/1012-5302/a000304

Falkenstein, D. (2000). *„Ein guter Wärter ist das vorzüglichste Heilmittel …". Zur Entwicklung der Irrenpflege vom Durchgangs- zum Ausbildungsberuf.* Frankfurt/Main: Mabuse.

Fischer, L., Dadaczynski, K. & Rathmann, K. (2020). Psychosoziale Arbeitsbedingungen und Burnout-Symptome in der stationären somatischen und psychiatrischen Gesundheits- und Krankenpflege. *Pflege 33*(2), 93–104. https://doi.org/10.1024/1012-5302/a000720

Gordon, M. & Georg, J. (2020). *Handbuch Pflegediagnosen* (6., vollst. überarb. u. erg. Aufl.). Bern: Hogrefe. https://doi.org/10.1024/85794-000

Gray, J. & Grove, S.K. (2020). *Burns and Grove's The Practice of Nursing Research: Appraisal, Synthesis, and Generation of Evidence* (9. Aufl.). St. Louis, MO: Saunders/Elsevier Health Sciences.

Haas, U., Mayer, H. & Evers, G.C.M. (2002). Die Interrater Reliabilität des „Functional Independence Measure" (FIM) bei Patienten mit Schädel-Hirn-Verletzungen. *Pflege, 15*(4), 191–197. https://doi.org/10.1024/1012-5302.15.4.191

Hartenstein-Pinter, A., Hübner-Möhler, B., Zernikow, B. & Wager, J. (2020). Mit Verbänden leben: Eine Mixed-Methods-Studie zur Sicht der Familien von Kindern mit Epidermolysis bullosa. *Pflege, 33*(2), 75–84. https://doi.org/10.1024/1012-5302/a000719

Heindl, P., Kozon, V. & Ruppert, S. (2014). Umgang von österreichischen Pflegepersonen mit der Patientenverfügung. *Pflege, 27*(5), 337–346. https://doi.org/10.1024/1012-5302/a000380

Hirt, J., Burgstaller, M., Beer, T., Saxer, S. & Zeller, A. (2020). Prioritäten der Pflegeforschung für das Themenfeld „Dementia Care "im deutschsprachigen Raum. *Pflege, 33*(3), 165–175. https://doi.org/10.1024/1012-5302/a000731

Kobleder, A., Mayer, H. & Senn, B. (2020). Die Advanced Practice Nurse (APN) in der gynäkologischen Onkologie: Entwicklung eines evidenzbasierten Konzepts. *Pflege, 33*(1), 13–23. https://doi.org/10.1024/1012-5302/a000707

Koch, L.F., Faßhauer, U. & Reiber, K. (2018). E-Learning in der hochschulischen Pflegeausbildung in Deutschland und die Rolle von Hochschullehrenden– eine Delphi-Erhebung. *Pflege 32*(1), 31–46.

Kohler, M. (2019). Kontinenzförderung bei Menschen nach einem Hirnschlag: Entwicklung einer komplexen Intervention. *Pflege, 32*(2), 115–116. https://doi.org/10.1024/1012-5302/a000663

Kohler, M., Mayer, H., Battocletti, M., Kesselring, J. & Saxer, S. (2016). Wirksamkeit von nichtmedikamentösen Interventionen zur Förderung der Urinkontinenz bei Menschen nach einem cerebro-vaskulären Insult: Eine systematische Literaturübersicht. *Pflege, 29*(5), 235–245. https://doi.org/10.1024/1012-5302/a000493

Kohler, M., Mayer, H., Kesselring, J. & Saxer, S. (2018). (Can) not talk about it – urinary incontinence from the poi+nt of view of stroke survivors: A qualitative study. *Scandinavian Journal of Caring Sciences, 32*(1), 371–379. https://doi.org/10.1111/scs.12471

Kohler, M., Mayer, H., Kesselring, J. & Susi, S. (2019). Post-cerebrovascular accident unpredictable incontinence: a qualitative analysis of an interdisciplinary rehabilitation team's perspective. *Rehabilitation Nursing, 42*(2), 69–77. https://doi.org/10.1097/rnj.0000000000000097

Kohler, M., Mayer, H., Kesselring, J., & Saxer, S. (2020). Urinary incontinence in stroke survivors – development of a program theory. *Journal of Clinical Nursing,* 29(15–16), 3089–3096. https://doi.org/10.1111/jocn.15345

Kohler, M., Ott, S., Mullis, J., Mayer, H., Kesselring, J. & Saxer, S. (2022). Promoting urinary continence in people suffering a stroke: Effectiveness of a complex intervention – An intervention study. *Nursing open, 9*(2), 1262–1275. https://doi.org/10.1002/nop2.1166

Kostner, R., Mairvongrasspeinten, H., Polo, A. D. M., Vittadello, F., Ausserhofer, D. & Mantovan, F. (2019). Arten und Häufigkeiten von Komplikationen bei Midline-Kathetern und PICCs in einem Südtiroler Bezirkskrankenhaus-eine retrospektive Kohortenstudie. *Pflege, 32*(2), 107–114. https://doi.org/10.1024/1012-5302/a000654

Kottner, J., Kröger, K., Gerber, V., Schröder, G. & Dissemond, J. (2018). Dekubitus erkennen und richtig klassifizieren: Ein Positionspapier. *Der Hautarzt, 69*(10), 839–847. https://doi.org/10.1007/s00105-018-4230-6

Kropf-Staub, S., Eicher, M., Haslbeck, J. & Metzenthin, P. (2019). Selbstmanagement bei Krebstherapien fördern: Das Symptom-Navi-Programm. *Pflege, 32*(5), 267–276. https://doi.org/10.1024/1012-5302/a000696

Krüger, L., Mannebach, T. & Luderer, C. (2022). Bessere Wissensaufnahme durch Kurzfortbildungen vor dem Spätdienst statt nach dem Frühdienst?. *Pflege, 35*(1), 23–32. https://doi.org/10.1024/1012-5302/a000813

Maurer, C., Gattinger, H. & Mayer, H. (2021). Difficulty of implementing kinaesthetics in long-term care institutions – A multiple case-study. *Pflege, 34*(1), 13–21. https://doi.org/10.1024/1012-5302/a000780

Michie, S., Van Stralen, M. M. & West, R. (2011). The behaviour change wheel: a new method for characterising and designing behaviour change interventions. *Implementation science, 6*(1), 1–12. https://doi.org/10.1186/1748-5908-6-42

Moore, Z. E. H. & Patton, D. (2019). Risk assessment tools for the prevention of pressure ulcers. *Cochrane Database of Systematic Reviews, 1,* CD006471. https://doi.org/10.1002/14651858.CD006471.pub4

Regauer, V., Seckler, E., Campbell, C., Phillips, A., Rotter, T., Bauer, P. & Müller, M. (2021). German translation and pre-testing of Consolidated Framework for Implementation Research (CFIR) and Expert Recommendations for Implementing Change (ERIC). *Implementation science communications, 2*(1), 1–8. https://doi.org/10.21203/rs.3.rs-216445/v1

Robert-Bosch-Stiftung. (1996). *Pflegewissenschaft. Grundlegung für Lehre, Forschung und Praxis. Denkschrift.* Gerlingen: Bleicher.

Schilder, M. (2004). Die Bedeutung lebensgeschichtlicher Erfahrungen in der Situation der morgendlichen Pflege in der stationären Altenpflege. *Pflege, 17*(6), 375–383. https://doi.org/10.1024/1012-5302.17.6.375

Schopp, A., Dassen, T., Välimäki, M., Leino-Kilpi, H., Gasull, M., Lemonidou, C., Scott, A. P. & Arndt, M. (2004). Autonomie und informierte Zustimmung in der Pflege chirurgischer Patienten aus Sicht von Patienten und Pflegenden. *Pflege, 17*(3), 155–164. https://doi.org/10.1024/1012-5302.17.3.155

Slotala, L. (2016). Anerkennung ausländischer Pflegeabschlüsse in Deutschland. *Pflege, 29*(6), 281–288. https://doi.org/10.1024/1012-5302/a000513

Steppe, H. (1996/2001). *Krankenpflege im Nationalsozialismus* (9. Aufl.). Frankfurt/Main: Mabuse.

von Alemann, H. (1984). *Der Forschungsprozess.* Stuttgart: Teubner Studienskripten.

Wosko, P., Schnepp, W., Mayer, H. & Pleschberger, S. (2020). Eine Frage des Vertrauens–Grounded Theory-Studie zum Alltagserleben HIV-positiver und an AIDS erkrankter Menschen. *Pflege, 34*(1), 31–40. https://doi.org/10.1024/1012-5302/a000777

Weiterführende Literatur

Behrens, J. & Langer, G. (2022). *Evidence-based Nursing and Caring. Methoden und Ethik der Pflegepraxis und Versorgungsforschung.* (5. vollst. überarb. und erw. Aufl.). Bern: Hogrefe. https://doi.org/10.1024/86074-000

Dieses Buch ist ein Klassiker und ein „Muss“ für alle, die sich für eine evidenz-basierte Pflegepraxis interessieren. Gut lesbar stellen beide Autoren die einzelnen Schritte von der Frage aus der Praxis über Literaturrecherche, Analyse der Studie bis zur Implementierung der gefundenen Lösung in die Praxis dar. Was dieses Buch so wertvoll für dieses Kapitel macht, ist die anschaulich beschriebene Analyse von experimentellen Studien und Diagnosestudien.

Christen, L., Christen, S., Waldmaier, V., Österlund, S., Morgenthaler, U., Scheidegger, J. & Oehninger, R. (2003). Pflege ohne und mit Anwendung von ätherischen Ölen: eine kontrollierte Studie mit Patienten und Patientinnen einer rheumatologischen Akutabteilung. *Pflege, 16*(4), 193–204.

Wer nur Begriffe der Forschung nachschlagen will, wird ebenfalls in diesem Werk fündig.

Gray, J. & Grove, S.K. (2020). *Burns and Grove's The Practice of Nursing Research: Appraisal, Synthesis, and Generation of Evidence* (9. Aufl.). St. Louis, MO: Elsevier.

Einer der großen englischsprachigen Klassiker der Pflegeforschung.

Mayer, H. (2018). *Pflegeforschung kennen lernen* (7. überarb. Aufl.). Wien: Facultas.

Auch dieses Buch ist inzwischen zum Klassiker geworden. Es richtet sich an Forschungsanfänger. Das Buch enthält Kapitel zu wissenschaftstheoretischen Aspekten, zur Forschungsmethodik sowie zur Durchführung und Anwendung von Forschung. Interessant ist ein – ebenfalls von Mayer – herausgegebenes Übungsheft, in dem einzelne Aufgaben einfach verständlich, anregend und didaktisch aufbereitet gestaltet werden.

Panfil, E. (Hrsg.). (2022). *Wissenschaftliches Arbeiten in der Pflege.* (4. vollst. überarb. und erw. Aufl.). Bern: Hogrefe. https://doi.org/10.1024/86170-000

In diesem Lehrbuch können Sie nachlesen, wie man ein wissenschaftliches Manuskript in deutscher oder englischer Sprache verfasst.

3 Die Grundlagen der Literaturrecherche

Elke Hausner, Michael Simon

Wissenschaftliches Arbeiten findet nicht im luftleeren Raum statt und lebt von der Auseinandersetzung mit den Ideen und Forschungsergebnissen anderer Wissenschaftlerinnen und Wissenschaftler. Diese Auseinandersetzung setzt voraus, dass die entsprechenden Veröffentlichungen bekannt sind. Mit der Literaturrecherche werden die relevanten Veröffentlichungen ausfindig gemacht und damit erst das Lesen, Verstehen und Verarbeiten ermöglicht.

Hat man nicht gut recherchiert, läuft man Gefahr, relevante Aspekte zu übersehen, und das hat unmittelbare Folgen auf die Qualität der Ergebnisse. Für die professionellen wie auch akademischen Berufsfelder in der Pflege hat dies unmittelbare Konsequenzen auf die eigenen Argumentationsmöglichkeiten. Wer nicht auf dem aktuellen Stand ist oder die relevante Literatur nicht kennt, ist argumentativ im Nachteil.

Lernziele

Nach dem Bearbeiten dieses Kapitels sollen Sie

- die für pflegerische Fragestellungen wichtigsten Recherchequellen identifizieren und beschreiben können
- den Unterschied zwischen einer orientierenden und einer systematischen Literaturrecherche beschreiben können
- die Funktionsweise Boole'scher Operatoren beschreiben und anwenden können
- gängige erweiterte Funktionen von Literaturdatenbanken beschreiben und anwenden können
- eine dem Ziel/der Aufgabe Zweck und dem Anspruch angemessene Suchstrategie konzipieren können
- Elemente der systematischen Literaturrecherche benennen und beschreiben können.

Schlüsselwörter

Literaturrecherche, Literaturdatenbank, orientierende Literaturrecherche, systematische Literaturrecherche, Recherchetechnik

3.1 Die Literaturrecherche

Die Literaturrecherche erscheint häufig als recht unsystematischer Prozess, der nicht nur, aber auch vom Zufall geleitet wird. In Zeiten der evidenzbasierten Medizin hat sich die Literaturrecherche jedoch immer stärker als ein Teil der Methodik entwickelt, welcher auf einen entsprechenden „Werkzeugkasten" zurückgreift.

Der hier verwendete Begriff der Literaturrecherche ist durchaus weitgefasst und schließt das flüchtige Stöbern beim Buchhändler oder das Surfen im Internet genauso ein wie die systematische, datenbankgestützte Recherche im Zusammenhang mit systematischen Übersichtsarbeiten.

Merke

Die Literaturrecherche umfasst alle Maßnahmen zur Identifizierung relevanter Literatur.

Diese Maßnahmen beschränken sich nicht auf ein bestimmtes Medium und reichen von der systematischen Recherche in Datenbanken bis zum Zufallsfund in der Bibliothek oder im Internet.

Die Qualität der Recherche hängt v.a. davon ab, ob sie für die Fragestellung angemessen ist. Der Umfang der Recherche wird dabei vom Zweck, dem Anspruch und von praktischen Erwägungen bestimmt:

- Der *Zweck* der Recherche kann beispielsweise sein, sich „mal eben" über ein Thema zu informieren oder einen Teil der Forschungsmethodik von systematischen Übersichtsarbeiten darstellen.
- Im Zusammenhang mit Qualifikationsarbeiten spielt der *Anspruch* an die zu erbringende Leistung eine wesentliche Rolle. So reicht für ein Referat im ersten Semester in der Regel einige wenige (aber relevante) Literatur aus. Abschlussarbeiten wie Bachelor-, Master- und v.a. Doktorarbeit haben jedoch den Anspruch, den aktuellen Forschungsstand abzubilden, und erfordern entsprechend gründliche Literaturrecherchen.
- Letztlich wird eine Literaturrecherche aber auch von *praktischen und pragmatischen Überlegungen* bestimmt. So erfordern umfangreiche Recherchen mitunter Zugang zu kostenpflichtigen Datenbanken und entsprechenden Zugriff auf die recherchierte Literatur.

Bevor Sie also darüber nachdenken, wie und wonach Sie recherchieren wollen, sollten Sie zunächst klären, welchem Zweck und welchen Ansprüchen die Recherche genügen soll und welche Möglichkeiten Ihnen zur Verfügung stehen.

Dabei sollten Sie man zunächst zu klären versuchen, wonach Sie eigentlich suchen. Nach einem Lehrbuch zum Thema „Pflegequalität" wird beispielsweise anders recherchiert als nach Studien, die den Zusammenhang zwischen Personalbesetzung und Pflegequalität untersuchen. Ein generelles Rezept für eine effektive und effiziente Recherche gibt es nicht. Jedoch lassen sich mit ein wenig technischem Verständnis, Neugier und Übung und Erfahrung gute Ergebnisse erzielen.

Merke

Umfang und Planung der Literaturrecherche orientieren sich an der Aufgabenstellung!

3.2 Der Recherche-Werkzeugkasten

Wie bereits dargestellt benötigen Recherchierende eine solide Auswahl an Werkzeugen: den Recherche-Werkzeugkasten (**Abb. 3-1**). In Abhängigkeit von den Zielen und dem Umfang der Recherche kommen diese Werkzeuge zum Einsatz.

3.2.1 Das Internet oder die Suche nach der Nadel im Heuhaufen

Das Internet bietet einen unerschöpflichen Fundus an Informationen und ist damit eine wesentliche Quelle für jegliche Art von Recherche. Allerdings führt die Größe des Internets zu einer unübersichtlichen Informationsflut.

Für die Literaturrecherche spielt das Internet in doppeltem Sinne eine besondere Rolle. Über das Internet:

1. wird technisch der Zugang zu speziellen Datenbanken, Bibliothekskatalogen oder Buchhändlern hergestellt und
2. werden Informationen von Organisationen, Privatpersonen und Internetgemeinschaften (Foren, Mailing-Listen etc.) zu allen denkbaren Themen und Fragestellungen gesammelt und bereitgestellt.

Dieser Abschnitt beschäftigt sich kurz mit dem Medium Internet und wie man hier mittels Suchmaschinen recherchieren kann. Die litera-

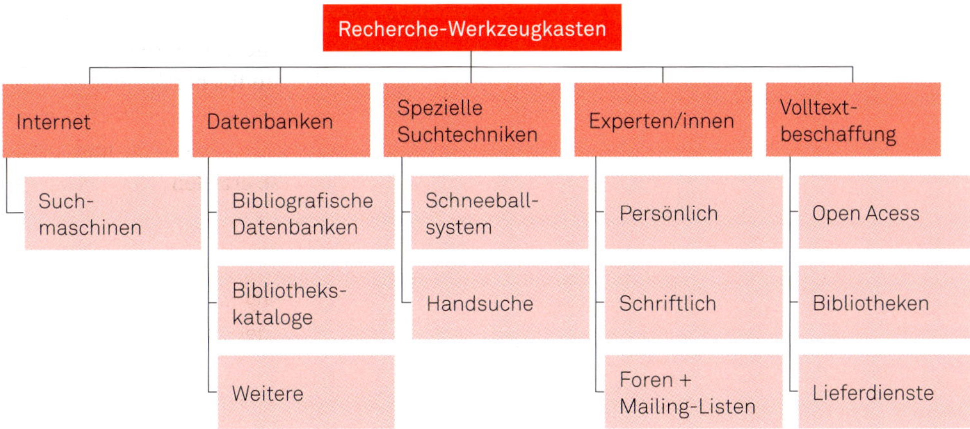

Abbildung 3-1: Werkzeugkasten (Quelle: Eigendarstellung)

turspezifischen Angebote werden in Kapitel 3.2.2 behandelt.

Die Internetnutzung ist heute eine Selbstverständlichkeit und von Auszubildenden in den Pflegeberufen wie auch von wissenschaftlichen Mitarbeitenden wird ein routinierter Umgang mit dem Computer und dem Internet erwartet. Es würde den Rahmen dieses Buchkapitels sprengen, in diesen „routinierten Umgang" einzuführen, dennoch sei darauf hingewiesen, dass dieses Know-How erlernt, erarbeitet und immer auf dem neusten Stand gehalten werden muss. Pflegende sind „Wissensarbeitende" und müssen sich hier genauso auf dem Laufenden halten, wie in ihrem klinischen Feld. Die Ausbildungszeit, ob in der Alten- oder Krankenpflegeschule oder an der Hochschule, bietet gute Möglichkeiten, sich dieses Wissen anzueignen, es anzuwenden und zu vertiefen.

Für die Literaturrecherche im Internet ist es beispielsweise sinnvoll, im Browser Lesezeichen (engl. Bookmarks) zu verwalten, Sucherergebnisse geordnet elektronisch abzulegen und zwischen einer pdf-, html- und docx-Datei zu unterscheiden. Wenn Sie mit einer dieser drei Tätigkeiten Schwierigkeiten haben, sollten Sie sich gezielt damit auseinandersetzen. Eigenstudium über die Hilfeseiten der entsprechenden Software oder Computerkurse können hier weiterhelfen.

Merke

Pflegende sind Wissensarbeitende und müssen daher in der Lage sein, routinemäßig im Internet zu recherchieren und den entsprechenden technischen Entwicklungen zu folgen.

Für die Internetrecherche sind Suchmaschinen wie Google®, Bing® oder DuckDuckGo® von wesentlicher Bedeutung. Wenn man nicht die exakte Webadresse für ein bestimmtes Angebot kennt, benötigt man Suchmaschinen, um nach Angeboten für bestimmte Themen zu suchen. Dabei unterscheiden sich die verschiedenen Suchmaschinen v. a. im Ranking der Suchergebnisse:

- *Ranking* bedeutet die Reihenfolge, in der die Ergebnisse dargestellt werden. Suchmaschinen versuchen die „relevantesten" Ergebnisse als Erstes anzuzeigen. Allerdings „versteht" jede Suchmaschine etwas anderes unter „relevant", daher bekommen Sie durchaus unterschiedliche Ergebnisse.
- Darüber hinaus unterscheiden sich Suchmaschinen auch im *Umfang der Datenbestände*. So sollte man keinesfalls davon ausgehen, dass Suchmaschinen das gesamte Internet durchsuchen, sondern sie tun dies nur in einem kleinen Teil.

Merke

Bevor Sie jetzt Sorge haben, im Internet etwas zu verpassen: In der Regel besteht das Problem nicht darin, „etwas“ zu einem Thema oder einer Fragestellung zu finden, sondern das „Richtige“ und möglichst in einem bearbeitbaren Umfang zu finden.

Einige Suchergebnisse einer Google-Recherche nach dem Begriff „Pflegewissenschaft Nursing Science“ zeigt **Abbildung 3-2**.

Alle genannten Suchmaschinen funktionieren grundsätzlich nach dem gleichen Prinzip, im Folgenden anhand von Google® beschrieben:

- Ein oder mehrere Begriffe werden in die Suchleiste eingegeben, wie in **Abbildung 3-2**, Position (1) gezeigt.
- Die Suchmaschine gibt dann eine Liste von Treffern aus (2).
- Je nachdem, wie die Suchanfrage gestellt wird, werden mehr oder weniger Treffer angezeigt (3).
- Dabei korrigieren aktuelle Suchmaschinen Schreibfehler oder schlagen alternative Suchanfragen vor.
- Die ausgegebenen Treffer zeigen den Titel der Webseite (4) und die URL (*unified resource locator*) bzw. Internetadresse (5).
- Je nach Browsereinstellung Schließlich findet sich auf der Ergebnisseite meist auch Werbung, die den Betrieb der Suchmaschine finanziert.
- Erweiterte Suchfunktionen („Tools“) lassen sich bei Google® (https://www.google.com/advanced_search) über eine spezielle Seite aufrufen. Diese ist grundsätzlich sehr -einfach zu bedienen, dauert jedoch etwas länger, da die entsprechende Seite zunächst angeklickt werden muss. Google® wie auch andere Suchmaschinen bieten diese Funktionen auch als Befehle an, die direkt in die Suchleiste eingegeben werden können (**Tab. 3-1**). Eine umfangreiche Sammlung dieser Textbefehle ist über den Google Guide (Blachmann, 2012) verfügbar.

3.2.2 Datenbanken PubMed & Co.

Während die Recherche im Internet meist unstrukturiert verläuft, ermöglichen Datenbanken ein systematisches Vorgehen und bilden den Kern einer jeden soliden Literaturrecherche. Von zentraler Bedeutung sind dabei bibliografi-

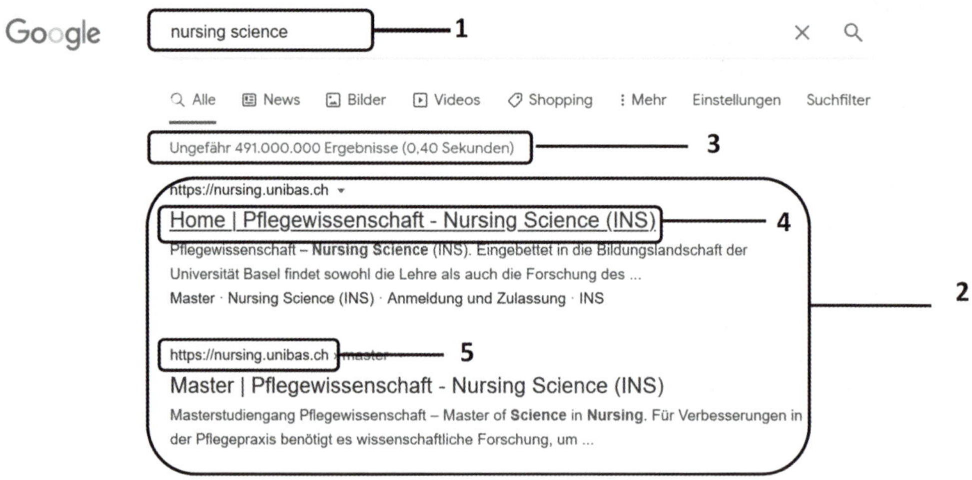

Abbildung 3-2: Suchergebnisse einer Google-Recherche mit dem Begriff „Nursing Science“ (Quelle: Google)

Tabelle 3-1: Nützliche Befehle für die Recherche in Google (Quelle: Eigendarstellung)

Befehl	Beispiel	Ergebnis
site:	site:unibas.ch arbeitsumgebung pflege	Zeigt alle Seiten der Internetdomain unibas.ch die die Worte "arbeitsumgebung" und "pflege" enthalten.
filetype:	filetype:pdf SHURP Schlussbericht	Zeigt alle **pdf-Dateien,** die den Begriff **SHURP Schlussbericht** enthalten. *Dieser Befehl kann auch für andere Dateitypen (docx, xlsx, etc.) verwendet werden.*
"…"	*"If you can't name it" norma lang*	Sucht Seiten, die den gesamten Satz "If you can't name it" **und die Wörter "Norma" und "Lang"** enthalten.
define:	define: Gesundheit	Zeigt die Definition und weitere Informationen zum Begriff "Gesundheit" an.
cache:	cache:www.gesundheitsinformation.de	Zeigt die letzte von Google gespeicherte Version der Internetseite **gesundheits information.de** an

sche Datenbanken. Dabei stehen dem Recherchierenden theoretisch mehrere Dutzend bibliografische Datenbanken zur Verfügung. Diese Option ist deshalb eine theoretische, weil der überwiegende Teil dieser Datenbanken kostenpflichtig ist und damit dem Recherchierenden vielleicht nicht immer zur Verfügung steht. Deshalb wird nachfolgend zunächst beschrieben, was eine bibliografische Datenbank ist, eine kurze Übersicht über die für die Pflege wesentlichen Datenbanken gegeben, um dann detaillierter auf das kostenfreie Angebot von PubMed/MEDLINE einzugehen.

Merke

Bibliografische Datenbanken sind eine Art elektronischer Karteikasten mit Informationen über Artikel und/oder Bücher. Jede einzelne Karteikarte enthält wenigstens

- die bibliografischen Angaben, die zur Beschaffung der Literatur notwendig sind (je nach Publikationstyp Autor, Titel, Zeitschriftentitel, Jahr, Jahrgang, Verlag etc.),
- Schlagwörter und/oder
- Kurzzusammenfassungen (Abstracts).

Anders als beim Karteikasten können Sie Datenbanken nach verschiedenen Kriterien durchsuchen und sortieren. In der Regel enthalten die bibliografischen Datenbanken jedoch nicht den eigentlichen Text (z. B. Artikel, Buch), wenn es auch mittlerweile Datenbanken gibt, die teilweise Volltexte bereitstellen oder zum Volltext verlinken.

Bibliografische Datenbanken werden in der Regel kommerziell vertrieben und sind ein Milliardenmarkt. So ist es auch nicht weiter verwunderlich, dass es in diesem Markt entsprechende Spezialisierungen gibt. Daher sollte man grundsätzlich zwischen Datenbankherstellern und Datenbankprovidern unterscheiden.

Merke

Datenbankhersteller sind teilweise staatliche und nichtkommerzielle Organisationen (wie die National Library of Medicine oder die Cochrane Collaboration), aber auch kommerzielle Unternehmen (Elsevier, Clarivate™), die ihre Datenbanken entweder selbst anbieten oder an Datenbankprovider (z. B. Ovid oder EBSCO) lizenzieren.

Suche nach Fachartikeln

Für eine einfache Recherche ist es sicherlich nicht notwendig, die genauen Hintergründe zu kennen. Im Zusammenhang mit systematischen Übersichtsarbeiten (s. Kap. 3.5) ist es jedoch unerlässlich, die Recherche nachvollziehbar zu dokumentieren, sodass dem Forschenden die Unterscheidung zwischen Provider und Datenbankhersteller geläufig sein sollte.

Tabelle 3-2 zeigt eine Übersicht der wichtigsten Datenbanken für medizinische und pflegerische Literatur. Die Auswahl der „richtigen" Datenbank hängt neben den gegebenen Zugangsmöglichkeiten im Wesentlichen von der Fragestellung ab:

Tabelle 3-2: Wesentliche Datenbanken für den Pflegebereich (Quelle: Eigendarstellung)

Eckdaten	Beschreibung
MEDLINE®/PubMed Hersteller: U.S. National Library of Medicine http://www.nlm.nih.gov/ Provider: PubMed http://www.pubmed.gov/ Zeitraum: ab 1946	PubMed ist eine medizinische Datenbank mit mehr als 32 Mio. Datensätzen. Etwa 90 % der Literatur ist englischsprachig. Umfasst Medizin und Randgebiete. Enthält v. a. Artikel. Ist in einer kostenfreien Version zugänglich. PubMed besteht aus mehreren Segmenten (Subsets). Standardmäßig umfasst eine Suche in PubMed alle Segmente: 1. MEDLINE: Mit mehr als 27 Mio. Datensätzen das bei weitem größte Segment in PubMed. Indexiert mehr als 5200 Journals weltweit. Nur Einträge aus dem MEDLINE Segment sind mit MeSH-Begriffen indexiert und einer Qualitätskontrolle unterzogen. 2. PubMed – as supplied by publisher: Dieses Segment enthält hauptsächlich aktuelle Referenzen, die über eine elektronische Einreichung von einem Verlag zu PubMed hinzugefügt wurden und bald die nächste Stufe („PubMed – in process), erreichen. 3. PubMed – in process: In diesem Segment werden MeSH Begriffe vergeben, sofern das Thema des Artikels im Geltungsbereich von MEDLINE liegt. Es dauert mehrere Monate, bis der Prozess abgeschlossen ist und eine Referenz anschließend in das Segment MEDLINE wechselt. 4. PubMed: Referenzen in diesem Segment erhalten keine MEDLINE Indexierung (MeSH Begriffe), da die Artikel beispielsweise in einer nicht MEDLINE indexierten Zeitschriften veröffentlicht sind.
CINAHL® Hersteller und Provider: EBSCO https://www.ebsco.com Zeitraum: ab 1976	CINAHL® (Cumulative Index to Nursing and Allied Health Literature) umfasst mehr als 7,4 Mio. Datensätze aus mehr als 5528 Journals aus dem Bereich Pflege und weiteren Heilberufen. Enthält teilweise Volltexte und Dissertationen. Wird ausschließlich kostenpflichtig über EBSCO vertrieben.
Cochrane Library Hersteller: Cochrane Collaboration https://www.cochrane.org Provider: Wiley https://www.cochranelibrary.com/ Zeitraum: abhängig von Datenbank	Die Cochrane Library wird von Cochrane gepflegt und besteht aus: 1. Die Cochrane Database of Systematic Reviews (CDSR) umfasst alle systematischen Übersichtsarbeiten von Cochrane (ca. 8500), sowie Cochrane Protokolle (ca. 2400). 2. Das Cochrane Central Register of Controlled Trials (CENTRAL) erfasst kontrollierte Studien der verschiedenen Cochrane Gruppen (ca. 1,7 Mio). Datenquellen sind neben den großen bibliografischen Datenbanken MEDLINE, Embase und CINAHL auch Einträge aus Studienregistern wie ClinicalTrials.gov In den Datenbanken lässt sich kostenfrei recherchieren. Der Zugriff auf die Volltexte der Cochrane Reviews ist kostenpflichtig.

- Für jede Literaturrecherche mit pflegerischer Fragestellung mit wissenschaftlichem Anspruch sollte eine Recherche in MEDLINE durchgeführt werden.
- Je nach Fragestellung sollte diese Recherche um Recherchen in weiteren Datenbanken ergänzt werden.
- Handelt es sich um eine systematische Übersichtsarbeit, sind die Ansprüche am höchsten und es sollten wenigstens MEDLINE®, die Cochrane-Datenbanken und ggf. CINAHL durchsucht werden.

Neben den oben genannten, für die Recherche im Pflegebereich wesentlichen Datenbanken gibt es eine Vielzahl weiterer spezieller Datenbanken, die abhängig von der jeweiligen Fragestellung mehr oder weniger relevant sein können (**Tab. 3-3**).

Literaturtipp 3-1

Refhunter beschreibt ausführlich eine Vielzahl von vorhandenen Datenbanken inkl. Recherchesyntax und wird regelmäßig aktualisiert: Martin-Luther-Universität Halle-Wittenberg. (2021). *RefHunter: Manual zur Literaturrecherche in Fachdatenbanken.* Verfügbar unter https://refhunter.eu/

Suche nach Büchern

Bücher sind zwar in manchen bibliografischen Datenbanken enthalten (z. B. PsychInfo, GeroLit) aber insbesondere in MEDLINE finden sich praktische keine Bücher. Daher ist es erforderlich, nach Büchern separat zu suchen.

Für die Buchsuche haben sich grundsätzlich drei Wege bewährt:

- Bibliothekskataloge
- Buchhändler
- Verlagsseiten.

Einen Bibliothekskatalog stellen mittlerweile alle öffentlichen Bibliotheken für ihren eigenen Bestand zur Verfügung. Zunächst sollte man den Katalog der Bibliothek durchsuchen, in der man Mitglied ist. Im Idealfall ist das eine Universitätsbibliothek oder die Bibliothek einer Fachhochschule, die einen Pflegestudiengang anbietet. Dann zumindest besteht Hoffnung, das eine oder andere relevante Buch zu finden. Ist diese Situation nicht gegeben, sind die überregionalen Bibliotheksverbünde eine gute Möglichkeit, relevante Bücher zu identifizieren und ggf. per Fernleihe zu bestellen. **Tabelle 3-4** gibt eine Übersicht über Bibliotheksverbünde in Deutschland, Österreich und der Schweiz.

Neben den Bibliotheken bieten lokale wie überregionale Buchhändler Suchmöglichkeiten für ihre Bestände an. Der Vorteil der Recherche bei Buchhändlern ist die größere Aktualität gegenüber Bibliotheken. Bis neue Bücher in Bibliotheken erfasst werden, dauert es eine gewisse Zeit, so dass Buchhändler auch neueste Veröffentlichungen anzeigen, die noch nicht in Bibliotheken vorhanden sind. Allerdings lohnt sich die Recherche bei Buchhändlern in der Regel nur, wenn man bereit ist, die Bücher im Zweifelsfall auch zu bestellen.

Die dritte Option zur Recherche von Büchern führt über die Internetseiten einschlägiger Verlage (**Tab. 3-5**). Dabei gilt Ähnliches wie für Buchhändler: Auch hier wird man Bücher finden, die in Bibliotheken noch nicht bestellt werden können.

Suche nach Leitlinien

Eine besondere Recherchestrategie erfordert die Suche nach Leitlinien. Sie sind v. a. auf Webseiten von Fachgesellschaften und öffentlichen bzw. gemeinnützigen Organisationen zu finden. Dankenswerterweise gibt es verschiedene Organisationen, die es sich zur Aufgabe gemacht haben, veröffentlichte Leitlinien zu sammeln und zu bündeln. **Tabelle 3-6** bietet einen Überblick über Webseiten zur Recherche von medizinischen Leitlinien. Zudem werden zumindest englischsprachige Leitlinien häufig auch in Zeitschriften veröffentlicht und können deshalb über eine Suche in Datenbanken wie PubMed identifiziert werden.

Tabelle 3-3: Spezial-Datenbanken, die für bestimmte Fragestellungen relevant sein können (Quelle: Eigendarstellung)

Eckdaten	Beschreibung
APA PsycINFO® Hersteller: APA https://www.apa.org Provider: APA, Ovid, ProQuest u.a. Zeitraum: ab 1880	PsycINFO ist die Datenbank der American Psychological Association (APA) und erfasst mehr als 2200 Journals aus dem Bereich der Psychologie mit insgesamt fast 5 Mio. Datensätzen. Kostenpflichtig. Enthält Artikel, Dissertationen und Bücher.
CC MED Hersteller: ZB MED https://www.zbmed.de/ Provider: ZB MED https://www.livivo.de/app/search/search?FS=DB%3DCCMED Zeitraum: ab 2000	Current Contents Medizin (CC MED) erfasst etwa 650 deutschsprachige, medizinische Zeitschriften aus dem Bestand der deutschen Zentralbibliothek für Medizin (ZB MED). Datensätze enthalten nur bibliografische Angaben. Vollständigste Datenbank im Hinblick auf deutschsprachige medizinische Literatur. Die Suche erfolgt über die interdisziplinäre Suchmaschine LIVIVO, die von der ZB MED bereitgestellt wird.
Embase® Hersteller: Elsevier https://www.elsevier.com Provider: Ovid, Embase, u.a. Zeitraum: ab 1947	Embase verfügt über ca. 32 Mio. Datensätze aus mehr als 8500 Zeitschriften. Im Vergleich zu MEDLINE erfasst Embase mehr europäische Publikationen und mehr pharmakologische Literatur. Vor allem Artikel. Kostenpflichtig.
ERIC Hersteller und Provider: Education Resources Information Center (ERIC) https://eric.ed.gov/ Zeitraum: ab 1966	ERIC ist die Datenbank des Education Resources Information Center und beinhaltet mehr als 1,8 Mio. Datensätze aus dem Bereich Bildungsforschung.
GeroLit Hersteller: DZA http://www.dza.de/ueber-uns/bibliothek Zeitraum: ab 1974	GeroLit wird vom Deutschen Zentrum für Altersfragen gepflegt und umfasst etwa 180 000 Nachweise wissenschaftlicher und anwendungsorientierter Literatur zum Thema „Alter und Altern“. Enthält Artikel, Bücher, Buchkapitel und graue Literatur.
Google Scholar Hersteller und Provider: Google https://www.google.com Zeitraum: unbekannt	Google Scholar ist eine spezielle Suchmaschine für wissenschaftliche Literatur und umfasst Artikel, Abschlussarbeiten, Bücher und Abstracts. Die Rangfolge basiert auf dem Inhalt, dem Autor, in welchem Journal veröffentlicht wurde und der Zitier-Häufigkeit.
International HTA Database Hersteller und Provider: INAHTA https://database.inahta.org Zeitraum: ab 1989	Die International Health Technology Assessment (HTA) Database wird vom International Network of Agencies for Health Technology Assessment (INAHTA) gepflegt und umfasst über 17 000 laufende und abgeschlossene Berichte von Institutionen weltweit.

Suche nach laufenden Studien

Bei klinischen Fragestellungen bedarf es meist auch Kenntnis darüber, ob es laufende Studien zum Thema gibt. Besonders wichtig ist dies, wenn eine eigene Studie geplant wird. Laufende Studien sind in Studienregistern erfasst. Neben den Angaben zum Studiendesign können Sie in den Registern auch Studienergebnisse finden. **Tabelle 3-7** gibt einen Überblick zu zentralen Studienregistern.

Tabelle 3-4: Übersicht über Bibliotheksverbünde in Deutschland, Österreich und der Schweiz (Quelle: Eigendarstellung)

Deutschland	
Bibliotheksverbund	Internet-Adresse
Bibliotheksverbund Bayern (BVB)	https://www.bib-bvb.de
Gemeinsamer Bibliotheksverbund (GBV)	https://www.gbv.de
Hochschulbibliothekszentrum NRW (HBZ)	https://www.hbz-nrw.de
Hessisches BibliotheksInformationsSystem (HeBIS)	https://www.hebis.de
Kooperativer Bibliotheksverbund Berlin-Brandenburg (KOBV)	https://www.kobv.de
Südwestdeutscher Bibliotheksverbund (SWB)	https://www.bsz-bw.de/
Verbund der Öffentlichen Bibliotheken Berlins (VÖBB)	https://www.voebb.de
Österreich	
Bibliotheksverbund	Internet-Adresse
Österreichischer Bibliothekenverbund (OBVSG)	https://www.obvsg.at/
Schweiz	
Bibliotheksverbund	Internet-Adresse
Swiss Library Service Platform (SLSP)	https://swisscovery.slsp.ch
Westschweizer Bibliotheksverbund (RERO)	https://explore.rero.ch
Aargauer Bibliotheksnetz	https://abn-primo.hosted.exlibrisgroup.com
Bibliotheksverbund Graubünden	https://www.opac.gr.ch
St. Galler Bibliotheksnetz	http://aleph.sg.ch
Sistema Bibliotecario Ticinese	https://aleph.sbt.ti.ch
International	
Bibliotheksverbund	Internet-Adresse
Karlsruher Virtueller Katalog	https://kvk.bibliothek.kit.edu

Tabelle 3-5: Wichtige Verlage zum Thema Pflege (Quelle: Eigendarstellung)

Verlag	Internet-Adresse
Vincentz Network GmbH	https://www.vincentz.net
Verlag Hogrefe (ehemals Hans Huber Verlag)	https://www.hogrefe.de
Georg Thieme Verlag	https://www.thieme.de
Elsevier/Urban & Fischer	https://www.elsevier.de
Mabuse Verlag	https://www.mabuse-verlag.de
Beltz Juventa	https://www.beltz.de/fachmedien
Springer Verlag	https://www.springerpflege.de
Schlütersche Verlagsgesellschaft	https://www.schluetersche.de

Tabelle 3-6: Webseiten zur Recherche von medizinischen Leitlinien (Quelle: Eigendarstellung)

Bezeichnung	Internet-Adresse
Arbeitsgemeinschaft der wissenschaftlichen medizinischen Fachgesellschaften	https://www.awmf.org
National Institute for Health and Care Excellence	https://www.nice.org.uk
Scottish Intercollegiate Guidelines Network	https://www.sign.ac.uk
Trip medical database	https://www.tripdatabase.com
Guidelines International Network	https://www.g-i-n.net (kostenpflichtig)

Tabelle 3-7: Wichtige Studienregister (Quelle: Eigendarstellung)

Studienregister	Internet-Adresse
ClinicalTrials.gov	https://clinicaltrials.gov
Deutsches Register Klinischer Studien (DRKS)	https://www.drks.de
International Clinical Trials Registry Platform (ICTRP) Search Portal	https://apps.who.int/trialsearch

3.2.3 Spezielle Suchtechniken elektronisch und „per Hand"

In den vorherigen Abschnitten wurden v. a. datenbankgestützte Methoden der Literaturrecherche vorgestellt. In Ergänzung dazu gibt es auch Verfahren, die eine nützliche und manchmal notwendige Erweiterung der üblichen Recherche per Datenbank darstellen. Diese speziellen Suchtechniken finden meist zu Beginn des Suchprozesses Anwendung, wenn beispielsweise die Fragestellung noch nicht ganz klar ist. Aber auch bei anspruchsvollen Recherchen, können diese Suchtechniken einen Mehrwert bieten.

Ein Meer voller Zitate: das Schneeballsystem

Beim sogenannten Schneeballsystem, im Englischen auch „Foot-note Chasing" genannt, beginnt die Suche mit einigen wenigen Artikeln oder Büchern, die auf den ersten Blick der eigenen Fragestellung entsprechen. Diese dienen als Ausgangspunkt, um weitere relevante Literatur zu identifizieren.

So lässt sich über die Sichtung der in den Artikeln oder Büchern aufgeführten Literaturverzeichnisse häufig neue interessante Literatur identifizieren. Dieses Vorgehen ist besonders dann erfolgversprechend, wenn es sich bei dem ausgewerteten Artikel um eine systematische Übersichtsarbeit handelt. Da systematische Übersichtsarbeiten umfangreiche Recherchen als wesentlichen Teil ihrer Methodik beinhalten, sind hier die Möglichkeiten, relevante Literatur zu identifizieren, besonders groß.

Daneben lässt sich für einen relevanten Artikel prüfen, welche Literatur diesen zitiert hat (genannt „Citation Tracking" oder „Cited by"). Bis vor wenigen Jahren bedurfte es hierfür der Nutzung kostenpflichtiger Datenbanken. Mittlerweile bieten Google Scholar und PubMed ebenfalls solche Auswertungen an (s. Kap. 3.4.7 „Was bei PubMed im Hintergrund abläuft"). Je nachdem, auf welche Datenbasis die Datenbanken zugreifen, unterscheiden sich dabei die Ergebnisse.

Merke

Das Schneeballprinzip bedeutet, dass ausgehend von einem Artikel oder Buch weitere relevante Literatur zum Thema identifiziert wird. Das Vorgehen kann so lange wiederholt werden, bis keine neue interessante Literatur gefunden wird. Bei der Sichtung der Literaturverzeichnisse wird die identifizierte Literatur (logischerweise) immer älter sein als der Ausgangsartikel (deshalb „Rückwärtssuche" genannt). Bei der Auswertung der Zitationen („Citation tracking") wird die identifizierte Literatur immer aktueller sein („Vorwärtssuche").

Auf die gute alte Art: Inhaltsverzeichnisse sichten

Weiterhin lässt sich über die Sichtung von Fachzeitschriften möglich zusätzliche Literatur erschließen. Eine oder mehrere themenrelevante Fachzeitschriften werden hierfür jahrgangsweise „per Hand" durchsucht. Dieses Verfahren, auch als *Handsuche* bezeichnet, gilt als Goldstandard zur Identifizierung von Literatur zu einem definierten Thema. Allerdings wird auch hier mittlerweile gerne der Computer eingesetzt, da Fachzeitschriften auf ihren Internetseiten Titel und Kurzzusammenfassungen (Abstracts) zur Verfügung stellen.

Eine Auswahl der wichtigsten deutschsprachigen allgemeinen Pflege-Fachzeitschriften, die eine entsprechende „Online"-Handsuche ermöglichen, findet sich in **Tabelle 3-8.**

Als Alternative zur Suche auf der jeweiligen Verlagsseite kann auch in Datenbanken gezielt in Zeitschriften gesucht werden. Allerdings setzt das wiederum voraus, dass die jeweilige Zeitschrift in der Datenbank erfasst wird. Gerade bei deutschsprachigen Pflegezeitschriften ist das häufig nicht der Fall.

3.2.4 Einfach fragen, wer sich damit auskennt: Expertinnen und Experten

Ein weiteres Verfahren zur Identifizierung von relevanter Literatur ist die Befragung von Experten und Expertinnen. Dabei ist der Begriff „Expertin" durchaus weit gefasst. Die Spanne reicht vom Tischnachbarn im Hörsaal über die Kolleginnen und Kollegen in der Nachbarabteilung bis zur Koryphäe in Neuseeland. Allerdings sollte man einige Regeln berücksichtigen, bevor man Experten anfragt. Während man sich im direkten Umfeld an den Spielregeln des Hauses orientieren kann, kommen schriftliche Anfragen per E-Mail oder Brief eigentlich nur im Zusammenhang mit systematischen Übersichtsarbeiten in Frage, wenn beispielsweise gezielt nach Studienergebnissen gesucht wird. National oder international renommierte Experten

Tabelle 3-8: Wichtige deutschsprachige Pflegezeitschriften, die eine Online-Recherche ermöglichen (Quelle: Eigendarstellung)

Zeitschrift	Internet-Adresse
Die Schwester/Der Pfleger DBfK aktuell	https://www.bibliomed-pflege.de
Pflegezeitschrift	https://www.springerpflege.de/pflegezeitschrift
Pflege & Gesellschaft	https://www.dg-pflegewissenschaft.de
Pflege	https://www.hogrefe.com/de/zeitschrift/pflege
Pflegewissenschaft	https://www.pflege-wissenschaft.info
Psychiatrische Pflege	https://www.hogrefe.com/de/zeitschrift/psychiatrische-pflege

haben in der Regel wenig Zeit, allgemeine Anfragen, wie z. B.: „Können Sie mir Literatur zum Thema XYZ nennen?“, zu beantworten. Auf keinen Fall sollte die Anfrage dazu dienen, Ihre mangelnden Recherchefähigkeiten zu substituieren.[3]

Ähnlich wie die gezielte Anfrage an einen Experten bieten Internet-Foren oder Mailing-Listen eine weitere Möglichkeit, entsprechende Anfragen zu stellen. Auch hier gilt es, sich an die Spielregeln zu halten. So sollten Sie auch hier zeigen, dass Sie schon etwas in die Fragestellung investiert haben, und vorher prüfen, ob dieses Thema nicht schon von jemand anderem angefragt wurde. Darüber hinaus haben stark frequentierte Mailing-Listen häufig ein eigenes Regelwerk (Posting-Guide), welches die „richtige“ Nutzung der Mailing-Liste erläutert. Ähnliche Verhaltensregeln für alle möglichen Kommunikationsformen im Internet werden auch unter dem Begriff „Netiquette“ zusammengefasst (http://de.wikipedia.org/wiki/Netiquette) und können weitere Anhaltspunkte für den richtigen Ton im Netz liefern.

3.2.5 Volltextbeschaffung: Nichts geht ohne die Bibliothek Ihres Vertrauens

Im Anschluss an die *Recherche* erfolgt die *Beschaffung* der entsprechenden Literatur. Die Ergebnisse Ihrer Recherche sollten Sie in einem Literaturverwaltungsprogramm speichern. Je nach Umfang und Art der identifizierten Literatur kann die Beschaffung eine aufwendige und v. a. kostspielige Aufgabe sein. Wie Sie die Literaturbeschaffung am günstigsten abwickeln, hängt von den jeweiligen lokalen und finanziellen Möglichkeiten ab. Ausgangspunkt sollte immer die „Bibliothek Ihres Vertrauens“ sein. Wenn Sie studieren, ist das in der Regel die Bibliothek Ihrer Universität oder Fachhochschule. Nur wenn Sie in einem Ballungsgebiet mit mehreren Hochschulbibliotheken leben, kann es unter Umständen nützlich sein, in mehreren Bibliotheken Mitglied zu sein. Normalerweise ist das ohne Weiteres gegen eine geringe Gebühr möglich. Gleiches gilt für den Fall, dass Sie sich noch in der Grundausbildung oder einer Fachweiterbildung befinden. Ein Mitgliedsausweis wird normalerweise recht großzügig vom Wohnort abhängig gemacht und nicht vom Status als Studierende. Wenn Sie nun Ihre Bibliothek gefunden haben, sollten Sie sich mit den dort üblichen Wegen zur Volltextbeschaffung vertraut machen. Hochschulbibliotheken bieten für diesen Zweck regelmäßig Einführungskurse an.

Der erste Schritt der Volltextbeschaffung ist jedoch die Prüfung, ob der Artikel oder das Buch Open Access veröffentlicht wurde, das heißt, frei verfügbar ist. Dies ist mittlerweile bei mehr als der Hälfte der Zeitschriftenartikel der Fall (https://open-access-monitor.de). Ob ein Artikel unter Open Access Bedingungen publiziert wurde, lässt sich über die Verlagsseite oder in PubMed meist schnell herausfinden. Ansonsten gibt es noch Repositorien, in denen Vorversionen eines Artikels (sogenannte Preprints oder Postprints) legal veröffentlicht werden. Über eine kostenfreie Browser Extension lässt sich unkompliziert eine Suche nach diesen Vorversionen durchführen. „Unpaywall“ (https://unpaywall.org) oder der „OA Button“ (https://openaccessbutton.org) zählen dabei zu den bekanntesten Browser Extensions.

Zudem gibt es auch kommerzielle soziale Netzwerke wie ResearchGate, die Volltexte bereitstellen. Hier ist unbedingt Vorsicht geboten, da es sein kann, dass die Bereitstellung eines

3 Anmerkung der Herausgeberin Eva-Maria Panfil: Aus der Sicht einer Hochschullehrerin warne ich dringend vor diesen Anfragen und verbiete sie auch meinen Studierenden. Ich erhalte häufig Mails mit Bitten wie dieser: „Liebe Frau Panfil, ich möchte gerne eine Hausarbeit zum Thema ‚Lebensqualität bei chronischen Wunden‘ schreiben. Bitte schicken Sie mir doch alle Literatur, die Sie haben, zum Thema ‚Lebensqualität‘.“ Das Handwerk und die Kunst der Recherche sollten alle Pflegenden beherrschen und sich darin üben. Experten bitte erst dann fragen, wenn Sie alle Wege, die hier beschrieben sind, ausgeschöpft haben und exklusiv von einem Experten wissen wollen, was es noch gibt, das auf den gängigen Wegen nicht recherchierbar ist.

Artikels den Nutzungsrechten des Verlages widerspricht. Die Autorinnen verstoßen in diesem Fall gegen die Urheberrechtsvereinbarungen, die sie mit den Verlagen bezüglich ihrer Artikel unterzeichnet haben.

Sollte der Artikel oder das Buch nur kostenpflichtig zur Verfügung stehen, steht als nächster Schritt die Prüfung an, ob das Buch oder der Artikel in der lokalen Bibliothek vorhanden ist. Ist das der Fall, kann ein Artikel eingescannt oder kopiert und ein Buch ausgeliehen werden. Handelt es sich um eine Präsenzbibliothek, ist die Ausleihe nicht möglich, und das Buch muss in der Bibliothek gelesen oder kopiert werden. Leider ist es häufig so, dass sowohl Bücher als auch Artikel nicht in der lokalen Bibliothek vorhanden sind. Um diesen Mangel auszugleichen, können über den jeweiligen Bibliotheksverbund (s. **Tab. 3-4**) Bücher per Fernleihe ausgeliehen werden. Aber auch das verhindert nicht, dass ein sehr aktuelles Buch über die Fernleihe noch nicht zu bekommen ist. Dann bleibt dem Recherchierenden nur der Weg über den Buchhandel.

Für Artikel in Fachzeitschriften funktioniert das System ein wenig anders. Bei der Prüfung des lokalen Bibliotheksbestandes sollte nicht nur geprüft werden, ob die Papierversion der Zeitschrift vorhanden ist, sondern auch, ob sie elektronisch vorgehalten wird. Ein einfacher Weg, dies zu prüfen, ist die elektronische Zeitschriftenbibliothek Regensburg (http://rzblx1.uni-regensburg.de/ezeit/), die die Zeitschriftenbestände vieler öffentlicher Bibliotheken in Mitteleuropa erfasst. Letztlich besteht auch bei Artikeln das gleiche Problem wie bei Büchern, dass nämlich die lokale Bibliothek den Artikel von Interesse häufig nicht vorhält. Neben lokalen oder auf den jeweiligen Bibliotheksverbund bezogenen Bestellmöglichkeiten per Fernleihe (unbedingt in der Bibliothek nachfragen!) bietet der Lieferdienst Subito (https://www.subito-doc.de) die kostenpflichtige Bestellung von Artikeln und Buchkapiteln an. Während es jahrelang möglich war, die Lieferung per PDF-Datei abzuwickeln, haben sich die Lieferbedingungen für Bibliotheksnutzer in Deutschland in den vergangenen Jahren deutlich verschlechtert. Je nach Stand der Verhandlungen mit den Verwertungsgesellschaften erfolgt die Lieferung nun per PDF-Datei (mit und ohne Kopierschutz), Post oder Fax zu deutlich höheren Kosten.

3.3 Orientierende versus systematische Literaturrecherche

Noch vor der Entwicklung einer Literaturrecherche steht die Überlegung, welche Art der Recherche eigentlich notwendig ist. Dabei kann man grundsätzlich zwischen der orientierenden und der systematischen Recherche unterscheiden.

Merke

- Die *orientierende Recherche* steht am Anfang jeder Forschungsarbeit und dient v.a. dazu, die wichtigen Veröffentlichungen zu einem Thema zu identifizieren, so dass eine Orientierung zum Thema zur Verfügung steht.
- Eine *systematische Recherche* hingegen hat den Anspruch, nachvollziehbar und reproduzierbar zu sein, was deutlich höhere Ansprüche an die Entwicklung, Durchführung und Dokumentation der Recherche stellt.

Systematische Recherchen sind integraler Bestandteil systematischer Übersichtsarbeiten, wie beispielsweise den Cochrane Reviews oder den Berichten von staatlichen Health-Technology-Assessment-Agenturen (HTA-Agenturen) wie dem IQWiG (Institut für Qualität und Wirtschaftlichkeit im Gesundheitswesen) in Deutschland, der AHRQ (Agency for Health Research and Quality) in den USA oder dem NICE (National Institute for Health and Care Excellence) in Großbritannien.

3.3.1 Orientierende Recherchen

Für orientierende Recherchen lässt sich keine pauschale Empfehlung für die Auswahl der Recherche-Werkzeuge geben. Als kleinster gemeinsamer Nenner für die orientierende Recherche kann die Verwendung von Medline, der Cochrane-Datenbanken und des Internets betrachtet werden.

Für klinische Fragestellungen ist normalerweise der erste Schritt, die Suche nach bereits aufbereiteten Informationen zu einem Thema. Hierfür eignen sich besonders gut Leitlinien oder systematische Übersichtsarbeiten. Die Kombination einer Internet-Recherche und einer einfachen Recherche in MEDLINE, der Cochrane-Datenbank CDSR (**Tab. 3-2**) sowie den Internetseiten für Leitlinien (**Tab. 3-6**) sind hier erfolgversprechend. Dabei stehen nicht Vollständigkeit im Vordergrund, sondern die Identifizierung der wichtigsten Literatur und die Auseinandersetzung mit dem Thema. Diese Einarbeitung ist notwendig, um die Fragestellung und ggf. weitere Recherchen zu präzisieren. Zudem sollten nicht nur Literaturangaben gesammelt werden, sondern direkt die Volltexte besorgt und mit der inhaltlichen Einarbeitung begonnen werden.

Andere nichtklinische Fragestellungen, z. B. im Zusammenhang mit Ausbildungsthemen, sollten ebenfalls durch eine Recherche in MEDLINE sowie in einer auf die Disziplin bezogenen Datenbank wie ERIC (**Tab. 3-3**) bearbeitet werden.

3.3.2 Systematische Recherchen

Systematische Recherchen sind für systematische Übersichtsarbeiten das, was für primärempirische Untersuchungen die Stichprobe ist. Welche Instrumente der Werkzeugkiste zum Einsatz kommen, hängt von der inhaltlichen Ausrichtung Ihrer Recherche wie auch den praktischen Möglichkeiten ab. Die Mindestanforderungen an eine systematische Recherche für systematische Übersichtsarbeiten sind dabei zu beachten. Die Dokumentation der Recherchestrategie sollte so transparent und nachvollziehbar wie möglich dargestellt werden. Eine Beschreibung der Anforderungen an die Dokumentation der systematischen Recherche von Suchstrategien bei systematischen Übersichtsarbeiten findet sich im PRISMA-Statement (http://www.prisma-statement.org/).

Etwas pointiert ist noch anzumerken, dass eine einzelne Person keine hochwertige systematische Übersichtsarbeit erstellen kann. Dies widerspricht den festgelegten Qualitätsanforderungen für systematische Übersichtsarbeiten. So sind einzelne Schritte im Erstellungsprozess einer systematischen Übersichtsarbeit entweder von zwei Personen unabhängig voneinander durchzuführen oder es hat eine Qualitätssicherung durch eine zweite Person zu erfolgen. Die Erstellung einer systematischen Übersicht ist also immer auch Teamarbeit.

Vielleicht passt aber eine andere Form der Evidenzsynthese viel besser auf Ihre Fragestellung und Zielsetzung. Je nach Art des Reviews unterscheiden sich die Anforderungen auch bezüglich der systematischen Recherche. Reviewarten, denen Sie in der Praxis häufiger begegnen, finden sich in **Tabelle 3-9** aufgelistet.

3.4 Recherchetechnik am Beispiel von PubMed

Um effektive Suchstrategien für bibliografische Datenbanken erstellen zu können, ist es notwendig, den Aufbau von Datenbanken, die grundlegenden Funktionsweisen von Suchbefehlen, wie den Boole'schen Operatoren oder erweiterte Suchfunktionen, wie die Phrasensuche, zu verstehen.

Durch die Verwendung von Suchbefehlen können komplexe Suchstrategien in Datenbanken entwickelt (s. Kap. 3.5) sowie Suchabonnements für beispielsweise die PubMed-Oberfläche von MEDLINE eingerichtet werden.

PubMed verfügt über ein umfangreiches und teilweise videogestütztes, englischsprachiges

Tabelle 3-9: Darstellung verschiedener Reviewarten (Eigendarstellung)

	Systematische Übersichtsarbeit	Scoping Review	Overview of Reviews	Narratives Review
Alternative Bezeichnung	Systematische Übersicht; Systematic Review Sonderformen: Rapid review; Living systematic review; Health Technology Assessment (HTA)	Mapping Review	Overview of Systematic Reviews, Umbrella Review; Review of Reviews	Traditional Review, Conventional Review
Ziel des Reviews	Systematische Suche, Bewertung und Synthese von Forschungsergebnissen.	Überblick über vorhandene Evidenz geben, unabhängig ihrer Qualität Vorbereitung einer systematischen Übersichtsarbeit Themenfelder konzeptionell abgrenzen	Zusammenfassung von systematischen Übersichtsarbeiten.	Überblick über das Forschungsgebiet Verfolgung der Entwicklung im Laufe der Zeit
Methodik	Hohe Anforderungen, verwendet explizite und reproduzierbare Methoden; wie z. B. im Cochrane Handbuch beschrieben	Methodischer Rahmen durch Joana Briggs Institute gesetzt	Methodik noch in Entwicklung	keine festen Standards

Hilfssystem, das zur Einarbeitung in die Suchoberfläche genutzt werden kann (**Abb. 3-6**).

Lesetipp 3-2

Heute finden sich eine Vielzahl von informativen Videos zur Literatursuche auf YouTube. Häufig sind diese in englischer Sprache (z. B. eine sehr detaillierte Einführung zu PubMed https://www.youtube.com/watch?v=4fac8W7ItZM), aber auch in deutscher Sprache (https://www.youtube.com/watch?v=_Wp0z5TeR7A) verfügbar.

3.4.1 Datenbankstruktur und Recherchesyntax

Auch wenn die Einarbeitung in den Umgang mit bibliografischen Datenbanken zunächst kompliziert und „trocken" anmutet, so gehört der Umgang mit ihnen doch mittlerweile zur Routine von Studierenden, Wissenschaftlerinnen und allen, die auf „Augenhöhe" diskutieren und mitreden möchten. Je erfahrener Sie im Umgang mit Datenbanken werden, desto leichter fällt Ihnen das Arbeiten damit und umso schneller finden Sie die gewünschte Literatur.

Jede Datenbank hat einen definierten Aufbau, der die enthaltene Literatur strukturiert erfasst. Wenn Sie eine für Ihren Zweck angemessene Suchstrategie entwickeln möchten, sollten Sie sich dieses Aufbaus bewusst sein. Auch wenn die hier vorgestellten Datenbanken in ihrer grundsätzlichen Struktur recht ähnlich sind, ist es notwendig, sich mit der spezifischen Struktur (z.B. den Feldern) der jeweiligen Datenbank vertraut zu machen. Genaue Informationen über die verfügbaren Felder sowie die zu verwendende Suchsyntax finden sich auf den Hilfeseiten der jeweiligen Datenbank.

Da MEDLINE/PubMed ein kostenfreies und sehr weitverbreitetes Angebot ist, konzentrieren sich die folgenden Ausführungen auf MEDLINE/PubMed und die dort verwendete Suchsyntax. Sollten Ihnen andere Zugangsmöglichkeiten zur Verfügung stehen (z.B. Ovid oder EBSCO), unterscheiden sich zwar der Aufbau der Syntax und die Feldnamen, die grundsätzlichen Prinzipien sind jedoch die gleichen.

Wenn Sie regelmäßig mit bibliografischen Datenbanken arbeiten und in der Lage sein wollen, die Recherchen in systematischen Übersichtsarbeiten nachzuvollziehen, lohnt sich die Einarbeitung in die Syntax der jeweiligen Datenbanken. Wenn Sie hingegen nur sporadisch nach Literatur suchen, können Sie die meisten Befehle auch über die grafische Benutzeroberfläche von PubMed steuern.

Abbildung 3-3 zeigt die etwas gekürzte Struktur eines Medline-Datensatzes. Auch wenn die Struktur von Datenbank zu Datenbank variiert, enthalten sie im Normalfall drei Gruppen von Datenbankfeldern: bibliografische Angaben, Schlagwörtern und Freitext-Elemente.

3.4.2 Bibliografische Angaben

Bibliografische Angaben, die zum Auffinden des genannten Artikels notwendig sind, finden sich in den Feldern: VI (Volume, Jahrgang), IP (Issue, Ausgabe), DP (Publication Date, Publikationsdatum), TI (Title, Titel), AU (Author, Autor), TA (Journal, Zeitschrift) und PG (Pages, Seiten).

```
PMID- 18478685
VI  - 21
IP  - 1
DP  - 2008 Feb
TI  - [Validity of the Waterlow scale for pressure ulcer risk assessment in the intensive care unit: a prospective analysis of 698 patients]
PG  - 37-48
AB  - Critically ill patients are at a particular risk for developing pressure ulcers. Yet until now, no sufficiently specific, validated pressure ulcer risk assessment
      instruments exist for critically ill patients. In a prospective study of 698 patients of medical intensive care unit (ICU), we therefore analyzed if the
      Waterlow scale is suitable for pressure ulcer risk assessment in the ICU. Only patients with no pressure ulcer on admission to the ICU were included. The
      Waterlow scale was used to assess pressure ulcer risk on admission to the ICU, and the number of points on the scale were analyzed with regard to pressure
      ulcers development in the course of the ICU stay (121 patients). Our results show that adequate pressure ulcer risk assessment on admission to the ICU is not
      possible with the Waterlow scale. Sensitivity and specificity reached their maximal values of 64.6% and 48.8%, respectively, at a comparably high cut-off of
      30 points on the Waterlow scale (positive and negative likelihood ratio being 1.26 and 0.73, respectively). The area under the curve (AUC) was 0.59 in the
      receiver-operator-characteristic curve. Adding intensive care related parameters to the scale yielded some degree of improvement (AUC 0.69), but the development
      of ICU specific pressure ulcer risk scales still seems to be necessary to allow reliable pressure ulcer risk assessment in the ICU.
AD  - Charite Universitatsmedizin Berlin, Campus Benjamin Franklin, Medizinische Klinik IV Nephrologie und Endokrinologie, Medizinische Intensivstation.
      friederike.compton@charite.de
AU  - Compton F
AU  - Strauss M
AU  - Hortig T
AU  - Frey J
AU  - Hoffmann F
AU  - Zidek W
AU  - Schafer JH
TT  - Validitat der Waterlow-Skala zur Dekubitusrisikoeinschatzung auf der Intensivstation: eine prospektive Untersuchung an 698 Patienten.
TA  - Pflege
MH  - Adolescent
MH  - Adult
MH  - Aged
MH  - Aged, 80 and over
MH  - Female
MH  - Humans
MH  - *Intensive Care Units
MH  - Likelihood Functions
MH  - Male
MH  - Middle Aged
MH  - Nursing Assessment/*statistics & numerical data
MH  - Pressure Ulcer/etiology/*nursing/prevention & control
MH  - Prospective Studies
MH  - ROC Curve
MH  - Risk Assessment
SO  - Pflege. 2008 Feb;21(1):37-48.
```

Abbildung 3-3: MEDLINE-Datensatz (Quelle: Medline)

Grundsätzlich folgen Suchbefehle in PubMed dem folgenden Muster: Suchbegriff [Feldname]:

- Um also beispielsweise nach Artikeln der Herausgeberin dieses Buchs zu recherchieren, würde der Eingabetext lauten: „Panfil EM"[AU].
- Um eine Handsuche in der Zeitschrift „Pflege" vorzunehmen und sich alle Datensätze der Zeitschrift anzeigen zu lassen, gibt man diesen Befehl ein: „Pflege"[TA].

Merke

Jeder Datenbankeintrag erhält eine eindeutige Identifizierungsnummer, in PubMed als PubMed Identifier (PMID) bezeichnet. Mit dieser Nummer lassen sich Datenbankeinträge schnell und eindeutig identifizieren. Sie können nach mehreren PMIDs suchen, indem Sie jede Nummer durch ein Leerzeichen getrennt in das Suchfeld eingeben (z.B. 32811329 33470856).

3.4.3 Schlagwörter

Schlagwörter werden in MEDLINE als „MeSH-terms" bezeichnet und im Feld MH verzeichnet.

Definition 3-1

MeSH steht für die Medical Subject Headings und ist Teil des MEDLINE-eigenen Schlagwortsystems, dem MeSH-Tree. Der MeSH-Tree besteht aus mehr als 27 000 MeSH-Begriffen und wird jährlich kontrolliert.

Die Verwendung von MeSH-Begriffen und die hierarchische Struktur des MeSH-Tree ermöglichen die hierarchische Suche nach bestimmten Themen. Über die „MeSH Database" (**Abb. 3-4**), die über die Menüleiste auf der PubMed-Startseite (www.pubmed.gov) aufgerufen wird, können MeSH-Begriffe und die Struktur des MeSH-Tree recherchiert werden.

Abbildung 3-4 zeigt den MeSH-Tree für den Begriff „Intensive Care Units":

- Gibt man nun den Begriff „Intensive Care Units"[MeSH] in die Eingabezeile von -PubMed ein, werden alle Datensätze angezeigt, die diesen Begriff oder einen der untergeordneten Begriffe (z.B. „Burn Units") im Feld MH beinhalten (88976 Einträge[4]).
- Die automatische Übernahme der hierarchisch untergeordneten Begriffe kann mit dem Zusatzbefehl „NoExp" („do not explode") unterdrückt werden: „Intensive Care Units"[MeSH:NoExp].
- Unter „Entry terms" finden sich Synonyme (z.B. „Unit, Intensive Care"), die ebenfalls statt des eigentlichen Begriffs eingegeben werden können.
- Je nach Fragestellung kann durch die hierarchische Struktur des MeSH-Tree die Suche weiter spezifiziert (z.B. durch die Verwendung des Begriffs „Burn Units" mit einer deutlich reduzierten Trefferzahl von 2636) oder auch weiter ausgedehnt werden („Hospital Units" mit 116505 Einträgen).
- Zusätzlich zu den MeSH-terms bietet PubMed die Möglichkeit, mit sogenannten Subheadings den jeweiligen Begriff weiter zu spezifizieren. Beispielsweise zeigt die Anfrage „Intensive Care Units/statistics and numerical data"[MeSH] nur die Artikel an, die das Schlagwort „Intensive Care Unit" und empirische Daten zum Thema beinhalten.

Insgesamt gibt es derzeit 79 Subheadings (oder auch „qualifiers"), die im Zusammenhang mit einem MeSH-term vergeben werden können (https://www.nlm.nih.gov/mesh/qualifiers_scopenotes.html).

Eine weitere Möglichkeit, die Suche auf die eigenen Bedürfnisse abzustimmen, besteht in der Beschränkung des MeSH-Begriffs auf „Major Topic Headings" (z.B. „Intensive Care

4 Alle Trefferangaben beziehen sich auf den Zeitpunkt der Kapitelerstellung im Jahre 2021 und liegen bei Veröffentlichung dieses Buchs höher.

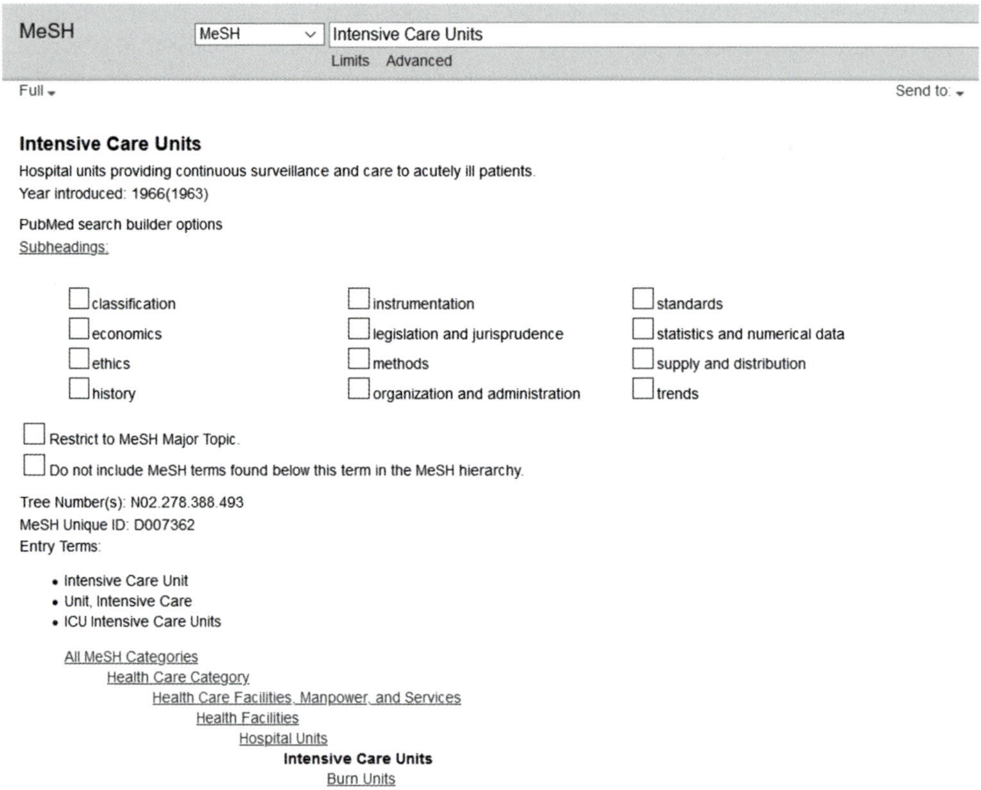

Abbildung 3-4: Screenshot des MeSH-Trees dargestellt in PubMed (Quelle: National Center for Biotechnology Information (2022a))

Units“[Majr]). Dadurch werden nur die Artikel angezeigt, die Intensivstationen als Hauptthema behandeln.

Subheadings oder die Beschränkung des MeSH-Begriffs auf „Major Topic Headings“ sollten bei systematischen Recherchen sehr zurückhaltend angewendet werden. Es besteht das Risiko, relevante Datensätze auszuschließen.

3.4.4 Freitext-Elemente

Für die Freitext-Elemente „Titel“ und „Abstract“ werden die Felder „TI“ und „AB“ verwendet. Normalerweise wird in Titel und Abstract gleichermaßen recherchiert, sodass sich beide Felder über [tiab] gleichzeitig durchsuchen lassen. Wortvarianten lassen sich mit einer Trunkierung suchen („nurse*“ identifiziert beispielsweise auch Wörter wie „nurses“ oder „nursery“). **Tabelle 3-10** beschreibt die wichtigsten Feldbezeichnungen und Befehle der PubMed-Syntax. Alle durchsuchbaren Felder finden sich im Benutzerhandbuch (**Abb. 3-5**) unter „Search Field descriptions and tags“ aufgeführt.

3.4.5 Die Boole’schen Operatoren AND, OR, NOT

Die drei Boole’schen Operatoren AND, OR, NOT sind die Verbindungselemente zur Entwicklung von Suchstrategien und dienen der Verbindung von Suchbegriffen. **Tabelle 3-11** fasst die Wirkungsweise Boole’scher Operatoren zusammen.

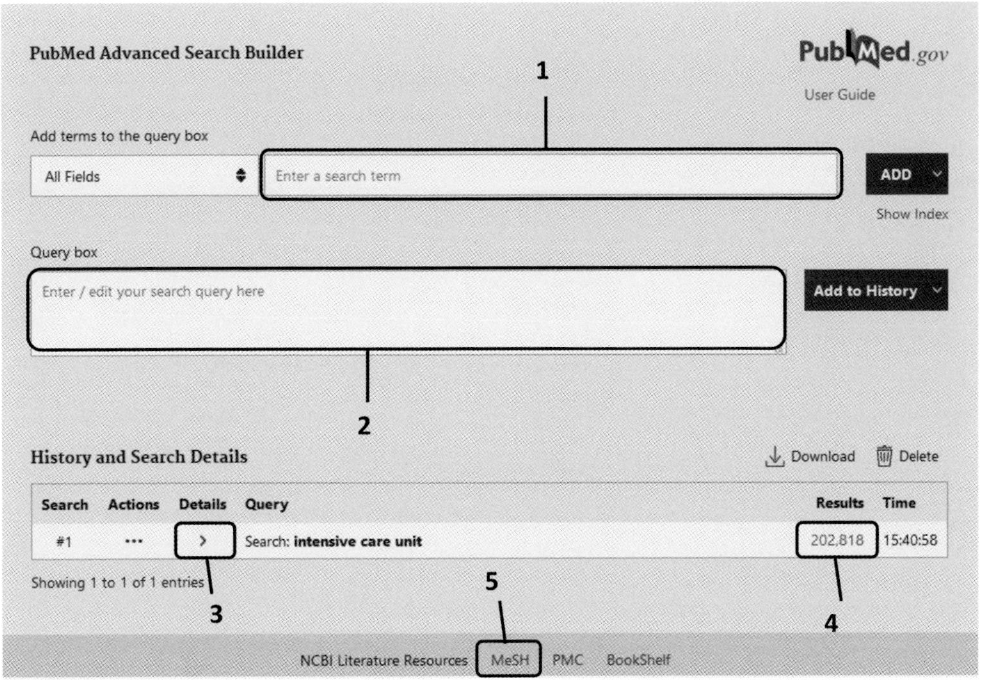

Abbildung 3-5: Pubmed Advanced Search (Quelle: National Center for Biotechnology Information (2022b))

AND

Das zugrunde liegende Prinzip ist simpel und lässt sich am einfachsten anhand eines Beispiels erläutern. Nehmen wir an, die zu recherchierende Fragestellung beschäftige sich mit Druckgeschwüren auf Intensivstationen. Die beiden entsprechenden Schlagwörter des MeSH-Tree sind „Intensive Care Units" und „Pressure Ulcer". Die Boole'schen Operatoren erlauben uns, beide Konzepte miteinander zu verbinden: Während „Intensive Care Unit" zirka 90 000 Treffer zeitigt und „Pressure Ulcer" zirka 12 000 Treffer generiert, reduziert sich bei der Verknüpfung mit dem Boole'schen Operator AND die Trefferzahl auf zirka 400 Treffer.

Die AND-Verknüpfung erhöht die Anforderungen an den Datensatz, von der Suchanfrage erfasst zu werden: Beide Schlagwörter „Intensive Care Unit" und „Pressure Ulcer" müssen enthalten sein.

OR

Während die AND-Verknüpfung häufig zur Verbindung von zwei Konzepten (oder auch Blöcken) in der Suchstrategie verwendet wird, dient die OR-Verknüpfung häufig der Erweiterung eines Konzepts. So sollte ein Konzept im Normalfall aus einem Schlagwort und einem Freitext-Element bestehen. Mit diesem Vorgehen soll erreicht werden, dass unzureichend verschlagwortete Datensätze trotzdem von der Suchstrategie erfasst werden. Für das Konzept „Intensivstation" könnte man beispielsweise den MeSH-Begriff „Intensive Care Units" und die Freitext-Elemente „Critical Care Unit" und „ICU" verwenden. Dementsprechend würde eine Suchanfrage mit OR verknüpft werden: „Intensive Care Unit"[MeSH] OR „Critical Care Unit"[tiab] OR „ICU"[tiab]: Die Trefferzahl für das Konzept „Intensivstation" nimmt durch die Freitext-Elemente von zirka 90 000 auf 125 000 zu.

Tabelle 3-10: Die wichtigsten Feldbezeichnungen und Befehle der PubMed-Syntax (Quelle: Eigendarstellung)

	Befehl	Beispiel	Erläuterung
Bibliografische Angaben	Name Abgekürzter Vorname[AU]	Panfil EM[AU]	sucht nach allen Artikeln des Autors „Panfil EM“
	Abgekürzter Zeitschriftentitel[TA]	Pflege[TA]	sucht nach allen Artikel der Zeitschrift „Pflege“
	Publikationsjahr[DP]	2008[DP]	sucht nach allen Artikeln mit dem Erscheinungsjahr 2008
Schlagwörter	MeSH-Begriff[MeSH]	Intensive Care Unit [MeSH]	sucht nach allen Artikeln mit dem MeSH-Begriff „Intensive Care Unit“ und seinen hierarchisch untergeordneten Begriffen
	MeSH-Begriff[noexp:MeSH]	Intensive Care Unit [noexp:MeSH]	sucht nach allen Artikeln mit dem MeSH-Begriff „Intensive Care Unit“ ohne seine hierarchisch untergeordneten Begriffe
	”MeSH-Begriff/Subheading“ [MeSH]	„Intensive Care Units/ statistics and numerical data“[MeSH]	sucht nach Artikeln mit dem MeSH-Begriff „Intensive Care Unit“, die empirische Daten enthalten
	MeSH-Begriff[Majr]	„Intensive Care Units“ [Majr]	sucht nach Artikeln mit dem MeSH-Begriff „Intensive Care Unit“, die als primäres Thema „Intensive Care Unit“ behandeln
Freitext-Elemente	Freitext[ti]	ICU[ti]	sucht nach allen Artikeln, die im Titel den Begriff ICU enthalten
	Freitext[tiab]	ICU[tiab]	sucht nach allen Artikeln, die im Titel oder Abstract den Begriff ICU enthalten

NOT

Der dritte Boole’sche Operator ist die NOT-Verknüpfung und schließt bestimmte Datensätze aus. Im Gegensatz zu den anderen beiden Operatoren, die in jeder Suchstrategie eingesetzt werden, sollte bei selbstentwickelten Strategien die NOT-Verknüpfung nur zurückhaltend verwendet werden, da das Risiko, relevante Datensätze auszuschließen, hoch ist. Ausgenommen von dieser Empfehlung sind empirisch entwickelte und überprüfte Suchfilter, da hier die Auswirkungen der NOT-Verknüpfung getestet und für „sicher“ befunden wurden.

Merke

NOT-Verknüpfungen sollten nur in Ausnahmefällen verwendet werden, da das Risiko, relevante Datensätze auszuschließen, hoch ist.

3.4.6 Erweiterte Suchfunktionen

PubMed enthält zahlreiche erweiterte Suchfunktionen, die hier nur angerissen werden können.

Für komplexe Suchstrategien empfiehlt sich die Verwendung der „Advanced Search“

(**Abb. 3-5**). Hier kann mithilfe des „PubMed Search Builder“ (1) eine feldbezogene Suche ausgeführt werden oder direkt die Eingabe der Suchsyntax in die „Query box“ (2) erfolgen. Auf der „Advanced Search“-Seite werden auch die letzten Suchanfragen angezeigt. Das ist insbesondere dann nützlich, wenn man mehrzeilige komplexe Suchstrategien entwickeln möchte. So werden alle Anfragen mit einer Nummer versehen und lassen sich dann über die Boole’schen Operatoren miteinander verknüpfen (**Tab. 3-12**).

Über einen Klick auf die „Results“ (4) der Search History gelangen Sie zur PubMed-Ergebnisanzeige (**Abb. 3-6**). Hier lassen sich über die „NCBI Filter“ (6) Eingrenzungen wie z.B. der Zeitraum, die Sprache, Journal-Untergruppen, Publikationstyp und/oder Altersgruppe vornehmen.

3.4.7 Was bei PubMed im Hintergrund abläuft

PubMed ist sowohl auf Laien als auch professionell Suchende ausgerichtet. Um Sie darin zu unterstützen, relevante Ergebnisse auch mit einfachen Suchanfragen möglichst schnell zu finden, verwendet PubMed mehrere Werkzeuge. Dazu gehören:

- „Automatic Term Mapping“: ohne die Angabe von Suchfeldern werden Suchanfragen von PubMed automatisch um MeSH Terms, Publikationstypen etc. ergänzt. Durch Klicken das Ausklappen der „Details“ in der PubMed-History auf der „Advanced Search“-Seite (**Abb. 3-5**) können Sie sich diese Übersetzung anschauen. Deaktivieren lässt sich diese Funktion durch eine feldbezogene Suche (intensive care[ti]), eine Phrasensuche („intensive care“) oder die Trunkierung (nurse*).
- „Best Match“: In PubMed voreingestellte Sortierreihenfolge. Dabei werden die relevantesten Ergebnisse an den Anfang der Liste sortiert. Die Methode berücksichtigt Faktoren wie die Übereinstimmung des Datensatzes mit der Suchanfrage, sowie das Alter und die Aufrufzahlen des Datensatzes. Die Sortierung wird zudem mit Machine-Learning optimiert.

Außerdem ergänzt PubMed jeden Datensatz um weiterführende Literatur. Dies ist besonders hilfreich, wenn eine Suchanfrage keine oder zu wenige relevante Ergebnisse erzielt.

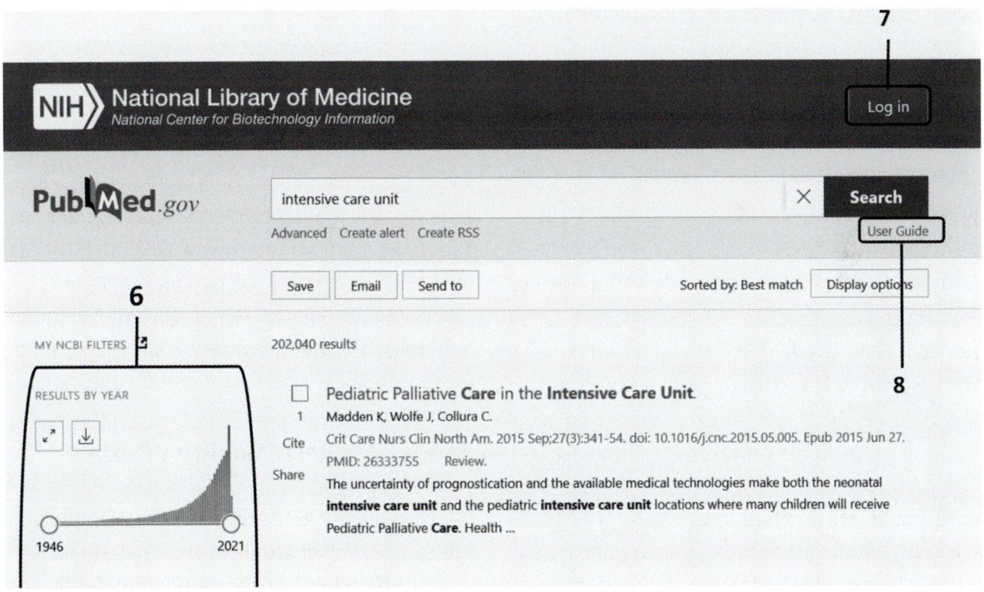

Abbildung 3-6: PubMed Ergebnisanzeige (Quelle: National Center for Biotechnology Information)

Tabelle 3-11: Wirkungsweise Boole'sche Operatoren (Eigendarstellung)

	Bezeichnung in PubMed	Wirkungsweise	Anzahl der Treffer
UND-Verknüpfung	AND	zeigt nur Treffer, die alle durch „und" verknüpften Begriffe enthalten	↓
ODER-Verknüpfung	OR	zeigt alle Treffer, die einen der genannten Begriffe enthalten	↑
NICHT-Verknüpfung	NOT	zeigt nur Treffer, die einen der genannten Begriffe und nicht einen anderen enthalten dürfen	↓

- „Similar articles": Mit Hilfe eines Algorithmus identifiziert PubMed ähnliche Artikel und listet diese auf der Abstract-Seite des Datenbankeintrages auf. Der Link „See all similar articles" zeigt die ähnlichen Artikel nach Relevanz sortiert auf. Wie bei „Best Match" stehen die relevantesten Ergebnisse an oberster Stelle.
- „Cited by": Verweis zu Einträgen, die den entsprechenden Artikel zitieren (s. Kap. 3.2.3 „Spezielle Suchtechniken: elektronisch und „per Hand""). „Cited by" stützt sich auf Verlagsangaben sowie NCBI-Ressourcen (wie PubMed Central). Die Liste ist nicht vollständig, da beispielsweise Buchkapitel und Webseiten nicht indexiert sind.

Definition 3-2

Ein Suchfilter ist eine empirisch getestete Suchstrategie, die besonders sensitiv ist oder besonders präzise Datensätze für ein bestimmtes Thema oder einen bestimmten Studientyp identifizieren kann. „Sensitiv" bedeutet in diesem Zusammenhang, dass der Suchfilter möglichst alle relevanten Artikel findet. Allerdings bedeutet dies auch, dass er viele Artikel erfasst, die nicht relevant sind. Ein möglichst präziser Suchfilter versucht hingegen, die Anzahl der irrelevanten Treffer möglichst gering zu halten. Aber auch dieses Vorgehen hat einen Nachteil, da die Anzahl der übersehenen und relevanten Artikel mit zunehmender Präzision steigt.

3.4.8 Personalisierung

Wissenschaftlerinnen und Wissenschaftler müssen sich hinsichtlich neuester Entwicklungen auf dem Laufenden halten. Für diesen Zweck bieten Zeitschriften und Datenbanken automatische E-Mail-Updates an.

Definition 3-3

E-Mail-Updates, auch „e-alerts" genannt, sind regelmäßig an Ihre E-Mail-Adresse verschickte Benachrichtigungen, ob in einer bestimmten Zeitschrift oder zu einer Suchanfrage neue Publikationen vorliegen.

In PubMed wird dies über die Personalisierung per „MyNCBI" gelöst, wie in **Abbildung 3-6**, Position (7) dargestellt. Dafür müssen Sie sich bei MyNCBI registrieren. Für die Registrierung benötigen Sie lediglich einen Nutzernamen, ein Passwort und optional eine E-Mail-Adresse. Wenn Sie sich registriert haben, können Sie wie gewohnt eine Suchanfrage durchführen. Anschließend können Sie in der History die Anfrage in MyNCBI speichern, indem Sie auf die Nummer der Suchanfrage von Interesse klicken.

Der Vorteil von MyNCBI ist, dass Sie die volle Flexibilität einer Datenbank nutzen können. Ob es Ihnen um Updates für eine bestimmte Zeitschrift, einen bestimmten Autor oder ein bestimmtes Thema geht: Alle Suchanfragen, die Sie in PubMed durchführen können, können ebenso per MyNCBI abgespeichert werden.

3.5 Entwicklung einer systematischen Literaturrecherche

Lesetipp-3-3

Für alle, die es mit der gründlichen Literaturrecherche ernst meinen: Cochrane Deutschland bietet seit vielen Jahren Workshops zur systematischen Literaturrecherche an. https://www.cochrane.de/workshops-events

Am Anfang jeder systematischen Literaturrecherche steht eine orientierende Recherche, um einen Überblick über die Thematik von Interesse zu erhalten (**Kap. 3.3**). Wesentliches Ziel dieser Vorarbeit ist neben der Auswahl der Instrumente aus der Werkzeugkiste, die Konkretisierung der Fragestellung. Je konkreter die Fragestellung, desto konkreter und letztlich einfacher gestaltet sich die Literaturrecherche. Je unkonkreter die Fragestellung, desto weniger ist sie für eine systematische Recherche geeignet.

In diesem Zusammenhang wird gerne auf das sogenannte PICO-Schema verwiesen, welches eine Fragestellung in folgende Bestandteile zerlegt:

- Patient (P)
- Intervention (I)
- Comparator (C, Vergleichsintervention)
- Outcome (O).

Im klinischen Kontext hat diese Herangehensweise große Vorzüge, für weniger klinisch orientierte Fragen lassen sich die inhaltlichen Dimensionen des PICO-Schemas jedoch häufig nicht so einfach anwenden. Dennoch entspricht die Zerlegung einer Fragestellung in separate Blöcke dem grundsätzlichen Vorgehen beim Entwickeln komplexer Suchstrategien in Datenbanken.

Der Begriff „*Block*“ bezeichnet dabei einen Abschnitt der Suchstrategie, der ein Konzept erfassen soll. Die in **Tabelle 3-12** beschriebene Suchanfrage für das Konzept „Intensivstation“ kann man beispielsweise als Block bezeichnen. Die größte Herausforderung besteht darin, nicht zu viele Konzepte einzuführen. Suchbegriffe zu Outcomes werden in der Regel nicht in einer Suchstrategie abgebildet, da sie in den Abstracts von Fachartikeln nur unzureichend berichtet werden.

Je nach Fragestellung kann eine Strategie zwischen ein und vier Blöcken haben. Allerdings sollten Sie sich gerade am Anfang auf klar strukturierte Strategien mit zwei oder drei Blöcken konzentrieren.

Bevor jedoch mit der Definition der verschiedenen Blöcke begonnen werden kann, muss zunächst ein Rechercheplan entwickelt werden:

- Dies erfordert zunächst, die *Fragestellung* der Literaturrecherche genau zu beschreiben und zu definieren.
- Im Kontext systematischer Übersichtsarbeiten ist insbesondere die Frage zu klären, welche *Studientypen* die zuverlässigste Antwort auf die Ausgangsfragestellung liefern. Wenn Sie in der Lage sind, die für Ihre Fragestellung relevanten Studientypen zu definieren, können Sie durch Methodenfilter die Suchergebnisse Ihrer Recherche in den Datenbanken nochmals einschränken. Einen guten Überblick zu methodischen oder inhaltlichen Studienfiltern finden sich bei ISSG Search Filters Ressource (siehe Internetquellen).
- Neben fachlichen und inhaltlichen Fragen (s. PICO) interessieren auch Fragen eher struktureller Art, z.B., ob die Recherche zeitlich eingegrenzt werden soll. Die Frage nach dem *Zeitraum* unterliegt gleichermaßen inhaltlichen wie auch pragmatischen Überlegungen. Interessieren Sie sich für eine Therapie, die erst seit 5 Jahren zur Verfügung steht, ist es kaum sinnvoll, die Literatur der letzten 25 Jahre zu durchsuchen. Häufig wer-

Tabelle 3-12: Verknüpfung verschiedener Suchanfragen über die Zeilennummerierung der PubMed-History (Quelle: Eigendarstellung)

Suchschritt	Befehle	Treffer
#4	#1 OR #2 OR #3	125834
#3	„ICU"[tiab]	62480
#2	„Critical Care Unit"[tiab]	1943
#1	„Intensive Care Units"[MeSH]	89027

den Zeitrahmen gesetzt, um den Umfang der zu sichtenden Literatur möglichst zu beschränken. Dieses Vorgehen ist mit besonderer Vorsicht zu betrachten und sollte nur nach eingehender Prüfung weiterer Konkretisierungsmöglichkeiten der Ausgangsfragestellung erwogen werden.

- Neben der zeitlichen Einschränkung werden häufig auch die *Publikationssprachen* oder die Herkunft der Publikationen zur Reduzierung der Trefferzahlen verwendet. Dabei handelt es sich meist um pragmatische Überlegungen, da Übersetzungen von Fachartikeln ein kostspieliges und zeitraubendes Unterfangen sind.

Wenn Sie die exakte Fragestellung, den Zeitraum und die Publikationssprache geklärt haben, kann nun die genaue Planung Ihrer Suchstrategie in den Datenbanken erfolgen.

Bei der Entwicklung einer Suchstrategie ist eine Kombination aus Schlagwörtern und Freitextbegriffen erforderlich. **Tabelle 3-13** zeigt den typischen Aufbau einer Suchstrategie mit zwei Blöcken. Um eine breite Palette von Schlagwörtern und Freitextbegriffen abzubilden, werden hierfür Quellen wie die MeSH Datenbank oder vorab identifizierte Artikel gesichtet. Objektivere Ansätze zur Entwicklung und Testung von Suchstrategien verwenden textanalytische Verfahren (s. Weiterführende Literatur). Dabei werden für relevante Artikel, die bereits bekannt sind, systematisch die Worthäufigkeiten ausgewertet. Eine Liste aktueller textanalytischer Anwendungen findet sich in der Systematic Review Toolbox (http://systematicreviewtools.com), die bekannteste Anwendung ist der PubReMiner (https://hgserver2.amc.nl/cgi-bin/miner/miner2.cgi).

Die Dokumentation der systematischen Recherche ist ein wesentliches Element der Methodik einer systematischen Übersichtsarbeit. Dazu gehört einerseits das Flussdiagramm (s. PRISMA-Statement, http://www.prisma-statement.org/) sowie eine genaue Darstellung der durchgeführten Suchen. Bei der Dokumentation der Suchstrategien hat sich eine Darstellung „Zeile-für-Zeile" bewährt. **Abbildung 3-7** zeigt eine solche Darstellung von PubMed, die man über die „Advanced"-Seite erhalten kann. In veröffentlichten Artikeln wird häufig ein Fließtext für die Beschreibung der Suchstrategie verwendet; ein solcher Text kann leicht aus der Darstellung „Zeile-für-Zeile" abgeleitet werden.

Außerdem sollten Sie daran denken, dass alle Datenbanken eine „eigene" Strategie erfordern. In jedem Fall sollten Sie also Ihren Rechercheplan mit Kollegen, Ihrer Dozentin oder Betreuerin und idealerweise mit einer Bibliothekarin besprechen.

Der systematischen Recherche folgt als nächster Schritt die Studienselektion. Es stehen Ihnen hierfür unterschiedliche Anwendungen im Internet zur Verfügung. Mithilfe dieser kann die Studienselektion von mehreren Personen unabhängig voneinander durchgeführt und das Ergebnis dokumentiert werden. Etabliert haben sich Covidence (https://www.covidence.org/) und Rayyan (https://www.rayyan.ai).

Tabelle 3-13: Schematischer Aufbau einer Suchstrategie in PubMed (Eigendarstellung)

Suchschritt	Befehl	Strategie
#9	#4 AND #8	Ergebnis
#8	#5 OR #6 OR #7	Block 2
#7	"Freitext"[tiab]	
#6	"Freitext"[tiab]	
#5	"Schlagwort"[MeSH]	
#4	#1 OR #2 OR #3	Block 1
#3	"Freitext"[tiab]	
#2	"Schlagwort"[MeSH]	
#1	"Schlagwort"[MeSH]	

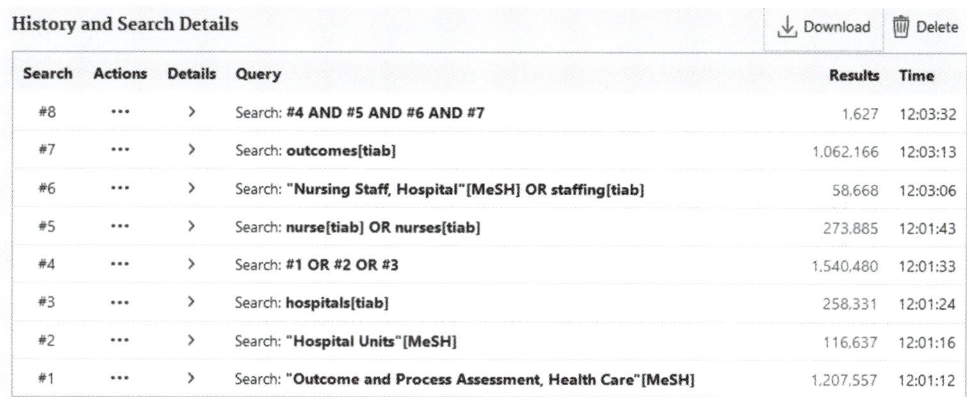

History and Search Details — Download — Delete

Search	Actions	Details	Query	Results	Time
#8	•••	>	Search: **#4 AND #5 AND #6 AND #7**	1,627	12:03:32
#7	•••	>	Search: **outcomes[tiab]**	1,062,166	12:03:13
#6	•••	>	Search: **"Nursing Staff, Hospital"[MeSH] OR staffing[tiab]**	58,668	12:03:06
#5	•••	>	Search: **nurse[tiab] OR nurses[tiab]**	273,885	12:01:43
#4	•••	>	Search: **#1 OR #2 OR #3**	1,540,480	12:01:33
#3	•••	>	Search: **hospitals[tiab]**	258,331	12:01:24
#2	•••	>	Search: **"Hospital Units"[MeSH]**	116,637	12:01:16
#1	•••	>	Search: **"Outcome and Process Assessment, Health Care"[MeSH]**	1,207,557	12:01:12

Abbildung 3-7: Darstellung der Ergebnisse einer systematischen Recherche in PubMed (Quelle: National Center for Biotechnology Information)

Übungsaufgabe zu Kapitel 3

1. Geben Sie in den drei Suchmaschinen Google®, Bing®, DuckDuckGo® den Begriff „Pflegewissenschaft" ein und vergleichen Sie die ersten zehn Einträge hinsichtlich der Endungen der Treffer (*.de, *.org, *.ch, *.at und weitere) miteinander. Wie viele Treffer werden Ihnen in den jeweiligen Suchmaschinen angezeigt?
2. Rufen Sie in PubMed den Datensatz zu Bergstrom 2013 (PMID: 24050454) auf.
   a. Nennen Sie die Anzahl der gelisteten „similar articles" und „Cited by" Artikel.
   b. Werden weitere klinische Studien (RCT) aufgeführt, die ebenfalls die Häufigkeit der Umlagerung zur Vorbeugung von Druckgeschwüren untersucht haben?
3. Nehmen wir an, Sie interessieren sich für den Zusammenhang zwischen Dekubitus und Pflegepersonalausstattung auf Intensivstationen:
   a. Wie würden Sie eine entsprechende Recherche in PubMed aufbauen?
   b. Wie viele Blöcke würden Sie verwenden? Formulieren Sie eine Recherchestrategie,

die in jedem Block die entsprechenden Freitext- und Schlagwort-Elemente enthält.

3.6 Literatur

Blachman, N. (26. Februar 2012). *Google Guide: Search Operators*. Verfügbar unter http://www.googleguide.com/advanced_operators_reference.html

Internetquellen

Google. Available from https://www.google.com/

National Center for Biotechnology Information. (2022a) MeSH. Available from https://www.ncbi.nlm.nih.gov/mesh/

National Center for Biotechnology Information. (2022a) PubMed. Available from https://pubmed.ncbi.nlm.nih.gov/

Weiterführende Internetquellen

Blümle, A., Gechter, D., Nothacker, M.J., Schaefer, C., Motschall, E., Boeker, M., Lang, B., Kopp, I.B. & Meerpohl, J.J. (14. Dezember 2020). *Manual systematische Recherche für Evidenzsynthesen und Leitlinien*. Verfügbar unter https://freidok.uni-freiburg.de/data/174468

EUnetHTA JA3WP6B2-2 Authoring Team. (December 2019). *Process of information retrieval for systematic reviews and health technology assessments on clinical effectiveness; version 1.2*. Available from https://eunethta.eu/process-of-information-retrieval-for-systematic-reviews-and-health-technology-assessments-on-clinical-effectiveness/

InterTASC Information Specialists' Sub-Group. (10. März 2021). *ISSG Search Filters Resource*. Available from https://sites.google.com/a/york.ac.uk/issg-search-filters-resource/home

Lefebvre, C., Glanville, J., Briscoe, S., Littlewood, A., Marshall, C., Metzen-dorf, M.I., Noel-Storr, A., Rader, T., Shokraneh, F., Thomas, J. & Wieland, L.S. (2021). Chapter 4: Searching for and selecting studies. In J.P.T. Higgins, J. Thomas, J. Chandler, M. Cumpston, T. Li, M.J. Page & V.A. Welch (Eds.), *Cochrane handbook for systematic reviews of interven-tions* (version 6.2). Cochrane. Available from https://training.cochrane.org/handbook

Martin-Luther-Universität Halle-Wittenberg. (2021). *RefHunter: Manual zur Literaturrecherche in Fachdatenbanken*. Verfügbar unter https://refhunter.eu/

Weiterführende Literatur

Hausner, E., Guddat, C., Hermanns, T., Lampert, U. & Waffenschmidt, S. (2015). Development of search strategies for systematic reviews: validation showed the noninferiority of the objective approach. *Journal of Clinical Epidemiology, 68*(2), 191–199. https://doi.org/10.1016/j.jclinepi.2014.09.016

Hausner, E., Waffenschmidt, S., Kaiser, T. & Simon, M. (2012). Routine development of objectively derived search strategies. *Systematic Reviews, 1*(1), 19. https://doi.org/10.1186/2046-4053-1-19

Simon, M., Hausner, E., Klaus, S.F. & Dunton, N.E. (2010). Identifying nurse staffing research in Medline: development and testing of empirically derived search strategies with the PubMed interface. *BMC Medical Research Methodology, 10*(1), 76. https://doi.org/10.1186/1471-2288-10-76

4 Qualitative Designs

André Fringer und Berta Schrems

Dieses Kapitel gibt einen Überblick über die qualitative Forschung und behandelt neben Grundlagen und Rahmenbedingungen qualitative Studiendesigns. Im Weiteren werden Methodologien vorgestellt und miteinander verglichen. Am Beginn des Kapitels stehen die Logik und Begrifflichkeiten der qualitativen Forschung. Die Darstellung erfolgt vor dem Hintergrund ihrer geschichtlichen Entwicklung. Anschließend wird die Bedeutung der qualitativen Forschung für die Pflegewissenschaft dargelegt. Anhand dieser Grundlagen wird der Forschungsprozess der qualitativen im Unterschied zur quantitativen Forschung erläutert. Zum Abschluss des Kapitels werden verschiedene qualitative Designs anhand ihrer Kernelemente vorgestellt.

Lernziele

Nach dem Bearbeiten dieses Kapitels sollen Sie

- die methodologischen Grundlagen der qualitativen Forschung kennen,
- zentrale Unterschiede zur quantitativen Forschung benennen können,
- den Forschungsprozess der qualitativen Forschung erläutern können,
- die zentralen Aspekte unterschiedlicher qualitativer Designs darlegen können.

Schlüsselwörter

Qualitative Designs, qualitativer Forschungsprozess, Ethnografie, Case Study Research, Grounded Theory, Phänomenologie

4.1 Grundlagen und Rahmenbedingungen

Ziel dieses Kapitels ist es, die Grundlagen und Rahmenbedingungen der qualitativen Forschung darzustellen, indem die Logik und die zentralen Begriffe (die Terminologie), das Spektrum qualitativer Forschung sowie Gemeinsamkeiten und Unterschiede bezüglich des Forschungsprozesses erläutert werden.

4.1.1 Logik und Begrifflichkeiten

Der erste Kontakt mit der qualitativen Forschung kann befremdlich wirken, denn sowohl die Logik als auch die verwendeten Begriffe können denen der quantitativen Forschung manchmal diametral entgegenstehen. Vier Dimensionen können identifiziert werden, welche die Terminologien im Vergleich zwischen qualitativer und quantitativer Forschung sowie innerhalb der qualitativen Methodologien auszeichnen und zu Konfusionen führen können:

1. Gleiche Begrifflichkeiten werden in der quantitativen und qualitativen Forschung für unterschiedliche Bedeutungen verwendet (z. B. „Stichprobe“).
2. Eigene, nicht in der quantitativen Forschung verwendete Begrifflichkeiten kommen zur Anwendung (z. B. „theoretisches Sampling“).
3. Zwischen den unterschiedlichen qualitativen Methodologien werden gleiche Begriffe

verwendet, die je nach Zugang ihre eigene Bedeutung entfalten (z. B. „Codieren").
4. Je nach Zugang werden eigene Begriffe verwendet, die lediglich in der jeweiligen Methodologie zur Anwendung kommen (z. B. „Bracketing" in der Phänomenologie).

Die Selbstverständlichkeit der „Trennschärfe" sowohl methodologischer als auch methodischer Begriffe, wie sie in der quantitativen Forschung eher vorkommt, gibt es im Reigen der qualitativen Designs nicht (Bohnsack et al., 2006). Grund hierfür ist, dass sich die quantitative Forschung hauptsächlich auf den Positivismus oder Postpositivismus zurückführen lässt, während sich das Spektrum der qualitativen Forschung durch unterschiedliche philosophische Strömungen auszeichnet (Creswell, 2017; Schreier, 2014; Wahyuni, 2012). Für Studierende, die sich in der qualitativen Forschung zurechtfinden möchten, ist es somit von Bedeutung, dass sie sich mit den philosophischen Strömungen einerseits und den Begriffen andererseits auseinandersetzen, um im Dickicht der qualitativen Forschung den Überblick nicht zu verlieren (Schreier, 2014).

Der Grund für die ähnlichen, unterschiedlichen und abweichenden Begrifflichkeiten liegt in der Geschichte der qualitativen Forschung verankert. In deren Anfängen wurde diese durch Personen getragen und entwickelt, die primär mit dem Positivismus vertraut waren. Als Beispiel kann hier Herbert Blumer (1986), der den Begriff des symbolischen Interaktionismus prägte, genannt werden.

In den 1960er-Jahren wurden quantitative Terminologien übertragen und verwendet, die den noch jungen Gegenstand der qualitativen Forschung formten. Deutlich wird dies an der Entwicklung der Triangulation, bei der z. B. nicht nur eine Methode, sondern mindestens zwei verwendet werden, um den gleichen Gegenstand bzw. die gleiche Forschungsfrage zu untersuchen. Auch die Entwicklung und Verwendung der Gütekriterien ist ein Kennzeichen für diese Entwicklungsphase (s. Kap. 8.2). So orientierte sich die noch „junge" qualitative Forschung z. B. an der Logik der quantitativen Gütekriterien und übernahm Begriffe wie „Reliabilität" und „Validität".

In den 1970er-Jahren distanzierten sich Vertreter und Vertreterinnen der qualitativen Forschung zusehends von dieser Vorgehensweise und versuchten, Ideen und Begriffe der quantitativen Forschung in die qualitative zu übersetzen und mit neuen, eigenen Begriffen zu umschreiben oder zu besetzen. Die qualitative Forschung weist in dieser Zeit den Charakter einer Gegenbewegung zur etablierten quantitativen Forschung auf (Reichertz, 2016).

In den 1980er-Jahren versuchten sich die qualitativ Forschenden weiter zu emanzipieren und eigene Terminologien zu verwenden, um z. B. die Aspekte der Güte qualitativer Forschung zu beschreiben. Nach der Emanzipation und Etablierung der qualitativen Forschung im sozialwissenschaftlichen Kontext, öffnete sie sich in den 1990er-Jahren wieder der quantitativen Forschung. Insbesondere in der Methodenausbildung in den USA wurden zunehmend die quantitative und qualitative Forschung im Stil der Methodenkombination gemeinsam gelehrt, um die Trennung beider Ansätze zu überwinden (Seipel & Rieker, 2003). Ausgehend von der Idee der Triangulation, unterschiedliche Datenerhebungsmethoden, mehrere Forschende, unterschiedliche Designs und philosophische Zugänge einzusetzen, um den gleichen Gegenstand zu erforschen, wurde zunehmend die Möglichkeit der Methodenkombination, also die Verknüpfung qualitativer wie quantitativer Methoden, in einem Forschungsdesign möglich (Creswell & Clark, 2017).

Ab Mitte 2000 formte diese Entwicklung einen neuen Strang in der Forschungslandschaft, nämlich die Idee der Mixed Methods Research, die hauptsächlich durch den amerikanischen Pragmatismus als philosophischer Unterbau möglich wurde (s. Kap. 6). Ausgangspunkt des Pragmatismus ist die Praxis, das heißt, menschliches Handeln wird in konkreten Situationen verortet. Dabei werden der Dualismus und die

Hierarchie von Denken (verankert in der Erkenntnistheorie) und Handeln (verankert in Handlungstheorien) aufgehoben, indem auf deren Wechselseitigkeit hingewiesen wird (Schubert et al., 2020). Da der qualitativen Forschung in Zentraleuropa eher eine erkenntnistheoretische Haltung zugrunde liegt, wurde die Entwicklung um die Methodenkombination und Mixed Methods Research in deren methodologischen Schulen skeptisch gesehen und teilweise abgelehnt (Kuckartz, 2014).

Zusammenfassend zeigt die Entwicklung der qualitativen Forschung, dass diese sehr vielschichtig verlief und noch nicht beendet ist. Insbesondere die Kombination von Methoden und Methodologien im Kontext der Mixed Methods Research wird die Entwicklung weiter vorantreiben.

4.1.2 Qualitative Forschung im Überblick

Der Unterschied zwischen quantitativer und qualitativer Forschung ist mehr als nur die Abwesenheit von Zahlen, Berechnungen und Signifikanzen (Petty et al., 2012). Im Vergleich zur quantitativen liegt der qualitativen Forschung weitaus mehr ein explorativer Forschungscharakter zugrunde. Forschungsfragen werden überwiegend mit folgenden Fragen formuliert:

- Warum (im Sinne subjektiver Erklärungsmuster)?
- Wie (wird z. B. Krankheit erlebt)?
- Welche (Erfahrungen wurden z. B. gemacht)?

Im Gegensatz zur qualitativen Forschung geht die quantitative von der Vorstellung aus, dass es eine beobachtbare objektive Realität (Objektivismus) gibt, die es zu entdecken gilt. Demgegenüber teilen die meisten qualitativ Forschenden die Ansicht, dass die Realität, die wir wahrnehmen, in unserem sozialen, historischen und individuellen Kontext konstruiert ist (Konstruktivismus). In **Tabelle 4-1** werden die quantitativen Ansätze denen der qualitativen Forschung zum Zweck der Unterscheidung und Vergleichbarkeit skizzenhaft gegenüberstellt (Creswell, 2017; Kuper et al., 2008).

Sowohl der theoretische Rahmen bzw. die Weltsicht der Forschenden als auch die Forschungsfrage prägen die methodologische Ausrichtung, das Forschungsdesigns und die in der Studie verwendeten Methoden. Während der quantitativen Forschung eher ein explanatorischer bzw. erkundender Forschungscharakter und der Versuch zugrunde liegen, durch Experimente die beobachtbare Realität zu ergründen und zu erklären, liegt der qualitativen Forschung ein eher explorativer bzw. verstehender Zugang zugrunde, anhand dessen das individuelle Erleben und die Lebenswelt von Menschen erkundet und rekonstruiert werden sollen. Diese jeweils konträren Grundpositionen und Sichtweisen prägen sowohl den Forschungsprozess, das heißt die Samplingstrategie (Auswahl der Studienteilnehmenden), den Einfluss des Forschungskontextes auf die Studienergebnisse, die Datenanalyse und die Verwendung von Gütekriterien als auch den Einbezug der Wertevorstellung der Forschenden (Creswell, 2017; Kuper et al., 2008). Abhängig von der Forschungsfrage erfolgt dann die Auswahl der entsprechenden Methodologie, um das Studiendesign zu entwerfen und die Wahl der Methoden zu begründen.

Um den Unterschied zwischen qualitativer und quantitativer Forschung zu betonen, werden bezüglich der Datenanalyse die Begriffe „Induktion" und „Deduktion" verwendet, (s. **Tab. 4-1**).

Mit *Induktion* wird das Schlussfolgern vom Speziellen auf das Allgemeine bezeichnet. Gemeint ist, dass von einzelnen beobachteten Fällen auf eine übergeordnete wissenschaftliche Theorie geschlussfolgert wird. Die Induktion beginnt mit der qualitativen Datenanalyse, indem schrittweise Muster identifiziert und abgeleitet werden, mit denen am Ende des Forschungsprozesses entweder eine neue Theorie gebildet oder eine bestehende bestätigt wird.

Die *Deduktion* hingegen bezeichnet das Schlussfolgern vom Allgemeinen auf das Spezielle. Ausgehend von einer Theorie wird auf empirische Daten geschlossen. Das heißt, basie-

Tabelle 4-1: Unterschiede zwischen objektivistisch und konstruktivistisch orientierter Forschung (Quelle: Eigendarstellung in Anlehnung an Kuper et al., 2008; Creswell, 2007)

Dimension	Objektivismus	Konstruktivismus
theoretischer Rahmen	Postpositivismus	Interaktionismus, Phänomenologie, Hermeneutik, Kritische Theorie, Feminismus, Postmoderne
Methodologie	experimentell, quasi-experimentell	Ethnografie, Grounded Theory, Phänomenologie
Methoden	Umfragen, Messungen, statistische Analysen	Interviews, Beobachtungen, Dokumentenanalyse
Orientierung	quantitativ	qualitativ
grundlegende Fragen	Was? Warum (explanatorisch)?	Wie? Warum (explorativ)?
zugrunde liegender Zugang	experimentell	naturalistisch, exploratorisch
Haltung des Forschenden	distanzierte, neutrale Haltung	situativ, teilnehmende Haltung
Samplingstrategie	Zufallsauswahl	zielgerichtet, theoretisch
Forschungskontext	ausgeschlossen	von zentraler Bedeutung
Datenanalyse	deduktiv	induktiv
Gütekriterien	interne und externe Validität, Reliabilität, statistische Signifikanz	Vertrauenswürdigkeit und Zuverlässigkeit, Glaubwürdigkeit
Wertvorstellung des Forschenden	ausgeschlossen, um keinen Einfluss zu nehmen	eingeschlossen
Wissensansammlung	Ursachen und Effekte	mehr informierend, tieferes Verständnis

rend auf einer Theorie werden Hypothesen abgeleitet, die durch die empirische Untersuchung entweder bestätigt oder widerlegt werden. Die Logik hinter dem Begriff „Induktion" wird zumeist als Kennzeichen für die qualitative Forschung verwendet, während die Deduktion eher mit dem quantitativen Forschungsparadigma assoziiert wird (Döring et al., 2015).

Definition 4-1

Induktion: Schlussfolgern vom Speziellen auf das Allgemeine

Deduktion: Schlussfolgern vom Allgemeinen auf das Spezielle

4.1.3 Qualitative Forschung im internationalen Kontext

„Die" eine qualitative Forschung gibt es nicht. Mehr noch, die Welt der qualitativen Forschung kann international, unabhängig von Methoden und Methodologie, in verschiedene Entwicklungsgebiete eingeteilt werden (Alasuutari, 2004):

- *Europa:* Die Forschung beruht hier mehr auf erkenntnistheoretischen Standpunkten, Werten und Traditionen. Spezifische Schulen und Forschungskulturen haben sich herausgebildet. Ebenso haben sich spezifische Methoden, wie z.B. das problemzentrierte

Interview nach Witzel oder die Verfahren der Inhaltsanalyse nach Mayring, etabliert (Seipel & Rieker, 2003).
- *Nordamerika:* Der neue amerikanische Pragmatismus, auch Neopragmatismus genannt, stellt das Leitkonzept in der Forschungslandschaft dar und wird von den europäischen und eher erkenntnistheoretisch geprägten Schulen häufig als paradigmatische „Bedenkenlosigkeit" abgetan. Damit ist gemeint, dass eine pragmatische Kombination und Vermischung von Methodologien und Methoden eher kritisch betrachtet werden sollten. Die Kombination qualitativer und quantitativer Ansätze hat sich hier intensiv zur Mixed-Methods-Research-Bewegung entwickelt (Seipel & Rieker, 2003).
- *Australien, Afrika und Lateinamerika:* Hier verschmelzen die unterschiedlichen Richtungen und bilden eine Art Patchwork. Forschende, Schulen und Paradigmen treffen so auf kreative Art und Weise zusammen (Alasuutari, 2004; Rice & Ezzy, 1999).
- *Asien:* In Asien wird die qualitative Forschung zunehmend entdeckt und erschlossen. Forschende berichten eindrücklich, welche Strategien sie verwenden, damit qualitative Forschung entsprechend Anerkennung findet. Eine Autorin bezeichnet die notwendige Strategie zur Etablierung der qualitativen Forschung in einem primär quantitativ geprägten Umfeld als „Guerilla-Taktik", um über Umwege die qualitative Forschung zu nutzen und zu etablieren (Yang, 2013).

Insbesondere im Austausch auf internationalen Kongressen oder in unterschiedlich zusammengesetzten Forschungsteams kommt dieser Unterschied zum Ausdruck. Studierenden oder Promovendinnen und Promovenden ist zu empfehlen, sich eine offene Haltung gegenüber den unterschiedlichen Schulen, philosophischen Ausrichtungen und interdisziplinären Eigenarten anzulegen und sich bewusst zu werden, dass das Studium bezüglich der qualitativen Forschung lediglich der Start eines lebenslangen methodischen Lernens darstellt (Alasuutari, 2004; Yang, 2013).

4.1.4 Qualitative Forschung und Pflegewissenschaft

Mit der Entwicklung und Etablierung der Pflegewissenschaft im angloamerikanischen Raum als großem Vorbild hat sich die Pflegeforschung auch im deutschsprachigen Kontext etabliert. Sie hat sich im Sinne einer „nachholenden" Disziplin modernisiert und sich die qualitative Forschung zu eigen gemacht (Moers et al., 2011). Die qualitative Forschung wurde wesentlich durch die Sozialwissenschaften, insbesondere durch die Soziologie geprägt und weiterentwickelt (Döring et al., 2015). Aus diesem Grund stützen sich das Methodenspektrum und die Methodologien heutzutage auf die sie umgebenden Disziplinen ab. Die inhaltsanalytischen Methoden und anderen Ansätze, wie z. B. die Thematische Analyse, sind zusätzlich durch Pädagogik und Psychologie erst später hinzugekommen. Vor allem die Psychologie entdeckt seit Mitte der 1990er-Jahre die qualitative Forschung für sich und ist dort noch eher jung.

Die qualitative Pflegeforschung bedient sich der bereits entwickelten Methoden und Methodologien überwiegend aus der Soziologie und den Sozialwissenschaften. Ein eigenständiger Methodendiskurs oder eigens für die Pflegeforschung entwickelte Forschungsansätze gibt es bis heute nicht. Es gibt zwar eine Methodendiskussion, die im deutschsprachigen Raum jedoch nur in Ansätzen zu identifizieren ist (Morse & Field, 2013; Sandelowski, 2004).

Der zentrale Stellenwert, den die qualitative Forschung in der Disziplin „Pflege" einnimmt, kann aus drei unterschiedlichen Ebenen abgeleitet werden:
- *Notwendigkeit, die Lebenswelt von Menschen zu verstehen.* Hierbei geht es um den „Nachvollzug" des subjektiv gemeinten Sinns: „Im Mittelpunkt dieser Forschungsperspektive steht

das Subjekt, seine Sichtweise, Weltbilder, lebensgeschichtlichen (Leidens-)Erfahrungen, Hoffnungen und Handlungsmöglichkeiten. Dabei ist es Aufgabe der Sozialforschung, Subjektivität in ihrer Vielfältigkeit und Widersprüchlichkeit anzuerkennen und angemessen zu rekonstruieren“ (Lüders & Reichertz, 1986, S. 92). Diese Perspektive wird häufig zur Analyse von subjektivem Wissen (sog. Alltagswissen) der Untersuchten über bestimmte Gegenstandsbereiche (Krankheits- oder Gesundheitstheorien) verwendet (Steinke, 1999). Die Erforschung des subjektiv gemeinten Sinns lässt sich am ehesten mit der Phänomenologie untersuchen (s. Kap. 4.2.5).
- *Notwendigkeit, Verhaltensweisen, Einstellungen und Haltungen von Menschen zu beschreiben.* Die Deskription sozialen Handelns und sozialer Milieus hilft, Verhaltensweisen einzuschätzen und zu bearbeiten. Die Sichtweise des Subjekts wird dabei überschritten, das bedeutet, dass nicht nur die Erfahrung, sondern dessen Einbettung in den Kontext von Bedeutung ist. Dieser Fokus entspricht am ehesten dem ethnografischen Ansatz (s. Kap. 4.2.2). Die Beschreibung und Dokumentation sozialen Handels in verschiedenen Milieus und deren Lebenswelt wird damit möglich. Nicht die Sichtweise des Individuums, sondern vielmehr soziale Prozesse stehen im Mittelpunkt (Seipel & Rieker, 2003).
- *Notwendigkeit, Theorien zu entwickeln, mit denen komplexe Sachverhalte, Krankheits- und Pflegeverhalten eingeschätzt werden können.* Hierbei steht die Rekonstruktion von deutungs- und handlungsgenerierenden Strukturen und die Annahme, dass tief liegende Strukturen rekonstruiert werden können, im Vordergrund. Nicht das Subjekt bestimmt in dieser Sichtweise seine Handlungen, seine Individuierung und seinen sozialen Kontext, sondern die außerhalb des Individuums vorliegenden Strukturen sind bestimmend, die als Theorie beschrieben werden können. Dieser Ansatz entspricht am ehesten der Grounded Theory. Weiteres findet sich in Kapitel 4.2.4 (Lüders & Reichertz, 1986).

Zusammenfassend wird deutlich, dass qualitative Designs reichhaltige Informationen bieten, mit denen z. B.
- das Krankheitserleben,
- Leid und Schmerz,
- Körperbildveränderungen,
- die Tragweite, eine Patientin oder ein Patient zu sein,
- unter einer Erkrankung zu leiden,
- pflegende Angehörige oder pflegender Angehöriger zu sein,
- Hoffnung im Krankheitsprozess zu haben,
- die Bedeutung von Krisen zu erfassen,
- Krankheitsübergänge zu erfahren,
- die Tragweite von Abhängigkeit und
- die Notwendigkeit von Ritualen

erschlossen bzw. erfasst werden können, um sich Wissen anzueignen, mit dem passend und adäquat auf Individuen und Situationen reagiert und eingegangen werden kann (Morse, 1990).

4.1.5 Qualitative Forschung und der Forschungsprozess

Grundsätzlich weist der qualitative Forschungsprozess einen zirkulären Charakter auf, während dem quantitativen Forschungsprozess eine lineare oder sequenzielle Abfolge zugrunde liegt. In **Abbildung 4-1** werden beide Forschungsprozesse einander vergleichend gegenübergestellt.

Während im quantitativen Forschungsprozess aufgrund des explanatorischen Designs die einzelnen Schritte sukzessive nacheinander durchgeführt werden, können im qualitativen Forschungsprozess zwei Hauptkreise beschrieben werden, in denen der Forschungsprozess zirkulär verläuft (Döring et al., 2015). Zu Beginn einer qualitativen Studie liegt aufgrund des explorativen Charakters häufig ein unkonkretes und wenig beschreibbares Phänomen zugrun-

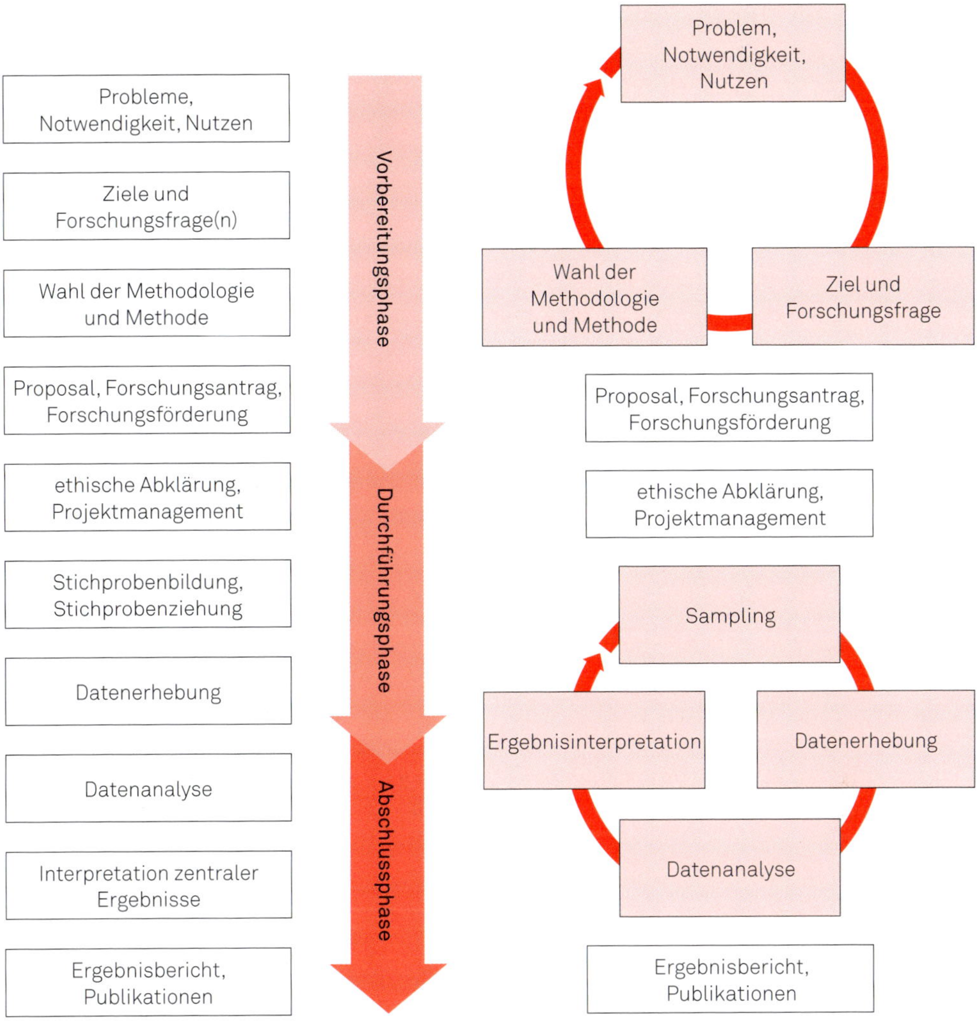

Abbildung 4-1: Quantitativer versus qualitativer Forschungsprozess (Quelle: Eigendarstellung nach Döring et al., 2015)

de. Es ist eher eine Idee, Ahnung oder Beobachtung, welche die Forschenden anleitet. Die Auseinandersetzung mit dem Forschungsproblem, dem Ziel und der Forschungsfrage sowie mit der Wahl der Methode und Methodologie erfolgt in einem stetigen Prozess so lange, bis sich das Forschungsdesign konkretisiert hat und durchführbar wird.

Auch im zweiten Teil des Forschungsprozesses liegt der Auswahl der Studienteilnehmenden, der Datenerhebung und Datenanalyse sowie der Ergebnisinterpretation ein zirkulärer Prozess zugrunde, in dem sich die einzelnen Schritte gegenseitig beeinflussen. Die Zirkularität ist auch in der Datenanalyse ein kennzeichnendes Merkmal qualitativer Forschung. So stellt die Überarbeitung von Subkategorien und Kategorien in der qualitativen Inhaltsanalyse einen bedeutenden Schritt und Aspekt der Qualität dar. In Kapitel 10 werden verschiedene Verfahren der qualitativen Datenanalyse behandelt.

4.2 Übersicht und Vergleich qualitativer Designs

In diesem Kapitel werden zentrale Gemeinsamkeiten und Unterschiede in den qualitativen Designs beschrieben und die am häufigsten verwendeten Methodologien vorgestellt.

4.2.1 Gemeinsamkeiten und Unterschiede

Das Spektrum und der Facettenreichtum in der qualitativen Forschung sind kaum gesamthaft zu überblicken. Trotz der Vielzahl an Ansätzen gibt es einige Gemeinsamkeiten (Creswell, 2017; Flick, 2019):

- Die Forschenden sind in allen Methoden und Methodologien das (Haupt-)Werkzeug im gesamten Forschungsprozess.
- Kennzeichnend ist auch die Methodenvielfalt, das heißt, die Ansätze stützen sich auf unterschiedliche Datenquellen und verwenden diese auch.
- Das Prinzip der Induktion und Offenheit in der Datenanalyse ist ein Schlüsselmerkmal, was nicht bedeutet, dass keine Kombinationen mit der deduktiven Logik oder Anteile davon möglich wären.
- Alle qualitativen Zugänge orientieren sich primär am Alltagsgeschehen und/oder Alltagswissen der Teilnehmenden.
- Der Forschungsprozess ist bei allen Ansätzen grundsätzlich zirkulär angelegt, das heißt, das Design entwickelt oder manifestiert sich sukzessive im Verlauf der Forschung.
- Die Exploration, Entdeckung von Neuem und Theorienbildung liegen den Zugängen als Ziel zugrunde.
- Des Weiteren stellen sie einen interpretativen Zugang zur Wissensgenerierung dar und sind dem Ganzen und weniger dem Partikulären verpflichtet.

Die Unterschiede in der qualitativen Forschung ergeben sich primär auf methodologischer Ebene, da sie sich auf eigene Philosophien oder Forschungsparadigmen stützen. In **Tabelle 4-2** werden zur Darstellung der Hauptunterschiede die bekanntesten Methodologien einander gegenübergestellt (Creswell, 2017; Wahyuni, 2012).

Auf methodischer Ebene können ebenfalls unterschiedliche Ansätze identifiziert werden, die mehr oder weniger ihre Betonung auf die Explanation oder Exploration des Forschungsgegenstandes richten (Creswell, 2017). Speziell in Mixed-Methods-Studien wird entweder der explorative oder explanatorische Charakter von Studiendesigns deutlich (s. Kap. 6) (Kuckartz, 2014).

Im ersten Zirkel des qualitativen Forschungsprozesses (**Abb. 4-1**) sind Forschende sowie Absolventinnen und Absolventen gefordert, Methoden und Techniken zu wählen, um die qualitative Forschung bestmöglich zu planen und durchführen zu können und damit die Forschungsfrage so gezielt wie möglich zu beantworten. Die Auswahl der Methodologie und Methode stellt dabei das zentrale Element für die Studie und eine Herausforderung für die Forschenden dar. Es gilt, aus dem Facettenreichtum qualitativer Designs und Methoden die richtige Wahl für die eigene Studienanlage zu treffen.

Vergleichbar zur quantitativen gibt es auch in der qualitativen Forschung deskriptive Studiendesigns. Da in Methodenbüchern viel Wert auf methodologische Designansätze wie Ethnografie, Grounded Theory oder Phänomenologie gelegt wird, geht das „deskriptive qualitative Studiendesign" als möglicher Ansatz für ein Forschungsdesign *eher* unter und ist als solches weniger bekannt (Neergaard et al., 2009). Beim qualitativ deskriptiven Studiendesign werden unterschiedliche qualitative methodische oder methodologische Anteile miteinander verknüpft, auch wenn diese unterschiedlichen qualitativen Richtungen und Schulen zugrunde liegen. Das gemeinsame Merkmal aller Methodologien und Methoden, die im Folgenden vorgestellt werden, ist der beschreibende Charakter (Sandelowski, 2000).

Tabelle 4-2: Übersicht ausgewählter Methodologien (Quelle: Eigendarstellung)

Kennzeichen	Ethnografie	Case Study Research	Grounded Theory	Phänomenologie
Fokus	Beschreibung und Interpretation von Gruppen, die sich eine Kultur teilen	Entwicklung einer tiefen, umfassenden Beschreibung und Analyse eines Falls oder von Fällen	Entwicklung einer in der Realität verankerten Theorie	Beschreibung der Essenz von Erfahrung und Erleben
Problem	Beschreibung und Interpretation von gemeinsamen kulturellen Mustern	Beschreibung eines Tiefenverständnisses bezüglich eines Falls oder von Fällen	Notwendigkeit, eine Theorie aus der Sicht der Teilnehmenden zu entwickeln	Notwendigkeit, die Erfahrung von Menschen zu erfassen
Analyse-einheit	Untersuchung einer Gruppe, die die gleiche Kultur teilen	Untersuchung eines Ereignisses, Programms, einer Institution oder Aktivität	Erforschung eines Prozesses, einer Aktion oder Interaktion mit mehreren Individuen	mehrere Menschen mit der gleichen Erfahrung
Daten-sammlung	Beobachtung, Interviews, Dokumente oder Gegenstände, wie z. B. Kunstobjekte etc.	multiple Datenquellen	Interviews und Beobachtung	Interviews, Tagebücher, Beobachtungen oder Gegenstände, wie z. B. Kunstobjekte etc.
Daten-analyse	Analyse durch Beschreibung der Kultur sowie Themen in der Gruppe	Analyse des Falls durch Beschreibung, Within-Case- und Cross-Case-Analysen	offenes, axiales und selektives Codieren	Analyse bedeutender Aussagen, Bedeutungen bzw. Beschreibung der Essenz von Erfahrung
Ergebnis	Beschreibung von Gruppen	Fallbeschreibung und Fallinterpretation	Konzept, theoretisches Modell, Theorie	Essenz von Erfahrung und deren Interpretation

4.2.2 Ethnografie

Die Ethnografie ist eine Methodologie, die ihre Ursprünge in der Anthropologie des frühen 20. Jahrhunderts hat. In den 1920er- und 1930er-Jahren haben Soziologen der Universität Chicago die Prinzipien der Ethnografie auf kulturelle Gruppen in den USA angewendet, um die Eigenart von Subkulturen und Bevölkerungsgruppen zu erforschen und damit die Methodologie wesentlich geprägt (Creswell, 2007).

Die Untersuchung gemeinsamer Verhaltensmuster, geteilter Wertvorstellungen und Sprache stellt den primären Fokus der Ethnografie dar. Aus diesem Grund ist die *teilnehmende Beobachtung* die Datenerhebungsmethode der ersten Wahl. In Kombination werden auch *Interviews* gezielt eingesetzt. Teilnehmende Beobachtung bedeutet in diesem Zusammenhang, dass Forschende sich nicht nur in der Nähe der Untersuchungsgruppe aufhalten, sondern in und mit der Kultur oder Gruppe leben. Die unterschiedlichsten Datenquellen, wie teilnehmende Beobachtungen, Interviews, Dokumente oder Objekte, wie z.B. Kunstgegenstände, werden gesammelt, um eine möglichst umfassende Beschreibung der Kultur entwickeln zu können, die anschließend analysiert und interpretiert wird. Schlussendlich beschreiben und interpretieren die Ethnografinnen und Ethnografen die Bedeutung von Verhaltensweisen, Sprache und Interaktionen innerhalb dieser Gruppe (Creswell, 2017). Wie in allen Methodologien, gibt es auch in der Ethnografie methodologische Variationen, wie z.B. die Biografieforschung, die Analyse von Lebensgeschichten oder autoethnografische Ansätze oder die fokussierte Ethnografie (Cruz, 2013). Die *kritische Ethnografie* hingegen ist noch eine junge Richtung innerhalb der ethnografischen Methodologie und intendiert, marginalisierte Gruppen in der Gesellschaft bei der Emanzipation zu unterstützen. In der Pflegewissenschaft können mit der Ethnografie Eigenheiten, Rituale, Prozesse und Strukturen von Subgruppen erforscht und beschrieben sowie die Kultur einer spezifischen Situation oder Abteilung untersucht werden (Holloway & Todres, 2010).

Beispiel 4-1

Ihlebæk (2021) untersuchte mittels einer ethnografischen Studie auf einer norwegischen Krebsstation, wie sich die zeitliche Strukturierung klinischer Aktivitäten auf den Aufbau von Pflegebeziehungen mit Patientinnen und Patienten auswirkt. Dazu hat die Autorin über einen Zeitraum von einem halben Jahr Pflegepersonen bei ihrer Arbeit begleitet und sie dabei auch unterstützt. Anhand ihrer Einsichten zu Zeit und Pflege zeigt sie in dem Artikel, wie „medizinische Zeit", „Patientenzeit" und „Krankenhauszeit" drei unterschiedliche, aber miteinander verbundene klinische Rhythmen darstellen, die sich auf Pflegebeziehungen auswirken. Der Artikel bietet Einblicke, wie Pflegebeziehungen hergestellt werden und wie Pflegepersonen die Rolle von vermittelnden „Zeitagenten" einnehmen, indem sie diese verschiedenen zeitliche Strukturen berücksichtigen, die mit den biomedizinischen und personenzentrierten Pflegemodellen verbunden sind.

Ein spezifisches Merkmal der Ethnografie wird mit dem englischen Begriff „*Going Native*" umschrieben.

Definition 4-2

„Going Native": Da die Ethnografie teils lange Anwesenheiten der Forschenden im Feld erfordert, kann deren zunehmende Einmischung und Einbettung in das Forschungssetting dazu führen, dass sie sich nicht mehr als „Besucherinnen" oder „Besucher" verstehen, sondern Teil der Gruppe oder Kultur werden.

„Going Native" kann sowohl ein Instrument als auch eine Chance sein, um einen umfassenden Einblick zu erhalten, stellt aber auch eine Gefahr dar (Flick, 2019). Die Gefahr besteht darin, dass sich Forschende so sehr mit dem Forschungsfeld und der zu untersuchenden Gruppe identifizieren und verschmelzen, dass sie sich nicht mehr davon lösen können und ein Teil von ihr werden. Dies gefährdet nicht nur die forschende Person selbst und die Fähigkeit der Selbstreflexion, sondern auch den Verlauf der Studie. Forschende werden zwar zu Insidern der Gruppe, aber die Erkenntnis verbleibt ausschließlich bei ihnen (Hegner, 2013; Thorne et al., 2004).

4.2.3 Case Study Research

Einige Autorinnen bzw. Autoren bezeichnen die Case Study Research entweder als Methodologie, Methode oder Forschungsstrategie

(Fringer & Schnepp, 2015). Fälschlicherweise wird sie mit Fallstudie, Case Records, Case Report, Fallmethode, Fallarbeit oder Fallkontrollstudie verwechselt, unter anderem deshalb, weil sie mit unterschiedlichen Vorstellungen und in verschiedenen Disziplinen mit unterschiedlichen Bedeutungen verknüpft wird. Des Weiteren kann zwischen einer qualitativen und einer quantitativen Case Study unterschieden werden. Die qualitative Case Study hat sich parallel zur Ethnografie und zur Grounded Theory entwickelt und hat ihre Wurzeln in der Evaluationsforschung. Case Study Research wird auch als qualitativer Forschungszugang definiert und beschrieben. Ihr Ziel ist es, einen Fall oder mehrere Fälle über einen längeren Zeitraum detailliert und umfangreich (*in-depth*) anhand multipler Datenquellen, wie Interviews, Beobachtungen, Dokumente und Gegenstände, zu untersuchen, um den Fall anhand fallbezogener Themen beschreiben zu können (Creswell, 2017). Zentrales Anliegen der Case Study Research ist es, das Einzigartige eines Falls zu untersuchen und ein umfassendes Verständnis darüber zu entwickeln. Dabei liegt einer Case Study Research nicht das Repräsentative oder das Typische zugrunde (Bude, 2006), sondern das Partikuläre sowie die Komplexität des Falls (Fringer & Schnepp, 2015).

Die Case Study Research ist geeignet, um anhand eines Falls auf bedeutende, herausfordernde Phänomene aufmerksam zu machen und diese zu veranschaulichen. Auch kann man mit diesem Design Ideen und Vorstellungen nachgehen, Erfahrungen erschließen und somit mitteilen. In der Auseinandersetzung mit dem Fall geht es um das Verstehen von:

- Prozessen
- Organisationen
- Institutionen
- Programmen
- Entscheidungen.

Die Case Study Research dient nicht nur der Beschreibung eines Phänomens anhand eines Falls, sondern eignet sich auch zur Generierung und Testung von Theorien (Fringer & Schnepp, 2015).

Eine zentrale Herausforderung in der Case Study Research ist die Frage, was den Fall als einen Fall auszeichnet und wie dieser festzulegen ist (Casing). Hierbei spielt das sogenannte *Bounded System* eine Rolle, bei dem auf einer zeitlichen (zeitliche Grenze) und thematischen Ebene (räumliche Grenze) nach Aspekten gesucht wird, die den Fall eingrenzen (Sandelowski, 2011). Über die Zeit haben sich unterschiedliche Designarten und Varianten entwickelt und etabliert (Yin, 2018):

- Holistic Single Case Study: ein Fall mit einem Datensatz, z. B. Interview
- Embedded Single Case Study: ein Fall mit mehreren Datensätzen z. B. Interview und Beobachtung
- Holistic Multiple Case Study: mehrere Fälle mit je einem Datensatz, z. B. Interview pro Fall
- Embedded Multiple Case Study: mehrere Fälle mit mehreren Datensätzen pro Fall, z. B. Interview und Beobachtung pro Fall.

Definition 4-3

Within-Case-Analyse: Analyse eines einzelnen Falls.
Cross-Case-Analyse: vergleichende Analyse mehrerer gleicher oder divergierender Fälle (Fringer & Schnepp, 2015).

Ein zentrales Merkmal der qualitativen Case Study Research ist, die Haltung der Forschenden primär vom Fall aus zu denken und sekundär das zu untersuchende Phänomen zu untersuchen. Das bedeutet, dass neben dem Forschungsgegenstand, dem Phänomen oder Ziel und Zweck auch der Forschungsprozess sowie die Präsentation der Ergebnisse immer vom Fall ausgedacht werden. Während z. B. in der Ethnografie die Kultur den Ausgangspunkt für eine Studie darstellt, ist der Ausgangspunkt in der Case Study Research der Fall an sich, das Phänomen gilt es im Fall zu explorieren (Fringer & Schnepp, 2015).

Beispiel 4-2
Eppel-Meichlinger et al. (2021) führten eine qualitativ ganzheitliche multiple Fallstudie zum freiwilligen Verzicht auf Essen und Trinken durch. Das Ziel war, durch den Einblick in die Erfahrungen von pflegenden Angehörigen, die einen geliebten Menschen beim freiwilligen Verzicht auf Essen und Trinken begleitet haben, ein konzeptionelles Modell zu entwickeln. Dazu führten sie narrative Interviews mit pflegenden Angehörigen (N = 17) durch, die zunächst induktiv innerhalb der Fälle und dann fallübergreifend analysiert wurden. Die Studie zeigt, dass Angehörige, die den Sterbewunsch ihres Angehörigen akzeptieren konnten, sich für den letzten Willen einsetzten, insbesondere wenn die kognitiven Fähigkeiten nachließen. Sie mussten die Rolle eines Anwalts einnehmen, um die Selbstbestimmung ihrer Angehörigen vor anderen zu schützen, die versuchten, diesen Prozess zu unterbrechen. Dabei waren sie selbst mit moralischen Widersprüchen konfrontiert. Die nach dem Tod stattfindende Verarbeitungsphase war dadurch gekennzeichnet, dass die Sterbesituation evaluiert und der freiwillige Verzicht auf Essen und Trinken in ihr Werteschema aufgenommen wurde.

4.2.4 Grounded Theory

Die Entwicklung der Grounded Theory geht auf die Soziologen Barney Glaser und Anselm Strauss zurück, die in den 1960er-Jahren die Methodologie im Wesentlichen begründet haben (Glaser & Strauss, 2009). Die Grounded Theory gründet sich auf dem symbolischen Interaktionismus, der wiederum auf Herbert Blumer (1986) zurückgeht und so die qualitative Forschung wesentlich mitgeprägt hat. Ziel der Grounded Theory ist es, eine Theorie zu entwickeln, indem die Erfahrungen der Forschungsteilnehmenden umfassend untersucht werden. Die Theorie wird somit als in den Daten verankert beschrieben. Die Methodologie wird eingesetzt, um soziale Prozesse, Aktionen und Interaktionen zu erforschen und Muster beschreiben sowie erklären zu können. Im Bereich der Pflege stellt die Grounded Theory einen bedeutenden methodologischen Ansatz dar, mit dem komplexe Phänomene, Prozesse, Bedeutungszuweisungen und Entscheidungsprozesse auf einer theoretischen Ebene beschreibbar gemacht werden können (Haller, 2000; Jeon, 2004; Strauss & Corbin, 1997).

Seit den Anfängen in den 1960er-Jahren hat sich die Grounded Theory stark weiterentwickelt und je nach Schule haben sich immer wieder neue Ansätze oder Varianten ausgebildet, was zu Verwirrung führen kann, da nicht von der *einen* Grounded Theory gesprochen werden kann, sondern vielmehr von einem Ansatz. Wichtige Autorinnen und Autoren, welche die Grounded Theory geprägt haben, sind unter anderen Bowers, Charmaz, Clark, Glaser, Strauss, Strauss und Corbin sowie Schatzmann (Morse et al., 2009). Während die Grounded Theory von Glaser eher einem positivistischen Hintergrund entstammt, bei dem sich die Konzepte aus den Daten heraus entwickeln oder herauskristallisieren, stellt die Grounded Theory von Charmaz (2014) eine interpretative Version dieser Methodologie dar, bei der die Theorie als konstruiert gilt, das heißt sich überwiegend auf ein interpretatives Vorgehen stützt. Als Quellen für die Datensammlung werden hauptsächlich Interviews, Beobachtungen und Dokumente verwendet. Das Besondere an der Grounded Theory ist der ihr zugrunde liegende iterative Prozess, das heißt der sich wiederholende Vorgang von abwechselnd Datensammlung und Datenanalyse. Weitere Kennzeichen der Grounded Theory sind:

- theoretisches Sampling
- offenes, axiales und selektives Codieren
- Kategorisieren
- konstant vergleichende Analyse
- Verwendung von Feldnotizen, Memos und Skizzen
- Entwicklung eines Konzepts oder einer Theorie.

Unter dem theoretischen Sampling wird eine bestimmte Art und Weise der Auswahl von Studienteilnehmenden bezeichnet, um eine breite Perspektive und Meinungen zu einem Phänomen zusammenzutragen. Zu Beginn einer Grounded Theory werden die ersten Teilnehmenden aufgrund von impliziten Annahmen und/oder aufgrund der Auseinandersetzung mit der Literatur identifiziert. Basierend auf diesen ersten Ergebnissen werden weitere Studienteilnehmende identifiziert. Die Forschungsfrage sowie der Prozess der konstant vergleichenden Analyse im Forschungsverlauf der Grounded Theory leiten das theoretische Sampling. Dieser Prozess wird so lange fortgeführt, bis keine neuen Erkenntnisse mehr gewonnen werden können und der Zustand dann als Sättigung bezeichnet wird (Flick, 2019; Steinke, 1999). Es gibt weitere Merkmale und Eigenheiten der Grounded Theory, wie z.B. das Codieren bezüglich der Auswertung qualitativer Daten (s.a. Kap. 10.2.4).

Definition 4-4
Theoretisches Sampling: eine bestimmte Art und Weise der Auswahl von Studienteilnehmenden, um eine breite Perspektive und Meinungen zu einem Phänomen zusammenzutragen.

Beispiel 4-3
Ein Beispiel für eine Grounded Theory Studie ist die Studie von Wosko et al. (2021), in der aufgezeigt wird, wie Menschen das Leben mit einer HIV-Infektion oder AIDS-Erkrankung unter dem Umstand der Chronifizierung erleben und wie sie ihren Alltag mit der Erkrankung bewältigen. Dazu wurde ein qualitativer Ansatz gemäß der Grounded Theory nach Corbin und Strauss gewählt. Methodisch wurden in einem iterativen Vorgehen mit 18 HIV-positiven oder an AIDS erkrankten Personen problemzentrierte Interviews geführt, die mit dem speziellen Kodierschema analysiert wurden. Das Ergebnis waren drei Vertrauensmuster: das gewachsene Vertrauen, das kontrollierte Vertrauen sowie das Misstrauen bzw. der Vertrauensverlust. Dabei konnte festgestellt werden, dass Vertrauensbeziehungen im privaten und beruflichen Umfeld sowie im Gesundheitssystem von zentraler Bedeutung sind, da Diskriminierung und Stigmatisierung in allen diesen Bereichen präsent sind.

4.2.5 Phänomenologie

Die Phänomenologie steht einerseits für eine philosophische Strömung oder Denkrichtung, während sie auf einer methodologischen Ebene ein Forschungsdesign mit entsprechenden Methoden darstellt.

Phänomenologie als Philosophie
Als Philosophie ist die Phänomenologie wesentlich auf die Arbeiten des Mathematikers Edmund Husserl (1859–1938) zurückzuführen. Autoren wie Heidegger, Sartre und Merleau-Ponty haben die Phänomenologie erweitert und weiterentwickelt (Spiegelberg, 2013). Die Analyse und Interpretation von Texten wurden in der Phänomenologie hauptsächlich durch Martin Heidegger geprägt (Rodgers, 2005). In den Sozial-, Pflege- und Gesundheitswissenschaften sowie in der Psychologie und in der Soziologie genießt die Phänomenologie eine hohe Popularität. Vor diesem Hintergrund hat sich die Phänomenologie über einen langen Zeitraum in viele unterschiedliche Ansätze und Richtungen aufgesplittert. Trotz der vielen Perspektiven weisen alle phänomenologischen Ansätze eine gemeinsame Basis auf (Creswell, 2017), nämlich:

- die Auseinandersetzung mit den persönlichen Erfahrungen von Menschen
- die Ansicht, dass den Menschen ihre Erfahrungen bewusst sind
- die Entwicklung und Beschreibung der Essenz dieser Erfahrungen.

Neben dieser Gemeinsamkeit prägten die unterschiedlichen Vertreter und Vertreterinnen sowohl die Philosophie als auch Methodologie weiter. Im Bereich der Pflegeforschung haben z.B. Benner und Wrubel die Phänomenologie genutzt, um die Elemente und Aspekte zu erforschen, welche die Pflege (als „Science of Caring") auszeichnen (Benner & Wrubel, 1989).

Phänomenologie als Methodologie

Im Vergleich zu anderen Designs ist es Anliegen und Ziel der Phänomenologie, die gemeinsame Bedeutung individueller Erfahrungen bezüglich eines Phänomens zu erforschen, detailgetreu und umfassend ein Phänomen zu beschreiben und die Perspektiven von Menschen, ihrer Wirklichkeit und Sicht auf ein Phänomen zu erfassen (Schoppmann & Pohlmann, 2000). Im Vergleich zur Grounded Theory können in der Phänomenologie unterschiedliche Strategien zur Bildung des Samples sowie unterschiedliche Datenquellen oder Analysestrategien verwendet werden. Basierend auf deskriptiven Daten können Forschende mittels weitergehender Analyse und Interpretation die Essenz und die universelle Bedeutung des Phänomens beschreiben. Um die Essenz eines Phänomens zu erhalten, sind Forschende gezwungen, ihre eigene Meinung, Sichtweise, Haltung und das Vorwissen auf die Seite zu stellen, was als *bracketing* (Ein- oder Ausklammern des Vorwissens) bezeichnet wird und garantieren soll, das Verständnis der Forschenden zu erweitern oder zu vertiefen. Da das gesprochene Wort bei dieser Methodologie das Mittel der ersten Wahl zum Ausdruck von Erfahrung und Bedeutung darstellt, stützt sich die Datensammlung überwiegend auf Interviews. Vor diesem Hintergrund kann die Nähe der Phänomenologie zur Hermeneutik (Wissenschaft der Auslegung oder Interpretation) erklärt werden. Neben Interviews werden in der Phänomenologie auch Tagebücher oder autobiografische Materialien jeglicher Form verwendet (Petty et al., 2012).

Wie in anderen Methodologien auch, haben sich in der Phänomenologie unterschiedliche Formen ausgeprägt, wobei zwei Hauptarten unterschieden werden können:

- hermeneutische Phänomenologie
- transzendentale Phänomenologie.

Während bei der hermeneutischen Phänomenologie die Deskription und Interpretation der Erfahrung im Vordergrund stehen, betont die transzendentale Phänomenologie die Notwendigkeit der Durchführung des sogenannten *bracketing*, um die Erfahrungen eines Phänomens so unbeeinflusst wie möglich zu erforschen.

Definition 4-5

Bracketing: Im Deutschen als „phänomenologische Reduktion" oder „epoché" bezeichnet, bei der es darum geht, das eigene Urteil zurückzuhalten (Tufford & Newman, 2012) und zum Wesen des Phänomens vorzudringen.

Beispiel 4-4

Ziel der Studie von Arcadi et al. (2021) war es, die Erfahrungen italienischer Pflegepersonen zu untersuchen, die Patientinnen und Patienten mit COVID-19 pflegten. Das Verständnis der Auswirkungen von Ereignissen wie jenem der Pandemie auf Pflegekräfte sollte Einsichten liefern, wie in Zukunft ähnlichen Situationen begegnet und wie dies bereits in der Ausbildung verankert werden kann. Dazu wurde ein phänomenologisch-hermeneutischer Ansatz gewählt, und es wurden mit 20 Pflegepersonen semistrukturierte Interviews geführt. Aus den Interviews wurden vier zentrale Themen extrahiert: Unsicherheit und Angst, Veränderung der Wahrnehmung von Zeit und Raum, Veränderung der Bedeutung von „sich kümmern" und Veränderungen in den Rollen und Beziehungen. Ebenso konnte festgestellt werden, dass psychologische Unterstützung in Verbindung mit Notfalltraining dem Stress vorbeugt und bei der Bekämpfung von „empathischen Erschöpfungszuständen" („compassion fatigue") hilft.

4.2.6 Qualitatives deskriptives Studiendesign

Ausgehend von der Forschungsfrage ist es möglich, unterschiedliche qualitative methodische oder methodologische Anteile miteinander zu verknüpfen, auch wenn diese unterschiedlichen qualitativen Richtungen und Schulen zuzuordnen sind. So werden jeweils für den Umgang mit dem theoretischen Rahmen, für die Auswahl der Studienteilnehmenden, für die Auswahl der Analyseeinheit, für die Datensammlung, für die Datenanalyse und für die Berichterstattung auf strategische Art und Weise die Elemente wie Bausteine zusammengesetzt. Diese Vorgehensweise wird unter der Bezeichnung „qualitatives deskriptives Studiendesign" subsumiert (Sandelowski, 2000).

Das Bekanntheitsproblem der deskriptiven qualitativen Forschung wird anhand von Qualifikationsarbeiten deutlich, in denen Absolventinnen und Absolventen formulieren, sich an eine „Methodologie", z. B. die Grounded Theory, angelehnt zu haben. Häufig soll dabei zum Ausdruck gebracht werden, eine vereinfachte Version eines Designtyps oder Anteile, wie z. B. das offene und axiale Codieren der Grounded Theory, verwendet zu haben. Was mit „Anlehnung" gemeint ist, zeichnet letztlich das qualitative deskriptive Forschungsdesign aus, nämlich methodologische und methodische Designaspekte in einer Studie entsprechend der Forschungsfrage und den zur Verfügung stehenden Ressourcen auszuwählen, zu verknüpfen und durchzuführen. Der Vorgang, passende Designelemente auszusuchen und miteinander zu verbinden, wird als ein hochreflexiver Akt bezeichnet, der mehr über die qualitativen Forschungskompetenzen zum Ausdruck bringt als das Label „in Anlehnung an" (Dausien, 2007; Mey & Mruck, 2007). Dies deshalb, weil sehr differenziert überlegt werden muss, ob überhaupt und wie welche Samplestrategie, Datenerhebung und Datenanalyse zusammenpassen und dann zusammengefügt werden können, ohne sich dabei auf Fachliteratur stützen zu können. Allein die Forschungsfrage, Zeit und Ressourcen bestimmen die Auswahl, deren Passungsfähigkeit dezidiert geprüft werden muss, ohne dass es allgemeine und spezifische Empfehlungen dazu gibt. Dieser hochreflexive Akt ist noch mehr als in anderen Designs im Hinblick auf die Gütekriterien erforderlich. Je nachdem, welcher Schritt oder welche Entscheidung getroffen wird, sind die Konsequenzen für den Forschenden und **für die Qualität der Studie** mehr oder weniger komplex.

Die deskriptive qualitative Forschung ist ein Design, das eine gleiche intensive Kraft zur Explanation oder Exploration von Phänomenen entwickeln kann, wie etablierte Methoden oder Methodologien (z. B. Grounded Theory). Leider wird es als solches nicht wahrgenommen und wirkt eher unscheinbar oder wird sogar als „schwache" Methode betrachtet. Ein Beleg für diese Einschätzung ist, dass in der qualitativen Methodenliteratur nur wenig über die deskriptive qualitative Forschung publiziert wurde (Sandelowski, 2000, 2010).

Forschende, die eine deskriptive qualitative Forschung durchführen, sind jedoch näher an ihren Daten, Begriffen und Ereignissen als Forschende mit Grounded Theory, Phänomenologie und Ethnografie es sind. Qualitative deskriptive Designs sind eine sinnhafte Zusammenstellung oder Komposition von Methoden. Sie stellen eine vernünftige und gut durchdachte Kombination von Stichproben- und Datenerfassungs-, Analyse- und (Re-)Präsentationstechniken dar. Die deskriptive qualitative Forschung ist besonders geeignet, um weitgehend nicht verzerrte (d. h. minimal theoretisierte oder anderweitig transformierte) Antworten auf Fragen zu erhalten, die v. a. für Praktikerinnen und Praktiker sowie politische Entscheidungsträger und -trägerinnen von Relevanz sind. Der theoretische Rahmen, das Sampling, die Datensammlung und Datenanalyse sowie die Berichterstattung werden spezifisch, das heißt basierend auf der Forschungsfrage, so zusammengesetzt, dass die beste Beantwortung ohne Verwendung einer bestimmten Methodologie möglich wird (Sandelowski, 2000, 2010). Im Zentrum der qualitativen deskriptiven Forschung steht die Datenanalyse, die sich überwiegend auf Coding-Methoden (s.a. Kap. 10.2.3) stützt.

Beispiel 4-5

Rahner und Luderer (2022) untersuchten in einer deskriptiv qualitativen Forschung wie Lehrende in der Gesundheits- und Krankenpflege ihr berufliches Belastungserleben beschreiben. Ausgangspunkt der Studie ist, dass sich Lehrende in der Pflege in einem besonderen Spannungsfeld zwischen Lehre und Pflege bewegen. Es sollten unterstützende und belastende Faktoren sowie Bewältigungsstrategien der Lehrenden identifiziert und beschrieben werden. Dazu wurden 26 leitfadengestützte Telefoninterviews mit Pflegelehrenden geführt und nach der Transkription mit der qualitativen Inhaltsanalyse nach Mayring ausgewertet. Hauptaspekte der beruflichen Belastungen sind Rahmenbedingungen, hohe Arbeitslast, Fehlverhalten und Probleme von Auszubildenden sowie die Zusammenarbeit mit anderen Lehrenden und der Schulleitung. Das Belastungserleben wird von den Lehrenden im Kontext mangelnder Unterstützung und Wertschätzung der beruflichen Leistung beschrieben.

Zusammenfassend kann festgestellt werden, dass die deskriptive qualitative Forschung die Methode der ersten Wahl ist, wenn es sich um die zielgerichtete Methodenwahl und Erforschung von Phänomenen vor dem Hintergrund eines pragmatischen Vorgehens handelt. Allen vorgestellten qualitativen Designs liegt die Logik der qualitativen deskriptiven Forschung zugrunde. Für Qualifikationsarbeiten kann somit die deskriptive qualitative Forschung ein überaus nützliches Forschungsdesign sein. Absolventinnen und Absolventen kann empfohlen werden, das deskriptive qualitative Studiendesign selbstbewusst zu verwenden und sich von der krampfhaften Suche nach Anlehnung an eine Methodologie zu lösen.

4.2.7 Triangulation

In diesem Abschnitt wird die Triangulation vor dem Hintergrund der qualitativen Forschung besprochen. Die Triangulation wurde in den 1970er-Jahren entwickelt und stammt ursprünglich aus der Vermessungstechnik. Der Ausgangspunkt, die Triangulation in der qualitativen Forschung zu nutzen, war die mangelnde Anerkennung der qualitativen Forschung durch quantitativ Forschende. Die Bestrebung war, die Legitimation qualitativer Untersuchungen zu steigern, indem z.B. unterschiedliche Datenerhebungsmethoden zur Untersuchung von Phänomenen kombiniert und so die Ergebnisse angereichert und fundiert wurden. In der weiteren Entwicklung der qualitativen Forschung wurde die Triangulation auch als Gütekriterium verwendet.

In der Literatur werden drei Gründe für die Verwendung der Triangulation genannt (Begley, 1996; Thurmond, 2001):

- Triangulation als Validierungsstrategie, um die Ergebnisse breiter abzusichern und durch den jeweiligen anderen Ansatz zu bestätigen.
- Triangulation als Ansatz zur Generalisierung von Forschungsergebnissen. Das bedeutet, dass die qualitativen Resultate in Kombination mit den quantitativen Ergebnissen somit generalisiert werden können.
- Triangulation als zusätzlicher Weg, um mehr Wissen zu genieren, indem mit der jeweils anderen Methode die Ergebnisse des jeweils anderen Ansatzes ergänzt und somit die Erkenntnis über den Gegenstand erweitert wird.

Norman Denzin (2017) kann heute als Begründer der Triangulation in der qualitativen Forschung betrachtet werden, die in der qualitativen Forschungsszene seit 1978 viel Aufmerksamkeit erhalten hat. Insgesamt werden vier Triangulationsarten unterschieden (Begley, 1996; Thurmond, 2001), allen geht es darum, die Schwächen des jeweiligen Ansatzes durch die Stärken des anderen Ansatzes auszugleichen, indem wechselseitig die Grenzen aufgezeigt werden können:

- Die *Daten- und Forschenden-Triangulation* wird am häufigsten verwendet. Es geht zum einen darum, entweder unterschiedliche Datenarten auf das gleiche Phänomen hin zu erheben oder mehrere Forschende mit der gleichen Methodik dasselbe Phänomen untersuchen und anschließend Vergleiche ziehen zu lassen.
- Bei der *Theorie-Triangulation* verwenden die Forschenden zwei und mehr Theorien, um das Phänomen von unterschiedlichen theoretischen Standpunkten aus zu betrachten.
- Die *Methodologie-Triangulation* wird am wenigsten verwendet und gilt als sehr komplex und aufwendig. Denzin (2017, S. 304) sagt dazu: „Zusammengefasst beinhaltet methodologische Triangulation einen komplexen Prozess des Gegeneinander-Ausspielens jeder Methode gegen die andere, um die Validität von Feldforschung zu maximieren."

Da die Triangulation überwiegend in der qualitativen Forschung diskutiert und verwendet wurde, setzte Ende der 1990er-Jahre aufgrund der stetigen Annäherung von quantitativer und qualitativer Forschung die Entwicklung der Methodenkombination ein. Sie gilt als Vorphase des heutigen Mixed-Methods-Designs. Anhand der Entwicklungen im Bereich der Triangulation und der Methodenkombination wird deutlich, dass das Mixen, Kombinieren und Integrieren von Daten, Methoden und Methodologien bereits eine lange Tradition hat. Insbesondere den Evaluationsdesigns (Creswell & Clark, 2017) und Interventionsstudien liegt das Mixen zugrunde. Siehe dazu auch Kapitel 6.

4.2.8 Weitere Designs und Zusammenfassung

Weitere Designs oder Methoden, auf die an dieser Stelle nicht weiter eingegangen werden kann, die aber ebenfalls für die qualitative Forschung von Bedeutung sind, sind u.a. (Wahyuni, 2012):

- Aktionsforschung
- Biografieforschung
- Critical Incident Technique
- hermeneutische Ansätze als Methode der Textinterpretation
- narratives Interview
- partizipative Aktionsforschung
- qualitative Evaluationsforschung.

Diese Liste stellt nur einen kleinen Ausschnitt dar und könnte viel umfassender fortgeführt werden. An dieser Stelle soll der Eindruck festgehalten werden, wie komplex und facettenreich sich die qualitative Forschung darstellt. Das ist der Grund, warum nicht von *der* qualitativen Forschung gesprochen werden kann.

Die vorangegangenen methodologischen und methodischen Streifzüge sind nur ein grober Ausschnitt dessen, was in der Fachliteratur an und zu Methodologien, Designs und Methoden beschrieben wird. Eine Herausforderung und hohe Kompetenz der Forschenden ist es, basierend auf dem Forschungsinteresse in Kombination mit der Forschungsfrage das am besten geeignete Design und die passenden Methoden zu deren Beantwortung zu finden.

Lesetipp 4-1

Flick, U., von Kardorff, E., Keupp, H., von Rosenstiel, L. & Wolff, S. (2012). *Handbuch Qualitative Sozialforschung: Grundlagen, Konzepte, Methoden und Anwendungen.* Weinheim: Beltz.

Dieses interdisziplinär ausgerichtete Handbuch bietet mit einer Vielzahl an Beiträgen zu den verschiedenen Ansätzen einen sehr guten Überblick über die qualitative Forschung in verschiedenen Disziplinen.

Übungsaufgaben zu Kapitel 4

Überlegen Sie, welches Design jeweils zu den folgenden Themen passt und begründen Sie die Zuordnung in kurzen Stichworten.

1. Das gesellschaftliche Bild über die Bedeutung und den Nutzen von Hospizen ist sehr unterschiedlich und weist teilweise eklatante Missverständnisse auf. Was wäre ein passendes Design, um mit begrenzten zeitlichen und personellen Ressourcen die Erfahrungen von Hospizleitenden bezüglich des Bildes von Hospizen in der Öffentlichkeit zu erforschen?
2. Pflege ist durch viele Rituale gekennzeichnet, die Ressourcen beanspruchen, welche vielleicht besser eingesetzt werden könnten. Was ist ein passendes Design zur Erfassung dieser Rituale?
3. Epidemiologisch zeigt sich, dass die Häufigkeit chronischer Erkrankungen im Jugendalter steigt. In den meisten Fällen sind es die Eltern, die die Pflege und Betreuung übernehmen. Was wäre ein passendes Design, um die Frage nach besonderen Belastungen und deren Bewältigung pflegender Eltern von pubertierenden Jugendlichen mit chronischen Erkrankungen beantworten zu können?
4. In der psychiatrischen Pflege sind Patientinnen und Patienten mit vielfältigen Krisen konfrontiert. Was wäre ein passendes Design, um die Bedeutung, sozusagen um die Essenz einer Krise erfassen zu können?
5. In der Compliance- bzw. Adhärenzforschung wurde festgestellt, dass Menschen aus unterschiedlichen Gründen den vorgeschriebenen Behandlungen nicht folgen. Nicht immer geht es dabei um ein Vergessen, mangelndes Wissen oder fehlende Motivation. Mit welchem Design könnte der Prozess des Nichteinhaltens von Therapieplänen beschrieben werden?

4.3 Literatur

Alasuutari, P. (2004). The globalization of qualitative research. In C. Seale, G. Gobo, J.F. Gubrium & D. Silverman (Hrsg.), *Qualitative Research Practice* (S. 507–520). Thousand Oaks, CA: SAGE Publications.

Arcadi, P., Simonetti, V., Ambrosca, R., Cicolini, G., Simeone, S., Pucciarelli, G., Alvaro, R., Vellone, E. & Durante, A. (2021). Nursing during the COVID-19 outbreak: A phenomenological study. *Journal of nursing management*, *29*(5), 1111–1119. https://doi.org/10.1111/jonm.13249

Begley, C.M. (1996). Using triangulation in nursing research. *Journal of Advanced Nursing, 24*(1), 122–128. https://doi.org/10.1046/j.1365-2648.1996.15217.x

Benner, P.E. & Wrubel, J. (1989). *The Primacy of Caring: Stress and Coping in Health and Illness*. Reading, MA: Addison-Wesley Publishing Company.

Blumer, H. (1986). *Symbolic Interactionism: Perspective and Method*. Berkeley, Los Angeles: University of California Press.

Bohnsack, R., Marotzki, W. & Meuser, M. (2006). *Hauptbegriffe Qualitativer Sozialforschung*. Opladen: Leske + Budrich.

Bude, H. (2006). Fallrekonstruktion. In R. Bohnsack, W. Marotzki & M. Meuser (Hrsg.), *Hauptbegriffe Qualitativer Sozialforschung* (S. 60–61). Opladen: Leske + Budrich.

Charmaz, K. (2014). *Constructing Grounded Theory*. Thousand Oaks, CA: SAGE Publications.

Creswell, J.W. (2017). *Qualitative Inquiry and Research Design: Choosing Among Five Approaches*. Thousand Oaks, CA: SAGE Publications.

Creswell, J.W. & Clark, V.L.P. (2017). *Designing and Conducting Mixed Methods Research*. Thousand Oaks, CA: SAGE Publications.

Dausien, B. (2007). Reflexivität, Vertrauen, Professionalität. Was Studierende in einer gemeinsamen Praxis qualitativer Forschung lernen können. *FQS Forum: Qualitative Sozialforschung, 8*(1), 1–10.

Denzin, N.K. (2017). *The research act: A theoretical introduction to sociological methods*. New. York, Routledge. https://doi.org/10.4324/9781315134543

Döring, N., Bortz, J., Pöschl, S., Werner, C.S., Schermelleh-Engel, K., Gerhard, C. & Gäde, J.C. (2015). *Forschungsmethoden und Evaluation in den Sozial- und Humanwissenschaften*. Berlin, Heidelberg: Springer.

Eppel-Meichlinger, J., Stängle, S., Mayer, H. & Fringer, A. (2021). Family caregivers' advocacy in voluntary stopping of eating and drinking: A holistic multiple case study. *Nursing Open*, *9*(1), 624–636. https://doi.org/10.1002/nop2.1109

Flick, U. (2019). An *Introduction to Qualitative Research*. Thousand Oaks, CA: SAGE Publications.

Fringer, A. & Schnepp, W. (2015). Case Study: Methodik – Methodologie – Forschungsstrategie. *Journal für Qualitative Forschung in Pflege- und Gesundheitswissenschaft (QuPuG), 1*(2), 62–70.

Glaser, B.G. & Strauss, A.L. (2009). *The Discovery of Grounded Theory: Strategies for Qualitative Research.* New Brunswick: Aldine Transaction.

Haller, D. (2000). *Grounded Theory in der Pflegeforschung und anderen Anwendungsfeldern: professionelles Handeln unter der Lupe.* Bern: Huber.

Hegner, V. (2013). Vom Feld verführt. Methodische Gratwanderungen in der Ethnografie. *Forum: Qualitative Sozialforschung, 14*(3) 19

Holloway, I. & Todres, L. (2010). Ethnography. In K. Gerrish & A. Lacey (Hrsg.), *The Research Process in Nursing* (S. 165–176). Oxford: John Wiley & Sons.

Ihlebæk, H.M. (2021). Time to care. An ethnographic study of how temporal structuring affects caring relationships in clinical nursing. *Social Science & Medicine, 287*, Epub 114349.

Jeon, Y.H. (2004). The application of grounded theory and symbolic interactionism. *Scandinavian Journal of Caring Sciences, 18*(3), 249–256. https://doi.org/10.1111/j.1471-6712.2004.00287.x

Kuckartz, U. (2014). *Mixed Methods: Methodologie, Forschungsdesigns und Analyseverfahren.* Wiesbaden: Springer Fachmedien.

Kuper, A., Reeves, S. & Levinson, W. (2008). An introduction to reading and appraising qualitative research. *British Medical Journal, 337*(7666), a288.

Lüders, C. & Reichertz, J. (1986). Wissenschaftliche Praxis ist, wenn alles funktioniert und keiner weiß warum – Bemerkungen zur Entwicklung qualitativer Sozialforschung. *Sozialwissenschaftliche Literaturrundschau, 12*, 90–102.

Mey, G. & Mruck, K. (2007). Grounded Theory Methodologie – Bemerkungen zu einem prominenten Forschungsstil. *Historical Social Research, 19*(Supplement), 11–39.

Moers, M., Schaeffer, D. & Schnepp, W. (2011). Too busy to think? Essay über die spärliche Theoriebildung der deutschen Pflegewissenschaft. *Pflege, 24*(6), 349–360. https://doi.org/10.1024/1012-5302/a000151

Morse, J.M. (1990). *Qualitative Nursing Research: A Contemporary Dialogue.* Newbury Park, CA: SAGE Publications.

Morse, J.M. & Field, P.A. (2013). *Nursing Research: The Application of Qualitative Approaches.* Dordrecht, NL: Springer-Science+Business Media B.V.

Morse, J.M., Stern, P.N., Corbin, J., Bowers, B., Clarke, A.E. & Charmaz, K. (2009). *Developing grounded theory: The second generation (developing qualitative inquiry).* London: Routledge.

Neergaard, M.A., Olesen, F., Andersen, R.S. & Sondergaard, J. (2009). Qualitative description – the poor cousin of health research? *BMC medical research methodology, 9*, 52. https://doi.org/10.1186/1471-2288-9-52

Petty, N.J., Thomson, O.P. & Stew, G. (2012). Ready for a paradigm shift? Part 2: introducing qualitative research methodologies and methods. *Manual Therapy, 17*(5), 378–384. https://doi.org/10.1016/j.math.2012.03.004

Rahner, M. & Luderer, C. (2022). Belastungserleben von Lehrenden in der Gesundheits- und Krankenpflege. *Pflege,* Advance online publication. https://doi.org/10.1024/1012-5302/a000857.

Rasmussen, B.H., Norberg, A. & Sandman, P. (1995). Stories about becoming a hospice nurse: Reasons, expectations, hopes, and concerns. *Cancer Nursing, 18*(5), 344–354. https://doi.org/10.1097/00002820-199510000-00003

Reichertz, J. (2016). *Qualitative und interpretative Sozialforschung: Eine Einladung.* Wiesbaden: Springer Fachmedien. https://doi.org/10.1007/978-3-658-13462-4

Rice, P.L. & Ezzy, D. (1999). *Qualitative Research Methods: A Health Focus.* South Melbourne, Australia: Oxford University Press.

Rodgers, B.L. (2005). *Developing Nursing Knowledge: Philosophical Traditions and Influences.* Philadelphia, PA: Lippincott Williams & Wilkins.

Sandelowski, M. (2000). Focus on research methods – whatever happened to qualitative description? *Research in Nursing & Health, 23*(4), 334–340. https://doi.org/10.1002/1098-240X(200008)23:4<334::AID-NUR9>3.0.CO;2-G

Sandelowski, M. (2004). Using qualitative research. *Qualitative Health Research, 14*(10), 1366–1386. https://doi.org/10.1177/1049732304269672

Sandelowski, M. (2010). What's in a name? Qualitative description revisited. *Research in Nursing & Health, 33*(1), 77–84. https://doi.org/10.1002/nur.20362

Sandelowski, M. (2011). „Casing" the research case study. *Research in Nursing & Health, 34*(2), 153–159. https://doi.org/10.1002/nur.20421

Schoppmann, S. & Pohlmann, M. (2000). Erkenntnistheoretische Überlegungen zur phänomenologischen Pflegeforschung. *Pflege, 13*(6), 361–366. https://doi.org/10.1024/1012-5302.13.6.361

Schreier, M. (2014). Varianten qualitativer Inhaltsanalyse: Ein Wegweiser im Dickicht der Begrifflichkeiten. *Forum: Qualitative Sozialforschung, 15*(1), 18.

Schubert, H.J., Joas, H. & Wenzel, H. (2020). *Pragmatismus zur Einführung*. Hamburg: Junius.

Seipel, C. & Rieker, P. (2003). *Integrative Sozialforschung: Konzepte und Methoden der qualitativen und quantitativen empirischen Forschung*. Weinheim: Juventa.

Spiegelberg, H. (2013). *The Phenomenological Movement: A Historical Introduction*. Dordrecht, NL: Springer Science+Business Media B.V.

Steinke, I. (1999). *Kriterien qualitativer Forschung. Ansätze zur Bewertung qualitativ-empirischer Sozialforschung*. Weinheim: Juventa.

Strauss, A. & Corbin, J.M. (1997). *Grounded Theory in Practice*. Thousand Oaks, CA: SAGE Publications.

Thorne, S., Kirkham, S.R. & O'Flynn-Magee, K. (2004). The analytic challenge in interpretive description. *International Journal of Qualitative Methods, 3*(1), 1–11. https://doi.org/10.1177/160940690400300101

Thurmond, V.A. (2001). The point of triangulation. *Journal of Nursing Scholarship, 33*(3), 253–258. https://doi.org/10.1111/j.1547-5069.2001.00253.x

Tufford, L. & Newman, P. (2012). Bracketing in qualitative research. *Qualitative Social Work, 11*(1), 80–96. https://doi.org/10.1177/1473325010368316

von Cruz, E. (2013). The use of focused ethnography in nursing research. *Nurse Researcher, 20*(4), 36–43. https://doi.org/10.7748/nr2013.03.20.4.36.e305

Wahyuni, D. (2012). The research design maze: Understanding paradigms, cases, methods and methodologies. *Journal of Applied Management Accounting Research, 10*(1), 69–80.

Wosko, P., Schnepp, W., Mayer, H. & Pleschberger, S. (2021). Eine Frage des Vertrauens–Grounded Theory-Studie zum Alltagserleben HIV-positiver und an AIDS erkrankter Menschen. *Pflege, 34*(1), 31–40. https://doi.org/10.1024/1012-5302/a000777

Yang, S. (2013). Surviving as a qualitative researcher in a quantitative world: a personal reflection. *International Journal of Social Research Methodology, 16*(1), 81–85. https://doi.org/10.1080/13645579.2012.709803

Yin, R.K. (2018). *Case study Research and Applications: Design and Methods* (6. ed.). Los Angeles: SAGE Publications.

Weiterführende Literatur

Flick, U., von Kardorff, E., Keupp, H., von Rosenstiel, L. & Wolff, S. (2012). *Handbuch Qualitative Sozialforschung: Grundlagen, Konzepte, Methoden und Anwendungen*. Weinheim: Beltz.

Kleemann, F., Krähnke, U. & Matuschek, I. (2013). *Interpretative Sozialforschung. Eine Einführung in die Praxis des Interpretierens* (2. Aufl.). Wiesbaden: Springer VS. https://doi.org/10.1007/978-3-531-93448-8

Nover, S.U. & Panke-Kochinke, B. (Hrsg). (2021). *Qualitative Pflegeforschung: Eigensinn, Morphologie und Gegenstandsangemessenheit*. Baden-Baden: Nomos Verlag. https://doi.org/10.5771/9783748921523

Przyborski, A. & Wohlrab-Sahr, M. (2013). *Qualitative Sozialforschung. Ein Arbeitsbuch* (3. Aufl.). München: Oldenbourg Wissenschaftsverlag.

Rosenthal, G. (2015). *Interpretative Sozialforschung: Eine Einführung* (3. Aufl.). Weinheim: Beltz Juventa.

5 Quantitative Designs

Eva-Maria Panfil und Herbert Mayer

Dieses Kapitel beschäftigt sich mit den quantitativen Designs. Sie lernen zunächst die wesentlichen Konzepte und Begriffe zum Verständnis der quantitativen Designs kennen, und zwar Variablen, Wahrscheinlichkeit, Verzerrung, Kontrolle und Hypothesen.

Bei den quantitativen Designs unterscheidet man deskriptive, korrelationelle, komparative, quasi-experimentelle und experimentelle Designs. Diese beantworten Fragen nach der Häufigkeit, nach Unterschieden, allgemeinen und kausalen Zusammenhängen sowie den Auswirkungen. Weitere Unterscheidungen ergeben sich aus der Zeitdimension (Querschnitt- und Längsschnittstudien, retro- und prospektive Studien) und aus Besonderheiten der experimentellen Forschung (Randomisierung, Verblindung, Anzahl beteiligter Einrichtungen). So entstehen Designs wie „prospektive korrelationelle Längsschnittstudien" oder „experimentelle unverblindete kontrollierte randomisierte multizentrische Studie".

Jedes dieser Designs hat Vor- und Nachteile. Damit die Studien zu möglichst aussagekräftigen und unbeeinflussten Ergebnissen führen, sollte eine Verzerrung (Bias) vermieden werden. Wie dies geschieht, lernen Sie im Laufe des Kapitels kennen. Sehr aufwendig sind experimentelle und quasi-experimentelle Studien, die jedoch die größte Aussagekraft im Hinblick auf kausale Zusammenhänge, das heißt im Hinblick auf „Ursache und Wirkung" ermöglichen. Wie man auch andere Designs zur Ableitung von Kausalitäten nutzen kann, erfahren Sie am Schluss des Kapitels.

Lernziele

Nach dem Bearbeiten dieses Kapitels sollen Sie

- die wesentlichen Aspekte zum Verständnis quantitativer Designs beschreiben können,
- Skalenniveaus benennen und nach ihrem Informationsgehalt unterscheiden können,
- typische quantitative Fragestellungen den entsprechenden Designs zuordnen können,
- die Merkmale deskriptiver, korrelationeller, komparativer, quasi-experimenteller und experimenteller Designs erklären können,
- die Aussagekraft quantitativer Designs hinsichtlich kausaler Zusammenhänge erläutern können.

Schlüsselwörter

Variablen, Wahrscheinlichkeit, Verzerrung, Kontrolle, Hypothesen, deskriptives Design, korrelationelles Design, komparatives Design, quasi-experimentelles Design, experimentelles Design

5.1 Grundlegende Aspekte zum Verständnis quantitativer Designs

Einen Überblick über die wichtigsten Forschungsdesigns bietet **Abbildung 5-1**.

In quantitativen Designs werden die zu erhebenden Daten als Zahlen erhoben bzw. Beobach-

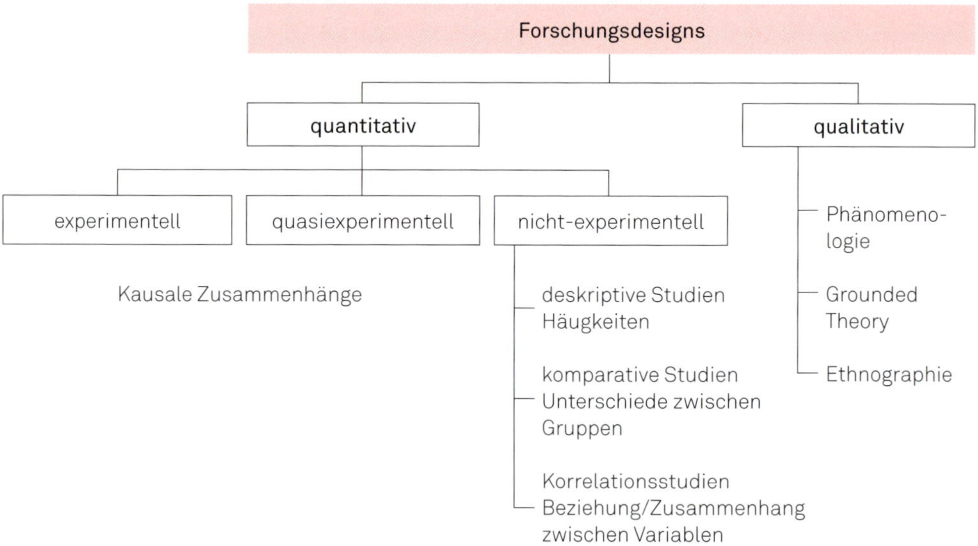

Abbildung 5-1: Die wichtigsten Forschungsdesigns im Überblick (Quelle: Eigendarstellung)

tungen und Antworten Zahlen zugeordnet, die dann statistisch analysiert werden. Grundlegende methodologische Überlegungen stammen aus dem logischen Positivismus, dem Kritischen Rationalismus und der Mathematik. Quantitative Forschungsansätze gehen davon aus, dass es eine gültige „Wahrheit" gibt, die erkannt werden bzw. der man sich annähern kann. Weiterhin gehen quantitative Ansätze davon aus, dass es eine unabhängig vom menschlichen Bewusstsein existierende Realität gibt, die durch Messungen entdeckt und beschrieben werden kann. Die Forschenden müssen also möglichst (!) objektiv vorgehen, ihre Gefühle, Werte und Meinungen sollten keinen Einfluss auf die Messung der Realität nehmen. Eine vollständige Objektivität ist jedoch unmöglich, so geht beispielsweise auch die Physik heute davon aus, dass jede Messung das zu Messende beeinflusst.

Grundkonzepte und -begriffe zum Verständnis der quantitativen Designs sind:

- Variablen
- Skalen- oder Messniveau
- Wahrscheinlichkeit
- Verzerrung
- Kontrolle
- Hypothesen.

5.1.1 Variablen

Definition 5-1
Kriterien, Eigenschaften oder Merkmale, die in einer quantitativen Studie gemessen werden, nennt man Variablen. So stellen beispielsweise Geschlecht, Alter, Blutzucker, Zufriedenheit, Lebensqualität, Gesundheitsstatus, Bettenzahl (einer Einrichtung) oder Fallkosten Variablen dar.

Oft unterscheidet man noch zwischen *abhängigen* und *unabhängigen* Variablen. Hierbei wird angenommen, dass die unabhängige Variable (Einflussgröße) die abhängige Variable (Zielgröße) beeinflusst. Möchte man beispielsweise untersuchen, ob das Einschlafverhalten durch die atemstimulierende Einreibung beeinflusst wird, also davon abhängt, so handelt es sich beim Einschlafverhalten um die abhängige Variable, von der angenommen wird, dass sie von der unabhängigen Variablen (hier die atemstimulierende Einreibung) beeinflusst wird.

Jede Variable hat verschiedene *Ausprägungen* (Antwortmöglichkeiten). Bei der Variable „Geschlecht" sind dies drei (Männer, Frauen und divers), bei der Variable „Körpergröße" dagegen prinzipiell beliebig viele. Im ersten Fall spricht man von *diskreten*, im zweiten Fall von *kontinuierlichen* Daten.

Kennzeichnend für diskrete Daten ist, dass diese nur bestimmte Werte annehmen können. So gibt es, was die Variable „Kinderzahl" betrifft, nur die ganzen Zahlen 0, 1, 2, 3 usw., auch wenn bei deskriptiven Auswertungen von durchschnittlich 1,4 Kindern pro Familie die Rede ist.

Bei kontinuierlichen Daten gibt es zumindest theoretisch zwischen zwei beliebigen Werten (z. B. bei der Variable „Körpergröße" zwischen 1,70 und 1,71 m) immer beliebig viele weitere, z. B. 1,712 m, 1,7567 m).

5.1.2 Skalenniveau

Immer wenn im Rahmen einer Untersuchung Daten erhoben werden, seien es Geschlecht, Mobilitätseinschränkungen, Pflegegrad, Gewicht oder Alter, muss man sich Gedanken über das Skalenniveau der zu erhebenden Variablen machen. Hiervon hängen sowohl der Informationsgehalt der Daten als auch die späteren Auswertemöglichkeiten entscheidend ab. So liegt es z. B. auf der Hand, dass es nicht besonders sinnvoll ist, von der Variablen „Geschlecht" einen Mittelwert zwischen Männern, Frauen und divers zu bilden. Ganz anders bei der Variable „Gewicht", hier ist es sehr wohl sinnvoll, von einem mittleren Geburtsgewicht von beispielsweise 4200 Gramm zu sprechen.

Prinzipiell unterscheidet man drei unterschiedliche *Skalenniveaus*:

- metrisch
- ordinal
- nominal.

Metrische Daten

Das Datenniveau mit dem „höchsten Informationsgehalt" und den meisten Auswertungsmöglichkeiten stellt das metrische Skalenniveau dar. Hierzu zählen Variablen wie Körpergröße, -gewicht, -temperatur, aber auch Bettenzahl oder Anzahl der Kinder.

Definition 5-2
Bei metrischen Daten sind die Abstände zwischen den einzelnen (möglichen) Ausprägungen inhaltlich klar interpretierbar. Es spielt keine Rolle, ob es sich um diskrete oder um stetige Zahlen handelt.

Üblicherweise wird in der (statistischen) Literatur noch zwischen der Verhältnis- und der Intervallskala unterschieden, je nachdem, ob ein absoluter Nullpunkt existiert oder nicht. Da diese Unterscheidung im Bereich der Pflegewissenschaft keinen Einfluss hat, wird im Folgenden darauf verzichtet und nur noch von metrischen Daten gesprochen.

Ordinale Daten

Definition 5-3
Wenn eine eindeutige Reihenfolge innerhalb der Daten erkennbar ist, aber „die Abstände" nicht eindeutig definierbar sind, handelt es sich um eine Ordinalskala.

Beispiele hierfür sind „Dekubituskategorie", „Pflegegrad" und „Lebensqualität" (z. B. sehr hoch, hoch, mittel, gering, sehr gering). Wie diese Beispiele zeigen, ist zwar eine klare Reihenfolge erkennbar (z. B. Kategorie I bis Kategorie IV), aber die Abstände zwischen den möglichen Ausprägungen sind nicht zwingend konstant. So lässt sich nicht sagen, dass der Unterschied zwischen Kategorie I und Kategorie II genau so groß ist wie zwischen Kategorie II und III oder zwischen Kategorie III und Kategorie IV.

Nominale Daten

Definition 5-4
Lässt sich keine eindeutige Reihenfolge der unterschiedlichen Merkmalsausprägungen festlegen, spricht man von einem nominalen Skalenniveau.

Hierunter fallen Größen wie „Familienstand", „Art der Einrichtung", „Einweisungsdiagnose" und „Geschlecht".

Aufgrund der Relevanz, die das Datenniveau für die statistischen Auswertemöglichkeiten besitzt (je höher das Skalenniveau, desto „bessere" Auswerteverfahren stehen zur Verfügung), gibt es immer wieder Diskussionen, wie beispielsweise folgende Schmerzskala einzustufen ist (**Tab. 5-1**).

Genau genommen handelt es sich hierbei um eine Ordinalskala, auch wenn den entsprechenden Ausprägungen für die Auswertung die Zahlenwerte 1 (keine Schmerzen) bis 4 (starke Schmerzen) zugeordnet werden. Andererseits hat es sich in vielen Fällen in der Praxis bewährt, von gleichmäßigen Abständen und damit von einer metrischen Skala auszugehen. Derartige „Sonderfälle" werden in der Literatur als „Likert-Skalen" bezeichnet (s. Kap. 7).

5.1.3 Wahrscheinlichkeit

Die Mathematik und dabei v. a. die Grundlagen der Wahrscheinlichkeitsrechnung sind ein wichtiges Instrument für die Planung und Auswertung quantitativer Forschung.

Die Komplexität der sozialen Welt ist mit der Existenz einfacher kausaler Zusammenhänge nur schwer vereinbar. Beobachtbare und erfahrbare Phänomene in der Pflege sind selten nur auf eine Ursache oder einen Effekt zurückzuführen. Außerdem können Zusammenhänge und Unterschiede zufälliger Natur sein und trotz entsprechender Forschungsergebnisse nicht für „reale" Tatsachen stehen. Daher geht man in der quantitativen Forschung von Wahrscheinlichkeiten aus, die sich mithilfe der Mathematik quantifizieren lassen, beispielsweise mittels Signifikanzwerten und Konfidenzintervallen (s. Kap. 11).

Quantitative Forschung „beweist" deshalb nicht, sondern findet allenfalls mit einer hinreichend guten Wahrscheinlichkeit „Belege". Hypothesen können nicht als gültig überprüft, sondern allenfalls unterstützt werden. Theorien können nicht verifiziert, sondern akzeptiert werden (Gray & Grove, 2020). Für viele Forschungsanfänger ist diese Tatsache frustrierend.

Merke

Es gibt für Forschungsergebnisse keine hundertprozentige Sicherheit und auf keinen Fall eine absolute Wahrheit.

5.1.4 Bias, Kontrolle & Confounder

Die Konzepte Bias, Kontrolle und Confounder sind in der quantitativen Forschung sehr wichtig, v. a. für die (quasi-)experimentellen Designs.

Definition 5-5
Ein Bias (Verzerrung) ist ein systematischer Fehler im Studiendesign, der wie ein roter Faden die Ergebnisse der Studie in eine falsche Richtung lenkt (Behrens & Langer, 2022).

Alle Aspekte eines Designs können zu einem Bias führen, z. B. die Forschenden selbst, die Wahl der Stichprobe oder die Wahl der Messin-

Tabelle 5-1: Beispiel für eine Schmerzskala (Quelle: Eigendarstellung)

	Keine Schmerzen	Geringe Schmerzen	Mittlere Schmerzen	Starke Schmerzen
Wie stark schätzen Sie Ihre aktuellen Schmerzen ein?				

strumente. Dies sind die häufigsten systematischen Fehler (Behrens & Langer, 2022):

- Selection-Bias (Auswahl-Bias): Unterschiede bei den Teilnehmenden in den Studiengruppen
- Interviewer-Bias: Annahmen der Interviewer beeinflussen die Ergebnisse einer qual. Studie
- Performance-Bias (Behandlungs-Bias): Die Vergleichsgruppen werden nicht nur bzgl. der zu untersuchenden Intervention anders behandelt, sondern es gibt noch weitere, oft unbewusste, Behandlungsunterschiede
- Attrition-Bias (Verschleiß-Bias): Unterschiede in der Anzahl von fehlenden Daten zwischen den Studiengruppen
- Measurement-Bias (Messungs-Bias): Fehler bei der Erhebung der Endpunkte, d.h. Zielkriterien
- Detection- oder Observer-Bias (Beobachter-Bias): verzerrte Erfassung von Zielkriterien, z.B. bestimmte Patienten werden in der Studie aufmerksamer beobachtet, beispielsweise durch mangelnde Verblindung der datenerhebenden Personen.
- Publications-Bias (Publikations-Bias): Studien mit nicht gewünschten Ergebnissen werden deutlich seltener publiziert.

Befragt man beispielsweise Patientinnen und Patienten in einer anthroposophischen Einrichtung zu ihrer Einstellung zu alternativen Heilmethoden, erhält man ein verzerrtes Bild der Wirklichkeit, da diese Patientinnen und Patienten wahrscheinlich eine eher positive Einstellung zu diesen Methoden haben. Dies ist ein Beispiel für eine typische Stichprobenverzerrung, ein „Selections-Bias“ (s. Kap. 9). Deswegen kann man das Ergebnis nicht auf „alle“ Patientinnen und Patienten übertragen.

Zur Vermeidung von Bias versucht man, mögliche beeinflussende Aspekte über die Planung der Studie zu kontrollieren. Die dabei zugrunde liegende Frage lautet: Ist der gefundene Zusammenhang oder die Wirkung nur mit den in der Studie untersuchten Variablen zu erklären oder gibt es andere Gründe für das Ergebnis?

Kontrolle kann unter anderem erreicht werden durch:

- eine adäquate Stichprobenwahl
- Formulierung klarer Ein- und Ausschlusskriterien für die Auswahl der Teilnehmenden
- Sicherstellung der Vergleichbarkeit zweier Stichproben, z.B. mittels Randomisierung
- Randomisierung
- Verblindung, z.B. der Datenerhebenden (s. Kap. 5.6)
- konsistente Methode der Datensammlung
- Training der Datenerhebenden.

Definition 5-6
Confounder sind Störfaktoren, die ebenfalls das Zielkriterium beeinflussen können.

Eine angemessene Randomisierung trägt dazu bei, den Einfluss der Störfaktoren in allen Untersuchungsgruppen gleich zu halten. Mehr dazu und auch Beispiele erfahren Sie in Kap. 5.5. Confounder sind auch in anderen Studientypen von Bedeutung, wenn auch nicht immer so leicht zu erkennen, z.B. in Kohorten- oder Fall-Kontrollstudien.

5.1.5 Hypothesen

Definition 5-7
Hypothesen sind eine vorläufige Vorhersage der zu erwartenden oder vermuteten bzw. gewünschten Ergebnisse (Gray & Grove, 2020).

Hypothesen sind aus zweierlei Gründen sinnvoll: Sie dienen der Entwicklung und Überprüfung von Theorien und geben damit gleichzeitig Hinweise auf die zu erhebende Population und die zu messenden Variablen in einer Studie.

Hypothesen sind für die Entwicklung und Prüfung von Theorien wichtig, sie verbinden Theorie und wahrnehmbare Realität:

- *Prüfung einer Theorie:* Auf der Grundlage einer bestehenden Theorie werden Hypothesen formuliert, die dann innerhalb einer Studie untersucht werden (deduktives Vorgehen). Unterstützen die empirisch erhobenen Daten die Hypothese, wird damit zugleich die Theorie unterstützt.
- *Entwicklung einer Theorie:* Formuliert man auf der Grundlage von Einzelbeobachtungen eine Hypothese, nennt man dies „induktives" Vorgehen. Wird die Hypothese dann durch die Forschungsdaten unterstützt, kann man darauf aufbauend eine Theorie entwickeln.

Hypothesen geben der Untersuchung eine „Richtung", indem sie Hinweise auf zu messende Variablen, die zu untersuchende Population und erwartete Ergebnisse geben. Vergleichbar mit einem Scheinwerfer erhellen sie aus der Unmenge an möglichen Variablen die theoretisch abgeleiteten und wesentlichen, die zur Beantwortung der Forschungsfrage wichtig sind.

Beispiel 5-1

Hypothesen werden nach Durchsicht von fast 25 Jahrgängen der Zeitschrift *Pflege* (1998–2021) in der deutschsprachigen Pflegeforschung noch recht selten getestet. Ausnahmen bilden die Studien von Mahler et al. (2004) sowie Haslinger-Baumann et al. (2015):

- Mahler et al. (2004) erforschten in einer experimentellen Studie die Auswirkungen von Hydrokolloidplatten auf die Wundheilung bei Wundsein im Genitalbereich von Frühgeborenen. Als Hypothese formulierten sie: „Durch Aufbringen eines Hydrokolloids auf die wunde Gesäßhaut eines Frühgeborenen findet eine schnellere Wundheilung statt" (S. 397). Population sind also Frühgeborene mit wunder Gesäßhaut, zu messende Variablen sind Feststellung des Wundseins, des Frühgeborenenstatus, Existenz einer Hydrokolloidplatte und die Wundheilung. Zu erwarten ist, dass die Anwendung von Hydrokolloidplatten zu einer schnelleren Wundheilung führt.
- Haslinger-Baumann et al. (2015) (s.a. Kap. 15.1) untersuchten in einer korrelationellen Studie den Zusammenhang zwischen Einstellung, Verfügbarkeit und institutioneller Unterstützung auf die Anwendung von Forschungsergebnissen. Eine ihrer beiden Hypothesen war: „Je positiver die persönliche Einstellung der Pflegeperson zur Forschungsanwendung ist und je besser die Unterstützung durch Vorgesetzte, KollegInnen und anderen Berufsgruppen gewährleistet ist und je leichter die Forschungsergebnisse verfügbar sind, desto stärker ist die berichtete Anwendung von Forschungsergebnissen im pflegerischen Arbeitsbereich" (Haslinger-Baumann et al., 2015, S. 147).

Damit Hypothesen klare, durch Forschung überprüfbare Aussagen beinhalten, müssen die zu erwartenden Ergebnisse „messbar" beschrieben werden. Dazu nutzt man Formulierungen, z. B. „mehr als", „weniger als", „größer als" oder „kleiner als".

Studienaufgabe 5-1

Welche der beiden folgenden Hypothesen ist eine messbare Hypothese?

1. Die Einschlafzeit nach Anwendung einer Lavendelölauflage ist kürzer als ohne deren Anwendung.
2. Die Auswirkungen der atemstimulierenden Einreibung (ASE) auf die Atemfrequenz sind im Rahmen der Studie nachweisbar.

Man unterscheidet verschiedene Arten von Forschungshypothesen. Dies soll in diesem Einführungswerk jedoch nicht weiter ausgeführt werden; es sei auf ausführlichere Forschungsbücher, z. B. von Polit und Beck (2016) sowie von Gray und Grove (2020) verwiesen.

Nicht alle Studiendesigns enthalten Hypothesen. Bei deskriptiv-quantitativen Studien und bei explorativen Designs sind Hypothesen normalerweise nicht notwendig (Gray & Grove, 2020).

Definition 5-8
Explorative Designs werden eingesetzt, wenn über eine bestimmte Fragestellung oder Problematik sehr wenig bekannt ist und sie das erste Mal entdeckend untersucht werden soll. Explorative Studien sollten als Ergebnis jedoch immer zu einer überprüfbaren Hypothese führen, die in anschließenden Studien überprüft werden kann.

Beispiel 5-2
Misamer et al. (2021) erforschen beispielsweise in einem explorativen Design Wissensstände und Einstellungen von Auszubildenden der Altenpflege zu Alterssexualität. Dabei suchen sie nach Unterschieden im Verlauf der Ausbildung. In ihrer Diskussion weisen sie explizit darauf hin, dass ihrer Studie nicht hypothesengeleitet ist, die Ergebnisse jedoch in zukünftigen Studien genauer untersucht werden müssten.

5.2 Formen von quantitativen Designs

5.2.1 Fünf bzw. zwei Typen quantitativer Designs

Bei den quantitativen Designs unterscheidet man in der Pflegewissenschaft deskriptive, korrelationelle, komparative, quasi-experimentelle und experimentelle Designs. Diese beantworten folgende Typen von Fragestellungen:

- *deskriptives Design:* Wie häufig kommt/kommen die Variable/n a (b, c, ...) vor?
- *korrelationelles Design:* Welche Beziehung besteht zwischen den Variablen a und b (oder a, b und c)?
- *komparatives Design:* Welcher Unterschied besteht zwischen den Gruppen a und b (c...) hinsichtlich bestimmter Variablen?
- *quasi-experimentelles und experimentelles Design:* Welche Auswirkungen hat a auf b (c...)?

Studienaufgabe 5-2

1. Versuchen Sie, Beispiele für die verschiedenen Typen von Forschungsfragen zu finden.
2. Was ist der Unterschied zwischen korrelationellen und experimentellen Fragestellungen? Man kann doch sowohl fragen: „Welche Beziehung besteht zwischen Mobilitätseinschränkungen und Stürzen?“ als auch: „Welche Auswirkungen hat eine Mobilitätseinschränkung auf Stürze?“.

Je nach Wissenschaftsdisziplin werden diese Designs aber auch anders benannt. So werden bestimmte Formen von quantitativen deskriptiven Designs von den Gesundheitswissenschaften als epidemiologische Studien, bestimmte Typen von komparativen Studien im medizinischen Kontext als Case-Control-Studien bezeichnet. Daher ist es wichtig, dass Sie die Prinzipien der Studien verstehen.

Beobachtungs- und Interventionsstudien
Deskriptive, korrelationelle und komparative Designs zeichnen sich dadurch aus, dass hier Daten in einem „natürlichen Setting“, das heißt im realen, unveränderten Umfeld und in Situationen aus dem Leben erhoben werden. Daher fasst man diese drei Designs auch als „Beobachtungsstudien“ zusammen (**Abb. 5-2**). Demgegenüber stehen die sogenannten „Interventionsstudien“, zu denen die quasi-experimentellen und experimentellen Designs zählen (Röhrig et al., 2009). Bei der Durchführung dieser Studien wird die Wirklichkeit „manipuliert“, das heißt, es wird „künstlich“ ein Umfeld oder eine Situation geschaffen, um Maßnahmen experimentell zu testen. Diese Unterscheidung ist später wichtig für die Ableitung von Kausalzusammenhängen.

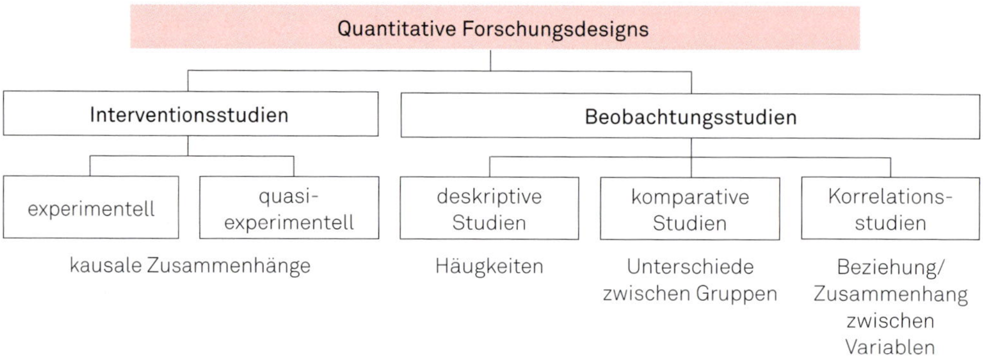

Abbildung 5-2: Unterschiedliche Typen quantitativer Forschungsdesigns (Quelle: Eigendarstellung)

5.2.2 Zeitdimensionen von quantitativen Designs

Quantitative Designs lassen sich zusätzlich über die Aspekte der Zeitdimension genauer beschreiben.

Querschnitt- und Längsschnittstudien

Werden Daten aus der Perspektive der Teilnehmenden einmalig zu einem bestimmten Zeitpunkt erhoben, ist dies eine *Querschnittserhebung* (**Abb. 5-3**). Erfasst man die gleichen Daten zu einem oder mehreren späteren Zeitpunkten erneut, spricht man von einer *Längsschnitterhebung*. Auch wenn die Forschenden vier Wochen benötigen, um eine Fragebogenaktion durchzuführen, ist dies vom Ansatz her trotzdem eine Querschnittstudie, wenn jeder Teilnehmende nur einmal befragt wird. Längsschnittstudien ermöglichen v.a. die Darstellung von Verläufen.

Follow-up

Die erneute Datenerhebung in einer Längsschnittstudie wird *Follow-up* genannt. Werden also jeweils am 1. Mai, 1. August, 1. November und 1. Februar Daten erhoben, spricht man von einem viermaligen Follow-up nach jeweils 3 Monaten (**Abb. 5-3**).

Die Unterscheidung zwischen Längs- und Querschnittstudien erlaubt Aussagen über die Häufigkeit der Datenerhebung.

Prospektive und retrospektive Studien

Erfasst man Daten aus der Vergangenheit, liegt eine *retrospektive* Studie vor. Will man beispielsweise die Dekubitushäufigkeit auf einer Station retrospektiv erfassen, kann man die Pflegedokumentationen der letzten 12 Monate gezielt auf Dekubitusfälle untersuchen.

Werden Daten innerhalb der kommenden Zeit neu erhoben, spricht man von einer *prospektiven* Studie. Dazu werden z.B. die Dekubitusfälle in den kommenden 12 Monaten gezielt erfasst. Innerhalb einer Querschnittserhebung ist es wenig sinnvoll, von einer prospektiven bzw. retrospektiven Erhebung zu sprechen, da man Daten nur einmalig, das heißt zu einem bestimmten Zeitpunkt, erfasst.

Die Unterscheidung zwischen retro- und prospektiv erlaubt Aussagen über die Datenqualität. In der Regel sind retrospektiv erhobene Daten von weniger guter Qualität als prospektiv ermittelte Daten. Im oben genannten retrospektiven Beispiel ist möglicherweise unklar, ob wirklich alle Druckgeschwüre dokumentiert wurden, ob alle beschriebenen Dekubitalulzera zweifelsfrei als Druckgeschwüre zu werten sind und ob die Gradeinteilungen korrekt vorgenommen wurden. Bessere Daten liefert eine prospektive Studie, da hier die Datensammelnden, die sogenannten *Rater*, für eine valide Erfassung der Daten geschult werden können. Auch bei sehr guter Datenqualität liegt das Problem im Rahmen einer retrospektiven

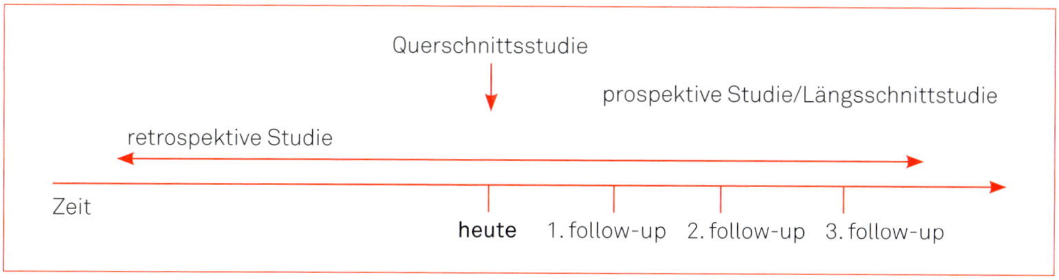

Abbildung 5-3: Darstellung der Zeitdimensionen (Quelle: Eigendarstellung)

Studie darin, dass die Daten ursprünglich für einen anderen Zweck erhoben wurden und daher oft nicht alle Informationen, die für die aktuelle Fragestellung benötigt werden, vorliegen.

Studienaufgabe 5-3

Was ist ein quantitatives deskriptives Längsschnittdesign?
Was ist eine korrelationelle retrospektive Studie?
Was ist eine komparative prospektive Studie?

5.3 Deskriptives quantitatives Design

Definition 5-9
Ziel deskriptiver quantitativer Studien ist die quantitative Beschreibung und Dokumentation von Sachverhalten in ihrem natürlichen Setting (**Abb. 5-4**).

Beispiele aus der Forschung sind:

- Wie häufig treten Komplikationen bei Midline- und PICC-Kathetern auf, wenn diese von speziell ausgebildeten Pflegefachpersonen gelegt werden (Kostner et al., 2019)?
- Welche Maßnahmen zur Behandlung von Skin Tears sind Pflegefachpersonen bekannt (Scheele et al., 2020)?
- Wie ist die pflegerische Situation in Krankenhäusern in Berlin und Brandenburg während der COVID-19-Pandemie im April 2020 (Gräske et al., 2021)?

Je nach Problematik, zur Verfügung stehender Zeit und/oder finanziellen Mitteln muss man die Forschungsfrage weiter differenzieren, z. B.: Wie ist der Umgang mit Patientenverfügungen aus der Sicht des Pflegepersonals in einem Universitätskrankenhaus (Heindl et al., 2014)? Wie häufig entstehen Druckgeschwüre bei über 70-jährigen Frauen mit Untergewicht (BMI<20) nach TEP? Welche Pflegemaßnah-

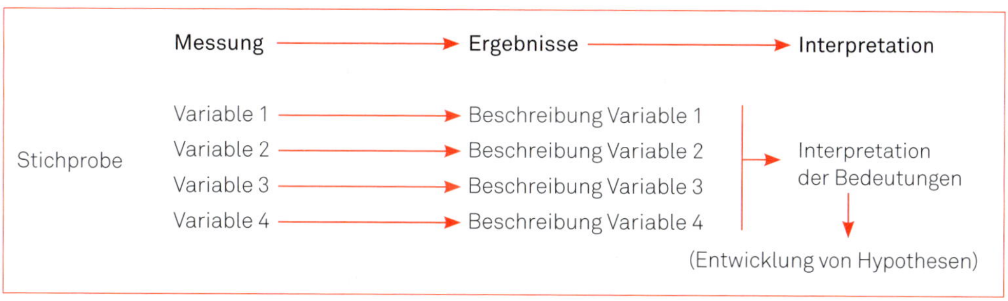

Abbildung 5-4: Deskriptives quantitatives Design (Quelle: Eigendarstellung in Anlehnung an Grove et al., 2013)

men werden von über 65-jährigen pflegenden Angehörigen mit eigenen körperlichen Einschränkungen bei einem Patienten mit Schlaganfall (Apoplex) und Pflegegrad 3 in der häuslichen Pflege durchgeführt?

Rein quantitative deskriptive Studien sind vergleichsweise selten. In der Regel möchte man mehr als nur „beschreiben", man sucht Zusammenhänge und Unterschiede. Um diese jedoch analysieren zu können, muss man zunächst die Daten deskriptiv beschreiben. Daher enthalten alle quantitativen Designs einen deskriptiven Anteil.

Zur statistischen Analyse werden bei quantitativen deskriptiven Designs Verfahren der beschreibenden Statistik angewendet. Dazu gehören beispielsweise Mittelwert, Median Spannweite und Konfidenzintervalle (s. Kap. 11).

Zu den quantitativen deskriptiven Designs gehören auch Fragestellungen zur Prävalenz und Inzidenz (Bonita et al., 2013). Die Prävalenz erfasst die zum Zeitpunkt der Datenerhebung zu messende Häufigkeit (genauer: den prozentualen Anteil) einer Erkrankung bzw. Pflegediagnose, z.B. Druckgeschwüre oder Schlafstörungen, in einer definierten Bezugsgruppe. Dagegen beschreibt die Inzidenz die Neuerkrankungsrate innerhalb eines bestimmten Zeitraums. Weitere wichtige Unterscheidungen, die hier aber nicht näher erklärt werden sollen, werden mit den Begriffen „Punktprävalenz", „Periodenprävalenz", „kumulative Inzidenz" und „Inzidenzdichte" vorgenommen (Mayer & Panfil, 2015).

In den Gesundheitswissenschaften werden Studien, welche die Häufigkeit und Verteilung von Krankheiten untersuchen – also Prävalenz und Inzidenz – auch epidemiologische Studien genannt.

Lesetipp 5-1

Mayer, H. & Panfil, E. (2015). Prävalenz und Inzidenz. In E. Panfil & G. Schröder (Hrsg.), *Pflege von Menschen mit chronischen Wunden* (3. Aufl., S. 595–607). Bern: Huber.

Im Rahmen leistungsbezogener Versorgungsverträge und der Qualitätsentwicklung spielen Daten zur Prävalenz und Inzidenz eine zunehmende Rolle. Wie diese Daten gewonnen und genutzt werden können und auf welche Fallstricke dabei zu achten ist, beschreiben Mayer und Panfil in ihrem Buchkapitel.

Der große Vorteil deskriptiver Studien liegt in der ökonomischen Möglichkeit der Studiendurchführung. Innerhalb kurzer Zeit können mit vergleichsweise geringem Aufwand viele Daten gesammelt werden. Dies birgt natürlich auch die Gefahr einer Produktion von Datenfriedhöfen.

Systematische Fehler in deskriptiven quantitativen Studien können entstehen durch (Gray & Grove, 2020):

- ungenaue Definition von Variablen
  Beispiel: Es bleibt unklar, ob ein Druckgeschwür Kategorie I tatsächlich bereits als Dekubitus identifiziert wird.
- Stichprobenauswahl und -größe
  Beispiel: Es wird nur eine kleine Gelegenheitsstichprobe befragt, die nicht unbedingt typisch für die Grundgesamtheit ist.
- Verwendung nicht ausreichend valider und reliabler Instrumente
  Beispiel: Zur Bewertung, ob I.m.-Injektionen tatsächlich intramuskulär erfolgen, wird nur der Injektionsort erfragt und ausgewertet.

5.4 Komparatives Design

Definition 5-10

Bei komparativen Designs werden zwei „natürlich" vorliegende Gruppen hinsichtlich einer Variablen miteinander verglichen (**Abb. 5-5**). „Natürlich" heißt, diese Population muss nicht speziell für die Studie gebildet werden, sondern existiert bereits (z.B. Raucher und Nichtraucher).

Beispiele für Forschungsfragen sind:

- Welche Unterschiede bestehen in der Häufigkeit von Burnout-Symptomen durch die spezifischen Arbeitsanforderungskonstellationen zwischen somatisch und psychiatrisch tätigen Pflegenden (Fischer et al., 2020)?
- Welche Unterschiede bestehen im pflegerischen Schmerzmanagement bei älteren Pflegebedürftigen mit und ohne kognitive Einschränkungen im ambulanten Setting (Wenzel et al., 2020)?
- Welche Unterschiede gibt es hinsichtlich des Pflegeaufwands, wenn er mit dem Minimum Data Set von RAI-NH und dem -BESA-Leistungskatalog (BESA-LK, 2010) gemessen wird (Gattinger et al., 2014)?

Definition 5-11

Komparative Studien werden manchmal auch „Ex-post-facto-Studien" (nach Eintreten des Ereignisses) oder in der gesundheitswissenschaftlichen Forschung „Kohortenstudien" und „Fallkontrollstudien" (Behrens & Langer, 2022) genannt:

- *Kohortenstudien* sind Studien, in denen eine oder mehrere Kohorten (Gruppen) über einen Zeitraum prospektiv untersucht werden.
- Bei *Fallkontrollstudien* werden Patienten mit einem interessierenden Ergebnis, z.B. Dekubitus, mit einer ähnlichen Population ohne dieses Ergebnis (Kontrolle) vergleichen.

Beispiel 5-3

Müller, R., Halfens, R., Schwendimann, R., Müller, M., Imoberdorf, R. & Ballmer, P.E. (2009). Risikofaktoren für Stürze und sturzbedingte Verletzungen im Akutspital – Eine retrospektive Fall-Kontroll-Studie. *Pflege, 22*(6), 431–441.

In dieser Studie wurden retrospektiv gleich viele Patientinnen und Patienten mit Sturz mit vergleichbaren Personen ohne Sturz in einem Spital verglichen. Ziel war, Risikofaktoren für Stürze und sturzbedingte Verletzungen zu finden und zu analysieren. Das Design könnte man auch als retrospektive komparative Studie bezeichnen.

Als Analyseverfahren werden Verfahren der schließenden Statistik zur Messung von Gruppenunterschieden verwendet (s. Kap. 11), beispielsweise der Chi-Quadrat-Test, der Mann-Whitney-U-Test oder der T-Test.

Die große Herausforderung bei komparativen Studien ist es, natürliche Gruppen zu finden, die sich in wesentlichen Variablen ähnlich sind und sich nur in Bezug auf die zu untersuchende Variable (z.B. Selbstpflege) unterscheiden.

Der Nachteil komparativer Studien liegt in dem Mangel an Kontrolle über die Variablen. Um Fehlschlüsse durch Stichprobenverzerrungen zu vermeiden, müssen deshalb die Schlussfolgerungen dieser Studien mit besonderer Aufmerksamkeit beurteilt werden. Bei der Durchführung komparativer Studien können ansonsten die gleichen systematischen Fehler wie bei den deskriptiv-quantitativen Studien entstehen.

5.5 Korrelationelles Design

Würde man statt nach Häufigkeiten und Verteilungen fragen: „Welche Beziehung/welcher Zusammenhang besteht zwischen Schlafstörungen und bestimmten Umgebungsfaktoren?", wäre zur Beantwortung der Frage ein korrelationelles Design das Design erster Wahl (**Abb. 5-6**).

Definition 5-12

Ein korrelationelles Design beschreibt die Beziehung zwischen zwei oder mehr Variablen einer Studie.

Beispiele für Fragestellungen sind:

- Welche Zusammenhänge gibt es zwischen Patientinnen und Patienten über 70 Jahre

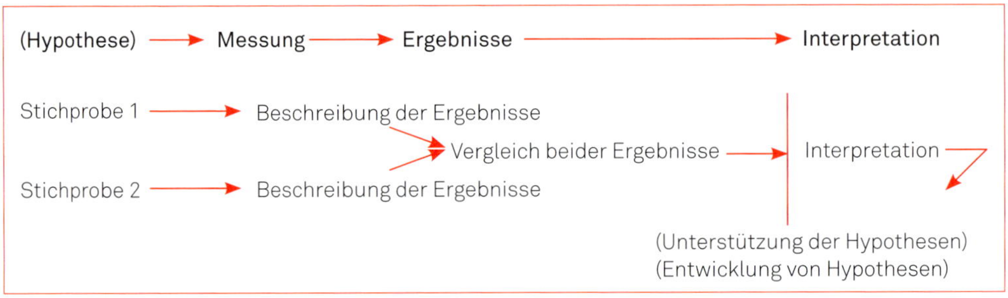

Abbildung 5-5: Komparatives Design (Quelle: Eigendarstellung in Anlehnung an Grove et al., 2013)

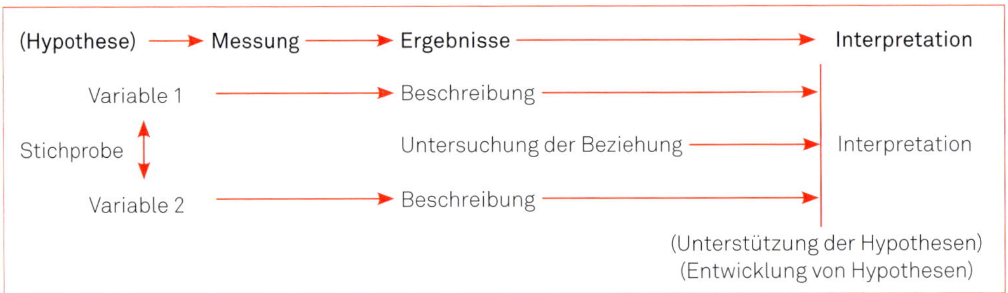

Abbildung 5-6: Korrelationelles Design (Quelle: Eigendarstellung in Anlehnung an Grove et al., 2013)

mit Verwirrtheitssymptomen und delirspezifischen Maßnahmen sowie Sturzereignissen (Graf et al., 2020)?
- Welchen Zusammenhang gibt es zwischen Stresserleben bei Health Professionals mit und ohne Kontakt zu Patientinnen und Patienten mit COVID-19, gesundheitsbezogenen Sorgen und Arbeitsengagement (Wildgruber et al., 2020)?
- Welche Zusammenhänge bestehen zwischen verschiedenen Mustern von Schädigungen bei Menschen durch Contergan und Pflegebedürftigkeit (Samel et al., 2019)?
- Welcher Zusammenhang besteht zwischen Alter/Dauer der Betriebszugehörigkeit sowie allgemeiner Akzeptanz von Impfungen und Impfstatus (Voigt et al., 2016)?

Polit und Beck (2020) beschreiben auch dieses Design als Ex-post-facto-Studie. Mit „Beziehung“ sind dabei nicht soziale Beziehungen gemeint. Antworten von korrelationellen Studien beschreiben Beziehungen beispielsweise in Form von „je mehr ... desto“ oder „je weniger ... desto“. So fanden Wildgruber et al. (2020) bei Health Professionals mit Direktkontakt zu erkrankten Menschen mit COVID-19 verglichen mit Befragten ohne Kontakt ein höheres Stresslevel. Bei Menschen mit Conterganschädigung fanden Samel et al. (2019) einen Zusammenhang zwischen Schädigungsmuster und Pflegebedürftigkeit.

Auch bei einem korrelationellen Design erfolgt die Datensammlung in einem natürlichen Setting. Die Daten existieren bereits und werden „nur“ noch erhoben. Der Vorteil dieses Designs liegt damit im Vergleich zu experimentellen Studien im relativ schnellen und kostengünstigen Vorgehen.

Die Daten werden in der Regel mithilfe von Korrelationskoeffizienten, z. B. Spearman’s Rho oder dem Pearsons Korrelationskoeffizienten, analysiert. Daher spricht man im Ergebnis auch von „a korreliert mit b“ oder „a korreliert nicht mit b“.

Für die Durchführung der Studien gilt die Vermeidung der schon für die deskriptiven Studien genannten systematischen Fehler. Bei der Interpretation korrelationeller Studien gilt es, mögliche Confounder zu identifizieren die folgenden immer wieder vorkommenden Irrtümer zu vermeiden (Gray & Grove, 2020) (s. Kap. 5.1.4 und Kap. 11).

a) Reale oder zufällige Beziehungen/ Zusammenhänge?

Gerade im Zeitalter des Computers und großer Datenbestände, wo es ein Leichtes ist, unzählige Variablen in Beziehung zu setzen und auf Zusammenhänge zu untersuchen, müssen das Prinzip des „multiplen Testens" und die Gesetze der Wahrscheinlichkeit beachtet werden. Je mehr denkbare Beziehungen innerhalb einer Analyse untersucht werden, desto wahrscheinlicher wird es, Beziehungen zu finden, auch wenn in Wirklichkeit keine vorhanden sind. Daher muss die Interpretation der Ergebnisse sehr vorsichtig und nach Möglichkeit theoriegeleitet geführt werden. Forschende müssen argumentativ belegen, ob der Zusammenhang tatsächlich theoriegeleitet erklärbar ist oder ob nur ein mathematischer zufälliger Zusammenhang besteht. Hier werden nochmals der Sinn eines theoretischen Bezugsrahmens (s. Kap. 2.2.1) und Hypothesen deutlich:

- Bestehen überhaupt theoretische Zusammenhänge zwischen den Variablen, die eine Kausalität begründen?
- Wurden vor der Datenerhebung bereits theorieabgeleitet (deduktiv) oder theorieentwickelnd (induktiv) Zusammenhänge zwischen Variablen in Form von Hypothesen formuliert, sind gefundene Beziehungen „realer", das heißt nicht nur zufällig bedingt?

b) Direkte oder indirekte Beziehungen/ Zusammenhänge?

In der realen Welt bestehen sehr komplexe Beziehungen und Zusammenhänge. Auch wenn die statistische Analyse einen Zusammenhang zwischen zwei Variablen belegt, ist damit nicht klar, ob zwischen den beiden Variablen eine direkte Beziehung besteht (siehe die Notwendigkeit eines theoretischen Bezugsrahmens, Kap. 2.2.1). Ein weitverbreitetes und klassisches Beispiel aus der Geburtshilfe soll dies klarer machen (Beispiel 5-4).

Beispiel 5-4

Schwarz, C. (2004). Wissenschaftlich bewiesen: Kinder werden von Störchen gebracht. *Dr. Mabuse, 152*, 82.

Forscher fanden heraus, dass in Niedersachsen zwischen 1970 und 1985 die Abnahme der Anzahl der Storchenpaare mit dem Rückgang an Geburten in dieser Region korrelierte. Hieraus lässt sich sicher kein direkter Zusammenhang ableiten (Störche bringen Kinder), vielmehr ist unser Lebensstil sowohl die Ursache für die Reduktion des Lebensraums für Störche als auch für den gesellschaftlich bedingten Rückgang an Geburten. Dieser Zusammenhang lässt sich auch grafisch darstellen:

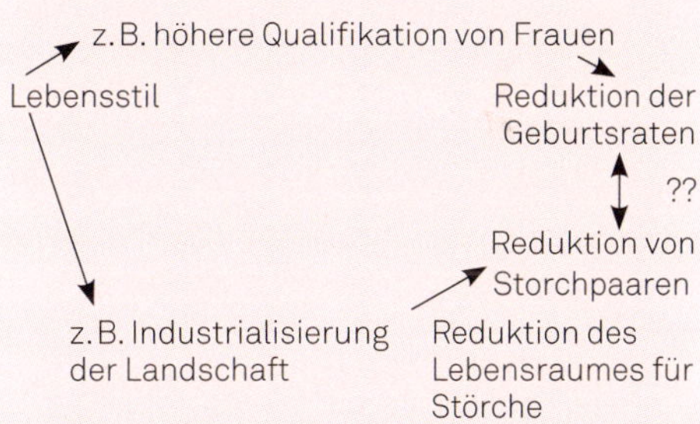

Die Gleichzeitigkeit von Geburtsraten und Storchenpaaren wird also nicht direkt, sondern indirekt durch einen dritten Faktor, den Lebensstil, verursacht. Dieser beeinflusst sowohl die Geburtenrate als auch die Anzahl an Storchenpaaren.

Für die Analyse der Art des Zusammenhangs von Variablen gibt es einige multivariate statistische Verfahren, z. B. Pfadanalyse, Regressionsanalyse oder die Faktorenanalyse. Diese Verfahren helfen, die Art des Zusammenhangs aufzuspüren. Fragen Sie hier bitte Ihren Statistiker oder Ihre Statistikerin. Generell sollten die

Forschenden die von ihnen gefundenen Zusammenhänge jedoch stets auch auf der Grundlage belegter Theorien erklären können.

c) Kausale Beziehungen/Zusammenhänge?
Der größte Fehler, der bei der Interpretation korrelationeller Studien geschehen kann, ist die Annahme eines Kausalzusammenhangs zwischen den Variablen (siehe Punkt b). Tatsächlich wird jedoch nur die Frage einer bestehenden Beziehung untersucht. Das oben genannte Beispiel verdeutlicht, dass eine Beziehung besteht, jedoch keine kausale, das heißt ursächliche. Störche bringen keine Kinder (und wiederholt der Hinweis der Notwendigkeit eines theoretischen Bezugsrahmens, Kap. 2.2.1).

Beispiel 5-5
Dienel, M. (2006). Ein neu entdeckter Schutzfaktor vor Alzheimer–Demenz: Zahlreiche noch erhaltene Zähne – die Neuburger Demenzstudie. *European Journal of Geriatrics, 8*(3), 166–70.
Der Forscher fand heraus, dass Menschen ohne Demenz 20-mal mehr Zähne als gleichaltrige Patienten mit schwerer Alzheimer-Demenz (4,7 versus 0,2 Zähne pro Patient, $p < 0,0001$) hatten. Somit konnte erstmalig das Vorhandensein von zahlreichen Zähnen im Alter als ein Schutzfaktor vor Alzheimer-Demenz identifiziert werden. Was meinen Sie? Gibt es den kausalen Zusammenhang?

Zur Klärung eines Zusammenhangs zwischen Ursache und Wirkung sind ein experimentelles Design oder die bereits angesprochenen anspruchsvollen statistischen Analyseverfahren (siehe Punkt b) erste Wahl.

d) Unterschiede oder Beziehungen/ Zusammenhänge?
Ein weiterer Irrtum betrifft die mangelnde Unterscheidung zwischen Studien, die Unterschiede untersuchen und solchen, die Beziehungen bzw. Zusammenhänge erfragen (Gray & Grove, 2020). Obwohl die Existenz von Unterschieden auch Zusammenhänge nahelegt, unterscheiden sich das adäquate Design und die statistische Analyse beider Studienfragen:

- Werden in verschiedenen Subgruppen einer (!) Stichprobe (z. B. Männer und Frauen, ältere und jüngere Menschen, Krebskranke und Gesunde) Unterschiede hinsichtlich einer oder mehrerer Variablen erforscht, liegt eine deskriptiv-quantitative Studie vor. Adäquate statistische Analyseverfahren sind unter anderem der Kruskal-Wallis-Test, der Mann-Whitney-U-Test oder der T-Test.
- Werden jedoch in einer (Sub-)Gruppe Beziehungen zwischen mehreren Variablen untersucht, liegt eine korrelationelle Studie vor. Hier werden primär die bereits erwähnten Korrelationskoeffizienten wie Spearman's Rho oder der Pearsons Korrelationskoeffizient verwendet.

Lesetipp 5-2

Röhrig, B., du Prel, J. B., Wachtlin, D. & Blettner, M. (2009). Studientypen in der medizinischen Forschung. *Deutsches Ärzteblatt, 106*(15), 262–268.
Verschiedene Wissenschaftsdisziplinen benennen ähnliche Forschungsdesigns oft mit anderen Bezeichnungen. Eine gute Übersicht zu den in der Medizin verwendeten Designs bietet die Publikation von Röhrig et al. (2009).

Lesetipp 5-3

Das EQUATOR-Network: http://www.equator-network.org/
Die kritische Beurteilung von Studien scheitert oft daran, dass in den Publikationen zur Studie für die Bewertung wesentliche Kriterien nicht angegeben werden. Das EQUATOR-Network hat sich daher zum Ziel gesetzt, Publikationsstandards, das heißt Reporting Guidelines, für bestimmte Studiendesigns zu entwickeln. Wissenschaftliche Fachzeitschriften, wie z. B. Pflege, *erwarten in der Regel, dass sich das Manuskript für eine Studie an der entsprechenden*

Reporting Guideline orientiert. Beispielhaft sei hier die Publikationsleitlinie für Beoachtungsstudien genannt:
STROBE (Strengthening the Reporting of Observational Studies in Epidemiology)
STROBE beschreibt Kriterien für die Publikation von Kohorten, Fall-Kontroll- und Querschnittstudien. Die deutschsprachige Publikation ist unter folgender Quelle zu finden:
Elm, e.V., Altmann, D.G., Egger, M., Pocock, S.C., Gøtzsche, P.C., Vandenbroucke, J.P. & für die STROBE-Initiative. (2008). Das Strengthening the Reporting of Observational Studies in Epidemiology (STROBE-)Statement. *Der Internist, 6*(49), 688–693.
Die Homepage steht übrigens auch in deutscher Sprache zur Verfügung.

5.6 Experimentelle und quasi-experimentelle Designs

Für die Suche nach kausalen Zusammenhängen ist das experimentelle Design das Design erster Wahl. Es beantwortet Fragen wie:

- Welche Auswirkungen hat die motivierende Gesprächsführung bei Menschen mit stabiler koronarer Herzkrankheit auf die Krankheitswahrnehmung (Mülhauser et al., 2018)?
- Welche Auswirkungen hat der lymphologische Kompressionsverband verglichen mit der Standardbehandlung mit Kältepackung auf die Reduktion von Schwellungen nach einer Knietotalprothesen-Operation (Stocker et al., 2018)?
- Welche Auswirkungen hat eine Bildungsintervention auf die Einstellung von Pflegenden gegenüber dem „Advanced Nursing Process" (Leoni-Scheiber et al., 2016)?

Definition 5-13

Bei einem experimentellen Design wird die Auswirkung einer Maßnahme, Intervention (oder Manipulation) bei einer genau definierten Patientengruppe (z.B. mit abdominalchirurgischen oder gynäkologischen Operationen) in Bezug auf ein vorher genau definiertes Zielkriterium (z.B. Angst, Schmerzen, Anzahl bestimmter Keime) untersucht (**Abb. 5-7**).

Das Zielkriterium wird in der Regel vor der Intervention (Pre-Test) und nach der Intervention (Post-Test) gemessen. Der Begriff „Pre-Test" darf nicht mit dem gleichnamigen Pretest im Forschungsprozess verwechselt werden, mit dem vor der eigentlichen Studie das Vorgehen getestet wird (s. Kap. 2).

Die Daten werden mit Verfahren der schließenden Statistik, u.a. mithilfe von Tests wie dem Mann-Whitney-U-Test oder dem T-Test, analysiert (Gray & Grove, 2020).

5.6.1 Kriterien von Experimenten und Quasi-Experimenten

Für ein klassisches Experiment (**Abb. 5-7**), auch randomisierte kontrollierte Studie (RCT = *randomised controlled trial*) genannt, müssen drei Voraussetzungen erfüllt sein:

1. Manipulation/Intervention
2. Kontrolle
3. Randomisierung.

Fehlen Kontrolle und/oder Randomisierung, spricht man von einem Quasi-Experiment.

1. Manipulation/Intervention
In einem Experiment oder Quasi-Experiment wird gezielt die Wirkung einer Intervention untersucht (z.B. tiefe Atementspannung, Fußreflexzonenmassage, bestimmte Verbandarten). In der Literatur spricht man in der Regel von *Manipulation*, da die experimentierende Person etwas mit den Teilnehmenden tut, das heißt eine spezielle Maßnahme an ihnen ausführt (Gray & Grove, 2020).

2. Kontrolle
Um eine kausale Beziehung zwischen Intervention und Zielkriterium möglichst zweifelsfrei herstellen zu können, werden alle ebenfalls das

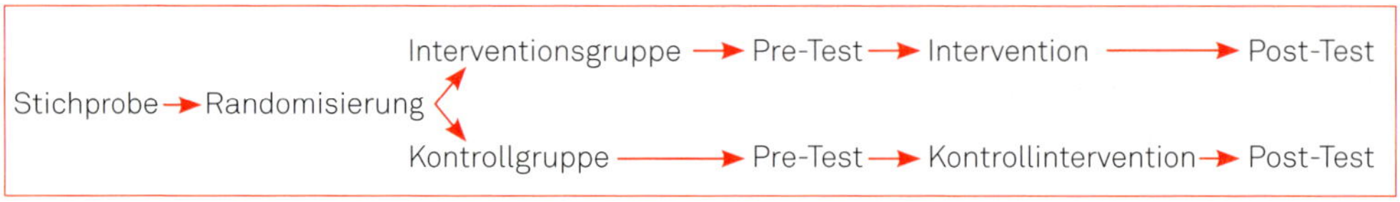

Abbildung 5-7: Klassisches Experiment (RCT) (Quelle: Eigendarstellung in Anlehnung an Grove et al., 2013)

Zielkriterium beeinflussenden Variablen „kontrolliert" und systematische Fehler minimiert (s. Kap. 5.1.4). Das heißt, Interventions- und Kontrollgruppe gleichen sich in allen wesentlichen Merkmalen und sollen sich nur durch die Art der Intervention unterscheiden. Es gibt verschiedene Möglichkeiten des „Kontrollierens", z. B. über:

a. Kontrollgruppen
b. Verblindung
c. Messinstrumente
d. die Bestimmung möglicher Studienteilnehmer.

Die verschiedenen Optionen führen zu unterschiedlichen Formen des experimentellen Designs.

a) Kontrollgruppen

Die einfachste Möglichkeit bei einem Experiment ist, eine Interventions- und eine Kontrollgruppe zu untersuchen. Die Kontrollgruppe erhält eine Vergleichsintervention oder auch gar keine Intervention. Bei Stocker et al. (2018) erhielten die Teilnehmenden in der Interventionsgruppe einen lymphologischen Kompressionsverband, die Teilnehmenden in der Kontrollgruppe die bisherige Standardbehandlung, eine Kältepackung.

Je nach Fragestellung(en) bietet eine einzige Kontrollgruppe oft nicht genügend Vergleichsmöglichkeiten und erschwert damit die Interpretation der Ergebnisse. Kesselring (1998) wollte die Wirkung der Fußreflexzonenmassage (FRM) untersuchen. Deren Wirkung kann jedoch sowohl durch die Fußmassage als auch durch die Zuwendung begründet sein. Daher wählte die Forscherin drei Kontrollgruppen: eine Gruppe erhielt Fußmassage, eine Gruppe Zuwendung und die letzte Gruppe keinerlei Intervention.

b) Verblindung

Eine Verblindung wird unter anderem zur Vermeidung des „Placeboeffekts" durchgeführt. Verblindung bedeutet, bestimmte Personengruppen wissen nicht, in welcher Gruppe (Interventions-/Kontrollgruppe) sich der Patient befindet. Prinzipiell können mindestens die folgenden Personengruppen verblindet werden (Devereaux et al., 2002):

- die Studienpatienten
- die Intervention durchführende Personen
- die den Pre- und Post-Test erhebenden Personen und/oder
- die datenauswertenden Personen sowie
- weitere in die Therapie involvierte Personen, z. B. Pflegende.

Kennt nur einer der beteiligten Akteure die Gruppenzugehörigkeit nicht, spricht man von „einfachen Verblindung" und entsprechend weiter von „Doppel-", „Dreifach-" oder „Vierfach-Verblindung". Da mit der Art der Verblindung nicht automatisch bestimmte Personen gemeint sind, muss zusätzlich angegeben werden, wer jeweils verblindet wurde. Eine Verblindung der Pre- und Post-Test-Erheber einer Studie spielt aber eine große Rolle bei der Testung von Diagnostikinstrumenten, z. B. Dekubitusrisikoskalen (Balzer et al., 2013).

Beispiel 5-6

In der Studie von Stocker et al. (2018) gewährleisteten die Forschenden die Verblindung der Messpersonen, indem Pflegefachpersonen jeweils vor den Messungen alles Material entfernten und die Teilnehmenden sich nicht über die Art der Intervention gegenüber der Messperson äußern durften.

Ein Beispiel aus einer nichtexperimentellen Studie soll die Verblindung der Post-Test-Erhebenden verdeutlichen. Die Testung der Validität von Dekubitusrisikoskalen beruht auf der Grundannahme, dass nur die Patienten ein Druckgeschwür entwickeln dürfen, die als dekubitusgefährdet erkannt wurden. Sinnvoll ist es nun, den Post-Test-Erheber für die Inspektion, ob der Patient einen Dekubitus entwickelt hat, zu verblinden. Weiß der Post-Test-Erheber, dass der Patient dekubitusgefährdet war, ist er vielleicht eher geneigt, ein rötliches Hautphänomen als Dekubitus zu bezeichnen und umgekehrt (Halfens, 2000).

Eine notwendige Verblindung aller Beteiligten ist jedoch aus praktischen und/oder ethischen Gründen nicht immer möglich bzw. eine große Herausforderung. Wie will man bei der Untersuchung zur Wirkung von Lavendelöl auf das Schlafverhalten den Geruch des Lavendels verdecken? Und wie kann man bei dem Vergleich einer operativen mit einer konservativen Vorgehensweise verblinden? Es gab zwar schon Scheinoperationen, die aber angesichts mehrerer, forschungsethischer Aspekte schwer zu begründen sind. Daher muss man manchmal auf gewünschte Verblindungen verzichten. Mülhauser et al. (2018) führten beispielsweise eine unverblindete Studie durch. Wie bei Stocker et al., 2018, lassen sich jedoch auch dann häufig zumindest diejenigen verblinden, die die Messdaten erheben.

c) Messinstrumente

Auch die Eigenschaften des Messinstruments zur Messung des Zielkriteriums können das Ergebnis der Studie beeinflussen. Weiß man, dass beispielsweise durch Erinnerungseffekte ein Test zum Selbstpflegeverhalten auch ohne Intervention besser ausfällt, muss man versuchen, diesen Effekt auszuschalten. Eine Möglichkeit bietet das Vier-Gruppen-Design (**Abb. 5-8**).

Um die Größe der Erinnerungseffekte eines Messinstruments zu kontrollieren bzw. abzuschätzen,

- wird bei einer Kontrollgruppe, die die Intervention nicht erhält, die Messung vor- und nachher durchgeführt.
- erhält eine Kontrollgruppe die Intervention, jedoch wird dort nur nach der Intervention gemessen,
- und bei einer Kontrollgruppe wird keine Intervention durchgeführt, sondern nur eine Nachher-Messung.

Kann man die erforderliche Stichprobenzahl für ein Vier-Gruppen-Design nicht erreichen, bietet sich als Alternative das „Nur-Post-Design" an (**Abb. 5-9**). Hier wird auf die Durchführung eines Pre-Tests verzichtet und man vergleicht nur die Ergebnisse der Tests nach der Intervention. Nachteilig bei diesem Design ist, dass man nicht weiß, welche Testwerte die beiden Gruppen vor der Intervention hatten und ob hier schon ein systematischer Unterschied zwischen den beiden Gruppen bestand.

Weitere experimentelle und quasi-experimentelle Designs finden Sie bei Gray & Grove (2020).

d) Bestimmung der Studienteilnehmenden

Um Verzerrungen und Störungen durch Patienteneigenschaften, wie bestimmte Krankheiten, Prädispositionen, Einstellungen, Fähigkeiten

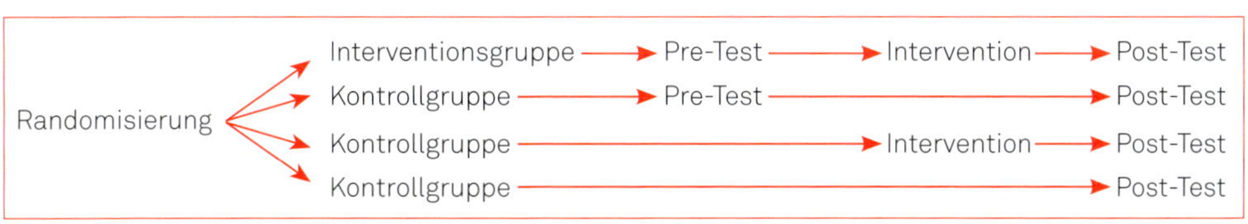

Abbildung 5-8: Das Vier-Gruppen-Design (Quelle: Eigendarstellung)

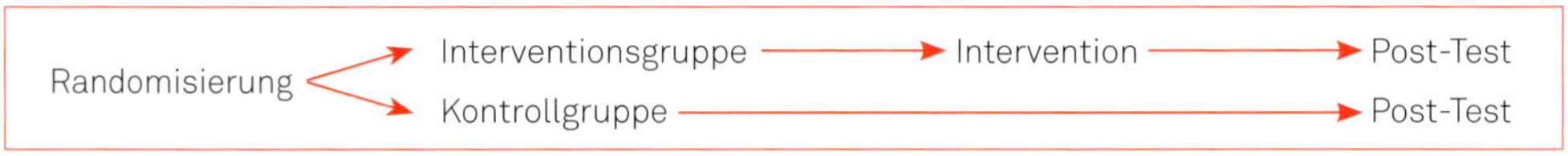

Abbildung 5-9: Das Nur-Post-Design (Quelle: Eigendarstellung)

oder Verhaltensweisen, auszuschalten, definiert man über Ein- und Ausschlusskriterien mögliche Studienteilnehmende.

Beispiel 5-7

Eisenschink, A., Kirchner, E., Bauder-Mißbach, H., Loy, S. & Kron, M. (2003). Auswirkungen der kinästhetischen Mobilisation im Vergleich zur Standardmobilisation auf die Atemfunktion bei Patienten nach aorto-koronarer Bypass-Operation. *Pflege, 16*(4), 205–215.

Eisenschink et al. (2003) *untersuchten die Auswirkungen einer postoperativen kinästhetischen Mobilisation (Manipulation) bei Patienten nach aorto-koronarem Venen-Bypass (Zielgruppe) auf Atemminutenvolumen und Atemfrequenz (Zielkriterien). Eingeschlossen wurden Patienten zwischen 60 und 80 Jahren, ausgeschlossen waren Patienten mit Lungenvorerkrankungen obstruktiver Genese, die länger als 5 Jahre bestanden hatten, mit einer unzureichenden Lungenfunktion (gemessen und definiert über ein bestimmtes Ergebnis der Lungenfunktionsprüfung) und einer Intubation von mehr als 2 Tagen.*

Mithilfe dieses Vorgehens kann man mögliche Ergebnisse sicherer auf die Wirkung der Intervention zurückführen, statt Eigenschaften der Studienteilnehmenden dafür verantwortlich zu machen. Nachteil ist, dass die ausgewählten Teilnehmenden mit den Alltagspatientinnen und -patienten, bei denen die Forschungsergebnisse später angewendet werden, kaum identisch sind.

3. Randomisierung

Randomisierung ist die zufällige Verteilung der Studienteilnehmenden auf die Kontroll- und die Interventionsgruppe. Mit einer Randomisierung ist es sehr wahrscheinlich, dass bei einer ausreichenden Stichprobengröße wichtige bekannte, aber auch unbekannte Variablen bzw. Einflussgrößen zufällig gleichmäßig auf die Untersuchungsgruppen verteilt sind (Confounder, s. Kap. 5.1.4). Zeigt sich in der Auswertung ein Unterschied in den Zielkriterien, so liegt dieser dann mit hoher Wahrscheinlichkeit in der Intervention begründet. Damit bietet die Randomisierung auch eine weitere zentrale Möglichkeit der Kontrolle. Prinzipien und Verfahren der Randomisierung werden in Kapitel 9 beschrieben.

5.6.2 Unizentrische und multizentrische Studien

Experimentelle und quasi-experimentelle Designs werden zudem noch durch die Anzahl der beteiligten Einrichtungen (uni- und multizentrisch) beschrieben.

Durch den Einschluss bestimmter definierter Studienteilnehmenden in (quasi-)experimentelle Studien kann die notwendige Stichprobengröße in den einzelnen Einrichtungen oft nur durch langjährige Studienverläufe oder gar nicht erreicht werden. Daher führt man die Studie nicht „unizentrisch", das heißt in einer Einrichtung, sondern mit anderen Einrichtungen „multizentrisch" durch. Um Beeinflussungen des Zielkriteriums durch die unterschiedlichen Einrichtungen zu minimieren, muss innerhalb der Studie ein streng standardisiertes Vorgehen gewährleistet sein.

Beispiel 5-8

Mülhauser et al. (2018) wollten je 150 Personen in die Interventions- und Kontrollgruppe einschließen. Sie brauchten dazu zwei Jahre.

5.6.3 Fehlerquellen in (quasi-) experimentellen Studien

Verzerrungen entstehen in (quasi-)experimentellen Studien v.a. durch mangelnde Kontrolle und inadäquate Randomisierung.

Daneben gibt es aber auch eine Fehlerquelle im Rahmen der Datenauswertung, die das Ergebnis der Studie wesentlich beeinflussen kann. Diese betrifft die Auswertung der Patienten, die die Studie abbrechen (*drop out*). In der Praxis kann es vorkommen, dass Teilnehmende wegen Beschwerden ihre Studienteilnahme abbrechen oder die Gruppe wechseln und nur wenige überhaupt die Studie insgesamt durchführen. Würden nun die Ergebnisse nur auf der Grundlage, der die Studie insgesamt beendenden Gesamtteilnehmenden berechnet (*per protocol*), würde damit der Effekt der Intervention maßgeblich beeinflusst. Daher sollte die Auswertung auf der Grundlage aller Teilnehmenden vorgenommen werden, die die Studie begonnen haben. Diese Form der Auswertung nennt man *Intention-to-treat-Analyse* (ITT). Für den Ersatz der fehlenden Daten gibt es verschiedene Möglichkeiten. Man kann diese beispielsweise durch die berechneten Mittelwerte oder die jeweils schlechtesten Werte der anderen Studienteilnehmenden ersetzen.

Werden die Analyseverfahren in der Publikation nicht angegeben, sollte man sich die Gruppengrößen zu Beginn und am Ende der Studie genauer ansehen. Werden mehr als 80 % der Teilnehmenden, die die Studie begonnen haben, am Ende ausgewertet, spricht dies in der Regel nicht für größere Einflüsse auf das Ergebnis (Behrens & Langer, 2022). Unterscheiden sich die Gruppen jedoch deutlich in der Größe der Studienabbrecherinnen und -abbrecher, ist Vorsicht bei der Interpretation und im Hinblick auf die Belastbarkeit der Ergebnisse angezeigt.

Beispiel 5-9

Behrens, J. & Langer, G. (2022). *Evidence-based Nursing and Caring. Methoden und Ethik der Pflegepraxis und Versorgungsforschung – Vertrauensbildende Entzauberung der „Wissenschaft“* (5. vollst. überarb. und erw. Aufl.). Bern: Hogrefe.

Behrens und Langer (2022) *beschreiben die Auswirkungen der Auswertungsmethode auf die Ergebnisse (S. 207). Im genannten Beispiel hat die Europäische Chirurgengruppe bei einer Studie für die Intention-to-treat-Analyse nichtsignifikante Ergebnisse (p = 0,17), für die Per-Protocol-Auswertung signifikante Ergebnisse (p = 0,02) und die As-Treated-Analyse hoch signifikante Ergebnisse (p=0,003) gefunden. An dieser Stelle sei auf Kapitel 11.3.1 verwiesen. Dort wird betont, dass bei einem hoch signifikanten Ergebnis nicht automatisch auf einen sehr großen Effekt geschlossen werden kann, sondern dass man sich nur sehr sicher sein kann, einen Effekt gefunden zu haben.*

Lesetipp 5-4

Das CONSORT-Statement: http://www.consort-statement.org

Das CONSORT-Statement ist eine Reporting Guideline für (quasi-)experimentelle Studien. Die deutsche Version ist zu finden unter:

Schulz, K.F., Altman, D.G. & Moher, D. (2011). CONSORT 2010: Aktualisierte Leitlinie für Berichte randomisierter Studien im Parallelgruppen-Design. *Deutsche Medizinische Wochenschrift, 136*(08), e20–e23.

5.6.4 Kausale Aussagefähigkeit von Forschungsdesigns

Die Durchführung eines Experiments ist sehr aufwendig, kostenintensiv und aus ethischen und/oder praktischen Gründen nicht immer möglich. Zur Untersuchung kausaler Zusammenhänge ist man daher oft (zunächst) auf andere Designs angewiesen. Dabei wird die Aussagekraft der Ergebnisse im Hinblick auf mögliche kausale Zusammenhänge jedoch schwächer. Innerhalb der quantitativen Designs besteht ein Gefälle hinsichtlich der Aussagekraft kausaler Zusammenhänge (Polit & Beck, 2016). Die stärkste Aussagekraft haben experimentelle Studien, die schwächste retrospektive korrelationelle Designs (**Abb. 5-10**).

Beispiel 5-10

Krüger et al. (2022) wollten wissen, welche Auswirkungen eine Kurzfortbildung zu Beginn des Spätdienstes verglichen mit zum Ende des Frühdienstes auf die Wissensaufnahme der Pflegenden auf einer Intensivstation hatte. Dazu führten sie eine „Beobachtungsstudie“ durch, d.h. eine nicht-experimentelle Studie. Die eingeschlossenen 426 Pflegenden konnten sich selbst für eine Veranstaltung entscheiden. Zur Überprüfung des Zielkriteriums, der Wissensaufnahme, mussten drei Fragen mit je drei Antwortoptionen beantwortet werden. Die Teilnehmenden zu Beginn des Spätdienstes hatten mehr korrekte Antworten als die Teilnehmenden zum Ende des Frühdienstes (OR 1,22 (95%-CI 0,90–1,64)).
Das Studiendesign ist nicht geeignet, einen kausalen Zusammenhang zwischen Zeitpunkt der Fortbildung und Wissensaufnahme herzustellen. Die Forschenden empfehlen deswegen auch eine randomisierte kontrollierte Studie durchzuführen.

Studienaufgabe 5-4

Zur Untersuchung der Auswirkungen von Unterernährung auf die Entwicklung eines Druckgeschwürs lässt sich beispielsweise allein aus ethischen Gründen kein Experiment durchführen. Welches Design würden Sie zur Beantwortung der Frage vorschlagen und wie aussagekräftig wäre dies hinsichtlich kausaler Zusammenhänge?

Übungsaufgaben zu Kapitel 5

1. Welche Designs würden Sie vorschlagen, um folgende Fragen zu beantworten? Achten Sie hierbei bitte auf Realisierbarkeit und Aussagekraft:
   a. Verbessert die intensive Interaktion der Pflegeperson mit der Patientin oder dem Klienten die Wundheilung?
   b. Welchen Einfluss hat eine Patientenschulung zur Förderung der krankheitsbedingten Selbstpflege auf die Ernährung und Flüssigkeitsaufnahme von dialysepflichtigen Patienten?
   c. Wie werden die Wundränder gepflegt: wie häufig, welche Mittel werden eingesetzt, werden septische und aseptische Wunden unterschiedlich behandelt?
   d. Etablierung von Pflegestandards zur Behandlung von Mangelernährung – ein Muss?
   e. Welche Auswirkungen hat eine gemüsereiche Ernährung auf die Entstehung von Krebs?
2. Görres, Hinz und Reif (2002) untersuchten in einer Studie die Verbreitung, das Verständnis, Ziele, praktische Umsetzung und Erfahrungen mit Pflegevisiten im norddeutschen Raum. Um welches Design handelt es sich bei der Studie?
3. Im vergangenen Jahrhundert wurden dekubitusgefährdete Hautstellen, z.B. die Steißregion, einer abwechselnden Kälte- und

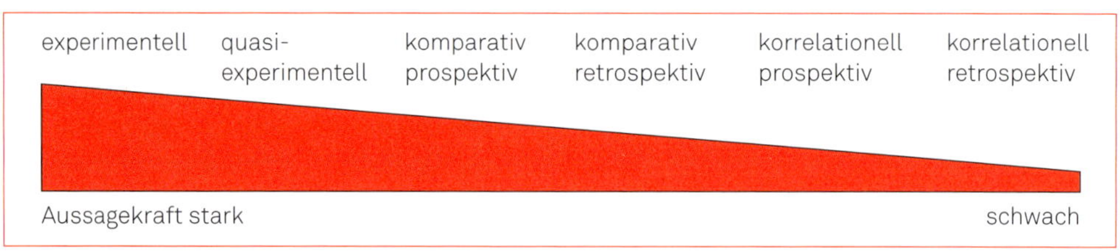

Abbildung 5-10: Kausale Aussagefähigkeit quantitativer Forschungsdesigns (Quelle: Eigendarstellung)

Wärmebehandlung (sog. „Eisen und Föhnen") ausgesetzt. Ziel dieser 15- bis 20-minütigen Prozedur waren ein Gefäßtraining und eine Stärkung der Durchblutung dieses Gebiets zur Verhinderung eines Druckgeschwürs. Durchführende Pflegekräfte konnten häufig auf der Grundlage ihrer Erfahrungen über den Erfolg der Maßnahme berichten. Bitte stellen Sie die Art des Zusammenhangs grafisch dar.

5.7 Literatur

Balzer, K., Köpke, S., Lühmann, D., Haastert, B., Kottner, J. & Meyer, G. (2013). Designing trials for pressure ulcer risk assessment research: methodological challenges. *International Journal of Nursing Studies, 50*(8), 1136–1150. https://doi.org/10.1016/j.ijnurstu.2013.02.008

Behrens, J. & Langer, G. (2022). *Evidence-based Nursing and Caring. Methoden und Ethik der Pflegepraxis und Versorgungsforschung – Vertrauensbildende Entzauberung der „Wissenschaft"* (5. vollst. überarb. und erw. Aufl.). Bern: Hogrefe. https://doi.org/10.1024/86074-000

Bonita, R., Beaglehole, R. & Kjellström, T. (2013). *Einführung in die Epidemiologie* (3., korr. Aufl.). Bern: Huber.

Devereaux, P., Bhandari, M., Montori, V., Manns, B., Ghali, W. & Guyatt, G. (2002). Double blind, you are the weakest link – goodbye. *Evidence-Based Nursing, 5*(4), 36–37. https://doi.org/10.1136/ebn.5.2.36

Dienel, M. (2006). Ein neu entdeckter Schutzfaktor vor Alzheimer-Demenz: Zahlreiche noch erhaltene Zähne – die Neuburger Demenzstudie. *European Journal of Geriatrics, 8*(3), 166–70.

Eisenschink, A., Kirchner, E., Bauder-Mißbach, H., Loy, S. & Kron, M. (2003). Auswirkungen der kinästhetischen Mobilisation im Vergleich zur Standardmobilisation auf die Atemfunktion bei Patienten nach aorto-koronarer Bypass-Operation. *Pflege, 16*(4), 205–215. https://doi.org/10.1024/1012-5302.16.4.205

Fischer, L., Dadaczynski, K. & Rathmann, K. (2020). Psychosoziale Arbeitsbedingungen und Burnout-Symptome in der stationären somatischen und psychiatrischen Gesundheits- und Krankenpflege. *Pflege, 33*(2), 93–104. https://doi.org/10.1024/1012-5302/a000720

Gattinger, H., Ott, S. & Saxer, S. (2014). Pflegebedarfserfassungsinstrumente BESA und RAI: Vergleich der Outcomes in Minuten. *Pflege, 27*(1), 31–40. https://doi.org/10.1024/1012-5302/a000337

Gräske, J., Lengert-Brzozowski, S., Neumann, F., Görsch, L., Biniok, M. & Koppe, L. (2021). COVID-19-Pandemie in Berlin und Brandenburg – Eine Ist-Analyse in Krankenhäusern aus Sicht des Pflegemanagements. *Pflege,* 34(1), 3–12. https://doi.org/10.1024/1012-5302/a000775

Graf, S., Hediger, H. & Lauener, S.K. (2020). Delir im Akutspital-Pflegeaufwand und Sturzrisiko. *Pflege, 33*(3), 133–142. https://doi.org/10.1024/1012-5302/a000737

Gray, J. & Grove, S.K. (2020). *Burns and Grove's The Practice of Nursing Research: Appraisal, Synthesis, and Generation of Evidence* (9. Aufl.). St. Louis, MO: Saunders/Elsevier Health Sciences.

Halfens, R. (2000). Risk assessment scales for pressure ulcers: A theoretical, methodological and clinical perspective. *Ostomy Wound Management, 46*(8), 36–44.

Hantikainen, V., Koller, K., Grywa, D., Niemi, J. & Välimäki, M. (2001). Die Lebensqualität von schizophreniekranken Menschen in Wohnheimen: Einschätzen von Individuen. *Pflege, 14*(2), 106–115. https://doi.org/10.1024/1012-5302.14.2.106

Hartgrink, H., Wille, J., König, P., Hermans, J. & Breslau, P. (1998). Pressure sores and tube feeding in patients with a fracture of the hip: a randomized clinical trial. *Clinical Nutrition, 17*(6), 187–292. https://doi.org/10.1016/S0261-5614(98)80321-X

Haslinger-Baumann, E., Lang, G. & Müller, G. (2015). Einfluss und Zusammenhang von Einstellung, Verfügbarkeit und institutioneller Unterstützung auf die Anwendung von Forschungsergebnissen in der pflegerischen Praxis. Ergebnisse einer explorativen quantitativen Querschnittstudie. *Pflege, 28*(3), 145–155. https://doi.org/10.1024/1012-5302/a000422

Heindl, P., Kozon, V. & Ruppert, S. (2014). Umgang von österreichischen Pflegepersonen mit der Patientenverfügung. *Pflege, 27*(5), 337–346. https://doi.org/10.1024/1012-5302/a000380

Kesselring, A., Spichiger, E. & Müller, M. (1998). Fußreflexzonenmassage. *Pflege, 11*(4), 213–218.

Krüger, L., Mannebach, T. & Luderer, C. (2021). Bessere Wissensaufnahme durch Kurzfortbildungen vor dem Spätdienst statt nach dem Frühdienst?. *Pflege, 35*(1), 23–32. https://doi.org/10.1024/1012-5302/a000813

Kostner, R., Mairvongrasspeinten, H., Polo, A.D.M., Vittadello, F., Ausserhofer, D. & Mantovan, F.

(2019). Arten und Häufigkeiten von Komplikationen bei Midline-Kathetern und PICCs in einem Südtiroler Bezirkskrankenhaus-eine retrospektive Kohortenstudie. *Pflege, 32*(2), 107–114. https://doi.org/10.1024/1012-5302/a000654

Leoni-Scheiber, C., Gothe, R.M. & Müller-Staub, M. (2016). Die Einstellung deutschsprachiger Pflegefachpersonen gegenüber dem „Advanced Nursing Process" vor und nach einer Bildungsintervention. Quasi-experimentelle Interventionsstudie. *Pflege, 29*(1), 33–42. https://doi.org/10.1024/1012-5302/a000466

Mahler, C., Schmidt, A. & Verveur, D. (2004). Einsatz der Hydrokolloidplatte bei Wundsein im Genitalbereich bei Frühgeborenen. *Pflege, 17*(6), 395–401. https://doi.org/10.1024/1012-5302.17.6.395

Mayer, H. & Panfil, E. (2015). Prävalenz und Inzidenz. In E. Panfil & G. Schröder (Hrsg.), *Pflege von Menschen mit chronischen Wunden* (3. Aufl., S. 595–607). Bern: Huber/Hogrefe.

Misamer, M., Warneck, J., Meyer-Rötz, S.H., Belz, M., Wiltfang, J. & Signerski-Krieger, J. (2021). Wissensstände und Einstellungen von Altenpflegeauszubildenden zum Thema Alterssexualität. *Pflege, 35*(1), 41–48. https://doi.org/10.1024/1012-5302/a000826

Mülhauser, S., Börner, M.B., Saner, H. & Zumstein-Shaha, M. (2018). Auswirkung motivierender Gesprächsführung auf die Krankheitswahrnehmung bei stabiler koronarer Herzkrankheit. Eine randomisiert-kontrollierte Studie. *Pflege, 31*(2), 75–85.

Polit, D.F. & Beck, C.T. (2016). *Nursing Research: Generating and Assessing Evidence for Nursing Practice* (10. Aufl.). Philadelphia, PA: Wolters Kluwer Health, Lippincott Williams & Wilkins.

Röhrig, B., du Prel, J.B., Wachtlin, D. & Blettner, M. (2009). Studientypen in der medizinischen Forschung. *Deutsches Ärzteblatt, 106*(15), 262–268.

Samel, C., Albus, C., Tebest, R., Forster, K., Lüngen, M., Niecke, A., Pfaff, H. & Peters, K.M. (2019). Behindertenspezifische Herausforderungen bei der pflegerischen Versorgung von contergangeschädigten Menschen – eine Bedarfsanalyse. *Pflege, 32*(3), 137–145. https://doi.org/10.1024/1012-5302/a000670

Scheele, C.M., Göhner, W. & Schumann, H. (2020). Querschnittstudie zu Skin Tears in fragiler Altershaut. *Pflege, 33*(3), 123–132. https://doi.org/10.1024/1012-5302/a000742

Schwarz, C. (2004). Wissenschaftlich bewiesen: Kinder werden von Störchen gebracht. *Dr. med. Mabuse, 152*, 82.

Stocker, B., Babendererde, C., Rohner-Spengler, M., Müller, U.W., Meichtry, A. & Luomajoki, H. (2018). Lymphologischer Kompressionsverband oder Standardbehandlung mit Kältepackung zur Schwellungsreduktion nach Knietotalprothesen-Operation. *Pflege, 31*(1), 19–29. https://doi.org/10.1024/1012-5302/a000575

Voigt, K., Rühle, F., Bergmann, A., Schübel, J., Hirsch, K. & Riemenschneider, H. (2016). Impfstatus bei Pflegepersonal. *Pflege, 29*(4), 205–212. https://doi.org/10.1024/1012-5302/a000497

Wenzel, A., Budnick, A., Schneider, J., Kreutz, R. & Dräger, D. (2020). Pflegerisches Schmerzmanagement bei ambulant versorgten Pflegebedürftigen. *Pflege, 33*(2), 63–73. https://doi.org/10.1024/1012-5302/a000717

Wildgruber, D., Frey, J., Seer, M., Pinther, K., Koob, C. & Reuschenbach, B. (2020). Arbeitsengagement und Belastungserleben von Health Professionals in Zeiten der Corona-Pandemie. *Pflege, 33*(5), 299–307. https://doi.org/10.1024/1012-5302/a000759

Weiterführende Literatur

In jedem Übersichtswerk zur Pflegeforschung werden quantitative Designs thematisiert. Wir möchten v. a. folgende Titel empfehlen:

Behrens, J. & Langer, G. (2022). *Evidence-based Nursing and Caring. Methoden und Ethik der Pflegepraxis und Versorgungsforschung – Vertrauensbildende Entzauberung der „Wissenschaft"* (5. vollst. überarb. und erw. Aufl.). Bern: Hogrefe. https://doi.org/10.1024/86074-000

Wer sich in die kritische Bewertung von quantitativen Designs vertieft einarbeiten möchte, dem seien bei Behrens und Langer die Kapitel 4.3 bis 4.8 empfohlen. Die Autoren beschreiben die Analyse verschiedener weiterführender quantitativer Designs, konzentrieren sich aber v. a. auch auf Interventionsstudien.

EQATOR Network. (o.D.). *Enhancing the QUAlity and Transparency Of health Research.* -Netzwerk. Verfügbar unter http://www.equator-network.org

Welche Informationen muss die Publikation einer Studie enthalten, damit die Lesenden die Qualität der Studie einschätzen können? Die notwendigen Informationen unterscheiden sich je nach Studiendesign. Das Equator-Netzwerk bietet auf seiner Homepage die sogenannten „Reporting-Guidelines“. Dies sind Publikationsvorlagen für verschiedene Forschungsdesigns mit der Beschreibung von wichtigen zu veröffentlichen Studiendetails.

Gray, J. & Grove, S.K. (2020). *Burns and Grove's The Practice of Nursing Research: Appraisal, Synthesis, and Generation of Evidence* (9. Aufl.). St. Louis, MO: Saunders/Elsevier Health Sciences.

Zusammen mit dem Werk von Polit und Beck einer der beiden englischsprachigen Klassiker zur Pflegeforschung.

Polit, D.F. & Beck, C.T. (2020). *Nursing Research: Generating and Assessing Evidence for Nursing Practice* (11. Aufl.). Philadelphia, PA: Wolters Kluwer Health, Lippincott Williams & Wilkins.

Zusammen mit dem Werk von Gray & Grove (2020, s.o.) einer der beiden englischsprachigen Klassiker zur Pflegeforschung.

6
Spezielle Designs

Tina Quasdorf, Daniela Holle und Eva-Maria Panfil

Die Pflegewissenschaft ist eine Disziplin, die sich mit komplexen Forschungsgegenständen befasst, welche in einem interdisziplinären Kontext angesiedelt sind und die unterschiedlichsten Versorgungssituationen widerspiegeln. Häufig gelingt es nicht, die in dieser Komplexität angesiedelten Phänomene mit monomethodischen Forschungsansätzen in Gänze zu erfassen oder ausschließlich über Primärstudien zu erheben. Daher etabliert sich zunehmend die Erkenntnis, dass sich die Kombination qualitativer und quantitativer Methoden (*Mixed Methods*) sowie die Erstellung von Übersichtsarbeiten (*Reviews*) für die Bearbeitung pflegewissenschaftlicher Fragestellungen anbieten.

Kapitel 6.1 gibt einen Überblick über das Thema „*Mixed Methods*" im Allgemeinen und über Anwendungsbereiche im Rahmen der Pflegeforschung. Wesentliches Kriterium von Mixed Methods ist die Integration qualitativer und quantitativer Methoden. Mixed Methods haben sich in den vergangenen Jahren zunehmend im forschungstheoretischen Diskurs und auch in der Pflegeforschung etabliert. Aspekte, die aktuell diskutiert werden, sind u.a. mögliche Anwendungsbereiche, die zugrundeliegenden Paradigmen, die Art und Weise der Integration der qualitativen und quantitativen Anteile oder die Beschreibung von Kern-Designs der Mixed Methods-Forschung. Diese und weitere Themen werden im folgenden Kapitel aufgegriffen.

Ein weiteres „spezielles Design" sind die systematischen Übersichtsarbeiten oder Reviews (Kap. 6.2). Sie sind Designs der Sekundärforschung. So wie sich das Wissen stetig fortentwickelt, werden auch Forschungsmethoden ständig weiterentwickelt. Besonders auffällig ist dies bei allen Methoden, die bestehendes Wissen methodisch basiert identifizieren und zusammenfassen. In den vergangenen Jahren sind immer neue Formen von Reviews entstanden. Da sich dieses Forschungsdesign in einer rasanten Entwicklung befindet, gibt es auch immer mehr Forschung über Reviews.

Lernziele

Nach dem Bearbeiten dieses Kapitels sollen Sie

- die Bedeutsamkeit von *Mixed Methods* für die Pflegeforschung kennen.
- die Kernelemente zeitliche Abfolge, Priorität und Interaktion eines Mixed Methods-Designs erklären können.
- das Konzept der Integration in Mixed Methods-Studien erklären können.
- Merkmale unterschiedlicher Mixed Methods-Designs erklären können.
- kritische Analysen von Mixed Methods-Studien vornehmen können.
- die unterschiedlichen Formen von Reviews voneinander unterscheiden können.
- Methoden für die Erstellung von ausgewählten Reviews beschreiben können.

Schlüsselwörter
Mixed Methods, komplexe Intervention, Forschungsparadigmen, Mixed Methods-Designs, Reviews, Übersichtsarbeiten, Review-Familien, PICO, narrativer Review, Scoping Review, Mapping Review, systematischer Review, Meta-Analyse, Meta-Synthese, Rapid Review

6.1 Mixed-Methods-Forschungsdesigns

Tina Quasdorf und Daniela Holle

6.1.1 Notwendigkeit von Mixed Methods für die Pflegewissenschaft

Die Pflege(-wissenschaft) bewegt sich in einem komplexen System disziplinübergreifender Gesundheitsversorgung, die eine integrierte, transsektorale und berufsgruppenübergreifende Koordination der Versorgungsleistungen notwendig macht (Wille et al., 2009). Pflegerische Versorgung umfasst ein breites Spektrum an Maßnahmen, wie etwa Beratung, Behandlung und Begleitung von Klienten und ihren Familien in unterschiedlichen Versorgungssettings (Voigt-Radloff et al., 2013). Gemeinsam ist diesen Maßnahmen, dass sie häufig ein hohes Maß an Komplexität aufweisen.

Monomethodische Ansätze, die sich ausschließlich qualitativer oder quantitativer Methoden bedienen, können dieser Komplexität häufig nicht gerecht werden. Das zunehmende Bewusstsein dafür, dass Gesundheitsversorgung durch komplexe Aktivitäten und Interventionen gekennzeichnet ist, bringt daher eine zunehmende Aufmerksamkeit für die Notwendigkeit von *Mixed Methods* auch in der Pflegeforschung mit sich (Richards & Borglin, 2011; Polit & Beck, 2021). Eine Forschung, welche die komplexe Realität der Gesundheitsversorgung nicht berücksichtigt, gilt als wenig wertvoll (Borglin, 2015). Obwohl deskriptive Studien und Querschnittdesigns selbstverständlich für die Bearbeitung zahlreicher Forschungsthemen notwendig und angemessen sind (Swatzell & Jennings, 2007), wird immer deutlicher auch die Bedeutung von hervorgehoben, die darüber hinausgeht und der Implementierung evidenzbasierten Wissens in die komplexe pflegerische Versorgungsrealität gerecht wird (Hallberg, 2006; Mantzoukas, 2009).

Polit und Beck (2021) beschreiben die folgenden drei Aspekte als Vorteile und Mehrwert von Mixed Methods-Ansätzen:

1. *Komplementarität*; hierbei verstehen sie Worte und Zahlen als die beiden grundlegenden Sprachen menschlicher Kommunikation, wobei die komplementäre Anwendung qualitativer und quantitativer Methoden beides umfasst.
2. *Zweckmäßigkeit;* diese ergibt sich dadurch, nicht durch ein starres Festhalten an einer bestimmten Methode gebunden und eingeschränkt zu sein.
3. *Verbesserte Gültigkeit (Validität);* die Integration qualitativer und quantitativer Methoden bietet die Möglichkeit, Interpretationen zu testen und/oder zu bestätigen sowie zu beurteilen, ob der Kontext, die Ergebnisse beeinflusst hat.

Im Feld der Gesundheitsversorgung und der Pflegewissenschaft werden vor dem hier beschriebenen Hintergrund immer häufiger innovative Methoden genutzt, die *Mixed Methods*-Designs anwenden, sodass sich qualitative und quantitative Methoden gegenseitig synergistisch unterstützen (Bressan et al., 2017; Ostlund et al., 2011).

Lesetipp 6-1

Quasdorf, T. & Riesner, C. (2015). Mixed Methods in der Implementierungswissenschaft in Pflege und Gerontologie: Ein Überblick zu Chancen und Herausforderungen. In M. Hoben, M. Bär & H.W. Wahl (Hrsg.), *Implementierungswissenschaft für Pflege und Gerontologie. Grundlagen, Forschung und*

Anwendung – Ein Handbuch (S. 242–261). Stuttgart: Kohlhammer.
Beinhaltet unter anderem ausführliche Informationen über die Anwendung von Mixed Methods im Bereich der Pflege(-wissenschaft).

Mixed Methods-Integration qualitativer und quantitativer Methoden
Studien, in denen sowohl qualitative als auch quantitative Methoden genutzt werden, um ein möglichst umfassendes und in die Tiefe gehendes Verständnis des Forschungsgegenstandes zu erhalten, werden als Mixed Methods-Studien bezeichnet (Johnson et al., 2007). Wichtig ist hierbei, dass es sich bei *Mixed Methods* nicht bloß um eine simple Ad-hoc-Kombination qualitativer und quantitativer Daten handelt (Borglin, 2015), sondern vielmehr um ein systematisches und geplantes Vorgehen, bei dem die Integration der Daten das angestrebte Ergebnis ist (Uprichard & Dawney, 2019). Für die Gestaltung dieses Vorgehens steht ein wachsender Fundus an Literatur zu Methodologie und Methoden zur Verfügung steht. So existiert etwa eine zunehmende steigende Zahl an Lehrbüchern und Sammelbänden (Andrew & Halcomb, 2009; Creswell & Plano Clark, 2018; Hesse-Biber & Johnson, 2015; Padgett, 2012; Plowright, 2011; Tashakkori & Teddlie, 1998, 2010) und seit 2007 gibt es das *Journal of Mixed Methods Research* (Tashakkori & Creswell, 2007).

Nachdem die sogenannten „Paradigmenkriege" lange Zeit das distanzierte Verhältnis zwischen Verfechtern qualitativer Methoden und Verfechtern quantitativer Methoden bestimmt hatten (Johnson & Onwuegbuzie, 2004; Kelle, 2008; Tashakkori & Teddlie, 1998), wurde seit den 1970er-Jahren die Kombination unterschiedlicher Methoden v.a. unter dem Begriff „Triangulation" diskutiert. Eine bis heute genutzte und weitverbreitete Typologie unterschiedlicher Formen der Triangulation wurde 1970 von Denzin publiziert. Sie unterscheidet zwischen Datentriangulation, Forschertriangulation, Theorientriangulation und Methodentriangulation (Denzin, 1970).

In den vergangenen Jahren wurde der Begriff *Triangulation* im Kontext von Mixed Methods zunehmend kritisch diskutiert. Gründe hierfür sind u.a. die Verfügbarkeit neuerer und passenderer Terminologien für verschiedene Aspekte der Triangulation sowie die Vielzahl unterschiedlicher Bedeutungen und Definitionen, die dem Begriff zugeschrieben werden (Fetters & Molina-Azorin, 2017a; Morgan, 2019). Fetters und Molina-Azorin (2017a) schlagen in ihrem Editorial anlässlich des zehnjährigen Bestehens des *Journals of Mixed Methods Research* daher vor, diesen durch den Begriff der *Integration* zu ersetzen. Die Integration verstehen sie hierbei als übergreifendes Konzept von Mixed Methods, welches leitend für alle Phasen des Forschungsprozesses sein sollte (Fetters & Molina-Azorin, 2017b).

Der Begriff *„Mixed Methods"* setzte sich in der forschungstheoretischen Diskussion um die Integration qualitativer und quantitativer Methoden seit den 1980er-Jahren, insbesondere im angloamerikanischen Raum, durch (Creswell & Plano Clark, 2018; Kelle, 2008). Jedoch etablierte sich in den vergangenen Jahren auch im deutschsprachigen Raum die Idee der Integration qualitativer und quantitativer Forschungsansätze (Burzan, 2016; Flick, 2010; Kelle, 2008; Kuckartz, 2014). Inzwischen existiert eine Vielzahl an zum Teil sehr unterschiedlichen Definitionen für den Begriff *„Mixed Methods"*. Basierend auf einer Befragung führender Forschender im Mixed Methods-Diskurs haben Johnson et al. (2007) ausgehend von 19 Definitionen folgende vereinheitlichende Definition von *Mixed Methods* formuliert:

„Mixed methods research is the type of research in which a researcher or team of researchers combines elements of qualitative and quantitative research approaches (e.g., use of qualitative and quantitative viewpoints, data collection, analysis, inference techniques) for the broad purposes of breadth and depth of understanding and corroboration"[5] (Johnson et al., 2007, S. 123).

Des Weiteren schlagen sie die Idee eines Kontinuums der drei Forschungsparadigmen vor. In der Mitte dieses Kontinuums ist die *Mixed Methods Research* angesiedelt und Designs, in denen qualitative und quantitative Anteile gleichwertig vertreten sind, werden als „*pure Mixed*" verstanden (Johnson et al., 2007, S. 124). Entsprechend ihrer Ausrichtung hin zu einem entweder eher qualitativ oder quantitativ orientierten Forschungsansatz werden andere Designs auf dem Kontinuumstrang eher zu diesen Paradigmen hin angeordnet. Dieses Verständnis macht deutlich, dass eine Abgrenzung der unterschiedlichen Paradigmen wenig sinnvoll ist. Vielmehr muss die mit dem jeweiligen Forschungsgegenstand einhergehende Fragestellung einer Studie ausschlaggebend für die Angemessenheit der Methoden sein.

Unabhängig hiervon ist die Diskussion um die zugrundeliegenden Paradigmen und deren Integration auch weiterhin ein aktuelles und immer präsentes Thema im forschungstheoretischen Diskurs um Mixed Methods (Molina-Azorin & Fetters, 2020).

In Ergänzung zu o.g. Definition sei auf folgende von Creswell und Plano Clark (2018) beschriebene Kern-Merkmale von Mixed Methods verwiesen:

- erhebt und analysiert sowohl qualitative als auch quantitative Daten rigoros in Reaktion auf Forschungsfragen und Hypothesen
- integriert (oder *mixed* oder kombiniert) die beiden Datenformen und ihre Ergebnisse
- richtet das Vorgehen an spezifischen Forschungsdesigns aus, die eine Logik und Vorgehensweise für die Durchführung der Studie anbieten
- ordnet diese Verfahren in theoretische und philosophische Annahmen ein.

Mixed Methods beschreibt demnach ein Vorgehen, bei dem ein gemeinsamer Forschungsgegenstand durch kombinierte Nutzung qualitativer und quantitativer Methoden untersucht wird. Die Integration qualitativer und quantitativer Elemente ist dabei essenziell und kann auf unterschiedlichen Ebenen stattfinden, zu unterschiedlichen Zeitpunkten erfolgen und sich in unterschiedlichen Forschungsdesigns widerspiegeln.

Lesetipp 6-2

Creswell, J.W. & Plano Clark, V.L. (2018). *Designing and conducting mixed methods research* (3. ed.). Los Angeles: SAGE.

Hesse-Biber, S.N. & Johnson, R.B. (Eds.). (2015). *The Oxford handbook of multimethod and mixed methods research inquiry*. Oxford: Oxford University Press.

Kuckartz, U. (2014). *Mixed Methods – Methodologie, Forschungsdesigns und Analyseverfahren*. Wiesbaden: Springer VS.

Morse, J.M. (2016). *Mixed method design: Principles and procedures*. Oxford: Routledge.

Alle vier Bücher sind Standardwerke zu Mixed Methods.

6.1.2 Grundlegende Entscheidungen zur Auswahl eines Mixed-Methods-Designs

Die Gestaltung von Mixed Methods-Studien ist anspruchsvoll und sollte sich jeweils an den besonderen Gegebenheiten des Forschungsgegenstands – und Kontextes ausrichten. Dies führt dazu, dass Designs von Mixed Methods-Studien meist sehr spezifisch sind. Dennoch gibt es mit Blick auf die Auswahl, Veranschaulichung und Durchführung von Mixed Methods-Designs einige Kern-Konzepte, die bedacht werden sollten (Creswell & Plano Clark, 2018).

5 Übersetzung: „Mixed Methods-Forschung ist eine Art der Forschung, in der ein Forscher oder ein Team von Forschern verschiedene Elemente qualitativer und quantitativer Forschungsansätze miteinander kombiniert (z.B. die Nutzung qualitativer und quantitativer Sichtweisen, Datenerhebung, Analyse, Techniken der Schlussfolgerung) mit einer weitgehenden Absicht von umfassendem und tiefgehendem Verständnis und von Bestätigung."

Unterschieden wird etwa zwischen *fixed* und *emergent* Designs. *Fixed mixed methods-designs* finden sich in Mixed Methods-Studien, bei denen die Nutzung qualitativer und quantitativer Methoden bereits in der Planungsphase der Studie festgelegt wird. *Emergent mixed methods-designs* hingegen finden sich in Studien, in denen sich die Notwendigkeit der Methodenkombination erst im Studienverlauf ergibt. Häufig ist zwischen diesen beiden Ansätzen nicht trennscharf zu differenzieren, sondern Studien weisen sowohl vorab festgelegte (fixed) als auch sich im Verlauf ergebende (emergend) Elemente auf (Creswell & Plano Clark, 2018).

Für die Auswahl eines Mixed Methods-Designs bedarf es darüber hinaus *grundlegender Entscheidungen*, die im Kern die Beziehung zwischen den qualitativen und quantitativen Forschungssträngen auf unterschiedlichen Ebenen betreffen. Ein *Forschungsstrang* (*strand*) ist hierbei als Teil einer Mixed Methods-Studie zu verstehen, der in seinen Grundzügen die elementaren Schritte im Prozess einer qualitativen oder quantitativen Forschung umfasst:

- Formulierung einer Fragestellung
- Datensammlung
- Datenanalyse sowie
- datenbasierte Interpretation der Ergebnisse.

Eine Mixed Methods-Studie beinhaltet immer mindestens einen qualitativen und einen quantitativen Forschungsstrang (Creswell & Plano Clark, 2018).

Die Beziehung dieser Forschungsstränge lässt sich über *ihre zeitliche Abfolge*, ihre Priorität sowie über die Art und Weise ihrer Interaktion abbildenden (Creswell & Plano Clark, 2018; Polit & Beck, 2021).

Die *zeitliche Abfolge* beschreibt die zeitliche Beziehung zwischen den quantitativen und qualitativen Strängen in einer Mixed Methods-Studie. Insgesamt wird zwischen drei Varianten der zeitlichen Abfolge differenziert:

- In der ersten Variante werden der qualitative und quantitative Forschungsstrang *parallel* innerhalb einer Studienphase implementiert (*concurrent timing*).
- In der zweiten Variante werden beide Forschungsstränge in unterschiedlichen Studienphasen eingeführt, bei denen die Sammlung und Analyse eines Datenstrangs im Anschluss an die Sammlung und Analyse des jeweils anderen Datenstrangs erfolgen (*sequential timing*).
- Die dritte Variante sieht vor, dass der Forscher oder die Forscherin mehrere Studienphasen nutzt, wobei die Forschungsstränge je nach Studienphase entweder parallel und/ oder sequenziell eingeführt werden (*multiphase combination timing*) (Creswell & Plano Clark, 2018).

Die *Priorität* kennzeichnet die relative Wichtigkeit oder Gewichtung des quantitativen und des qualitativen Forschungsstrangs im Hinblick auf die Beantwortung der Forschungsfrage. Hierbei kann beiden Forschungssträngen annähernd die gleiche Gewichtung (*equal priority*) zur Beantwortung der Forschungsfrage beigemessen werden. Andererseits kann der qualitative (*qualitative priority*) oder der quantitative Forschungsstrang (*quantitative priority*) überwiegen und prioritär für die Beantwortung der Forschungsfrage gesehen werden. Der jeweils andere Strang hat demnach eine untergeordnete Rolle (Borglin, 2015; Creswell & Plano Clark, 2018).

Die *Interaktion* beschreibt das Maß, in dem die quantitativen und qualitativen Forschungsstränge einer Mixed Methods-Studie unabhängig voneinander behandelt werden oder miteinander interagieren.

- *Keine Interaktion* ist beispielsweise dann gegeben, wenn beide Forschungsstränge zunächst separat ausgewertet werden und eine Zusammenführung der qualitativen und quantitativen Ergebnisse erst zum Ende der Studie im Zuge der Gesamtinterpretation erfolgt (Borglin, 2015).
- Hingegen liegt eine *Interaktion* vor, wenn einer der beiden Forschungsstränge während

der Mixed Methods-Studie auf den jeweils anderen Strang Einfluss nimmt. Dies ist z. B. dann gegeben, wenn das Design der qualitativen Datenerhebung von den Ergebnissen der quantitativen Datenanalyse abhängt.

Neben den zuvor benannten Aspekten, die für die Gestaltung von Mixed Methods-Studien zu berücksichtigen sind, liegt der Fokus des forschungstheoretischen Diskurses in den vergangenen Jahren v. a. auf der Frage, wie die sinnvolle *Integration* der quantitativen und qualitativen Elemente gelingen kann und welche Aspekte hierzu zu berücksichtigen sind.

Die Frage der Integration bezieht sich hierbei nicht nur auf die Zusammenführung der Daten und Ergebnisse, sondern auf den gesamten Prozess einer Mixed Methods-Studie (Guetterman et al., 2020).

Fetters und Molina (2017b) beschreiben hierzu die *Mixed Methods Research Integration Trilogy*. In diesem Zusammenhang definieren sie den Begriff der *Integration als* „die Verknüpfung von qualitativen und quantitativen Ansätzen und Dimensionen, um ein neues Ganzes oder ein ganzheitlicheres Verständnis zu schaffen, als dies mit einem der beiden Ansätze allein möglich wäre" (Fetters & Molina-Azorin, 2017b, S. 293). Die Integration Trilogy verstehen sie als ein übergreifendes Konzept aller Dimensionen, die Forschende (aber auch Philosophen, Ethiker, Methodiker und andere Akademiker) für die Entwicklung eines Mixed Methods-Ansatzes auf 1) *philosophischer*, 2) *methodologischer* und 3) *methodischer* Ebene berücksichtigen sollten. Das Konzept baut auf vorangegangenen Auseinandersetzungen mit dem Begriff der Integration auf, die etwa das Konzept eines „fully integrated approaches" oder verschiedene Phasen und Stufen der Integration ausführen. Fetters und Molina-Azorin (2017b) beziehen sich in Abgrenzung hierzu jedoch bewusst auf *Dimensionen* der Integration da dieser Begriff aus ihrer Sicht allumfassender ist und keine zeitliche Komponente der Integration impliziert (wie etwa die Begriffe *Phasen* und *Stufen*). Folgende Dimensionen der Integration beschreiben Fetters und Molina-Azorin (2017b) im Rahmen ihrer Integration Trilogy:

Philosophical dimension: Wie bereits oben beschrieben, bleibt die Auseinandersetzung mit den zugrundeliegenden Paradigmen ein aktuelles Thema der Mixed Methods-Forschung. Vor diesem Hintergrund meint diese Dimension der *Integration Trilogy* die Ausrichtung einer Mixed Methods-Forschung an für Mixed Methods spezifischen philosophischen Grundannahmen (z. B. Pragmatismus, partizipative/transformatorische Ansätze, Kritischer Realismus, Postmodernismus).

Theoretical dimension: Meint die theoretische Verortung einer Mixed Methods-Forschung in einem breiteren theoretischen Rahmen und/oder in Theorien mittlerer Reichweite. Hierbei können Mixed Methods-Ansätze einerseits der Testung, Rechtfertigung und Entwicklung von Theorie dienen. Andererseits können Theorien in der Mixed Methods-Forschung kombiniert werden oder unterschiedliche Phasen im Forschungsprozess lenken.

Researcher dimension: Die Integration durch die Forschenden beinhaltet die Nutzung persönlicher und beruflicher Hintergrunderfahrungen, die dazu führen, dass man qualitative, quantitative und kombinierte Methoden in Betracht zieht und die notwendige Wertschätzung entgegenbringt, um der Welt einen Sinn zu geben.

Team dimension: Mixed Methods-Teams mit Expertinnen und Experten z. B. aus unterschiedlichen Fachdisziplinen und mit unterschiedlichen methodischen Schwerpunkten gestalten und lenken und die Teamleistung so optimieren, dass die bestmögliche Qualität der Mixed Methods-Forschung erreicht wird.

Literature review dimension: Die zur Verfügung stehende Literatur sorgfältig sichten und die Notwendigkeit für die kombinierte Nutzung qualitativer und quantitativer Methoden veranschaulichen, um substanzielles neues Wissen zum Forschungsgegenstand zu generieren. Hierbei sind sowohl monomethodische als auch Mixed Methods-Studien zu berücksichtigen sowie systematische Übersichtsarbeiten.

Rationale dimension: Eine gut argumentierte Begründung für die Durchführung der Mixed Methods-Forschung formulieren. Diese Begründung sollte sich auf die Ergebnisse der Literaturrecherche beziehen und ergänzt diese durch eine Argumentation der Vorteile eines Mixed Methods-Ansatzes für das jeweilige Forschungsvorhaben (Vergleich der Stärken und Schwächen, Vorteile und Nachteile der verschiedenen Methoden mit Blick auf den Forschungsgegenstand).

Study purpose, aims, and research questions dimension: Ein übergreifendes Forschungsziel verfassen und qualitative, quantitative und Mixed Methods-Ziele oder Mixed Methods-Ziele mit qualitativen und quantitativen Forschungsfragen formulieren.

Research design dimension: Die Mixed Methods-Studie in ein Basis Mixed Methods-Design (convergent, exploratory sequential, explanatory sequential), ein komplexes Mixed Methods-Design (Mixed Methods Experimental Design, Mixed Methods Case Study Designs, Mixed Methods Participatory-Social Justice Design, Mixed Methods Evaluation Designs) oder ein *Emergent* Mixed Methods-Design einordnen.

Sampling dimension: Die Kriterien und die Art der Stichprobengewinnung unterscheiden sich üblicherweise deutlich zwischen qualitativen und quantitativen Studien. In der Mixed Methods-Forschung gibt es verschiedene Strategien damit umzugehen: 1) *nested strategy* (die Teilnehmenden für die qualitative Anteile der Mixed Methods-Studie werden aus einem Sub-Sample der quantitativen Studienanteile gewonnen); 2) *separate strategies* (es werden separate Stichproben für die unterschiedlichen Studienanteile gewonnen, wobei sich demographische Charakteristika ähneln sollten; notwendig z. B. in Studien am Lebensende, in denen das ursprüngliche Sample für eine spätere Datenerhebung nicht mehr zur Verfügung steht); 3) *multilevel strategy* (z. B. notwendig wenn verschiedene Informationsquellen für die verschiedenen Studienanteile benötigt werden; z. B. werden professionell Pflegende mithilfe eines standardisierten Fragebogens befragt und Patienten im Rahmen von qualitativen Interviews befragt). Darüber hinaus ist die zeitliche Abfolge der Datenerhebungen für die verschiedenen Anteile der Mixed Methods-Studie für das Sampling zu berücksichtigen.

Data collection dimension: Beide Datentypen (qualitativ und quantitativ) werden mit einer konkreten Absicht bezogen auf das Mixed Methods-Vorgehen erhoben. Verschiedene Begriffe beschreiben, wie die verschiedenen Arten der Datenerhebung miteinander verknüpft werden können. Ausgehend von der zugrundeliegenden Intention kann es darum gehen:

- eine Erhebungsform auf die andere aufzubauen (*building*)
- durch die Art der Stichprobenbildung zu verbinden (*connecting*)
- Modelle zu generieren und zu testen (*generating and validating a model*)
- Ergebnisse zu vergleichen (*comparing*)
- Domainen (qualitativ) und Konstrukte (quantitativ) abzugleichen (*matching*)
- eine methodenübergreifende Perspektive einzunehmen und dabei zuzulassen, dass die Daten nicht kohärent sind, auseinanderdriften und die Untersuchungsgegenstände nicht reproduzieren (*expanding/data diffraction*)
- ein solides Verständnis eines Falles zu entwickeln (*construction of a case*) oder
- eine Art von Daten in eine Studie einzubringen um die andere Datenart zu untermauern

(häufig qualitative Daten in eine größere Studie, z. B. in eine Interventionsstudie) (*embedding*).

Diese Strategien der Datenerhebung sind typischerweise, aber nicht ausschließlich, verbunden mit dem Design. Bei konvergenten Designs spielen z. B. häufig die Strategien *comparing*, *matching*, *expanding/diffraction* und *constructing a case* eine Rolle. Für sequenzielle Designs werden hingegen Strategien wie *connecting* und *building* sowie für interventionelle Designs *embedding* genutzt. Die Strategien werden hierbei nicht immer exklusiv genutzt, sondern v. a. in komplexeren Forschungsprojekten werden sie miteinander kombiniert. Ausschlaggebend für das Vorgehen ist hierbei immer die Intention der Integration.

Data analysis dimension: Möglich ist zunächst die separate Analyse der qualitativen und quantitativen Daten mit einer jeweils dafür geeigneten Methode (intramethods analytics). Hierbei findet häufig auch ein Rückbezug zwischen den Analyse-Strängen statt (z. B. spiraling, back-and-forth exchange). Darüber hinaus ist die Anwendung fortgeschrittener Mixed Methods-Analysen möglich (z. B. qualitative to quantitative data transformation, quantitative to qualitative data transformation, creating joint displays, scocial network analysis, etc.)

Interpretation dimension: Die Bedeutung der kombinierten Erkenntnisse wird interpretiert (Beziehungen zwischen den Daten herstellen, übergeordnete Schlussfolgerungen ableiten) und die Übereinstimmung der Erkenntnisse aus beiden Datentypen wird beurteilt (Bestätigung, Ergänzung, Erweiterung, Divergenz). Bei Divergenzen werden Maßnahmen ergriffen mit diesen umzugehen (z. B. Abstimmungsprozesse, weitere Datenerhebungen oder Vergleiche, grundsätzlich separate Betrachtung der Methoden, etc.)

Rethorical dimension: Die Terminologie anpassen, um das Mixed Methods-Paradigma widerzuspiegeln und die Zusammenhänge und Verknüpfungen der Mixed Methods-Dimensionen im Rahmen der Methoden- und Ergebnisdarstellung einer Mixed Methods-Studie veranschaulichen (mögliche rhetorische Strategien sind z. B. zusammenhängende oder verwobene Darstellungen, Verwendung von Metaphern, integrierte Prosa). Ziel ist es den Mehrwert des Mixed Methods-Vorgehens zu illustrieren.

Dissemination dimension: Die Dissemination kann sowohl durch die Veröffentlichung der Mixed Methods-Erkenntnisse in einer einzelnen Publikation (intrapublication) erfolgen als auch mit mehreren Publikationen (z. B. quantitativ Studienanteile, qualitative Studienanteile, Methodenartikel). Bei letzterer Variante sollte die Integration der unterschiedlichen Mixed Methods-Stränge mithilfe ausführlicher Querverweise zwischen den Publikationen unterstrichen werden.

Research integrity dimension: Die Güte der Forschungsarbeit sollte über quantitative Anteile (z. B. Validität, Reliabilität), qualitative Anteile (Glaubwürdigkeit) und den gesamten Mixed Methods-Ansatz (Validität, Legitimation, wissenschaftliche Integrität) hinweg sichergestellt und transparent dargestellt werden.

Fetters und Molina-Azorin (2017b) erheben mit ihrer Übersicht der verschiedenen Integrations-Dimensionen keinen Anspruch auf Vollständigkeit. Jedoch veranschaulicht diese Übersicht sehr deutlich die Bedeutung der Integration der qualitativen und quantitativen Stränge einer Mixed Methods-Studie über alle Phasen/Dimensionen des Forschungsprozesses hinweg.

Eine überzeugende und methodisch gut fundierte Mixed Methods-Studie sollte Aussagen zu allen oben beschriebenen Entscheidungsebenen (zeitliche Abfolge, Priorität, Art und Weise der Interaktion sowie Strategie der Integration) beinhalten, was sich mitunter auch in den Empfehlungen zur Veröffentlichung einer solchen Studie (z. B. GRAMMS) widerspiegelt (O'Cathain et al., 2008).

6.1.3 Klassifikation von Mixed-Methods-Designs

Ausgehend von den dargestellten Überlegungen zur Auswahl eines Mixed Methods-Designs wurden in den vergangenen Jahren unterschiedliche Designklassifikationen entwickelt (Creswell & Plano Clark, 2018; Greene et al., 1989; Johnson & Onwuegbuzie, 2004; Morgan, 1998; Morse, 1991; Tashakkori & Teddlie, 1998). Nachfolgend wird exemplarisch die von Creswell und Plano Clark (2018) entwickelte Klassifikation vorgestellt, die im Wesentlichen die oben skizzierten Beziehungsebenen aufgreift. Diese Klassifikation unterscheidet drei Basis Mixed Methods-Designs und vier erweiterte Mixed Method-Designs, deren wichtigste Merkmale im Folgenden kurz erläutert werden.

6.1.3.1 Basis Mixed Methods-Designs

Das Convergent Design

Das Convergent Design beinhaltet die getrennte Erhebung und Analyse von quantitativen und qualitativen Daten, die im Anschluss zusammengeführt werden. Diese Zusammenführung liefert ein umfassendes Bild des Forschungsgegenstandes, da beide Datenformen unterschiedliche Erkenntnisse liefern und der Forschungsgegenstand aus mehreren Blickwinkeln und Perspektiven betrachtet wird.

Bei diesem Design werden der qualitative und quantitative Forschungsstrang zeitgleich implementiert (**Abb. 6-1**). Die Datenanalyse erfolgt unabhängig für jeden Datensatz mit der jeweils angemessenen Methode. Im Anschluss kommen unterschiedliche Strategien zum Einsatz, um die Ergebnisse beider Datenstränge zusammenzuführen und zu vergleichen. Beide Datenstränge haben in der Regel die gleiche Gewichtung (Creswell & Piano Clark, 2018).

Das Convergent Design wird angewandt, um (1) die qualitativen und quantitativen Ergebnisse zu vergleichen und darüber ein umfassendes Verständnis zum Forschungsgegenstand zu erhalten, (2) die Ergebnisse des einen Forschungsstrangs mit den Ergebnissen des anderen Forschungsstrangs zu validieren (3) die quantitativen Ergebnisse mit den qualitativen Ergebnissen zu illustrieren oder umgekehrt, oder (4) die Ergebnisse von strukturierten und unstrukturierten Fragen zu vergleichen (Polit & Beck, 2021).

Beispiel 6-1

Näsström et al. (2016) nutzten dieses Design beispielsweise, um zu untersuchen, welche Sichtweise Partner von Patientinnen und Patienten mit Herzerkrankungen in Bezug auf die Beteiligung an der Pflege im häuslichen Setting haben. Sie befragten Partner von Patienten und Patientinnen mit Herzerkrankungen mithilfe eines Fragebogens zu ihrer Einbindung in die Pflege, zu ihrer Belastung, zu ihrer gesundheitsbezogenen Lebensqualität und zu Symptomen von Depression. Teilstrukturierte Interviews wurden genutzt, um die Partner zu ihren Präferenzen bezüglich der

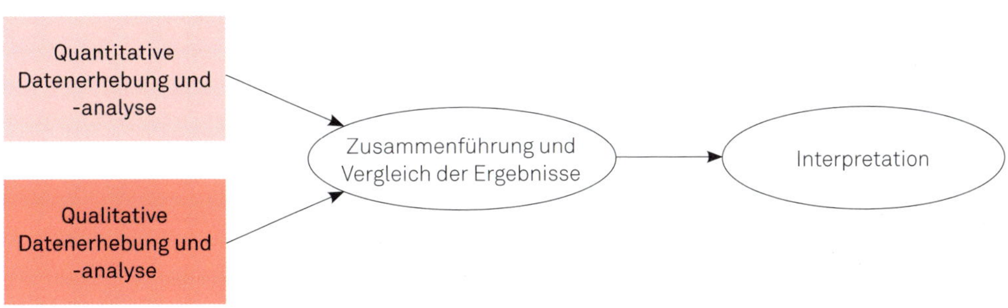

Abbildung 6-1: Convergent-parallel-Design (Quelle: Eigendarstellung in Anlehnung an Creswell & Plano Clark, 2018)

Einbindung in die Pflege und ihr Erleben der Einbindung in die Pflege zu untersuchen. Beide Datensätze wurden zunächst separat erhoben und analysiert. In einem weiteren Schritt wurden die Ergebnisse verglichen und vor dem Hintergrund ihrer Übereinstimmungen oder Abweichungen interpretiert.

Das Explanatory-sequential-Design

Das Explanatory-sequential-Designs (**Abb. 6-2**) gliedert sich in zwei Studienphasen. In der ersten Phase werden in der Regel quantitative Daten erhoben und analysiert, deren Ergebnisse die Grundlage für eine qualitative Datenhebung in der zweiten Phase darstellen. Die Ergebnisse der qualitativen Analyse werden dann zur Erklärung und Interpretation der quantitativen Ergebnisse genutzt und in Beziehung zueinander gesetzt (Creswell & Clark, 2018). Die höhere Gewichtung kann bei dem Explanatory-sequential Design sowohl auf dem quantitativen als auch dem qualitativen Forschungsstrang liegen (Polit & Beck 2021).

Beispiel 6-2

Ein Beispiel für die Anwendung eines solchen Designs beschreiben Spirig et al. (2014) in ihrem Studienprotokoll zur Entwicklung eines Monitorings zum Einfluss der Diagnoses Related Groups (DRGs) auf die Kontextfaktoren von Pflegediensten in Schweizer Krankenhäusern. In ihrer Studie erfolgte zunächst eine Befragung von Pflegenden mithilfe eines Fragebogens, auf die dann eine vertiefende qualitative Erhebung mittels Fokusgruppeninterviews folgte. Eine Integration ist mithilfe von Triangulations- und Matrixtechniken vorgesehen, die es erlauben, eine Interpretation konvergenter und diskrepanter Ergebnisse vorzunehmen.

Das Exploratory-sequential-Design

Das Exploratory-sequential-Design (**Abb. 6-3**) ist dreiphasig. und beginnt mit einer qualitativen Datenerhebung und Datenanalyse. Die Erkenntnisse aus der ersten qualitativen Phase werden z. B. für die Entwicklung von Maßnahmen, eines standardisierten Erhebungsinstrumentes oder einer neuen Intervention in einer zweiten Phase weiterentwickelt. Dieser zweiten, quantitativen Phase folgt dann eine dritte, quantitative Phase, in der die Maßnahmen angewendet, das Erhebungsinstrument getestet oder die neue Intervention und ihre Aktivitäten in einer experimentellen Studie eingesetzt werden (Creswell & Clark, 2018). Die zentrale Prämisse dieses Designs ist die Notwendigkeit einer ersten eingehenden Untersuchung eines Phänomens, häufig um kontextuelle oder kulturelle Aspekte, die für ein Phänomen relevant sind, besser zu verstehen (Polit & Beck, 2011).

Beispiel 6-3

Zare et al. (2016) wendeten dieses Design beispielsweise zur Entwicklung einer Skala zur Erfassung von Gesundheitsbedürfnissen jugendlicher Männer an. In einer ersten Studienphase wurden mithilfe von Fokusgruppen und Interviews relevante Dimensionen von Gesundheitsbedürfnissen identifiziert. Aus den qualitativen Ergebnissen wurde dann die Skala entwickelt. In der zweiten Studienphase erfolgte unter Anwendung quantitativer Methoden eine psychometrische Testung der Skala.

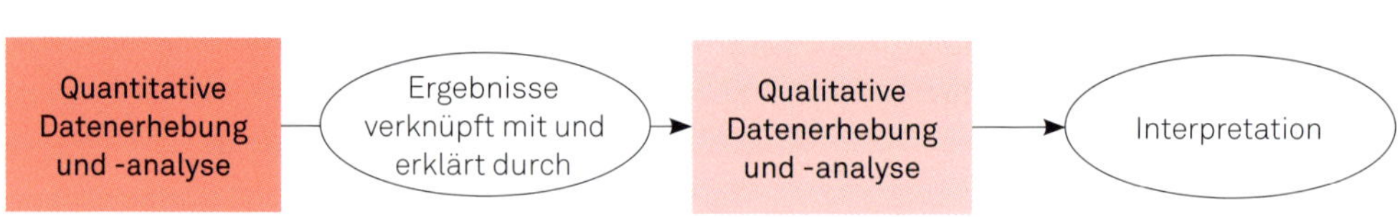

Abbildung 6-2: Explanatory-sequential-Design (Quelle: Eigendarstellung in Anlehnung an Creswell & Plano Clark, 2018)

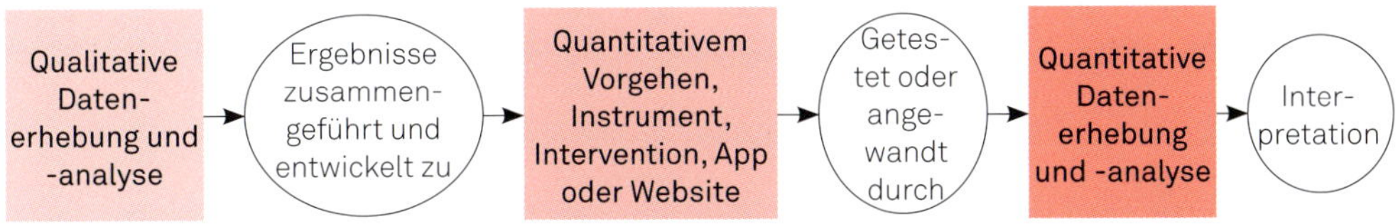

Abbildung 6-3: Exploratory-sequential-Design (Quelle: Eigendarstellung in Anlehnung an Creswell & Plano Clark, 2018)

6.1.3.2 Erweiterte Mixed Methods-Designs

Die drei zuvor dargestellten Basisdesigns bilden die Grundlage für weitere komplexere Mixed Methods Designs. Bei den komplexeren Designs werden die Basisdesigns mit anderen Forschungsansätzen oder Frameworks kombiniert. Exemplarisch werden hier vier erweiterte Mixed Methods-Designs vorgestellt

Das Mixed Methods-Experimental-(Intervention)-Design

Das Ziel des Mixed Methods Experimental Design ist es, eine Intervention zu untersuchen, indem eine experimentelle Studie durchgeführt und mit qualitativen Daten angereicht wird (**Abb. 6-4**). Hierbei kann die ergänzende qualitative Datenerhebung unterschiedliche Ziele verfolgen und sowohl vor Beginn der Intervention, während der Intervention oder nach Beendigung der Intervention in die experimentelle Studie aufgenommen werden

Vor Beginn der Intervention können beispielsweise Erkenntnisse aus qualitativen Interviews dazu dienen, Personen für die Studie zu rekrutieren oder Erkenntnisse zur differenzierten Ausgestaltung der Intervention zu erhalten. In diesem Szenario greift der oder die Forschende auf das Explorative Sequential Mixed Methods-Basisdesign innerhalb einer experimentellen Studie zurück, da die qualitative Exploration der experimentellen Untersuchung vorausgeht. Werden qualitative Daten während der experimentellen Studie erhoben, kann dies dazu dienen, dass Erkenntnisse über die Erfahrungen mit der Intervention gewonnen werden oder um beeinflussenden Faktoren auf die Interventionsaktivitäten erfasst werden. In diesem Szenario wendet der oder die Forschende das Convergente Mixed Methods-Basisdesign an, da die qualitativen Daten zur gleichen Zeit erhoben werden, in der die experimentelle Studie auch durchgeführt wird. Werden die qualitativen Daten im Nachgang an die experimentelle Studie erhoben und analysiert, können sie dazu dienen, die statistischen Ergebnisse differenzierter zu erklären. In diesem Fall wir das Explanatory Sequential Basisdesign innerhalb einer experimentellen Studie angewendet (Creswell & Clark, 2018).

Beispiel 6-4

Das Mixed Methods Experimental Design wurde beispielsweise in der Studie von Wiart et al. (2016) verwendet, die die Wirksamkeit von drei physiotherapeutischen Behandlungen auf die motorischen Fähigkeiten von gehfähigen Kindern mit Zerebralparese untersuchten. In ihrer Studie kombinierten sie Elemente einer randomisierten kontrollierten Studie (RCT) mit einem interpretativen qualitativen Design. Während die RCT zum Ziel hatte, die Wirksamkeit der drei Interventionen auf die motorischen Fähigkeiten der Kinder zu untersuchen, zielte der qualitative Forschungsstrang darauf ab, die Erfahrungen der Kinder und ihrer Eltern mit den Versuchsinterventionen sowie die Werte und früheren Erfahrungen, die die Wahrnehmungen prägen, zu erforschen. Ebenso sollten mit der qualitativen Komponente die Einflussfaktoren auf die Teilnahme an der Studie und der Follow-up Phase exploriert werden. Der qualitative Forschungsstrang wurde in dieser Beispielstudie vor und nach der Intervention durchgeführt.

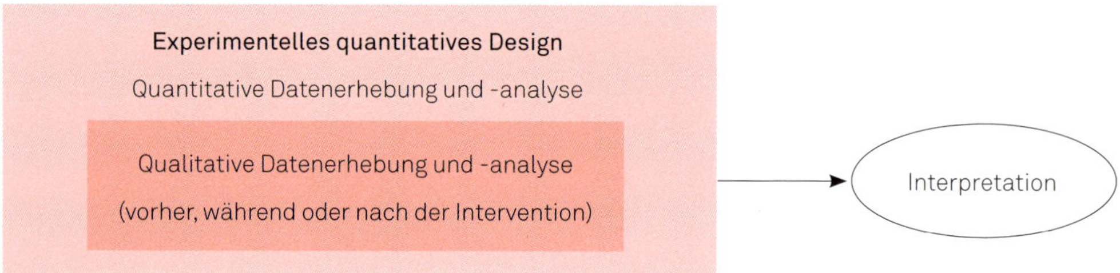

Abbildung 6-4: Mixed Methods Experimental Design (Quelle: Eigendarstellung in Anlehnung an Creswell & Plano Clark, 2018)

Das Mixed Methods Case Study-Design

Das Mixed Methods Case Study Design beinhaltet die Verwendung eines Basis Mixed Method-Designs (Convergent, Exploratory sequential oder Explanatory Sequential) im Rahmen einer Single- oder Multicase Studie. Dieser Ansatz veranschaulicht die Überschneidung eines Mixed Methods-Design mit einer anderen Methodologie (Case Study Research). Bei dieser Art von Design werden sowohl quantitative als auch qualitative Daten erhoben. Das Endergebnis ist die Erstellung eines Falls (single case) oder mehrere Fälle (multi case) (**Abb. 6-5**). Diese Fälle sind detaillierter und kontextbezogener als ein Fall, der nur auf Grundlage von quantitativen oder qualitativen Daten entwickelt wurde. Das typische Mixed Methods Case Study Design ist eines, bei dem qualitative und quantitative Daten gleichzeitig in einem konvergenten Design gesammelt werden und die Ergebnisse zusammengeführt werden, um einen Fall zu untersuchen und/oder mehrere Fälle zu vergleichen (Creswell & Clark, 2018).

Beispiel 6-5

Quasdorf et al. (2017) untersuchten exemplarisch im Rahmen der Leben-QD II-Studie die Implementierung des Dementia Care Mappings (DCM), einer Teamentwicklungsmethode für die Etablierung und Verstetigung einer person-zentrierten Versorgung von Menschen mit einer Demenz, in sechs Einrichtungen der stationären Altenhilfe. Jede der Einrichtungen wurde hierbei als ein Case definiert. Zur Untersuchung des Implementierungserfolgs und der einflussnehmenden Faktoren im Implementierungsprozess wurde ein *Convergent Parallel Mixed Methods-Design* genutzt. Mit unterschiedlichen qualitativen und quantitativen Methoden (z.B. Interviews, Fragebögen, Beobachtungen, Prozessdaten) wurden zu unterschiedlichen Zeitpunkten im Implementierungsprozess Daten erhoben. Die Datensätze wurden zunächst einzeln mit einer jeweils dafür geeigneten Methode analysiert. Die Zusammenführung und gemeinsame Interpretation der Ergebnisse erfolgte in einem weiteren Schritt (Integration) zunächst für jede der Altenpflegeeinrichtungen (Within-Case-Analyse) und dann im fallübergreifenden Vergleich der Einrichtungen (Cross-Case-Analyse) (Quasdorf, 2020; Quasdorf et al., 2012, 2017).

Das Mixed Methods Participatory-Social Justice-Design

Das Ziel des Mixed Methods Participatory-Social Justice Designs ist es, einen Forschungsgegenstand innerhalb einer übergeordneten Theorie oder eines konzeptionellen Frameworks zu untersuchen, die oder das sich durch die gesamte Mixed Methods Studie zieht (**Abb. 6-6**). In Mixed-Methods-Projekten sind mehrere übergeordnete Theorien oder Frameworks denkbar: eine geschlechtsspezifische Theorie (Feminist theory), eine partizipatorische Theory (participatory theory), ein ethnischer Ansatz, eine Theorie der Lebensweltorientierung oder eine beliebige Kombination aus unterschiedlichen Theorien und Frameworks. Im Zentrum dieses

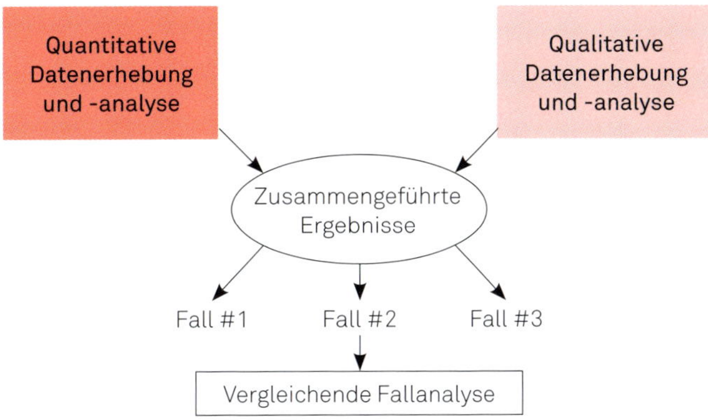

Abbildung 6-5: Mixed Methods Case Study Design (Quelle: Eigendarstellung in Anlehnung an Creswell & Plano Clark, 2018)

Mixed-Methods-Designs steht eines der drei Basisdesigns (Convergent, Exploratory sequential oder Explanatory Sequential), der oder die Forschende bezieht jedoch die jeweilige Theorie oder das konzeptionelle Framework in die gesamte Studie mit ein. In **Abbildung 6-6** ist exemplarisch ein Mixed Methods Social Justice Design unter Verwendung einer Genderperspektive mit dem Basisdesign einer Explanatory Sequential Mixed Methods Studie dargestellt.

Beispiel 6-6

Greysen et al. (2012) untersuchten z.B. in ihrer Mixed Methods-Studie die Erfahrungen von Patientinnen und Patienten beim Übergang von einem Akutkrankenhaus in eine Obdachlosenunterkunft. Hierzu wählten sie als übergeordnetes Framework einen gemeindebasierten partizipativen Forschungsansatz („community-based participatory research approach“). In einer ersten Phase führten sie individuelle qualitative Interviews und Fokusgruppeninterviews mit zentralen Stakeholdern in der Gemeinde durch. Aufbauend auf diesen Interviews entwickelten sie einen standardisierten Fragebogen, mit dessen Hilfe sie in einer größer angelegten quantitativen Stichprobe die Erfahrungen von Obdachlosen zum Übergang von einem Akutkrankenhaus in eine Obdachloseneinrichtung untersuchten. Als Basisdesign wurde hier ein Exploratory-sequential-Design verwendet.

Das Mixed Methods Evaluation Design

Das Ziel des mehrstufigen Mixed Methods Evaluation Designs ist es, eine Studie über einen längeren Zeitraum durchzuführen, um den Erfolg eines Programms oder einer Intervention zu bewerten, die in einem bestimmten Setting durchgeführt werden. Die einzelnen Teilprojekte, die das gesamte Evaluationsdesign bilden, können quantitativ, qualitativ oder mit Mixed Methods-Designs (Convergent, Exploratory sequential oder Explanatory Sequential) durchgeführt werden. Teilprojekte einer groß angelegten Evaluationsstudie fokussieren beispielsweise die Bedarfsanalyse, die Theorieentwicklung und -anpassung, Instrumentenentwicklung und -prüfung, die Programmentwicklung und -prüfung sowie die Bewertung der Auswirkungen des Programms anhand von Outcome- und Prozessdaten. **Abbildung 6-7** zeigt exemplarisch einen möglichen Aufbau eines Mixed Methods Evaluation Designs (Creswell & Clark, 2018).

Beispiel 6-7

Die FallDem-Studie (Holle et al., 2014; Reuther et al., 2014) ist ein Beispiel für ein solches langfristig angelegtes Studienprogramm. Inhaltlich bezieht sich das Studienprogramm auf Fallbesprechungen für Menschen mit Demenz. Im Rahmen der Studie wurden zunächst beruhend auf Erfahrungen aus zwei vorangegangenen Studien (Bartholomeyczik et al., 2013;

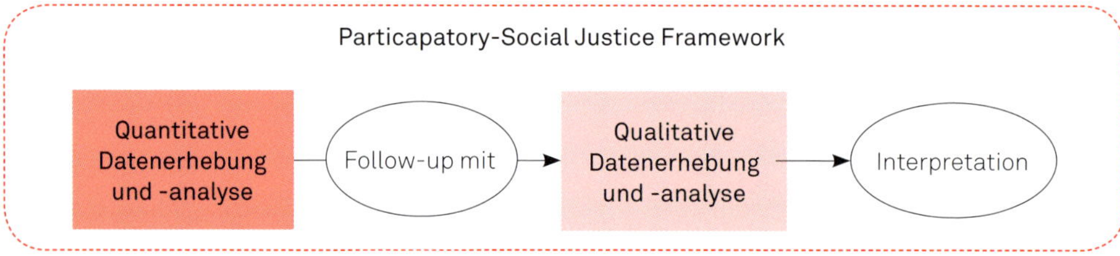

Abbildung 6-6: Mixed Methods Participatory-Social Justice Design (Quelle: Eigendarstellung in Anlehnung an Creswell & Plano Clark, 2018)

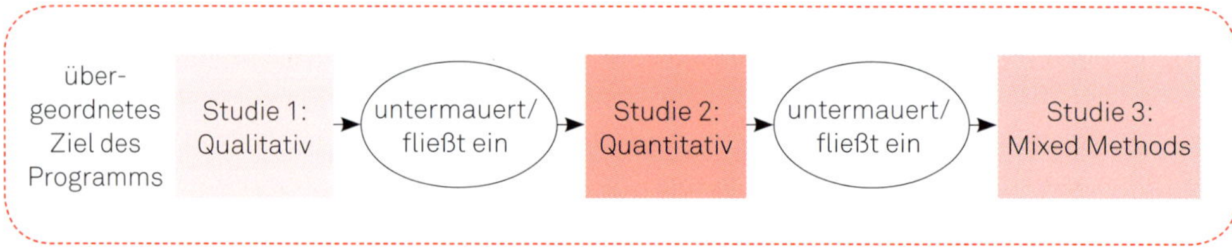

Abbildung 6-7: Mixed Methods Program Evaluation Design (Quelle: Eigendarstellung in Anlehnung an Creswell & Plano Clark, 2018)

Buscher et al., 2010), auf den Ergebnissen einer systematischen Literaturrecherche (Reuther et al., 2012) sowie auf einer qualitativen Expertenbefragung zwei Fallbesprechungskonzepte entwickelt (Buscher et al., 2012). Im weiteren Verlauf wurde dann im Rahmen einer randomisierten, kontrollierten Studie die Wirksamkeit der Fallbesprechungskonzepte überprüft (Halek et al., 2020) sowie die Umsetzung der Fallbesprechungskonzepte in mehreren Teilstudien einer Prozessevaluation untersucht. Für die Teilstudien innerhalb der Prozessevaluation wurden sowohl ein Mixed Methods-Design (Holle et al., 2019) als auch qualitative Forschungsdesigns verwendet (Holle et al., 2020; Teupen et al., 2021).
Prospektiv ist denkbar, das Studienprogramm mit Blick auf die Entwicklung von Strategien zur nachhaltigen Implementierung der Fallbesprechungskonzepte etc. fortzuführen.

Lesetipp 6-3

Creswell, J.W. & Plano Clark, V.L. (2018). *Designing and conducting mixed methods research* (3. ed.). Los Angeles: SAGE.

6.1.4 Schlussfolgerung

Der Kontext, in dem sich Pflege und Pflegewissenschaft bewegen, zeichnet sich – wie eingangs beschrieben – durch ein hohes Maß an Komplexität aus. Monomethodische Forschungsansätze stoßen bei der Untersuchung dieser komplexen Phänomene häufig an ihre Grenzen. Die Notwendigkeit, mithilfe von *Mixed Methods* einen multiperspektivischen und in die Tiefe gehenden Blick auf die Forschungsgegenstände im Feld der Pflege zu gewinnen, ist daher zunehmend unumstritten. *Mixed Methods* können dabei helfen, Grenzen monomethodischer Vorgehensweisen zu überbrücken. Gleichwohl stellen *Mixed Methods* ein noch junges Forschungsparadigma dar, das sich mit zahlreichen methodologischen und methodischen Herausforderungen konfrontiert sieht. Es ist ebenfalls festzuhalten, dass *Mixed Methods* als Ergänzung und nicht etwa als Ersatz für monomethodische Vorgehensweisen zu verstehen sind. Längst nicht für jedes Forschungsprojekt sind *Mixed Methods* geeignet. Jedoch ist die Integration von qualitativen und quantitativen Methoden im Sinne von *Mixed Methods* als Ergänzung zu monomethodischen Forschungsansätzen aus dem Forschungsfeld der Pflegewissenschaft nicht mehr wegzudenken, wie auch die o.g. Beispielstudien veranschaulichen.

6.2 Literaturübersichten – Literature Reviews

Eva-Maria Panfil

Zu Beginn einer jeden Forschung muss der aktuelle Stand der bisherigen Forschung zum gewählten Thema dargestellt werden. Dazu recherchieren Sie, wie in Kapitel 3 dargestellt, die aktuelle Problematik. Sie beschreiben beispielhaft die Prävalenz und Inzidenz, das damit verbundene Leid für die Betroffenen sowie damit entstehende Kosten für das Gesundheitssystem. Daraus leitet sich dann logisch eine Fragestellung ab. Zu dieser recherchieren Sie dann den Stand der Forschung. Je nach Fragestellung entscheiden Sie sich für einen theoretischen Hintergrund (s. Kap. 2.2.1). Diese Art des Überblicks zum aktuellen Forschungsstand kann auch als „kontextualisierendes Review" (Sturma et al., 2016) bezeichnet werden. Es stellt keine Ansprüche an eine systematische Recherche und eine explizite Darstellung Ihrer Systematik.

In den vergangenen Jahrzehnten ist mit den „Literature Reviews" eine eigenständige Methodologie entstanden, die von der oben beschriebenen Methodik zur Darstellung des Forschungsstandes abgegrenzt werden kann.

Definition 6-1

Literature Reviews, verkürzt Reviews genannt, sind ein Oberbegriff für Studiendesigns der Sekundärforschung (Röhrig et al., 2009), da hier vorhandene „Daten" aus Studien gesammelt und bearbeitet werden und damit neue Erkenntnisse entstehen. Sie sind ein eigenständiger Forschungsbereich und eigenständige Studien (Parè et al., 2015).

So wie sich das Wissen stets fortentwickelt, werden auch Forschungsmethoden ständig weiterentwickelt. In den letzten Jahrzehnten hat sich wohl kaum ein Forschungsfeld so schnell entwickelt wie das der Erstellung von Übersichtsarbeiten zur vorhandenen Literatur basierend auf einer bestimmten Fragestellung und einen bestimmten Zweck, d.h. den Literature Reviews. In den vergangenen Jahren sind immer neue Formen von Reviews entwickelt worden. Sutton et al. (2019) konnten 48 verschiedene Typen von Review identifizieren. So wundert es nicht, dass sich die Forschung, v.a. die Informationswissenschaft, mit der Ordnung und Kategorisierung der Reviews beschäftigt. Im Folgenden wird der Forschungsstand zur Methodologie der Reviews dargestellt und die zurzeit am häufigsten angewendeten Formen etwas ausführlicher beschrieben.

Lesetipp 6-4

Booth, A., Sutton, A., Clowes, M. & Martyn-St James, M. (2021). *Systematic approaches to a successful literature review* (3. ed.). Los Angeles: SAGE.
Die Bibel zur Review-Familie.

6.2.1 Erstellung von Reviews

Alle Reviews erfordern die folgenden gleichen Durchführungsschritte (Parè & Kitsiou, 2016):

- Formulierung der Forschungsfrage und -ziele
- Suche nach relevanter Literatur
- Einschätzen der Literatur bezüglich des Einschlusses
- Einschätzen der Qualität der Primärquellen
- Extrahieren von Daten aus den eingeschlossenen Quellen
- Analyse der Daten.

Auch wenn die Schritte hier nacheinander dargestellt sind, werden sie in der Praxis auch iterativ ablaufen. Erkenntnisse während eines Reviews machen es manchmal notwendig, wieder einige Schritte zurückgehen zu müssen, um dort getroffenen Entscheide zu revidieren. Im Folgenden werden die einzelnen Schritte etwas ausführlicher beschrieben.

Formulierung der Forschungsfrage und -ziele
Wie bei jeder Forschung wird zunächst die ausgehende Problematik beschrieben, aus der sich die Notwendigkeit eines Reviews ergibt. Die Forschenden definieren die Forschungsziele und relevante Begriffe und/oder Konzepte. Die Forschungsfrage ist essenziell, da sich daraus der Typ des Reviews legitimiert, die Art der zu suchenden Quellen, deren Suche und Auswahl sowie deren Analyse (Parè & Kitsiou, 2016).

Suche nach relevanter Literatur
Bei der Suche nach Literatur muss entschieden werden, welche Quellen als geeignet erscheinen, um die Forschungsfrage zu beantworten. Parè und Kitsiou (2016) beschreiben dazu drei verschiedenen Strategien:

- Eine möglichst umfassende Suche, um alle relevanten publizierten oder nicht publizierten Quellen zu finden.
- Eine Suche nach den Quellen, die möglichst repräsentativ die Arbeiten in einem bestimmten Feld oder in einem Bereich widerspiegeln. Eine Möglichkeit ist es, relevante Publikationen in einigen wenigen Top-Journalen zu suchen.
- Konzentration auf frühere Arbeiten, die zentral für ein bestimmtes Feld oder einen Bereich sind, z. B. empirische Studien oder konzeptuelle Arbeiten, die zu einer veränderten Sichtweise des Problems, zu neuen Fragestellungen oder neuen Methoden geführt haben.

Einschätzen der Literatur bezüglich des Einschlusses
Gefundene Literatur wird auf ihre Relevanz bewertet, idealerweise basierend auf vorher bestimmten Regeln. Diese gewährleisten eine objektive Auswahl und die Vermeidung von systematischen Fehlern oder subjektiven Entscheiden (Parè & Kitsiou, 2016). Je nach Review-Typ sind hier mehrere Personen beteiligt.

Einschätzen der Qualität der Primärquellen
Die zunächst eingeschlossenen Quellen werden basierend auf vorher definierten Kriterien auf ihre wissenschaftliche Qualität bewertet, z. B. auf innere Validität (s. Kap. 13.2.1). Auch hier sind, je nach Typ des Reviews, verschiedene Personen beteiligt. Ziel ist es, endgültig über den Einschluss der Quelle in das Review zu entscheiden, Qualitätsunterschiede in den Studien zu kennen, die möglicherweise Konsequenzen für die Beantwortung der Forschungsfrage haben oder abzuleiten, wie Daten zu analysieren oder Ergebnisse zu interpretieren sind (Parè & Kitsiou, 2016).

Extrahieren von Daten aus den eingeschlossenen Quellen
Aus jeder eingeschlossenen Quelle werden die relevanten Informationen extrahiert. Was relevant ist, bestimmt die Forschungsfrage. Dies können formale Daten zu Studien, z. B. Publikationsjahr, Autorinnen und Autoren sein, oder auch Design der Studie, Stichprobe und Ergebnisse (Parè & Kitsiou, 2016).

Analyse der Daten
Die analysierten Daten werden zusammengestellt, zusammengefasst, organisiert und verglichen. Sie müssen in einer neuen Form dargestellt werden, als neuer Beitrag zur vorhandenen Literatur (Parè & Kitsiou, 2016). Dabei werden verschiedene Methoden genutzt, z. B. Analyse von Häufigkeiten, Meta-Analysen, narrative Analysen oder die Meta-Ethnografie.

6.2.2 Typen von Reviews

Haben Sie nicht auch schon manchmal den Überblick über die verschiedenen Reviewtypen verloren? Was war noch mal ein Systematisches Review, was sind nun Rapid Reviews und was ist eigentlich genau der Unterschied zwischen

Scoping und Mapping Review? Forschende v.a. aus den Informationswissenschaften versuchen die Reviewtypen auf verschiedene Weise zu ordnen. Erinnern Sie sich, dies ist eine Aufgabe von Wissenschaft (s. Kap. 2.1).

Im Folgenden finden Sie drei Möglichkeiten, wie die verschiedenen Review-Typen geordnet werden können: nach der Art der zu suchenden Literatur, nach formalen Dimensionen sowie dem Beitrag zur Theoriebildung.

6.2.2.1 Review-Familien: Unterscheidung nach der Art der Literatursuche

Sutton et al. (2019) unterscheiden die Reviews in folgende sieben Familien basierend auf die Methoden der Literatursuche (**Abb. 6-8**):

- Traditionelle Reviews: Diese Reviews suchen alle Literatur in bibliografischen Datenbanken, beschreiben aber nicht immer explizit die dabei genutzte Methodik. Zusätzlich wird auch graue Literatur eingeschlossen.
- Systematische Reviews: In dieser Familie wird eine umfassende Suchstrategie formuliert. Diese fokussiert auf bestimmte Studientypen, verschiedene Datenbanken, graue Literatur, Abstracts von Konferenzen und Forschungsprotokolle. Zusätzliche Methoden sind Handsuche, Sichten der Literaturlisten in Studien und Citation Tracking (s. Kap. 3.2.3). Fachgesellschaften, wie die Cochrane Collaboration, verfügen über Handbücher, die Standards zur Methodik der Literatursuche beschreiben.
- Reviews von Reviews: In dieser Review-Familie wird umfassend nach Reviews gesucht, z.B. in speziellen Datenbanken, wie die Cochrane Database of Systematic Reviews oder auf PROSPERO, oder über bestimmte Suchfilter.
- Rapid Reviews: Kennzeichnend für diese Familie sind enge Verbindungen zwischen dem Forschungsteam und dem Auftraggeber. Da die Zeit für die Erstellung des Rapid Reviews in der Regel sehr begrenzt ist, ist die Literatursuche vom konkreten Auftrag bestimmt. Dabei können verkürzte Methoden aus der systematischen Review-Familie zum Einsatz kommen, aber auch prinzipiell jede andere Literatursuche.
- Qualitative Reviews: In dieser Review-Familie wird explizit nach qualitativen Studien gesucht. Die Suchstrategie richtet sich nach der Art des Reviews. Bei zusammen-

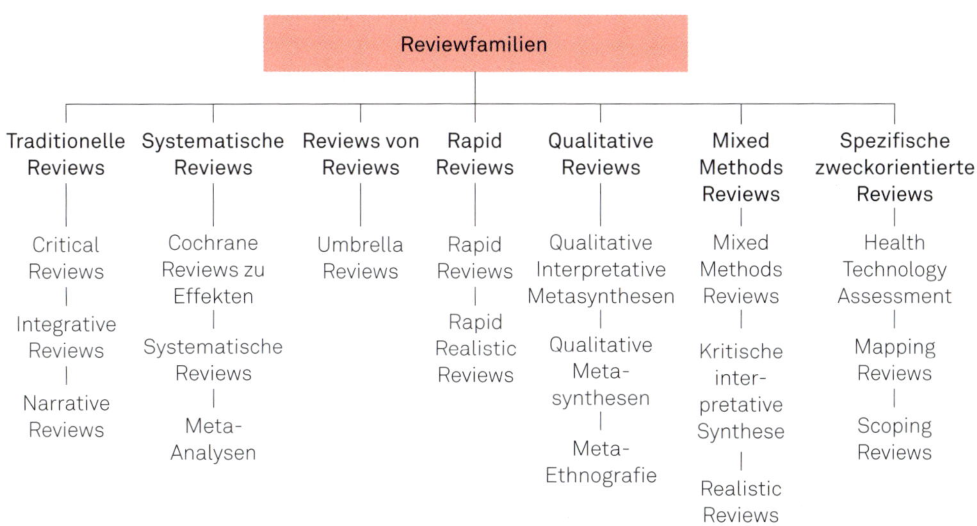

Abbildung 6-8: Reviewfamilien (Eigendarstellung in Anlehnung an Sutton et al., 2019)

fassenden Reviews wird ähnlich wie bei systematischen quantitativen Reviews gesucht: in vielen Datenbanken und zusätzlichen Quellen. Interpretative Reviews benötigen eher ein „theoretical sampling“. Spielen theoretische Überlegungen eine relevante Rolle, muss nach Theorien gesucht werden, auch dazu gibt es spezielle Methoden. Sind Unterschiede im Kontext einer Studie für das Verstehen des Phänomens wichtig, können diese Informationen in verschiedenen Studienberichten gefunden werden. Suchstrategien beinhalten z. B. das Sichten der zitierten Literatur oder das Citation Tracking.
- Mixes Methods Reviews: Diese Revies schliessen sowohl qualitative als auch quantitative Studien ein. Auch dazu gibt es bestimmte Suchfilter, die genutzt werden können.
- Spezifische zweckorientierte Reviews: Diese Review-Familie ist sehr heterogen und schwer zu charakterisieren. Zentral ist der explizit formulierte Zweck des Reviews, der es schwierig macht, diesen Typ zu verallgemeinern. Health Technology Assessments (HTA) beantworten z. B. viele verschiedene Fragen auf Basis eines systematischen Reviews. Zudem stellen hier auch Organisationen spezielle Handbücher für deren standardisierten Durchführung zur Verfügung. Der Unterschied zwischen Scoping und Mapping Reviews wird nicht immer deutlich und deswegen ist es herausfordernd nach der erforderlichen Literatur zu suchen.

Nach Sutton et al. (2019) sind alle Reviewtypen „systematisch“, da sie als Forschung auf einem systematischen Vorgehen basieren. Dies bedeutet jedoch nicht automatisch, dass alle Reviews „systematische Reviews“ sind.

Übrigens richtet sich die Publikation von Sutton et al. (2019) an die Bibliotheksperson Ihres Vertrauens, die Sie bei Ihrer Literatursuche für ein Review (!) gerne unterstützt. Literatursuche ist deren Profession.

Lesetipp 6-5

McGowan, J., Sampson, M., Salzwedel, D. M., Cogo, E., Foerster, V. & Lefebvre, C. (2016). PRESS peer review of electronic search strategies: 2015 guideline statement. *Journal of clinical epidemiology, 75*, 40–46.

Haben Sie eine Idee, wie Sie kontrollieren können, ob Ihre systematische Literatursuche korrekt ist? Nutzen Sie doch einmal die PRESS-Guideline. Diese Guideline hat das Ziel, die Qualität von Literatursuchen zu verbessern. Dazu enthält sie eine Checkliste zur Bewertung der Suche.

6.2.2.2 Typologie basierend auf formalen Dimensionen

Parè et al. (2015) unterscheiden die Reviews nach folgenden sieben formalen Dimensionen (**Tab. 6-1**): Übergreifendes Ziel des Review, Umfang der Fragestellung, Suchstrategie, Art der Primärquellen, die eingeschlossen werden, Deutlichkeit der Studienauswahl, Bewertung der Qualität sowie Methoden für die Analyse und Synthese der Ergebnisse. Dabei entstanden folgende neun Typen:
- Narrative Reviews
- Descriptive Reviews
- Scoping oder Mapping Reviews
- Meta-Analysen
- Qualitative systematic Review (qualitativ bedeutet hier nicht qualitative Studien!)
- Umbrella Review
- Theoretical Review
- Realist Review
- Critical Review

Ausgewählte Reviewtypen werden in Kapitel 6.2.3 ausführlicher dargestellt.

6.2.2.3 Typologie basierend auf dem Beitrag zur Theorie- und Wissensbildung

Rowe (2014) unterscheidet die Review nach ihrem Beitrag zur Theoriebildung:

Tabelle 6-1: Typologie von Reviews (Eigendarstellung basierend auf Parè et al., 2015; Parè & Kitsiou, 2016; Templier & Parè, 2018)

Reviewtyp und Quelle Methodik	Ziel	Fragestellung	Suchstrategie und Primärquellen	Bewertung der eingeschlossenen Studien	Analyse und Synthese
Narrative Review Green et al., 2006	Zusammenfassung oder Erzeugung, was über ein bestimmtes Thema geschrieben wurde, ohne Verallgemeinerungen oder kumulatives Wissen anzustreben	breit	• Selektiv, gewöhnlich Studien, die die eigene Ansicht unterstützen • konzeptuell und empirisch	nein	Beschreibend auf Basis von Themen, chronologisch, konzeptuell oder mit Nutzung einer anderen Klassifikation
Descriptive oder Mapping Review Pickering et al., 2015	Identifizierung von interpretierbaren Mustern und Lücken in der Literatur mit Bezug auf existierende Prämissen, Theorien, Methodologien und Ergebnissen.	breit	• Identifikation einer repräsentativen Anzahl von Arbeiten zu einem bestimmten Thema. Eine umfangreiche Suche ist möglich • konzeptuell und empirisch	nein	Quantitativ oder qualitativ, deskriptive Statistik und Methoden der Inhaltsanalyse
Scoping Review Arksey & O'Malley, 2005	Hinweise auf potentielle Grösse und Bereiche der existierenden Forschungsliteratur; Bestimmung des Nutzens eines möglichen syst. Reviews	breit	• Umfangreiche Suche basierend auf einem iterativen Prozess, um alle relevante Literatur zur Beantwortung der Forschungsfrage zu finden; explizite Ein- und Ausschlusskriterien • konzeptuell und empirisch	Nicht essenziell	Inhalts- oder thematische Analyse
Qualitative Systematic Review Higgins et al., 2019	Zusammentragen, kritische Bewertung und Synthese aller empirischen Evidenz basierend auf definierte geeig. Kriterien, um vertieft eine klar formulierte Forschungsfrage zu beantworten zur Unterstützung evidenzbasierter Entscheidungen	eng	• Umfangreiche Suche in versch. Quellen und Datenbanken basierend auf Suchstrategien, Ein- und Ausschlusskriterien • empirische quant. Studien	Ja: Risiko für Bias, Qualität der Evidenz, Nutzung validierter Instrumente, z. B. Cochrane Kriterien. GRADE Statistisches Zusammenfassen der Studienergebnisse	Narrative Synthese
Meta-Analyse Higgins et al., 2019					Statistisches Zusammenfassen der Studienergebnisse

Tabelle 6-1: *Fortsetzung*

Reviewtyp und Quelle Methodik	Ziel	Fragestellung	Suchstrategie und Primärquellen	Bewertung der eingeschlossenen Studien	Analyse und Synthese
Umbrella Review Smith et al., 2011	Vergleich der Ergebnisse von verschiedenen syst. Reviews, z. B. versch. Interventionen für denselben Zustand oder gleiche Interventionen für versch. Zustände, Zielkriterien, Populationen und Nebenwirkungen	eng	• Umfangreiche Suche in versch. Datenbanken und Quellen, Ein- und Ausschlusskriterien • systematische Reviews	Ja: methodologische Qualität und Qualität der Evidenz, Nutzung validierter Instrumente, z. B. AMSTAR, GRADE	Narrative Synthese in Tabellen oder Abbildungen, manchmal auch indirekte Vergleiche basierend auf statist. Analysen
Theoretical Review Whittemore & Knafl, 2005	Entwicklung eines konzeptuellen Rahmens oder Modell mit einem Set von Forschungsannahmen oder Hypothesen	breit	• Umfassend • konzeptuell und empirisch	Nein	Inhaltsanalyse oder interpretative Methoden
Realist Review Whitlock et al., 2008	Theoriebasiertes interpretatives Review Ergänzung von syst. Reviews durch Evidenz aus quant. und qual. Studien von kompl. Interventionen, Unterstützung von strategischen Entscheiden	eng	• Iterativ und zielgerichtet, umfassende Interpretation eines Phänomens durch theoretische Sättigung • konzeptuell und empirisch	Ja: Instrumente für quant. und qual. Studien	Mixed-methods
Critical Review Machi & McEvoy, 2016	Kritische Evaluation und interpretative Analyse exist. Literatur zum Finden von Stärken, Schwächen, Gegensätzen, Kontroversen, Inkonsistenzen oder anderen Themen bezogen auf Theorien, Hypothesen, Forschungsmethoden oder Ergebnissen	breit	• Selektiv oder repräsentativ • konzeptuell und empirisch	Nicht essenziell	Inhaltsanalyse oder kritische empirische Methoden

- Beschreibende Reviews: Diese Reviews beschreiben ein Phänomen mit wenig oder keinem Bezug zur Theorie. Sie fassen einfach den Stand der Forschung zu einem bestimmten Thema zusammen. Beispiele sind narrative oder deskriptive Review (Templier & Parè, 2018) (s. Kap. 6.2.3.1).
- Verstehende Reviews: Diese Reviews identifizieren und analysieren explizit Gemeinsamkeiten und Unterschiede. Beispiele sind

Scoping und Critical Reviews (Templier & Parè, 2018) (s. Kap. 6.2.3.2).

- Theorietestende Reviews: Diese Reviews basieren auf der posivistischen Tradition und testen theoretische Modelle oder Forschungsannahmen. Beispiele sind qualitative systematische Reviews, Meta-Analysen oder Umbrella Reviews (Templier & Parè, 2018) (s. Kap. 6.2.3.5).
- Erklärende Reviews: Reviews dieses Typs entwickeln durch die Literaturanalyse neue Konzeptualisierungen, Modelle, Theorien oder Frameworks. Beispiele sind Theorieentwickelnde Reviews oder Realist Reviews.

Schryen et al. (2020) entwickelten diese Typologie inhaltlich weiter (**Abb. 6-2**). Danach werden folgende Review-Typen nach ihrem Beitrag zur Wissensbildung unterschieden:

- Zusammenfassen von Wissen: Diese Reviews fassen vorhandenes Wissen zusammen und organisieren es, z.B. narrative Reviews (s. Kap. 6.2.3.1). Dabei werden Definitionen, für ein Konzept relevante Variablen, Beziehungen zwischen Konzepten, zentrale Themen oder auch Forschungsrichtungen beschrieben.
- Verbinden von Evidenz: Diese Aktivität meint auf Basis eines theoretischen Modells empirische Studien zusammenzutragen, die Evidenz zu extrahieren und diese, wenn möglich, statistisch neu zusammenzufassen. Beispiel dafür sind Meta-Analysen (s. Kap. 6.2.3.5).
- Kritisch Würdigen: Damit sind Aktivitäten gemeint, die bestehende Annahmen problematisieren oder methodologische, logische oder konzeptuelle Problematiken identifizieren, z.B. in Critical Reviews.
- Theoriebildung: Dies ist Inhalt von v.a. erklärenden Reviews. Dabei werden neue Hypothesen und theoretische Modelle entwickelt, die es später zu testen gilt. Beispiele sind Theoretical Reviews und Realist Reviews.
- Identifikation von Forschungslücken: Forschungslücken sind ein Missverhältnis zwischen vorhandenem und erwartetem Wissen. Sie begründen den Bedarf nach weiterer Forschung. Dies ist beispielsweise Ziel von narrativen Reviews (s. Kap. 6.2.3.1) oder Scoping Reviews (s. Kap. 6.2.3.2).
- Entwicklung einer Forschungsagenda: Diese Aktivität geht über das Identifizieren von Forschungslücken hinaus. Damit sind Vorschläge gemeint, welche wesentlichen Entwicklungen für einen Bereich notwendig sind bezüglich spezifischer Forschungsdesigns, Settings oder strategischen Empfehlungen. Dies kann Inhalt von verschiedenen Review-Typen sein, z.B. narrativen Reviews (s. Kap. 6.2.3.1) oder Meta-Analysen (s. Kap. 6.2.3.5).

6.2.3 Ausgewählte Review-Typen

Im Folgenden werden ausgewählte Review-Typen, die für die Pflegewissenschaft wichtig sind, etwas ausführlicher vorgestellt.

Lesetipp 6-6

National Institute for Health Research. (n.d.). *PROSPERO International prospective register of systematic reviews*. Verfügbar unter https://www.crd.york.ac.uk/prospero/

Wollen Sie wissen, welche Reviews gerade geplant sind oder sich ganz einfach einmal mit der Methodik eines Reviews beschäftigen? ROSPERO ist eine Datenbank, die Studienprotokolle von geplanten und laufenden systematischen Reviews, Rapid Reviews und Umbrella Reviews enthält. Scoping Reviews werden nicht aufgenommen.

Page, M.J., McKenzie, J.E., Bossuyt, P.M., Boutron, I., Hoffmann, T.C., Mulrow, C.D., Shamseer, L., Tetzlaff, J.M., Akl, E.A., Brennan, S.E., Chou, R., Glanville, J., Grimshaw, J.M., Hrobjartsson, A., Lalu, M.M., Li, T., Loder, E.W., Mayo-Wilson, E., McDonald, S., ... Moher, D. (2021). Updating guidance for reporting systematic reviews: development of the PRISMA 2020 statement. *Journal of clinical epidemiology*, 134, 103–112.

Tabelle 6-2: Beiträge zur Wissensbildung von Reviews (Eigendarstellung in Anlehnung an Schryen et al., 2020)

	Zusammenfassen von Wissen	Verbinden von Evidenz	Kritisieren	Theoriebildung	Identifikation von Forschungslücken	Entwicklung einer Forschungsagenda
Narrative Reviews	✓				✓	✓
Descriptive Reviews	✓					✓
Scoping Reviews	✓				✓	✓
Critical Reviews	✓		✓			✓
Theoretical Reviews	✓			✓		✓
Realist Reviews	✓			✓		
Meta-Analysen	✓	✓				✓
Qualitative syst. Reviews	✓	✓			✓	
Umbrella Reviews	✓	✓			✓	

PRISMA ist die Reporting Guideline für systematische Reviews. Die Anwendung gewährleistet eine vollständige Berichterstattung von Reviews, damit sie nachvollziehbar und bezüglich ihrer Qualität beurteilbar sind (s. auch Kap. 13).

6.2.3.1 Narrative Reviews

Definition 6-2

Narrative Reviews fassen Wissen zu einem bestimmten Thema auf Basis eines eher unsystematischen Ansatzes zusammen (Parè & Kitsiou, 2016).

Narrative Reviews beschreiben den Stand des Wissens zu einem bestimmten Thema u. a. auch mit dem Ziel, Forschungslücken zu identifizieren oder auch eine Forschungsagenda zu entwickeln. Sie sind sehr hilfreich, wenn man sich über den aktuellen Stand der Forschung zu einem bestimmten Bereich informieren will und oft aktueller als Lehrbücher (Parè & Kitsiou, 2016). Deswegen können sie auch als Lehrmaterial verwendet werden.

Sie gehören bezüglich der Suchstrategie zu der traditionellen Review-Familie. Der Forschungsansatz ist eher unsystematisch, die Auswahl der Literatur subjektiv und kann daher zu fehlerhaften Interpretationen führen (Green et al., 2006) (**Abb. 6-8, Tab. 6-1, Tab. 6-2**).

Beispiel 6-8

Kottner, J., Kolbig, N., Bültemann, A. & Dissemond, J. (2020). Inkontinenzassoziierte Der-

matitis: ein Positionspapier. *Der Hautarzt, 71*(1), 46–52.
Die Autorengruppe um Kottner beschreiben den aktuellen Wissensstand zum Thema „Inkontinenzassoziierte Dermatitis". Sie definieren die Erkrankung, beschreiben Diagnose und Therapie sowie die Schwierigkeiten dabei.
Dayya, D., O'Neill, O.J., Huedo-Medina, T.B., Habib, N., Moore, J. & Iyer, K. (2021). Debridement of Diabetic Foot Ulcers. *Advances in Wound Care.* Advance online publication. http://doi.org/10.1089/wound.2021.0016
Die Autorengruppe beschreibt übersichtlich verschiedene Möglichkeiten des Debridements bei dem Diabetischen Fußsyndrom.

6.2.3.2 Scoping Review

Definition 6-3
Ein Scoping Review hat das Ziel, Hinweise auf die potenzielle Größe und Bereiche der existierenden Forschungsliteratur zu geben und damit den Nutzen eines möglichen syst. Reviews zu bestimmen (Parè & Kitsiou, 2016). Nach Sutton et al. (2019) soll es konzeptuelle und logische Grenzen zu einem Thema entdecken und definieren mit dem Ziel, notwendige systematische Reviews oder primäre Forschung zu begründen.

Scoping und Mapping-Review werden in den diskutierten Typologien manchmal unterschieden oder auch synonym behandelt. Sutton et al. (2019) unterscheiden sie explizit voneinander (s. Definition 6-4).

Will man einen schnellen Überblick über die existierende Literatur gewinnen, ist ein Scoping Review geeignet (Daudt et al., 2013). Dieses sollte nicht mit dem in der Einleitung zu Kapitel 6.2 beschriebenen kontextualisierenden Reviews verwechselt werden. In einem Scoping Review wird systematisch jede Art von Literatur, also auch unveröffentlichte, sogenannte „graue" Literatur, z. B. Dissertationen und Broschüren, eingearbeitet (Arksey & O'Malley, 2005). Daher eignet sich ein Scoping Review für Fragestellungen, für die es noch nicht so viel wissenschaftliche Literatur gibt (Parè & Kitsiou, 2016), um:

- Ausmaß und Breite von Forschungsaktivitäten zu zeigen
- als Vorstudie zur Einschätzung der Möglichkeiten eines Reviews zu dienen sowie
- Forschungslücken zu identifizieren.

Ein Scoping Review hat damit eine beschreibende Funktion. Hinsichtlich der Suchstrategie gehört es zu den spezifischen zweckorientierten Reviews (**Abb. 6-8, Tab. 6-1, Tab. 6-2**).

Beispiel 6-9
Hochmuth, A., Wrona, K.J., Exner, A.K. & Dockweiler, C. (2021). Digitization and health inequality and equity in nursing. A scoping review. *Pflege, 34*(3), 151–158.
Die Autorengruppe möchte „Modelle und Theorien aus der Pflege- und Gesundheitsforschung identifizieren, die (…) gesundheitliche Ungleichheit und den Einfluss digitaler Gesundheitstechnologien auf die Entstehung von Ungleichheit erklären" (S. 151). Sie führen eine systematische Literaturrecherche in verschiedenen Datenbanken durch. Abschließend identifizieren sie die Forschungslücken und notwendige Forschungsarbeiten.

Bauernschmidt, D. (2020). Berufstätige Personen mit gleichzeitiger Erziehungs- und Pflegeverantwortung. Ein Scoping Review. *Pflege, 33*(3), 153–163.

Die Autorin hat das Ziel, „einen Überblick über den Erkenntnisstand zu berufstätigen Personen mit gleichzeitiger Erziehungsverantwortung für minderjährige Kinder und Pflegeverantwortung für pflegebedürftige Angehörige zu geben" (S. 153). Sie sucht systematisch in verschiedenen Datenbanken nach Studien mit unterschiedlichen Designs. Sie findet teilweise widersprüchliche Ergebnisse und formuliert Ansprüche an zukünftige Forschungsarbeiten.

Mayrhofer, L., Mrak, L., Kobleder, A. & Kohler, M. (2021). Die Rolle von Pflegefachpersonen in der onkologischen Rehabilitation. Ein Scoping Review. *Pflege, 34*(4), 203–211.

Die Autorinnen wollen wissen, „welche Rolle beziehungsweise Tätigkeiten und Aufgaben Pflegefachpersonen in der onkologischen Rehabilitation innehaben" (S. 203). Sie suchen systematisch in verschiedenen Datenbanken nach geeigneter Literatur. Ihr Ziel ist es, eine Übersicht zu erstellen.

6.2.3.3 Mapping Review

Definition 6-4

Ein Mapping Review identifiziert Muster und Lücken in der Literatur mit Bezug auf existierende Prämissen, Theorien, Methodologien und Ergebnisse (Parè & Kitsiou, 2016). Es hat einen breiten Fokus und beschreibt Forschungslücken, die in nachfolgenden Studien bearbeitet werden sollten (Sutton et al., 2019).

Mapping und Scoping Review werden, wie schon in Kap. 6.2.3.2 beschrieben, in den diskutierten Typologien manchmal unterschieden oder auch synonym behandelt. Sutton et al. (2019) unterscheiden sie explizit voneinander (s. Definition 6-3).

Im Vergleich zu narrativen Reviews wird eine systematische Literatursuche durchgeführt (**Abb. 6-8, Tab. 6-1**). Ebenfalls werden Daten systematisch extrahiert (Pickering et al., 2015).

Beispiel 6-10

Fischer, F., Raiber, L., Boscher, C. & Winter, M.H.J. (2020). COVID-19-Schutzmaßnahmen in der stationären Altenpflege. Ein Mapping Review pflegewissenschaftlicher Publikationen. *Pflege, 33*(4), 199–206.

Die Autorengruppe hat das Ziel darzustellen, „in welcher Form in pflegewissenschaftlichen Publikationen der Diskurs zu COVID-19-Schutzmassnahmen stattgefunden hat und welche inhaltlichen Aspekte dabei thematisiert wurden" (S. 199). Sie suchen systematisch nach Literatur und schließen 38 Quellen in ihre Analyse ein. Diese werden deskriptiv miteinander verglichen und beschreibend zusammengefasst.

6.2.3.4 Systematische Reviews

Definition 6-5

Sekundärforschung, bei der zu einer klar formulierten Frage alle verfügbaren Primärstudien systematisch und nach expliziten Methoden identifiziert, ausgewählt und kritisch bewertet und die Ergebnisse extrahiert und deskriptiv zusammengefasst werden (Cochrane Collaboration, 2022).

Parè et al. (2015) nutzen den Begriff „Qualitative systematische Reviews" (**Tab. 6-1**). Damit ist nicht gemeint, dass diese qualitativen Studien integrieren, sondern narrativ, d.h. qualitativ, die Ergebnisse beschreiben und diskutieren (Analyse der Daten). Davon abgegrenzt werden die Meta-Synthesen, die auf Basis der Daten aus den Studien Neuberechnungen anstellen.

Systematische Reviews fassen Wissen zusammen, verbinden die Evidenz und identifizieren damit Forschungslücken (**Tab. 6-1, Tab. 6-2**). Wegen der expliziten Vorgaben für die Methodik bilden sie nach Sutton et al. (2019) eine eigene Review-Familie.

Für die Durchführung eines systematischen Reviews müssen Sie:

- auf der Grundlage des PICO-Schemas (s.a. Kap. 3.5) eine konkrete klinische Fragestellung formulieren.
- sich entscheiden, welche Studiendesigns sich am besten für die Beantwortung dieser Fragestellung eignen (z.B. RCTs).
- bezogen auf die Inhalte Ihrer PICO-Frage und die entsprechenden Forschungsdesigns Ein- und Ausschlusskriterien für die Suche nach Studien definieren.

- nach Studien suchen (s. Kap. 3).
- eine begründete und nachvollziehbare Auswahl treffen, welche der möglicherweise vielen gefundenen Studien Sie in ihre Analyse einbeziehen wollen.
- die Ergebnisse aus den Studien detektivisch sammeln.
- die Aussagekraft der einzelnen Studien bewerten.
- beruhend auf den Ergebnissen der Studien und deren methodischer Aussagekraft Ihre Fragestellung beantworten.

Die Methodik für systematische Übersichtsarbeiten ist sehr gut entwickelt und wird allgemein akzeptiert. Der derzeitige „Goldstandard" für die Entwicklung systematischer Reviews wird durch die Cochrane Collaboration vorgegeben. Die Cochrane Collaboration ist ein internationales Netzwerk von Wissenschaftlern und Health Professionals, die sich an den Grundsätzen der evidenzbasierten Medizin orientieren (Lesetipp 6-7). In der Cochrane Library (s. Kap. 3) sind u.a. systematische Reviews und Meta-Analysen zu finden, die auf der Grundlage der methodischen Standards entwickelt wurden.

Lesetipp 6-7

Higgins, J.P., Thomas, J., Chandler, J., Cumpston, M., Li, T., Page, M.J. & Welch, V.A. (Eds.). (2019). *Cochrane handbook for systematic reviews of interventions*. Hoboken, NJ: John Wiley & Sons.
Diese Quelle ist das Standardwerk für die Entwicklung systematischer Reviews.
Hayder-Beichel, D., Köpke, S. & Lins, S. (2015). Ein Cochrane Review entsteht. Einblicke in einen spannenden Prozess. *Pflegewissenschaft, 17*(2), 116–121.
Die Autorinnen und Autoren, die selbst schon Cochrane-Reviews durchgeführt haben, beschreiben gut lesbar den methodischen Prozess zur Entwicklung eines Cochrane-Reviews.

Elemente einer Frage: Das PICO-Schema

Das PICO- oder auch PIKE-Schema beschreibt eine Methodik, mit deren Hilfe Sie eine klinische Fragestellung so formulieren können, dass diese Sie durch den gesamten Prozess der systematischen Übersichtsarbeit leitet. Jede Frage besteht dabei aus folgenden Elementen:

- ***P***: Patient oder Pflegebedürftiger
- ***I***: Intervention
- ***C** oder K: Control intervention* oder Kontrollintervention
- ***O** oder E: Outcome* oder Ergebnismaß.

Beispiel 6-11

Beispiel für eine Frage auf der Grundlage des PICO-Schemas: Reduziert

- (Patienten) bei Patienten ohne Dekubitus jeden Alters und aus jedem Setting
- (Intervention) der Einsatz eines strukturierten systematischen Dekubitusrisikoassessments
- (Control intervention) verglichen mit keinem strukturierten Assessment oder einer klinischen Einschätzung
- (Outcome) die Inzidenz von Druckgeschwüren?

Weitere Beispiele für PICO-Elemente finden Sie im Internet in den Cochrane-Reviews: Cochrane-Review in der Cochrane-Library finden und nach unten unter das Abstract zum Abschnitt PICO surfen und anklicken.

Lesetipp 6-8

Behrens, J. & Langer, G. (2022). *Evidence-based Nursing and Caring. Methoden und Ethik der Pflegepraxis und Versorgungsforschung – Vertrauensbildende Entzauberung der „Wissenschaft"* (5. Aufl., Kap. 2.3, Kap. 4.3.9). Bern: Hogrefe.
Die Autoren beschreiben ausführlich die Formulierung von klinischen Fragen nach dem PICO- oder PIKE-Schema. Ebenso erläutern Sie die Schritte bei der Erstellung eines syst. Reviews.

Zentrale Elemente systematischer Übersichtsarbeiten

Bei der Erstellung systematischer Übersichtsarbeiten werden alle Kompetenzen zur Formulierung einer Forschungsfrage (Kap. 4 und 5), der Literaturrecherche (Kap. 3) sowie zur kritischen Bewertung von Studien (Kap. 13) angewendet. Zentrale Elemente der Methodik sind:

- *Fragestellung:* Je genauer die Fragestellung, desto klarer kann die Literaturrecherche geplant werden. Das PICO-Schema hilft für die Formulierung einer bestmöglichen Frage.
- *Literaturrecherche:* Da hier ja Studien gesucht werden, ist dies die „Stichprobe". Abhängig von der Forschungsfrage werden Ein- und Ausschlusskriterien formuliert. Je klarer diese sind, desto einfacher können eine Suchstrategie geplant und nachher die gefundenen Quellen auf Einschluss untersucht werden. Zu den Ein- und Ausschlusskriterien gehören z.B. Art des Forschungsdesigns, Art der Patientinnen und Patienten, der Klientinnen und Klienten, der Beforschten (z.B. Kinder, Erwachsene, ambulantes Setting), die Publikationssprache der Studie und der Zeitraum, in dem sie publiziert wurde (z.B. die letzten 5 Jahre).
  Zunächst wird anhand der Abstracts eine Selektion getroffen, dann werden die Volltexte der Studien organisiert und nochmals selektiert. Um möglichst objektiv vorzugehen, sollte die Selektion von mindestens zwei Personen unabhängig voneinander durchgeführt werden. Bei widersprüchlichen Bewertungen zum Einschluss der Studien werden diese diskutiert und sollte keine Einigung erfolgen, wird noch eine dritte Person hinzugezogen. Damit der gesamte Prozess auch von Lesenden des Reviews nachvollzogen werden kann, sollte die Suchstrategie dokumentiert (s. Kap. 3) und der Selektionsprozess anhand eines Ablaufdiagramms dargestellt werden. Zusätzlich sollte tabellarisch begründet werden, warum bestimmte Volltexte nicht eingeschlossen wurden.
- *Sammlung der Informationen aus den eingeschlossenen Studien:* Tabellarisch werden aus den Studien die wichtigsten Informationen gesammelt. Dies sind in der Regel, abhängig vom Forschungsdesign, z.B. Fragestellung, Stichprobe, Datenerhebungsinstrumente, Datenanalyse, Ergebnisse und Schlussfolgerung. Auch dies sollte zum Erzielen einer objektiven Bewertung wieder von zwei Personen unabhängig voneinander durchgeführt werden. Unstimmigkeiten bezogen auf die Vollständigkeit und sachliche Korrektheit der Daten sollten durch Diskussion oder Einbezug einer dritten Person geklärt werden. Sehr gute Studien bestimmen sogar mittels eines Korrelationskoeffizienten den Grad der Übereinstimmung der Reviewer.
- *Datenanalyse:* Nun werden die Studien auf ihre methodische Qualität geprüft. Die Cochrane Collaboration hat dazu bestimmte Analysestandards für verschiedene Forschungsdesigns entwickelt. Deren Anwendung erfordert jedoch vertieftes Wissen über Studiendesigns und kann Forschungsneulinge schnell überfordern. Wieder gilt bei diesem Prozess, dass mehrere Personen, wie oben erwähnt, eingebunden werden.
- Als statistische Kennwerte werden Konfidenzintervalle, absolutes und relatives Risiko, Odds Ration und Number-needed-to-treat angegeben (Kap. 11.3).
- *Diskussion:* Die Diskussion thematisiert vergleichend die einzelnen Elemente der Studien, z.B. Stichproben, Datenerhebungsinstrumente und natürlich die Ergebnisse. Am Schluss wird die Reviewfrage beantwortet.

Lesetipp 6-9

http://www.cochrane.de

Ziel der internationalen Organisation Cochrane Collaboration ist die Erstellung qualitativ hochwertiger systematischer Reviews und Meta-Analysen. Dazu haben sich interessierte

Wissenschaftlerinnen und Wissenschaftler in themenbezogenen Gruppen, z.B. der Wound Group, zusammengeschlossen. Abstracts können kostenfrei recherchiert werden. Auf der deutschsprachigen Seite (www.cochrane.de) werden Übersetzungen der Cochrane Reviews angeboten. In der Cochrane Library werden auch die Studienprotokolle veröffentlicht (s. Lesetipp 2-3). Dies sind Proposals oder Exposés für die Durchführung eines Cochrane Reviews. Gerne können Sie sich, selbstverständlich unter Angabe der Quelle, für eigene Recherchen an den Studienprotokollen orientieren.

https://training.cochrane.org/online-learning/core-software-cochrane-reviews/revman/revman-5-download

https://sumari.jbi.global/

Suchen Sie Software für Ihre Extraktion der Daten im Rahmen eines Reviews? Cochrane bietet die Software Revman für akademische Zwecke kostenlos an. Das Joanna Briggs Institute in Australien bietet ebenfalls kostenlos ihre Software an.

6.2.3.5 Meta-Analysen

Definition 6-6

Statistisches Verfahren, um in einem systematischen Review die Ergebnisse mehrerer Studien, die die gleiche Frage bearbeiten, quantitativ zu einem Gesamtergebnis zusammenzufassen und dadurch die Aussagekraft (Genauigkeit der Effektschätzer) gegenüber den Einzelstudien zu erhöhen (Cochrane Collaboration, 2022).

Eine Meta-Analyse ist eine spezielle Form eines systematischen Reviews. Wenn Sie die Ergebnisse der Studien nur narrativ beschreibend miteinander vergleichen können, handelt es sich um ein systematisches Review. Sind die Studien jedoch mit möglichst gleichen Methoden, z.B. zur Datenerhebung, durchgeführt worden, können die einzelnen Stichproben zusammengefasst und deren Ergebnisse statistisch neu berechnet werden. Dies geschieht dann im Rahmen einer Meta-Analyse. Auf der Grundlage der nun größeren Stichprobe können sich Effekte zeigen, die bei den kleinen Stichproben nicht beobachtbar gewesen wären. Damit gewinnen die Ergebnisse eine größere Aussagekraft.

Meta-Analysen sind ein eigener Review-Typ (**Tab. 6-1**), fassen Wissen zusammen, führen auf Basis von statistischen Berechnungen zu neuem Wissen und können damit zur Entwicklung von Forschungsagenden beitragen (**Tab. 6-2**). Die Methodik basiert auf den Vorgaben der Cochrane Collaboration (Higgins et al., 2019).

Beispiel 6-12

Beispiele für methodisch hochwertige systematische Reviews und Meta-Analysen finden Sie in der Cochrane Collaboration, z.B.:

- *Systematische Reviews:* Präoperative Haarentfernung zur Reduktion chirurgischer Infektionen. Tanner J, Melen K. Preoperative hair removal to reduce surgical site infection. Cochrane Database of Systematic Reviews 2021, Issue 8. Art. No.: CD004122.
- *Meta-Analysen:* Risiko-Assessments zur Prävention von Druckgeschwüren. Moore ZEH, Patton D. Risk assessment tools for the prevention of pressure ulcers. Cochrane Database of Systematic Reviews 2019, Issue 1. Art. No.: CD006471.

Die statistische Analyse im Rahmen einer Meta-Analyse ist sehr anspruchsvoll und kann Neulinge in der Forschung schnell überfordern. Wer sich dafür interessiert, dem seien das „Cochrane Handbook for Systematic Reviews of Interventions“ (Lesetipp 6-7) sowie das Buch von Behrens und Langer (2022) empfohlen. Für die Publikation von Meta-Analysen gilt ebenfalls der Lesetipp 6-6.

6.2.3.6 Meta-Synthesen

Definition 6-7

Ziel systematischer Übersichtsarbeiten aus qualitativen Studien ist die narrative Zusammenfassung der Ergebnisse aus den eingeschlossenen Studien, hier auch als Meta-Summary bezeichnet. Bei den Meta-Synthesen soll eine stärkere abstrahierende, das heißt höhere Analyseebene erreicht werden (Möhler, 2016).

Systematische Übersichtsarbeiten existieren auch für qualitative Fragestellungen. Die Methodik ist ähnlich wie die der oben beschriebenen systematischen Übersichtsarbeiten und Meta-Analysen. Meta-Synthesen gehören nach Sutton et al. (2019) einer eigenen Review-Familie an (**Abb. 6-8**) und von der Typologie am ehesten zu Systematischen Reviews (**Tab. 6-1, Tab. 6-2**). Sie fassen Wissen zusammen, können durch die Neuanalyse von bestehenden Daten zu neuem Wissen führen und daher auch Forschungsagenden begründen. Methodisch am besten entwickelt ist der Ansatz der Meta-Ethnografie (Hildebrandt, 2019).

Methodische Diskussionen betreffen v. a. folgende Aspekte (Möhler, 2016):

- *Literaturrecherche:* Die in Datenbanken vorhandenen Schlagworte für qualitative Designs sind keine zuverlässigen Suchfilter, um mit möglichst hoher Sicherheit alle vorhandenen Studien zu finden. Empfohlen wird daher, Suchstrategien von bereits veröffentlichen qualitativen Übersichtsarbeiten mit ähnlichen Fragestellungen als Grundlage zu nutzen. Bei quantitativen Übersichtsarbeiten werden Studien mit mangelnder Qualität oft aus der Stichprobe ausgeschlossen. Ob dies auch bei qualitativen Übersichtsarbeiten geschehen soll, ist umstritten.
- *Sammlung der Informationen aus den eingeschlossenen Studien:* Anders als bei quantitativen Studien findet man bei qualitativen Studien wichtige Abschnitte für die Analyse, wie z. B. Annahmen, auch in der Einleitung, im Methoden- oder im Diskussionsteil. Oft sind auch Ergebnisdarstellung und Diskussion nicht so streng getrennt. Daher ist klar festzulegen, welche Daten und Abschnitte der Studien für die Analyse genutzt werden sollen.
- *Datenanalyse:* In qualitativen Studien werden keine Rohdaten publiziert. Häufig fehlen auch Angaben zum Kontext, die für die Analyse von Bedeutung sein können. Kategorien aus Studien zum gleichen Thema können unterschiedlich benannt sein. Daher sollte der Fokus bei der Analyse und Synthese auf der Beschreibung der Ergebnisse und weniger auf den Kategorien, Themen oder Codes der eingeschlossenen Studien liegen.
- *Diskussion:* Für den Einbezug der Studienqualität in die Analyse oder Synthese gibt es noch keine klaren Empfehlungen, da diese nicht immer eindeutig zu bewerten ist.

Das Erarbeiten „neuer Erkenntnisse" durch die Analyse und Synthese der Ergebnisse der Primärstudien ist eine methodische Herausforderung. Sinnvoll ist, dies mit anderen Forschenden durchzuführen.

Beispiel 6-13

Beispiel für eine qualitative Meta-Synthese: Kreyer, C. & Pleschberger, S. (2014). Selbstmanagementstrategien von Familien in der Palliative Care zu Hause – eine Metasynthese. *Pflege, 27*(5), 307–324.

Lesetipp 6-10

Möhler, R. (2016). Qualitative Evidenzsynthesen – Methodologien, Methoden und Herausforderungen. *Journal für Qualitative Forschung in Pflege- und Gesundheitswissenschaften,* 3(2), 70–77.

Ralph Möhler beschreibt hier gut lesbar die Methodik und Herausforderungen bei der Durchführung qualitativer Evidenzsynthesen.

Hildebrandt, C. (2019). Meta-Synthesen – Offene Fragen nur scheinbar gelöst? *Pflege, 32*(3), 165.

Die Autorin diskutiert übersichtlich und kurz laufende Diskussionen zur Methodik von Meta-Synthesen.

6.2.3.7 Das Neueste: Rapid-Reviews

Definition 6-8
Ein Rapid Review ist eine Form der Wissenssynthese, die durch Vereinfachung oder Weglassen methodischer Schritte eines traditionellen systematischen Reviews auf eine schnelle und ressourceneffiziente Weise Evidenz für Stakeholder generiert (Seidler et al., 2021).

Die Durchführung eines Systematischen Reviews oder einer Meta-Analyse kann bis zu zwei Jahre dauern. Dies ist zu lang, wenn der Bedarf nach schnellen und evidenzbasierten Antworten besteht. Deutlich wurde dies im Rahmen der COVID-19-Pandemie. Angesichts der neuen Erkrankung mussten schnell Antworten für Diagnose, Prognose und Therapie gefunden werden. Rapid-Reviews sind bisher nur in der Typologie der Familien (**Abb. 6-8**) aufgeführt.

Die Methodik der Rapid-Reviews ist analog der Systematischen Reviews und Meta-Analysen (Kap. 6.2.3.4, Kap. 6.2.3.5). Zentrale Unterschiede sind (Garritty et al., 2021; Seidler et al., 2021; Tricco et al., 2017):

- Es gibt einen klaren Auftraggeber mit einem expliziten Auftrag. In enger Absprache mit diesem werden die einzelnen Prozessschritte geplant.
- Einzelne methodische Schritte werden vereinfacht durchgeführt, z.B. Suche in nur einer Datenbank plus einer zusätzlichen Suchstrategie, Sichtung der Abstracts und der Volltexte pilotieren und dann durch eine erfahrene Person durchführen mit zusätzlicher stichprobenhaften Überprüfung.
- Ziel ist es, in ein bis sechs Monaten das Rapid Review abzuschließen.

Lesetipp 6-11

Abboah-Offei, M., Salifu, Y., Adewale, B., Bayuo, J., Ofosu-Poku, R. & Opare-Lokko, E.B.A. (2021). A rapid review of the use of face mask in preventing the spread of COVID-19. *International journal of nursing studies advances, 3*, 100013.
Dykgraaf, S.H., Matenge, S., Desborough, J., Sturgiss, E., Dut, G., Roberts, L., McMillan, A. & Kidd, M. (2021). Protecting nursing homes and long-term care facilities from COVID-19: a rapid review of international evidence. *Journal of the American Medical Directors Association, 22*(10), 1969–1988.
Kruse, F.M., Mah, J.C., Metsemakers, S.J., Andrew, M.K., Sinha, S.K. & Jeurissen, P.P. (2021). Relationship between the ownership status of nursing homes and their outcomes during the COVID-19 pandemic: a rapid literature review. *Journal of Long-Term Care*, 207–220.
Dies sind alles Beispiele für Rapid-Revies, die während der COVID-19-Pandemie entstanden sind.

Übungsaufgaben zu Kapitel 6-1

1. Was sind die sogenannten Paradigmenkriege?
2. Was ist ein „Pure Mixed“-Design?
3. Sie planen, ein Instrument zur Risikoeinschätzung von Bettlägerigkeit zu entwickeln und dann in der Praxis zu testen. Welches Mixed-Method-Design würden Sie hierfür verwenden?

Übungsaufgaben zu Kapitel 6-2

1. Bitte prüfen Sie die folgende PICO-Frage auf formale Richtigkeit: Welche Auswirkungen hat die atemstimulierende Einreibung bei Patienten mit Schlafstörungen?
2. Was ist der Unterschied zwischen einer narrativen Zusammenfassung von Studien im Rahmen einer Übersichtsarbeit und einer zusätzlichen zusammenfassenden Analyse der Daten aus den Studien?

6.3 Literatur

Literatur zu Kapitel 6.1

Andrew, S. & Halcomb, E.J. (Hrsg.). (2009). *Mixed Methods Research for Nursing and the Health Science*. Oxford: Wiley-Blackwell.

Bartholomeyczik, S., Holle, D. & Halek, M. (2013). *Herausforderndes Verhalten bei Menschen mit Demenz verstehen: Die Verbesserung der Versorgung Demenzkranker durch Qualitätsinstrumente*. Weinheim, Basel: Beltz Juventa.

Borglin, G. (2015). The value of mixed methods for researching complex interventions. In D.A. Richards & I.R. Hallberg (Hrsg.), *Complex interventions in health – An overview of research methods*. New York, NY: Routledge.

Bressan, V., Bagnasco, A., Aleo, G., Timmins, F., Barisone, M., Bianchi, M., Pellegrini, R. & Sasso, L. (2017). Mixed method research in nursing – a critical review. *Journal of Clinical Nursing, 26*(19–20), 2878–2890. https://doi.org/10.1111/jocn.13631

Burzan, N. (2016). *Methodenplurale Forschung: Chancen und Probleme von Mixed Methods*. Weinheim: Beltz Juventa.

Buscher, I., Kühnert, S. & Panke Kochinke, B. (2010). *Leuchtturmprojekt Demenz. QUIKK – Qualitative Evaluation von Inhouse-Weiterbildungen zur Konzept- und Kompetenzentwicklung multiprofessioneller Teams und ehrenamtlicher Mitarbeiter/innen in stationären, teilstationären und ambulanten Einrichtungen der -Altenhilfe mit dem Schwerpunkt demenzieller Erkrankungen*. Abschlussbericht, eingereicht beim Bundesministerium für Gesundheit am 31.07.2010, Düsseldorf.

Buscher, I., Reuther, S., Holle, D., Bartholomeyczik, S., Vollmar, H.C. & Halek, M. (2012). Das kollektive Lernen in Fallbesprechungen. Theoretische Ansätze zur Reduktion herausfordernden Verhaltens bei Menschen mit Demenz im Rahmen des Projektes FallDem. *Pflegewissenschaft, 03*(12), 168–178.

Creswell, J.W. & Plano Clark, V.L. (2018). Designing and conducting mixed methods research (3rd ed.). Los Angeles: SAGE.

Denzin, N.K. (1970). *The Research Act in Sociology*. Chicago: Aldine.

Fetters, M.D. & Molina-Azorin, J.F. (2017a). The Journal of Mixed Methods Research Starts a New Decade: Principles for Bringing in the New and Divesting of the Old Language of the Field. *Journal of Mixed Methods Research, 11*(1), 3–10. https://doi.org/10.1177/1558689816682092

Fetters, M.D. & Molina-Azorin, J.F. (2017b). The Journal of Mixed Methods Research Starts a New Decade: The Mixed Methods Research Integration Trilogy and Its Dimensions. *Journal of Mixed Methods Research, 11*(3), 291–307. https://doi.org/10.1177/1558689817714066

Flick, U. (2010). Triangulation. In G. Mey & K. Mruck (Hrsg.), *Handbuch qualitative Forschung in der Psychologie*. Wiesbaden: VS Verlag für Sozialwissenschaften.

Guetterman, T.C., Molina-Azorin, J.F. & Fetters, M.D. (2020). Virtual Special Issue on "Integration in Mixed Methods Research". *Journal of Mixed Methods Research, 14*(4), 430–435. https://doi.org/10.1177/1558689820956401

Greene, J.C., Caracelli, V.J. & Graham, W.F. (1989). Toward a Conceptual Framework for Mixed-Method Evaluation Designs. *Educational Evaluation and -Policy Analysis, 11*(3), 255–274. https://doi.org/10.3102/01623737011003255

Greysen, S.R., Allen, R., Lucas, G.I., Wang, E.A. & Rosenthal, M.S. (2012). Understanding transitions in care from hospital to homeless shelter: a mixed-methods, community-based participatory approach. *Journal of general internal medicine, 27*(11), 1484–1491. https://doi.org/10.1007/s11606-012-2117-2

Halek, M., Reuther, S., Müller-Widmer, R., Trutschel, D. & Holle, D. (2020). Dealing with the behaviour of residents with dementia that challenges: A stepped-wedge cluster randomized trial of two types of dementia-specific case conferences in nursing homes (FallDem). *International journal of nursing studies, 104*, 103435. https://doi.org/10.1016/j.ijnurstu.2019.103435

Hallberg, I.R. (2006). Challenges for future nursing research: Providing evidence for health-care practice. *International Journal of Nursing Studies, 43*(8), 923–927. https://doi.org/10.1016/j.ijnurstu.2006.07.017

Hesse-Biber, S.N. & Johnson, R.B. (Eds.). (2015). *The Oxford handbook of multimethod and mixed methods research inquiry*. Oxford: Oxford University Press. https://doi.org/10.1093/oxfordhb/9780199933624.001.0001

Holle, D., Müller-Widmer, R., Reuther, S., Rosier-Segschneider, U., Graf, R., Roes, M. & Halek, M. (2019). Process evaluation of the context, reach and recruitment of participants and delivery of dementia-specific case conferences (WELCOME-IdA) in nursing homes (FallDem): a mixed-methods study. *Trials, 20*(1), 45. https://doi.org/10.1186/s13063-018-3147-9

Holle, D., Roes, M., Buscher, I., Reuther, S., Muller, R. & Halek, M. (2014). Process evaluation of the implementation of dementia-specific case conferences in nursing homes (FallDem): study protocol for a randomized controlled trial. *Trials, 15*, 485. https://doi.org/10.1186/1745-6215-15-485

Holle, D., Teupen, S., Graf, R., Müller-Widmer, R., Reuther, S., Halek, M. & Roes, M. (2020). Process evaluation of the response of nursing homes to the implementation of the dementia-specific case conference concept WELCOME-IdA: A qualitative study. *BMC nursing, 19*, 14. https://doi.org/10.1186/s12912-020-0403-6

Johnson, B.R. & Onwuegbuzie, A.J. (2004). Mixed Methods Research: A Research Paradigm Whose Time Has Come. *Educational Researcher, 33*(7), 14–26. https://doi.org/10.3102/0013189X033007014

Johnson, B.R., Onwuegbuzie, A.J. & Turner, L.A. (2007). Toward a Definition of Mixed Methods Research. *Journal of Mixed Methods Research, 1*(2), 112–133. https://doi.org/10.1177/1558689806298224

Kelle, U. (2008). *Die Integration qualitativer und quantitativer Methoden in der empirischen Sozialforschung* (2. Aufl.). Wiesbaden: VS Verlag für Sozialwissenschaften. https://doi.org/10.1007/978-3-531-91174-8

Kuckartz, U. (2014). *Mixed Methods – Methodologie, Forschungsdesigns und Analyseverfahren*. Wiesbaden: Springer Verlag für Sozialwissenschaften.

Mantzoukas, S. (2009). The research evidence published in high impact nursing journals between 2000 and 2006: A quantitative content analysis. *International Journal of Nursing Studies, 46*(4), 479–489. https://doi.org/10.1016/j.ijnurstu.2008.12.016

Morgan, D.L. (1998). Practical strategies for combining qualitative and quantitative methods: applications to health research. *Qualitative Health Research, 8*(3), 362–376. https://doi.org/10.1177/104973239800800307

Morse, J.M. (1991). Approaches to qualitative-quantitative methodological triangulation. *Nursing Research, 40*(2), 120–123. https://doi.org/10.1097/00006199-199103000-00014

Nässtrröm, L., Luttik, M.L., Idvall, E. & Stromberg, A. (2016). Exploring partners' perspectives on participation in heart failure home care: a mixed-method design. *Journal of Advanced Nursing, 73*(5), 1208–1219. https://doi.org/10.1111/jan.13216

O'Cathain, A., Murphy, E. & Nicholl, J. (2008), The quality of mixed methods studies in health services research. *Journal of Health Services and Research, 13*(2), 92–98. https://doi.org/10.1258/jhsrp.2007.007074

Ostlund, U., Kidd, L., Wengstrom, Y. & Rowa-Dewar, N. (2011). Combining qualitative and quantitative research within mixed method research designs: a methodological review. *International Journal of Nursing Studies, 48*(3), 369–383. https://doi.org/10.1016/j.ijnurstu.2010.10.005

Padgett, D.K. (2012). *Qualitative and mixed methods in public health*. Thousand Oaks, CA: SAGE Publications. https://doi.org/10.4135/9781483384511

Plowright, D. (2011). *Using Mixed Methods – Frameworks for an Integrated Methodology*. London: Sage Publications. https://doi.org/10.4135/9781526485090

Polit, D.F. & Beck C.T. (2021). Nursing Research: Generating and Assessing Evidence for Nursing Practice (11th ed.). Philadelphia: Wolters Kluwer Verlag,

Quasdorf, T. (2020). Implementierung von Dementia Care Mapping (DCM) in Einrichtungen der stationären Altenpflege (Dissertation). Universität Witten/Herdecke, Fakultät für Gesundheit, Witten.

Quasdorf, T., Riesner, C., Dichter, M.N., Dortmann, O., Bartholomeyczik, S. & Halek, M. (2017). Implementing Dementia Care Mapping to develop person-centred care: results of a process evaluation within the Leben-QD II trial. *Journal of Clinical Nursing, 26*(5–6), 751–765. https://doi.org/10.1111/jocn.13522

Quasdorf, T., Hoben, M., Riesner, C., Dichter, M.N. & Halek, M. (2013). Einflussfaktoren in Disseminations- und Implementierungsprozessen [Influencing factors in dissemination and implementation processes]. *Pflege & Gesellschaft, 18*(3), 235–252.

Reuther, S., Holle, D., Buscher, I., Dortmann, O., Muller, R., Bartholomeyczik, S. & Halek, M. (2014). Effect evaluation of two types of dementia-specific case conferences in German nursing homes (FallDem) using a stepped-wedge design: study protocol for a randomized controlled trial. *Trials, 15*, 319. https://doi.org/10.1186/1745-6215-15-319

Reuther, S., Dichter, N.M., Buscher, I., Vollmar, H.C., Holle, D., Bartholomeyczik, S. & Halek, M. (2012). Case conferences as interventions dealing with the challenging behavior of people with dementia in nursing homes: a systematic review. *International Psychogeriatrics, 24*(12), 1891–

1903. https://doi.org/10.1017/S1041610212001342

Richards, D.A. & Borglin, G. (2011). Complex interventions and nursing: Looking through a new lens at nursing research. *International Journal of Nursing Studies, 48*(5), 531–533. https://doi.org/10.1016/j.ijnurstu.2011.02.013

Spirig, R., Spichiger, E., Martin, J.S., Frei, I.A., Muller, M. & Kleinknecht, M. (2014). Monitoring the impact of the DRG payment system on nursing service context factors in Swiss acute care hospitals: Study protocol. *German Medical Science, 12*, Doc07.

Swatzell, K.E. & Jennings, P.R. (2007). Descriptive research: The nuts and bolts. *Journal of the American Academy of Physician Assistants, 20*(7), 55–56. https://doi.org/10.1097/01720610-200707000-00098

Tashakkori, A. & Creswell, J.W. (2007).The New Era of Mixed Methods [Editorial]. *Journal of Mixed Methods Research, 1*(1), 3–7. https://doi.org/10.1177/2345678906293042

Tashakkori, A. & Teddlie, C. (1998). *Mixed Methodology - Combining Qualitative and Quantitative Approaches* (Vol. 46). Thousand Oaks, CA: SAGE Publications.

Tashakkori, A. & Teddlie, C. (2010). *SAGE Handbook of Mixed Methods in Social & Behavioral Research* (2. Aufl.). Thousand Oaks, CA: SAGE Publications. https://doi.org/10.4135/9781506335193

Teupen, S., Holle, D. & Roes, M. (2021). Types of implementation of the dementia-specific case conference concept WELCOME-IdA in nursing homes: a qualitative process evaluation of the FallDem effectiveness trial. *Implementation science communications, 2*(1), 90. https://doi.org/10.1186/s43058-021-00191-0

Uprichard, E. & Dawney, L. (2019). Data Diffraction: Challenging Data Integration in Mixed Methods Research. *Journal of Mixed Methods Research, 13*(1), 19–32. https://doi.org/10.1177/1558689816674650

Voigt-Radloff, S., Stemmer, R., Behrens, J., Horbach, A., Ayerle, G.M., Schäfers, R., ... Kempf, S. (2013). *Forschung zu komplexen Interventionen in der Pflege- und Hebammenwissenschaft und in den therapeutischen Wissenschaften der Physiotherapie, Ergotherapie und Logopädie: ein forschungsmethodischer Leitfaden zur Ermittlung, Evaluation und Implementation evidenzbasierter Innovationen*. Freiburg i. Br.: Universitätsklinikum Freiburg, The Cochrane Collaboration®.

Wiart, L, Rosychuk, R.J. & Wright, F.V. (2016). Evaluation of the effectiveness of robotic gait training and gait-focused physical therapy programs for children and youth with cerebral palsy: a mixed methods RCT. *BMC neurology, 16*, 86. https://doi.org/10.1186/s12883-016-0582-7

Wille, E., Schrappe, M., Gerlach, F.M., Glaeske, G., Haubitz, M., Kuhlmey, A. & Rosenbrock, R. (2009). *Koordination und Integration – Gesundheitsversorgung in einer Gesellschaft des längeren Lebens. Sondergutachten 2009 Sachverständigenrat zur Begutachtung der Entwicklung im Gesundheitswesen* (S. 904). Bonn: Sachverständigenrat zur Begutachtung der Entwicklung im Gesundheitswesen.

Zare, E.P., Simbar, M.P., Shahhosseini, Z.P. & Alavi Majd, H.P. (2016). Design and Psychometric Properties of Male Adolescent Health Needs-Assessment Scale. *International Journal of Community Based Nursing and Midwifery, 4*(4), 297–308.

Literatur zu Kapitel 6.2

Arksey, H. & O'Malley, L. (2005). Scoping studies: towards a methodological framework. *International journal of social research methodology,* 8(1), 19–32. https://doi.org/10.1080/1364557032000119616

Behrens, J. & Langer, G. (2022). *Evidence-based Nursing and Caring. Methoden und Ethik der Pflegepraxis und Versorgungsforschung*. (5. Aufl.). Bern: Hogrefe. https://doi.org/10.1024/86074-000

Cochrane Collaboration (2022). *Glossar*. Verfügbar unter https://www.cochrane.de/cochrane-glossar#r.

Daudt, H.M., Van Mossel, C. & Scott, S.J. (2013). Enhancing the scoping study methodology: a large, inter-professional team's experience with Arksey and O'Malley's framework. *BMC Medical Research Methodology, 13*(1), 1. https://doi.org/10.1186/1471-2288-13-48

Garritty, C., Gartlehner, G., Nussbaumer-Streit, B., King, V.J., Hamel, C., Kamel, C., Affengruber, L. & Stevens, A. (2021). Cochrane Rapid Reviews Methods Group offers evidence-informed guidance to conduct rapid reviews. *Journal of clinical epidemiology,* 130, 13–22. https://doi.org/10.1016/j.jclinepi.2020.10.007

Green, B.N., Johnson, C.D. & Adams, A. (2006). Writing narrative literature reviews for peer-reviewed journals: Secrets of the trade. *Journal of Chiropractic Medicine*, 5(3),101–117. https://doi.org/10.1016/S0899-3467(07)60142-6

Higgins, J.P., Thomas, J., Chandler, J., Cumpston, M., Li, T., Page, M.J. & Welch, V.A. (Eds.). (2019). Cochrane handbook for systematic reviews of interventions. Hoboken, NJ: John Wiley & Sons. https://doi.org/10.1002/9781119536604

Hildebrandt, C. (2019). Meta-Synthesen – Offene Fragen nur scheinbar gelöst? *Pflege, 32*(3), 165. https://doi.org/10.1024/1012-5302/a000672

Machi, L.A. & McEvoy, B.T. (2016). *The literature review: Six steps to success.* Thousand Oaks, CA: Corwin Press.

Möhler, R. (2016). Qualitative Evidenzsynthesen – Methodologien, Methoden und Herausforderungen. *Journal für Qualitative Forschung in Pflege- und Gesundheitswissenschaften, 3*(2), 70–77.

Paré, G., Trudel, M.C., Jaana, M. & Kitsiou, S. (2015). Synthesizing information systems knowledge: A typology of literature reviews. *Information & Management, 52*(2), 183–199. https://doi.org/10.1016/j.im.2014.08.008

Paré, G. & Kitsiou, S. (2016). Chapter 9: Methods for literature reviews. In F. Lau & C. Kuziemsky (Eds), *Handbook of eHealth Evaluation: An Evidence-based Approach* [Internet]. Victoria: University of Victoria. 157–179. Available from https://dspace.library.uvic.ca/handle/1828/7814

Pickering, C., Grignon, J., Steven, R., Guitart, D. & Byrne, J. (2015). Publishing not perishing: How research students transition from novice to knowledgeable using systematic quantitative literature reviews. *Studies in Higher Education, 40*(10), 1756–1769. https://doi.org/10.1080/03075079.2014.914907

Röhrig, B., du Prel, J.B., Wachtlin, D. & Blettner, M. (2009). Studientypen in der medizinischen Forschung. *Deutsches Ärzteblatt, 106*(15), 262–268.

Rowe, F. (2014). What literature review is not: diversity, boundaries and recommendations. *European Journal of Information Systems, 23*(3), 241–255. https://doi.org/10.1057/ejis.2014.7

Schryen, G., Wagner, G., Benlian, A. & Paré, G. (2020). A knowledge development perspective on literature reviews: Validation of a new typology in the IS field. *Communications of the AIS, 46*(7).

Seidler, A., Nußbaumer-Streit, B., Apfelbacher, C. & Zeeb, H. (2021). Rapid Reviews in the Time of COVID-19-Experiences of the Competence Network Public Health COVID-19 and Proposal for a Standardized Procedure. *Gesundheitswesen, 83*(3), 173–179.

Smith, V., Devane, D., Begley, C.M. & Clarke, M. (2011). Methodology in conducting a systematic review of systematic reviews of healthcare interventions. *BMC Medical Research Methodology*, 11, Article 15. https://doi.org/10.1186/1471-2288-11-15

Sturma, A., Ritschl, V., Dennhardt, S. & Stamm, T. (2016). Reviews. In V. Ritschl, R. Wiegl & T. Stamm (Hrsg.), *Wissenschaftliches Arbeiten und Schreiben* (S. 207–221). Berlin, Heidelberg: Springer.

Sutton, A., Clowes, M., Preston, L. & Booth, A. (2019). Meeting the review family: exploring review types and associated information retrieval requirements. *Health Information & Libraries Journal, 36*(3), 202–222. https://doi.org/10.1111/hir.12276

Templier, M. & Pare, G. (2018). Transparency in literature reviews: an assessment of reporting practices across review types and genres in top IS journals. *European Journal of Information Systems, 27*(5), 503–550. https://doi.org/10.1080/0960085X.2017.1398880

Tricco, A.C., Langlois, E., Straus, S.E. & World Health Organization. (2017). *Rapid reviews to strengthen health policy and systems: a practical guide.* Geneva: World Health Organization.

Whitlock, E.P., Lin, J.S., Chou, R., Shekelle, P. & Robinson, K.A. (2008). Using existing systematic reviews in complex systematic reviews. *Annals of internal medicine, 148*(10), 776–782. https://doi.org/10.7326/0003-4819-148-10-200805200-00010

Whittemore, R. & Knafl, K. (2005). The integrative review: Updated methodology. *Journal of Advanced Nursing, 52*(5), 546–553. https://doi.org/10.1111/j.1365-2648.2005.03621.x

Weiterführende Literatur

Behrens, J. & Langer, G. (2022). *Evidence-based Nursing and Caring. Methoden und Ethik der Pflegepraxis und Versorgungsforschung* (5. Aufl.). Bern: Hogrefe. https://doi.org/10.1024/86074-000

Wer sich in die kritische Bewertung von Übersichtsarbeiten vertieft einarbeiten möchte, dem sei bei Behrens und Langer das Kapitel 4.11 empfohlen.

Booth, A., Sutton, A., Clowes, M. & Martyn-St James, M. (2021). Systematic approaches to a successful literature review (3rd ed).Los Angeles: SAGE-Publications Ltd.

Die Bibel zur Review-Familie.

Cochrane. (n.d.). *Cochrane Handbook for Systematic Reviews of Interventions.* Available from http://handbook.cochrane.org/

Das Cochrane Handbuch ist „der" Klassiker für die Beschreibung der Methodik zur Erstellung einer systematischen Übersichtsarbeit.

7 Erhebungsmethoden

Herbert Mayer, Eva-Maria Panfil und Hermann Brandenburg

In diesem Kapitel sollen Methoden zur Datenerhebung vorgestellt werden. Dabei steht eine Vielzahl unterschiedlicher Methoden – von physiologischen Messungen bis zu Interviews – auch in der Pflegeforschung zur Verfügung. Exemplarisch sollen in diesem Kapitel einige für die Pflegeforschung wichtige Methoden vorgestellt und deren Vor- und Nachteile erläutert werden. Dabei ist es wichtig zu erkennen, dass es *die* Methode nicht gibt, entscheidend ist vielmehr, ob die gewählte Methode für die Bearbeitung der Frage- und Problemstellung auch tatsächlich angemessen ist. Weiterhin muss darauf geachtet werden, dass beim Einsatz bestimmter Methoden „Gütekriterien" (Qualitätskriterien) beachtet werden. Dazu gehören Gültigkeit (Validität), Zuverlässigkeit (Reliabilität), Nachvollziehbarkeit bzw. Nachprüfbarkeit (Objektivität) und Praktikabilität. Die genannten Begriffe werden anschließend in Kapitel 8 ausführlich erläutert.

Lernziele

Nach dem Bearbeiten dieses Kapitels sollen Sie

- in der Pflegeforschung eingesetzte Methoden der Datensammlung kennen,
- die Vor- und Nachteile jeder Methode einschätzen können.

Schlüsselwörter

Datenerhebung, Methoden, Interview, Fragebogen, Beobachtung, Skalen, Mess- und Assessmentinstrumente

7.1 Methoden können viel, aber nicht alles

Erhebungsmethoden üben eine gewisse Faszination aus – auf jene, die in ihrem Umgang geübt und erfahren sind, und auf jene, die gerade anfangen, sich mit wissenschaftlichen Fragen zu beschäftigen. Erhebungsmethoden sind aber kein Selbstzweck, sondern dienen bestimmten Zwecken. Ziel ist es, in Verbindung mit einer bestimmten Frage- und Problemstellung Daten zu erzeugen, entsprechend zu erfassen und auszuwerten. Dies kann mittels verschiedener Methoden geschehen. Bei nahezu allen Datenerhebungsmethoden handelt es sich um soziale Interaktionen, in denen es bestimmte Rollen, Normen und Erwartungen gibt, die das Verhalten der Beteiligten beeinflussen. So wissen wir etwa, dass bei Interviews nicht selten so geantwortet wird, wie es „sozial erwünscht" ist. Beim Ausfüllen von Fragebögen kann häufig eine „Tendenz zur Mitte" festgestellt werden. Und bei direkten Beobachtungen wird erkennbar, dass der Beobachtete nicht selten sein Verhalten verändert. An diesen Beispielen wird erkennbar, dass der Einsatz von Erhebungsmethoden nicht unproblematisch ist und eine Reihe von Fehlerquellen beinhaltet – dazu später mehr. Konsequent ist es daher, dass sich die Anwendenden mit jenen Problemen und Schwierigkeiten ausführlich beschäftigen, die beim Einsatz von Methoden auftreten können. Die Herausforderung besteht jedoch nicht nur in der Erhebung der Daten, sondern auch in deren Auswertung. Es sollte zwischen Methoden der Datenerhebung (z. B. Interview oder Beobachtung) und Methoden der Datenauswertung (z. B. statistische Analysen, Kategorienbildung bei qualitativer Inhaltsanalyse oder hermeneutische Interpretationen) unterschieden werden. Mit der Planung einer Datenerhebung sollten immer schon Überlegungen im Hinblick auf die Datenauswertung einhergehen. Aber damit sind wir bereits mitten im Thema.

7.2 Verschiedene Erhebungsmethoden

Schon in ihrer alltäglichen Praxis nutzen Pflegekräfte zahlreiche Methoden der Datensammlung und -gewinnung. Sie fragen nach dem Befinden von Patientinnen und Patienten, erheben physiologische Parameter wie Blutdruck und Puls, beobachten Patientinnen und Patienten sehr genau und führen natürlich auch mehr oder weniger standardisierte Gespräche mit ihnen. Ihre Beobachtungen und Erhebungen müssen sie zudem dokumentieren. Obwohl diese Methoden der Datenerhebung vom Ansatz her alle schon bekannt sind, werden ihre Grundlagen sowie die Möglichkeiten und Grenzen ihrer Anwendung häufig nicht reflektiert. Dies jedoch ist die Aufgabe all jener, die nach wissenschaftlichen Methoden arbeiten. Wir wollen im Folgenden die wichtigsten Methoden der Datenerhebung in der Pflege darstellen, ihre Grundprinzipien erläutern und ihre Anwendungsmöglichkeiten diskutieren.

Lesetipp 7-1

Schnell, R., Hill, P. B. & Esser, E. (2013). *Methoden der empirischen Sozialforschung* (10. Aufl.). München–Wien: Oldenbourg.

Erhebungsmethoden in der Pflege sind unter anderem Erhebungsmethoden der empirischen Sozialforschung. Entsprechende Handbücher und grundlegende Einführungen können weder durch dieses Kapitel noch unser Buch ersetzt werden. Wer sich mit einzelnen Methoden vertieft auseinandersetzen möchte, dem sei die Lektüre der Arbeit von Schnell und Kollegen oder eines anderen Einführungsbuchs in die empirische Sozialforschung empfohlen. Als Standardwerke sind die Veröffentlichungen von Atteslander (2010) *oder* Kromrey et al. (2016) *zu nennen, die mehrfach aufgelegt und aktualisiert worden sind.*

7.2.1 Physiologische Messungen

Physiologische Messungen sind Techniken zur direkten bzw. indirekten Erhebung physiologischer Variablen, wie z. B. der Herzfrequenz oder des HbA1c-Werts (Grove et al., 2013). In **Tabelle 7-1** werden exemplarisch einige wichtige physiologische Messungen aufgeführt, die häufig in der Pflege eingesetzt werden.

Biophysiologische Messungen können in vivo oder in vitro durchgeführt werden. In-vivo-Messgrößen werden unmittelbar am lebenden Organismus gewonnen (in **Tabelle 7-1** z. B. Blutdruck oder Urinmenge). In-vitro-Messungen werden durchgeführt, indem den Teilnehmenden einer Studie physiologisches Material entnommen und einer Laboranalyse unterzogen wird. Dies ist in der Regel das Aufgabengebiet medizinisch-technischer Assistentinnen und Assistenten. Bei In-vitro-Messungen kommen u. a. chemische (z. B. Hormone, Zucker), mikrobiologische (z. B. Bakterien) oder histologische (z. B. Gewebebiopsien) Methoden zur Anwendung.

Beispiel 7-1

Kugler (2004) erhob in ihrer Studie zur Non-Compliance erwachsener Hämodialysepatienten bezüglich Diät und Flüssigkeitsbeschränkungen beispielsweise Daten zu Kalium, Phosphat und Eiweiß im Serum, um einen Zusammenhang zwischen Non-Compliance und diesen physiologischen Variablen zu untersuchen. Peters (2004) analysierte für ihre Fragestellung nach den Auswirkungen der Känguru-Methode bei frühgeborenen Kindern die Sauerstoffsättigung sowie die Atem- und Herzfrequenz. Und Eisenschink et al. (2003) schließlich untersuchten das Atemminutenvolumen, um Auswirkungen der kinästhetischen Mobilisation festzustellen.

Eine wichtige Frage beim Einsatz physiologischer Messmethoden ist die Angemessenheit der resultierenden Größe für das Phänomen, das man untersuchen möchte. So können beispielsweise viele Stresshormone sehr genau in ihrer Blutkonzentration gemessen werden. Dabei ist jedoch zu berücksichtigen, dass diese Hormonwerte durch viele verschiedene Einflüsse verändert werden können, das heißt wenig spezifisch reagieren. Solange in einer Studie die bekannten anderen Einflussgrößen auf einen physiologischen Parameter nicht kontrolliert werden, kann es leicht geschehen, dass man zum Schluss zwar sehr präzise gemessene Hormonwerte hat, diese Ergebnisse aber nicht zuverlässig interpretieren kann (geringe interne Validität des Vorgehens, vgl. Kap. 13).

Die Vorteile physiologischer Daten liegen in ihrer relativ hohen Objektivität, Präzision und Empfindlichkeit. Die Durchführungsobjektivität ist bei ausreichender Schulung der Erhebungspersonen normalerweise sehr hoch. Außerdem führt die hohe Präzision vieler physiologischer Messverfahren dazu, dass auch kleinere Veränderungen registriert werden können. Auf der anderen Seite kann die Bestimmung mancher physiologischen Größen bedingt durch spezielle Apparaturen oder hohe Laborkosten sehr teuer sein und spezielle berufliche Kenntnisse erfordern (z.B. MTA). Ein gewisses Problem stellt auch die Beeinflussbarkeit einiger physiologischer Messmethoden dar. So führt der Einsatz von Geräten zur Herzfrequenzüberwachung bei einigen Menschen automatisch zur Erhöhung ihres normalen Pulses. Bekannt ist auch, dass der Blutdruck angesichts der Messung durch den Hausarzt oder durch die Pflegefachkraft steigt.

7.2.2 Beobachtung

Mit Graumann – einem phänomenologisch orientierten Psychologen – lässt sich Beobachtung definieren als „die absichtliche, aufmerksam selektive Art des Wahrnehmens, die ganz bestimmte Aspekte auf Kosten der Bestimmtheit von anderen beachtet“ (Graumann, 1965). Die wissenschaftliche Beobachtung lässt sich im Unterschied zur alltäglichen Beobachtung v.a. durch drei Merkmale kennzeichnen:

1. *Zweifel gegenüber dem durch die Sinne Beobachteten:* Im Alltag dienen uns die Sinne dazu, bestimmte Beobachtungen zu machen. Wir reflektieren aber in der Regel nicht, wie unsere Beobachtungen zustande kommen, welche Beobachtungsfehler wir begehen (z.B.

Tabelle 7-1: Beispiele für physiologische Messungen (Quelle: Fullbrook, 1995, S. 278)

Physiologischer Parameter	Messinstrument	Art der Messung
Blutdruck	Stethoskop	In vivo
Blutzucker	Glucosestick	In vivo
Urinmenge	Ultraschall	In vivo
Sauerstoffsättigung	Pulsoximeter	In vivo
Nervenleitung	Peripherer Nervenstimulator	In vivo
Kalium im Plasma	Laborgerät	In vivo
Sputumkultur	Mikroskop	In vivo

durch Sinnestäuschungen) und inwieweit Beobachtungen theoretisch vorbestimmt sind. Im Unterschied dazu erheben wissenschaftliche Beobachtungen den Anspruch, definierte Ereignisse klar, nachvollziehbar und „objektiv“ zu erheben. Objektivität ist hier bezogen auf die Forschungsmethodologie. Eine „objektive“ Beobachtung im Sinne der Ausschaltung aller externen Einflüsse ist nicht möglich, selbst wenn nur Maschinen beobachten. Denn selbst diese werden nur das beobachten (können), für das sie programmiert wurden. Eine wissenschaftliche Beobachtung kann dann als „objektiv“ bezeichnet werden, wenn sie möglichst transparent die Beobachtungskategorien und den Beobachtungsablauf darlegen kann.

2. *Grad der Strukturiertheit:* Alltagsbeobachtungen geschehen spontan und zufällig. Wissenschaftliche Beobachtungen - auch wenn sie sehr offen sind - erfolgen nach einem Beobachtungsraster oder erfordern zumindest Leitfragen zur Beobachtung. Der Grad der Strukturiertheit kann auf einem Kontinuum beschrieben werden. Das Spektrum besteht einerseits aus mehr oder weniger unstrukturierten Beobachtungen, etwa im Kontext von ethnographischen Feldstudien. Auf der anderen Seite stehen standardisierte Beobachtungen, die nach einer vorab entwickelten Checkliste bzw. einem Beobachtungsinventar die Aufmerksamkeit des Beobachters auf ganz bestimmte Aspekte lenken (s. Beispiel 7-2).

Beispiel 7-2

Kotsch, L. & Hitzer, T. (2013). *Selbstbestimmung trotz Demenz? Ein Gebot und seine praktische Relevanz.* Weinheim–Basel: Beltz Juventa.

Ist es überhaupt möglich, Selbstbestimmung bei Menschen mit Demenz zu ermöglichen? Dieser Frage wurde im Rahmen einer qualitativen Studie mit einem ethnographischen Zugang zum Feld der stationären Altenpflege nachgegangen, Alltagssituationen (z. B. Körperpflege, Ernährung, Gespräche) wurden beobachtet und zum Teil per Video aufgenommen. So entstanden zunächst Protokolle, die in einem weiteren Schritt mit „Explikationen“ verbunden wurden.

Beispiel 7-3

Kotsch, L. & Hitzer, T. (2013). *Selbstbestimmung trotz Demenz? Ein Gebot und seine praktische Relevanz.* Weinheim–Basel: Beltz Juventa.

Lässt sich Selbstbestimmung bei Menschen mit Demenz überhaupt ermöglichen? Dieser Frage wurde im Rahmen einer qualitativen Studie mit einem ethnographischen Zugang zum Feld der stationären Altenpflege nachgegangen, Alltagssituationen (z. B. Körperpflege, Ernährung, Gespräche) wurden beobachtet und zum Teil per Video aufgenommen. So entstanden zunächst Protokolle, die in einem weiteren Schritt mit „Explikationen“ verbunden wurden.

Lesetipp 7-2

Hitzler, R. & Eisewicht, P. (2016). *Lebensweltanalytische Ethnographie – im Anschluss an Anne Honer.* Weinheim – Basel: Beltz Juventa.

Dieses Buch enthält genaue Angaben zur Methodik der Feld- und Schreibtischarbeit. Wer sich mit der Ethnographie näher beschäftigen möchte, dem sei dieses Buch empfohlen. Hitzler hat sich sowohl mit demenzkranken Menschen als auch mit Personen im Wachkoma ausführlich beschäftigt.

Dammert, M., Keller, C., Beer, T. & Bleses, H. (2016). *Person-Sein zwischen Anspruch und Wirklichkeit. Eine Untersuchung zur Anwendung der Integrativen Validation und der Basalen Stimulation in der Begleitung von Personen mit Demenz.* Weinheim – Basel: Beltz Juventa.

In der Praxis findet kaum oder nur ansatzweise eine Umsetzung der oben genannten therapeutischen Zugänge statt. Wer sich dafür interessiert, warum das so ist, dem sei die Lektüre des kleinen Buchs sehr empfohlen.

> *Die abschließende Botschaft heißt eigentlich, sich stärker auf die Bedürfnisse und Anliegen der Pflegenden zu konzentrieren und den Widerspruch zwischen Anspruch und Wirklichkeit ernst zu nehmen.*

3. *Beobachtungsdaten und -kategorien:* Alltagsbeobachtungen werden in der Regel weder systematisch aufgezeichnet (bestenfalls führen wir ein Tagebuch) noch nach bestimmten Kategorien geordnet. Jedenfalls produzieren wir keine Daten zur späteren Auswertung. Dies geschieht jedoch in der wissenschaftlichen Beobachtung. Bleiben wir bei obigem Beispiel einer ethnopsychoanalytischen Untersuchung im Pflegeheim. Die qualitativ orientierte Forscherin hat durch teilnehmende Beobachtungen direkt im Feld Daten gesammelt. Dabei ist sie mehr oder weniger direkt in Alltagsinteraktionen involviert gewesen, hat ihre Beobachtungen aufgezeichnet und reflektiert. Die Datensammlung und -aufzeichnung geschieht in der Regel durch Tagebücher, Protokolle oder Feldnotizen, und zwar nicht beliebig oder zufällig, sondern an bestimmten Leitfragen, etwa bezogen auf das physische Setting („Wo?“), die Teilnehmenden („Wer?“), Aktivitäten („Was?“) oder bestimmte Ergebnisse von Ereignissen („Warum?“) orientiert. In einem neuen, noch relativ wenig bearbeiteten Forschungsfeld würden „Art und Vielfalt“ möglicher Ereignisse und Perspektiven abgebildet. Gibt es bereits einiges Wissen, kann man schon vor der eigentlichen Beobachtung ein Kategoriensystem entwickeln, welches die Dimensionen und Kriterien der Beobachtung beinhaltet. In unserem Beispiel geht es um die Frage der Kommunikation und der Interaktionsstile. Also werden diese zentralen Begriffe operational definiert, das heißt, es wird genau angegeben, was unter „Kommunikation“ bzw. „Interaktionsstile“ konkret verstanden werden soll und was nicht. Nach einem intensiven Training werden Beobachterinnen und Beobachter ihre Beobachtungen gemäß dieser inhaltlichen Bestimmung und Konkretisierung aufzeichnen.

Es sollte deutlich geworden sein, dass trotz Unterschieden im Grad der Strukturiertheit oder in der Art und Weise der erhobenen Daten eine wissenschaftliche Beobachtung keine zufällige Datensammlung ist, sondern nach bestimmten Vorannahmen und Regeln erfolgt. Schon vor Beginn der wissenschaftlichen Beobachtung wurde festgelegt, welche Personen oder Prozesse unter welchen Bedingungen, für welchen Zeitraum, bezüglich welcher Merkmale und von wem zu beobachten sind. **Abbildung 7-1** zeigt prinzipiell unterscheidbare Formen der Methode „Beobachtung“.

Standardisierte/systematische versus nichtstandardisierte/unsystematische Beobachtung

Bei der *standardisierten Beobachtung* wird eine Situation oder Person nach vorab festgelegten Regeln und häufig mithilfe von Beobachtungsinventaren, Checklisten mit Kategorien oder

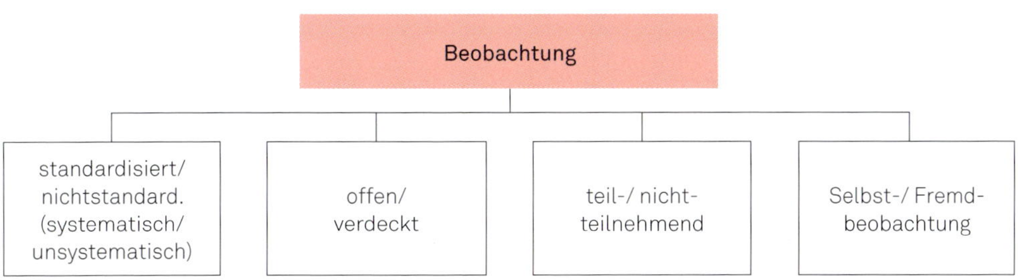

Abbildung 7-1: Formen der Beobachtung (Quelle: Eigendarstellung)

mittels Fragebögen untersucht. Bei den *nichtstandardisierten* Beobachtungen wird ein offenes Verfahren gewählt und erst nach Abschluss der Beobachtungen das endgültige Kategoriensystem zusammengestellt. Die Besonderheiten der jeweiligen Zugänge sind offensichtlich: Während bei standardisierten Beobachtungsverfahren eine theoretische Fokussierung und Auswahl der Beobachtungskategorien festgelegt und damit auch das Beobachtungsspektrum eingegrenzt wurde, besteht bei nichtstandardisierten Zugängen die Herausforderung darin, die Komplexität des Beobachteten wissenschaftlich nachprüfbar zu dokumentieren und auszuwerten.

Offene versus verdeckte Beobachtung

Bei der *verdeckten Beobachtung* weiß die beobachtete Person nicht, dass sie beobachtet wird. Im Gegensatz dazu ist dies bei der *offenen Beobachtung* klar. Eine bekannte Form der offenen Beobachtung ist die praktische Prüfung am Ende der Pflegeausbildung: Dem Schüler bzw. der Schülerin ist bekannt, dass deren Arbeit von den Prüfenden beobachtet und bewertet wird. Die verdeckte Beobachtung hat den Vorteil, die natürliche Situation nicht zu stören (geringere Reaktivität der Messung). Allerdings ergeben sich erhebliche ethische Probleme, wenn die Einwilligung der beobachteten Personen nicht eingeholt wurde. Diese Probleme gelten übrigens auch bei teilnehmenden Beobachtungen, deren Zweck den Beobachteten nicht oder nicht genau erläutert wurde.

Teilnehmende versus nichtteilnehmende Beobachtung

Ganz entscheidend ist die Rolle der beobachtenden Person selbst und v.a., ob und inwieweit sie das von ihr Beobachtete beeinflusst. Eine *teilnehmende* Beobachtung ist dann gegeben, wenn Beobachtende mit den Probandinnen und Probanden direkt interagieren. Dies kann zu größerer Vertrautheit und tieferen Einblicken in die beobachtete Kultur führen, daher wird diese Methode v.a. von Ethnografen bevorzugt. Bei einer teilnehmenden Beobachtung werden in der Regel weder Protokolle noch Aufzeichnungen direkt vorgenommen. Erst nach Abschluss der Beobachtungssequenz haben Forschende Gelegenheit, sich Notizen über den wesentlichen Gehalt der beobachteten Situation zu machen. Bei der teilnehmenden Beobachtung ist die Frage zu stellen, ob und in welcher Art und Weise die beobachtende Person selbst die Beobachtungssituation beeinflusst – z.B. durch bloße Anwesenheit oder ihr Beobachtungsinstrument (z.B. Videokamera). Man kann sich leicht vorstellen, dass die Untersuchung von Interaktionsstilen auf einer Pflegestation durch Beobachtende, die ihre Aufzeichnungen in ein Datengerät eingeben, zu Veränderungen im alltäglichen Umgang zwischen Pflegenden und Gepflegten führen kann. Die Pflegenden fühlen sich beobachtet und reagieren möglicherweise (nicht) so, wie sie sich normalerweise verhielten.

Beispiel 7-4

Winter-Hill, B., Laß, F. & Ziermann, M. (1990). Beobachtungen zur praktischen Durchführung von intramuskulären Injektionen im Glutäalbereich. *Pflege, 3*, 142–145.

Winter-Hill, Laß und Ziermann (1990) *beobachteten in ihrer Studie Kollegen bei der ventroglutäalen intramuskulären Injektion. Aus der Studie geht nicht eindeutig hervor, welche Art von Beobachtung durchgeführt wurde. Es ist jedoch zu vermuten, dass es eine verdeckte teilnehmende Beobachtung war.*

Selbst- versus Fremdbeobachtung

Bei der *Selbstbeobachtung* führen die Probanden an sich selbst die Beobachtung durch, bei der Fremdbeobachtung wird dies von anderen übernommen. So beruht beispielsweise die Braden-Skala, eine standardisierte Skala zur Erfassung des Dekubitusrisikos, auf Fremdbeobachtung, während die visuelle Analogskala (**Abb. 7-5**) zur Erfassung des Schmerzes eine

Form der Selbstbeobachtung darstellt. Auch ein Wunddokumentationsbogen ist eine Form der offenen standardisierten Fremdbeobachtung.

Anforderungen an Beobachtungen

Allgemeine Kriterien für wissenschaftlich brauchbare Kategoriensysteme sind:

- *Eindeutigkeit:* Alle Beobachtungselemente sollten nach eindeutiger Regel zugeordnet werden.
- *Ausschließlichkeit:* Die einzelnen Kategorien oder Klassen des Beobachtungssystems sollten sich möglichst wenig überschneiden.
- *Ökonomie:* Es sollte nur eine vertretbare und überschaubare Anzahl erprobter und praktisch handhabbarer Kategorien geben.
- *Suffizienz:* Es sollten möglichst alle vorhandenen Elemente in das Kategoriensystem passen.

Unabhängig von der Rolle der beobachtenden Person gibt es einige Fehlerquellen, an die bei der Konzeption von Studien mit der Datenerhebungsmethode „Beobachtung" gedacht werden sollte. Neben einfachen, aber einflussreichen Effekten, wie der manchmal sehr schnell eintretenden Ermüdung der Beobachtenden oder der Wahl einer zu komplexen Situation, ist dabei zu denken an:

- Wahrnehmungsphänomene wie den Halo-Effekt (ein markantes Merkmal überstrahlt alle anderen)
- suggestive Erwartungen der beobachtenden Forschenden, die von den Teilnehmenden bemerkt werden (Probandinnen und Probanden suchen nach Hinweisen, was von ihnen in der Situation erwartet wird)
- unbewusste Urteilsvorlieben der Beobachtenden (zu günstige Beurteilungen, Vermeiden von Extremurteilen, Wechselwirkung mit Merkmalen der Probandinnen und Probanden).

All dies kann zu verzerrten oder unerwarteten Ergebnissen führen. Auswege bieten hier die Bildung klarer Beobachtungskategorien, die Beschränkung auf wenige relevante Ereignisse und v. a. der Einsatz gut geschulter (!) Beobachtender. Die Verwendung technischer Aufzeichnungen (Video) kann hilfreich sein, bewahrt aber nicht vor der Festlegung, was und wie beobachtet werden soll und in welcher Richtung die Auswertung verlaufen soll. Nicht zu vergessen ist die systematische Reflexion der Rolle der beobachtenden Person selbst. Dies kann in Eigenreflexion geschehen, wie in der oben erwähnten Studie von Koch-Straube (2002) oder auch durch Reflexionen im Team ermöglicht werden. Von einer beobachtenden Person ist zu erwarten, dass sie:

- Sach- und Fachkompetenz hat
- konzentriert arbeitet (verpasste Beobachtungen sind nicht nachholbar)
- Merkfähigkeit hat
- sachlich protokolliert und
- nicht interpretiert.

Die Beobachtung ist als Methode der Datenerhebung geeignet, um einen Überblick über Handlungsvollzüge, soziale Prozesse und komplexe Abläufe und Zusammenhänge zu erhalten. Weiterhin ist die Beobachtung angemessen, wenn davon auszugehen ist, dass die Beteiligten entweder keine Auskunft über die interessierenden Sachverhalte geben können oder eine Befragung zu unerwünschten Beeinflussungen des Phänomens führen könnte. Auch können Ereignisse und deren Veränderungen gut erfasst werden. Die Methode der Beobachtung hat ihre Stärken v. a. im direkten Zugang zum Verhalten von Menschen und unterliegt diesbezüglich nicht so stark der Gefahr der Verzerrung, wie es z.B. reine Selbstbeschreibungen von Verhalten tun. Außerdem stellt die Beobachtung eine recht flexible Methode dar, die in vielen Settings angewendet werden kann (Feld- und Laborforschung, quantifizierend und naturalistisch-interpretierend). Zudem bringen Pflegekräfte in der Regel eine gewisse Vorerfahrung aus ihren beruflichen Beobachtungsaufgaben mit.

Lesetipp 7-3

Maier, J., Fröhlich, M.R. & Spirig, R. (2015). Die standardisierte Fremdeinschätzung von Schmerzen bei bewusstseinsbeeinträchtigten Patientinnen und Patienten mit dem Zürich Observation Pain Assessment (ZOPA®) auf einer neurochirurgischen Intensivstation – Eine Fallstudie. *Pflege, 28*(1), 19–31.

In dieser Fallstudie wird ein standardisiertes Instrument zur Fremdbeobachtung von Schmerzen bei bewusstseinsbeeinträchtigten Patientinnen und Patienten eingesetzt.

Sieger, M., Ertl-Schmuck, R. & Harking, M. (2010). Gestaltung pflegerischer Interaktion in der Rehabilitation – am Beispiel der Pflege querschnittgelähmter Menschen im Krankenhaus. *Pflege, 23*(4), 261.

Die Forschenden beobachten Mobilisation von Patientinnen und Patienten zu drei verschiedenen Zeitpunkten.

Bosch, C. (1998). *Vertrautheit: Studie zur Lebenswelt dementierender alter Menschen.* Wiesbaden: Ullstein Medical.

In dieser immer noch aktuellen phänomenologisch ausgerichteten Studie wird das „Weglaufen" demenziell erkrankter alter Menschen als ein „Hinlaufen" interpretiert, da viele alte Menschen ein neues Zuhause suchen.

7.2.3 Befragung

Bei Befragungen werden Einzelpersonen oder Gruppen kontaktiert und um ihre Meinung, Einstellung oder Erfahrung, etwa zur Kundenzufriedenheit im Krankenhaus, gebeten. Eine Möglichkeit, entsprechende Informationen zu sammeln, besteht in einer Befragung mit standardisierten Fragebögen z.B. bei einem Telefoninterview. Befragungen gehören zu den am meisten eingesetzten Methoden in der Pflegeforschung und der empirischen Sozialforschung überhaupt. Ein Grund dafür mag darin liegen, dass sowohl in quantitativen wie auch in qualitativen Forschungen Befragungen eingesetzt werden können. Grundlage dieser Methode ist die Lehre von der Frage.

Im Einzelnen lassen sich unterscheiden (**Abb. 7-2**):

- *mündlich versus schriftlich:* Mündlich durchgeführte Befragungen (sei es *face to face* oder über Medien wie z.B. das Telefon) nennt man Interviews. Bei der Befragung mittels Fragebögen werden die Fragen schriftlich beantwortet.
- *Art der Standardisierung:* Bei Befragungen können alle Fragen und Antworten (standardisierte Befragung) oder nur Themen vorgegeben sein, die dann im Interview angeschnitten werden (nichtstandardisierte Befragung). Leidy und Haase (1999) etwa untersuchten die Bedeutung der funktionellen Leistung bei Patientinnen mit chronisch obstruktiver Bronchitis. Zu Beginn der teilstandardisierten Interviews wurden die Probandinnen und Probanden aufgefordert, einen „typischen" Tag zu beschreiben. Der Inhalt des Gesprächs wurde weitgehend von den Befragten bestimmt.
- *Anzahl der Personen:* Befragt werden können einzelne Personen, aber auch Gruppen.
- *Art des Kontakts:* Schlussendlich bestimmt die Art der Kontaktaufnahme noch die Form der Befragung. Befragte können direkt (*face to face*) angesprochen werden (z.B. auf Station), aber auch telefonisch oder postalisch bzw. online befragt werden.

Die wichtigsten Frageformen sind offene und geschlossene Fragen:

- *offene Fragen:* In der Regel wird nur die Frage formuliert. Den Probanden bleibt überlassen, welcher Inhalt und wie ausführlich ihre Antwort sein soll.
- *geschlossene Fragen:* Die Antworten sind bereits vorgeben, die Teilnehmenden brauchen nur noch die für sie passende Antwort anzukreuzen.

Auch die Reihenfolge der Fragen ist bedeutsam. Die wichtigeren Fragen sollten zuerst, weniger wichtige Fragen später gestellt werden. Fragen, die sensible Bereiche tangieren (z.B. Sexualität, Gewalt) sollten nicht am Anfang des Fragebogens positioniert werden. Manchmal beein-

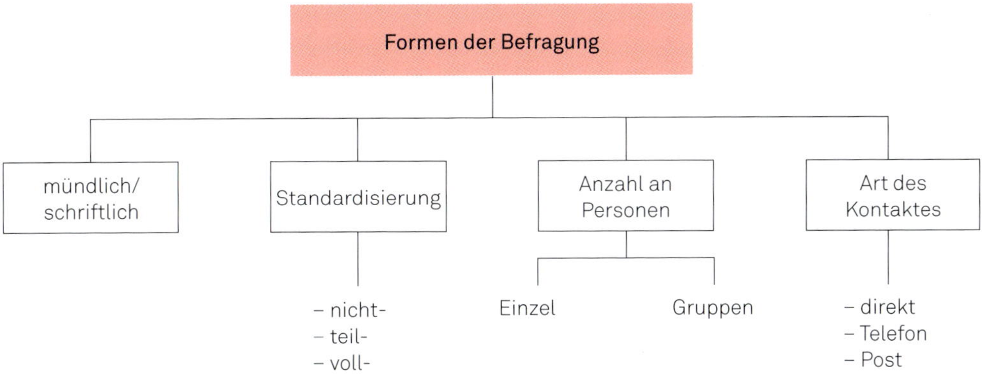

Abbildung 7-2: Formen der Befragung (Quelle: Eigendarstellung)

flusst die Beantwortung einer Frage die folgenden Antworten. In diesem Fall ist besonders auf die Rangfolge zu achten.

In einem Fragebogen sollten offene Fragen eher am Ende gestellt werden, weil ihre Beantwortung mehr Zeit in Anspruch nimmt. Dabei sollte beachtet werden, dass geschlossene Fragen zwar schwieriger zu konstruieren sind als offene, aber leichter (quantitativ) auszuwerten und zu analysieren sind. Der entscheidende Nachteil ist, dass potenziell wichtige Antworten übersehen werden können. Daher werden in der Regel auch bei weitgehend geschlossenen Fragebögen zusätzlich offene Fragen eingefügt. Weitere Frageformen zeigt **Abbildung 7-3**.

Das Interview

Beim Interview handelt es sich um eine Form der mündlichen Befragung einzelner Personen oder Gruppen. Dies kann strukturiert erfolgen und wäre dann ein mündlich erhobener Fragebogen. Es besteht aber auch die Möglichkeit, ein Interview offener zu gestalten oder zumindest halbstrukturiert anzulegen, das heißt, die Befragten bekämen mehr oder weniger nur Leit- oder Orientierungsfragen vorgelegt. Die Antworten sind dabei nicht festgelegt. Entscheidend beim Interview ist die Interaktion zwischen interviewender und interviewter Person. Es kommt darauf an, den Probanden zu motivieren, wahrheitsgemäß und ausführlich auf die Fragen zu antworten. Dazu wurde eine Reihe von Vorschlägen, von sogenannten „Warming-up-Fragen" bis hin zu Interventionen bei Antwortverweigerungen, entwickelt.

Beispiel 7-5

Chabloz-Süssenbach, C., Sailer Schramm, M., Stoll, H. & Spirig, R. (2016). „Die Welt nicht zu klein werden lassen" – Wie Menschen mit einer Krebserkrankung und Angehörige Übergänge in den letzten Monaten bewältigen. Eine qualitative Studie. *Pflege, 29*(4), 171–181.

In dieser Studie wurden Patientinnen und Patienten und deren Angehörige zu zwei Erhebungszeitpunkten mit unterschiedlichen Fragen interviewt. In der Studie werden nicht nur beide Interviewleitfäden, sondern auch die Analyseschritte nachvollziehbar beschrieben.

Kröner, A., Aerts, E., Schanz, U. & Spirig, R. (2016). Mundspülung bei oraler Mukositis im Kontext der allogenen Stammzell-Transplantation. *Pflege, 29*(1), 21–31.

Kröner et al. interviewen im qualitativen Teil ihrer Mixed-Methods-Studie Patientinnen und Patienten zu ihrem Erleben der Mundspülung.

Seliner, B., Latal, B. & Spirig, R. (2016). Erleben und Unterstützungsbedarf von Eltern hospitalisierter Kinder mit Mehrfachbehinderung. *Pflege, 29*(2), 73–82.

Die Forschenden befragten mittels halbstrukturierter Interviews Eltern zu ihrem Unterstützungsbedarf während der Hospitalisation der Kinder.

Offene Fragen

- Was hat Sie zu der Entscheidung geführt, mit dem Rauchen aufzuhören?
- Was taten Sie, als Sie herausfanden, dass Sie AIDS haben?

Geschlossene Fragen

1. *Dichotome Frage:* Waren Sie jemals in Krankenhausbehandlung?

ja ☐ nein ☐

2. *Multiple-Choice-Frage:* Wie wichtig ist es für Sie, zu diesem Zeitpunkt eine Schwangerschaft zu vermeiden?

☐ extrem wichtig

☐ sehr wichtig

☐ weniger wichtig

☐ überhaupt nicht wichtig

3. *Rangordnungsfrage*

Im Folgenden findet sich eine Aufstellung von Prinzipien oder Idealen. Diese Dinge werden oft von Menschen genannt als etwas, das sie im Leben am meisten schätzen. Bitte kennzeichnen Sie der Reihe nach, welche Bedeutung diese Werte für Sie haben. Markieren Sie das für Sie Wichtigste durch eine 1, das Zweitwichtigste durch eine 2 usw. an:

☐ Erfüllung und Erfolg

☐ familiäre Beziehungen

☐ Freundschaften und soziale Integration

☐ Gesundheit

☐ Geld

☐ Religion.

4. *Rating-Frage*

Wie zufrieden sind Sie mit der Pflege, die Ihnen während des Klinikaufenthalts zuteilwurde. Markieren Sie einen Punkt auf der folgenden Skala von 0 bis 10, auf der 0 „äußerst unzufrieden“ und 10 „äußerst zufrieden“ bedeutet.

0 1 2 3 4 5 6 7 8 9 10

Äußerst unzufrieden (0) Äußerst zufrieden (10)

Abbildung 7-3: Beispiele für Fragetypen (Quelle: Modifiziert und gekürzt nach Polit et al., 2004, S. 264)

Der Fragebogen

Ein Fragebogen ist ein standardisiertes Messinstrument, mit dessen Hilfe die Anwendenden eine Thematik möglichst gültig, zuverlässig, objektiv und praktikabel erfragen möchten. Zur seiner Erstellung bedarf es sehr viel Erfahrung und Zeit. Forschungsanfängern und -anfängerinnen ist daher immer zu empfehlen, für die eigenen Studien bereits entwickelte Fragebögen zu verwenden. Damit ist auch ein Vergleich der Ergebnisse mit anderen Studien, die mit den gleichen Instrumenten gearbeitet haben, möglich. Der Vorteil von Fragebögen mit vorgegebenen Antwortmöglichkeiten liegt darin, dass sie bei größeren Stichproben eingesetzt werden können, leichter und schneller auszuwerten sind und direkt zu quantitativen Daten führen. Zu beachten ist, dass beim Fragebogen, wie auch bei anderen Instrumenten, nicht einfach ein Instrument direkt eingesetzt werden kann. In der Regel ist ein Pretest erforderlich. Einmal entworfene Instrumente sollten anhand einer kleinen Stichprobe vorgetestet werden. Dieser „Pretest“ soll prüfen, ob die Fragen klar, verständlich und inhaltlich vollständig sind (z.B., ob die Fragen verständlich sind und man die gewünschten Informationen erhält) und ob beim Ausfüllen des Fragebogens technische, organisatorische, zeitliche oder sonstige Schwierigkeiten aufgetreten sind.

Beispiel 7-6

Beispiele für die Verwendung von Fragebögen in der Pflegeforschung bilden unter anderem Studien zur Beschreibung der aktuellen Praxis der Versorgung und Einstellung von Pflegenden, z.B. Wilhelm und Bensch (2015), Sohar et al. (2015) sowie Panfil et al. (2014). *Die Forschenden beschäftigen sich in ihren Studien mit Einstellungen und Vorgehen Pflegender zur Prävention des plötzlichen Kindstods (Willhelm & Bensch, 2015), den Einstellungen Pflegender zur aktiven Sterbehilfe* (Sohar et al., 2015) *bzw. den Einstellungen von Wundexpertinnen und -experten zum Umgang mit der Industrie* (Panfil et al., 2014).

Lesetipp 7-4

Waltz, C.F., Strickland, O.L. & Lenz, E.R. (2016). *Measurement in Nursing and Health Research* (5. Aufl.). New York: Springer.
Streiner, D.L., Norman, G.R. & Cairney, J. (2014). *Health Measurement Scales. A practical guide to their development and use* (5. Aufl.). Oxford: Oxford University Press.
Beide Werke sind Klassiker zur Entwicklung und Testung von Skalen.

Spezielle Formen strukturierter Befragungen: Skalen

Neben standardisierten Fragebögen kommen Skalen (**Tab. 7-2**) zum Einsatz – Instrumente, die ausgerichtet sind, das zu messende Konstrukt auf einem Kontinuum zu bewerten. Dazu werden den Ergebnissen numerische Werte zugeordnet. Der Einsatz von Skalen ist v.a. in der Psychologie weit verbreitet, etwa im Bereich der Intelligenz- oder Persönlichkeitsforschung. Auch in der Pflegeforschung kommen zunehmend Skalen zum Einsatz (z.B. Risikoskalen zur Erkennung der Sturz- oder Dekubitusgefährdung). In Deutschland sind z.B. die Norton-Skala oder die Braden-Skala zur Einschätzung des Dekubitusrisikos bekannt. Skalen sind jedoch in der Pflegeforschung nicht nur auf den klinischen Bereich begrenzt, sondern umfassen prinzipiell alle wichtigen Fragebereiche. Dazu gehört auch die Einstellungsmessung.

Beispiel 7-7

Morrison, E.F., Philipps, L.R. & Chae, Y.M. (1990). The development and use of observation measurement scales. *Applied Nursing Research, 3*(2), 73–86.
Die Verfassenden der Studie verwendeten eine Beobachtungsskala (Qualcare-Scale), um das Verhalten pflegebedürftiger alter Menschen und ihrer Angehörigen einschätzen zu können. Diese Skala misst folgende Merkmale: das Verhalten der pflegenden Angehörigen, das Verhalten der alten -Menschen sowie die

Tabelle 7-2: Skala zur Messung der Einstellung gegenüber Pflegemodellen (Quelle: Eigendarstellung)

Pflegemodelle verbessern die Pflege.	Ja ☐	Eher ja ☐	Eher nein ☐	Nein ☐	Weiß nicht ☐
Pflegmodelle beinhalten eine Menge Papierarbeit.	Ja ☐	Eher ja ☐	Eher nein ☐	Nein ☐	Weiß nicht ☐
Pflegemodelle funktionieren gut in der Praxis.	Ja ☐	Eher ja ☐	Eher nein ☐	Nein ☐	Weiß nicht ☐
Pflegemodelle können in verschiedenen Bereichen genutzt werden.	Ja ☐	Eher ja ☐	Eher nein ☐	Nein ☐	Weiß nicht ☐
Es gibt nicht ausreichend Zeit, um Pflegemodelle zu nutzen.	Ja ☐	Eher ja ☐	Eher nein ☐	Nein ☐	Weiß nicht ☐

Art und Weise der sozialen Interaktion. Die Anwendenden der Skala wurden trainiert. Das Training umfasste zunächst eine gezielte Information und Anleitung zur Nutzung der Skala. Weiterhin wurde der Einsatz des Instruments unter Laborbedingungen getestet. Hier kamen Videoaufnahmen zum Einsatz, bei denen Schauspieler bestimmte Formen der Interaktion zwischen alten Menschen und Angehörigen nachstellten. Das Untersuchungsteam, welches die Datenerhebung durchführte, sollte exemplarisch bestimmte Muster familiärer Interaktionen vorgeführt bekommen. Ein ähnliches Training wurde im Hinblick auf die Wohnbedingungen durchgeführt. Zur Unterscheidung zwischen „guter" und „schlechter" Wohnumwelt wurden entsprechende Wohnsituationen aufgenommen und mit dem Untersucherteam ausführlich besprochen. So war es möglich, am Ende ein relativ einheitliches Beobachtungsverfahren zu realisieren.

Eine spezielle Form von Skala ist die „Likert-Skala" (Likert, 1932). Eine Likert-Skala (s. Kap. 11) besteht aus mehreren Aussagen (auch Items genannt), in denen ein bestimmter Standpunkt bzw. eine Haltung zu einem Thema zum Ausdruck gebracht wird. Die Probandinnen und Probanden werden gebeten anzugeben, wie stark sie einer bestimmten Aussage zustimmen oder sie ablehnen. Ein Vorteil der Likert-Skala besteht darin, dass über die Summierung der Itemwerte – unter Berücksichtigung der entsprechenden Polung – der Gesamtpunktwert einer Person bestimmbar wird. Aus diesem Grunde wird die Likert-Skala auch als summierte Rating-Skala bezeichnet (Polit & Beck, 2016). Diese Summenbildung macht es möglich, Unterschiede zwischen Personen (im Hinblick auf das interessierende Merkmal) festzustellen.

Sie merken, wie interessant es sein kann, Skalen in der Forschung einzusetzen, v.a., wenn sie nach den Kriterien der „klassischen Testtheorie" entwickelt wurden und damit die Gütekriterien der Validität, Reliabilität und Objektivität erfüllen (s. Kap. 8). Diese testtheoretische Prüfung von Instrumenten ist jedoch mit hohem Aufwand verbunden und verlangt intensive Vorarbeiten. Wir können dies an dieser Stelle nicht vertiefen. Wer sich für Fragen der Testkonstruktion interessiert, der sei auf die Lektüre in Lesetipp 7-5 verwiesen.

Lesetipp 7-5

Bühner, M. (2010). *Einführung in die Test- und Fragebogenkonstruktion* (3., akt. Aufl.). München: Pearson Studium, Imprint von Pearson EduCation Deutschland GmbH.
Fast schon ein Klassiker.

Eine weitere spezielle Form der strukturierten Befragung stellt das semantische Differenzial dar (Osgood et al., 1957). Ursprünglich zur Messung von Einstellungen eingesetzt, wird das semantische Differenzial heute breiter angewendet. Es handelt sich um eine Skala mit zwei entgegengesetzten Adjektiven (bipolar), die häufig eine Siebenerskalierung haben. Der Proband bzw. die Probandin wird aufgefordert, jenen Punkt auf der Skala zu bestimmen, der die eigene Position, Einstellung, Haltung usw. am besten ausdrückt. **Abbildung 7-4** illustriert die grundlegende Form eines semantischen Differenzials.

Das semantische Differenzial hat den Vorteil, flexibel und leicht konstruierbar zu sein. Dabei wird jede Linie als eine Skala angesehen. Auch hier ist – ähnlich wie bei der Likert-Skala – die Bildung von Summenwerten möglich. Jeder bipolare Skalenwert im genannten Beispiel erhält Werte von 1 bis 7, wobei höhere Werte im Allgemeinen mit dem positiv formulierten Adjektiv verbunden sind. Neben Likert-Skalen und dem semantischen Differenzial ist der Einsatz visueller Analogskalen (VAS) in der Pflegeforschung wichtig geworden. Vor allem bei der Befragung von Patientinnen und Patienten hat sich dieses Verfahren bewährt. Es handelt sich um eine einfache Skalierungstechnik zur Einschätzung psychologischer und physiologischer Parameter. Beispielsweise ist man an der subjektiven Einschätzung von Schmerzen durch Patientinnen und Patienten interessiert. Dabei geht es nicht nur um die Frage, ob Patientinnen und Patienten Schmerzen haben, sondern auch, wie stark sie ausgeprägt sind. Zur Messung eignet sich die in **Abbildung 7-5** dargestellte Skala.

Zu beachten ist, dass nur ein zentraler Aspekt in der visuellen Analogskala gemessen werden soll. Die Skala selbst sollte 100 Millimeter lang sein und an beiden Seiten entsprechende Stop-Markierungen enthalten. Hinweise zur Qualität der VAS finden Sie in Kapitel 8.

Pflegeforschung

Stark ____	1	2	3	4	5	6	7	____ Schwach
Anregend ____	1	2	3	4	5	6	7	____ Langweilig
Motivierend ____	1	2	3	4	5	6	7	____ Demotivierend
Aktiv ____	1	2	3	4	5	6	7	____ Passiv
Schön ____	1	2	3	4	5	6	7	____ Hässlich

Abbildung 7-4: Semantisches Differenzial (Quelle: mod. u. gekürzt n. Burns & Grove, 2001, S. 435)

Visuelle-Analogskala

Bitte schätzen Sie das Ausmaß Ihrer Schmerzen ein. Kreuzen Sie auf der Skala jenen Punkt an, der Ihre Situation am besten wiedergibt.

Keine Schmerzen ________________________________ So starke Schmerzen, dass ich es nicht mehr aushalten kann

Abbildung 7-5: Visuelle Analogskala (Quelle: Eigendarstellung)

Lesetipp 7-6

Frank-Stromberg, M. & Olsen, S. (2004). *Instruments for Clinical Health-Care Research* (3. Aufl.). Boston: Jones & Bartlett.

Redman, B. (2003). *Measurement Tools in Patient Education* (2. Aufl.). New York: Springer Publishing Company.

Schumacher, J., Klaiberg, A. & Brähler, E. (2003). *Diagnostische Verfahren zu Lebensqualität und Wohlbefinden.* Weinheim: Beltz.

In der internationalen Pflege, aber auch in verwandten Wissenschaften, wie der Psychologie, liegen zahlreiche standardisierte Messinstrumente vor. Die meisten pflegerischen Instrumente gibt es jedoch leider nicht auf Deutsch. Die drei beispielhaft genannten Bücher enthalten Übersichten zu Messinstrumenten bzw. die Messinstrumente selbst.

Bartholomeyczik, S. & Halek, M. (2009). *Assessmentinstrumente in der Pflege* (2. Aufl.). Hannover: Schlütersche.

Wer einen ersten Überblick über Assessmentinstrumente in der Pflege und deren Möglichkeiten und Grenzen speziell im Hinblick auf Pflegebedürftigkeit sucht, dem sei das Buch von Bartholomeyczik und Halek ans Herz gelegt. Schwerpunkt der Beiträge ist die allgemeine und spezifische Erfassung der Pflegebedürftigkeit, wobei auch die Situation demenziell erkrankter Personen berücksichtigt wird.

Reuschenbach, B. & Mahler, C. (2011). *Pflegebezogene Assessmentverfahren.* Bern: Huber.

Ein vertiefter und für methodisch interessierte Leser geeigneter Einstieg in die Entwicklung und Umsetzung von Assessments in der Pflege, die sich v.a. auf klinisch relevante Aspekte beziehen (z.B. Schmerzen, kognitiver Status, Dekubitus, Mobilität etc.).

Journal of Nursing Measurement.

Springer Publishing publiziert die dreimal jährlich erscheinende Fachzeitschrift „Journal of Nursing Measurement", die ausschließlich die Entwicklung und Testung von Messinstrumenten vorstellt (2017 im 25. Jahrgang).

Vor- und Nachteile von Fragebögen und Interview

Zusammenfassend sollen zunächst die Vor- und Nachteile der einzelnen Erhebungsmethoden dargestellt werden.

Vorteile von Fragebögen:

- Sie sind weniger aufwendig als Interviews (zeitliche und personelle Ressourcen, finanzieller Aufwand).
- Sie lassen sich leichter bei großen Stichproben anwenden.
- Sie eignen sich, um geographisch voneinander entfernt wohnende Personen in die Studie einzubeziehen.
- Sie bieten mehr Anonymität als direkte Interviews (u.U. vorteilhaft bei Tabuthemen, wie z.B. Sexualität oder Gewalt).
- Sie sind weniger anfällig für Verzerrungen, wie sie in der Interviewsituation häufig vorkommen.[6]

Nachteile von Fragebögen:

- Man kann sich ohne Rückfragemöglichkeit nicht sicher sein, ob die Probandinnen und Probanden die Fragen auch so verstanden haben, wie sie gemeint waren.
- Das unvollständige Ausfüllen von Fragebögen führt oft zu Interpretationsproblemen.
- Eine niedrige Teilnahme- oder Rücklaufquote gerade bei postalisch versendeten Fragebögen gefährdet oft die Repräsentativität des Vorgehens.
- Bei versendeten Fragebögen kann man sich nicht sicher sein, wer den Fragebogen ausgefüllt hat.
- Einige für die Pflege besonders wichtige Personengruppen, wie stark behinderte oder pflegebedürftige Personen, aber auch akut schwer erkrankte Menschen können keine Fragebögen ausfüllen oder brauchen erhebliche Unterstützung.

6 Verzerrungsfreie Verfahren existieren nicht. Dies bedeutet, dass auch Fragebogen und Skalen Verzerrungen generieren können, z.B. machen nur die besonders Interessierten oder nur die besonders Unzufriedenen mit (s. Kap. 9).

- Bei standardisierten Fragebögen können keine neuen Themen auftauchen. Thematisch bekommt man nur heraus, was vorher an Inhalt in den Bogen „hineingesteckt" wurde.

Vorteile von Interviews:

- Hauptvorteil der Interviewmethode im Vergleich zum Fragebogen ist größere Vollständigkeit der Informationen. Wenn die Person einmal dem Interview zugestimmt hat, dann ist in der Regel mit einer hohen Antwortbereitschaft zu rechnen; bei postalisch versandten Fragebögen ist eine Ablehnung wesentlich leichter möglich.
- Bei Unklarheiten kann nachgefragt werden und schwierige Fragen können erläutert werden. Zwar enthält der Fragebogen eine Anweisung zur Beantwortung der Fragen, aber Rückfragen sind nur schwer möglich. Selbst wenn telefonisch eine Kontaktperson angegeben wird, fällt die Kontaktaufnahme vermutlich vielen Menschen trotzdem schwer.
- Wichtig ist, dass gerade durch den persönlichen Kontakt und das direkte Gespräch Informationen erhoben werden können, die sonst nicht zu erhalten sind. Beispielsweise weitergehende Daten zur Lebenssituation der Probandinnen und Probanden, zu ihrem Verständnisniveau, dem Kontext ihrer Stellungnahmen – all dies ist bei einer anonymisierten Fragebogenaktion nur bedingt in Erfahrung zu bringen.

Nachteile von Interviews:

- Die Durchführung von Interviews ist in der Regel aufwendiger als die Verwendung von Fragebögen; die Person muss entweder zu Hause aufgesucht werden oder bereit sein, in ein Institut oder an einen anderen Befragungsort zu kommen. Damit dies überhaupt möglich ist, ist eine vorherige (oft mehrmalige) Kontaktaufnahme notwendig.
- Die Erforschung von Tabuthemen durch direkte Interaktion zwischen Untersuchenden und Untersuchtem ist oftmals schwieriger. Hier kann man durchaus unterschiedlicher Meinung sein. Einerseits ist eine Gesprächsatmosphäre, die kompetent moderiert wird, eine gute Möglichkeit, auch tabuisierte Themen anzusprechen. Andererseits bietet gerade die Anonymität von Fragebögen den Menschen eine Chance, sich offen über schwierige Themenbereiche zu äußern.

7.3 Datenerhebungsmethoden in qualitativen und quantitativen Designs

Insgesamt ist davon auszugehen, dass es die Datenerhebungsmethode nicht gibt. Je nach Fragestellung sind unterschiedliche Methoden sinnvoll, die auch innerhalb einer Studie miteinander kombiniert werden können (s. Kap. 6).

Klar geworden sollte sein, dass jede Form der Datenerhebung Daten erzeugt. Das sagt aber leider noch nichts über deren Güte und die daraus gewonnenen Ergebnisse. Alle Erhebungsmethoden sollten daher geprüft werden, inwieweit sie zu gültigen, zuverlässigen und überprüfbaren Daten führen.

Die Bewertung einer Studie als „qualitativ" oder „quantitativ" hängt nicht nur von der Methode der Datenerhebung ab, sondern auch von der Methode der Datenauswertung. Beobachtung, Fragebogen und Interview können sowohl qualitativ als auch quantitativ ausgewertet werden. Im quantitativen Paradigma bedeutet Messen das regelhafte Zuordnen von Zahlen zu bestimmten Eigenschaften. Man kann also verschiedenen Kategorien eines Interviews Zahlen zuordnen und diese dann statistisch auswerten. Gleiches gilt für Beobachtungskategorien. Ausnahme bilden die physiologischen Parameter, da diese in der Regel schon quantitativ (numerisch) erhoben werden.

Für die Beurteilung quantitativer Verfahren sind v. a. die Aussagen der klassischen Testtheorie bedeutsam geworden und den hier entwickelten Verfahren zur Beschreibung von Objektivität, Reliabilität und Validität. Auch im qualitativen Paradigma finden sich in neuerer Zeit verstärkte Bemühungen, die Erhebungsverfahren methodisch abzusichern. Vor allem die Validität der Erhebung im Sinne einer Stimmigkeit und Gültigkeit der Daten ist für qualitative Forscher von Bedeutung (s. Kap. 8).

Pflegekräfte nutzen in ihrer Praxis bereits vielfältige Methoden der Datenerhebung. Da alle diese Methoden Vor- und Nachteile haben, gilt es bei der Auswahl abzuwägen, welche Ressourcen man zur Verfügung hat und ob man seine Energie stärker in die Vorstrukturierung der Datenerhebung oder in eine intensive Datenauswertung stecken möchte. Insgesamt ist wohl davon auszugehen, dass für die meisten Phänomene in der Pflege eine Kombination verschiedener Datengewinnungsmethoden sinnvoll ist.

Übungsaufgaben zu Kapitel 7

1. Nennen Sie drei Vorteile standardisierter Messverfahren.
2. Entwickeln Sie eine Fragestellung, bei der der Einsatz von unstrukturierter Beobachtung sinnvoll ist.
3. Welche Nachteile sind mit dem Einsatz von Skalen verbunden?

7.4 Literatur

Atteslander, P. (2010). *Methoden der empirischen Sozialforschung* (13. Aufl.). Berlin: Verlag Erich Schmidt.

Burns, N. & Grove, S.K. (2001). *The Practice of Nursing Research. Conduct, Critique & Utilization* (4th ed.). Philadelphia: W.B. Saunders Company.

Eisenschink, A.M., Kirchner, E., Bauder-Mißbach, H., Loy, S. & Kron, M. (2003). Auswirkungen der kinästhetischen Mobilisation im Vergleich zur Standardmobilisation auf die Atemfunktion bei Patienten nach aorto-koronarer Bypass-Operation. *Pflege, 16*, 205–215. https://doi.org/10.1024/1012-5302.16.4.205

Fullbrock, P. (1995). Phisological Measurement. In D. Cormack (Ed.), *The Research Process in Nursing* (3rd ed., pp. 275–288). Oxford: Blackwell Science.

Graumann, C.F. (1965). *Denken*. Köln: Kiepenheuer & Witsch.

Grove, S.K., Burns, N. & Gray, J. (2013). *The practice of nursing research: Appraisal, synthesis, and generation of evidence* (7. Aufl.). St. Louis, MO: Saunders/Elsevier Health Sciences.

Koch-Straube, U. (2002). *Fremde Welt Pflegeheim. Eine ethnologische Studie* (2. Aufl.). Bern: Hogrefe.

Kromrey, H., Roose, J. & Strübing, J. (2016). *Empirische Sozialforschung: Modelle und Methoden der standardisierten Datenerhebung und Datenauswertung* (13. Aufl.). Konstanz, München: UVK Verlagsgesellschaft. https://doi.org/10.36198/9783838586816

Kugler, C. (2004). Non-Compliance erwachsener Hämodialysepatienten bezüglich Diät und Flüssigkeitsbeschränkungen. In E. Panfil (Hrsg.), *Fokus: Klinische Pflegeforschung* (S. 74–89). Hannover: Schlütersche.

Leidy, N.K. & Haase, J.E. (1999). Functional status from the patient's perspective. *Research in Nursing & Health, 22*(1), 67–77. https://doi.org/10.1002/(SICI)1098-240X(199902)22:1<67::AID-NUR8>3.0.CO;2-D

Likert, R. (1932). A technique for the measurement of attitudes. *Archives of Psychology, 22*(140), 1–55.

Osgood, C.E., Suci, G.J. & Tannenbaum, P.H. (1957). *The Measurement of Meaning*. Urban, IL: University of Illinois Press.

Panfil, E.M., Mag, K.Z., Lins, S., Köpke, S., Langer, G. & Meyer, G. (2014). Interessenkonflikte mit der Industrie – eine Befragung von Pflegenden im Bereich der Wundversorgung in Deutschland, Österreich und der Schweiz. *Pflege, 27*(3), 191–199. https://doi.org/10.1024/1012-5302/a000360

Peters, M. (2004). Beeinflusst die Hautkontakt-Methode die Atmung frühgeborener Kinder? Eine Pilotstudie. In E. Panfil (Hrsg.), *Fokus: Klinische Pflegeforschung* (S. 92–108). Hannover: Schlütersche.

Polit, D.F. & Beck, C.T. (2016). *Nursing Research: Generating and Assessing Evidence for Nursing Practice* (10. Aufl.). Philadelphia, PA: Wolters Kluwer Health, Lippincott Williams & Wilkins.

Polit, D.F., Beck, C.T. & Hungler, B.P. (2004). *Lehrbuch Pflegeforschung*. Bern: Huber.

Schnell, R., Hill, P.B. & Esser, E. (2013). *Methoden der empirischen Sozialforschung* (10. Aufl.). München, Wien: Oldenbourg.

Sohar, B., Großschädl, F., Meier, I.M. & Stronegger, W.J. (2015). Auswirkungen von Pflegeerfahrung auf die Einstellung zur aktiven Sterbehilfe in der österreichischen Bevölkerung – eine Querschnittstudie. *Pflege, 28*, 339–345. https://doi.org/10.1024/1012-5302/a000459

Wilhelm, T. & Bensch, S. (2015). Prävention des plötzlichen Kindstods als Aufgabe von Pflegenden in der Neonatologie – Einschätzungen und Empfehlungen als Ergebnis einer Querschnittserhebung: Prevention of sudden infant death as a task of nurses in neonatology – Evaluations and recommendations as a result of a cross-sectional survey. *Pflege, 28*(3), 169–179. https://doi.org/10.1024/1012-5302/a000424

Winter-Hill, B., Laß, F. & Ziermann, M. (1990). Beobachtungen zur praktischen Durchführung von intramuskulären Injektionen im Glutäalbereich. *Pflege, 3*, 142–145.

8
Gütekriterien von Datenerhebungsmethoden

Herbert Mayer, Eva-Maria Panfil, Andrè Fringer und Berta Schrems

In der Forschung kommt es nicht nur darauf an, bestimmte Daten zu erheben, auch die Datenerhebungsmethode sollte bestimmten Qualitätskriterien (Gütekriterien) Rechnung tragen.

Die Gütekriterien unterscheiden sich in der quantitativen und qualitativen Forschung. Diese Unterschiede resultieren aus den unterschiedlichen methodischen Zugängen und den Unterschieden in der Zielsetzung der beiden Forschungsansätze. In der quantitativen Forschung sind es v.a. die Merkmale „Gültigkeit" (Validität) und „Zuverlässigkeit" (Reliabiliät). Es geht hier um die Frage, ob die eingesetzten Messverfahren (z.B. Tests, Beobachtungsinventare usw.) das messen und erfassen, was wir gerne untersuchen möchten und ob die Messung zuverlässig ist. Es gibt noch weitere Kriterien, aber hierzu später. Dieses Kapitel eignet sich nicht nur als Einführung in die Einschätzung der Qualität von Messinstrumenten und Fragebögen, die im Rahmen der Forschung verwendet werden, sondern auch für standardisierte Instrumente, die in der Pflegepraxis eingesetzt werden.

In der qualitativen Forschung ist die Debatte um die Gütekriterien ein umstrittenes Thema und kann als noch nicht abgeschlossen gelten. Der bekannteste Vorschlag zu Gütekriterien der qualitativen Forschung wurde von Lincoln und Guba (1985) erarbeitet.

Wir greifen in diesem Kapitel eine Diskussion auf, die wir bereits im Band Pflegewissenschaft 1 begonnen haben. Dort ging es in Kapitel 1 um grundsätzliche Merkmale und Charakteristika wissenschaftlicher Aussagen. Wir möchten im Folgenden unsere allgemeinen Aussagen über Gütekriterien spezifizieren und konzentrieren uns dabei auf bestimmte Assessmentinstrumente und Fragebögen, wie sie in der Pflege zur Einschätzung des klinischen Status, aber auch spezieller Probleme von Patienten und Bewohnern eingesetzt werden.

Lernziele

Nach dem Bearbeiten dieses Kapitels sollen Sie

- den Begriff „Messen" definieren können,
- Gütekriterien der quantitativen und der qualitativen Pflegeforschung erläutern können,
- die Konzepte „Reliabilität" und „Validität" erklären können,
- den Unterschied zwischen Sensitivität und Spezifität angeben können,
- die Begriffe „positiver prädiktiver Wert" und „negativer prädiktiver Wert" erläutern können,
- zentrale Gütekriterien der qualitativen Forschung angeben und erläutern können,
- die Bedeutung der Gütekriterien in der Forschung beschreiben können.

Schlüsselwörter

Messen, Einschätzen, Gütekriterien quantitativer und qualitativer Pflegeforschung

8.1 Gütekriterien bei quantitativen Erhebungen

8.1.1 Messen

Im Pflegealltag gehört das Messen bestimmter physikalischer und chemischer Größen (z. B. Körpergewicht, Blutdruck, Temperatur, Blutzucker) längst zur Routine. Darüber hinaus bestehen der Wunsch und die Notwendigkeit, schwerer zu erfassende Größen und Phänomene, wie Schmerz, Angst oder das Dekubitusrisiko, möglichst genau abzuschätzen. Hierfür stehen keine auf physikalischen oder chemischen Prinzipien beruhende Messgeräte zur Verfügung. Um dennoch über derartige Phänomene Aussagen treffen zu können, wurden insbesondere aus dem Bereich der Psychologie, der Soziologie, aber auch der Pflegeforschung spezielle Assessmentinstrumente oder -verfahren entwickelt. Auch oder gerade, weil diese Instrumente und Verfahren zum Teil auf Beobachtungen, schriftlichen oder mündlichen Befragungen, Selbsteinschätzungen oder praktischen „Tests" beruhen, gilt für diese, wie für technische Messgeräte auch, dass sie die jeweilige Zielgröße möglichst genau und zuverlässig erfassen sollten. Denn nur dann ist ein Erhebungsinstrument für den Einsatz im Praxisalltag – sei es im Routinebetrieb oder im Rahmen von Forschung – überhaupt geeignet. Mit anderen Worten: Schon im Vorfeld muss genau geprüft werden, wie „gut" und „zuverlässig" das Assessmentinstrument die jeweilige Zielgröße erfasst. An dieser Stelle sei ausdrücklich darauf hingewiesen, dass unter Assessment- oder Einschätzungsinstrument prinzipiell auch jeder Fragebogen verstanden werden kann. Auch bei einem Fragebogen steht das Erheben von zuverlässigen und gültigen Daten und Informationen im Vordergrund. Zudem enthalten viele Fragebögen Skalen, um bestimmte Konstrukte, wie z. B. Einstellungen, Aspekte der Lebensqualität oder des Körperbildes, zu erfassen und stellen damit ein Assessmentinstrument zum „Messen" eben dieser Konstrukte dar.

Was tun wir eigentlich, wenn wir messen? Im Grunde ordnen wir Zahlen bestimmten Eigenschaften und Sachverhalten zu. Das können entweder direkt messbare Phänomene (z. B. Körpergröße, Gewicht) oder auch nur indirekt messbare Größen (z. B. Angst, Lebensqualität, Selbstwirksamkeit, Schmerzen) sein. Damit wir nicht am Ende Äpfel mit Birnen vergleichen, ist das Messen an bestimmte Regeln gekoppelt. Die Hauptregel lautet: Beim Messen müssen die Beziehungen zwischen den Zahlen bzw. Messwerten genau so sein wie die Beziehungen zwischen den gemessenen Objekten („strukturerhaltende Abbildung"). Anders ausgedrückt muss man aus den erhaltenen Zahlenwerten eindeutig auf die ursprünglichen Objekte oder Eigenschaften zurückschließen können. Der Begriff des Messens geht hierbei über den alltäglichen Begriff einer Messung hinaus. Gemeint sind nicht nur physikalische Maßeinheiten, wie z. B. die Messung der Temperatur oder Größe eines Gegenstandes. Auch die Zuordnung eines Zahlenwerts in einem Fragebogen von beispielsweise „1" für Frauen und „2" für Männer stellt in diesem Sinne eine Messung dar, auch wenn hier die Zuordnung von Zahlen natürlich keine Wertung darstellt. Die Verwendung von Zahlen ermöglicht dabei v. a. eine einfache Zusammenfassung und Weiterverarbeitung der Einzelbeobachtungen. Wie diese Einzelbeobachtungen zusammengefasst und welche statistischen Analyseverfahren genutzt werden können, hängt unter anderem vom Skalenniveau ab (s. Kap. 11).

Merke

Beim Messen müssen die Beziehungen zwischen den Zahlen bzw. Messwerten genau so sein wie die Beziehungen zwischen den gemessenen Objekten („strukturerhaltende Abbildung").

Bei quantitativen Erhebungen mit Assessmentinstrumenten spielen Gütekriterien eine zentrale Rolle. Vergleichbar dem Eichen bei physikalischen Messinstrumenten sollen die Erhebungsinstrumente möglichst „zuverlässige" und „gültige" Daten erfassen und nicht nur „irgendwelche" Daten „irgendwie" sammeln. Auch wenn der Begriff „Lebensqualität" etwas anderes suggeriert, lässt sich beispielsweise auch die Lebensqualität sehr gut mit geeigneten Skalen und Instrumenten (z.B. SF-36 oder WHOQol-Bref) erfassen und einschätzen.

8.1.2 Die „Güte" von Messinstrumenten

Zwei zentrale Qualitätsmerkmale von Mess- oder Einschätzungsinstrumenten sind die „Reliabilität" und die „Validität". Je nach wissenschaftlicher Disziplin unterscheiden sich zum Teil die Begrifflichkeiten und die Verwendung der Gütekriterien. Wichtig ist daher, dass Sie die Grundprinzipien verstehen.

Unter der *Reliabilität* oder Zuverlässigkeit versteht man die Genauigkeit, mit der das Merkmal „gemessenen" wird. Mit anderen Worten: Je weniger die „Messergebnisse" zufälligen Schwankungen unterliegen, desto höher ist die Reliabilität des Erhebungsinstruments.

Bei einem zeitlich konstanten Merkmal, wie etwa dem Körpergewicht bei Erwachsenen über einen eng begrenzten Zeitraum, und einer hohen Reliabilität des Assessmentinstruments müssen die Ergebnisse bzw. Einschätzungen demnach gut wiederholbar sein. Wenn Sie sich morgens beim Wiegen dreimal hintereinander auf die Waage stellen und jedes Mal ein anderes Gewicht angezeigt wird, handelt es sich bei Ihrer Waage um ein wenig reliables Messinstrument.

Andererseits bedeuten reproduzierbare und damit reliable Ergebnisse nicht automatisch, dass auch genau das gemessen wird, was gemessen werden soll. Sie möchten bei einem Patienten das Dekubitusrisiko messen und fragen nach folgenden Daten: bisherige Anzahl von Druckulzera, Beschaffenheit der Haut und Kooperationsfähigkeit. Wenn Sie innerhalb weniger Stunden den Test mehrfach wiederholen, erhalten Sie möglicherweise immer die gleichen Ergebnisse. Der Test ist also reliabel. Aber messen Sie mit diesen drei Parametern tatsächlich die Dekubitusgefährdung? Damit sind wir schon mitten in der Diskussion um die Validität.

Unter der *Validität* versteht man, wie gut ein Instrument in der Lage ist, genau das zu erfassen, was es zu erfassen vorgibt bzw. erfassen soll. Für ein valides Instrument genügt es demnach nicht, „nur" reproduzierbare Ergebnisse mit geringen Zufallsschwankungen zu liefern, sondern diese müssen auch genau „ins Schwarze" treffen, das heißt genau das Richtige messen.

Die hier behandelten Gütekriterien von Messinstrumenten werden in **Abbildung 8-1** zusammengefasst.

8.1.2.1 Reliabilität von Assessmentinstrumenten

Zum Abschätzen der Reliabilität von Erhebungsinstrumenten existieren verschiedene Formen und Konzepte, auf die im Folgenden näher eingegangen wird.

Test-Retest-Reliabilität

Die Test-Retest-Reliabilität beschreibt das Ausmaß der Übereinstimmung bei einer wiederholten Anwendung der Erhebungsinstrumente oder Erhebungsmethoden bei derselben Stichprobe. Dieser Aspekt der Reliabilität wird in der Literatur oft auch als *Stabilität* bezeichnet.

Bei der Überprüfung der Test-Retest-Reliabilität wird in der Regel von einer unmittelbaren Wiederholung abgesehen, um eine Verzerrung der Ergebnisse durch Erinnerungseffekte zu vermeiden. Eine Wiederholung des Assessments nach einem Tag oder einer Woche setzt jedoch voraus, dass sich die zu bestimmende Größe bzw. das zu bestimmende Konstrukt innerhalb dieser Zeitspanne nicht oder nur unwesentlich verändert. Dies trifft beispielsweise gut auf „Selbstpflegefähigkeit", „Pflegeabhängigkeit" oder „Coping" zu, nicht jedoch auf (Pfle-

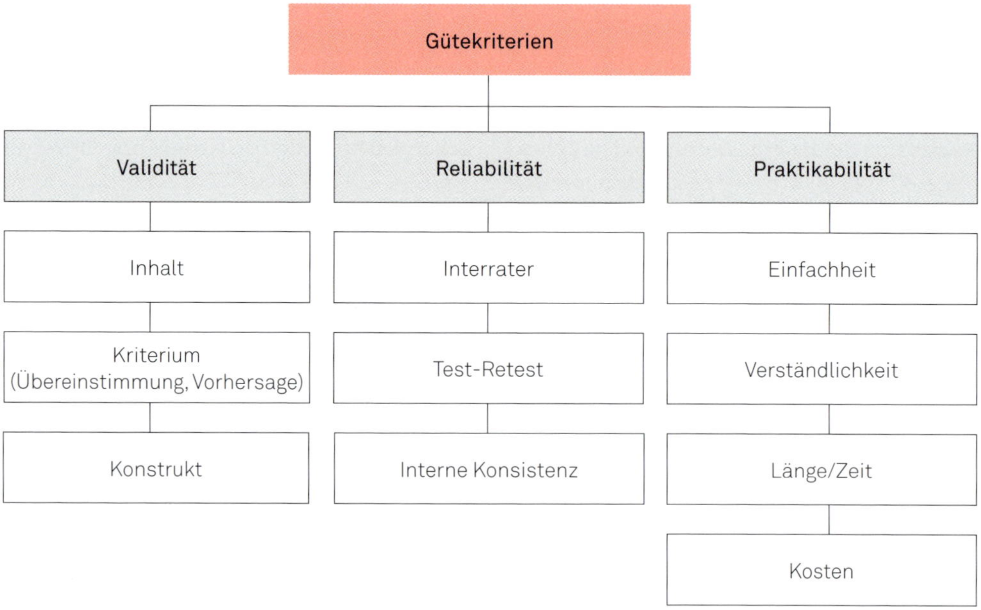

Abbildung 8-1: Gütekriterien von Messinstrumenten (Quelle: Eigendarstellung)

ge-)Phänomene wie „Schmerzen", „akute Verwirrtheit" oder „Thromboserisiko".

Allgemein gilt: Je größer die Übereinstimmung zwischen zwei „Testanwendungen", desto größer die Reliabilität des „Erhebungsinstruments". Die Größe dieser Übereinstimmung wird bei ordinalen oder metrischen Größen in der Regel durch die Angabe des Korrelationskoeffizienten quantifiziert (vgl. Kap. 5 und 11). Die Test-Retest-Reliabilität beschreibt folglich die Größe des Zusammenhangs zweier Einschätzungen des Messinstruments bei der gleichen Stichprobe zu unterschiedlichen Zeitpunkten unter ansonsten möglichst gleichen Bedingungen. Bei einem guten (reliablen) Instrument erwarten wir eine hohe Übereinstimmung und damit einen möglichst hohen, nahe bei „eins" liegenden Wert des Korrelationskoeffizienten.

Lesetipp 8-1

Tackenberg, P. (2004). Die Test-Retest-Reliabilität des „Wittener Aktivitätenkatalog der Selbstpflege bei venös bedingten Offenen Beinen" (WAS-VOB 0.2). In E. Panfil et al. (Hrsg.), *Fokus: Klinische Pflegeforschung* (S. 147–157). Hannover: Schlütersche.

Tackenberg untersucht in dieser deutschsprachigen Studie die Test-Retest-Reliabilität des genannten Messinstruments.

Interrater-Reliabilität

Unter der Interrater-Reliabilität versteht man die Höhe der Übereinstimmung der Einschätzungsergebnisse bei unterschiedlichen Beobachtenden bzw. bei unterschiedlichen „Testanwendenden" (Ratern).

Es liegt auf der Hand, dass ein Instrument wenig hilfreich ist, welches je nach anwendender Person zu unterschiedlichen Patienteneinschätzungen führt. Handelt es sich um zwei unterschiedliche Beobachtende, die „gleichzeitig" dieselben Probandinnen und Probanden einschätzen, so lässt sich die Größe dieses Zusammenhangs, das heißt die Interrater-Reliabilität analog zur Test-Retest-Reliabilität anhand des Korrelationskoeffizienten berechnen. Dies gilt, wie oben angeführt, primär für ordinale und metrische Daten. Ohne hierauf näher eingehen zu können, sei erwähnt, dass bei mehr als zwei

Beobachtenden der sogenannte Intraklassenkorrelationskoeffizient und bei nominalen Daten der sogenannte Kappa-Koeffizient, der zufällige Übereinstimmungen berücksichtigt, zur Verfügung steht (Mayer et al., 2004).

Lienert und Raatz (1998) sowie Bortz und Döring (2016) verorten die Interrater-Reliabilität unter dem weiter gefassten Begriff „*Objektivität*", das heißt, die Ergebnisse sollen möglichst objektiv erfasst werden und unabhängig von der Subjektivität der Beobachter sein. Demgegenüber beschreiben Polit und Beck (2016) diesen Aspekt als Äquivalenz das heißt, unterschiedliche Beobachtende sollen zu gleichen und damit äquivalenten Ergebnissen führen. Unter Äquivalenz versteht man aber auch die Übereinstimmung zweier vergleichbarer „Instrumente", wie etwa die A- und B-Variante einer schriftlichen Prüfung. Diese sollten natürlich gleich schwer sein, sodass die „Prüflinge" in beiden Varianten möglichst identische Prüfungsergebnisse erreichen und weder bevorzugt noch benachteiligt werden.

Lesetipp 8-2

Gattinger, H., Ott, S. & Saxer, S. (2014). Interrater-Reliabilität und Übereinstimmung der Schweizer RAI-MDS Version 2.0. *Pflege, 27*(1), 19–29.

Ziel dieser Studie war, erstmals die Interrater-Reliabilität der Schweizer RAI-MDS Version 2.0 zu überprüfen. Dafür wurden in einem Schweizer Pflegeheim bei 61 Bewohnerinnen und Bewohnern je zwei MDS-Assessments durchgeführt.

Interne Konsistenz/Homogenität

Bei diesem Reliabilitätsmaß steht der Aspekt im Vordergrund, wie gleichmäßig und reproduzierbar die einzelnen Teile oder Items des Erhebungsinstruments zum Gesamtergebnis beitragen.

Misst ein Instrument völlig unterschiedliche „Dinge" (genauer gesagt „Dimensionen"), wie z. B. beim Dekubitusrisiko Druck und Ernährung, und werden diese zu einer Gesamtsumme zusammengefasst, sind in den Ergebnissen naturgemäß größere Schwankungen zu erwarten, als wenn nur eine Dimension erfasst wird. In diesem Fall erfassen bei einem guten (reliablen) Instrument alle Items unterschiedliche Aspekte dieser einen Dimension und tragen möglichst gleichmäßig zur Gesamtsumme bei. Auch wenn hierbei eine möglichst hohe Übereinstimmung angestrebt wird, ist eine völlige Übereinstimmung zweier Items nicht erwünscht, da dies auf eine unnötige Redundanz der Items hinweist (im Extremfall wird einmal Körpergröße in Zentimetern und einmal in Metern gemessen). Dies steht im Gegensatz zu den anderen bisher besprochenen Reliabilitätsgrößen, für die immer eine möglichst hohe Übereinstimmung angestrebt wird. Bei sogenannten Profilmessinstrumenten (mehrdimensionale Instrumente, z. B. bei Pflegebedürftigkeitseinschätzungen) werden gezielt mehrere Dimensionen erfasst, ohne dass man diese jedoch zu einer Gesamtsumme addiert.

Um die interne Konsistenz eines Assessmentinstruments zu bestimmen, bieten sich unterschiedliche Maßzahlen an.

Betrachtet man die einzelnen Items nicht isoliert, sondern das Instrument als Ganzes, wird in der Praxis, aufgrund seiner einfachen Bestimmung häufig *Cronbach's Alpha* berechnet. Dieser Koeffizient kann Werte zwischen 0 (keine) und 1 (sehr hohe interne Konsistenz) annehmen.

Die Bestimmung der internen Konsistenz erfordert im Unterschied zur Test-Retest- und Interrater-Reliabilität nur *eine* Einschätzung der Probandeninnen und Probanden durch *einen* einzigen Rater bzw. *eine* einzige Raterin. Da man nicht auf die gleichzeitige Einschätzung zweier unterschiedlicher Rater (siehe Interrater-Reliabilität) oder auf eine Testwiederholung (siehe Test-Retest-Reliabilität) angewiesen ist, stellt Cronbach's Alpha eines der am weitesten verbreiteten Reliabilitätskriterien dar.

Die leichte Berechenbarkeit von Cronbach's Alpha und der relativ geringe Erhebungsaufwand (nur eine Messung) dürfen allerdings nicht darüber hinwegtäuschen, dass dieser Ansatz nur *einen* Reliabilitätsaspekt abdeckt. Mit anderen Worten, von einer hohen internen Konsistenz lässt sich nicht automatisch auch auf eine hohe Interrater- oder Test-Retest-Reliabilität schließen. Gerade diese Aspekte spielen in der Praxis jedoch eine bedeutende Rolle, werden doch Patientinnen und Patienten in der Regel nicht nur durch unterschiedliche Pflegekräfte, sondern auch mehrmals oder sogar regelmäßig eingeschätzt.

Lesetipp 8-3

Petry, H., Suter-Riederer, S., Kerker-Specker, C. & Imhof, L. (2014). Beratungsqualität von Pflegeexpertinnen-APN im spitalexternen Bereich (APN-BQ) – Psychometrische Testung des Instruments. *Pflege, 27*(6), 393–403.
Im Rahmen der Entwicklung des Instruments wurde auch die interne Konsistenz mittels Cronbach's Alpha gemessen.

8.1.2.2 Validität von Assessmentinstrumenten

Auch wenn sich die Untersuchungen zur Reliabilität teils als komplex und aufwendig erweisen, gilt die Reliabilität im Vergleich zu Validitätsuntersuchungen als relativ leicht abzuschätzende Größe. Festzustellen, ob ein Instrument z.B. wirklich das Dekubitusrisiko erfasst und nicht ein anderes mehr oder weniger verwendetes Konstrukt, wie beispielsweise Mobilitätseinschränkungen, erweist sich in der Praxis als ungleich schwieriger. Quantitative Einschätzungsmethoden stehen hierbei oft nicht zur Verfügung, sodass man in der Regel auf das Sammeln und Bewerten von Indizien – ähnlich einem Indizienprozess – angewiesen ist. Analog den Untersuchungen zur Reliabilität gibt es auch bei der Validitätsprüfung unterschiedliche Zugänge bzw. Ansätze, die im Folgenden kurz dargestellt werden.

Zu den wichtigsten Formen der Validität zählen die Inhaltsvalidität, die Kriteriumsvalidität und die Konstruktvalidität.

Inhaltsvalidität (content validity)

Bei diesem am einfachsten zugänglichen Validitätsaspekt wird von Expertinnen und Experten (die auch Betroffene und Patientinnen und Patienten sein können) bewertet, inwieweit bzw. wie gut die einzelnen Items (Fragen) eines Instruments das zu untersuchende Konstrukt abdecken.

Werden einzelne Items für nicht gut oder nicht passend befunden, können sie in der Instrumentenentwicklungsphase entfernt werden. Nicht gut genug kann einerseits bedeuten, dass mindestens ein Experte oder eine Expertin dem Item eine (besonders) „schlechte" Bewertung gibt oder andererseits, dass die mittlere Bewertung aller Expertinnen und Experten einen Mindestwert nicht erreicht. Hierbei kann die Auswahl der Expertinnen und Experten naturgemäß stark die abschließende Beurteilung beeinflussen. Dies gilt besonders für die Augenscheinvalidität (face validity), bei der das Assessmentinstrument von einem oder mehreren Expertinnen und Experten nur „per Inaugenscheinnahme" für plausibel und damit für gut und relevant befunden wird (oder eben nicht). Aufgrund der fehlenden Objektivierbarkeit stellt die Augenscheinvalidität demnach die schwächste Form der Validierung dar.

Allgemein lässt sich sagen, dass eine hohe Inhaltsvalidität in vielen Bereichen als wichtige und notwendige Voraussetzung für ein gutes Assessmentinstrument angesehen werden kann, ohne dass dies jedoch eine Garantie für ein „gutes" und „zuverlässiges" Einschätzungsinstrument darstellt. So könnten Expertinnen und Experten sicher schnell erkennen, dass die „Schuhgröße" in einem Fragebogen kein relevantes Item darstellt, um das Ausmaß von „Schmerzen" einzuschätzen. Es existieren jedoch Situationen, bei denen eine möglichst hohe „Augenscheinvalidität" nicht erwünscht ist. Man denke nur an ein Einschätzungsinstrument für Gewalttätigkeit. Hier sind direkte Fragen und damit Fragen mit hoher Augenscheinvalidität nicht angebracht, da diese von den Befragten sicherlich nicht wahrheitsgemäß beantwortet werden: Wer gibt schon gerne zu, dass er andere Menschen regelmäßig schlägt!?

Bleibt festzuhalten, dass der Aspekt der „Inhaltsvalidität" nur eine erste Annäherung einer „Validitätsüberprüfung" beinhaltet, die sich darüber hinaus nur bedingt objektivieren und quantifizieren lässt.

Lesetipp 8-4

Ryser, A.E., Duxbury, J. & Hahn, S. (2015). Inhaltsvalidierung des Fragebogens „The Management of Aggression in People with Dementia Attitude Questionnaire German Version" (MAPDAQ-G). *Pflege, 28*(3), 157–168.

Ein Beispiel zur Testung der Inhaltsvalidität bietet die Masterthesis von Agnes Ryser. Die Autorinnen *überprüften die Inhaltsvalidität, die Augenscheinvalidität sowie die Verständlichkeit und einheitliche Interpretierbarkeit des Fragebogens MAPDAQ-G durch Expertenbefragungen und mehrere kognitive Interviews mit Pflegepersonen in Pflegeheimen und psychiatrischen Kliniken.*

Kriteriumsvalidität

Bei der Kriteriumsvalidität unterscheidet man die Übereinstimmungsvalidität und die Vorhersagevalidität. Beide Ansätze zielen auf den Vergleich mit einem „Außenkriterium" ab. Aufgrund des pragmatischen Ansatzes spielt die Kriteriumsvalidität bei der Überprüfung der Validität in der Praxis eine große Rolle.

Bei der Übereinstimmungsvalidität werden die Ergebnisse des zu überprüfenden Assessmentinstruments mit einem korrespondierenden Merkmal, Konstrukt oder Instrument verglichen. Eine gute Übereinstimmungsvalidität liegt vor, wenn die Testwerte der zu überprüfenden Einschätzungsverfahren möglichst gut mit den „Kriteriumswerten" korrelieren. Diese sollten naturgemäß am besten von einem „über alle Zweifel erhabenen" Instrument - einem sogenannten „Goldstandard" - stammen.

Am einfachsten ist es, wenn man das zu testende Instrument mit einem bereits bestehenden und akzeptierten Instrument vergleicht. Möchte man also einen neuen Fragebogen zur Einschätzung der Lebensqualität testen, vergleicht man dessen Ergebnisse mit denen, die durch ein bereits bestehendes Instrument gewonnen wurden. Auch wenn derartige „Referenzinstrumente" für den Routineeinsatz in der Praxis vielleicht zu aufwendig sind, besteht das Problem in der (pflegewissenschaftlichen) Praxis in der Regel gerade darin, dass derartige „über alle Zweifel erhabenen Instrumente" nicht existieren.

Lesetipp 8-5

Dassen, T., Balzer, K., Bansemir, G., Kühne, P., Saborowski, R. & Dijkstra, A. (2001). Die Pflegeabhängigkeitsskala, eine methodologische Studie. *Pflege, 14*(2), 123–127.

Ein Beispiel zur Testung der Kriteriumsvalidität bieten Dassen und Kollegen.

Dies gilt gleichermaßen für den Versuch, das Instrument anhand eines korrespondierenden Merkmals zu überprüfen. Dazu sucht man nach einem beobachtbaren und messbaren Kriterium, das den gleichen Sachverhalt wie das zu testende Instrument widerspiegelt. Dies könnte z.B. die „Phonzahl" schreiender Babys als Indikator der Schmerzstärke sein. Aber auch hier muss letztendlich offenbleiben, ob die Lautstärke nicht besser mit dem Hungergefühl als mit der Schmerzstärke korreliert.

Wird das Instrument im Hinblick auf seine Prognoseeigenschaften überprüft, was besonders bei Instrumenten wichtig ist, die ein „Risiko" messen, so kann das Vergleichskriterium erst zu einem späteren Zeitpunkt erhoben werden. Dann spricht man von der Vorhersagevalidität oder „prädiktiven Validität".

Die prädiktive Validität kommt v.a. bei Risikoskalen zum Einsatz. Dabei überprüft man, wer von den Patientinnen und Patienten, bei denen das Ereignis eingetreten ist, tatsächlich eine Gefährdung aufgewiesen hat. Theoretisch dürften beispielsweise nur diejenigen Patientinnen und Patienten einen Dekubitus entwickeln, die auch als gefährdet eingeschätzt wurden. Entwickelt sich nun bei Patientinnen oder Patienten, die als nicht gefährdet eingeschätzt wurden, ein Dekubitus, so wird dies je nach Anzahl als Hinweis auf die mangelnde Validität des Messinstruments bewertet.

Dieser Ansatz birgt aus ethischen Gründen aber auch methodische Probleme. Da aus ethischen und fachlichen Gründen bei jedem als gefährdet erkannten Patienten Prophylaxen durchgeführt werden müssen, erfasst man streng genommen nur, bei welchen Patientinnen und Patienten sich trotz präventiver Maßnahmen ein Dekubitus entwickelt hat. Aufgrund derartiger Einflüsse, die aber aus ethischen Gründen unvermeidbar sind, sind die Ergebnisse der prädiktiven Validität stets mit begründeter Skepsis zu genießen.

Lesetipp 8-6

Halek, M. & Mayer, H. (2002). Die prädiktive Validität der originalen und erweiterten Norton-Skala in der Altenpflege. *Pflege, 6*(15), 309–317.

In der Studie von Halek und Mayer werden die hier vorgestellten Gütekriterien („prädiktive Validität", „Sensitivität" und „Spezifität") sowie der Einfluss unterschiedlicher Cut-off-Punkte bei der originalen und erweiterten Norton-Skala im Rahmen einer Studie überprüft und ausführlich beschrieben. Auch wenn die Studie etwas älter ist, ist sie noch immer ein gutes Beispiel für die Thematik.

Ein Hauptproblem bei der Abschätzung der Kriteriumsvalidität besteht, wie bereits angesprochen, darin, dass oft kein oder kein besonders gutes Vergleichskriterium zur Verfügung steht. Insbesondere dann, wenn sich die Kriteriumsvalidität mangels geeigneter Außenkriterien nicht bestimmen lässt, das heißt kein „Goldstandard" existiert, kommt der nachfolgend zu besprechenden Konstruktvalidität besondere Bedeutung zu.

Konstruktvalidität

Die Konstruktvalidität sagt etwas darüber aus, inwieweit ein Assessmentinstrument ein theoretisches Konstrukt oder Merkmal belegt. Hierbei steht nicht nur die Überprüfung des Erhebungsinstruments im Vordergrund, sondern gleichzeitig werden auch die zugrunde liegenden Hypothesen und Konstrukte sowie deren Beziehung zueinander hinterfragt. Dies geschieht in der Regel durch die Formulierung von Hypothesen, die sich aus dem Zielkonstrukt ableiten lassen. Bestätigen die Testwerte die von der Theorie abgeleiteten Hypothesen, so kann dies als Indiz für die Konstruktvalidität des Tests gewertet werden. Lassen sich die Hypothesen nicht bestätigen, so stellt sich auch hier – wie schon bei der Kriteriumsvalidität – die Frage, ob die Hypothesen falsch und das Instrument valide oder ob die Hypothesen stichhaltig, das Instrument aber nicht valide ist. Da prinzipiell nicht ausgeschlossen werden kann, dass ein nicht valides Instrument mit einer fehlerhaften Hypothese überprüft wird, ist eine Konstruktvalidierung umso überzeugender, je mehr Hypothesen einer Überprüfung standhalten.

Lesetipp 8-7

Dassen, T., Balzer, K., Bansemir, G., Kühne, P., Saborowski, R. & Dijkstra, A. (2001). Die Pflegeabhängigkeitsskala, eine methodologische Studie. *Pflege, 14*(2), 123–127.

Dassen und Kollegen testen in ihrer Studie die Konstruktvalidität der Pflegeabhängigkeitsskala.

8.1.2.3 Praktikabilität von Assessmentinstrumenten

Beim Routineeinsatz ist im Praxisalltag besonders darauf zu achten, dass ein „gutes" Erhebungsinstrument einfach in der Handhabung, verständlich und zeitsparend ist und letztendlich kostengünstig eingesetzt werden kann. Welches Ausmaß an Schulungen ist beispielsweise nötig, um das Messinstrument sicher anwenden zu können? Welche und wie viele Informationen benötigen die Patientinnen und Patienten, um einen Fragebogen zur Selbstbeobachtung, z.B. die Visuelle Analogskala zur Messung von Schmerzen, nutzen zu können? Was kostet der Einsatz des Messinstruments (z.B. Personalzeit, Kopien)?

Die meisten in der Pflegepraxis und -forschung eingesetzten Skalen und Fragebögen sind sicherlich hinsichtlich der Kosten von Kopien vergleichsweise preisgünstig, nicht unterschätzt werden sollte jedoch der Schulungsbedarf für einen validen und reliablen Einsatz.

8.1.2.4 Zusammenfassung zu Reliabilität und Validität

Abschließend sei erwähnt, dass keine absolut „gültigen" Tests existieren und jeder Validierungsversuch theoretischen und methodischen Einschränkungen unterliegt. Dennoch lässt sich der Einsatz eines psychometrischen Tests generell pragmatisch rechtfertigen, wenn die Entscheidungen und Vorhersagen, die auf der Basis von Tests getroffen werden, tauglicher sind als die Entscheidungen und Vorhersagen, die ohne den Test möglich wären – es sei denn, der mit dem Test verbundene Aufwand stünde in keinem Verhältnis zum Informationsgewinn (Bortz & Döring, 2016).

Die Frage ist demnach nicht, „ob" ein Instrument bzw. eine Methode reliabel oder valide ist oder nicht, sondern vielmehr „inwieweit" (d.h. in welchem Ausmaß und in welchem Kontext). Den Kriterien Reliabilität und Validität ist gemeinsam, dass – wie bei jeder Studie – die Aussagekraft von vielen methodischen Aspekten abhängt. So muss eine schlechte „Übereinstimmungsvalidiät" nicht zwangsläufig bedeuten, dass das zu überprüfende Einschätzungsinstrument ungeeignet ist; es kann auch daran liegen, dass das gewählte Vergleichskriterium nicht besonders gut geeignet ist. Umgekehrt bedeutet auch eine sehr hohe Übereinstimmung (Korrelation) keine Gewähr für ein besonders valides Instrument. Erfasst beispielsweise das zu untersuchende Assessmentinstrument in Wirklichkeit „Stress" statt, wie erwünscht, „Angst" und korrespondiert das gewählte Kriterium viel besser mit Stress (z.B. hoher Blutdruck) als mit Angst, so handelt es sich auch bei hoher Übereinstimmung nicht um ein valides Instrument zur Erfassung von Angst.

Merke

Es sei hier noch einmal explizit betont, dass sich bei einem „reliablen" Instrument nicht automatisch auf die Validität schließen lässt, auch wenn dies in der Praxis öfter vorzukommen scheint. Nur der Vollständigkeit halber sei erwähnt, dass die Begriffe „innere Validität" und „äußere Validität" nicht Eigenschaften von Assessmentinstrumenten bezeichnen, sondern vielmehr im Kontext von empirischen Studien und der Interpretation der Studienergebnisse verwendet werden (s. Kap. 13).

Lesetipp 8-8

Panfil, E., Mayer, H. & Evers, G. (2004). Entwicklung des „Wittener Aktivitätenkatalogs der Selbstpflege bei venös bedingten offenen Beinen" (WAS-VOB). *Pflege, 17*, 28–35.
Wer als zusammenfassenden Überblick ein deutschsprachiges Beispiel zur Diskussion eines Messinstruments hinsichtlich Augenscheinvalidität, Test-Retest-Reliabilität, interne Konsistenz, Konstruktvalidität und diskriminante Validität sucht, dem sei immer noch dieser Aufsatz empfohlen.

8.1.3 Sensitivität und Spezifität

Sensitivität und Spezifität sind Kriterien bzw. Begriffe, die im Rahmen von Studien zur Güte diagnostischer Testverfahren genutzt werden.

Unter der *Sensitivität* eines diagnostischen Tests versteht man die Fähigkeit, wirklich „Kranke“ auch als „krank“ zu erkennen. Die *Spezifität* bezeichnet die Fähigkeit, wirklich „Gesunde“ als „gesund“ zu identifizieren. Je „besser“ und damit „valider“ das Instrument, desto weniger Patientinnen und Patienten werden vom Instrument mit einem falschen Ergebnis (krank statt gesund oder gesund statt krank) eingeschätzt.

Die Bezeichnungen „krank“ und „gesund“ sollen hierbei jedoch nicht nur für „medizinische“ Diagnosen stehen, sondern allgemein das pflegerisch relevante Problem oder Phänomen umschreiben.

Spezifität und Sensitivität können jedoch nur berechnet werden, wenn es sich um dichotome Entscheidungen handelt, also nur zwei Möglichkeiten (z. B. gefährdet/nicht gefährdet) gegeben sind. Insbesondere bei Assessmentinstrumenten zur Risikoeinschätzung weist die Fähigkeit des Instruments, richtig zwischen „gefährdet“ und „nicht gefährdet“ zu unterscheiden, darauf hin, wie valide das Instrument ist. Bei Instrumenten zur Messung von Lebensqualität sind Aussagen zur Spezifität und Sensitivität beispielsweise nur dann sinnvoll, wenn man zwischen angemessen und nicht angemessen oder hoch/niedrig usw. differenziert.

Definition 8-1

Sensitivität: die Fähigkeit eines diagnostischen Tests, wirklich „Kranke“ auch als „krank“ zu erkennen

Spezifität: die Fähigkeit eines diagnostischen Tests, wirklich „Gesunde“ als „gesund“ zu identifizieren.

Beispiel 8-1

Folgendes Beispiel aus dem Bereich der Instrumententestung soll der Illustration dienen: In der Studie von Halek und Mayer (2002) wurde unter anderem untersucht, inwieweit die Norton-Skala in der Lage ist, Dekubitalulzera zu erkennen. Diese Fähigkeit, einen bestehenden Dekubitus zu erkennen, ist naturgemäß nicht identisch mit der Fähigkeit, das Risiko einer Dekubitusentstehung vorherzusagen. Aus (forschungs-praktischen) und didaktischen Gründen liegt der Fokus im Folgenden jedoch auf diesem leichter zu thematisierenden Aspekt.

So wurde unter anderem bei 146 Altenheimbewohnenden mittels der originalen Norton-Skala das Dekubitusrisiko (Risiko vs. kein Risiko) bestimmt und mit dem gleichzeitig durchgeführten Hautassessment (Dekubitus vorhanden: ja/nein) verglichen. Die Ergebnisse wurden in eine Vier-Felder-Tabelle eingetragen. Anhand der Norton-Skala wurden 125 Bewohnende als dekubitusgefährdet und 21 Bewohnende als nicht gefährdet eingeschätzt. Der gleichzeitig durchgeführte Hauttest offenbarte 44 Bewohnende mit einem Dekubitus und 102 dekubitusfreie Bewohnende s. **Tabelle 8-1**.

Tabelle 8-1 veranschaulicht die Ergebnisse zwischen der Dekubitusrisikoeinschätzung anhand der originalen Norton-Skala und der tatsächlich vorhandenen Dekubitusfälle.

Von den insgesamt 44 Bewohnenden mit einem Dekubitus wurden 40 Bewohnende vom Instrument richtig als „krank“ (Dekubitusrisiko vorhanden) erkannt, vier Bewohnende, die unter einem Dekubitus litten, wurden vom Assessmentinstrument fälschlicherweise als risikofrei eingestuft.

Bei den 102 tatsächlich dekubitusfreien Patientinnen und Patienten bzw. Bewohnenden stimmte das Einschätzungsergebnis (kein Dekubitusrisiko) in 17 Fällen überein, 85 Betroffene wurden jedoch fälschlicherweise als Risikofall klassifiziert.

Aus diesen Angaben lassen sich die Sensitivität und die Spezifität des Instruments berechnen:

- Sensitivität = 40/44 = 0,909 oder 90,9 %
- Spezifität = 17/102 = 0,167 oder 16,7 %.

Mit anderen Worten: 90,9 % der tatsächlich Erkrankten werden vom Instrument korrekt erkannt. Andererseits werden nur 16,7 % der tat-

Tabelle 8-1: Einschätzung des Dekubitusrisikos anhand der Norton-Skala und tatsächliche Dekubitusfälle (Quelle: Eigendarstellung)

		Tatsächlicher Sachverhalt		
		Dekubitus vorhanden (positiv)	**Kein Dekubitus (negativ)**	**Gesamt**
Testergebnis (originale Norton-Skala)	Dekubitusrisiko (positiv)	**richtig positiv** 40	falsch positiv 85	125
	kein Dekubitusrisiko (negativ)	falsch negativ 4	**richtig negativ** 17	21
	Gesamt	44	102	146

sächlich Gesunden auch richtig als gesund identifiziert, das heißt, von 100 gesunden Personen werden 83 Personen fälschlicherweise als erkrankt eingestuft.

Allgemein gilt, dass je höher die Werte für die Sensitivität und Spezifität liegen, desto besser (valider) ist das Instrument.

Versucht man, durch eine Veränderung des „Cut-off-Punktes", das heißt der Punktzahl, ab der man von einem positiven Ergebnis spricht, die Sensitivität zu erhöhen, also noch weniger Erkrankte zu übersehen, so geht dies immer nur auf Kosten der Spezifität, das heißt, es werden mehr Gesunde fälschlich als erkrankt eingestuft. Hierin liegt auch das Problem in der Praxis: Einerseits möchte man möglichst alle gefährdeten bzw. erkrankten Personen erkennen, andererseits aber möglichst wenig Gesunde (nicht gefährdet) als erkrankt (gefährdet) einstufen.

Lesetipp 8-9

Halek, M. & Mayer H. (2002). Die prädiktive Validität der originalen und erweiterten Norton-Skala in der Altenpflege. *Pflege, 6*(15), 309–317.

In der Studie von Halek und Mayer werden die hier vorgestellten Gütekriterien („prädiktive Validität", „Sensitivität" und „Spezifität") sowie der Einfluss unterschiedlicher Cut-off-Punkte bei der originalen und erweiterten Norten-Skala im Rahmen einer Studie überprüft und ausführlich beschrieben.

Panfil, E. (2004). Skalen zur Erfassung des Dekubitusrisikos. *Pflege Aktuell, 56*(1), 457–463.

Wie schwierig es ist, Messinstrumente mit ausreichender Qualität zu entwickeln und zu testen, beschreibt der Artikel von Panfil für Dekubitusrisikoskalen.

Anmerkung: Es sei jedoch an dieser Stelle ausdrücklich betont, dass diese Qualitätseigenschaft des Instruments nicht mit der Wahrscheinlichkeit für die betroffenen Patientinnen und Patienten verwechselt werden darf, bei einem positiven Test tatsächlich auch erkrankt zu sein. In unserem Beispiel zeigt der Test bei insgesamt 125 Personen ein positives Resultat. Von diesen sind jedoch „nur" 40 tatsächlich an einem Dekubitus erkrankt.

Der sogenannte positive prädiktive Wert beträgt demnach 40/125 = 0,32 oder 32 %. Mit anderen Worten: Bei einem positiven Testergebnis (d.h. krank oder Dekubitusrisiko vorhanden) beträgt die Wahrscheinlichkeit, auch wirklich erkrankt zu sein (d.h. hier tatsächlich unter einem Dekubitus zu leiden), nur 32 %. Analog bestimmt sich der sogenannte negative prädiktive Wert zu 17/21 = 0,81 oder 81 %, das heißt, bei einem negativen Testergebnis liegt zu 81 % auch tatsächlich keine Erkrankung (hier ein Dekubitus) vor.

Obwohl die Sensitivität des Instruments, also die Fähigkeit „Kranke" als „krank" zu erkennen, 90,9 % beträgt, ist eine Person mit einem positiven Testergebnis in diesem Beispiel nur mit einer Wahrscheinlichkeit von 32% auch tatsächlich erkrankt. Die positiven und negativen Werte hängen stark von der „Erkrankungsprävalenz“, das heißt vom Anteil der tatsächlich Erkrankten ab. In unserem Beispiel in **Tabelle 8-1** sind 44 Personen von insgesamt 146 tatsächlich erkrankt, das heißt, die Erkrankungsprävalenz beträgt 44/146 = 0,301 oder 30,1%. Je kleiner dieser Wert, desto geringer die Wahrscheinlichkeit, bei einem positiven Testergebnis auch tatsächlich erkrankt bzw. betroffen zu sein. Siehe hierzu auch Übungsaufgabe 4 mit einer Erkrankungsprävalenz von 1%.

Nur der Vollständigkeit halber sei erwähnt, dass im Rahmen von Evidence-based Medicine/Nursing anstatt Sensitivität und Spezifität alternativ häufig sogenannte positive und negative Wahrscheinlichkeitsverhältnisse (Likelihood Ratio) verwendet werden. Da diese Größen sich jedoch unmittelbar aus der Sensitivität und Spezifität berechnen lassen, ist bei der hier dargestellten Situation kein unmittelbarer Vorteil zu erkennen.

Wie der praktische Nutzen eines Messverfahrens mithilfe des Likelihood-Ratio-Werts vergleichsweise einfach abgeschätzt werden kann, erfahren Sie in Lesetipp 8-10.

Lesetipp 8-10

Streiner, D.L., Norman, G.R. & Cairney, J. (2014). *Health Measurement Scales – A Practical Guide to their development and use* (5. Aufl.). Oxford: Oxford University Press.

Ein gut lesbares und verständliches Buch, das nahezu alle Aspekte der Instrumenten- und Skalenentwicklung beschreibt und dabei mit sehr wenigen Formeln auskommt. Dieses fast schon als Standardwerk zu bezeichnende Buch ist auch aufgrund seines lockeren Stils trotz oder gerade wegen der englischen Sprache sehr zu empfehlen.

8.2 Gütekriterien bei qualitativen Erhebungen

In diesem Abschnitt werden die Gütekriterien in der qualitativen Forschung besprochen. Wie bei quantitativen Erhebungen sind diese auch bei qualitativen Erhebungen von zentraler Bedeutung, um einerseits die Forschenden bei ihren Bestrebungen, die Güte zu sichern, zu unterstützen und andererseits den Forschungskonsumierenden beim Überprüfen der Qualität eine Lesehilfe zu geben.

8.2.1 Gütekriterien in der qualitativen Forschung

Die Diskussion und Entwicklung der unterschiedlichen Ansätze, Wege oder Dimensionen der Güte qualitativer Forschung spiegeln die Entstehung des qualitativen Forschungsansatzes der vergangenen 60 Jahre wider (Steinke, 1999).

Die Gütekriterien haben in qualitativen Studien einen zentralen Stellenwert. Schon bei der Entwicklung der Forschungsfrage sind sie von Bedeutung. Drei Zielgruppen können beschrieben werden, für die die Diskussion der Gütekriterien einer Studie notwendig sind:

1. Primär sind die Gütekriterien für die qualitativ Forschenden entscheidend, weil sie Reflexionspunkte darstellen, wie die Güte der qualitativen Forschung gesichert, transparent und glaubwürdig kommuniziert werden kann. In der Auseinandersetzung mit den Gütekriterien der eigenen Arbeit beschäftigen sich Forschende intensiv mit sich und dem zu untersuchenden Gegenstand und führen einen stetigen Dialog, um die Qualität der eigenen Arbeit zu sichern.
2. Sekundär sind die Gütekriterien für die Scientific Community wichtig, um einen Einblick in die Arbeitsweise und Gedanken der Forschenden zu erhalten. Wissenschaftlerinnen und Wissenschaftler, die extern als Lesende, Reviewende oder am gleichen Thema Forschende mit den Ergebnissen konfron-

tiert werden, müssen sich auf die Qualität der Durchführung und Darstellung verlassen können.

3. Schlussendlich stellt die Auseinandersetzung mit der Güte der qualitativen Forschung eine moralische Verpflichtung gegenüber den untersuchten Personen sowie den Anwendenden qualitativer Forschungsergebnisse dar.

Nach wie vor wird die Debatte um die Gütekriterien in der qualitativen Forschung kontrovers geführt und kann als noch nicht abgeschlossen gelten. Neben den unterschiedlichen Ansätzen der Gütesicherung auf der Ebene einzelner Methoden gibt es jedoch drei Hauptpositionen für die Verwendung und Formulierung von Kriterien (Steinke, 1999):

1. quantitative Kriterien qualitativer Forschung im Sinne von „Einheitskriterien": Die Idee dahinter ist, dass die Kriterien der quantitativen Forschung übernommen, neu formuliert und operationalisiert werden:
   - Objektivität → Bestätigbarkeit qualitativer Ergebnisse
   - Reliabilität → Verlässlichkeit
   - interne Validität → Glaubwürdigkeit, Authentizität
   - externe Validität → Übertragbarkeit, Passung
   - Nutzen → Anwendung, Handlungsorientierung.
2. eigene Kriterien qualitativer Forschung: Kennzeichen dieser Position ist, dass die qualitative Forschung aufgrund ihrer wissenschaftstheoretischen, methodologischen und methodischen Eigenständigkeit und Besonderheit spezifische und somit eigene Kriterien benötigt, wie z. B.:
   - Die kommunikative Validierung (member check) bedeutet, dass die Forschungsteilnehmenden die Ergebnisse auf ihre Gültigkeit hin bewerten.
   - Die Triangulation wurde ursprünglich als Validierungsinstrument diskutiert, hat sich aber bis heute als eigene Methode entwickelt. Hierbei geht es um die Kombination von Daten, Theorien, Forschenden oder Methodologien, um die Schwächen durch die Stärken des jeweiligen anderen Zugangs auszugleichen und so eine höhere Qualität zu erzielen.
   - Die Validierung der Interviewsituation prüft, ob sich Anzeichen dafür identifizieren lassen, dass zwischen Forschenden und den Forschungsteilnehmenden kein Arbeitsbündnis zustande gekommen ist.
   - Die Authentizität fragt danach, ob mit den Antworten oder Äußerungen der Teilnehmenden z. B. sorgfältig umgegangen wurde oder ob die unterschiedlichen Konstruktionen der Teilnehmenden im Forschungsprozess adäquat berücksichtigt, kontinuierlich aufeinander bezogen und von ihnen geprüft (member check) wurden.
   - Das Konzept „Vertrauenswürdigkeit" (trustworthiness) wird weiter unten näher erläutert.
3. Bei der Ablehnung von Kriterien sprechen sich Forschende dieser Strömung gegen die Möglichkeit aus, dass überhaupt Qualitätskriterien für die qualitative Forschung formuliert werden können.

Der bekannteste Vorschlag zu Gütekriterien der qualitativen Forschung wurde von Lincoln und Guba (1985) erarbeitet. Er kann der zweiten Gruppe zugeordnet werden. Mit dem Konzept der Vertrauenswürdigkeit (trustworthiness) wurden eigene Vorschläge für die qualitative Forschung entwickelt. Vertrauenswürdigkeit wird durch folgende vier Aspekte sichergestellt:

- Glaubwürdigkeit (credibility)
- Übertragbarkeit (transferability)
- Zuverlässigkeit (dependability)
- Bestätigbarkeit (confirmability).

Diese Aufzählung ist hierarchisch zu verstehen, weil erst durch die Sicherstellung des Aspekts der Bestätigbarkeit (*confirmability*) und Zuverlässigkeit (*dependability*), der Aspekt der Glaubwürdigkeit (*credibility*) sowie schlussendlich die

Übertragbarkeit (*transferability*) qualitativer Studienergebnisse ermöglicht und damit das Schlüsselkriterium der Vertrauenswürdigkeit (*trustworthiness*) gesichert wird. Da Lincoln und Guba (1985) dem „naturalistischen Paradigma" angehören, stellen die Dimensionen Äquivalente zu den konventionellen Begriffen in der quantitativen Forschung dar (Steinke, 1999), wie **Tabelle 8-2** entnommen werden kann.

Wie **Tabelle 8-2** zeigt, gibt es unterschiedliche Wege zur Sicherung des jeweiligen Gütekriteriums.

Einen wichtigen Beitrag zur Diskussion um die Gütekriterien hat Steinke (1999) im deutschsprachigen Raum mit ihrer Arbeit zu den Gütekriterien qualitativer Forschung gelegt. Beruhend auf der Betrachtung aller unterschiedlichen Ansätze zu Gütekriterien, leitet sie folgende Kernkriterien für die qualitative Forschung ab:

- intersubjektive Nachvollziehbarkeit
- Indikation des Forschungsprozesses
- empirische Verankerung
- Limitation
- Kohärenz
- Relevanz
- reflektierte Subjektivität.

Tabelle 8-2: Übersicht über die Güte (Quelle: Lincoln & Guba, 1985, S. 289–331)

Qualitatives Gütekriterium	Quantitatives Äquivalent	Beschreibung	Wege zur Sicherung des Güteaspekts
Credibility (Glaubwürdigkeit)	interne Validität	das Ausmaß, in dem die Teilnehmenden der Studie den Ergebnissen vertrauen oder Glauben schenken	• langhaltendes Engagement im Feld • Nachhaltigkeit der Beobachtung • adäquates Referenzmaterial • Peer-Debriefing • *member checking* • Triangulation • Analyse abweichender Fälle • Forschungstagebuch
Transferability (Übertragbarkeit)	externe Validität	das Ausmaß, in dem die Ergebnisse in andere (ähnliche) Kontexte oder auf andere (ähnliche) Teilnehmende übertragbar sind	• dichte Beschreibung • gezielte Fallauswahl • Forschungstagebuch
Dependability (Zuverlässigkeit)	Reliabilität	das Ausmaß, in dem die Studie wiederholt werden kann und Variationen verstanden werden	• Audit-Trail (externe Begleitung und Prüfung der Studie) bzgl. der gewählten Verfahren und Prozesse • Triangulation • Forschungstagebuch
Confirmability (Glaubwürdigkeit)	Objektivität	das Ausmaß, in dem die Ergebnisse das Produkt der Forschung sind und durch Forschende verzerrt (Bias) worden sind	• Audit-Trail bzgl. der Datenanalyse • Triangulation • *member checking* • Forschungstagebuch

Lesetipp 8-11

Eine weiterführende und tiefgehende Darstellung dieser und weiterer Kernkriterien kann der Arbeit von Steinke (1999) mit dem Titel „Kriterien qualitativer Forschung. Ansätze zur Bewertung qualitativ-empirischer Sozialforschung" entnommen werden. Für die Publikation in englischen Fachzeitschriften und in akademischen Abschlussarbeiten sind eher die Gütekriterien von Lincoln und Guba (1985) in ihrem Werk *Naturalistic Inquiry* zu empfehlen, da diese disziplinübergreifend bekannt sind, pragmatisch zu verwenden sind und am häufigsten angewendet werden. Zur Anwendung der „klassischen" Gütekriterien auf rekonstruktiv-qualitative Forschung siehe die Ausführungen von Przyborski und Wohlrab-Sahr (2014, S. 21–28) (vgl. auch die Ausführungen zu weiterreichenden Qualitätsstandards, das heißt metatheoretische Fundierung und Generalisierbarkeit, S. 28–34). Die Kriterien „intersubjektive Nachvollziehbarkeit" und „Überprüfbarkeit" werden in der Einführung von Rosenthal (2015) erläutert. Entscheidend ist, dass der Forschungs- und Interpretationsprozess regelgeleitet dokumentiert und an Textstellen belegbar transparent dargestellt wird.

8.2.2 Zusammenfassung

Es kann festgehalten werden, dass Fragen der Gütekriterien für quantitativ wie qualitativ orientierte Pflegeforschende sehr bedeutsame Problemstellungen sind. Für beide Ansätze ist es wichtig, dass methodisch genau gearbeitet und der Forschungsprozess lückenlos dokumentiert wird. Zusammenfassend lässt sich hinsichtlich der Debatte um die richtigen Gütekriterien feststellen, dass sich diese bei qualitativen Datenerhebungen eher auf den Auswertungsprozess richten und weniger das Ergebnis in den Blick nehmen. Das gesammelte Datenmaterial muss nachvollziehbar aufbereitet und ausgewertet werden. Entscheidende Bedeutung kommt in diesem Rahmen einem Qualitätsmanagement in der qualitativen Forschung zu. Durch eine möglichst klare Festlegung der zu erreichenden Ziele, der einzuhaltenden Standards und der Verantwortlichkeiten unter möglichst hoher Transparenz der Qualität des Prozesses soll „gute" qualitative Forschung ermöglicht werden. Die Übertragung der klassischen Gütekriterien ist auch deshalb problematisch, weil das, was die Qualität qualitativer Forschung ausmacht, häufig jenseits dessen liegt, was mit eindeutigen Kriterien erfassbar ist. Dieser Aspekt ist auch vor dem Hintergrund verschiedener wissenschafts-theoretischer Positionen bedeutsam und macht gleichzeitig die Herausforderung an die qualitative Forschung erkennbar: Will sie anerkannt werden und als etablierte Forschungsperspektive akzeptiert sein, dann muss sie die Frage nach den Gütekriterien diskutieren und auch vorläufig klären. Es ist nicht sinnvoll, dass für jedes qualitative Verfahren unterschiedliche Kriterien Gültigkeit beanspruchen.

Übungsaufgaben zu Kapitel 8

1. Wie hoch sind Spezifität und Sensitivität eines Einschätzungsinstruments, das wahllos alle untersuchten Patienten als gefährdet (erkrankt) einstuft?
2. Erläutern Sie, warum valide Instrumente gleichzeitig auch reliabel sind. Das Umgekehrte gilt allerdings nicht!
3. Ist eine Waage, die immer 1 Kilogramm zu viel anzeigt, reliabel, valide, sowohl reliabel als auch valide oder weder reliabel noch valide?
4. Wie hoch ist der positive prädiktive Wert bei einer Erkrankungsprävalenz von 1%, einer Sensitivität von 95% und einer Spezifität von 90%?
5. Nennen Sie drei unterschiedliche Kategorien von Reliabilität.
6. Welche drei Hauptpositionen für die Verwendung und Formulierung von Kriterien qualitativer Forschung kennen Sie? Führen Sie die drei Positionen näher aus.

8.3 Literatur

Bortz, J. & Döring, N. (2016). *Forschungsmethoden und Evaluation in den Sozial- und Humanwissenschaften* (5. Aufl.). Heidelberg: Springer.

Halek, M. & Mayer, H. (2002). Die prädiktive Validität der originalen und erweiterten Norton-Skala in der Altenpflege. *Pflege, 6*(15), 309–317. https://doi.org/10.1024/1012-5302.15.6.309

Lienert, G. A. & Raatz, U. (1998). *Testaufbau und Testanalyse* (6. Aufl.). Weinheim: Beltz.

Lincoln, Y. & Guba, E. (1985). *Naturalistic Inquiry*. Thousand Oaks, CA: SAGE Publications.

Lincoln, Y. S. & Guba, E. G. (2016). *The constructivist credo.* London: Routlegde. https://doi.org/10.4324/9781315418810

Mayer, H., Nonn, C., Osterbrink, J. & Evers, G. C. M. (2004). Qualitätskriterien von Assessmentinstrumenten – Cohen's Kappa als Maß der Interrater-Reliabilität (Teil 1). *Pflege, 17*(1), 36–46. https://doi.org/10.1024/1012-5302.17.1.36

Panfil, E. (2004). Skalen zur Erfassung des Dekubitusrisikos. *Pflege Aktuell, 56*(1), 457–463.

Polit, D. F. & Beck, C. T. (2016). *Nursing Research: Generating and Assessing Evidence for Nursing Practice* (10. Aufl.). Philadelphia, PA: Wolters Kluwer Health, Lippincott Williams & Wilkins.

Przyborski, A. & Wohlrab-Sahr, M. (2014). *Qualitative Sozialforschung. Ein Arbeitsbuch* (4. Aufl.). München: Oldenbourg. https://doi.org/10.1524/9783486719550

Rosenthal, G. (2015). *Interpretative Sozialforschung. Eine Einführung* (4. Aufl.). Weinheim: Beltz Juventa.

Steinke, I. (1999). *Kriterien qualitativer Forschung. Ansätze zur Bewertung qualitativ-empirischer Sozialforschung*. Weinheim: Juventa.

Weiterführende Literatur

Lincoln, Y. & Guba, E. (1985). *Naturalistic Inquiry*. Thousand Oaks, CA: SAGE Publications.

Klassiker aus der internationalen Pflegeforschung zum Thema „qualitative Forschung" einschließlich Diskussion um Gütekriterien. Ein Muss für qualitativ Forschende.

Reuschenbach, B. & Mahler, C. (2020). *Pflegebezogene Assessmentinstrumente. Internationales Handbuch für Pflegeforschung und -praxis* (2. Aufl.) Bern: Hogrefe. https://doi.org/10.1024/86062-000

Ein umfassendes Buch, das Assessmentinstrumente zur Erfassung von Pflegebedarf und Pflegephänomene vorstellt, einordnet und im Hinblick auf die Gütekriterien nachvollziehbar kommentiert. Das Buch unterstützt den kritischen Umgang mit den vorgestellten Instrumenten.

Steinke, I. (1999). *Kriterien qualitativer Forschung. Ansätze zur Bewertung qualitativ-empirischer Sozialforschung.* Weinheim: Juventa.

Setzt sich ausführlich mit der Frage auseinander, ob die klassischen Gütekriterien auf qualitative Forschung übertragbar sind oder nicht. Empfehlenswert.

Strübing, J., Hirschauer, S., Ayaß, R., Krähnke, U. & Scheffer, T. (2018). Gütekriterien qualitativer Sozialforschung. Ein Diskussionsanstoß. *Zeitschrift für Soziologie*, *47*(2), 83–100. https://doi.org/10.1515/zfsoz-2018-1006

Die Autorin und Autoren schlagen in diesem Artikel weitere Kriterien für die qualitative Forschung vor: Gegenstandsangemessen, empirische Sättigung, theoretische Durchdringung, textuelle Performanz sowie Originalität und regen damit zur Weiterentwicklung der Gütekriterien an.

9 Stichprobenauswahl und Stichprobengröße

Herbert Mayer und Jörg große Schlarmann

Bei einer Stichprobenauswahl befindet man sich immer im Spannungsfeld zwischen dem Wunsch, den Erhebungsaufwand zu minimieren oder zumindest möglichst effizient und ökonomisch zu gestalten und die Zuverlässigkeit und Aussagekraft der Ergebnisse zu maximieren. Wie so oft geht das eine auf Kosten des anderen, sodass in jedem Fall ein gründlicher Abwägungsprozess über Machbarkeit und Ergebnisqualität stattfinden muss. In diesem Kapitel werden die grundlegenden Prinzipien erläutert, die auf diesen Abwägungsprozess Einfluss nehmen. Dabei wird v.a. auf das Verhältnis von Grundgesamtheit und Stichrobe, mögliche Verzerrungen sowie Fragen der Größe und Auswahl von Stichproben eingegangen.

Lernziele

Nach dem Bearbeiten dieses Kapitels sollen Sie

- den Unterschied zwischen einer Zufallsauswahl und einer gesteuerten Erhebung erläutern können,
- die Vor- und Nachteile der unterschiedlichen Auswahlmethoden für Stichproben kennen,
- den Einfluss der Stichprobengröße auf die Ergebnisqualität benennen können.

Schlüsselwörter

Stichprobe, Grundgesamtheit, Stichprobenziehung, Zufallsauswahl, Verzerrung, geschichtete Stichprobe, Klumpenstichprobe, mehrstufige Stichprobe, Stichprobengröße

9.1 Grundgesamtheit und Stichprobe

Bei der Erhebung von Daten wird die Primärerhebung von der Sekundärerhebung unterschieden. Von einer Primärerhebung spricht man, wenn die interessierenden Daten speziell in einer hierfür durchgeführten Untersuchung erhoben werden. Wird dagegen auf schon vorhandenes Datenmaterial zurückgegriffen, handelt es sich um eine Sekundärerhebung. Hierzu zählen z.B. Daten aus speziellen Registern (z.B. Deutsches Kinderkrebsregister), oder Daten von gesetzlichen Krankenkassen. Nur im Rahmen einer Primärerhebung lässt sich die Datenerhebung optimal an die Fragestellung anpassen – bei einer Sekundärerhebung liegen die Daten ja bereits vor. Dies führt zu erhöhter Datenqualität und damit zu vertrauenswürdigeren Informationen. Auf der anderen Seite bieten Daten aus Registern oder Krankenkassen die Möglichkeit schnell und kostengünstig große Patientenzahlen bei der Datenauswertung zu berücksichtigen. Hier kann z.T. auch auf Daten von Patienten zurückgegriffen werden, die im Rahmen von Primärerhebungen ggfs. nur schwer zu erreichen sind.

Nahezu unabhängig von der Art und Weise der Datenerhebung – sei es Beobachten oder Befragen, schriftlich oder mündlich, offen oder geschlossen, primär- oder sekundär, einmalig oder mehrmals, freiwillig oder (gesetzlich) verpflichtet, anonym oder offen – stellt sich die Frage: „Wer genau soll beobachtet, befragt oder untersucht werden?" Sollen und können wir alle in Frage kommenden Personen oder Einrichtungen in die Untersuchung einbeziehen (Vollerhebung) oder wollen bzw. müssen wir uns bei der Erhebung auf einen Teil der in Frage kommenden Personen beschränken (Teilerhebung)?

Hier fängt jedoch das Problem an: Wie kommt man am besten zu einer „guten" Stichprobe? Um die Frage nach einer guten Stichprobe im Allgemeinen und die nach einer Voll- oder Teilerhebung im Besonderen beantworten zu können, müssen die Vor- und Nachteile der beiden Erhebungsarten einander gegenübergestellt werden.

Der Hauptvorteil einer *Vollerhebung* liegt darin, dass sie prinzipiell ein vollständiges und unverzerrtes Bild der tatsächlichen Situation in der untersuchten Gruppe zeigt. Interessiert man sich beispielsweise für einen bestimmten Pflegekurs im zweiten Ausbildungsjahr, für die Patientinnen und Patienten einer bestimmten ambulanten Einrichtung oder nur für deren Patientinnen und Patienten mit Dekubitalulzera, kann man alle interessierenden Personen in die Untersuchung einbeziehen. Hieraus resultieren in der Regel leichte und eindeutig zu interpretierende Ergebnisse, wie z.B.: „Der Notendurchschnitt liegt bei 2,1", „Nahezu jeder Dritte der befragten Patientinnen und Patienten litt unter starken Schmerzen" oder „Fünf neue Patientinnen und Patienten mit Dekubitus in vier Wochen". An dieser Stelle sei explizit darauf hingewiesen, dass die Frage, inwieweit eine Datenerhebung wirklich genaue und verlässliche Daten liefert, neben der Wahl der Untersuchungspopulation noch von einer Reihe anderer Faktoren abhängt. Hierzu zählen unter anderem die Qualität der Planung und Durchführung der Datenerhebung, die Güte der eingesetzten Erhebungsinstrumente, aber auch der Anteil derjenigen, die sich bewusst gegen die Teilnahme an der Untersuchung bzw. Befragung aussprechen. Da diese Aspekte sowohl die Vollerhebung als auch die Teilerhebung gleichermaßen betreffen, werden wir an dieser Stelle nicht näher auf sie eingehen.

Dem großen Vorteil der Vollerhebung – unverzerrte und leicht interpretierbare Ergebnisse zu generieren – steht in der praktischen Durchführung eine Reihe von Nachteilen gegenüber. So sind derartige Erhebungen in der Regel sehr teuer und zeitintensiv, man denke nur an den „Aufwand", der sich ergäbe, wollte man alle männlichen Pflegeheimbewohner über 65 Jahre in Nordrhein-Westfalen befragen, selbst wenn man sich auf die Gruppe der Bewohner beschränkt, die in Pflegegrad 1 versorgt werden. Oft sind darüber hinaus Vollerhebungen in der Praxis prinzipiell nicht durchführbar, sei es, dass die technische Möglichkeit fehlt, alle Betroffenen oder in Frage kommenden Personen (die Grundgesamtheit) zu erfassen oder dass es sich um eine nicht konkret fassbare Grundgesamtheit handelt. In diese Kategorie fällt beispielsweise die mittlere Verweildauer von Patientinnen und Patienten mit Herzinsuffizienz mit einem bestimmten Krankheitsschweregrad oder das Geburtsgewicht von Neugeborenen bei einer bestimmten Diät der Mutter.

Definition 9-1

Unter *Grundgesamtheit* versteht man allgemein alle Individuen, aber auch Dinge oder Einrichtungen, für die Schlussfolgerungen gezogen werden sollen, wie z.B. alle „Patientinnen und Patienten im Wachkoma" in Deutschland, alle Pflegende mit Burnout-Symptomen oder alle ambulanten Pflegedienste im deutschen Sprachraum.

In all den Fällen, in denen eine Vollerhebung prinzipiell nicht durchführbar ist oder aus Zeit- und Kostengründen nicht sinnvoll erscheint, ist man gezwungen, eine Auswahl unter allen in Frage kommenden Individuen zu treffen, das heißt auf eine geeignete Stichprobe zurückzugreifen. Eine Stichprobe sollte so gewählt werden, dass Rückschlüsse bzw. Verallgemeinerungen auf die Grundgesamtheit (z. B. alle Patientinnen und Patienten über 65 Jahre mit Schenkelhalsfraktur) möglich sind.

Den großen Vorteil einer *Teilerhebung* – die Grundgesamtheit nicht in toto erheben zu müssen – „erkauft" man sich jedoch dadurch, dass die Übertragbarkeit und die Verallgemeinerbarkeit der Ergebnisse nicht automatisch gesichert sind. Vielmehr stellt sich hierbei immer die Frage: „Inwieweit lassen sich aus der Stichprobe Rückschlüsse auf die Grundgesamtheit ziehen?" oder „Wie muss die Stichprobe gewählt werden, um die Grundgesamtheit am genauesten widerzuspiegeln?" So erlaubt eine Befragung männlicher Schmerzpatienten über 65 Jahren allenfalls Aussagen über vergleichbare Schmerzpatienten. Eine Übertragung der Ergebnisse auf junge Patientinnen und Patienten mit Migräne ist nicht möglich und sicher auch nicht beabsichtigt.

Unabhängig davon, ob man sich für eine Voll- oder eine Teilerhebung (Stichprobe) entscheidet, ist im Vorfeld die Frage nach der Grundgesamtheit oder *Zielpopulation* zu klären, aus der die eigentliche Stichprobe erhoben wird. Diese muss im Vorfeld einer Studie durch konkrete Auswahlkriterien festgelegt werden und hängt unter anderem von der konkreten Forschungsfrage und dem gewählten Design ab. Zur genauen Charakterisierung der Zielpopulation dienen konkrete Ein- und Ausschlusskriterien. Unter Einschlusskriterien versteht man die Bedingungen, die erfüllt sein müssen, damit eine Person überhaupt in die Studie eingeschlossen werden kann, z. B. nur Patientinnen und Patienten mit Dekubitusgrad II und III. Die Ausschlusskriterien hingegen beschreiben die Ausnahmen von dieser Regel. So könnten beispielsweise Personen, bei denen der Entstehungsort der Dekubitalulzera nicht bekannt ist, von der Studie ausgeschlossen werden. Die Ein- und Ausschlusskriterien definieren damit die Personengruppe, welche prinzipiell in die Studie aufgenommen werden kann, und damit auch den Personenkreis, auf den sich die Studienergebnisse beziehen.

Allgemein gilt (zumindest bei quantitativen Fragestellungen), dass eine Stichprobe ein möglichst gutes und charakteristisches Bild der Zielpopulation darstellen soll. Man spricht dann auch von einer *repräsentativen Stichprobe* – zum Repräsentativitätsbegriff siehe von der Lippe (2011) und von der Lippe und Kladobra (2002). Das bedeutet, dass die Stichprobe im Idealfall alle Charakteristika der Grundgesamtheit aufweist. Sollen beispielsweise im Rahmen einer Erhebung die Selbstpflegedefizite von Diabetikerinnen und Diabetikern mit Typ II bestimmt werden, dann sollte die gewählte Stichprobe der Grundgesamtheit zumindest in der Geschlechts- und Altersstruktur gleichen und ähnliche Risikomerkmale aufweisen. Ferner sollten die befragten bzw. untersuchten Personen nicht nur aus bestimmten Regionen kommen, einen spezifischen Familienstand aufweisen oder sich sonst wie spezifisch von der Grundgesamtheit unterscheiden. In all diesen Fällen wäre es nämlich möglich, dass bestimmte Selbstpflegedefizite mit einem der erwähnten Charakteristika zusammenhängen. Unterscheidet sich die Stichprobe dann genau in diesem Punkt von der Grundgesamtheit, so führt dies zwangsläufig zu verzerrten Ergebnissen und folglich zu einer falschen Einschätzung der tatsächlichen Situation.

In der Forschungspraxis liegen jedoch nur sehr selten verlässliche Informationen über die Grundgesamtheit vor. Dies erschwert die Beurteilung, inwieweit die Stichprobe tatsächlich repräsentativ für die Zielpopulation ist.

9.2 Stichprobenauswahl

Prinzipiell existieren zwei große Gruppen von Auswahlverfahren, die zufälligen (Wahrscheinlichkeitsauswahl) und die gesteuerten. Einige Autoren unterscheiden darüber hinaus noch eine dritte Gruppe, die systematische oder auch quasizufällige Auswahl. Sie kommt der Zufallsauswahl manchmal sehr nahe, zählt genau genommen jedoch zu der Gruppe der bewussten, das heißt gesteuerten Erhebungen.

Kennzeichen der Zufallsauswahl ist, dass jedes Mitglied der Grundgesamtheit eine Chance hat, in die Stichprobe aufgenommen zu werden. Bei der Nicht-Zufallsauswahl besitzt folglich nicht jedes Mitglied der Grundgesamtheit eine Chance, in die Studie aufgenommen zu werden.

In **Abbildung 9-1** werden die unterschiedlichen Arten der Stichprobenauswahl zusammengefasst. In der Literatur wird in der Regel zwischen „Auswahl" und „Zuteilung" unterschieden:

- Bei der Auswahl geht es gewöhnlich um die Auswahl bestimmter Personen oder Einrichtungen für weitere Befragungen oder Untersuchungen.
- Bei der Zuteilung steht die Zuordnung von Patientinnen und Patienten in unterschiedlichen Gruppen, z. B. in eine Interventions- und eine Kontrollgruppe, im Vordergrund.

Trotz dieser unterschiedlichen Intentionen wird im Folgenden zwischen beiden Verfahrensweisen nicht explizit unterschieden, steht doch in beiden Fällen die Frage im Vordergrund, wie ich Elemente (Patientinnen, Probanden, Einrichtungen) aus einer übergeordneten Gruppe (der interessierenden Grundgesamtheit) auswähle, sei es für eine Befragung oder für die Interventionsgruppe.

9.2.1 Zufallsauswahl bzw. zufällige Zuordnung

Es gibt verschiedene Formen der Zufallsauswahl bzw. der zufälligen Zuordnung:

- einfache Zufallsauswahl
- geschichtete Zufallsauswahl (stratifizierte Randomisierung)
- Klumpen- oder Clusterauswahl.

(Einfache) Zufallsauswahl

In experimentellen Studien stellt die Zufallsauswahl bzw. die zufällige Zuordnung (Randomisierung) der Studienteilnehmenden ein wichtiges Grundprinzip dar. Unter Randomisierung versteht man die zufällige Aufteilung der in Frage kommenden Personen auf zwei oder mehrere Gruppen. Hierdurch soll gewährleistet werden, dass sich bekannte und unbekannte Einflussfaktoren gleichmäßig auf die Gruppen verteilen. Nur eine zufällige Auswahl und Einteilung der Patientinnen bzw. Probanden kann verhindern, dass sich die Zusammensetzung

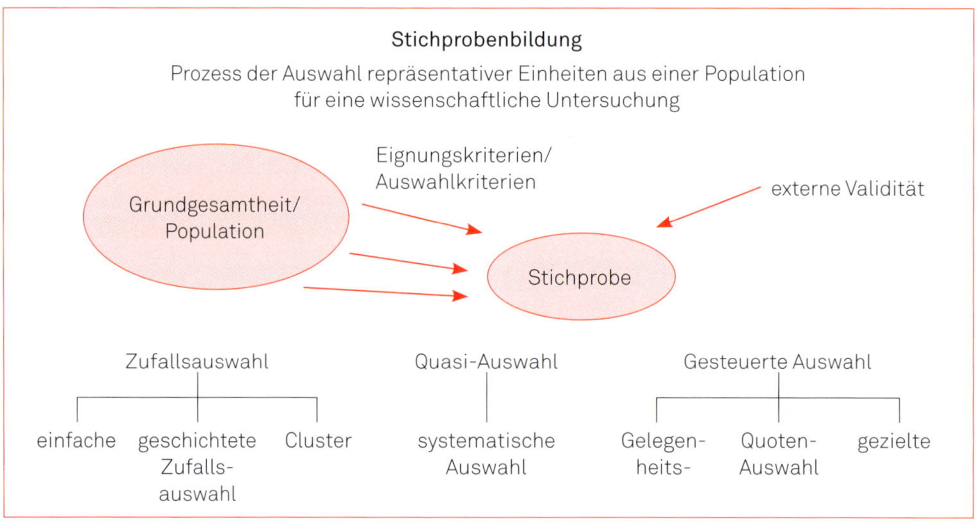

Abbildung 9-1: Unterschiedliche Arten von Auswahlverfahren bzw. der Stichprobenbildung (Quelle: Eigendarstellung)

der Gruppen aufgrund bewusster oder unbewusster Entscheidungen deutlich unterscheidet. Geringe Zufallsschwankungen sind hierbei nicht gemeint. So liegt es auf der Hand, dass sich unterschiedliche Stichproben in der Regel unterscheiden und auch mit der Grundgesamtheit nicht exakt übereinstimmen.

Wie Trampisch und Windeler (2000) beschreiben, versuchen schon Kinder den Zufall zu bemühen, wenn sie jemanden auswählen oder letztendlich zwei Gruppen bilden wollen. So kennt jeder einen Abzählreim wie z.B.: „Ene, mene, muh, raus bist Du". Ein derartiger Auswahlprozess soll bewirken, dass jedes Kind unabhängig von seinen Eigenschaften oder seiner Stellung in der Gruppe die gleiche Chance hat, ausgewählt zu werden. „Natürlich ist diese ‚Nichtvoraussagbarkeit' bei einem acht Silben umfassenden Abzählreim nicht wirklich gewährleistet und Manipulationen sind leicht möglich – besonders, wenn einige Kinder den Mechanismus verstanden haben und die anderen noch nicht" (Trampisch & Windeler, 2000, S. 11). Um die Vorhersagbarkeit weiter zu verringern und den Auswahlprozess einer wirklichen Zufallsauswahl anzunähern, wird der Reim verlängert und dies so möglichst schwer vorhersagbar: „... raus bist Du noch lange nicht, sag mir erst, wie alt Du bist: 1, 2, 3, ..." Auch wenn dies streng genommen nicht wirklich eine Zufallsauswahl ist, wird sich das Ergebnis in der praktischen Spielsituation nicht grundlegend von einem Münzwurf – einem Paradebeispiel einer zufälligen Auswahl – unterscheiden.

In der Praxis bedient man sich natürlich nicht derartiger Abzählreime. Um sicherzugehen, dass jede Person der Zielpopulation eine reelle Chance hat, ausgewählt zu werden – ein wichtiges Charakteristikum einer Zufallsauswahl – benötigt man eine sogenannte Auswahlliste, in der alle in Frage kommenden Personen vermerkt sind. Mithilfe einer Münze oder eines Würfels könnte man jetzt ggf. Individuen zufällig auswählen. Dieser Vorgang ist in der Regel etwas mühsam und kann mithilfe eines Statistikprogramms (z.B. SPSS) oder einer Tabelle mit Zufallszahlen (Polit & Beck, 2016) erleichtert werden:

- Sollen beispielsweise aus einer Liste von 90 für die Erhebung in Frage kommenden Personen 20 Personen ausgewählt werden, so wäre es das Einfachste, sich von einem Computerprogramm 20 „gleich verteilte" Zufallszahlen zwischen 1 und 90 anzeigen zu lassen. Aber auch mittels Zufallszahlentabelle lässt sich diese Aufgabe leicht bewerkstelligen. Derartige Tabellen bestehen in der Regel aus gleich verteilten Zufallszahlen von 0 bis 9, die einzeln oder gruppiert dargestellt sind. Jeweils zwei Zahlen zusammengefasst umfassen den Zahlenbereich von 1 bis 100, wobei die Zahl 1 durch die beiden Zufallszahlen „01" und die Zahl 100 durch die Zahlen „00" repräsentiert werden. Mithilfe derartiger Zufallszahlenpaare lassen sich die gewünschten 20 Personen leicht identifizieren und auswählen. Hierbei liegt auf der Hand, dass eine Zahl (genauer ein Zahlenpaar) größer als 90 in der Liste keinen Sinn ergibt und folgerichtig einfach übergangen wird. Um in der Zufallszahlentabelle nicht in jeder Studie immer links oben zu beginnen, sollte man auch den „Startwert" zufällig auswählen.
- Ein vergleichbares Vorgehen bietet sich an, wenn unterschiedliche Personen auf zwei Gruppen (z.B. Interventions- und Kontrollgruppe) aufgeteilt werden sollen. Bei einer geraden Zahl werden die Probandinnen und Probanden bzw. Patientinnen und Patienten der Gruppe A zugeordnet, bei ungeraden Zahlen entsprechend der Gruppe B.

Bewertung der einfachen Zufallsstichprobe

Ein großer Vorteil der einfachen Zufallsstichprobe ist die einfache Umsetzung. Darüber hinaus setzt die Anwendung vieler statistischer Verfahren (s. Kap. 11 und 13) eine Zufallsauswahl voraus, das heißt, nur wenn die Teilnehmenden zufällig ausgewählt wurden, sind die Ergebnisse sinnvoll interpretierbar und lässt sich die Genauigkeit der Ergebnisse abschätzen.

Werden zwei unterschiedliche Gruppen in Bezug auf eine Einflussgröße verglichen, ist es essenziell, dass sich die Gruppen in allen anderen bekannten und unbekannten Einflussgrößen gleichen. Soll beispielsweise die Auswirkung eines neuen Schmerzregimes im Vergleich zu einer Kontrollgruppe untersucht werden, dann sollte sich die Untersuchungsgruppe möglichst wenig oder am besten gar nicht von der Kontrollgruppe unterscheiden. Andernfalls, z. B. bei einem höheren Frauenanteil in einer Gruppe, kann nicht ausgeschlossen werden, dass ein eventuell gefundener Unterschied zwischen den Gruppen nicht auf den unterschiedlichen Maßnahmen beruht, sondern einfach nur darauf zurückzuführen ist, dass sich Frauen und Männer in ihrer Schmerzempfindung unterscheiden. Denkbar ist auch die umgekehrte Situation, dass eine unterschiedliche Gruppenzusammensetzung einen tatsächlich vorhandenen Effekt eventuell maskiert.

Letztendlich kann aber auch (oder gerade) der Zufall nicht garantieren, dass sich zwei Gruppen nicht doch in dem einen oder anderem Punkt unterscheiden. Hierbei spielt es prinzipiell keine Rolle, ob es sich bei den beiden Gruppen um zwei Stichproben oder um eine Stichprobe und die zugehörige Grundgesamtheit handelt. Auch wenn es also keine 100-prozentige Sicherheit dafür gibt, dass sich beide Gruppen in allen wichtigen Punkten entsprechen, stellt die Wahrscheinlichkeitserhebung die zuverlässigste Strategie dar, die mit hoher Wahrscheinlichkeit zu repräsentativen Stichproben führt. Dies heißt, mit dieser Auswahlmethode werden mit größter Wahrscheinlichkeit nicht nur alle bekannten Einflussgrößen zufällig und annähernd gleichmäßig auf die Gruppen verteilt, sondern eben auch die (noch) unbekannten Faktoren. Mit anderen Worten, im Mittel, das heißt über viele Studien betrachtet, liefert die Randomisierung in dieser Hinsicht die besten und zuverlässigsten Ergebnisse (Polit & Beck, 2016).

Ein weiterer Vorteil einer Zufallsauswahl oder einer zufälligen Zuordnung besteht darin, dass der oder die Untersucher nicht (bewusst oder unbewusst) entscheiden können, ob der konkrete Patient besser der Gruppe A oder der Gruppe B zugeordnet werden sollte. Eine derartige bewusste oder unbewusste Parteinahme bei der Gruppenzuteilung kann zu ungleichen Stichproben und damit zu verzerrten Ergebnissen führen. Dies ist keine Frage eines übertriebenen Misstrauens gegenüber dem Forscher (bewusste Fälschungen sind auch bei einer Zufallsauswahl möglich), sondern vielmehr eine Frage der Plausibilität der Untersuchungsergebnisse.

Geschichtete Zufallsauswahl (stratifizierte Randomisierung)

Haben einige Variablen wie Geschlecht, Alter oder Krankheitsstatus einen besonders wichtigen Einfluss auf die Studie, ist es oft ratsam, nicht nur der „einfachen Zufallsauswahl" zu vertrauen, sondern die (zufällige) Auswahl für unterschiedliche Gruppen getrennt durchzuführen. Wichtig hierbei ist, dass die Gruppen, welche auch Schichten, Klassen, Subpopulationen oder Straten bzw. Strata genannt werden, sich nicht überschneiden, das heißt eindeutig definiert sind, und die Zufallsauswahl in jeder Schicht getrennt durchgeführt wird.

Im Rahmen einer einfachen Zufallsauswahl kann insbesondere bei kleineren Stichproben nicht sichergestellt werden, dass die Stichproben annähernd vergleichbar sind, z. B. einen vergleichbaren Anteil an Männern und Frauen aufweisen. Werden jedoch Männer und Frauen jeweils getrennt, das heißt als eigene „Gruppe" oder „Strate" der Experimental- und der Kontrollgruppe zugeordnet, kann sichergestellt werden, dass in jeder Gruppe der Anteil an Männern und Frauen gleich groß ist. Dies muss aber nicht heißen, dass in jeder Gruppe je 50 % Männer und Frauen sind, es könnten auch 20 % Männer und 80 % Frauen sein, aber eben sowohl in der Experimentalgruppe als auch in der Kontrollgruppe. Das Gesagte gilt entsprechend für die Auswahl einer Stichprobe aus einer Zielpopulation (s. Beispiele 9-1 und 9-2)

Beispiel 9-1

Sollen aus einer kleinen Grundgesamtheit, bestehend aus 20 Patientinnen und Patienten mit Diabetes Typ I und 80 Patientinnen und Patienten mit Typ II, insgesamt 20 Probanden (d.h. jede fünfte Person) ausgewählt werden, könnte eine einfache Zufallsauswahl dazu führen, dass kein einziger Patient mit Diabetes Typ I ausgewählt würde. Werden jedoch für jeden Diabetestyp getrennt und per Zufall 20% der Personen für das Interview ausgewählt, so ist sichergestellt, dass die ausgewählte Stichprobe aus vier Personen mit Typ I und 16 Personen mit Typ II besteht und damit die Zusammensetzung in der Grundgesamtheit exakt widerspiegelt. Ähnliches gilt analog für andere, die Zielgröße beeinflussende Variablen wie Alter, Rauchverhalten oder Krankheitsdauer.

Beispiel 9-2

Besteht die Grundgesamtheit aus 600 normalgewichtigen, 300 übergewichtigen und 100 extrem übergewichtigen Patientinnen und Patienten und sollen insgesamt 10% pro Schicht ausgewählt werden, so würde man jeweils aus den Schichten 60, 30 und zehn Personen auswählen. Da bei eher quantitativ orientierten Fragestellungen die Aussagekraft bei nur zehn ausgewählten Personen stark eingeschränkt ist, bietet sich hier alternativ die Möglichkeit an, aus jeder Gruppe einen unterschiedlichen Anteil auszuwählen, z.B. aus der ersten Gruppe 5%, aus der zweiten 10% und aus der dritten Gruppe 30%, sodass aus jeder Gruppe jeweils 30 Personen ausgewählt werden. Mit diesem sogenannten *oversampling* kann auch im Falle seltener Merkmale sichergestellt werden, dass genügend Probanden in die Untersuchung eingeschlossen werden, um aussagekräftige Resultate zu gewährleisten.

Bewertung der geschichteten Zufallsstichprobe

Insgesamt bietet die geschichtete Randomisierung den Vorteil einer erhöhten Aussagekraft und Repräsentativität der Stichprobe. Dabei muss nicht zwangsläufig darauf geachtet werden, dass die Zusammensetzung der Stichprobe genau der Grundgesamtheit entspricht (proportionale Zusammensetzung). Vor allem, wenn Teilpopulationen nur sehr gering vertreten sind (z.B. Menschen mit einer seltenen Blutgruppe oder Krankheit), kann deren Anteil in der Erhebung überproportional berücksichtigt werden (disproportionale Auswahl).

Probleme entstehen häufig dann, wenn die Gruppen (Schichten) nicht, wie beispielsweise beim Geschlecht, in natürlicher Art und Weise vorgegeben sind (männlich/weiblich). Will man z.B. nach dem Alter gruppieren (schichten), so muss man sich fragen, wie groß die Anzahl an Schichten sein soll und wie die Klassengrenzen festzulegen sind.

Allgemein gilt, dass möglichst homogene (gleichartige) Teilpopulationen anzustreben sind, da dies den Einfluss externer Faktoren (hier Unterschiede im Alter) minimiert und die Interpretation der Ergebnisse erleichtert. Dies erreicht man dadurch, dass man möglichst viele Gruppen bildet. Neben dem großen organisatorischen Aufwand besteht hierbei jedoch zusätzlich die „Gefahr", dass einzelne Gruppen zu geringe „Besetzungszahlen" aufweisen (keine oder nur sehr wenige Personen pro Gruppe) und folglich keine oder nur sehr begrenzte Schlussfolgerungen erlauben.

Insbesondere, wenn man mehrere stratifizierende Variablen verwendet, wird das Verfahren schnell sehr aufwendig. Außerdem steigt die Anzahl der Probanden rapide an, die benötigt wird, um zu gewährleisten, dass jede „Untergruppe" genügend Probanden umfasst. Bei nur drei Variablen mit jeweils nur zwei Ausprägungen (Geschlecht, älter/jünger als 50 Jahre, Raucher ja/nein) erhalten wir schon acht Untergruppen. Bei drei Variablen → drei Ausprägungen sind es schon 27 unterschiedliche Gruppen.

Der Vorteil einer stratifizierten Zufallsauswahl gegenüber einer einfachen Zufallsstichprobe hängt entscheidend von dem Merkmal ab, das zur Bildung der Gruppen herangezogen wird. Dieses Merkmal sollte mit dem Zielparameter hoch korrelieren und so gewählt sein, dass sich die Mitglieder einer Schicht im Hinblick auf das zu untersuchende Merkmal sehr ähnlich sind, unterschiedliche Schichten sich jedoch deutlich unterscheiden. Je homogener die Gruppe innerhalb einer Schicht, desto weniger Patientinnen und Patienten werden gegenüber einer reinen Zufallsauswahl benötigt, was zwangsläufig zu einer Reduktion des zeitlichen und finanziellen Aufwands führt.

Klumpenauswahl (Cluster-Auswahl/Stichprobe)

Bei einer geschichteten Zufallsauswahl bzw. Zufallsstichprobe wird die Schichtenbildung künstlich durchgeführt. Oft besitzt die Grundgesamtheit jedoch natürliche Anhäufungen von Untersuchungseinheiten, sogenannte „Klumpen“, beispielsweise Gemeinden, Krankenhäuser oder einzelne Familien.

Statt einzelne Individuen unabhängig von den äußeren Gegebenheiten auszuwählen (einfache Zufallsauswahl), erleichtert es die praktische Umsetzung ungemein, wenn sich die Auswahl auf einzelne „Klumpen“ konzentriert. In der Praxis werden oft einige wenige Klumpen ausgewählt. Diese werden dann entweder vollständig erfasst (Vollerhebung der Klumpen) oder per Zufallsauswahl (einfach oder geschichtet) weiter eingeschränkt. Dies ist unter dem Aspekt eines Informationsgewinns jedoch nur dann sinnvoll, wenn die einzelnen Klumpen hinsichtlich der Untersuchungsvariablen sehr heterogen und untereinander sehr homogen sind. Mit anderen Worten, jeder Klumpen sollte in etwa ein kleines Abbild der Grundgesamtheit sein. Ist dies nicht der Fall, sondern unterscheiden sich die einzelnen Klumpen deutlich voneinander, so können sich auch die erfassten Klumpen hinsichtlich des interessierenden Merkmals wesentlich von den nicht erfassten unterscheiden und so zu erheblichen Verfälschungen der gewonnenen Ergebnisse führen.

Oft ist es nicht möglich, eine Liste aller Elemente der Zielpopulation zu erzeugen, wie beispielsweise die aller Pflegekräfte in Deutschland. In diesem Fall kann die Cluster-Erhebung eine sinnvolle Alternative darstellen, lassen sich doch auf Einrichtungsebene in der Regel alle Pflegekräfte erfassen.

Ein weiterer Grund, dass insbesondere in größeren Studien nicht ausschließlich auf eine einfache oder stratifizierte Erhebung zurückgegriffen wird, liegt in dem erhöhten Erhebungsaufwand begründet. So müssten zahlreiche Einrichtungen aufgesucht werden, wobei jeweils oft nur einige wenige oder gar nur ein einzelner Proband befragt oder untersucht würde.

Beispiel 9-3

Es ist wesentlich einfacher und kostengünstiger, statt zufällig 100 geriatrische Patientinnen und Patienten in einem Bundesland auszuwählen und hierfür vielleicht 70 Krankenhäuser mit geriatrischen Stationen (die Klumpen) aufsuchen zu müssen, fünf Krankenhäuser „zufällig“ auszuwählen und hier die 100 geriatrischen Patientinnen und Patienten auszuwählen.

In der Praxis werden häufig sogenannte mehrstufige Auswahlverfahren angewandt. Statt direkt einen Probanden bzw. Patienten auszuwählen, erfolgt die Auswahl der Studienteilnehmenden auf mehreren Stufen. Zuerst werden auf der ersten Stufe Städte als Untersuchungseinheiten per Zufall oder gezielt nach bestimmten Kriterien ausgewählt. Auf der zweiten Stufe könnten Krankenhäuser ausgewählt werden, bevor schließlich auf der dritten Stufe eine Zufallsauswahl unter den Patientinnen und Patienten als eigentlich interessierende Untersuchungseinheit getroffen wird.

9.2.2 Gesteuerte oder bewusste Auswahlverfahren

Systematische Auswahl/Stichprobe (Quasi-Zufallsauswahl)

Viele systematische Auswahlverfahren erscheinen oft auf den ersten Blick einer Zufallsauswahl ebenbürtig und werden daher manchmal auch mit dem Begriff „*Quasi-Zufall*" oder „*Quasi-Randomisierung*" bezeichnet. Hierunter fallen die:

- alternierende Zuteilung
- Zuteilung nach Namen, Geburtstagen oder Aufnahmenummern
- Zuteilung nach den „Erstbesten" (= konsekutiv).

Alternierende Zuteilung. Wie der Name schon sagt, versteht man hierunter die abwechselnde Zuordnung der Patientinnen und Patienten bzw. Probandinnen und Probanden zu einer bestimmten Gruppe. Bei Interventionsstudien bedeutet dies, dass die Patientinnen und Patienten abwechselnd der Vergleichsgruppe und der Experimentalgruppe zugeordnet werden, das heißt, der erste Patient wird der Gruppe A, der zweite Gruppe B, der dritte wieder A usw. zugeteilt. Alternativ käme auch eine tageweise Aufteilung der Patientinnen und Patienten in Frage. Alle Patientinnen und Patienten, die montags neu in die Studie aufgenommen werden, werden der Gruppe A zugeordnet, am Dienstag der Gruppe B und so weiter. Da nicht vorhersehbar ist, welcher Patient als nächster kommt, erscheint diese Zuteilung zufällig. Ein gravierender Nachteil dieser Methode ist jedoch, dass von vornherein feststeht, welche Intervention den nächsten Patientinnen und Patienten erwartet. So kann bei einer Vergleichsstudie (z. B. Zitronenwickel versus Paracetamol als fiebersenkende Maßnahmen) die Entscheidung, ob ein Patient überhaupt für die Studie geeignet ist oder nicht, bewusst oder unbewusst davon abhängen, welche Maßnahme als nächstes geplant ist. Dies könnte ggf. dazu führen, dass letztendlich die Patientinnen und Patienten in der „Paracetamolgruppe" schwerwiegendere Symptome zeigen als in der Gruppe mit Zitronenwickel. Dieses Risiko, welches insbesondere auch die Glaubwürdigkeit der Studienergebnisse tangiert, lässt sich besonders einfach umgehen, wenn bei der Entscheidung für oder gegen die Studienteilnahme noch nicht klar ist, welche Maßnahme für den Patienten geplant ist. Erst wenn die Patientinnen und Patienten die Ein- und Ausschlusskriterien erfüllen, sollte die Zuordnung zufällig erfolgen.

Analog der alternierenden Zuteilung versteht man unter einer alternierenden Auswahl die Strategie, nur jede x-te Person auszuwählen. Besteht die Grundgesamtheit (Liste ambulanter Einrichtungen) beispielsweise aus 200 Einrichtungen und sollen davon 40 angeschrieben oder angesprochen werden, so impliziert diese Methode, dass jede fünfte Einrichtung kontaktiert wird. In der Regel kommt diese Methode einer Zufallsauswahl recht nahe. Letztendlich kann bei dieser Strategie aber nicht ganz ausgeschlossen werden, dass die Struktur der Liste beispielsweise dazu führt, dass primär nur kleine private Träger ausgewählt werden. Sofern, wie in diesem Beispiel, bereits eine Liste existiert, erweist sich die Zufallsauswahl (ggf. geschichtet nach Größe oder Träger) als nicht viel aufwendiger und sollte daher vorgezogen werden.

Zuteilung nach Namen, Geburtstagen oder Aufnahmenummern. Im Allgemeinen besitzen derartige Auswahlverfahren hinreichenden Zufallscharakter. Insbesondere bei der Methode mit den Anfangsbuchstaben ist jedoch darauf zu achten, dass bestimmte Buchstaben nicht zu einer überproportionalen Erhöhung von bestimmten Ethnien führen. Bei Interventionsstudien liegt jedoch, wie oben schon angeführt, ein Hauptproblem in der Vorhersagbarkeit der Zuordnung und damit ggf. zur bewussten oder unbewussten Bildung von Gruppen mit unterschiedlichen (prognostischen) Eigenschaften.

Beispiel 9-4

Alle Studienteilnehmenden wurden nach einem Randomisierungsplan der Kontroll- (164 Teilnehmende) und der Interventionsgruppe (148) zugeteilt. Da die Gegebenheiten der Klinik (Räumlichkeiten, Betten- und Patientenzahl) die Aufnahme in Einzelzimmern nicht zulassen, wurde die Gruppenzuteilung wochenweise vorgenommen, um eine Beeinflussung der Teilnehmenden untereinander möglichst zu vermeiden. In den geraden Kalenderwochen wurden die Studienteilnehmenden der Kontrollgruppe, in den ungeraden der Interventionsgruppe zugewiesen (Mühlhausen et al., 2018, S. 77).

Zuteilung nach den „Erstbesten" (konsekutive Auswahl). Eine sehr zeitsparende und pragmatische Lösung sieht vor, so lange alle Probandinnen und Probanden zu befragen bzw. zu untersuchen, bis die benötigte Anzahl erreicht ist, wie beispielsweise die ersten 25 Patientinnen und Patienten, die das Krankenhaus nach Einführung einer Patienteninformationsbroschüre verlassen oder die ersten 20 Studierenden, die eine Zwischenprüfung erfolgreich abgeschlossen haben. Wie die Beispiele zeigen, liegt hierbei auf der Hand, dass die Auswahl in der Regel nur eine bestimmte Gruppe von Patientinnen und Patienten oder Studierenden umfasst (primär nur leicht erkrankte und nur besonders gute Studierende). Die aus diesem Kollektiv gewonnenen Ergebnisse sind daher sicher nicht repräsentativ für die intendierte Zielpopulation und daher auch nicht auf sie zu verallgemeinern.

Nichtsystematische Auswahl

Von einem nicht systematischen Auswahlverfahren spricht man, wenn zwar ein Stichprobenplan zugrunde liegt, der aber nicht mehr als zufällig angesehen werden kann.

Gelegenheitsauswahl. Hierbei werden all jene Teilnehmenden in die Studie aufgenommen, die sich freiwillig melden, z. B. nach einem Aufruf in einem Zeitungsartikel oder in einer Einrichtung. Dem Vorteil, relativ leicht an Probanden zu kommen, steht der große Nachteil gegenüber, dass der Forscher wenig Einfluss und Kontrolle darüber hat, wer sich freiwillig für die Untersuchung meldet. Erfahrungsgemäß sind dies nur die besonders Interessierten und Motivierten oder die besonders Unzufriedenen, die die Gelegenheit nutzen wollen, ihrem Ärger oder ihrer Enttäuschung freien Lauf zu lassen.

Ebenfalls zur Gruppe der Gelegenheitserhebung zählt die Strategie, alle Personen in die Studie einzuschließen, die zufällig zur richtigen Zeit am richtigen Ort sind, bis die benötigte Stichprobengröße erreicht ist (Burns & Grove, 2005). Insbesondere im Krankenhaus, bei Patientinnen und Patienten einer bestimmten ambulanten Einrichtung oder in Ausbildungskursen stellt sich die Frage, wie freiwillig die Teilnahme wirklich ist oder noch wichtiger, wie freiwillig diese empfunden wird. Dies hat naturgemäß unmittelbare Auswirkungen auf die Qualität der Daten, insbesondere dann, wenn die „Freiwilligen" den Zusagen nach Anonymität nicht glauben und daher nur sogenannte sozial erwünschte Antworten geben.

Alles in allem stellt diese Methode für den Forscher den einfachsten Weg der Probandengewinnung dar, dies muss jedoch dadurch „erkauft" werden, dass das Risiko, eine verzerrte Stichprobe zu erhalten, bei keiner anderen Erhebungsstrategie größer ist als bei dieser Auswahlmethode. Umso wichtiger ist es, genau zu beschreiben, wie welche Personen ausgewählt wurden, sodass mögliche Verzerrungen erkannt werden können. Zum Vergleich der Stichprobe mit der Grundgesamtheit sollten zusätzlich wichtige Merkmale, wie z. B. Alter, Geschlecht usw., erhoben und mit der Grundgesamtheit verglichen werden.

Der größte Vorteil dieser Erhebungsmethode liegt darin, dass sie besonders zeit- und kostengünstig ist und so die Möglichkeit bietet, relativ schnell über erste Daten aus einem neuen Feld zu verfügen. Dies ist wohl auch der Hauptgrund, dass diese Auswahlmethode im Bereich der Pflege(wissenschaft) besonders verbreitet ist.

Beispiel 9-5

Brunner et al. (2021) untersuchten Im Rahmen einer Gelegenheitsstichprobe in einem 200-Betten Akutspital in Zürich Patientinnen aus den Behandlungsbereichen Chirurgie, inneren Medizin und der universitären Klinik für Akutgeriatrie. „Eine Stärke dieser Studie besteht im Einschluss von Daten älterer hospitalisierter Patientinnen inklusive jener mit veränderter Kognition wie Demenz oder Delir aus verschiedenen Behandlungsbereichen. Zwei Drittel der Stichprobe waren Frauen, was der demografischen Verteilung in dieser Alterskategorie entspricht" (Brunner et al., 2021, S. 10).

Eine Form der Gelegenheitsstichprobe ist unter dem Namen *Schneeballmethode* bekannt. Die Schneeballmethode oder die Netzwerk-Erhebung kommt bevorzugt immer dann zum Einsatz, wenn der Zugang zur Stichprobe nur schwer zu finden ist (beispielsweise bei seltenen Krankheiten, gesellschaftlichen Randgruppen oder tabuisierten Themen). Hat man mit einer „Zielperson" Kontakt aufnehmen und Vertrauen aufbauen können, fällt es in der Regel viel leichter, durch „Mund-zu-Mund"-Propaganda oder „auf Empfehlung" mit neuen Informanten in Kontakt zu treten. Naturgemäß sind hierbei Verzerrungen besonders leicht möglich, zumal die ausgewählten Personen untereinander nicht unabhängig sind. In vielen Fällen ist man dennoch auf diese Methode angewiesen, da keine besseren Alternativen zur Verfügung stehen.

Quotenauswahl. Hier liegt die Auswahl der Untersuchungseinheiten zu großen Teilen in den Händen der Forscher. Diese entscheiden, welche konkreten Personen in die Studie aufgenommen werden sollen. Diese können ggf. unter Einhaltung eines bestimmten Plans die Probandinnen und Probanden selbst auswählen, müssen aber den vorgegebenen Quoten genügen (z. B. 40 % Patientinnen und Patienten über 50 Jahre oder 25 Pflegekräfte und je 10 männliche und 10 weibliche Auszubildende). Oft reicht die Angabe der Quote bzgl. nur eines Merkmals nicht aus. Die Einführung sogenannter Quotenpläne ermöglicht dann, nach verschiedenen relevanten Merkmalen auszuwählen. Ein Nachteil dieser Erhebungsart liegt darin, dass die praktische Umsetzung stark von dem jeweiligen Interviewer beeinflusst wird.

Gezielte Auswahl. Unter der gezielten Stichprobe versteht man die gezielte Auswahl sogenannter typischer Fälle. Hierbei werden nach subjektiven Kriterien vom Untersucher selbst typische Vertreter der Grundgesamtheit ausgewählt. Die untersuchende Person muss sich dabei in erster Linie von ihrer Forschungsfrage leiten lassen und nicht der Versuchung erliegen, eine Gelegenheitsstichprobe zu erheben oder anderen die Auswahl zu überlassen. Diese Art der Erhebung steht und fällt mit dem Wissen der Forscher über die Zielpopulation und deren Mitglieder.

Inwieweit die Ausgewählten wirklich typisch für die Grundgesamtheit sind oder ob nicht entscheidende Kriterien bei der Auswahl übersehen wurden, lässt sich jedoch nicht abschließend beantworten. Allgemein gilt, je unterschiedlicher, das heißt heterogener die Population, desto problematischer ist diese Auswahlmethode.

Ungeachtet dessen kann in folgenden Fällen eine gezielt ausgewählte Stichprobe geeignet sein für:

- den Pretest eines neu entwickelten Messinstruments bei einer gezielt ausgewählten Population.
- die Validierung einer Skala oder eines Tests durch ein Verfahren, bei dem ein bekanntes Merkmal in zwei unterschiedlichen Gruppen untersucht wird.
- eine deskriptive Datensammlung, wie beispielsweise in qualitativen Studien, in denen die durchlebten Erfahrungen im Zusammenhang mit einem bestimmten Phänomen beschrieben werden (z. B. Depression nach der Entbindung).

Beispiel 9-6

Corry Bosch (1998) untersuchte die Lebenswelt von Menschen mit Demenz in Pflegeheimen. Viele der Bewohner:innen zeigten Hin- und Weglauf-Verhalten. Ihr fiel auf, dass

Frauen häufig „nach Hause“ wollten, um sich um „den Haushalt“ zu kümmern. Männer hingegen wollten „zur Arbeit“. Um ihre Ergebnisse zu kontrastieren, wählte sie gezielt Frauen aus, die keine Hausfrauenbiografie hatten – nämlich Nonnen. Bosch stellte fest, dass Nonnen mit Demenz „zur Messe“ oder zur Laudes wollten. Als Hauptkategorie formulierte sie: „Menschen mit Demenz sehnen sich nach Vertrautheit“.

Nichtsdestotrotz sollte man sich auch in diesen Fällen der Grenzen der Erhebungsstrategie bewusst sein.

Sehr verbreitet ist die Methode der gezielten Auswahl im Bereich der qualitativen/naturalistischen Forschungsmethoden. Hierbei werden oft Informationen aus einer initialen Datenerhebung benutzt, um gezielt weitere Informanten mit spezifischen Eigenschaften auszuwählen, mit denen sich besonders gut grundlegende theoretische Zusammenhänge zeigen lassen.

Zufallsauswahl versus Randomisierung

Wichtig wird die Unterscheidung zwischen Stichproben*auswahl* und *Zuteilung* bei der Übertragung der Untersuchungsergebnisse auf die Zielpopulation.

Bei der Zufalls*auswahl* (*random sample*) kann mit relativer Sicherheit davon ausgegangen werden, dass die Stichprobe der Grundgesamtheit sehr ähnlich ist, das heißt, dass die Merkmale der Probanden innerhalb der Stichprobe in Häufigkeit und Verteilung den Merkmalen der Grundgesamtheit entsprechen. Somit lassen sich die Ergebnisse mit gewisser Sicherheit auf die Zielpopulation übertragen.

Bei der Zufalls*zuteilung* (Randomisierung) werden innerhalb der Stichprobe zwei oder mehr Gruppen gebildet und durch die zufällige Aufteilung sind die gebildeten Gruppen hinsichtlich der Merkmalsverteilungen vergleichbar. Bei der vorliegenden Stichprobe könnte es sich jedoch um eine Gelegenheitsstichprobe (*convenience sample*) handeln, das heißt, man hat Personen für die Studie gewonnen, die gerade verfügbar waren. In klinischen Studien sind dies oft die Patientinnen und Patienten, die gerade auf der Station behandelt werden. In diesem Fall hätten wir eine nichtzufällig gezogene Stichprobe, deren Teilnehmende zufällig in verschiedene Gruppen aufgeteilt wurden. Eine Übertragung der Ergebnisse auf die Grundgesamtheit ist hier schwierig, da man nicht weiß, inwieweit die Teilnehmenden dieser Grundgesamtheit entsprechen.

9.3 Systematische Fehler in der Stichprobenziehung und deren Konsequenzen

An dieser Stelle sei explizit auf zwei wichtige Fehlerquellen hingewiesen, die das Bestreben der Forschenden nach einer repräsentativen Stichprobe und verallgemeinerbaren Resultaten „sabotieren“ und vereiteln können und so zu falschen und verzerrten Ergebnissen führen.

Auswahlverzerrung

Auswahlverzerrungen sind diejenigen Verzerrungen, die durch den Auswahlprozess, das heißt die Stichprobenziehung entstehen (Kreienbrock et al., 2012). So liegt es auf der Hand, dass eine Befragung von Patientinnen und Patienten, die sich auf eigenen Wunsch mit Auflagen und Wickeln behandeln lassen, sicher kein repräsentatives Meinungsbild der Bevölkerung zu Naturheilverfahren ermöglicht. Eine Verallgemeinerung auf die Allgemeinbevölkerung würde sicher ein viel zu positives Bild ergeben. Ebenfalls lassen sich Befragungen in der häuslichen Pflege zur Wundbehandlung von Druckgeschwüren, bei denen aus ethischen Gründen nicht zustimmungsfähige Patientinnen und Patienten nicht befragt wurden, nicht auf die Gesamtheit aller Patientinnen und Patienten mit Druckgeschwüren übertragen. Annehmbar ist nämlich, dass gerade Patientinnen und Patienten mit hochgradigen Druckgeschwüren wegen der Schwere ihrer Grunderkrankung nicht einwilligungsfähig sind.

Beispiel 9-7

Ein reales, schon zum Klassiker avanciertes Beispiel betrifft die Präsidentschaftswahlen in den USA im Jahre 1936: 10 Millionen Amerikanerinnen und Amerikaner wurden angeschrieben, deren Adressen man vorwiegend aus Telefonbüchern und diversen Club- und Vereinsmitgliedskarten erhalten hatte. Aus den 2,4 Millionen Antworten ging eindeutig hervor, dass der demokratische Kandidat Franklin D. Roosevelt mit 43 % der Stimmen dem Republikaner Alfred Landon deutlich unterliegen würde. Tatsächlich konnte Roosevelt am Wahltag 63 % der Stimmen auf sich vereinen und damit eine eindrucksvolle Mehrheit erzielen.

Wie konnte es zu dieser dramatischen Fehleinschätzung kommen? Personen, die schon 1936 ein Telefon oder diverse Club- und Vereinsmitgliedskarten besaßen, waren sicherlich nicht repräsentativ für die damalige amerikanische Wahlbevölkerung. In diesem Beispiel wurde auch eindrucksvoll bestätigt, dass bei einer verzerrten Stichprobe, wie hier ein hoher Anteil der Oberschicht, auch ein großer Stichprobenumfang (die größte in der Geschichte bei Umfragen zum Wahlausgang) das Ergebnis nicht verbessert (Freedman et al., 1978, in Bortz & Döring, 2016).

Antwortverzerrung

Unter der Antwortverzerrung versteht man eine Verfälschung der Ergebnisse, die dadurch entstehen kann, dass bestimmte Gruppen nicht an der Untersuchung teilnehmen und damit unterrepräsentiert sind. So ist bei Befragungen, wie z. B. zur Zufriedenheit der Patientinnen und Patienten, häufig anzutreffen, dass primär nur besonders unzufriedene oder aber besonders zufriedene Personen die Gelegenheit nutzen, dies mitzuteilen. Ob diese beiden Gruppen sich die Waage halten oder ob eine von ihnen deutlich überwiegt, ist in der Regel nicht zu erkennen. Dadurch, dass einige Personengruppen über- und andere unterrepräsentiert sind, ist das Ergebnis aber auf jeden Fall verzerrt. Auch wenn nicht immer sofort ersichtlich ist, ob sich die Gruppe der Nichtteilnehmenden von derjenigen der Teilnehmenden unterscheidet, kann ein Einfluss auf die Untersuchungsgröße nicht ausgeschlossen werden. Immer dann, wenn sich einige der Probandinnen und Probanden oder Patientinnen und Patienten bewusst gegen die Teilnahme an einer Befragung oder Untersuchung entscheiden, und das ist nahezu immer der Fall, besteht die Gefahr, dass die Ergebnisse hierdurch beeinflusst oder gar verfälscht werden. Dabei spielt es prinzipiell keine Rolle, ob es sich um eine Vollerhebung oder eine Teilerhebung handelt. Um diesen unerwünschten Effekt möglichst klein zu halten, wird eine möglichst hohe Teilnahmequote angestrebt. Da in der Regel die Teilnahme an Befragungen/Untersuchungen freiwillig ist, lässt sich die Zahl der „Nichtteilnehmenden" nicht beliebig reduzieren. Sofern möglich, sollte man daher versuchen, näheres über die Gruppe der Nichtteilnehmenden zu erfahren. Das Wissen darüber, wie sich diese Gruppe von den Teilnehmenden unterscheidet, erleichtert das Erkennen einer möglichen Ergebnisverzerrung.

Das Ausmaß der Antwortverzerrung hängt primär von dem Untersuchungsgegenstand (d. h. der Fragestellung) und den gewählten Erhebungsmethoden (z. B. mündlich oder schriftlich) ab. Im Unterschied hierzu wird das Ausmaß der Auswahlverzerrung, wie der Name schon andeutet, unmittelbar von der Art und Weise der Stichprobenziehung beeinflusst, auf die wir im Folgenden näher eingehen.

9.4 Stichprobengröße

Eine bei empirischen Erhebungen immer wieder gestellte Frage ist die nach der benötigten Stichprobengröße (von der Lippe, 2011). So einfach die Frage klingt, so schwierig ist sie in der Regel (insbesondere von „Nicht-Statistikern") zu beantworten, auch wenn für einige Standardfragestellungen Tabellen existieren, aus denen sich die benötigte Stichprobenanzahl leicht für die jeweilige Situation ablesen lässt (Bortz & Döring, 2016; Polit & Beck, 2016).

Allgemein gilt:

- Die benötigte Stichprobe muss bei quantitativen Untersuchungen in der Regel größer sein als bei qualitativen Erhebungsmethoden.
- Je mehr Variablen erhoben werden, desto größer sollte die Stichprobe sein. Sind Subgruppenanalysen geplant (und diese ergeben sich fast immer ganz zwangsläufig), führt das dazu, dass in den einzelnen Untergruppen (z.B. Geschlecht, Alter oder Pflegebedarfsstufe) die Anzahl der Personen deutlich geringer ist und dann oft keine sinnvollen Aussagen mehr möglich sind.
- Die Beobachtung seltener Phänomene oder kleiner Unterschiede erfordert größere Stichproben, als wenn sich die Untersuchungsgruppen und damit die Ergebnisse deutlich voneinander unterscheiden.

Beispiel 9-8

Bei der Frage nach Auswirkungen der atemstimulierenden Einreibung auf die Atemfrequenz im Vergleich zu Atemübungen benötigt man, um eine Differenz von zwei Atemzügen pro Minute festzustellen, eine größere Stichprobe, als wenn man einen Unterschied von acht Atemzügen und mehr feststellen möchte.

Von qualitativen Designs abgesehen, sollte die Stichprobengröße schon im Vorfeld festgelegt und in der Regel so groß wie möglich gewählt werden, da dann die Ergebnisse in der Regel am genauesten sind und die Situation in der Grundgesamtheit am besten widerspiegeln. Um bei Vergleichsstudien nicht unnötig viele Patientinnen und Patienten in die Studie einzuschließen und andererseits aufgrund einer zu geringen Anzahl an Teilnehmenden nicht die ganze Studie dadurch zu gefährden, dass keine „sinnvollen" Aussagen möglich sind, bedarf es einer „Fallzahlschätzung" oder „Poweranalyse". Auch ohne hierauf näher einzugehen, sei darauf verwiesen, dass sich gute Veröffentlichungen dadurch auszeichnen, dass sie Angaben zur „Power" oder „Teststärke" enthalten. Die Teststärke entspricht der Fähigkeit (der Wahrscheinlichkeit), bei einer bestimmten Stichprobengröße einen vorhandenen Unterschied auch wirklich zu entdecken.

Leider gibt es keine einfache Regel oder Formel zur Bestimmung der Stichprobengröße und oft bestimmen praktische oder pragmatische Gesichtspunkte die Größe. In quantitativen empirischen Studien ist dies insbesondere bei Pilotstudien legitim und die Regel, bei hypothesenüberprüfenden Studien jedoch nicht. Wir empfehlen Ihnen, einen Statistiker bzw. Biometriker oder versierten Pflegewissenschaftler zu Rate zu ziehen, um die erforderliche Stichprobengröße zu berechnen. Wichtig hierbei ist, sich im Vorfeld darüber Gedanken zu machen, welchen Effekt man wie sicher nachweisen möchte (s. Kap. 11 und 13).

Bei der Bewertung von Forschungsartikeln spricht es für die Studie, wenn Sie im Text Hinweise finden, dass eine Fallzahlschätzung durchgeführt wurde oder die gewählte Stichprobengröße näher begründet wird.

Beispiel 9-9

„Die Fallzahlenberechnung orientiert sich an einer Pilotstudie im stationären Setting [...]. Auf der Grundlage dieser Studie wurden einseitige Testverfahren ausgewählt. Um die erwartete Effektstärke (d= 0,5, einseitiger t-Test, Vergleich zweier unabhängiger Stichproben) bei einem α-Fehlerniveau von 5% mit einer statistischen Power von 80% nachweisen zu können, wurde die Stichprobengröße auf n= 102 (je 51 in Interventions- und Kontrollgruppe) festgelegt. Einschließlich erwarteter Dropouts wurde eine Stichprobengröße von 117 angestrebt" (Stemmer et al., 2019, S. 257).

Beispiel 9-10

„We estimated that 884 patients would provide 99 % power to detect a 16 % difference in patient knowledge between decision aid and usual care arms [...]. To account for an estimated 5 % potential loss to follow-up, we planned to enroll 930 patients." (Hess et al., 2016, S. 5)[7]

Bei der Festlegung der Stichprobengröße gilt es auch zu bedenken, dass die Zahl der angefragten Personen nicht identisch ist mit den letztlich in die Studie aufgenommenen. So wird nur ein gewisser Anteil der Befragten willens sein, an der Studie/Erhebung teilzunehmen. Auf der anderen Seite werden insbesondere bei Studien, die über einen längeren Zeitraum andauern oder mehrere Erhebungszeiträume umfassen, ein gewisser Prozentsatz an Teilnehmenden aus unterschiedlichsten Gründen aus der Studie ausscheiden (drop-outs). Hierbei ist genau genommen zu unterscheiden, ob es sich um zufällige Effekte oder um Gruppeneffekte handelt. Derartige Reduzierungen der Patientenzahlen sollten schon im Vorfeld bei der Bestimmung der Stichprobengröße eingeplant werden, können zu kleine Stichproben doch insbesondere bei nichtsignifikanten Ergebnissen leicht zu falschen Schlussfolgerungen verleiten.

So findet man immer wieder Studien, in denen nichtsignifikante Ergebnisse gleichgesetzt werden mit der Behauptung, es gäbe keinen Unterschied zwischen Kontroll- und Experimentalgruppe. Ohne nähere Angaben ist eine derartige Aussage jedoch nicht zulässig, denn vielleicht war einfach nur die Stichprobe zu klein.

Bei qualitativen Studien gibt es keine Methode, die Stichprobengröße im Vorfeld zu bestimmen oder eine Studie auf Grund der Stichprobengröße zu beurteilen. Das Ziel solcher Studien ist es, ein bislang unbekanntes Phänomen (oder einen Aspekt eines solchen Phänomens) zu erfassen und zu beschreiben, um so die theoretische Grundlage für weitere Untersuchungen und Analysen zu schaffen. Die gewonnene Informationsdichte ist jedoch bei jedem Probanden unterschiedlich und meist nicht vorhersagbar, so dass keine Aussagen über eine angestrebte Stichprobengröße getätigt werden können. Grundsätzlich kann man sagen, dass die Stichprobe groß genug ist, wenn keine weiteren relevanten Informationen gewonnen werden können. Man spricht in diesem Zusammenhang von „Datensättigung". Die Forschenden bestimmen anhand ihrer laufenden Analysen, ob und wann Datensättigung vorliegt oder ob noch weitere Probanden in die Studie aufgenommen werden sollten.

Übungsaufgaben zu Kapitel 9

1. Worin unterscheidet sich eine Zufallsstichprobe von einer Nicht-Zufallsstichprobe?
2. Um welche Stichprobe handelt es sich in den folgenden Studien:
   a. Jordan, R. A., Sirsch, E., Gesch, D., Zimmer, S. & Bartholomeyczik, S. (2012). Verbesserung der zahnmedizinischen Betreuung in der Altenpflege durch Schulungen von Pflegekräften. *Pflege, 25*(2), 97–105.
   „Neun Altenpflegeeinrichtungen in [...] Nordrhein-Westfalen wurden aufgerufen, an einer Interventionsstudie teilzunehmen, von denen drei Einrichtungen ihre Bereitschaft erklärt haben. [...] Angestrebt war eine Vollerhebung auf den Wohnbereichen. Bei den Pflegenden wurden sämtliche Mitarbeiter zur Teilnahme an der Studie gewonnen, die die in die Studie eingeschlossenen Bewohnerinnen und Bewohner betreuten."
   b. Isfort, M., Rottländer, R., Weidner, F., Tucman, D., Gehlen, D. & Hylla, J. (2016). *Pflege-Thermometer 2016. Eine bundesweite Befragung von Leitungskräften zur Situation der Pflege und Patientenversorgung in der ambulanten Pflege*. Köln: Deutsches Insti-

---

7 Übersetzung: Um einen möglichen „Verlust" von 5 % einzukalkulieren, planten wir 930 Personen einzuschließen.

tut für angewandte Pflegeforschung e.V. (dip).

„Die Fragebögen wurden [...] an alle in Deutschland bestehenden ambulanten Pflegedienste und Sozialstationen versendet. [...] (14194 Adressen) [...]. Flankierend zur Versendung wurden Vertreter/innen von Verbänden gebeten, für die Teilnahme am Pflege-Thermometer in den Verbänden zu werben. [...] Zurückgesendet wurden 1653 Fragebögen."

9.5 Literatur

Bortz, J. & Döring, N. (2016). *Forschungsmethoden und Evaluation in den Sozial- und Humanwissenschaften* (5. Aufl.). Berlin, Heidelberg: Springer.

Bosch, C.F.M. (1998). *Vertrautheit—Studie zur Lebenswelt dementierender alter Menschen.* Wiesbaden, Ullstein Medical.

Brunner, S., Mayer, H., Dietrich, M., Breidert, M., Blum, K. & Müller-Staub, M. (2021). Gefahr einer Mangelernährung älterer Patient_innen im Akutspital: Implikationen für die Pflegepraxis. *Pflege, 35*, 165–175. https://doi.org/10.1024/1012-5302/a000844

Burns, N. & Grove, S.K. (Hrsg.). (2005). *Pflegeforschung verstehen und anwenden.* München: Elsevier.

Hess, E.P., Hollander, J.E., Schaffer, J.T., Kline, J.A., Torres, C.A., Diercks, D.B., Jones, R., Owen, K.P., Meisel, Z.F., Demers, M., Leblanc, A., Shah, N.D., Inselman, J., Herrin, J., Castaneda-Guarderas, A. & Montori, V.M. (2016). Shared decision making in patients with low risk chest pain: a prospective randomized pragmatic trail. *British Medical Journal, 355,* Article i6165.

Isfort, M., Rottländer, R., Weidner, F., Tucman, D., Gehlen, D. & Hylla, J. (2016). *Pflege-Thermometer 2016. Eine bundesweite Befragung von Leitungskräften zur Situation der Pflege und Patientenversorgung in der ambulanten Pflege.* Köln: Deutsches Institut für angewandte Pflegeforschung e.V. (dip).

Jordan, R.A., Sirsch, E., Gesch, D., Zimmer, S. & Bartholomeyczik, S. (2012). Verbesserung der zahnmedizinischen Betreuung in der Altenpflege durch Schulungen von Pflegekräften. *Pflege, 25*(2), 97–105. https://doi.org/10.1024/1012-5302/a000185

Kreienbrock, L., Pigeot, I. & Ahrens, W. (2012). *Epidemiologische Methoden* (5. Aufl.). Berlin, Heidelberg: Springer. https://doi.org/10.1007/978-3-8274-2334-4

Lippe, P. von der & Kladroba, A. (2002). Repräsentativität von Stichproben. *Marketing ZFP, 24*, 139–145. Verfügbar unter http://www.von-der-lippe.org/dokumente/Repraesentativitaet.pdf https://doi.org/10.15358/0344-1369-2002-2-139

Lippe, P. von der (2011). *Wie groß muss eine Stichprobe sein, damit sie repräsentativ ist?* Diskussionsbeitrag Nr. 187, Universität Duisburg-Essen. Verfügbar unter https://www.econstor.eu/bitstream/10419/45626/1/657931144.pdf

Mülhauser, S., Bonhôte Börner, M., Saner, H. & Zumstein-Shaha, M. (2018). Auswirkung motivierender Gesprächsführung auf die Krankheitswahrnehmung bei stabiler koronarer Herzkrankheit. Eine randomisiert-kontrollierte Studie. *Pflege, 31*(2), 75–85.

Polit, D.F. & Beck, C.T. (2016). *Nursing Research: Generating and Assessing Evidence for Nursing Practice* (10. Aufl.). Philadelphia, PA: Wolters Kluwer Health, Lippincott Williams & Wilkins.

Stemmer, R., Gräßel, E. & Schmid, M. (2019). Einzelaktivierung von Menschen mit Demenz im häuslichen Setting: Eine randomisierte kontrollierte Studie. *Zeitschrift für Gerontologie und Geriatrie, 52*(3), 256–263. https://doi.org/10.1007/s00391-018-1387-7

Trampisch, H.J. & Windeler, J. (Hrsg.). (2000). *Medizinische Statistik* (2. Aufl.). Berlin, Heidelberg, New York: Springer.

10 Qualitative Datenanalyse

André Fringer und Berta Schrems

In diesem Kapitel wird die qualitative Datenanalyse thematisiert. Ausgehend vom Hintergrund und von den Grundlagen der qualitativen Datenanalyse wird das Prinzip der Induktion, Deduktion und Abduktion erläutert sowie die Logik inhaltsanalytischer Ansätze besprochen. Ein zentrales Element der qualitativen Datenanalyse ist das Codieren und Kategorisieren. Zu beiden Aspekten werden im Überblick deren Bedeutung im qualitativen Forschungsprozess sowie die Vorgehensweisen erläutert. Den Abschluss des Kapitels bilden konkrete Datenanalyseverfahren zu den verschiedenen qualitativen Designs, wie z.B. die Inhaltsanalyse, die thematische Analyse, das Codieren als Methode sowie die Datenanalyseansätze der Grounded Theory und der Phänomenologie. Abschließend wird die Transformation qualitativer Daten erläutert.

Lernziele

Nach dem Bearbeiten dieses Kapitels sollen Sie

- grundlegende Elemente der qualitativen Datenanalyse kennen
- die Triade „Induktion – Abduktion – Deduktion" erklären können
- die Bedeutung des Codierens und Kategorisierens für den qualitativen Forschungsprozess erläutern können
- den Zusammenhang verschiedener Datenanalysemethoden mit den qualitativen Designs beschreiben können.

Schlüsselbegriffe

Datenanalyse, Inhaltsanalyse, Induktion, Deduktion, Abduktion, Interpretation, Codieren, Kategorisieren, Transformieren

10.1 Hintergrund und Grundlagen

Die qualitative Datenanalyse gibt es nicht, sondern es gibt eine fast unüberschaubare Vielfalt an Analysemethoden und -techniken. In diesem Kapitel sollen die Grundlagen der qualitativen Datenanalyse und bekannte Analyseverfahren vorgestellt werden. Dazu werden im ersten Teil des Kapitels der Facettenreichtum der Datenanalyseverfahren sowie deren Grundlagen und Logiken dargestellt.

Die Datenanalyse stellt das Herzstück der qualitativen Forschung dar und ist im Vergleich zur quantitativen Datenanalyse komplexer und zeitintensiver, weil die Datenerhebung, -aufbereitung und -analyse zirkulär zueinander angelegt sind und nicht als Phasen, die aufeinander folgen und somit voneinander zu trennen sind (Döring et al., 2015). Sie zeichnet sich durch viele Arbeitsprozesse aus, die je nach Methode und Methodologie unterschiedliche Ausprägung finden (Creswell, 2017).

Der Facettenreichtum qualitativer Datenanalyseverfahren kann als Kontinuum von rein induktiven oder offenen Verfahren bis hin zu qualitativen deduktiven und somit zu stark systematischen Ansätzen verstanden werden (Elo & Kyngas, 2008).

In den folgenden Abschnitten werden die Grundlagen und die Logik der qualitativen Datenanalyse besprochen. Neben der Induktion, Deduktion und Abduktion werden die Logik inhaltsanalytischer Ansätze und des Codierens sowie die Verwendung von Codes als Analyseinstrument dargelegt.

10.1.1 Grundlagen und Logik

Das Kapitel behandelt zentrale Grundgedanken der qualitativen Datenanalyse, wie die Einbettung der Datenanalyse in den methodologischen bzw. methodischen Rahmen, die Bedeutung externer Evidenzen und das Prinzip der Offenheit sowie die Ziele der qualitativen Datenanalyse, die Datenaufbereitung und die Analyse qualitativer Daten.

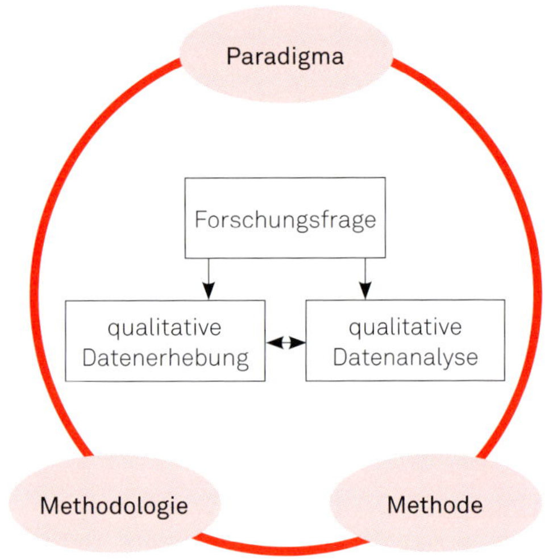

Abbildung 10-1: Einbettung der Datenanalysen (Quelle: Eigendarstellung)

Ausgangspunkt qualitativer Datenanalyse
Die Forschungsfrage ist ein zentrales Element der qualitativen Datenanalyse. Sie ist der Mittelpunkt jeglicher Überlegungen und entscheidet darüber, welches methodische bzw. analytische Vorgehen zu wählen ist (Boeije, 2009; Mey & Mruck, 2014). Da die Forschungsfrage in komplexer Art und Weise in philosophische, methodologische und methodische Überlegungen eingebettet ist, ergibt sich die Ableitung der Datenanalysestrategie vor diesem Hintergrund (Petty et al., 2012), wie **Abbildung 10-1** zeigt.

Der Forschungsprozess in der qualitativen Forschung folgt nicht wie in der quantitativen einer linearen Logik, sondern kann als zirkulär beschrieben werden (Steinke, 1999), daher ergibt sich auch im Umgang mit der verfügbaren wissenschaftlichen Evidenz im Vorfeld einer qualitativen Studie ein anderer Umgang in der Auseinandersetzung mit der Literatur.

Verwendung von Literatur im Vorfeld der qualitativen Datenanalyse
Während die Aufbereitung der Literatur in einer quantitativen Studie vor dem Hintergrund des Forschungsproblems und Forschungszwecks erfolgt und die Grundlage der Datenanalyse schafft (Grove et al., 2013), kann die Beschäftigung mit der Literatur in der qualitativen Forschung eher als „Sprungbrett" oder Ausgangspunkt in das Themenfeld betrachtet werden, da die Konkretisierung einer Forschungsidee über Hintergrundinformationen, Aspekte der Problembeschreibung, der Forschungsnotwendigkeit und des Nutzens möglicher Ergebnisse nur im Abgleich mit bestehendem Wissen möglich ist. Im Gegensatz zur quantitativen Literaturprüfung, die einem systematischen Ansatz entspricht, kann der Charakter der qualitativen Literaturprüfung als Offenheit gegenüber den noch unkonkreten Konzepten und Vorannahmen beschrieben werden (Holloway & Galvin, 2016). Je nach Analysemethode spielt die Verwendung der Literatur im Vorfeld der Datenanalyse insbesondere für die deduktive Kategorienbildung in der qualitativen Inhaltsanalyse eine mehr oder weniger große Rolle (Kuckartz, 2009).

Prinzip der Offenheit in der qualitativen Datenanalyse
Ob und in welchem Umfang im Vorfeld eine Auseinandersetzung mit der Literatur stattfinden oder inwiefern das eigene Vorwissen eine

Rolle spielen darf, soll und muss, ist seit jeher ein Streitpunkt in der qualitativen Forschung, der auch mit dem Aspekt des Prinzips der Offenheit zusammenhängt. Die eigene Perspektive auf ein Phänomen, das Alltagswissen oder die persönlichen Bedeutungszuschreibungen sozialen Handelns können dazu führen, dass vorschnell ein Ergebnis bzw. Wissen generiert wird, das nicht primär in den Daten verankert ist. Das „Prinzip der Offenheit“ steht hierbei für die bewusste Auseinandersetzung mit dem persönlichen Wissen im Vorfeld einer Studie oder der Datenanalyse und sollte so lange zurückgestellt werden, bis sich die Ergebnisse aus den Daten heraus entwickelt haben (Steinke, 1999). Bezüglich des Prinzips der Offenheit ergeben sich somit auch ganz praktische Probleme: Einerseits sollte im Vorfeld einer Studie geprüft werden, ob bereits eine ähnliche Studie durchgeführt wurde, aber der Blick auf die Wirklichkeit sollte andererseits dadurch nicht beeinflusst werden, sondern die Sensibilität gegenüber dem Forschungsgegenstand erhalten oder sogar erhöht werden (Holloway & Galvin, 2016). Weil in den meisten Fällen im Vorfeld einer Studie ein Forschungsantrag oder ein Proposal (Exposé) geschrieben werden muss, ist eine explizite Auseinandersetzung mit der verfügbaren Evidenz zu einem Thema kaum zu vermeiden. Da eine Forschungsfrage vielfach vor dem Hintergrund von Alltagsproblemen entspringt und damit „vordergründigem Wissen“ entspricht, gilt es, daraus eine erforschbare und dem Stand des Wissens adäquate Forschungsfrage im Sinne „hintergründigen Wissens“ zu formulieren (Behrens & Langer, 2022). Dies ist hauptsächlich durch den Abgleich mit der verfügbaren Literatur zu einem Thema möglich. Die Offenheit gegenüber dem verfügbaren bzw. vorhandenen Wissen einerseits und dem qualitativen Forschungsvorhaben andererseits spiegelt die Grundhaltung der qualitativen Forschung wider, indem die Forschenden versuchen, bei der Datenanalyse so transparent und explizit wie möglich vorzugehen. Die Sicherung der Transparenz und Explizitheit wird auch als „intersubjektive Nachvollziehbarkeit“ bezeichnet und ist ein Kerngütekriterium der qualitativen Forschung (Steinke, 1999).

Ziel der qualitativen Datenanalyse

Das Ziel der qualitativen Datenanalyse ist es, Antworten auf die Forschungsfragen anhand der erhobenen Daten und der Analysemethode zu gewinnen (Holloway & Galvin, 2016). Der Datenanalyseprozess weist bezogen auf die Methodik oder Methodologie in der qualitativen Forschung ebenfalls eine Systematik oder Regelgeleitetheit auf (Schreier, 2014; Steinke, 1999). Das bedeutet, dass die qualitative Datenanalyse nicht willkürlich, sondern ebenfalls nach festen und logischen Schritten erfolgt, auch wenn sich die qualitative Forschung und Datenanalyse durch eine zirkuläre Abfolge methodischer Schritte auszeichnet (Döring et al., 2015). Die unterschiedlichen Analyseschritte, wie Paraphrasieren, Codieren und die Entwicklung von Kategorien, orientieren sich an festgelegten Regeln (Schreier, 2014).

Aufbereitung des qualitativen Datenmaterials

Vor der qualitativen Datenanalyse müssen die erhobenen Daten gesichert, erschlossen und die Rohdaten archiviert werden. Interviewaufzeichnungen werden transkribiert, und videobasiertes Material muss häufig konvertiert oder zusätzlich aufbereitet werden. Die Transkription wird bereits als erster Schritt in der qualitativen Datenanalyse betrachtet (Misoch, 2015).

Der zeitliche Aufwand von Transkriptionen ist nicht zu unterschätzen und hängt sowohl von den gewählten Transkriptionsregeln als auch davon ab, wie viel Erfahrung die Person im Verschriftlichen von Interviews hat (Kuckartz, 2009):

- Eine professionelle Schreibkraft benötigt für eine Stunde Interviewaufzeichnung ca. 3–4 Stunden.
- Eine geübte Person benötigt für eine Stunde Interviewaufzeichnung ca. 5–7 Stunden.

- Eine unerfahrene Person benötigt für eine Stunde Interviewaufzeichnung ca. 8–10 Stunden.

Die Wahl von Transkriptionsregeln orientiert sich einerseits am Forschungsziel, andererseits an der gewählten Analysemethode sowie daran, ob eine qualitative Datenanalysesoftware eingesetzt werden soll oder nicht. Der Einsatz von Hilfsmitteln, wie Transkriptionssoftware und Fußschalter zum Abspielen und Stoppen der Aufnahme, stellen zwar eine wesentliche Erleichterung dar, verlangen aber aufgrund der Auswertungsmöglichkeiten durch entsprechende Softwareunterstützung auch andere Regeln (zu empfehlen sind die Transkriptionsregeln für die computerunterstützte Auswertung nach Kuckartz, 2009, S. 44, Abbildung 46). Die Durchführung softwarebasierter Transkriptionen ist heute schon sehr weit fortgeschritten und wird die qualitative Forschung in den nächsten Jahren zunehmend prägen. Die Genauigkeit digitaler Transkriptionen liegt jedoch erst bei ca. 80 %, d. h., dass immer noch 20 % der Aufnahmen von Hand nachbearbeitet und korrigiert werden müssen.

Lesetipp 10-1

Kuckartz, U. (2009). *Einführung in die computergestützte Analyse qualitativer Daten.* Wiesbaden: VS Verlag für Sozialwissenschaften.
Das Buch widmet sich grundsätzlich dem Thema der Analyse qualitativer Daten. Wenngleich der Titel das Wort „computergestützt" beinhaltet, liegt das Hauptaugenmerk auf den Grundbegriffen und Basismethoden der qualitativen Analyse. Zu computergestützten Methoden wird die Anwendung entsprechender Programme vorgestellt und gezeigt, wie diese zu mehr Effizienz und Transparenz der Analyse führen können. Das Buch diskutiert also zugrunde liegende methodische Konzepte, gibt einen Überblick über neue Arbeitstechniken und liefert praktische Hinweise zur Umsetzung. In Kapitel „Die Texte: Transkription, Vorbereitung und Import" werden darüber hinaus die Transkriptionsregeln gut nachvollziehbar dargestellt.

Die Analyse qualitativer Daten

Die qualitative Datenanalyse startet mit der Auswahl des Materials oder der Bestimmung der Analyseeinheit. Es handelt sich hierbei um einen Entscheidungsprozess, bei dem es um folgende Fragen geht:

- Was soll analysiert werden?
- In welcher Detailliertheit soll analysiert werden?
- Welche Sample-Aspekte sind zu berücksichtigen?

Die Auswahl des Materials oder der Analyseeinheit können sowohl ein einziges Wort, Sätze, Textabschnitte, ganze Transkripte oder ganze Themenkomplexe sowie Beobachtungsprotokolle, Videos oder deren Ausschnitte darstellen (Polit et al., 2004). Alles, was in einem Projekt aufgrund der Forschungsfrage an Daten generiert wird, kann in die Analyse einbezogen werden (z. B. Notizen, Skizzen, Mindmaps, E-Mails oder weitere Daten). Die Bestimmung der Analyseeinheit beinhaltet auch die Entscheidung, inwiefern auch versteckte oder latente Inhalte ausgewertet werden sollen. Mit latentem Inhalt werden Umschreibungen, Schweigen, Seufzen, Lachen, Redepausen, Betonungen, die Körperhaltung und so weiter umschrieben (Misoch, 2015; Schreier, 2014).

Wurde die Analyseeinheit bestimmt, geht es darum, sich ein Bild oder einen Eindruck über das gesamte Datenmaterial der Analyseeinheit zu machen. Dabei stehen Fragen zum Geschehen im Zentrum. Vor diesem Hintergrund werden die Daten nach den folgenden Elementen betrachtet:

- Wer spricht?
- Was geschah hier?
- Wann geschah das?
- Was ist hier los?
- Warum?

Das Ziel hinter diesem Prozess, der als „Immersion" bezeichnet wird und „Mit-den-Daten-vertraut-Werden" bedeutet, ist, sich den Inhalt zu erschließen und anzueignen, um die Daten als Ganzes zu begreifen, damit die Analyse zielgerichtet durchgeführt werden kann (Bradley et al., 2007). Nur wenn die forschende Person mit dem Datenmaterial vertraut ist, können sich Konzepte oder Theorien aus den Daten kristallisieren. Die folgenden Schritte im Datenanalyseprozess fallen je nach Fokussierung des Studiendesigns in Form eines explorativen oder explanatorischen Ansatzes aus. Abhängig von der gewählten Methode oder der zugrunde liegenden Methodologie entwickelt der Datenanalyseprozess somit eine ganz eigene Prägung in der jeweiligen Untersuchung. Vor diesem Hintergrund lassen sich die verschiedenen Verfahren auf einem Kontinuum zwischen den zwei Polen induktive und deduktive qualitative Datenanalyseverfahren verorten, wie der folgende Abschnitt zeigen wird.

10.1.2 Die Triade „Induktion – Abduktion – Deduktion"

Induktion

Der Begriff „Induktion" bedeutet, dass von empirischen Daten aus, beruhend auf eher kleinen Fallzahlen, auf eine Theorie geschlossen wird, indem schrittweise Muster identifiziert und analysiert werden:

- Maria ist über 65 Jahre alt. Maria lebt in Deutschland. Maria erhält Rente. → Alle Menschen über 65 Jahre erhalten in Deutschland Rente. → Alle Menschen in Europa erhalten über 65 Jahre Rente.

Induktiv wird vor allen dann vorgegangen, wenn z. B. über ein Phänomen wenig bis nichts bekannt ist. So wurde z. B. beim Ausbruch der Ebola-Epidemie im Jahre 2014 in einem betroffenen Land beobachtet, dass bestimmte Bestattungsrituale zu einer raschen Verbreitung der Erkrankung führten.

Dies wurde in einer Region beobachtet (Einzelbeobachtung) und der Schluss gezogen, dass alle Regionen, die ähnlichen Bestattungsritualen folgten, einer erhöhten Ansteckung ausgesetzt waren (Verallgemeinerung/Theorie).

Deduktion

Die Induktion steht kennzeichnend für die qualitative Forschung. Bei der Deduktion hingegen ist diese Logik umgekehrt, was bedeutet, dass von einem allgemeinen Gesetz oder einer Theorie auf den einzelnen Fall und von der theoretischen Ebene auf Gruppen oder Menschen geschlossen wird:

- Alle Menschen über 65 Jahre erhalten in Deutschland Rente. Maria ist über 65 Jahre alt. Maria lebt in Deutschland. → Maria erhält Rente.

Ein Beispiel hierfür ist die Dekubitusprophylaxe. So sind jene Faktoren, die einen Dekubitus begünstigen, bekannt. Alle Menschen, die kachektisch, mobilitätseingeschränkt und bettlägerig sind, weisen ein hohes Dekubitusrisiko auf (Verallgemeinerung/Theorie). Maria ist kachektisch, mobilitätseingeschränkt und bettlägerig (Einzelfall), daher wird bei ihr eine Dekubitusprophylaxe vorgenommen.

Die Logik der Deduktion wird zwar traditionell mit dem quantitativen Forschungsparadigma (Döring et al., 2015) verbunden, dennoch lassen sich deduktive Vorgehensweisen in qualitativen Studien finden oder verwenden, z. B., wenn Theorien oder verallgemeinerte Erkenntnisse Ausgangspunkt oder Grundlagen für Studien sind (Bergdahl & Bertero, 2015).

Abduktion

Bei der Abduktion hingegen geht es um ein Schlussfolgern, das sich auf unterschiedliche Aspekte des Wissens stützt und einen sehr kreativen und originellen Prozess darstellt (Kuckartz, 2014). Die Abduktion ist ein Erkenntnisprozess, in dem primär induktives, aber auch deduktiv gewonnenes Datenmaterial verwendet wird, um konträre Merkmalsmuster in einem kreativen Prozess durch gedankliche Sprünge datenbasiert in neue Annahmen, Erklärungsmuster oder Hypothesen zu transformieren (Döring et al., 2015). Ausgangspunkt der Abduktion ist nicht etwas Bekanntes, sondern das Überraschende, wie das folgende Beispiel verdeutlicht:

„Ich gehe ins Haus, schalte das Flurlicht an, aber es bleibt dunkel. Aus dem vorhergehenden Wissen, dass eine Glühbirne kein Licht mehr spendet, wenn sie defekt ist, schließe ich: Die Glühbirne des Flurlichts ist defekt. Auch könnte die Sicherung herausgesprungen oder im ganzen Haus der Strom ausgefallen sein" (Kuckartz, 2014, S. 41)

Das Kontinuum

Die qualitativen Datenanalyseverfahren lassen sich im Sinne eines Kontinuums zwischen den qualitativen deduktiven Ansätzen und qualitativen induktiven Methoden verorten (**Abb. 10-2**) (Sandelowski & Barroso, 2003).

Während sowohl die induktiven als auch deduktiven Ansätze schrittweise im Sinne des Datenanalyseprozesses auf systematische Art und Weise qualitatives Datenmaterial bearbeiten, startet die Abduktion mit generierten Daten und betrachtet unverständliche und widersprüchliche Aspekte, um zu neuen Erkenntnissen zu kommen. Bei der Abduktion steht somit weniger die methodische Fertigkeit der Forschenden, wie bei den induktiven und deduktiven Ansätzen, im Vordergrund, sondern die Abduktion entspricht vielmehr einer reflektierten Haltung der forschenden Person, unvoreingenommen und offen Neues im Datenmaterial zu entdecken (Döring et al., 2015).

Abhängig von der Datenanalysemethode können die unterschiedlichen Methoden auf dem Kontinuum in **Abbildung 10-2** eher in deduktiver oder eher in induktiver Richtung verortet werden. So sind inhaltsanalytische Verfahren, die kategorienbasiert vorgehen und sich auf eine Theorie stützen, eher dem deduktiven Kontinuum zuzuordnen. Methoden der Inhaltsanalyse, die z. B. während der Analyse am Datenmaterial Kategorien bilden, sind mehr der Mitte zu verorten als induktiv datengesteuerte Inhaltsanalysen. Offenes Codieren hingegen, bei dem die Daten aufgebrochen werden, sind somit dem induktiven Pol zuzuordnen (Sandelowski & Barroso, 2003).

10.1.3 Die Logik inhaltsanalytischer Ansätze

Inhaltsanalysen stellen einen eigenen Bereich innerhalb der qualitativen Datenanalyseverfahren dar und sind Methoden, bei denen die Beschreibung von Textbedeutungen im Erkenntnisinteresse steht. Qualitative Datenanalyse ist nicht gleich Inhaltsanalyse, aber die Inhaltsanalysen sind qualitative Analysemethoden (Maltby et al., 2013; Miles et al., 2019).

Es gibt viele unterschiedliche Ansätze inhaltsanalytischer Methoden, daher kann nicht von *der*

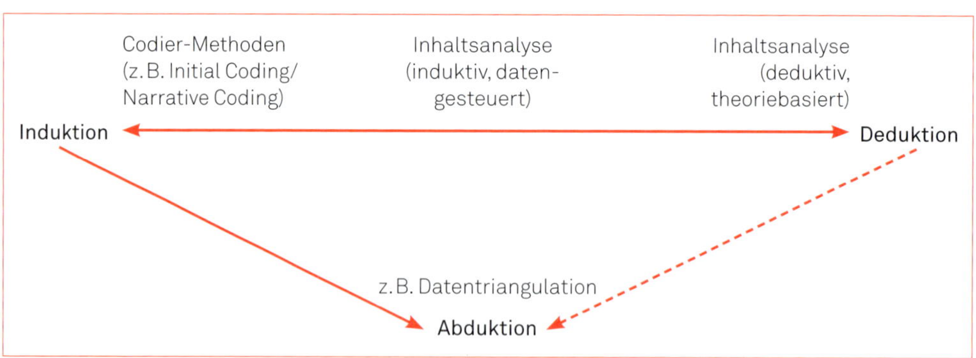

Abbildung 10-2: Das Kontinuum „Induktion – Abduktion – Deduktion" (Quelle: Eigendarstellung)

qualitativen Inhaltsanalyse gesprochen werden. Zudem gibt es keine Einigung darüber, was qualitative Inhaltsanalyse schlussendlich auszeichnet (Schreier, 2014). Die Gemeinsamkeit der verschiedenen Ansätze wird wie folgt beschrieben: Qualitative Inhaltsanalysen stellen ein Verfahren zur Beschreibung ausgewählter Textelemente dar, in dem „relevante Bedeutungen als Kategorien eines inhaltsanalytischen Kategoriensystems expliziert und anschließend Textstellen den Kategorien dieses Kategoriensystems zugeordnet werden“ (Schreier, 2014, S. 2).

Die Wahl des inhaltsanalytischen Verfahrens hängt vom Charakter der Daten, dem Forschungsziel und der Möglichkeit, Software zu verwenden, ab. Außerdem ist das Ziel der Analyse, einen Ausgangspunkt für die zu wählende Methode zu finden (Merten, 2013). Als gemeinsame Merkmale der qualitativen Inhaltsanalyse können folgende Aspekte genannt werden:

- Kategorienorientierung
- interpretatives Vorgehen
- Einbeziehen latenter Bedeutungen
- Entwickeln eines Teils der Kategorien am Material
- systematisches, regelgeleitetes Vorgehen
- Orientierung an Reliabilität und Validität.

Darüber hinaus kann die Grundidee der qualitativen Inhaltsanalyse auf die sogenannte Profilmatrix (**Tab. 10-1**) zurückgeführt werden, die eine Nähe zur inhaltlich-strukturierenden Inhaltsanalyse aufweist (Kuckartz, 2014).

Während die Zeilen der Profilmatrix die Antworten der Studienteilnehmenden pro Fall präsentieren, werden in den Spalten, die in der Analyse identifizierten Themen pro Fall präsentiert (s. **Tab. 10-1**). Fasst man z. B. den Fall horizontal zusammen, so ergibt sich aus den Aussagen der Teilnehmenden eine entsprechende Fallsynthese. Werden die Textstellen der jeweiligen Kategorien zusammengefasst, so ergibt sich eine Synthese pro Kategorie. In manchen Studien ist es möglich, anhand der Fall- und Kategoriensynthese ein gemeinsames Konstrukt oder Phänomen abzuleiten, das schlussendlich das zentrale Ergebnis darstellt (Miles et al., 2019).

Neben diesen gemeinsamen Merkmalen der qualitativen Inhaltsanalyse haben sich im Laufe der Zeit unterschiedliche Varianten mit je eigenen Merkmalen und Eigenschaften ausgebildet. Das Ergebnis ist eine Vielzahl an Analyseansätzen (Petty et al., 2012).

10.1.4 Die Logik des Codierens (Coding) und von Codes

Mit dem englischen Begriff „*Coding*“ werden unterschiedliche Prozesse in der qualitativen und quantitativen Datenanalyse bezeichnet. Codieren ist keiner Methodologie oder Metho-

Tabelle 10-1: Profi lmatrix (Quelle: Eigendarstellung in Anlehnung an Kuckartz, 2009)

Teilnehmende	Kategorie A	Kategorie B	Kategorie C	Kategorie D	Fallsynthese
Fall 1	Textstelle A.1	Textstelle B.1	Textstelle C.1	Textstelle D.1	A.1+B.1+C.1+D.1
Fall 2	Textstelle A.2	Textstelle B.2	Textstelle C.2	Textstelle D.2	A.2+B.2+C.2+D.2
Fall 3	Textstelle A.3	Textstelle B.3	Textstelle C.3	Textstelle D.3	A.3+B.3+C.3+D.3
Fall 4	Textstelle A.4	Textstelle B.4	Textstelle C.4	Textstelle D.4	A.4+B.4+C.4+D.4
Kategoriensynthese	Zusammenfassung: A.1+A.2+A.3+A.4	Zusammenfassung: B.1+B.2+B.3+B.4	Zusammenfassung: C.1+C.2+C.3+C.4	Zusammenfassung: D.1+D.2+D.3+D.4	zentrales Ergebnis

de zuzuordnen, sondern kann sowohl eine Methode als auch einen Analyseschritt bezeichnen, der nicht nur in den meisten qualitativen Verfahren vorkommt, sondern auch in der quantitativen Forschung verwendet wird. Zwei Grundprinzipien zeichnen das Codieren in der qualitativen Forschung (Saldaña, 2015) aus:

- *Decodieren:* die Entwicklung von Codes aus dem Datenmaterial heraus, wenn die zugrunde liegende Bedeutung entschlüsselt wird (induktiv)
- *Encodieren:* die Verwendung bereits entwickelter Codes zur Analyse von Daten, wenn für eine Textstelle ein passender Code ausgewählt und diese damit markiert wird (deduktiv).

In der quantitativen Forschung wird der Begriff „Codieren" ebenfalls verwendet und meint den Prozess, bei dem z. B. eine fehlende Information, ein Text, ein Wort oder eine qualitative Information einer Zahl zugewiesen wird (Döring et al., 2015). Im Bereich der Mixed Methods Research wird das Transformieren von qualitativen Informationen in Zahlen auch als Quantifizierung (*quantitizing*) bezeichnet (Guest et al., 2011; Kuckatz, 2014).

Je nach Methodologie oder Methode wird für den Begriff „Code" synonym „Paraphrase" oder „Thema" verwendet. Am Ende geht es immer um dasselbe Prinzip, nämlich die Daten aufzubrechen, zu benennen, zu labeln, zu markieren oder zusammenzufassen. Codieren steht in der qualitativen Forschung somit für einen Analyseschritt, bei dem ein Wort, ein Satz oder ein Abschnitt das symbolisch zusammenfasst, was in den Daten auffällt oder hervorsticht und somit für die Essenz oder ein Attribut von sprachbasierten oder visuellen Daten steht. Ein Code ist ein von der forschenden Person entwickeltes Konstrukt, das symbolisch und interpretativ für eine Bedeutungszuschreibung steht. Beim Codieren lassen sich aus Codes Muster identifizieren, die kategorisiert werden, um daraus im nächsten Schritt eine Theorie zu entwerfen (Saldaña, 2015).

10.2 Ausgewählte Verfahren

In diesem Kapitel werden unterschiedliche qualitative Datenanalyseverfahren vorgestellt. Ausgehend von qualitativen inhaltsanalytischen Verfahren werden die thematische Analyse, das Codieren als Methode, die Datenanalyse der Grounded Theory sowie die Phänomenologie, die Analyse von Videos und das Thema der Transformation qualitativer Daten besprochen.

10.2.1 Qualitative Inhaltsanalyse

Die qualitative Inhaltsanalyse stellt die meistgenutzte Analysetechnik in der qualitativen Forschung dar und blickt auf eine lange Entwicklungsgeschichte zurück (Elo & Kyngas, 2008; Petty et al., 2012).

Das Ziel der Inhaltsanalyse ist es, qualitative Daten, die primär in Textform vorliegen, systematisch und prozesshaft zu analysieren, um ein komplexes Phänomen auf dessen Kerninhalt hin zu verdichten und somit beschreib- und interpretierbar zu machen (Stamann et al., 2016). Dabei wird das Material schrittweise entweder theoriegeleitet oder rein induktiv bearbeitet (Flick, 2019; Schreier, 2014). Die unterschiedlichen Ansätze inhaltsanalytischer Verfahren können in drei Hauptrichtungen unterteilt werden, die insbesondere am Aspekt der Kategorienentwicklung festgemacht werden können (Elo & Kyngas, 2008; Kuckartz, 2009; Schreier, 2014):

- *deduktive Kategorienentwicklung:* Wird verwendet, wenn im Vorfeld die Struktur der Analyse bereits auf der Grundlage von Vorwissen operationalisiert wurde und das Ziel die Testung von Theorien ist.
- *deduktiv-induktive Kategorienentwicklung:* Beruhend auf Vorwissen, Forschungsergebnissen oder Literaturreviews werden deduktiv Kategorien entwickelt, die am Material induktiv überarbeitet, ergänzt und erweitert werden.
- *induktive-deduktive Kategorienentwicklung:* Zuerst werden induktive Kategorien aus

dem Datenmaterial heraus entwickelt und anschließend durch einen deduktiven Schritt geprüft und ergänzt. Dieses Vorgehen bietet die Möglichkeit unvoreingenommen und ohne Vorwissen das Datenmaterial zu prüfen und zu ergänzen.
- *induktive Kategorienentwicklung:* Anhand der induktiven Datenanalyse werden aus dem Material heraus Kategorien entwickelt. Diese Vorgehensweise ist geeignet, wenn wenig Vorwissen zur Verfügung steht.

Vor dem Hintergrund dieser drei Hauptrichtungen hat sich in der Methodenliteratur eine fast unüberschaubare Anzahl unterschiedlicher inhaltsanalytischer Verfahren entwickelt, die sich entweder im Hinblick auf den Analyseprozess oder der Entwicklung und Verwendung von Kategorien unterscheiden (Stamann et al., 2016). Schreier (2014) hat die bedeutendsten Ansätze in einem wichtigen Artikel zum Thema zusammengetragen:
- inhaltlich-strukturierende Inhaltsanalyse
- formal-strukturierende Inhaltsanalyse
- evaluative Inhaltsanalyse
- skalierende Inhaltsanalyse
- typenbildende Inhaltsanalyse
- zusammenfassende Inhaltsanalyse
- explikative Inhaltsanalyse
- summative Inhaltsanalyse
- konventionelle Inhaltsanalyse
- gerichtete Inhaltsanalyse
- Inhaltsanalyse durch Extraktion.

Lesetipp 10-2

Schreier, M. (2014). Varianten qualitativer Inhaltsanalyse: Ein Wegweiser im Dickicht der Begrifflichkeiten. *Forum: Qualitative Sozialforschung, 15*(1), Article 18.

Ziel der Autorin ist es, anstelle einer Liste mit allen möglichen Unterschieden der bestehenden Varianten von qualitativen Inhaltsanalysen eine Art Werkzeugkasten bereitzustellen. Die Grundlage dazu bietet die strukturierende qualitative Inhaltsanalyse, anhand derer sie in den verschiedenen Anwendungsstufen mögliche Optionen zeigt, welche die forschende Person, angepasst an die jeweilige Forschungsfrage und das jeweilige Material, wählen kann.

Eine Darstellung der einzelnen Analyseformen ist an dieser Stelle nicht möglich. Die bekanntesten oder am häufigsten verwendeten inhaltsanalytischen Ansätze sind die inhaltlich-strukturierende und die zusammenfassende Inhaltsanalyse. Im Folgenden werden einige Beispiele vorgestellt zu induktiv/deduktiven Vorgehensweisen in der Datenanalyse.

Beispiel 10-1

Heckemann, B., Peter, K.A., Halfens, R.J., Schols, J.M., Kok, G. & Hahn, S. (2017). Nurse managers: Determinants and behaviours in relation to patient and visitor aggression in general hospitals. A qualitative study. *Journal of Advanced Nursing, 73*(12), 3050–3060.

Ein Beispiel für eine ***deduktiv-induktive*** *qualitative Inhaltsanalyse basierend auf* Schreier *(2014) ist die Studie von Heckmann et al. (2017). Ziel war es, das Verhalten, die Einstellungen, die wahrgenommenen sozialen Normen und die Verhaltenskontrolle von Pflegefachkräften bei der Prävention und dem Umgang mit Patienten- und Besucheraggressionen in allgemeinen Krankenhäusern zu untersuchen. Die Autorinnen und Autoren führten dazu fünf Fokusgruppen und 13 Einzelinterviews mit Pflegefachkräften in der Schweiz durch. Für die Analyse nutzten sie ein theoretisches Modell, um deduktiv ein Kategoriensystem zu entwerfen, das anschließend induktiv erweitert und ergänzt wurde.*

Beispiel 10-2

James, S., Mcinnes, S., Halcomb, E. & Desborough, J. (2020). General practice nurses' communication strategies for lifestyle risk reduction: A content analysis. *Journal of Advanced Nursing, 76*(11), 3082–3091.

Die Studie von James et al. (2020) *ist ein Beispiel für eine* **deduktive Inhaltanalyse**. *Das Ziel war es, zu erforschen, wie Pflegepersonen in Allgemeinpraxen die Verringerung des Lebensstilrisikos mit Patienten kommunizieren, im Rahmen von Konsultationen zu chronischen Krankheiten. Es wurden 14 Konsultationen aufgezeichnet und basierend auf Elo und Kyngäs (2008) ausgewertet. Das Kategoriensystem wurde vor der Datenanalyse basierend auf einem Modell entwickelt. In der Analyse wurden diese Kategorien den Aussagen in den Transkripten zugeordnet und keine weiteren Kategorien entwickelt.*

Beispiel 10-3

Johnson, M., Wakefield, C. & Garthe, K. (2020). Qualitative socioecological factors of cervical cancer screening use among transgender men. *Preventive medicine reports*, *17*, 101052.

In der Studie von Johnson et al. (2020) *wurde ein* **deduktiv-induktiv Vorgehen** *nach Elo und Kyngäs (2014) gewählt. Untersucht wurden die Determinanten von cervical cancer screening aus der Perspektive von Transgender-Männern. Dazu wurden halbstrukturierte Interviews mit zwanzig Transgender-Männer im Alter von 21 bis 65 Jahren geführt. Zu Beginn der Analyse wurde aus dem theoretischen Rahmen, welcher der Studie zugrunde gelegt wurde, ein Kategoriensystem abgeleitet, das mittels induktivem Coding in einem zweiten Schritt ergänzt wurde.*

Beispiel 10-4

West, S., Rudge, T. & Mapedzahama, V. (2016). Conceptualizing nurses' night work: an inductive content analysis. *Journal of Advanced Nursing*, *72*(8), 1899–1914.

West et al. (2016) *entwickelten mittels einer* **induktiven** *Inhaltsanalyse nach Elo und Kyngaäs (2014) ein konzeptionelles Modell zu den von Pflegekräften identifizierten Auswirkungen der Nachtarbeit. Dazu wurden die Antworten zu offenen Fragen zur eigenen Wahrnehmung der Vor- und Nachteile der Nachtarbeit aus einer Umfrage unter 1355 Pflegepersonen in einem staatlichen/öffentlichen Gesundheitssystem analysiert. Die Inhaltsanalyse wurde ohne vorherige Kategorien mittels Coding aus dem Datenmaterial entwickelt und zu einem Kategoriensystem synthetisiert.*

Beispiel 10-5

Hege, I., Kononowicz, A.A., Tolks, D., Edelbring, S. & Kuehlmeyer, K. (2016). A qualitative analysis of virtual patient descriptions in healthcare education based on a systematic literature review. *BMC medical education*, *16*(1), 1–11.

Die Studien von Heck et al. (2016) untersuchte mittels einer **induktiv-deduktiven** Datenanalyse basierend auf Schreier (2014) wie virtuelle Patientinnen und Patienten in der Literatur zur Gesundheitserziehung beschrieben werden und wie die identifizierten Konzepte miteinander in Beziehung stehen. Das Datenmaterial umfasste 185 aus einer Literaturrecherche gewonnene Beschreibungen virtueller Patientinnen und Patienten. In einem ersten Schritt wurden in der Analyse Kategorien entwickelt, die in einem zweiten Schritt fünf Hauptkategorien subsumiert wurden, die aus einem theoretischen Modell stammen.

Die inhaltlich-strukturierende Inhaltsanalyse kann unter allen Analyseformen als Hauptvariante betrachtet werden. Sie umfasst dabei folgende Prozessschritte (Schreier, 2014):

- Sich-Vertraut-Machen mit dem Material
- Ableitung von Oberkategorien aus der Fragestellung oder Interviewleitfaden
- Bestimmen von Fundstellen oder Codier-Einheiten
- Entwicklung von Unterkategorien und Definitionen von Kategorien
- Testung des Kategoriensystems
- Anpassung des Kategoriensystems
- Codieren des gesamten Materials mit dem überarbeiteten Kategoriensystem

- Ergebnisdarstellung, Interpretation, Beantwortung der Forschungsfrage.

Schreier (2014) hat beruhend auf allen inhaltsanalytischen Verfahren einen Werkzeugkasten entwickelt, aus dem entsprechende Schritte passend zur jeweiligen Forschungsfrage ausgewählt werden können (**Tab. 10-2**).

Vor der Durchführung des inhaltsanalytischen Vorgehens ist es von Bedeutung, dass sich die forschende Person einen Überblick über die einzelnen Verfahren verschafft und sich v. a. bezüglich des induktiven oder deduktiven Ansatzes der Kategorienbildung und Verwendung bewusst macht, welche Analyseform zu wählen ist. Es geht darum, die am besten geeignete inhaltsanalytische Methode für die Beantwortung der Forschungsfrage zu wählen. Da die unterschiedlichen inhaltsanalytischen Verfahren sich ähneln, aber doch verschieden sind, muss auf die methodische Darstellung Wert gelegt werden.

In vielen Publikationen wird der Stil bzw. die verwendete inhaltsanalytische Methode häufig nicht explizit benannt. Es gibt jedoch nicht *die* Inhaltsanalyse. Da die verschiedenen Verfahren die Ergebnisse auf ihre Art und Weise prägen und methodisch einfärben, ist es für die Nachvollziehbarkeit essenziell, dass die Beschreibung der inhaltsanalytischen Methoden so präzise wie möglich erfolgt. Ein Beispiel, wie die Beschreibung der Auswertungsmethode aussehen könnte, empfehlen Stamann et al. (2016):

„Die Daten wurden mittels der inhaltlich strukturierenden qualitativen Inhaltsanalyse [...] unter Verwendung einer Kombination von inhaltlichen und skalierenden Kategorien ausgewertet. Die Erstellung der inhaltlichen Kategorien erfolgte gemischt deduktiv-induktiv unter Verwendung der Strategie der Subsumtion" (Stamann et al., 2016, o. S.).

10.2.2 Thematische Analyse

Die thematische Analyse wird synonym auch als qualitative thematische Analyse oder als interpretative Inhaltsanalyse (*interpretative content analysis*) bezeichnet (Schwandt, 2014). Sie gilt als weitverbreitete Methode und zeichnet sich durch unterschiedliche Ansätze mit geringfügigen Variationen aus. Die thematische Analyse weist im Vergleich zu anderen qualitativen Datenanalyseverfahren einen weniger komplex erscheinenden Datenanalyseprozess auf und wird daher auch gerne für studentische Abschlussarbeiten empfohlen (Braun & Clarke, 2006). Mittels diesem explorativen Datenanalysestil codiert die forschende Person durch Markieren oder Indexieren vorliegende Texte (z. B. Transkripte, Feldnotizen oder andere Dokumente) danach, wie die Themen aus dem Material entstehen oder wie sie zu einem schon bestehenden Thema beitragen (Schwandt, 2014).

Ziel der thematischen Analyse ist es, zentrale Themen oder Aspekte des im Zentrum stehenden und zu untersuchenden Phänomens zu explorieren. Die thematische Analyse ist somit einigen inhaltsanalytischen Ansätzen sehr nahe und entspricht in einer vereinfachten Form weitgehend der inhaltlich-strukturierenden Inhaltsanalyse (Schreier, 2014). Trotz vieler Gemeinsamkeiten und Ähnlichkeiten zu qualitativen inhaltsanalytischen Verfahren setzt sich die thematische Analyse nach Braun und Clarke (2006) zunehmend in Qualifizierungsarbeiten durch. Als problematisch ist anzumerken, dass das methodische Vorgehen von Braun und Clarke (2006) selbst als einfach durchzuführen, schnell zu erlernen und somit als sehr simpel und unkompliziert bezeichnet wird. Durch dieses sehr pragmatische und vereinfachte Verfahren kann der Eindruck entstehen, qualitative Datenanalyse sei schnell und einfach zu erlernen oder, wie es andere Autoren ausdrücken, *„quick and dirty"*, was jedoch nicht der Fall ist (Kuckartz, 2006; Wintzer, 2015).

Die thematische Analyse wird definiert als eine Methode, um Muster und Themen in den Daten zu identifizieren, zu analysieren und zu berichten und umfasst dabei folgende sechs Phasen (Braun & Clarke, 2006):

1. sich mit den Daten vertraut machen

Tabelle 10-2: Werkzeugkastenmodell (Quelle: Eigendarstellung in Anlehnung an Schreier, 2014)

Analyseschritte	**Werkzeug**
Ausgangspunkt ist die Forschungsfrage	
Auswahl des Materials	*Welches Material?* Visuell, verbal, Dokumente, Interviews, Webseiten etc.
	Auswahlstrategie des Materials? Absichtsvoll, Zufallsverfahren, Ad-hoc-Auswahl etc.
Entwicklung des Kategoriensystems	*Welche Basisstrategie?* Deduktiv, induktiv oder deduktiv-induktiv
	Wenn induktiv: Welche Strategie? Subsumtion, Zusammenfassung, offenes Codieren, Kontrastierung
	Welche Aspekte des Materials? Inhalte allgemein, Handlungen, Emotionen, Werte, Formaspekte allgemein, Elemente von Erzählungen usw.
	Wie viele Personen? Forschende Person alleine, gemeinsam mit anderen
	Wie viel Material wird einbezogen? Spektrum von wenigen Prozent bis 100 %
	Abbruchkriterium? Vorher festgelegt, Sättigung
Unterteilung des Materials in Einheiten	*Welche Einheiten?* Codier-Einheiten, Kontexteinheiten
	Wie systematisch? Explizites Markieren, Markieren und Codieren in einem Schritt
	Wie viele Personen? Forschende Person alleine, zwei Personen gemeinsam, zwei Personen unabhängig voneinander
	Wie groß ist die Codier-Einheit? Spektrum von einzelnen Wörtern bis hin zum gesamten Text
Probecodierung	*Durchführung einer Probecodierung?* Ja/Nein
	Wenn ja: Wie viele Personen? Forschende Person alleine, zwei Personen gemeinsam, zwei Personen unabhängig voneinander
Evaluation und Modifikation des Kategoriensystems	*Art des Codier-Vergleichs?* Codier-Besprechung, Berechnung eines Interrater-Koeffizienten (welcher?), beides
Hauptcodierung	*Wie viele Personen?* Forschende Person alleine, zwei Personen gemeinsam, zwei Personen unabhängig voneinander
	Wenn zwei Personen: Aufteilung des Materials? Beide codieren alles, beide codieren unterschiedliche Teile und einen kleineren gemeinsamen Teil
	Wenn zwei Personen: Umgang mit unterschiedlichen Codierungen bei unterschiedlichem Textverständnis: Auslassen der betroffenen Codier-Einheiten, Rücksprache mit dritter Person
	Wenn zwei Personen: Berechnung eines (weiteren) Interrater-Koeffizienten?
Weitere Auswertung und Ergebnisdarstellung	*Was geschieht mit den Codierungen?* Anfertigen von Fallbeschreibungen, beschreibende Darstellung des Kategoriensystems, Kombination mit Typenbildung, Kombination mit der Herausarbeitung von Zusammenhängen, Kombination mit Einzelfallanalyse usw.

2. Entwicklung von offenen bzw. „initialen“ Codes
3. Suche nach Themen
4. Überprüfung und Überarbeitung der Themen
5. Definition und Benennung der Themen
6. Berichterstattung.

Im Zentrum der thematischen Analyse steht das Coding (s. Kap. 10.2.3) ähnlich dem offenen und axialen Codieren in der Grounded Theory (Tuckett, 2005).

Als Vorteile der thematischen Analyse werden unter anderem folgende Aspekte benannt (Braun & Clarke, 2006):

- Flexibilität der Methode
- relativ leicht und schnell zu erlernen und umzusetzen
- verwendbar für Forschende mit wenig oder keinen qualitativen Forschungserfahrungen
- sehr für partizipative Forschungsansätze geeignet
- führt zu dichten Beschreibungen bei umfangreichen Datensätzen
- Vergleich zwischen Ähnlichkeiten und Unterschieden
- kann zu unerwarteten Einsichten führen.

Neben der Affinität der thematischen Analyse zur Grounded Theory weist der Datenanalyseprozess auch eine Nähe zur zusammenfassenden Inhaltsanalyse auf (Schreier, 2014). Zwischen Code und Thema muss jedoch eindeutig und scharf unterschieden werden. Ein Thema ist ein Ergebnis, das durch Codieren, Kategorisieren und oder analytische Reflexion zustande kommt. Somit kann ein Thema nicht synonym als Code betrachtet werden (Saldaña, 2015).

Beispiel 10-6

Boucher, M.-E., Groleau, D. & Whitley, R. (2016). Recovery and severe mental illness: The role of romantic relationships, intimacy, and sexuality. *Psychiatric Rehabilitation Journal, 39*(2), 180–182.

Ziel der Studie war es, die selbst definierte Rolle der romantischen Beziehungen, der Intimität und der Sexualität bei der Erholung von schweren psychischen Erkrankungen zu untersuchen. Dazu wurden mit 35 Personen, die an einer schweren psychischen Erkrankung leiden, halbstrukturierte Interviews geführt, kombiniert mit einer teilnehmenden Beobachtung. Die gewonnenen Daten wurden mittels thematischer Analyse nach Braun und Clarke analysiert.

10.2.3 Codieren als Methode

Wie in Kapitel 10.1.4 dargestellt, wird mit dem Begriff „Codieren“ ein Prozess bezeichnet, bei dem qualitatives Datenmaterial aufgebrochen oder mit bereits existierenden Codes markiert wird. Codieren ist qualitative Datenanalyse, das heißt eine tiefgehende Reflexion oder Auseinandersetzung und Interpretation von Bedeutungsausprägungen qualitativer Daten (Saldaña, 2015). Beim Codieren entstehen durch das Lesen von Texten Codes, die den Kern des Inhalts eines Wortes, Satzes, Abschnitts oder gar ganze Seiten zusammenfassen und wiedergeben. Die identifizierten und aus dem Material heraus entwickelten Codes werden nach gemeinsamen Mustern durchsucht und ähnliche Codes in Subkategorien gebündelt, aus denen anschließend Kategorien entwickelt werden (Miles et al., 2019). Qualitativ Forschende können in zwei Codier-Typen eingeteilt werden:

- *großflächig Codierende:* ganze Absätze und sogar Seiten werden mit einem Code codiert. Dieses Vorgehen ist zeitsparend und schnell. Nachteil ist, dass zentrale Inhalte verloren gehen können.
- *kleinteilig Codierende:* einzelne Wörter, Sätze und Abschnitte werden mit vielen Codes versehen. Vorteil dieses Stils ist, dass keine Informationen verloren gehen. Gefahr ist, dass die Auswertung unübersichtlich wird, die Analyse zu fragmentieren droht und das Vorgehen sehr viel Zeit in Anspruch nimmt.

So entwickelten die qualitativ Forschenden ihren jeweils eigenen Stil, was dazu geführt hat, dass sich über die Jahre immer mehr Codier-Methoden etabliert haben. In der Literatur finden sich über 30 unterschiedliche Arten des Codierens, die unabhängig vom jeweiligen methodologischen Hintergrund als Datenanalysemethode beschrieben und verwendet werden können (Saldaña, 2015).

Generell werden die unterschiedlichen Codier-Stile in der qualitativen Datenanalyse entsprechend dem Datenanalyseprozess in zwei Hauptphasen eingeteilt:

- erstes zyklisches Codieren (*first cycle coding*)
- zweites zyklisches Codieren (*second cycle coding*).

Mit dem Begriffspaar „First Cycle Coding" wird die erste Phase in der qualitativen Datenanalyse umschrieben. Sie steht kennzeichnend für die ersten Schritte im qualitativen Datenanalyseprozess und umfasst die intensive Auseinandersetzung mit Transkripten, Videos, Feldnotizen, Zeitschriften, Artikeln, Bücherauszügen, Dokumenten, Kunstgegenständen, Fotos, Webseiten, E-Mails und so weiter. In dieser Phase werden Datenanalysemethoden verwendet, mit denen das Material induktiv aufgebrochen wird. Insgesamt werden 25 unterschiedliche Codier-Methoden unterschieden, die beruhend auf der Forschungsfrage zum Einsatz kommen (Miles et al., 2019). Das offene Codieren der Grounded Theory z. B. entspricht dem ersten zyklischen Codieren (Saldaña, 2015).

Das Begriffspaar „*second cycle coding*" steht für die zweite Hauptphase, die beim Codieren in der qualitativen Datenanalyse unterschieden werden kann. Während die Forschenden beim ersten zyklischen Codieren sehr nah am Datenmaterial arbeiten, findet das zweite zyklische Codieren eher auf einer Meta-Ebene statt. Beim *second cycle coding* werden die beim *first cycle coding* entwickelten und vorerst für sich stehenden Sub-Codes in Beziehung zueinander gesetzt, das heißt, die Sub-Codes werden zu Codes oder Subkategorien zu Kategorien gruppiert, indem nach Mustern in den ersten entwickelten Datensegmenten gesucht wird (Miles et al., 2019). Diese Phase entspricht, um das Beispiel der Grounded Theory noch einmal zu verwenden, dem axialen und selektiven Codieren. Insgesamt werden für diese Phase sieben Codier-Stile unterschieden (Saldaña, 2015).

In **Tabelle 10-3** werden die 32 Codier-Stile entsprechend den zwei Hauptphasen dargestellt. Die Tabelle zeigt eindrücklich, wie vielschichtig sich das Codieren in der qualitativen Datenanalyse darstellt. Eine explizite Vorstellung der 32 Codier-Methoden ist an dieser Stelle nicht möglich, da jedem Codier-Stil eine eigene methodische Beschreibung und Tragweite zugrunde liegt.

Lesetipp 10-3

Saldaña, J. (2015). *The Coding Manual for Qualitative Researchers*. Thousand Oaks, CA: SAGE Publications.

Wer sich in die Materie des Codierens vertiefen möchte, dem sei das Buch von Jonny Saldaña ans Herz gelegt. Es stellt eine wichtige Grundlage für Studierende, Lehrende sowie Praktikerinnen und Praktiker der qualitativen Forschung dar. Die breite Palette von Codier-Strategien, von einfacheren bis zu komplexen Verfahren, wird nachvollziehbar erklärt und veranschaulicht. Saldaña liefert für jeden Code Informationen zur Herkunft der Methode, eine detaillierte Beschreibung der Methode sowie Beispiele zu praktischen Anwendungen. Das Werk stellt damit einen sehr brauchbaren Werkzeugkoffer von Codes und Techniken zur Verfügung, die auf unterschiedliche Forschungsprojekte angewendet werden können.

Abhängig vom Ziel und Zweck weisen die Codier-Stile eher einen explorativen oder einen explanatorischen Charakter auf. Das bedeutet, dass je nach Methode, ein Code eher einer Reduktion von umfassendem Datenmaterial

Tabelle 10-3: Übersicht der Codier-Arten (Quelle: Eigendarstellung in Anlehnung an Saldaña, 2012)

Erstes zyklisches Codieren	Zweites zyklisches Codieren
Grammatikalische Methoden • Attribut-Codierung • Mengen- und Ausmaß-Codierung • Sub-Codierung • simultanes Codieren	• eklektisches Codieren • Muster-Codieren • fokussiertes Codieren • axiales Codieren • theoretisches Codieren (selektives Codieren) • ausarbeitendes Codieren • longitudinales Codieren
Grundlegende, elementare Methoden • strukturierendes Codieren • deskriptives Codieren • In-vivo-Codierung • Prozess-Codierung • initiales Codieren (offenes Codieren)	
Affektive Methoden • Emotionen-Codieren • Werte-Codieren • Versus-Codierung (Gegensätze-Codieren)	
Literarische und sprachliche Methoden • dramaturgisches Codieren • Motiv-Codieren • narratives Codieren • Verbalaustausch-Codieren	
Erkundende Methoden • ganzheitliche Codierung • vorläufige Codierung • Hypothesen-Codierung	
Auf Prozesse ausgerichtete Methoden • Protokoll-Codierung • Kulturmaterial-Codierung • Domäne- und Taxonomie-Codierung • Ursachen-Codieren	
• Themen-Codierung	

auf einen Code, z.B. als einen Begriff wie „Schmerz", darstellt. Oder er stellt eine Verdichtung einer zentralen Aussage, Paraphrase oder Textstelle dar, wie sie z.B. in In-vivo-Codes (d.h. im Text vorkommende, besonders aussagekräftige und prägnante Informationen) vorkommen und einen Satz darstellen können, wie z.B. „Einsamkeit als Schmerzerleben". Je nachdem, welche Codier-Methode verwendet wird, ist die Reduktion entweder näher oder weiter vom ursprünglichen Datenmaterial entfernt (**Abb. 10-3**).

Abbildung 10-3 zeigt, wie die Codes aufgrund der jeweiligen Codier-Methode entweder eine größere Nähe zu den Originaldaten aufweisen oder die Aussagen auf einzelne Aspekte reduzieren oder die Ergebnisse im zweiten zyklischen Codieren auf ein höheres Abstraktionslevel führen. Bezüglich des Abstraktionslevels werden vier Ebenen beschrieben, die bis zum Aspekt der Sättigung reichen können. Sättigung bedeutet, dass in einem fortgeschrittenen Projekt keine neuen Codes, Subkategorien oder Kategorien mehr

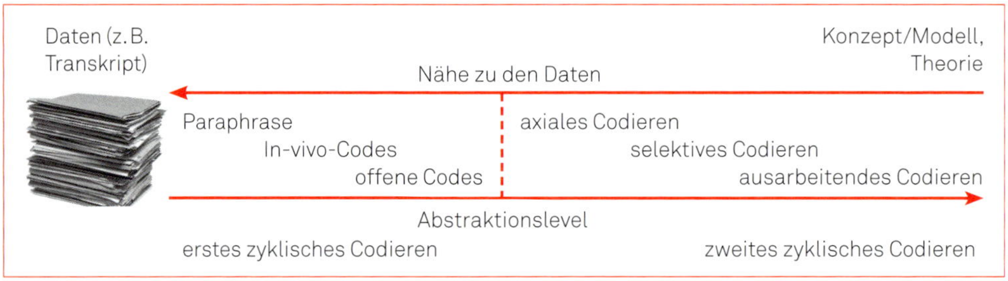

Abbildung 10-3: Abstraktionslevel von Codes und Codier-Methode (Quelle: Eigendarstellung)

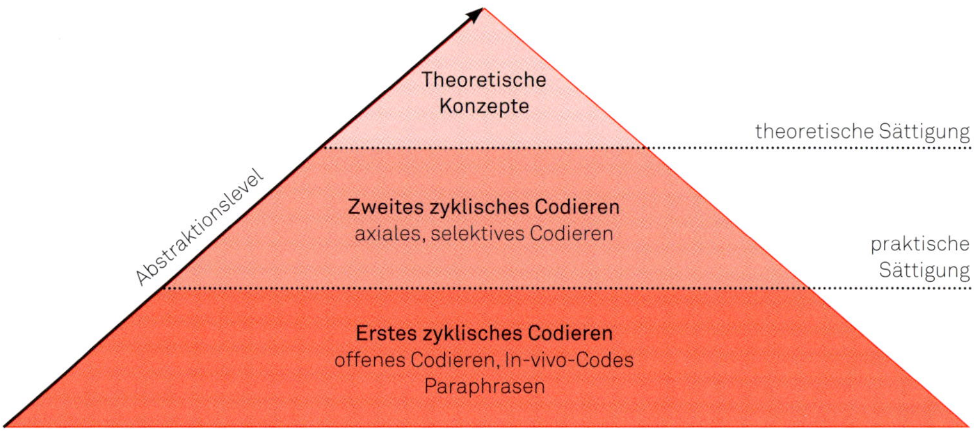

Abbildung 10-4: Abstraktionslevel des Codierens (Quelle: Eigendarstellung)

anhand erneut generierter qualitativer Daten gebildet oder identifiziert werden können (**Abb. 10-4**).

In **Abbildung 10-4** wird deutlich, dass ein theoretischer Level nur durch den Aspekt der theoretischen Sättigung zu erreichen ist. Das bedeutet, dass im Analyseprozess an einem bestimmten Punkt irgendwann keine weiteren Subkategorien oder Kategorien entwickelt werden können. Beruhend auf diesen Ergebnissen ist es möglich, eine theoretische Ableitung zu treffen (Döring et al., 2015). Gegenüber der theoretischen Sättigung gibt es auch eine Art praktische Sättigung, wenn keine neuen Codes aus dem vorhandenen Datenmaterial entwickelt werden können (Guest et al., 2006). Insbesondere für die Grounded Theory ist die theoretische Sättigung von zentraler Bedeutung (Charmaz, 2014).

10.2.4 Die Datenanalyse der Grounded Theory

Die Datenanalyse in der Grounded Theory hat sich wie die Methodologie selbst sukzessive entwickelt und ist wesentlich durch das Prinzip des Codierens gekennzeichnet (Kuckartz, 2009). Darüber hinaus weist sie auch Eigenheiten auf, die nur in dieser Methodologie vorkommen, wie z. B. das „theoretische Sampling" (*theoretical sampling*) und die „Methode des permanenten Vergleichs" (*method of constant comparison*) (Charmaz, 2014).

Wie dem Begriff „*theoretical sampling*" zu entnehmen ist, geht es zwar primär um die Auswahl von Studienteilnehmenden, dennoch ist diese Form der Teilnehmerrekrutierung für die Datenanalyse der Grounded Theory von zentraler Bedeutung. Basierend auf den Analyseergebnissen erster Interviews werden vorläufige theoretische Informationen und Konzepte gewonnen, anhand derer die weitere Teilnehmerrekrutierung erfolgt. Dabei werden Fragen, basierend auf den entstehenden Konzepten, zu weiteren Ereignissen, Aktivitäten, Populationen und Phänomenen gestellt, um die entstehenden Konzepte weiter auszuleuchten, die schließlich zu einer Theorie verdichtet werden können (Charmaz, 2014).

Mit der Methode des permanenten Vergleichs werden das Codieren und die parallele Analyse des Datenmaterials bezeichnet. Während aus dem weiteren erhobenen Material heraus neue Codes entwickelt werden, werden die bereits analysierten Daten stetig verglichen und weiter ausgewertet, verdichtet und präzisiert (Flick, 2019; Saldaña, 2015). Die Analyse des Datenmaterials durch die Methode des Codierens erfolgt Schritt für Schritt auf ein höheres Abstraktionslevel. Die Analyse der Grounded Theory zeichnet sich dabei durch drei Arten des Codierens aus, die nacheinander durchgeführt werden und den Datenanalyseprozess beschreiben (Charmaz, 2014):

- offenes Codieren
- axiales Codieren
- selektives Codieren.

Der Prozess des *offenen Codierens* in der Grounded Theory umschreibt das Aufbrechen, Erkunden, Kategorisieren und Vergleichen des zu analysierenden qualitativen Datenmaterials (Kuckartz, 2009). Synonym wird es im Englischen auch als *initial coding* bezeichnet. Aus dem Material heraus werden einzelne oder eigenständige Codes entwickelt, welche die Textstelle, Aussage oder den Inhalt zusammenfassen und dessen Kern verdichtet wiedergeben. Der Text wird Stück für Stück durchgearbeitet und das Datenmaterial in Codes aufgebrochen (Saldaña, 2015). Dieses Vorgehen ähnelt in gewisser Weise dem Paraphrasieren, bei dem Textstellen sinngemäß und verdichtet wiedergegeben werden (Schreier, 2014). Zum offenen Codieren in der ersten Analysephase der Grounded Theory ist auch das In-vivo-Codieren zu zählen. In-vivo-Codes sind Wörter, Sätze und Aussagen, die nicht weiter reduziert oder in eigenen Worten wiedergegeben werden können, da sie so dicht und präzise sind, dass eine Veränderung des Begriffs oder der Inhalte mit einer nachteiligen Veränderung des Sinngehalts der Aussage einherginge (Charmaz, 2014; Saldaña, 2015).

Das *axiale Codieren* ist im weiteren Verlauf der Grounded Theory notwendig, um auf einer strategischen Ebene die Daten wieder zusammenzuführen, die zuvor aufgesplittert und aufgebrochen wurden. Mit „Achse", dass im Wortstamm „Axial" enthalten ist, wird auf die kategoriale Ebene hingewiesen. Codes werden hierbei unter Kategorien und Subkategorien subsumiert, indem spezifische Fragen an das Datenmaterial gestellt werden, um z. B. nach folgenden Aspekten zu suchen und zu codieren:

- Ähnlichkeiten
- Unterschiede
- Häufigkeiten oder Vorkommen
- Sequenzen
- Korrespondenzen
- Ursachen.

Damit Anfängerinnen und Anfänger nicht in den „Codes zu ertrinken drohen", wird das *Codier-Paradigma* als Hilfe empfohlen. Die Daten werden beim axialen Codieren nach ursächlichen Bedingungen, Interaktionen, Strategien und Konsequenzen „implizit oder explizit" strukturiert und die „Beziehungen zwischen den Codes" benannt (Kelle, 2011, S. 241).

Das selektive Codieren kann als eine Art „Schirm" verstanden werden, der alle sich darunter befindenden Kategorien, Subkategorien und Codes, also die ganzen Daten, zu einer zentralen Kategorie verdichtet, bündelt und so zu einem zentralen Phänomen zusammenfügt (Saldaña, 2012). Das ist nur möglich, wenn im Analyseprozess durch das theoretische Sampling zuvor eine theoretische Sättigung erzielt wurde und keine neuen Daten mehr generiert werden konnten (Flick, 2019; Steinke, 1999).

Beispiel 10-7

Furlong, E.P. (2017). Protecting: A Grounded Theory Study of Younger Children's Experiences of Coping With Maternal Cancer. *Cancer Nursing, 70*(1), 13–21.

Die Autorin geht der Frage nach, wie eine Krebsdiagnose eines Elternteils alle Mitglieder der Familie als eine Einheit trifft. Der Fokus liegt v. a. auf jungen Kindern im schulpflichtigen Alter. Zweck dieser Studie ist es, eine fundierte Theorie der täglichen Erfahrungen der Kinder zu entwickeln, wie sie mit ihrer Mutter leben, bei der vor kurzem eine Brustkrebserkrankung diagnostiziert wurde. Die gewählte Methodologie ist die Grounded Theory, die Methode sind 28 Interviews mit sieben- bis elf-jährigen Kindern.

10.2.5 Datenanalyse und Phänomenologie

Die Phänomenologie intendiert, die Erfahrungen von Menschen beschreibbar zu machen. Das primäre Ziel der Phänomenologie ist somit, die individuellen Erfahrungen von Menschen bezüglich eines Phänomens in eine universelle Essenz in Form einer Beschreibung zu verdichten (Creswell, 2017). In der Literatur werden verschiedene Vorgehensweisen der phänomenologischen Datenanalyse beschrieben, die je nach Disziplin und Autor bzw. Autorin ein paar Analyseschritte mehr oder weniger aufweisen und entweder auf unterschiedliche Facetten des Phänomens fokussieren oder andere Arten des analytischen Prozesses favorisieren. Eine Vertiefung ist im Rahmen dieser Einführung nicht möglich, für Interessierte finden sich dazu nachstehend einige Lesetipps.

Lesetipp 10-4

Colaizzi, P.F. (1978). Psychological research as the phenomenologist views it. In R. Vaile & M. King (Eds.), *Existential phenomenological alternatives for psychology*. New York: Oxford University Press.

Giorgi, A. (2009). *The descriptive phenomenological method in psychology: A modified Husserlian approach*. Pittsburgh, PA: Duquesne University Press.

Maanen, J. van (1990). *Researching lived experiences*. New York: State University of New York Press.

Moustakas, C. (1994). *Phenomenological research methods*. Thousand Oaks, CA: Sage Publications.

Riemen, D.J. (1986). The essential structure of a caring interaction: Doing phenomenology. In P.M. Munhall & C.J. Oiler (Eds.), *Nursing research: A qualitative perspective*. Norwalk, CA: Appleton-Century-Crofts.

Die qualitativen Daten bestehen in der Phänomenologie überwiegend aus narrativem Material, das einerseits durch Tiefeninterviews generiert wird und wortwörtlich als Transkript oder in Form autobiografischer Dokumente, wie z. B. Tagebücher, vorliegt (Creswell, 2017).

Die Datenanalyse in der Phänomenologie erfolgt überwiegend durch die *interpretative phänomenologische Analyse* (IPA), deren Ziel es ist, den Inhalt zu verstehen und die Komplexität der Bedeutung von Erfahrungen anhand der Aussagen von Interviewpartnern und -partnerinnen zu beschreiben (Döring et al., 2015). Das Grundprinzip der Arbeitsschritte in der interpretativen phänomenologischen Analyse stützt sich überwiegend auf den von Colaizzi (1978) beschriebenen Prozess, der in einer pragmatischen Form von Moustakas (1994) folgende Hauptschritte aufweist:

1. Zuerst wird die persönliche Erfahrung der forschenden Personen zum Phänomen dokumentiert und offengelegt, was auch als „Bracketing" bezeichnet wird.
2. In jedem Dokument werden aussagekräftige Stellen oder Paraphrasen über das Phänomen identifiziert, markiert und anschließend zentral gesammelt, ohne dass sich Aussagen wiederholen oder überschneiden.
3. Die bedeutenden Aussagen werden anschließend in Themengruppen oder Bedeu-

tungseinheiten gruppiert. Diese Zuordnung wird auch als interpretierendes Codieren bezeichnet.

4. Zu jedem Zitat wird von der forschenden Person eine Zusammenfassung zu dessen Bedeutung aus der Sicht der Teilnehmenden verfasst, was als Beschreibung der Textstelle (*textual description*) bezeichnet wird.
5. Anschließend wird von der forschenden Person beschrieben, wie die Erfahrungen der Teilnehmenden zustande kamen, um diese in dessen Kontext und Setting, in dem die Erfahrung gemacht wurde, zu setzen und zu reflektieren. Dieser Prozess wird auch als Beschreibung der Strukturen (*structural description*) bezeichnet.
6. Im letzten Schritt wird die Essenz der Erfahrung, basierend auf den Schritten 4 (*textural description*) und 5 (*structural description*) zu einer fallübergreifenden gemeinsamen Beschreibung verdichtet und das zentrale Phänomen in einem Bericht detailliert beschrieben (Creswell, 2017).

In einigen phänomenologischen Ansätzen wird dem sogenannten „*bracketing*" viel Aufmerksamkeit gewidmet. Hierbei handelt es sich um ein methodologisches Instrument der Phänomenologie, mit dem die eigenen Vorannahmen, persönliche Haltungen und Überzeugungen gegenüber dem zu untersuchenden Phänomen offengelegt werden, um die Essenz der Erfahrung ohne persönliche Einfärbung analysieren zu können (Chan et al., 2013).

Beispiel 10-8

Blattler, T., Schlappi, B. & Senn, B. (2014). Erfahrungen von Angehörigen, die während der kardiopulmonalen Reanimation oder während invasiver Prozeduren in lebensbedrohlichen Situationen an der Seite ihres Nächsten anwesend waren oder in einem Nebenraum warteten. *Pflege, 27*(2), 93–104.

Die Autorinnen der Studie mit einem phänomenologischen Ansatz haben die Erfahrungen, die Angehörige während einer kardiopulmonalen Reanimation oder während invasiver Prozeduren in lebensbedrohlichen Situationen an der Seite ihrer Nächsten gemacht haben, mittels zehn narrativer Interviews erhoben und phänomenologisch interpretativ ausgewertet.

10.2.6 Analyse von Videoaufzeichnungen

Im Wesentlichen werden Videoaufzeichnungen oder filmisches Material ähnlich wie Interviewtranskripte analysiert. Die qualitative Inhaltsanalyse ist hierbei ebenso geeignet wie das offene oder initiale Codieren. Wenn es weniger um die Inhalte als vielmehr um eine gesamthafte Erfassung geht, können auch ganz spezifische Verfahren, z. B. der Filmanalyse, verwendet werden. Für Letzteres werden in der Literatur vier Phasen skizziert, mit denen eine kritische Auseinandersetzung mit Videoaufzeichnungen und anderen visuellen Daten auf einer überwiegend deskriptiven Ebene (Denzin, 2005) möglich ist:

1. *Phase des Sehens und Fühlens:* Es geht darum, das visuelle Dokument als gesamte Einheit zu erfassen. Die Wirkungen bezüglich Empfindung und Eindruck werden dokumentiert, Fragen sowie Bedeutungsmuster, die beim Betrachten auffallen, werden auch dokumentiert.
2. *Phase des Fragens:* Hierbei setzen sich die Forschenden mit der Forschungsfrage und den ersten offensichtlichen Konzepten und Definitionen auseinander.
3. *Phase der strukturierten Mikroanalyse:* Sukzessive werden die Filmsequenzen oder Bilder nacheinander analysiert und Mikroanalysen durchgeführt, Gespräche transkribiert und die Szenen beschrieben. Zentrale Momente und Kernaspekte bezogen auf die Forschungsfrage werden dokumentiert.
4. *Phase der Suche nach Mustern:* Anhand der Dokumentationen und Analyse werden die visuellen Daten noch einmal als Gesamtaufnahme erfasst und anschließend interpretiert.

Kontrastierend hierzu empfiehlt Englert (2014) für die hermeneutisch-wissenssoziologische Videoanalyse neun Prozessschritte, um das Datenmaterial zu deuten und zu verdichten:

1. Inaugenscheinnahme des Materials und Auswahl des zu analysierenden Videos
2. Unterteilung des Videos in Sequenzen
3. Auswahl des zu analysierenden Videoausschnitts
4. Inhaltliche Beschreibung der Sequenz
5. Überblick über die verschiedenen Einstellungen (Takes) und zusammenhängenden Handlungszüge (Moves) einer Sequenz (Reichertz & Englert, 2010)
6. Notation des Videos
7. hermeneutische Ausdeutung der Sequenz
8. Interpretation der Deutung im Hinblick auf die Fragestellung
9. Verdichtung der Interpretation im Hinblick auf die Fragestellung.

Für die Umsetzung der einzelnen Schritte gilt es wiederum eigene Regeln zu beachten, deren Darstellung an dieser Stelle den Rahmen sprengen würde.

Für komplexe Analysen wie die Videosequenzanalyse sollten Computerprogramme verwendet werden, die als Partitur angelegt sind, das heißt, dass die Analysen auf mehreren Ebenen wie Schichten übereinandergelegt werden können. Als Programm für eine induktive wissenschaftliche Analyse von filmischem Material ist insbesondere die Software *Feldpartitur* geeignet, um systematisch Einzelfälle zu untersuchen (Tucek et al., 2014).

Lesetipp 10-5

Tuma, R., Schnettler, B. & Knoblauch, H. (2013). *Videographie: Einführung in die interpretative Videoanalyse sozialer Situationen.* Wiesbaden: Springer Fachmedien.
Die Monografie ist eine brauchbare Einführung in das Thema „Videographie" und liefert einen guten Überblick über die methodischen Ansätze und Felder der Videoanalyse.

10.2.7 Transformation qualitativer oder quantitativer Daten

Im Bereich der Triangulation, Methodenkombination und v.a. im Bereich von Mixed Designs stellt die Transformation qualitativer oder quantitativer Daten ein Instrument der Datenintegration dar. Die Transformation von qualitativen in quantitative Daten ist schon seit langem bekannt, während umgekehrt die Qualifizierung von quantitativen Daten zwar angewendet, der Prozess der Transformation jedoch weniger konkret in der Literatur beschrieben wird. Ohne die gezielte Verknüpfung qualitativer und quantitativer Daten in einem Mixed-Methods-Design kann dieser Forschungstyp nicht als „mixed" ausgewiesen oder so bezeichnet werden. Erst die Integration qualitativer und quantitativer Daten während ...

1. ... der Datensammlung,
2. der Analysephase und Ergebnisbetrachtung und
3. der Diskussion der Ergebnisse...

... zeichnet eine Studie als Mixed-Methods-Studie aus. Ohne die integrative Analyse wäre eine Studie mit verschiedenen Methoden lediglich als Methodenaneinanderreihung oder als Methodenkombination einzuschätzen (s. Kap. 6.). Somit erhält die Transformation qualitativer und quantitativer Daten in das jeweilige andere Datenniveau einen zentralen Stellenwert in den Mixed-Methods-Ansätzen. Die Integration hat nichts mit Abduktion zu tun, kann aber wesentlich zur Abduktion beitragen (Kuckartz, 2014).

Neben dem bekannten Mixed-Methods-Design gibt es auch spezifische Designansätze, die als Transferdesigns bezeichnet werden und gezielt die Möglichkeit des qualitativen oder quantitativen Datentransfers nutzen. Innerhalb der Transferdesigns lassen sich zwei Hauptmöglichkeiten identifizieren (Kuckartz, 2014):

- Quantifizierung qualitativer Daten
- Qualifizierung quantitativer Daten.

Die *Transformation qualitativer Daten* in quantitative Daten wird als Quantifizierung (*quantitizing*) bezeichnet. Dieses Vorgehen ist insbesondere im Bereich der qualitativen Evaluationsforschung seit langem eine bekannte Möglichkeit, um umfangreiche Datensätze oder umfangreiche qualitative Daten in Zahlen zu transferieren und Interviewaussagen oder qualitative Informationen anhand statistischer Methoden zu berechnen. Üblicherweise werden Kategorien zu Variablen transformiert, während die Codes die Variablenausprägungen darstellen (**Tab. 10-4**). Insbesondere die qualitative Inhaltsanalyse stellt hierbei eine geeignete Grundlage dar. So lässt sich z. B. berechnen, wie häufig ein Code oder eine Kategorie vorkommt oder bei wie viel Teilnehmenden eine bestimmte Ausprägung oder Kombinationen bestimmter Kategorien auftreten (Kuckartz, 2014).

Die *Transformation quantitativer Daten* in qualitative Daten wird als Qualifizierung (*qualitizing*) bezeichnet. Dieses Vorgehen ist eher unbekannt und in Studien oder Fachartikeln seltener explizit als solches ausgewiesen. Bei dem Transformationsvorgang werden quantitative Daten, zumeist metrische Variablen, zuerst in Kategorien umgewandelt, aus denen Codes und am Ende verbale Statements formuliert werden (**Tab. 10-5**).

Die beiden Beispiele in **Tabelle 10-4** und **10-5** zeigen, wie eine Quantifizierung von qualitativen und eine Qualifizierung von quantitativen Daten realisiert werden kann. Beide Beispiele vermitteln nur einen kleinen Eindruck

Tabelle 10-4: Transformation qualitativer Daten – Quantifizierung qualitativer Aussagen von Expertinnen und Experten zur Assoziation mit Nahrungsverweigerung im Bereich Palliative Care (Quelle: Eigendarstellung)

Paraphrasen (N = 189)	Codes (N = 263)	Kategorien (N = 5)	Code Relations
Transformationsrichtung →			
„Mit Nahrungsverweigerung assoziiere ich Demenz, da Menschen mit Demenz häufig Nahrung und Flüssigkeit verweigern."	• Demenz 5,7 % (n = 15)	• psychische und kognitive Aspekte 18,6 % (n = 49)	Kategorie korreliert nicht mit dem Code Autonomie (p = 0,088)
„Ich verbinde mit Nahrungsverweigerung den Willen nach Autonomie und Selbstbestimmung am Lebensende."	• Autonomie, 8,7 % (n = 23) • Selbstbestimmung, 7,2 % (n = 19)	• ethische Aspekte 19,8 % (n = 52)	Kategorie korreliert signifikant mit dem Code Sterben (p < 0,001)
„Mit der Nahrungsverweigerung wird der Sterbewunsch durch die betroffene Person zum Ausdruck gebracht."	• Sterbewunsch 2,7 % (n = 7)	• Aspekte des Lebensendes 27,4 % (n = 72)	Kategorie korreliert signifikant mit dem Code Selbstbestimmung (p = 0,001)
... und viele weitere	• ... und weitere	• physische Aspekte 31,9 % (n = 84)	Kategorie korreliert signifikant mit dem Code Sterben (p = 0,014)
... und viele weitere	• ... und weitere	• Reaktionsweisen 2,3 % (n = 6)	keine Code Relations vorhanden

Tabelle 10-5: Transformation quantitativer Daten – Qualifizierung von metrischen Aussagen pflegender Angehöriger, wie viele Stunden sie pro Woche für die Betreuung und Pflege aufwenden (Quelle: Eigendarstellung)

Metrische Daten [Stunden/ Woche]	Kategorien [Stunden/ Woche]	Code	Verbales Statement
Transformationsrichtung →			
5,25 34,50 2,00 10,00 29,00 13,50 8,00 34,00 2,25	0 bis 19,9	geringer Workload	Ein Engagement von unter 20 Stunden/Woche, das pflegende Angehörige in die Betreuung und Pflege investieren, kann als geringer Workload bezeichnet werden.
	20 bis 29,9	mittlerer Workload	Ein Engagement von 20 bis knapp 30 Stunden/Woche, das pflegende Angehörige in die Betreuung und Pflege investieren, kann als mittlerer Workload bezeichnet werden.
	30 und mehr	hoher Workload	Ein Engagement von über 30 Stunden/Woche, das pflegende Angehörige in die Betreuung und Pflege investieren, kann als hoher Workload bezeichnet werden.

von dem, was in diesem Zusammenhang möglich ist (Kuckartz, 2014).

10.2.8 Zusammenfassung und Fazit

Die Entwicklung qualitativer Datenanalysemethoden ist noch nicht abgeschlossen. Insbesondere durch die Verbindung qualitativer und quantitativer Ansätze, z. B. im Bereich der Methodenkombination und im Rahmen der Mixed Methods Research, dürfen neue Impulse oder Ansätze für die Auswertung qualitativer Daten erwartet werden. Ebenfalls wird die Weiterentwicklung von spezifischer Software für die Datenanalyse dazu beitragen, dass neue spezifische wie integrative Verfahren sich weiter ausdifferenzieren werden.

Übungsaufgaben zu Kapitel 10

Lesen Sie die Studie von Stauffer, Spichiger und Mischke (2015) zum Thema „Komplexe Medikamentenregime bei multimorbiden älteren Menschen nach Spitalaufenthalt – eine qualitative Studie" durch und beantworten Sie folgende Fragen:

1. Wie begründen die Autorinnen die Wahl des Analyseverfahrens?
2. Wie erfolgt die Anwendung des Analyseverfahrens?

10.3 Literatur

Behrens, J. & Langer, G. (2022). *Evidence based Nursing and Caring: Methoden und Ethik der Pflegepraxis und Versorgungsforschung – Vertrauensbildende Entzauberung der „Wissenschaft"* (5. Aufl.) Bern: Hogrefe. https://doi.org/10.1024/86074-000

Bergdahl, E. & Bertero, C. M. (2015). The myth of induction in qualitative nursing research. *Nursing Philosophy, 16*(2), 110–120. https://doi.org/10.1111/nup.12073

Blattler, T., Schlappi, B. & Senn, B. (2014). Erfahrungen von Angehörigen, die während der kardiopulmonalen Reanimation oder während invasiver Prozeduren in lebensbedrohlichen Situationen an der Seite ihres Nächsten anwesend waren oder in einem Nebenraum warteten. *Pflege, 27*(2), 93–104. https://doi.org/10.1024/1012-5302/a000349

Boeije, H. R. (2009). *Analysis in Qualitative Research.* Thousand Oaks, CA: SAGE Publications.

Boucher, M.-E., Groleau, D. & Whitley, R. (2016). Recovery and severe mental illness: The role of romantic relationships, intimacy, and sexuality. *Psychiatric Rehabilitation Journal, 39*(2), 180–200. https://doi.org/10.1037/prj0000193

Bradley, E.H., Curry, L.A. & Devers, K.J. (2007). Qualitative data analysis for health services research: developing taxonomy, themes, and theory. *Health Service Research, 42*(4), 1758–1772. https://doi.org/10.1111/j.1475-6773.2006.00684.x

Braun, V. & Clarke, V. (2006). Using thematic analysis in psychology. *Qualitative Research in Psychology, 3*(2), 77–101. https://doi.org/10.1191/1478088706qp063oa

Chan, Z.C.Y., Fung, Y.L. & Chien, W.T. (2013). Bracketing in phenomenology: only undertaken in the data collection and analysis process? *The Qualitative Report, 59*(18), 1–9.

Charmaz, K. (2014). *Constructing Grounded Theory.* Thousand Oaks, CA: SAGE Publications.

Colaizzi, P.F. (1978). Psychological research as the phenomenologist views it. In R. Vaile & M. King (Hrsg.), *Existential phenomenological alternatives for psychology* (S. 48–71). New York: Oxford University Press.

Creswell, J.W. (2017). *Qualitative Inquiry and Research Design: Choosing Among Five Approaches.* Thousand Oaks, CA: SAGE Publications.

Denzin, N.K. (2005). Reading Film – Filme und Videos als sozialwissenschaftliches Erfahrungsmaterial. In U. Flick, E. von Kardorff & I. Steinke (Hrsg.), *Qualitative Forschung: ein Handbuch* (S. 416–428). Berlin: Rowohlt Taschenbuch Verlag.

Döring, N., Bortz, J., Pöschl, S., Werner, C.S., Schermelleh-Engel, K., Gerhard, C. & Gäde, J.C. (2015). *Forschungsmethoden und Evaluation in den Sozial- und Humanwissenschaften.* Berlin, Heidelberg: Springer.

Elo, S. & Kyngas, H. (2008). The qualitative content analysis process. *Journal of Advanced Nursing, 62*(1), 107–115. https://doi.org/10.1111/j.1365-2648.2007.04569.x

Englert, C.J. (2014). Do It Yourself. Die hermeneutische-wissensoziologische Videoanalyse in praktischer Anwendung. In C. Moritz (Hrsg.), *Transkription von Video- und Filmdaten in der Qualitativen Sozialforschung: Multidisziplinäre Annäherungen an einen komplexen Datentypus* (S. 233–249). Wiesbaden: Springer Fachmedien. https://doi.org/10.1007/978-3-658-00879-6_3

Flick, U. (2019). *An Introduction to Qualitative Research.* Thousand Oaks, CA: SAGE Publications.

Furlong, E.P. (2017). Protecting: A Grounded Theory Study of Younger Children's Experiences of Coping With Maternal Cancer. *Cancer Nursing, 70*(1), 13–21. https://doi.org/10.1097/NCC.0000000000000345

Grove, S.K., Burns, N. & Gray, J. (2013). *The practice of nursing research: Appraisal, synthesis, and generation of evidence* (7. ed.). St. Louis, MO: Saunders/Elsevier Health Sciences.

Guest, G., Bunce, A. & Johnson, L. (2006). How many interviews are enough? An experiment with data saturation and variability. *Field Methods, 18*(1), 59–82. https://doi.org/10.1177/1525822X05279903

Guest, G., MacQueen, K.M. & Namey, E.E. (2011). *Applied Thematic Analysis.* Thousand Oaks, CA: SAGE Publications.

Heckemann, B., Peter, K.A., Halfens, R.J., Schols, J.M., Kok, G. & Hahn, S. (2017). Nurse managers: Determinants and behaviours in relation to patient and visitor aggression in general hospitals. A qualitative study. *Journal of Advanced Nursing, 73*(12), 3050–3060. https://doi.org/10.1111/jan.13366

Hege, I., Kononowicz, A.A., Tolks, D., Edelbring, S. & Kuehlmeyer, K. (2016). A qualitative analysis of virtual patient descriptions in healthcare education based on a systematic literature review. *BMC medical education, 16*(1), 1–11. https://doi.org/10.1186/s12909-016-0655-8

Holloway, I. & Galvin, K. (2016). *Qualitative Research in Nursing & Healthcare.* Oxford: Wiley Blackwell.

James, S., Mcinnes, S., Halcomb, E. & Desborough, J. (2020). General practice nurses' communication strategies for lifestyle risk reduction: A content analysis. *Journal of Advanced Nursing, 76*(11), 3082–3091. https://doi.org/10.1111/jan.14518

Johnson, M., Wakefield, C. & Garthe, K. (2020). Qualitative socioecological factors of cervical cancer screening use among transgender men. *Preventive medicine reports, 17*, 101052. https://doi.org/10.1016/j.pmedr.2020.101052

Kelle, U. (2011). „Emergence" oder „Forcing"? Einige methodologische Überlegungen zu einem zentralen Problem der Grounded Theory. In G. Mey & K. Mruck (Hrsg.), *Grounded Theory Reader* (S. 235–260). Wiesbaden: VS Verlag für Sozialwissenschaften.

Kuckartz, U. (2006). Quick and Dirty? – Qualitative Methoden der drittmittelfinanzierten Evaluation in der Umweltforschung. In U. Flick (Hrsg.), *Qualitative Evaluationsforschung, Konzepte – Methoden – Umsetzung* (S. 267–283). Hamburg: Rowohlt Taschenbuch Verlag.

Kuckartz, U. (2009). *Einführung in die computergestützte Analyse qualitativer Daten*. Wiesbaden: VS Verlag für Sozialwissenschaften.

Kuckartz, U. (2014). *Mixed Methods: Methodologie, Forschungsdesigns und Analyseverfahren*. Wiesbaden: Springer Fachmedien.

Maltby, J., Williams, G., Mcgarry, J. & Day, L. (2013). *Research Methods for Nursing and Healthcare*. New York: Routledge.

Merten, K. (2013). *Inhaltsanalyse: Einführung in Theorie, Methode und Praxis*. Wiesbaden: VS Verlag für Sozialwissenschaften.

Mey, G. & Mruck, K. (2014). *Qualitative Forschung: Analysen und Diskussionen – 10 Jahre Berliner Methodentreffen*. Wiesbaden: Springer Fachmedien. https://doi.org/10.1007/978-3-658-05538-7

Miles, M.B., Huberman, A.M. & Saldaña, J. (2019). *Qualitative Data Analysis*. Thousand Oaks, CA: SAGE Publications.

Misoch, S. (2015). *Qualitative Interviews*. Berlin – München, Boston: De Gruyter. https://doi.org/10.1515/9783110354614

Moustakas, C. (1994). *Phenomenological research methods*. Thousand Oaks, CA: SAGE Publications. https://doi.org/10.4135/9781412995658

Petty, N.J., Thomson, O.P. & Stew, G. (2012). Ready for a paradigm shift? Part 2: introducing qualitative research methodologies and methods. *Manual Therapy, 17*(5), 378–384. https://doi.org/10.1016/j.math.2012.03.004

Polit, D.F., Beck, C.T., Hungler, B.P. & Bartholomeyczik, S. (2004). *Lehrbuch Pflegeforschung: Methodik, Beurteilung und Anwendung*. Bern: Huber.

Reichertz, J. & Englert, C. (2010). *Einführung in die qualitative Videoanalyse: Eine hermeneutisch-wissenssoziologische Fallanalyse*. Wiesbaden: VS Verlag für Sozialwissenschaften.

Saldaña, J. (2015). *The Coding Manual for Qualitative Researchers*. Thousand Oaks, CA: SAGE Publications.

Sandelowski, M. & Barroso, J. (2003). Classifying the Findings in Qualitative Studies. *Qualitative Health Research, 13*(7), 905–923. https://doi.org/10.1177/1049732303253488

Sandelowski, M. (2011). "Casing" the research case study. *Research in Nursing & Health, 34*(2), 153–159. https://doi.org/10.1002/nur.20421

Schreier, M. (2014). Varianten qualitativer Inhaltsanalyse: Ein Wegweiser im Dickicht der Begrifflichkeiten. *Forum: Qualitative Sozialforschung, 15*(1) Article 18.

Schwandt, T.A. (2014). *The SAGE Dictionary of Qualitative Inquiry*. Thousand Oaks, CA: SAGE Publications.

Stamann, C., Janssen, M. & Schreier, M. (2016). Searching for the Core: Defining Qualitative Content Analysis. *Forum: Qualitative Sozialforschung, 17*(3), Article 16.

Stauffer, Y., Spichiger, E. & Mischke, C. (2015). Komplexe Medikamentenregime bei multimorbiden älteren Menschen nach Spitalaufenthalt – eine qualitative Studie. *Pflege, 28*(1), 7–18. https://doi.org/10.1024/1012-5302/a000400

Steinke, I. (1999). *Kriterien qualitativer Forschung. Ansätze zur Bewertung qualitativ-empirischer Sozialforschung*. Weinheim: Juventa.

Tucek, G., Zoderer, I., Simon, P., Sobotka, M. & Wenzel, C. (2014). Grundideen des „Kremser Modells der Musiktherapie" im Spiegel der Feldpartitur. In C. Moritz (Hrsg.), *Transkription von Video- und Filmdaten in der Qualitativen Sozialforschung: Multi-disziplinäre Annäherungen an einen komplexen -Datentypus* (S. 233–249). Wiesbaden: Springer Fachmedien. https://doi.org/10.1007/978-3-658-00879-6_10

Tuckett, A.G. (2005). Applying thematic analysis theory to practice: a researcher's experience. *Contemporary Nurse, 19*(1–2), 75–87. https://doi.org/10.5172/conu.19.1-2.75

Tuma, R., Schnettler, B. & Knoblauch, H. (2013). *Videographie: Einführung in die interpretative Videoanalyse sozialer Situationen*. Wiesbaden: Springer Fachmedien. https://doi.org/10.1007/978-3-531-18732-7

West, S., Rudge, T. & Mapedzahama, V. (2016). Conceptualizing nurses' night work: an inductive content analysis. *Journal of Advanced Nursing, 72*(8), 1899–1914. https://doi.org/10.1111/jan.12966

Wintzer, J. (2015). *Herausforderungen in der Qualitativen Sozialforschung: Forschungsstrategien von Studierenden für Studierende*. Berlin, Heidelberg: Springer.

Yin, R.K. (2018). Case study research and applications: Design and methods. Thousand Oaks: Sage.

Weiterführende Literatur

Kuckartz, U. (2009). *Einführung in die computergestützte Analyse qualitativer Daten*. Wiesbaden: VS Verlag für Sozialwissenschaften.

Wintzer, J. (2015). *Herausforderungen in der Qualitativen Sozialforschung: Forschungsstrategien von Studierenden für Studierende*: Berlin, Heidelberg: Springer. https://doi.org/10.1007/978-3-662-47208-8

11 Quantitative Analyse

Herbert Mayer, Jörg große Schlarmann und Christian Conrad

Viele Fragestellungen aus dem Bereich der empirischen Pflegeforschung bedürfen quantitativer Forschungsmethoden. All diesen Fragestellungen ist gemeinsam, dass zu ihrer Beantwortung Informationen in Form von Daten und Zahlen erhoben und diese dann mittels geeigneter statistischer Methoden analysiert werden müssen.

Da falsche oder falsch angewandte Verfahren in der Regel zu fehlerhaften und falschen Schlussfolgerungen führen, ist es gerade für die Leserschaft von Fachartikeln unerlässlich, die Qualität eines Artikels im Hinblick auf den Methodenteil kritisch beurteilen zu können. In diesem Kapitel sollen daher wichtige Punkte der quantitativen Datenanalyse vorgestellt werden. Ziel ist die Vermittlung wichtiger Grundkenntnisse und Verfahren, um aus Zahlen und Daten Informationen zu gewinnen und um den Methodenteil von Forschungsarbeiten beurteilen und einschätzen zu können. Es geht hier weniger darum, Ihnen Mathematikkenntnisse zu vermitteln, sondern Sie zu befähigen, statistische Aussagen zu verstehen.

Lernziele

Nach dem Bearbeiten dieses Kapitels sollen Sie

- Ziele der statistischen Datenanalyse beschreiben können
- unterschiedliche Lage- und Streuungskenngrößen aufzählen und einordnen können
- den Unterschied zwischen einer Korrelation und einem kausalen Zusammenhang nennen können
- das Grundprinzip eines statistischen Tests erläutern können
- den Unterschied zwischen einem Signifikanztest und einem Konfidenzintervall beschreiben können
- einige wichtige statistische Tests und ihre Voraussetzungen nennen können.

Schlüsselwörter

Statistische Datenanalyse, Lage- und Streuungskenngrößen, Korrelation, kausaler Zusammenhang, statistische Tests, Signifikanz, Konfidenzintervall

11.1 Grundlagen

Die statistische Datenanalyse lässt sich in zwei große Bereiche, in die der beschreibenden und die der schließenden Statistik, untergliedern.

Wie der Name vermuten lässt, liegt der Fokus in der *beschreibenden Statistik* in der Beschreibung und Veranschaulichung der erhobenen Daten (z.B. das Durchschnittsalter von Patientinnen und Patienten mit Demenz in der konkreten Stichprobe).

Das Ziel der *schließenden Statistik* (auch Inferenzstatistik genannt) besteht darin, Schlussfolgerungen aus den erhobenen Daten zu ziehen und diese zu verallgemeinern. So ist in der Regel von geringerem Interesse, welche Selbstpflegedefizite junge Asthmapatienten in einem bestimmten Krankenhaus haben, vielmehr steht die Frage im Vordergrund, inwieweit sich das Ergebnis auf alle Asthmapatienten übertragen und verallgemeinern lässt.

11.2 Beschreibende Statistik

Im Rahmen der beschreibenden Statistik stehen die Beschreibung und Charakterisierung der erhobenen Daten im Vordergrund. Hierzu zählt zum einen das Ordnen und Zusammenfassen der Daten und zum anderen das Beschreiben der Daten mithilfe charakteristischer Kenngrößen.

An folgendem fiktiven Beispiel werden die zentralen Methoden und Begriffe der beschreibenden Statistik vorgestellt.

Beispiel 11-1

Drei Jahre nach Durchführung einer bestimmten Form des Entlassungsmanagements durch einen Advanced Nurse Practitioner wurde bei 54 Probandinnen und Probanden abgefragt, wie oft sie in den letzten 3 Jahren im Krankenhaus waren. Die Antworten sortiert nach Anzahl der Aufenthalte lauten:
0, 0, 0, 0, 0, 0, 0, 0, 0, 0, 1, 1, 1, 1, 1, 1, 1, 1, 1, 1, 1, 1, 1, 1, 1, 1, 1, 2, 2, 2, 2, 2, 2, 2, 2, 2, 2, 2, 2, 3, 3, 3, 3, 3, 3, 3, 4, 4, 4, 4, 5, 5, 6, 6.
Obwohl die Angaben schon der Größe nach geordnet sind, ist die Darstellung sehr unübersichtlich und zur Beschreibung der Stichprobe wenig geeignet. Um die Daten übersichtlicher zusammenzufassen, stehen verschiedene Möglichkeiten zur Verfügung.

11.2.1 Ordnen der Daten

In **Tabelle 11-1** wird die Häufigkeit der einzelnen Aufenthalte übersichtlicher zusammengefasst. Man kann ihr entnehmen, dass zehn Probandinnen und Probanden in den letzten drei Jahren kein einziges Mal, 17 Patientinnen und Patienten einmal und je zwei Patientinnen und Patienten schon 5- bzw. 6-mal im Krankenhaus (absolute Zahlen) waren.

Die Spalte „Relative Häufigkeit in Prozent" verdeutlicht, welche prozentualen Anteile auf die einzelnen Krankenhausaufenthalte fallen. So entsprechen die zehn Probandinnen und Probanden mit noch keinem Krankenhausaufenthalt 18,5 % bezogen auf alle 54 Probandinnen und Probanden. In der Spalte „Absolute Häufigkeit, kumuliert" werden alle bisherigen Patientinnen und Patienten zusammenaddiert. So waren 39 Patientinnen und Patienten maximal zweimal im Krankenhaus. Maximal drei Aufenthalte innerhalb der letzten drei Jahre hatten demnach 46 Patientinnen und Patienten. Dies entspricht 85,2 % aller Patientinnen und Patienten, wie man der Spalte „Relative Häufigkeit, kumuliert in Prozent" entnehmen kann.

Zur grafischen Veranschaulichung, aber auch zum schnellen Erfassen der in der Tabelle enthaltenen relevanten Informationen steht eine Reihe unterschiedlicher Abbildungen zur Verfügung. Hierzu zählen insbesondere das Balkendiagramm (**Abb. 11-1** und **Abb. 11-3**), das Tortendiagramm (**Abb. 11-2**) und das Histogramm (**Abb. 11-4**).

Das Tortendiagramm bietet sich insbesondere dann an, wenn das Augenmerk auf der Größe der einzelnen „Kuchenstücke", das heißt auf den Prozentwerten liegt. Häufig wird jedoch das Balkendiagramm vorgezogen, da es vielseitiger verwendbar ist. Interessiert man sich beispielsweise für den geschlechtsspezifischen Vergleich der Krankenhausaufenthalte, müsste man zwei unterschiedliche Kreisdiagramme, jeweils eines für die Frauen und eines für die Männer, vergleichen. Der Vorteil des Balkendiagramms liegt darin, dass es die vergleichende Darstellung innerhalb einer einzigen Abbildung ermöglicht (**Abb. 11-3**). So erkennt man auf einen Blick, dass ca. 22 % der Männer und etwa 15 % der Frauen in den letzten drei Jahren nicht im Krankenhaus waren.

Das Histogramm (**Abb. 11-4**) ähnelt auf dem ersten Blick einem Balkendiagramm (ohne die Räume zwischen den einzelnen Balken). Da jedoch, wie beim Tortendiagramm, eine Unterscheidung nach Geschlecht nicht direkt möglich

Tabelle 11-1: Anzahl der Krankenhausaufenthalte in den letzten drei Jahren; Erläuterung im Text (Quelle: Eigendarstellung)

Anzahl der Krankenhaus-Auftenthalte in den letzten drei Jahren	Absolute Häufigkeit	Absolute Häufigkeit, kumuliert	Relative Häufigkeit in Prozent	Relative Häufigkeit, kumuliert in Prozent
0	10	10	18,5	18,5
1	17	27	31,5	50,0
2	12	39	22,2	72,2
3	7	46	13,0	85,2
4	4	50	7,4	92,6
5	2	52	3,7	96,3
6	2	54	3,7	
Gesamt	n = 54		100,0	100,0

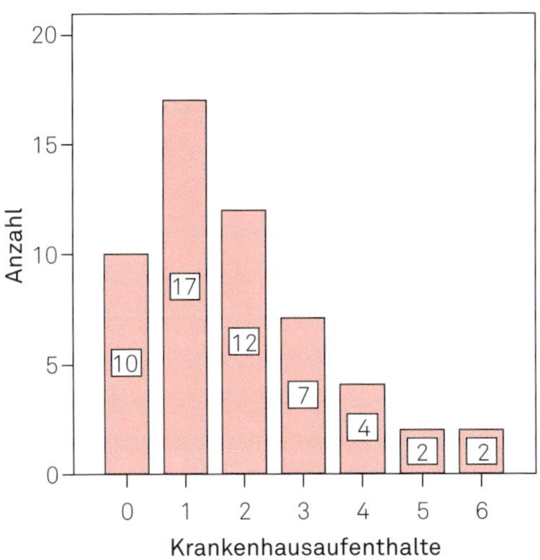

Abbildung 11-1: Balkendiagramm (Krankenhausaufenthalte in absoluten Zahlen) (Quelle: Eigendarstellung)

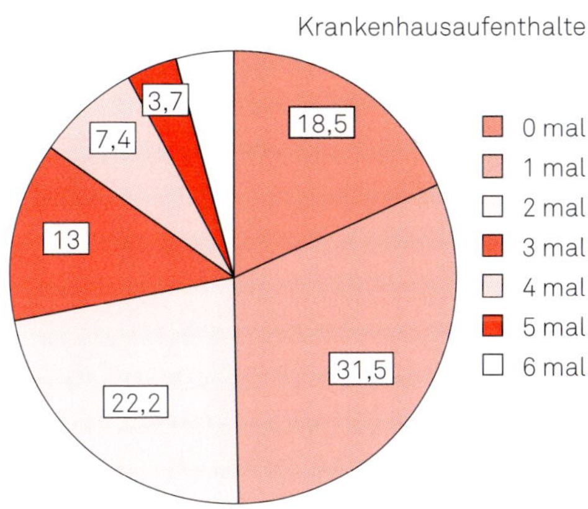

Abbildung 11-2: Tortendiagramm (Krankenhausaufenthalte in relativen Häufigkeiten (Quelle: Eigendarstellung)

ist, gibt es hier keinen Grund, das Histogramm dem Balkendiagramm vorzuziehen.

Möchte man jedoch beispielsweise die Altersverteilung der 54 Patientinnen und Patienten graphisch darstellen, wird das Balkendiagramm (bei einer großen Anzahl an möglichen Balken) sehr schnell unübersichtlich (**Abb. 11-5**). Darüber hinaus sinkt auch der Informationsgehalt der Abbildung, wenn viele Altersangaben nur einmal vorkommen, die Balken also jeweils nur eine Person repräsentieren. Dieses Problem umgeht das Histogramm, welches die Altersangaben in unterschiedliche Altersklassen zusammenfassen kann (**Abb. 11-6**).

Auch wenn das Histogramm bei der Veranschaulichung metrischer Daten (hier des Alters) sehr verbreitet ist, gibt es einiges zu beachten. So spielt die Wahl der Klassenbreite bei der op-

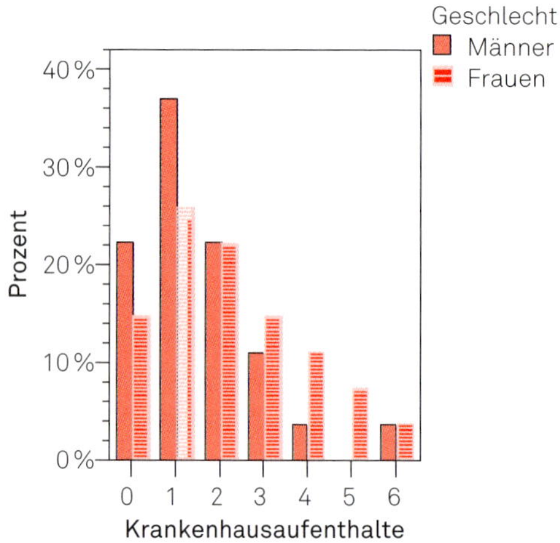

Abbildung 11-3: Balkendiagramm (Krankenhausaufenthalte nach Geschlecht getrennt) (Quelle: Eigendarstellung)

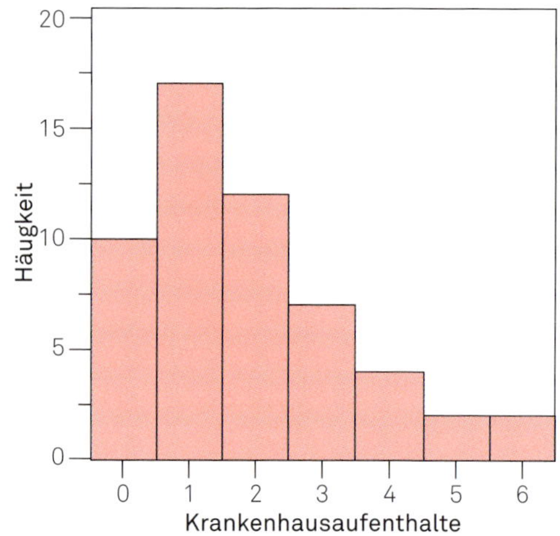

Abbildung 11-4: Histogramm (Krankenhausaufenthalte in absoluten Zahlen) (Quelle: Eigendarstellung)

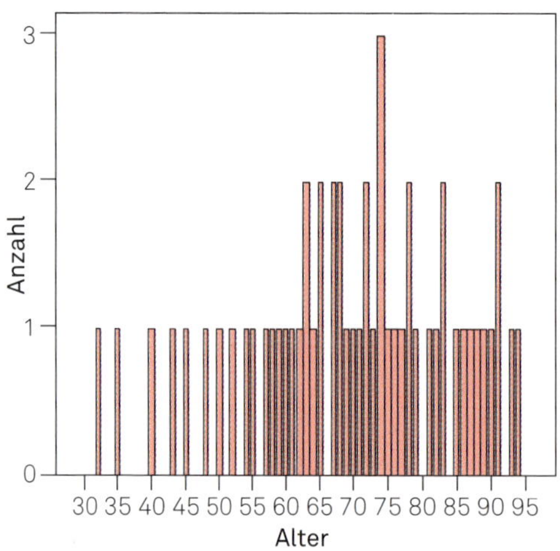

Abbildung 11-5: Balkendiagramm (Altersverteilung in absoluten Werten) (Quelle: Eigendarstellung)

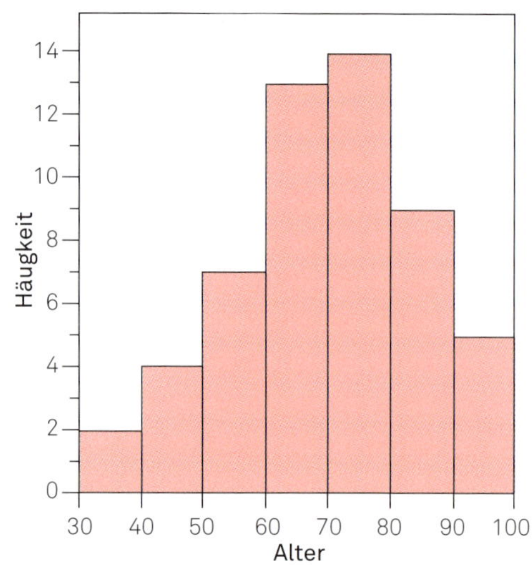

Abbildung 11-6: Histogramm (Altersverteilung in absoluten Werten) (Quelle: Eigendarstellung)

tischen Darstellung eine große Rolle, kann diese den optischen Eindruck doch stark verändern. Üblicherweise werden hierbei acht bis 15 Klassen empfohlen. Als pi-mal Daumenregel gilt ansonsten auch die $\sqrt{n}$-Regel (Lange & Bender, 2001), das heißt die Wurzel aus der Anzahl der Beobachtungen. Bei 54 Altersangaben ($n = 54$) entspricht dies in unserem Fall sieben bis acht unterschiedlichen Altersklassen.

11.2.2 Zusammenfassen der Daten

Bei größeren Stichprobenumfängen stößt die Präsentation der Einzeldaten, wie hier schon am Eingangsbeispiel bei den 54 Einzelwerten deutlich wurde, rasch an ihre Grenzen. So ist es insbesondere bei einem umfangreicheren Datenmaterial oft schwer, das Wesentliche und Charakteristische der Daten auf einen Blick zu erfassen oder unterschiedliche Datenbestände zu vergleichen. Dies versucht man durch die Beschreibung bzw. Charakterisierung der Zahlen mithilfe sogenannter „Kenngrößen“. Dabei sind unter anderem folgende zwei Fragen von Interesse:

- Wo liegen die Messwerte?
- Wie stark streuen die Messwerte?

Im ersten Fall spricht man von *Lagekenngrößen*, im zweiten Fall von *Streuungskenngrößen*.

Lagekenngrößen

Bei den Lagekenngrößen lassen sich Modus, Median und (arithmetischer) Mittelwert unterscheiden[8]:

- *Modus (mode bzw. modal value):* Diese Kenngröße bezeichnet den häufigsten Messwert, in unserem Beispiel der Wert 1 (d.h. die Angabe „1 Krankenhausaufenthalt“).
- *Median (median):* Unter dem Median versteht man den „mittleren“ Wert, d.h., 50 % der Messwerte sind kleiner oder gleich und 50 % der Daten sind größer oder gleich dem Median.
- Im obigen Beispiel liegt der Median zwischen 1 und 2, das heißt bei 1,5. Mit anderen Worten, 27 Personen (je 50 %) haben weniger als 1,5 und 27 Personen haben mehr als 1,5 Krankenhausaufenthalte. Deutlich ist zu erkennen, dass der Median durch sogenannte „Ausreißer“ oder „Extremwerte“ nicht beeinflusst wird. Betrüge der letzte Wert z.B. aufgrund eines Tippfehlers 60 statt 6, so würde sich der Median nicht verändern und läge nach wie vor bei 1,5 Aufenthalten.
- *arithmetischer Mittelwert (mean):* Bei diesem umgangssprachlich auch als „Durchschnitt“ oder einfach als „Mittelwert“ bezeichneten Wert werden alle Einzelwerte addiert und durch die Gesamtzahl der Werte dividiert: $(10 \times 0 + 17 \times 1 + 12 \times 2 + 7 \times 3 + 4 \times 4 + 2 \times 5 + 2 \times 6)/54 = 100/54 = 1{,}85)$.
- Darüber hinaus existieren noch der *geometrische Mittelwert* und der *harmonische Mittelwert*, die hier nicht näher besprochen werden.

8 Darüber hinaus existiert noch der hier nicht näher besprochene geometrische und harmonische Mittelwert.

Im Gegensatz zum Median ist der arithmetische Mittelwert durch Extremwerte leicht beeinflussbar. Aus dem oben genannten Tippfehler (60 statt 6) resultiert jetzt ein deutlich erhöhter arithmetischer Mittelwert von $154/54 = 2{,}85$.

Merke

Hüten Sie sich vor der Berechnung des arithmetischen Mittelwerts bei Prozentangaben, auch wenn dies oft sehr naheliegend erscheint. So beträgt der Mittelwert aus 10 % und 50 % in der Regel nicht, wie vielleicht zu erwarten, 30 %, sondern liegt vielmehr irgendwo zwischen 10 % und 50 %, abhängig von der jeweiligen Bezugsgröße der Prozentangaben (s. Beispiel 11-2).

Beispiel 11-2

Die mittlere Dekubitusprävalenz zweier Einrichtungen (mit jeweils 10 % und 50 %) soll berechnet werden. Angenommen, in der ersten Einrichtung befinden sich 100 Patientinnen und Patienten und in der zweiten nur 10, so resultieren hieraus insgesamt 10 + 5 = 15 Patientinnen und Patienten mit einem Dekubitus. Bei einer Gesamtbettenzahl von 110 Betten entspricht dies einer mittleren Gesamtprävalenz von 15/110 = 13,6 %.

Für eine Datenanalyse ist es wichtig zu entscheiden, welche der Lagekenngrößen das Ergebnis am besten wiedergibt bzw. den größten Informationsgehalt hat. Rein statistisch (!) können bei metrischen Daten alle drei Größen errechnet werden. Näheres zum Skalenniveau (nominal, ordinal, metrisch) finden Sie in Kapitel 5.1. Hier seien nur die zentralen Begriffe erwähnt:

- keine „Rangfolge" (d.h. Reihenfolge) = nominal
- „Rangfolge" (d.h. Reihenfolge) ohne gleiche Abstände = ordinal
- „Rangfolge" (d.h. Reihenfolge) mit gleichen Abständen = metrisch.

Beispiel 11-3

In einer kleinen Stichprobe (n = 7) betrug die Liegedauer bei einer bestimmten Diagnose: 10, 10, 10, 20, 20, 30 und 150 Tage.

In drei unterschiedlichen Pressemitteilungen ist zu lesen:

a. Bei der Erkrankung handelt es sich um eine sehr langwierige Erkrankung mit einer mittleren Krankheitsdauer von 35,7 Tagen.
b. Die „mittlere" Krankheitsdauer beträgt 20 Tage.
c. Aus der Erkrankung resultiert normalerweise eine relativ kurze Liegedauer von 10 Tagen.

Alle drei Angaben (arithmetischer Mittelwert, Median und Modus) sind zwar möglich, nicht alle eignen sich jedoch zur Darstellung des wahren Informationsgehalts der Daten.

Streuungskenngrößen

In der Praxis interessiert in der Regel nicht nur der typischste Wert, sondern auch, wie stark die Einzelwerte um den Mittelwert streuen. Folgende Größen stehen dazu zur Verfügung:

a. *Spannweite (range):* Unter Spannweite versteht man die Differenz des größten und des kleinsten Werts. Im obigen Beispiel (**Tab. 11-1**) ist das der Wert 6–0 = 6.
b. *Anzahl der „Klassen" (class intervall):* Wird beispielsweise das Alter in den Erhebungsklassen „unter 50", „50 bis 59", „60 bis 69" und „70 und älter" erhoben, so handelt es sich hierbei um vier unterschiedliche Altersklassen.
c. *Quartilsabstand (interquartile range):* Diese Größe beschreibt den Bereich, in dem die „mittleren 50 %" aller Werte liegen. Analog dem Median, der die „50 %-Marke" charakterisiert, bestimmt man hierbei sowohl die „25 %-" als auch die „75 %-Marke", indem man die nach der Größe geordneten Messwerte in vier gleich große Gruppen unterteilt. Die beiden mittleren Gruppen repräsentieren dann die mittleren 50 % aller Messwerte. Bezogen auf das Beispiel der Krankenhausaufenthalte liegen die mittleren 27 Werte (50 % der 54 Messwerte) zwischen 1 und 3.

Zur Visualisierung der Streuung insbesondere des Quartilsabstandes (auch in Relation zum Median) ist der sogenannte *Box and Wisker Plot* (kurz Boxplot) hervorragend geeignet (**Abb. 11-7**). Liegen keine „Ausreißer" vor, bezeichnen die Enden den minimalen und maximalen Wert. Die Box, begrenzt durch das 1. und 3. Quartil, veranschaulicht den Quartilsabstand in Relation zum Median. Das 1. Quartil (das „erste Viertel") kennzeichnet denjenigen Wert, den 25% aller Teilnehmenden maximal haben, folglich haben die restlichen 75% aller Beteiligten mindestens diesen Wert. Beim 3. Quartil (das „dritte Viertel") ist es gerade umgekehrt; 75% aller Beteiligten haben höchstens diesen Wert und nur bei einem Viertel aller Teilnehmenden liegt der Wert oberhalb oder mindestens so hoch.

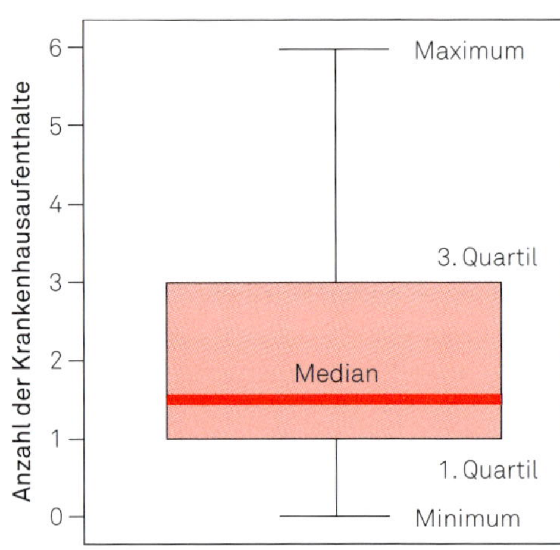

Abbildung 11-7: Beispiel für einen Boxplot (Quelle: Eigendarstellung)

d. *Standardabweichung und Varianz (standard deviation, variance):* Diese Streuungsgrößen beruhen auf der mittleren (quadrierten) Entfernung der Messwerte vom arithmetischen Mittelwert. Varianz und Standardabweichung unterscheiden sich nur dadurch, dass das „Quadrat der Standardabweichung" die Varianz ist. Aus dem Beispiel mit den Krankenhausaufenthalten resultieren eine Standardabweichung von 1,56 und eine Varianz von $1{,}56^2 = 2{,}43$. Ob eine Standardabweichung als groß oder als gering einzuschätzen ist, ergibt sich oft erst, wenn man die Größe der Standardabweichung in Bezug zum Mittelwert setzt (hier 1,56/1,85 = 0,84 oder 84 %). Diese auch als *Variationskoeffizient* oder *relative Standardabweichung* bezeichnete Größe gibt an, welchen Anteil die Streuung im Verhältnis zum Mittelwert hat.
Aus dem Mittelwert der Altersverteilung von 69,19 Jahren und der zugehörigen Standardabweichung von 15,23 Jahren resultiert ein Variationskoeffizient von 0,22 oder 22 %, das heißt, bezogen auf den Mittelwert ist hier die Streuung kleiner als im Beispiel mit den Krankenhausaufenthalten.

Die Standardabweichung ist nicht nur ein häufig verwendetes Streuungsmaß für metrische Daten, sie spielt auch bei vielen statistischen Berechnungen eine große Rolle. Dies gilt insbesondere in Kombination mit der im Folgenden angesprochenen Normalverteilung.

Normalverteilung

Diese symmetrische Verteilung spielt unter anderem in der schließenden Statistik eine ungemein wichtige Rolle. Dies liegt nicht nur daran, dass viele natürliche Größen annähernd einer Normalverteilung entsprechen. Ist dies der Fall, kann man bei der Auswertung auf parametrische Verfahren zurückgreifen, andernfalls ist man gezwungen, die nichtparametrischen Verfahren zu verwenden (s. Kap. 11.3). Hinzu kommt, dass bei normalverteilten Daten

- etwa zwei Drittel aller Daten höchstens eine Standardabweichung
- etwa 95 % aller Daten höchstens zwei Standardabweichungen und nur
- etwa ein halbes Prozent aller Daten mehr als drei Standardabweichungen vom Mittelwert entfernt sind.

Abbildung 11-8 veranschaulicht die Normalverteilung am Beispiel der Altersverteilung. In **Abbildung 11-6** ist jetzt zusätzlich eine Normalverteilungskurve eingezeichnet. Ausgehend von einem Mittelwert von 69,19 und einer Standardabweichung von 15,23 liegen jetzt ca. 67 % aller Werte im Bereich 69,19–15,23 und 69,19+15,23 (d.h. zwischen 53,96 und 84,42) und 95 % aller Messwerte im Bereich zwischen 38,73 und 99,65 (69,19–30,46 und 69,19+30,46).

Zusammenfassung

Zusammenfassend werden in **Tabelle 11-2** die einzelnen Lage- und Streuungskenngrößen den unterschiedlichen Skalenniveaus zugeordnet. Deutlich zu erkennen ist: Je „höher" das Skalenniveau, desto mehr Auswertemöglichkeiten stehen zur Verfügung.

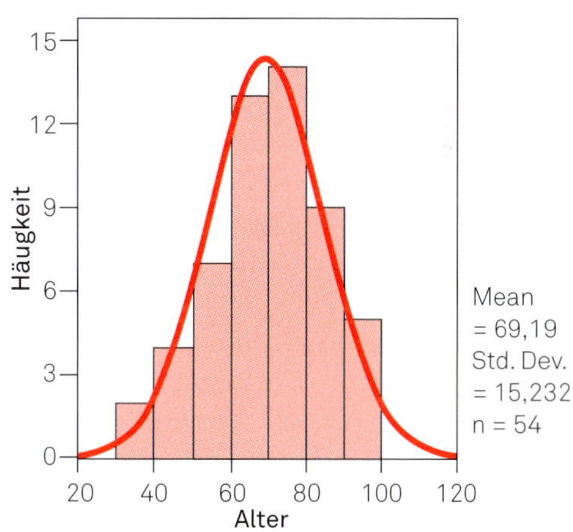

Abbildung 11-8: Histogramm der Altersverteilung inklusive Normalverteilungskurve (Quelle: Eigendarstellung)

Tabelle 11-2: Zusammenhang zwischen Lage- und Streuungskenngrößen und Skalenniveau (Quelle: Eigendarstellung)

	Skalenniveaus		
	metrisch	**ordinal**	**nominal**
Lagekenngrößen	Mittelwert		
	Median	Median	
	Modus	Modus	Modus
Streuungskenngrößen	Standardabweichung/ Varianz		
	Quartilsabstand und Spannweite	Quartilsabstand und Spannweite	
	Zahl der „Klassen“	Zahl der „Klassen“	Zahl der „Klassen“

11.2.3 Zusammenhänge zeigen

Im Rahmen von Untersuchungen ist man gewöhnlich an mehr als zwei Variablen bei denselben Merkmalsträgern (Patientinnen und Patienten, Bewohnende oder Einrichtungen) interessiert. Häufig steht die Frage im Vordergrund, ob zwischen den Variablen Zusammenhänge existieren. Im Folgenden betrachten wir die Situation, dass es sich um zwei nominale oder um zwei ordinale oder metrische Größen handelt, die an denselben „Untersuchungseinheiten“ (hier Patientinnen und Patienten) gemessen wurden.

Zwei nominale Variablen: Die Vier-Felder-Tafel

Häufig möchte man erfahren, ob zwischen zwei Variablen ein Zusammenhang besteht und wie ausgeprägt er ist (z. B. Gesundheitszustand und Selbstpflegekompetenz, HbA_{1c}-Wert und Anzahl der Diabetesschulungen).

Zwei *nominale Daten*, wie z. B. „postoperative akute Verwirrtheit“ (ja/nein) und „Herzklappenersatz“ (ja/nein), lassen sich in einer Kontingenztafel (hier Vier-Felder-Tafel) zusammenfassen (**Tab. 11-3**). Der Tabelle ist zu entnehmen, dass von den insgesamt 860 kardiochirurgischen Patientinnen und Patienten 209 einen Herzklappenersatz erhielten, 651 jedoch nicht. Insgesamt zeigten 152 Patientinnen und Patienten mindestens einmal Anzeichen von Verwirrtheit.

Angesichts der Daten könnte man sich fragen, ob ein Zusammenhang zwischen „Herzklappenersatz“ und „Verwirrtheit“ besteht. Der Tabelle lässt sich entnehmen, dass von den 651 Patientinnen und Patienten ohne Herzklappenersatz 99 oder 15,2 % das Phänomen „postoperative Verwirrtheit“ zeigte. Von den 209 Patientinnen und Patienten mit Herzklappenersatz waren demgegenüber 53, das heißt 25,4 %, betroffen.

Um zu beurteilen, ob diese Unterschiede zufällig sind (eine Wiederholung der Studie würde sicher andere Prozentzahlen liefern) oder auf einen Zusammenhang zwischen Herzklappenersatz und Verwirrtheit hinweisen, bedarf es eines geeigneten statistischen Testverfahrens. Wie in Kapitel 11.3 zu erfahren ist, handelt es sich hier mit $p = 0{,}001$ (Chi-Quadrat-Test) um ein signifikantes Ergebnis, das heißt, der Herzklappenersatz kann hier als Risikofaktor für akute postoperative Verwirrtheit bei kardiochirurgischen Patientinnen und Patienten gesehen werden.

Zwei ordinale oder metrische Variablen: Scatterplot und Korrelation

Der Zusammenhang zwischen zwei ordinalen oder metrischen Daten lässt sich gut durch einen Scatterplot (Streudiagramm) veran-

Tabelle 11-3: Zusammenhang zwischen Herzklappenersatz und postoperativer Verwirrtheit (Quelle: Eigendarstellung in Anlehnung an Osterbrink et al., 2002)

		verwirrt					
		nein		ja		gesamt	
		Anzahl	%	Anzahl	%	Anzahl	%
Herzklappenersatz	nein	552	84,8	99	15,2	651	100
	ja	156	74,6	53	25,4	209	100
	gesamt	708	82,3	152	17,7	860	100

schaulichen. Jede Untersuchungseinheit wird dabei durch einen Punkt repräsentiert, der beide Merkmale gleichzeitig beschreibt (**Abb. 11-9**).

Um die Größe des Zusammenhangs zu quantifizieren, existieren je nach Datenniveau (und -verteilung) unterschiedliche Berechnungsverfahren. Bei ordinalen oder metrischen Daten lässt sich der Zusammenhang zweier Größen mithilfe des *Korrelationskoeffizienten* (r) quantifizieren. Dieser beschreibt die Stärke der Beziehung zweier Größen. Der Wertebereich reicht von –1 bis +1. Allgemein gilt, je näher der Wert bei +1 (oder –1) liegt, desto höher ist der Zusammenhang zwischen beiden Größen. Ein

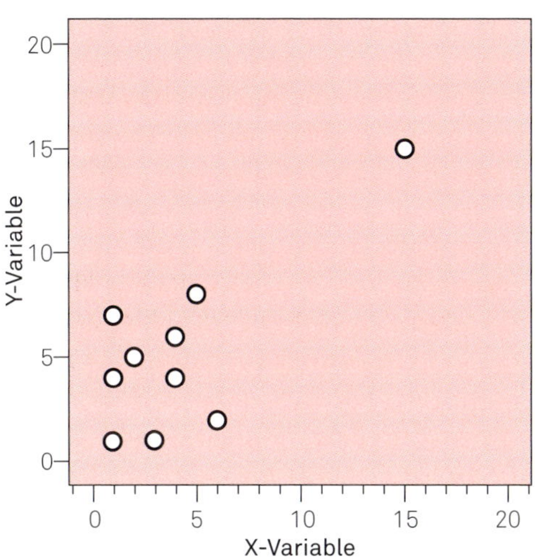

Abbildung 11-9: Punktediagramm mit Ausreißer (Quelle: Eigendarstellung)

Wert um Null deutet darauf hin, dass zwischen beiden Größen kein Zusammenhang besteht. Die Richtung eines eventuellen Zusammenhangs spiegelt sich in dem Vorzeichen. Das Plus-Zeichen steht für einen positiven Zusammenhang, das Minus-Zeichen für einen negativen Zusammenhang.

Üblicherweise wird für ordinale Daten der Korrelationskoeffizient nach Spearman's Rho oder Kendall's Tau und für metrische (und normalverteilte) Daten der Korrelationskoeffizient nach Pearson verwendet.

Beispiel 11-4

„Die Werte der Kalorienbedarfsdeckungsgrade berechnet mit HB und 30 kcal / kg KG und der Proteinbedarfsdeckungsgrad 1 g / kg KG korrelieren signifikant mit Korrelationskoeffizienten von > 0,8 (p < 0,001), wie in Tabelle 4 dargestellt" (Brunner et al., 2021, *S. 6).*

In diesem Beispiel steht HB für den Kalorienbedarfsdeckungsgrad mit der Harris-Benedict-Formel und KG für das Körpergewicht. In Tabelle 4 „Korrelationen mit Spearman-Rho zwischen den Kalorien- und Proteinbedarfsdeckungsgraden, Anzahl medizinischer Diagnosen, Pflegediagnosen, Body Mass Index (BMI), Liegedauer und Alter und Behandlungsbereich" wird auch der berechnete Korrelationskoeffizient Spearman-Rho konkret genannt.

Gerade weil der Korrelationskoeffizient in vielen Studien berechnet wird, gilt es einige der häufigen Fehler oder Missverständnisse zu vermeiden: Eine wichtige Voraussetzung bei der Anwendung der hier dargestellten Korrelationskoeffizienten ist, dass es sich um einen „linearen“ Zusammenhang der beiden Variablen handelt. Das heißt im Normalfall lassen sich alle Messwerte (die „Punktwolke“) gut durch eine Ellipse umgrenzen und bei einem perfekten Zusammenhang liegen alle Messpunkte auf einer Geraden.

Korrelation und Kausalität. Auch eine hohe Korrelation, also ein hoher Zusammenhang zwischen zwei Größen, sagt nichts über eine mögliche Kausalität (Ursache und Wirkung) aus. In Statistikbüchern wird als Beispiel immer wieder auf den hohen Zusammenhang zwischen „Anzahl der Störche“ und „Anzahl der Geburten“ hingewiesen. Auch wenn dieser Befund hier sicher niemanden zu voreiligen Schlüssen verleitet, ist genau dies jedoch in der (pflege-)wissenschaftlichen Literatur manchmal zu beobachten. In einer Querschnittstudie von Dienel (2006) wurden bei Patientinnen und Patienten einer geriatrischen Fachklinik die Anzahl festsitzender Zähne sowie der Mini-Mental-Status (MMS) erhoben. In den Ergebnissen zeigt sich, dass Patientinnen und Patienten mit wenigen Zähnen einen schlechteren MMS aufweisen. Der Autor schlussfolgert, dass „*das Vorhandensein von zahlreichen Zähnen im Alter ein Schutzfaktor für eine Alzheimer-Demenz*“ darstelle. Abgesehen davon, dass Querschnittstudien keine Aussagen über Kausalitäten zulassen, gab der Autor die Richtung der scheinbaren Kausalität vor. Ebenso falsch könnte man schlussfolgern, ein guter MMS sei ein Schutzfaktor gegen Zahnausfall.

Korrelation und Übereinstimmung. Bei der Bestimmung der Interraterreliabilität (s. Kap. 8), das heißt der Frage, inwieweit zwei Untersucher zu ähnlichen Ergebnissen kommen, wird eine hohe Korrelation oft mit einer hohen Übereinstimmung verwechselt. So können zwei Anwendende, auch wenn sie in ihrer Beurteilung nie übereinstimmen, eine hohe oder gar sehr hohe Korrelation erzielen. Dies ist beispielsweise dann der Fall, wenn die eine Person (z. B. bei einer Blutdruckmessung) immer fünf Punkte mehr abliest als die andere.

Korrelation und Extremwerte. Der Wert des Korrelationskoeffizienten kann durch Extremwerte sehr stark beeinflusst werden. So kann ggf. ein einziger Extremwert eine hohe Korrelation vortäuschen, wo in Wirklichkeit kein oder nur ein geringer Zusammenhang existiert (**Abb. 10-9**). Ohne den Ausreißer ist kein Zusammenhang zwischen den x- und den y-Werten zu erkennen ($r = 0{,}08$; Korrelation nach Pearson). Wird der Ausreißer jedoch in die Berechnung des Korrelationskoeffizienten einbezogen, deutet dies auf einen hohen Zusammenhang zwischen der x- und der y-Variable hin ($r = 0{,}76$).

Korrelation und unterschiedliche Gruppen. Liegen den Daten zwei unterschiedliche Gruppen zugrunde, so können diese eine hohe Korrelation zwischen zwei Merkmalen vortäuschen, obwohl dieser Zusammenhang innerhalb jeder Gruppe nicht existiert (**Abb. 11-10**). Denkbar ist aber auch die umgekehrte Situation, dass zwar innerhalb jeder Gruppe ein Zusammenhang existiert, der jedoch bei undifferenzierter Betrachtung nicht sichtbar ist (**Abb. 11-11**).

Dies und die oben angesprochenen Punkte zeigen deutlich, wie wichtig es ist, sich bei der Berechnung der Korrelationskoeffizienten nicht nur auf die statistischen Werte zu verlassen, sondern die Zusammenhänge immer auch graphisch zu veranschaulichen.

Zwei metrische Variablen: Regression und Vorhersage

Mithilfe der Punktwolke lässt sich die Beziehung zwischen zwei Variablen graphisch veranschaulichen, die *Korrelation* misst zum einen die Stärke des Zusammenhangs und zeigt zum andern auch deren Richtung. Wenn eine Beziehung zwischen zwei Merkmalen existiert, wie z. B. zwischen Kosten und Liegetagen, Blutdruck und Alter oder Schlafmitteldosis und Einschlafzeit, entsteht oft der Wunsch, Vorhersa-

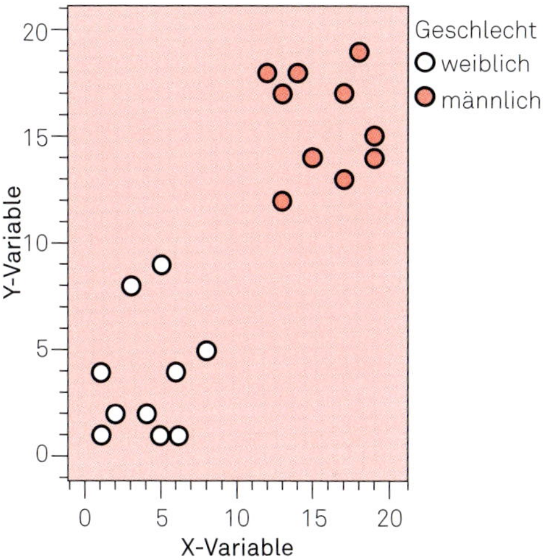

Abbildung 11-10: Beispiel für ein Streudiagramm. Bei einer Geschlechtsdifferenzierung ist kein Zusammenhang erkennbar (r = 0,15 für Frauen und r = −0,12 für Männer). Ein Zusammenhang entsteht jedoch, wenn auf die Geschlechtsdifferenzierung verzichtet wird (r = 0,86; n. Pearson). (Quelle: Eigendarstellung)

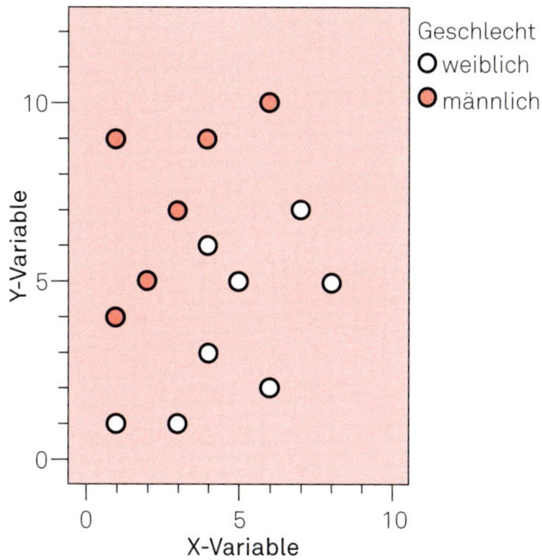

Abbildung 11-11: Beispiel für ein Streudiagramm. Gesamtzusammenhang ohne Geschlechtsdifferenzierung: r = 0,18; Zusammenhang nach Geschlecht getrennt: r =0,54 für Frauen und r = −0,65 für Männer (n. Pearson) (Quelle: Eigendarstellung)

gen zu ermöglichen. Dafür bietet sich die (einfache) lineare Regression an. Wichtig ist, dass sich die Variablen in „abhängig“ und „unabhängig“ unterscheiden lassen. Beim Beispiel Schlaf-mit-teldosis und Einschlafzeit wäre die Dosis die „unabhängige“ Variable, und die Einschlafzeit die „abhängige“.

Die Regressionsanalyse erlaubt Aussagen darüber, wie z.B. das Körpergewicht pro zugeführter Kalorienmenge oder der Blutdruck pro Lebensjahr im Schnitt ansteigen. Hierzu wird über die Punktwolke eine Gerade gelegt, sodass die Abstände der einzelnen Messpunkte von der Gerade (sog. „Residuen“) möglichst klein werden (**Abb. 11-12**)[9]. Die Residuen sind als lachsrote Linien zwischen den Messwerten und der Geraden erkennbar. Über die mathematische Funktion dieser Geraden ($y = a + b \times x$) können für jedes x (unabhängige Variable, z.B. „Schlafmitteldosis“) die entsprechenden y-Werte (abhängige Variable, z. B Einschlafzeit) errechnet werden. In diesem Zusammenhang spricht man von Interpolation und Extrapolation; „a“ beschreibt den Schnitt der Geraden durch die y-Achse, „b“ gibt die Steigung der Geraden - und damit maßgeblich den Einfluss von x auf y - an.

Bei der Interpolation werden y-Werte berechnet, deren zugrunde liegendes x *zwischen* dem kleinsten und größten gemessenen x-Wert liegt. In **Abbildung 11-12** liegen beispielsweise Punktwerte für x = 6 und x = 8 vor. Per Interpolation kann mithilfe der Regressionsgeraden der y-Wert für x = 7 errechnet oder abgelesen werden.

Abbildung 11-13 zeigt die Anzahl der Geburten in Deutschland in den Jahren 1954 bis 1964. Mittels linearer Regression wurde eine Gerade durch die Punktwolke gezogen. Sollen nun auf Grundlage der Regressionsgeraden die Geburtenzahlen für die Jahre 1970 und 1980 errechnet (vorhergesagt) werden, spricht man von Extrapolation. Ergebnisse aus Extrapolationen müssen immer kritisch betrachtet werden, da sie Aussagen über unbekannte oder noch nicht eingetretene Verhältnisse beinhalten. So würde

9 Genau genommen sind es die quadrierten Abstände, aber diese Feinheiten spielen für das Verständnis keine Rolle, zumal die Regressionsgerade in der Praxis von Computerprogrammen und nicht von der Hand berechnet wird.

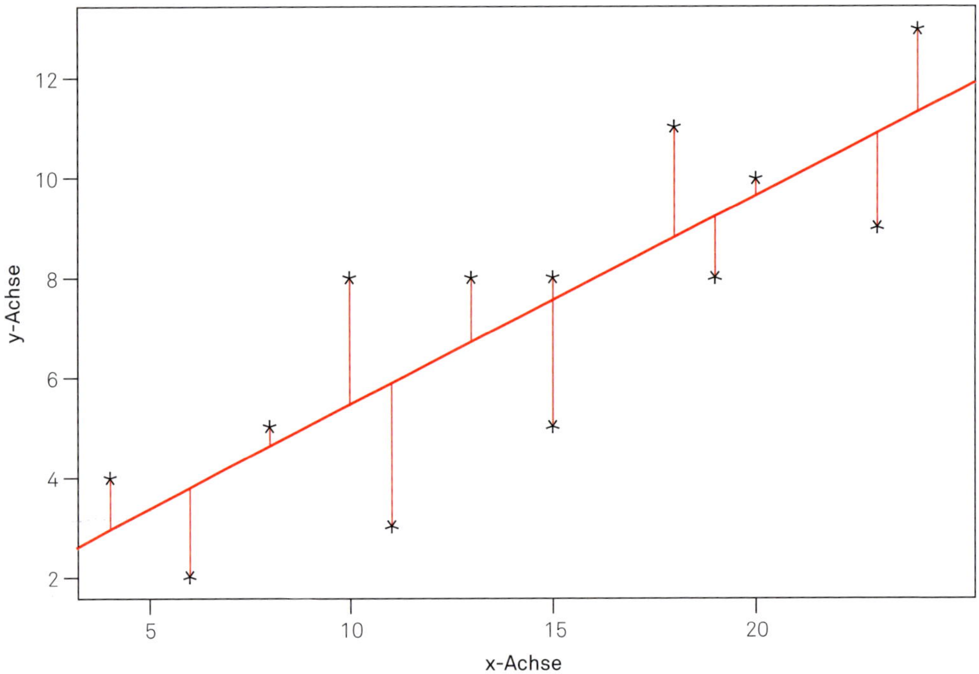

Abbildung 11-12: Regressionsanalyse (Erläuterung im Text) (Quelle: Eigendarstellung)

man auf Grundlage von **Abbildung 11-13** die wahrscheinliche Geburtenanzahl für das Jahr 1970 mit ca. 1,5 Millionen angeben. Die tatsächlichen Zahlen weichen jedoch stark davon ab, wie **Abbildung 11-14** zeigt. In diesem Beispiel verzerrt die Einführung oraler Kontrazeptiva die tatsächliche Anzahl der Geburten (sog. „Pillenknick"), so dass im Jahr 1970 „nur" 1 Million Geburten verzeichnet werden konnten.

Um zu beurteilen, wie gut die Vorhersagen sind, wird gewöhnlich jedoch nicht der Korrelationskoeffizient, sondern der „quadrierte Korrelationskoeffizient" verwendet. Diese als „Bestimmtheitsmaß" definierte Größe (R^2) ermöglicht eine relativ anschauliche Interpretation. Aus einem Korrelationskoeffizienten von z. B. 0,7 resultiert ein Bestimmtheitsmaß von 0,49, welches besagt, dass sich die Variabilität der y-Werte (abhängige Variable) zu 49 % aus den x-Werten (unabhängige Variable) erklären lässt. Die restlichen 51 % beruhen auf der Individualität der einzelnen und auf den sonstigen nicht berücksichtigten bzw. nicht bekannten Einflussgrößen.

Werden mehr als zwei Faktoren zur Erklärung herangezogen, spricht man von einer *multiplen Regression*. Auch hier beschreibt das Bestimmtheitsmaß R^2, wie gut die unabhängigen Variablen die abhängige Variable vorhersagen.

Beispiel 11-5

„Die multiplen Regressionsanalysen zeigen, dass eine positive Einstellung zur Forschungsanwendung (β = 0,388; p < 0,001), die Verfügbarkeit aufbereiteter Forschungsergebnisse (β = 0,470; p < 0,001) und eine adäquate institutionelle Unterstützung (β = 0,142; p < 0,050) einen signifikanten Einfluss auf die Anwendung von Forschungsergebnissen habe" (Haslinger-Baumann et al., 2015, S. 145).

Die standardisierten Beta-Koeffizienten (β) geben Auskunft über die Größe des Einflusses der jeweiligen unabhängigen Variablen (Einflussgröße) auf die abhängige Variable (die Zielgröße, hier die Bereitschaft, Forschungsergebnisse anzuwenden).

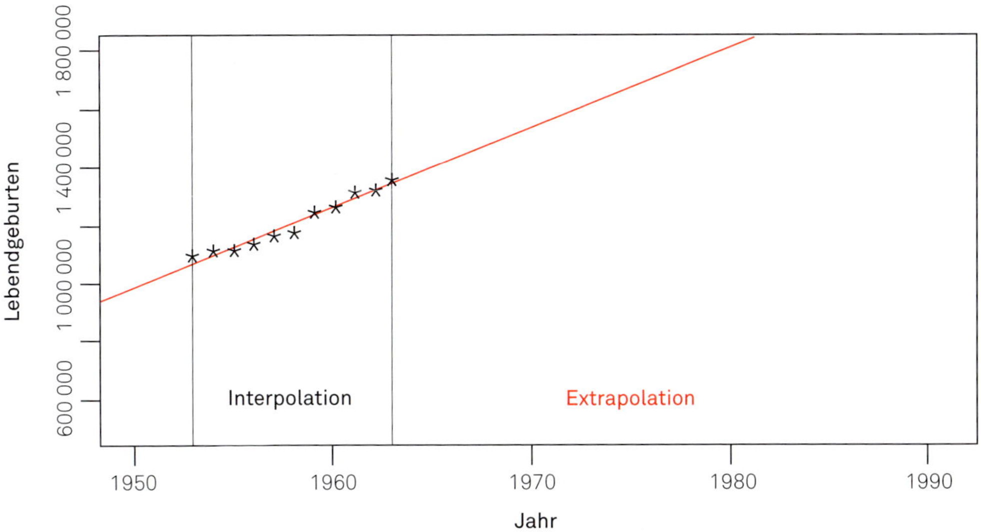

Abbildung 11-13: Anzahl der Geburten in Deutschland in den Jahren 1954 bis 1964 – Extrapolation der Geburtenzahlen für 1970 und 1980 mittels linearer Regression (Quelle: Eigendarstellung)

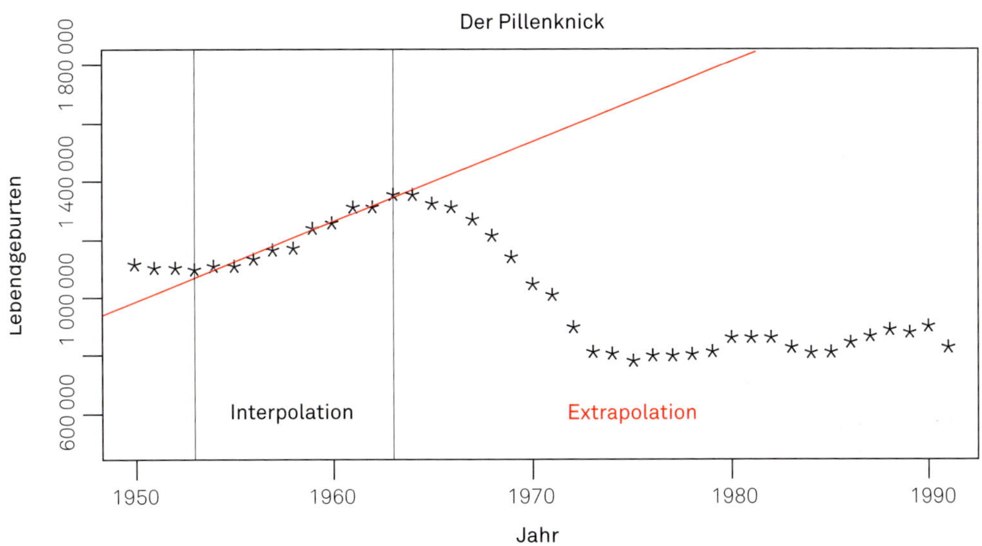

Abbildung 11-14: Verzerrung der tatsächlichen Anzahl der Geburten gemäß **Abbildung 11-13** durch die Einführung oraler Kontrazeptiva (sog. Pillenknick) (Quelle: Eigendarstellung)

„Zur Überprüfung der ersten Hypothese konnten über das Regressions-Modell 1 60,1 % der Varianz der abhängigen Variablen, Forschungsanwendung' durch die drei unabhängigen -Variablen aufgeklärt werden (F = 77,554; p < 0,001). Es zeigte sich, dass der stärkste signifikante Faktor für die Forschungsanwendung die Verfügbarkeit ist. Je höher die Verfügbarkeit von Forschungsergebnissen, desto höher die Anwendung in der Praxis“ (Haslinger-Baumann et al., 2015, S. 149).

Die 60,1 % „aufgeklärter" Varianz entsprechen dem oben genannten Bestimmtheitsmaß R^2.

Die Auswahl geeigneter Regressionsverfahren ist abhängig vom Skalenniveau der zu untersuchenden abhängigen Variable. Die bereits angesprochene *lineare* Regression wird dann angewendet, wenn metrische Daten vorliegen. Werden ordinale Daten verwendet, z.B., weil der Gesundheitsstatus der Probandinnen und Probanden in den Kategorien „gesund – leicht krank – krank – schwer krank" erhoben wurde, müssen entsprechend Verfahren der *ordinalen* Regression verwendet werden; siehe hierzu große Schlarmann und Galatsch (2014).

Interessiert man sich dafür, welche Faktoren beispielsweise die Entstehung eines Dekubitus fördern, so handelt es sich bei der abhängigen Zielgröße „Dekubitus ja/nein" um ein dichotomes (nominales) Skalenniveau. Zur Bearbeitung dieser Situation bedarf es der *logistischen* Regression, für deren Entwicklung Daniel McFadden und James Heckmann 2000 den Nobelpreis für Wirtschaftswissenschaften verliehen bekamen.

Beispiel 11-6

„The ordinal regression analysis revealed that a more positive attitude towards families and having own experience of a critically ill family member were associated with involving patients' families in care" (Rahmqvist-Linnarsson et al., 2014, S. 270).

„Mittels multipler logistischer Regression wurde untersucht, ob die Nicht-Involvierung von Wundexperten mit einem verminderten oder erhöhten Risiko für die untersuchten Phänomene einhergeht. […] Die Ergebnisse der logistischen Regressionsanalysen zeigten, dass das Risiko für ein als schlechter empfundenes Selbstmanagement ([…] p = 0,11) der Betroffenen tendenziell erhöht war, wenn keine Wundexperten in die Versorgung involviert waren" (Rust et al., 2016, S. 321).

11.3 Schließende Statistik

Im Rahmen von quantitativen Studien ist man, wie erwähnt, daran interessiert, Studienergebnisse zu verallgemeinern und auf die Grundgesamtheit zu übertragen. Hierbei ist man gezwungen, aus den Ergebnissen der Stichprobe (s. Kap. 9) auf die interessierende Grundgesamtheit zu schließen – daher auch „schließende Statistik". Zur Beurteilung, inwieweit dies zuverlässig möglich ist, bewertet man die Angaben der Konfidenzgrenzen, Ergebnisse von statistischen Tests sowie der Fallzahlschätzung.

11.3.1 Konfidenzgrenzen

Angenommen, Sie möchten das durchschnittliche Alter der Klientinnen und Klienten Ihrer Sozialstation mithilfe einer Befragung ermitteln und befragen hierzu 20 zufällig ausgewählte Klientinnen und Klienten. Als Ergebnis erhalten Sie den Wert 41,27 Jahre. Sie wären sicherlich zu Recht überrascht, wenn Sie in einer erneuten Befragung an weiteren 20 zufällig ausgewählten Klientinnen und Klienten wieder einen Mittelwert von genau 41,27 Jahre erhielten. Wenn aber unterschiedliche Stichproben zu unterschiedlichen Ergebnissen führen, woher sollen Sie dann wissen, in welchem Bereich das „richtige" Durchschnittsalter, das heißt der „wahre Mittelwert" liegt?

Zur Lösung dieses Problems geben Sie Ihre Stichprobendaten in ein geeignetes Computerprogramm, drücken die richtigen Tasten und der Computer gibt Ihnen die gewünschte Information in Form von Konfidenzgrenzen (auch Vertrauensgrenzen oder Vertrauensintervall genannt)[10]. Diese bestehen aus einem unteren und einem oberen Grenzwert, die den gesuchten „wahren (Mittel-)Wert" mit einer „hohen" Wahrscheinlichkeit einschließen.

10 Im Rahmen dieses Buchs kann auf die konkrete Berechnung nicht näher eingegangen werden. Weitere Einzelheiten entnehmen Sie bitte einem Statistikbuch, z.B. Müller (2011).

Was unter einer „hohen“ Wahrscheinlichkeit zu verstehen ist, kann im Prinzip jeder frei wählen, wobei eine Wahrscheinlichkeit von 95 %, das „Vertrauensniveau“ oder die Vertrauenswahrscheinlichkeit, in diesem Kontext üblich ist und jede Abweichung hiervon näher begründet werden sollte. Je enger die Konfidenzgrenzen sind, desto genauer lässt sich der „wahre Wert“ lokalisieren.

Die Vertrauenswahrscheinlichkeit von 95 % bedeutet, dass das Vertrauensintervall mit einer Wahrscheinlichkeit von 95 % den gesuchten unbekannten wahren Wert enthält.

Beispiel 11-7

„*The prevalence of patients with at least one physical restraint was 11. 8 % (95 % confidence interval [CI] 7.8–15.7). The measures most often observed were bed rails (9.8 %, 95 % CI 6.5–13.1), followed by bilateral wrist restraint (2.5 %, 95 % CI 0.2–4.9)*“ (Krüger et al., 2013, S. 1603).

„*Physical relaxation (e.g. massage) was more effective in reducing stress than no intervention at one month following-up in four studies (SMD) −0.48, 95 % CI −0.89 to −0.08*“ (Ruotsalainen et al., 2015, S. 2).

In dem Chochrane Review konnten Ruotsalainen et al. (2015) basierend auf vier Studien zeigen, dass körperliche Entspannung (z. B. durch Massage) im Vergleich zu keiner Intervention nach einem Monat zu einer Verbesserung des beruflichen Stresses oder des Burnouts führt. Das Ausmaß der Verbesserung in einer standardisierten/normierten Einheit (standardisierte mittlere Differenz [SMD][11]) beträgt 0,48. Das 95 %-Konfidenzintervall der standardisierten mittleren Verbesserung umfasst den Bereich von 0,89 bis 0,08. Das bedeutet, dass die „wahre“ Verbesserung mit 95 %iger Wahrscheinlichkeit irgendwo zwischen 0,08 und 0,89 liegt. Die errechnete durchschnittliche Verbesserung von 0,48 stellt – auf Grundlage der vorhandenen Daten – den besten Schätzwert innerhalb des Konfidenzintervalls dar. Da das Intervall den Wert Null nicht enthält, das heißt eine Verbesserung um Null (also keine Verbesserung) äußerst unwahrscheinlich ist, spricht man auch von einer signifikanten Verbesserung.

Aber wovon hängen diese Grenzen ab bzw. noch wichtiger, wie kann man, wenn man selbst eine Studie plant, dazu beitragen, möglichst enge Konfidenzgrenzen zu erhalten? Dafür gibt es folgende zwei Optionen:

- *eine möglichst homogene Stichprobe wählen.* Je homogener (= geringe Streuung der Messwerte) die Grundgesamtheit ist, desto enger sind die Konfidenzgrenzen. Die Konzentration auf eine klar umschriebene homogene Zielgruppe geht allerdings auf Kosten der Verallgemeinerbarkeit der Ergebnisse. Besteht die Stichprobe nur aus nicht rauchenden 20- bis 25-jährigen Männern, so lassen sich die in dieser Gruppe erzielten Ergebnisse nicht ohne Weiteres auf über 70-jährige rauchende Frauen übertragen.
- *eine möglichst große (Zufalls-)Stichprobe wählen.* Je größer die gewählte Stichprobe, desto kleiner ist das Konfidenzintervall. Eine vierfach so große Stichprobe kann unter ansonsten gleichen Bedingungen das Vertrauensintervall halbieren. Die Wahl einer größeren Stichprobe hat zudem den Vorteil, dass dies nicht auf Kosten der Verallgemeinerbarkeit und Übertragbarkeit der Ergebnisse geht. Dies gilt insbesondere bei Prävalenzerhebungen um den Anteil der Betroffenen möglichst genau abschätzen zu können. Im Rahmen von Studien kann eine möglichst hohe Probandenzahl jedoch auch unethisch sein, wenn unnötig viele Personen an der Studie teilnehmen und ggfs. in der Kontrollgruppe die weniger wirksame Intervention bekommen.

11 Die SMD entspricht der Differenz der Mittelwerte der beiden Stichproben, dividiert durch die gemittelte Standardabweichung der Ergebnisse der einzelnen Studien. Die SMD hat die wichtige Eigenschaft, dass ihr Wert von der verwendeten Skala oder Maßeinheit unabhängig ist.

Beispiel 11-8

Der mittlere Gewichtsverlust im Rahmen einer fiktiven Studie zur Ernährungs- und Bewegungsschulung bei Diabetikerinnen und Diabetikern betrug *MW = 5 kg* (95%-Konfidenzintervall $CI_{95\%}$ = (1,9–8,1 kg).

Mit anderen Worten, der „wahre" mittlere Schulungseffekt liegt mit ziemlicher Sicherheit, das heißt mit 95-prozentiger Wahrscheinlichkeit zwischen 1,9 und 8,1 Kilogramm. Menschen mit Diabetes, die an der oben genannten Schulung teilnehmen, unterscheiden sich demnach bezüglich ihres Gewichtsverlusts von denjenigen, die nicht an der Ernährungs- und Bewegungsschulung teilnehmen. Beachten Sie aber, dass – unabhängig von den konkreten Grenzen für den mittleren Schulungseffekt – der Gewichtsverlust der einzelnen Schulungsteilnehmenden erheblich unter- oder oberhalb dieses Intervalls liegen kann.

Nur wenn die Grenzen den Wert Null einschließen, ist dies gleichbedeutend damit, dass eventuell kein Schulungseffekt vorhanden ist.

Die Frage, ob sich zwei Gruppen im Hinblick auf ein Merkmal unterscheiden (hier die Schulungsteilnehmenden von den Nichtteilnehmenden im Hinblick auf die Gewichtsabnahme), lässt sich nicht nur mittels Konfidenzgrenzen, sondern auch mittels der im Folgenden angesprochenen Signifikanztests beantworten.

An dieser Stelle sei ausdrücklich betont, dass die im Folgenden angesprochenen Signifikanztests nur Aussagen darüber erlauben, ob ein Unterschied zwischen zwei Gruppen besteht oder nicht. Sie erlauben keine Aussagen über die Größe eines eventuellen Unterschieds, auch wenn manchmal durch Angaben wie „sehr" oder „höchst" signifikant dieser Eindruck entstehen könnte.

11.3.2 Das Grundprinzip statistischer Tests

Im Rahmen der statistischen Tests geht es in der Regel darum, zu entscheiden, ob sich zwei Gruppen, z. B. die Interventions- und die Kontrollgruppe, in Bezug auf ein Merkmal (z. B. Selbstpflegekompetenz, Geburtsgewicht oder Wundheilung) zufällig oder nichtzufällig unterscheiden. Insbesondere geht es hier nicht nur um die Frage, ob sich zwei konkrete Stichproben unterscheiden, sondern ob dies auch für die zugrunde liegende Zielpopulation zutrifft.

Das Grundprinzip bei einem statistischen Test sowie die möglichen Fehlerquellen entsprechen denen bei einem Gerichtsverfahren. So lassen sich zwei Arten von „Fehlurteilen" unterscheiden. Zum einen kann ein unschuldig Angeklagter fälschlicherweise als „schuldig" verurteilt werden, zum andern kann ein Schuldiger aus Mangel an Beweisen freigesprochen werden. Natürlich, und das sollte das eigentliche Ziel von Gerichtsverfahren sein, gibt es auch „richtige" Urteile, in denen der Unschuldige freigesprochen und der tatsächliche Täter schuldig gesprochen wird. **Tabelle 11-4** veranschaulicht diese Möglichkeiten.

Die beiden hier denkbaren Arten von Fehlurteilen sind analog denen, die auch bei einem statistischen Test auftreten können. Der Alpha-Fehler (auch Fehler 1. Art genannt) bezeichnet demnach hier die Situation, dass ein „Unschuldiger" vom Gericht fälschlicherweise als „schuldig" verurteilt wird, beim Beta-Fehler wird der wahre Täter vom Gericht freigesprochen.

Übertragen auf die Welt der Signifikanztests entspricht dabei der Schuldspruch (man hat genügend Hinweise gefunden, die für die Tat sprechen) einem signifikanten Ergebnis (man hat genügend Hinweise gefunden, die dafürsprechen, dass sich beide Gruppen im Hinblick auf die Zielgröße unterscheiden; **Tab. 11-5**).

In der Praxis legt man im Vorfeld einer Studie die Größe der noch akzeptierten Fehlerquote(n) fest, so wie man sich auch in einem Gerichtsverfahren entscheiden muss, ob man im Zweifel eher mehr Wert auf eine mögliche Abschreckung legt oder sich eher für den Angeklagten entscheidet. Leider gibt es in der Statistik, wie im richtigen Leben, wie die vielen bekannt gewordenen Fehlurteile zeigen, keine 100-prozentige Sicherheit.

Tabelle 11-4: Mögliche (Fehl-)Urteile bei einem Gerichtsverfahren (Quelle: Eigendarstellung)

		„Wirklichkeit"	
		schuldig	**unschuldig**
Gerichtsurteil	**schuldig**	richtiges Urteil	falsches Urteil α-Fehler (Fehler 1. Art)
	unschuldig	falsches Urteil β-Fehler (Fehler 2. Art)	richtiges Urteil

Tabelle 11-5: Mögliche Testergebnisse bei einem statistischen Test (Quelle: Eigendarstellung)

		„Wirklichkeit"	
		Unterschied vorhanden	**Unterschied nicht vorhanden**
Statistischer Test	**Unterschied vorhanden (Ergebnis ist signifikant)**	richtiges Testergebnis	falsches Testergebnis α-Fehler (Fehler 1. Art)
	Unterschied nicht vorhanden (Ergebnis ist nicht signifikant)	falsches Testergebnis β-Fehler (Fehler 2. Art)	richtiges Testergebnis

In der Statistik wird der erste, der Alpha-Fehler, in der Regel auf 5 % (a = 0,05) gesetzt. Dies heißt, man nimmt in Kauf, dass in 100 Studien, in denen in Wirklichkeit kein Unterschied zwischen der Interventions- und Kontrollgruppe existiert, fünf Studien fälschlicherweise zu dem Schluss kommen, dass sich Interventions- und Kontrollgruppe unterscheiden.

Auch wenn sicher gilt, „dass Gott die 6 % genau so liebt wie die 5 %" (Norman & Streiner, 2007), hat sich der Wert von 5 % (bzw. 1 %) für den Alpha-Fehler in der Statistik etabliert: 1 % wählt man beispielsweise, wenn man sichergehen will, dass die neue aufwendigere oder teurere Methode oder das Hilfsmittel wirklich besser ist als die bisherige einfachere oder günstigere Lösung. Man nimmt dann aber automatisch in Kauf, dass das Risiko steigt, dass ein eventueller positiver Effekt übersehen wird, der Beta-Fehler also ansteigt.

Im Rahmen der oben genannten fiktiven Studie zur Ernährungs- und Bewegungsschulung bei Diabetikerinnen und Diabetikern soll untersucht werden, ob sich die Schulungsmaßnahme auf das Körpergewicht auswirkt. Findet man innerhalb der Stichproben im Mittel einen Unterschied zwischen den beiden Teilnehmergruppen (mit und ohne spezielle Schulung), stellt sich die Frage, ob dieser Unterschied zufällig zustande gekommen ist oder ob vielmehr davon auszugehen ist, dass die Schulungsmaßnahme tatsächlich einen Einfluss auf das Körpergewicht hat.

Hat man alle Daten gesammelt, gilt es, abhängig vom Datenniveau und von der Datenverteilung, einen geeigneten Signifikanztest auszuwählen und zu berechnen. Ein mögliches Ergebnis, das sich dann auch in einer Veröffentlichung wiederfindet, könnte lauten: „p = 0,03". Unter der Annahme, dass die Schulungsmaßnahme tatsächlich keinen Einfluss auf das Körpergewicht hat, fände sich nur in etwa 3 % aller vergleichbaren Studien ein gleich großer oder gar größerer Gewichtsunterschied in den beiden Gruppen. Wie schon erwähnt, liegt in der Statistik die Grenze, die üblicherweise noch als Zufall akzeptiert wird, bei 5 %. Da 3 % aber kleiner und damit unwahrscheinlicher ist, liegt die Schlussfolgerung nahe, dass es zwar denkbar und möglich ist, dass der gefundene Unterschied in der Studie zufällig zustande gekommen ist, dass es aber viel wahrscheinlicher ist, dass sich beide Schulungsgruppen tatsächlich, das heißt generell bezüglich der Gewichtsabnahme unterscheiden. Man spricht in diesem Fall auch von einem „signifikanten Ergebnis". Würde das Ergebnis der statistischen Berechnungen jedoch p = 0,12 (oder 12 %) lauten, so wäre jetzt die Schlussfolgerung, dass der in der Stichprobe gefundene Unterschied zwischen beiden Gruppen noch „gut" mit dem Zufall zu vereinbaren ist. Mit anderen Worten, allein per Zufall wäre in etwa 12 von 100 Studienwiederholungen ein gleich großer oder gar größerer Unterschied zu erwarten gewesen, auch ohne dass tatsächlich ein Schulungseffekt existiert.

Aus diesem Ergebnis kann man jedoch nicht automatisch (wie manchmal zu lesen ist) darauf schließen, dass sich die beiden Gruppen nicht unterscheiden. Vielleicht war einfach die Stichprobe nicht groß genug, um eine reelle Chance zu haben, den vorhandenen Unterschied zwischen beiden Gruppen zu entdecken. Je kleiner der tatsächliche Unterschied zwischen beiden Gruppen ist, desto schwerer ist er nämlich zu entdecken und umso größer muss die gewählte Stichprobe sein, um diesen „kleinen" Unterschied zuverlässig aufzuspüren.

11.3.3 Fallzahlschätzung (Poweranalyse)

Eine Fallzahlschätzung dient der Errechnung einer optimalen Stichprobengröße, mit der ein existierender Unterschied auch tatsächlich entdeckt werden kann.

Gibt es tatsächlich einen Unterschied in der Interventions- und Kontrollgruppe und wird dieser im Rahmen der Studie nicht entdeckt, so handelt es sich, wie schon erwähnt, um den sogenannten Beta-Fehler. Da dieser sich nicht genau quantifizieren lässt, ist es nötig, die Chance zu berechnen, einen bestimmten relevanten Mindestunterschied überhaupt zu finden. Diese Wahrscheinlichkeit, einen bestimmten minimalen Unterschied im Rahmen eines statistischen Testverfahrens auch wirklich zu entdecken, wird auch als *Power* oder *Teststärke* eines Tests bezeichnet und aus (1–β) berechnet. Leider fehlt diese Angabe in zahlreichen pflegewissenschaftlichen oder medizinischen Studien oder aber die Studie ist so angelegt (zu kleine Stichprobe), dass nur eine sehr geringe Chance (oft nur 50 % oder weniger) besteht, einen möglichen relevanten Unterschied auch zu finden. Ähnlich der Irrtumswahrscheinlichkeit alpha, die in der Wissenschaft häufig mit 5 % oder 1 % festgelegt wird, hat sich für eine akzeptable Teststärke der Wert 80 % etabliert. Abhängig von der Größe des nachzuweisenden Unterschieds (Effektgröße) wird versucht die Stichprobengröße so groß zu wählen, dass mindestens 80 % Teststärke erreicht werden.

Die Berechnung der Fallzahl erscheint oft kompliziert und ist daher am besten zusammen mit einem Statistiker zu vollziehen. An dieser Stelle möchten wir daher v. a. Beispiele aus Studien vorstellen, in denen eine Poweranalyse durchgeführt wurde.

Beispiel 11-9

„Assuming a literature-based prevalence of 10 % patients with restraint use (Krüger et al., 2013) *and taking into account 20 % of unoccupied beds, we calculated a number of at least 1200 observations in four acute care hospitals in order to estimate a 95 % confidence interval (CI) of the prevalence with a precision of ±2 % (i.e. 95 % CI 8–12 %)"* (Krüger et al., 2013, S. 1602).

„Eine Stichprobenberechnung wurde im Vorfeld der Studie mit folgenden Parametern durchgeführt: Alpha von 0,05, Power von (1–β) 0,9, zweiseitige Testformulierung und ein Unterschied in der Dauer der Frühmobilisation von zwei Stunden. Bei einer Standardabweichung von 1,9

benötigt man 26 Patienten pro Gruppe, inklusive addierter Sicherheitsmarge von 20 % für eventuelle Verluste beim Follow-up. Somit ergab die Berechnung 31 Patienten pro Gruppe (N = 62) (Bollhalder et al., 2017, S. 42).
„Eine Überlegenheit der kinästhetischen Mobilisation gegenüber der Standardmobilisation [...] konnte nicht nachgewiesen werden (p = 0,38). Da die Fallzahlplanung für den zweiten Studienteil zu einer nicht akzeptablen Fallzahl geführt hätte, wurde die Studie nicht fortgesetzt (Eisenschink et al., 2003, S. 210).

Die Entscheidung von Eisenschink et al. (2003), die Studie aufgrund der benötigten Fallzahl nicht fortzusetzen, ist sehr konsequent und zu begrüßen. Würde die Studie, wie leider häufig der Fall, mit zu wenigen Teilnehmenden durchgeführt, werden diese unnötigerweise den Studienrisiken ausgesetzt, ohne dass dabei eine große Chance besteht, den Nutzen (die Überlegenheit) der Intervention zuverlässig zu entdecken.

An dieser Stelle sei jedoch noch auf den fundamentalen Zusammenhang zwischen Stichprobengröße, nachzuweisendem bzw. vorhandenem Effekt (der Effektstärke bzw. Effektgröße) und der Testpower (also der Teststärke) hingewiesen:

Je größer ein tatsächlich vorhandener Effekt ist, d.h. je größer der tatsächliche Unterschied zwischen den Gruppen ist, je leichter lässt sich dieser Unterschied nachweisen/erkennen.

„Leichter“ bedeutet hier,

- dass eine kleinere Stichprobe ausreicht, um diesen auch (relativ sicher) nachzuweisen, d.h. ein signifikantes Testergebnis zu erzielen, oder
- dass bei gleicher unveränderter Stichprobengröße die Teststärke/-power zunimmt, d.h. die Wahrscheinlichkeit steigt, auch wirklich ein signifikantes Ergebnis zu erhalten und damit den vorhandenen Unterschied auch wirklich zu entdecken.

Merke

- Je größer die Stichprobengröße
  - je kleiner der tatsächlich nachzuweisende Effekt oder
  - je größer die Power
- Je größer der tatsächliche Effekt (die Effektgröße)
  - je kleiner die benötigte Stichprobengröße oder
  - je größer die Power
- Je größer die Power
  - je größer die benötigte Stichprobengröße oder
  - je kleiner der nachzuweisende Effekt

Zur Veranschaulichung soll uns ein Beispiel mit einem Würfel dienen. Wir wollen herausfinden, ob ein vor uns liegender Würfel gezinkt ist oder nicht. Wenn wir fünfmal hintereinander eine sechs würfeln, ist die Sache relativ klar. Die Wahrscheinlichkeit mit einem „normalen“ Würfel fünfmal eine sechs zu würfeln beträgt 1/7776 = 0,00013 (oder 0,013 %) und ist damit extrem unwahrscheinlich! Wir können also ziemlich sicher annehmen, dass es sich hier um einen gezinkten Würfel handelt.

Um einen großen Effekt nachzuweisen (der Würfel würfelt immer (oder fast immer) nur 6en, reicht eine sehr kleine Stichprobe, um dies nachzuweisen.

- **Großer Effekt → kleine Stichprobe**

Ist der Effekt jedoch sehr klein, d.h. der Würfel ist nur minimal gezinkt, benötigen wir vielleicht 1000 oder 10 000 Würfe um zu erkennen, dass es sich hierbei nicht um einen normalen Würfel handelt.

- **Kleiner Effekt → große Stichprobe**

Ob ein Effekt „groß“, „mittel“ oder „klein“ ist, lässt sich nicht an den absoluten Zahlen des Unterschieds ablesen. Daher bedient man sich statistischer Modelle, um die Effektstärke zu beschreiben. Ein bekannter Vertreter ist hierbei „Cohen’s d“ (Cohen, 1992).

In klinischen Untersuchungen dient ein Pre-Test häufig auch dazu, eine Idee über die vorliegende Effektgröße zu erhalten. Über die im Pre-Test ermittelte Effektgröße kann die benötige Stichprobengröße errechnet werden. Hierzu eignet sich z. B. das Programm G*Power (Faul et al., 2007), ein kostenloses Tool der Uni Düsseldorf.

Die **Abbildungen 11-15a** und **11-15b** veranschaulichen den Zusammenhang zwischen der benötigten Stichprobengröße pro Gruppe und der Effektgröße (**Abb. 11-15a** und der gewünschten Testpower (**Abb. 11-15b**). Um einen kleinen Effekt (d=0,3) zwischen zwei Gruppen mit einer Power (Teststärke) von 80 % nachzuweisen, bedarf es einer Stichprobengröße von 176 Studienteilnehmern pro Gruppe, für einen großen Effekt (d=0,8) jedoch nur n = 26 pro Gruppe (**Abb. 11-15a**). Möchte man einen kleinen Effekt (d=0,3) statt mit einer Power von 80 % mit einer Power von 95 % nachweisen, müssen pro Studienarm statt 176 mindestens 290 Personen in die Studie eingeschlossen werden (**Abb. 11-15b**).

11.3.4 Ein- und zweiseitige Tests

Im Rahmen von hypothesenüberprüfenden Studien unterscheidet man zwischen ein- und zweiseitigen statistischen Testverfahren.

Auch wenn man die Vermutung hat, dass eine gezielte Patientenedukation bei Menschen mit Diabetes zu einer Senkung des HbA_{1c}-Werts führt (einseitige Hypothese), sollte man überprüfende Studien ergebnisoffen durchführen. Das heißt, das Ergebnis könnte, aus welchen Gründen auch immer, lauten, die Schulung führt nicht zu einer Reduktion, sondern im Gegenteil vielmehr zu einer Zunahme des HbA_{1c}-Werts (zweiseitige Hypothese).

In diesem Kontext unterscheidet man weiterhin zwischen der Nullhypothese (auch statistische Hypothese genannt) und der Alternativhypothese (auch Forschungshypothese genannt). Das Ziel (oder die Hoffnung) der Forschenden besteht darin, im Rahmen der statistischen Analyse ein signifikantes Ergebnis zu erhalten, welches den Forschenden ermöglicht, die Nullhy-

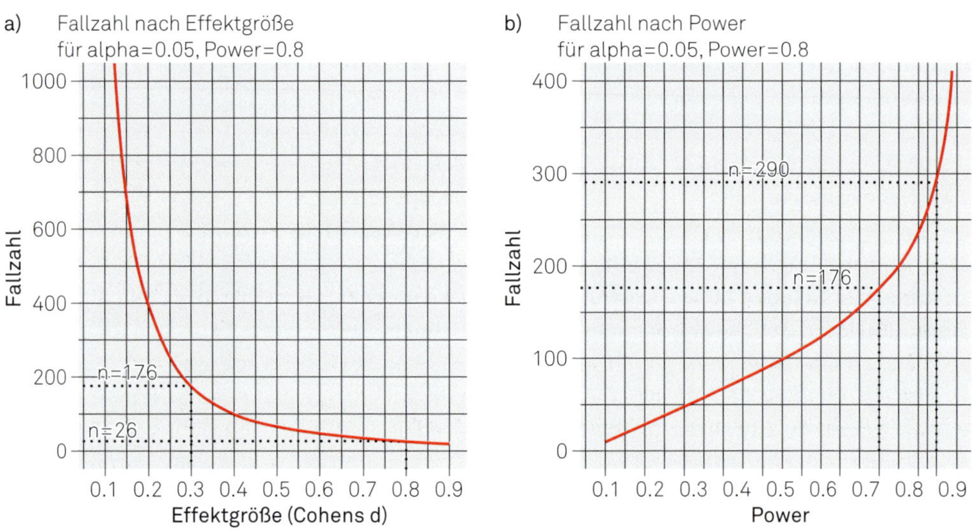

Abbildung 11-15a: a) Zusammenhang zwischen Stichprobengröße (pro Gruppe) und der Effektgröße bei einem zweiseitigen Test und alpha = 0,05. Bei d=0,3 werden 176 und bei d= 0,8 nur 26 Probanden pro Gruppe benötigt. (Quelle: Eigendarstellung); b) Zusammenhang zwischen Stichprobengröße (pro Gruppe) und der Testpower bei einem zweiseitigen Test, alpha = 0,05 und einem kleinen Effekt (d=0,3). Für eine Testpower von 0,8 werden 176 und für eine Testpower von 0,95 werden 290 Personen pro Studiengruppe benötigt. (Quelle: Eigendarstellung)

pothese (kein Effekt) zu verwerfen und die Forschungshypothese zu bestätigen.

Zweiseitige Hypothese
Nullhypothese: Die Schulung hat keinen Einfluss auf den HbA_{1c}-Wert,

Alternativhypothese: Die Schulung hat einen Einfluss auf den HbA_{1c}-Wert.

Einseitige Hypothese
Nullhypothese: Die Schulung verbessert den HbA_{1c}-Wert nicht (beeinflusst ihn nicht oder verschlechtert ihn sogar).

Alternativhypothese: Die Schulung verbessert den HbA_{1c}-Wert.

Da ein nichtsignifikantes Ergebnis, wie bereits erläutert, keine verlässliche Aussage ermöglicht, sind Forschende an einem signifikanten Ergebnis interessiert. Auch wenn man bei einer einseitigen Hypothese – ohne dies an dieser Stelle näher erläutern zu können – „leichter" ein signifikantes Ergebnis erhält, sollte man derartige Hypothesen nur sehr zurückhaltend einsetzen. Dies liegt insbesondere darin begründet, dass nur im Rahmen zweiseitiger Hypothesen auch unerwünschte oder zumindest unerwartete signifikante Ergebnisse möglich sind (hier: Die Schulung führt zu einer Steigerung des HbA_{1c}-Werts).

11.3.5 Multiples Testen

Im Rahmen empirischer Studien stehen oft mehrere Fragestellungen und Hypothesen im Vordergrund. So könnte man sich im Rahmen einer Interventionsstudie zur Patientenedukation fragen, ob diese zu einer höheren Patientenzufriedenheit, zu weniger Schmerzen, zu einer kürzeren Liegedauer oder zu mehr Lebensqualität führt. Auch könnte die Frage auftauchen, ob der Einfluss der Patientenedukation bei Frauen oder Männern, bei Jüngeren oder Älteren, bei Unter- oder Übergewichtigen unterschiedlich ist. In beiden Fällen wird in der Regel jede einzelne Forschungsfrage mit einem geeigneten statistischen Test beantwortet. Dies führt zum Problem des multiplen Testens.

Jeder einzelne Test hat in der Regel eine Irrtumswahrscheinlichkeit von 5 %. Selbst eine unwirksame Edukationsmaßnahme besitzt also im Rahmen einer Studie eine 5 %-Chance, fälschlich als wirksam eingestuft zu werden. Führt man bei einer unwirksamen Intervention mehrere statistische Tests durch (je Fragestellung einen), so erhöht sich die Wahrscheinlichkeit, dass ein Test irrtümlicherweise zu einem signifikanten Ergebnis, das heißt einem falsch positiven Testergebnis, führt.

Wenn man dies berücksichtigt, erweist sich auch das obige Vorgehen als legitim und wird als hypothesenerkundend oder hypothesengenerierend bezeichnet. Wichtig ist hierbei, dass ein eventuelles signifikantes Ergebnis in diesem Kontext weniger als Beleg, sondern nur als Hinweis auf einen wirksamen Einfluss zu verstehen ist, der in einer nachfolgenden hypothesenüberprüfenden Studie untermauert werden muss. Denn wie ein Politiker nach einer Wahl diese auch erklären kann, besteht bei multiplen Tests die Gefahr (die Versuchung), die gefundenen Signifikanzen als naheliegend und „wahr" zu betrachten. Stattdessen sollten diese nur als „auffällige" Befunde, die es weiter zu untersuchen gilt, zur Kenntnis genommen und auch so publiziert werden. Bei einer Hypothesenüberprüfung stehen aufgrund dieser Problematik gewöhnlich eine einzige oder nur wenige genau benannte Hypothesen im Vordergrund. Hierbei gilt dann die gewünschte Irrtumswahrscheinlichkeit von (in der Regel) 5 %. Bei der gleichzeitigen Überprüfung einiger weniger zu überprüfender Hypothesen stehen statistische Verfahren, wie z. B. ANOVA, zur Verfügung, sodass die Irrtumswahrscheinlichkeit insgesamt dennoch 5 % beträgt.

11.3.6 Spezielle Testverfahren

Im Folgenden sollen einige wichtige, häufiger vorkommende und einfache Testverfahren aufgeführt und ihre Anwendungsvoraussetzungen erläutert werden.

Nur korrekt angewandte und durchgeführte Signifikanztests können korrekte und zuverlässige Ergebnisse liefern. Dies gilt naturgemäß für die gesamte Studie, denn auch die beste Statistik nutzt nichts, wenn falsche oder fehlerhafte Daten, z. B. in einer verzerrten Stichprobe, erhoben wurden. Eine wichtige Voraussetzung bei der Auswahl des geeigneten Signifikanztests ist die Unterscheidung in „abhängige" und „unabhängige" Stichproben – nicht zu verwechseln mit abhängigen und unabhängigen Variablen (s. Kap. 5.1.1).

Anhand von Beispiel 11-10 sollen die Begriffe näher erläutert werden.

Beispiel 11-10

Um die Frage zu beantworten, ob eine Patientenedukation die Selbstpflegekompetenz verbessert, werden zwei mögliche Interventionsstudien angedacht:

- Die Studie umfasst nur eine Gruppe. Die Selbstpflegekompetenz wird an einer bestimmten Patientengruppe erhoben (Prätest), anschließend findet als Intervention die Patientenedukation statt und abschließend wird an derselben Patientengruppe erneut (Posttest) die Selbstpflegekompetenz erhoben. Da es sich bei der zweiten Datenerhebung um die gleichen Patientinnen und Patienten handelt wie bei der ersten Erhebung, spricht man hier von abhängigen Gruppen.
- Bei der zweiten Variante – bestehend aus Kontroll- und Experimentalgruppe – findet nur in der Experimentalgruppe die Patientenedukation statt, nicht jedoch in der Kontrollgruppe. Anschließend wird in beiden Gruppen die Selbstpflegekompetenz bestimmt. Bei der Kontroll- und Experimentalgruppe handelt es sich um zwei völlig unabhängige Gruppen.

Häufig vorkommende einfache Testverfahren

Bei allen im Folgenden exemplarisch aufgezählten, häufig vorkommenden und einfachen Testverfahren ist das Prinzip immer das gleiche:

- Die Forschungshypothese, wenn möglich auch die Nullhypothese, sollte klar genannt werden.
- Die maximal tolerierbare Irrtumswahrscheinlichkeit (auch als Signifikanzniveau oder als Alpha-Fehlerniveau bezeichnet) wird festgelegt (in der Regel 5 %).
- Abhängig vom Datenniveau, der Datenverteilung und der Testsituation (abhängige und unabhängige Gruppen) wird der passende statistische Test ausgewählt.
- Mit einer Statistiksoftware wird die aktuelle Irrtumswahrscheinlichkeit „p" ausgerechnet und von den Forschenden mit dem maximal tolerierbaren Alpha-Fehler (Signifikanzniveau) verglichen:
- Ist p kleiner als oder gleich dem gewählten Alpha-Fehler, ist das Ergebnis signifikant.
- Ist p größer als der gewählte Alpha-Fehler, ist das Ergebnis nicht signifikant.

Exemplarisch werden in **Tabelle 11-6** einige einfache, häufig verwendete Testverfahren für den Fall zweier Stichproben und deren Voraussetzungen aufgeführt. Auf die Situation mit mehreren Stichproben wird im Rahmen dieser Einführung nicht näher eingegangen. Die Frage, ob eine Normalverteilung vorliegt oder nicht, lässt sich zum einen durch statistische Tests, wie z. B. den Kolmogorow-Smirnov-Test (KS-Test), oder grafisch mithilfe des Normal- bzw. QQ-Plots beantworten. Weitere Einzelheiten entnehmen Sie bitte einem Statistikbuch, z. B. Müller (2019).

Beispiel 11-11

„Wird die Berufserfahrung zwischen den Geschlechtern miteinander verglichen, dann sind die weiblichen um durchschnittlich 5,4 Jahre [...] länger in der Pflege tätig als die männlichen Pflegepersonen [...], aber es lag kein signifikanter Unterschied vor (t = −1,541; df = 54; p = 0,136)" (Puchner et al., 2014, S. 709).

Tabelle 11-6: Überblick über häufig angewandte Testverfahren (Quelle: Eigendarstellung)

Skalenniveau	Testsituation	Statistischer Test
metrisch und normalverteilt	unabhängig	unabhängiger T-Test
	abhängig	abhängiger (gepaarter) T-Test
ordinal oder metrisch und nicht normalverteilt	unabhängig	Mann-Whitney-U-Test
	abhängig	Wilcoxon-Test für abhängige Stichproben
nominal	unabhängig	Chi-Quadrat-Test
	abhängig	McNemar-Test

Puchner et al. sprechen hier von einem nichtsignifikanten Ergebnis, da p = 0,136 oder 13,6 % oberhalb von 0,05 oder 5 % liegt. Zur besseren Kontrolle und Nachvollziehbarkeit gibt man in Veröffentlichungen auch die zur Berechnung benötigten Hilfsgrößen an (zum einen die Test-Statistik (hier T-Test) und zum anderen den Freiheitsgrad df (hier für degree of freedom).
„Durch eine kognitive Verhaltenstherapie mit [...] Entspannung im Vergleich zu keiner Intervention konnten nach einem Monat keine signifikanten Verbesserungen von beruflichem Stress oder Burn-out festgestellt werden [...]; p = 0.44. [...] Erst nach sechs Monaten zeigten sich signifikante Vorteile durch kognitive Verhaltenstherapie mit [...] Entspannung hinsichtlich beruflichen Stress oder Burnout [...] p = 0.011" (Schiess & Kobleder, 2016, 476).

Schiess und Kobleder sprechen hier in dieser „Cochrane-Review-Zusammenfassung" des Cochrane Reviews von Ruotsalainen et al. (2015) zum einen von einem nichtsignifikanten Ergebnis, da p = 0,44 oder 44 % oberhalb von 0,05 oder 5 % liegt, zum anderen von einem signifikanten Ergebnis, da p = 0,011 oder 0,11 % unterhalb von 0,05 oder 5 % liegt.

11.3.7 Effektstärke

Auch wenn p-Werte in der quantitativen Forschungsliteratur allgegenwärtig zu sein scheinen, sei an dieser Stelle ausdrücklich betont, dass signifikante p-Werte nichts über die Größe des tatsächlichen Effektes aussagen, sondern nur darüber, wie wahrscheinlich es ist, dass tatsächlich ein Effekt vorhanden ist. So bedeutet ein signifikanter p-Wert „nur", dass ein Effekt wahrscheinlich nicht zufällig beobachtet wurde, sondern, dass ein Effekt auch ziemlich sicher tatsächlich existiert. In der Praxis will man aber nicht nur wissen, ob ein Effekt existiert, sondern v. a. wie bedeutsam und **groß der Effekt** tatsächlich ist,

Auskunft hierüber geben die sog. **Effektstärken bzw. Effektgrößen.**

Wenn es darum geht, herauszufinden wie effektiv eine neue Maßnahme im Vergleich zum herkömmlichen Verfahren ist, stellt Cohen's d ein gebräuchliches Effektstärkemaß dar. Cohen's d berechnet sich aus der Differenz der beiden Mittelwerte (Mittelwert Gruppe A – Mittelwert Gruppe B) geteilt durch die Standardabweichung der Messwerte. Die Standardabweichung wird dabei gewöhnlich aus der Streuung beider Gruppen berechnet. Hierbei wird auch berücksichtigt, ob beide Gruppen gleich groß sind oder nicht.

Effektstärken haben den großen Vorteil, dass damit Effekte auch aus unterschiedlichen Studien verglichen werden können.

Gemäß Cohen 1992 lassen sich die Effekte in klein (d=0,2), mittel (d=0,5) und groß (d=0,8) einteilen.

Ein hilfreiches Onlinetool zur Berechnung von Cohens d findet sich unter https://statistikguru.de/rechner/cohens-d.html (Hemmerich, 2015).

Als ein weiteres wichtiges Effektstärkenmaß hat sich der Korrelationskoeffizient nach Pearson etabliert. Dieser lässt sich direkt aus Cohen's d berechnen und hat den Vorteil, dass r nur Werte zwischen -1 und +1 annehmen kann und damit standardisiert ist, während Cohen's d prinzipiell alle möglichen Werte annehmen kann.

11.3.8 Epidemiologische Maßzahlen

Prävalenz, Inzidenz und Inzidenzdichte

Spätestens seit der Covid-19 Pandemie kennt auch die breite Bevölkerung Begriffe aus der Epidemiologie. Die 7-Tage Inzidenz war in aller Munde und wurde heftig diskutiert. Der Ausdruck der Inzidenz und der Prävalenz und ist nicht nur eine wichtige Messgröße für Public-Health, sondern auch für medizinisch-pflegerische Statistiken wie Qualitätsberichte, Evaluationen oder Forschungsdaten. Es werden Dekubitusraten, nosokomiale Infektionen, Sturzhäufigkeiten und vieles mehr gemessen und in Raten oder Quoten ausgedrückt.

Prävalenz: Mit der Prävalenz misst man die „Krankheitslast“ in einer Bevölkerung oder einer Gruppe. Man möchte z. B. wissen, wie viele Personen an einem Diabetes mellitus Typ II leiden. In dieser Frage sind nicht nur Personen eingeschlossen, bei denen z. B. im laufenden Jahr ein Diabetes mellitus Typ II diagnostiziert wurde, sondern auch diejenigen, die schon länger diese Krankheit haben.

Durch die Multiplikation mit 100 erhält man die Prävalenz in Prozent. Bei größeren Bevölkerungsgruppen, insbesondere wenn der Prozentsatz sehr klein ist, wird die Prävalenz auf 1000, 10 000 oder 100 000 Personen bezogen. Hierbei wird die Prävalenz mit dem entsprechenden Faktor (z. B. 100 000) multipliziert.

Mit Hilfe von Prävalenzzahlen lassen sich gesundheitspolitische Maßnahmen, Präventionsstrategien und andere, geeignete Interventionen ableiten. Die Prävalenz wird durch verschiedene Faktoren beeinflusst und muss somit immer im Kontext interpretiert werden. Sie sinkt z. B., wenn die Sterblichkeit bei einer Erkrankung hoch oder wenn die Krankheitsdauer kurz ist. Die Prävalenz ist kein geeignetes Maß, um akute Veränderungen bei den Krankheitshäufigkeiten zu erkennen. Ob eine Erkrankung im Verlauf zu- oder abnimmt, lässt sich viel schneller mit der Messung der neuaufgetretenen Fälle messen, mit der Inzidenz.

Inzidenz: Die Inzidenz misst die Anzahl der Neuerkrankungen in einem bestimmten Zeitraum bezogen auf die Personen am Risiko in dieser Zeit. Hier lassen sich z. B. alle neu diagnostizierten Fälle mit Diabetes mellitus Typ II innerhalb eines Jahres messen oder auch die Inzidenz an neu gemeldeten Covid-19 Fällen pro Tag oder pro Woche (7-Tage Inzidenz). Mit diesen Erhebungen können Behörden und auch Gesundheitsinstitutionen schnell reagieren und rasch geeignete Bekämpfungs- oder Präventionsmaßnahmen einleiten. Beispiele aus der Praxis sind Norovirusausbrüche in Heimen und Spitälern, das Monitoring antibiotikaresistenter Erreger oder die Erfassung nosokomialer Infektionen.

$$\text{Prävalenz} = \frac{\text{Anzahl Personen mit Erkrankung oder einem Leiden zu einem bestimmten Zeitpunkt}}{\text{Anzahl Personen in der Risikogruppe zu demselben Zeitpunkt}}$$

$$\text{Inzidenz} = \frac{\text{Anzahl Personen mit einer Neuerkrankung in einem bestimmten Zeitraum}}{\text{Anzahl Personen in der Risikogruppe in demselben Zeitraum}}$$

Auch diese sogenannte Inzidenzrate (oder kumulative Inzidenz) wird üblicherweise in Prozent angegeben oder auf 1000 oder auf 100 000 Personen bezogen. Hierfür wird das Ergebnis wieder mit dem entsprechenden Faktor (100, 1000 oder 100 000) multipliziert.

Inzidenzdichte: In einigen Situationen ist die Entwicklung einer neuen Erkrankung vom Faktor Zeit abhängig. So steigt für Personen mit Blasendauerkatheter das Risiko eine katheterassoziierte Harnwegsinfektion zu entwickeln mit jedem Tag. Folglich muss bei diesen Berechnungen der Faktor Zeit berücksichtigt werden. Dazu wird in unserem Beispiel die Anzahl der Neuerkrankungen in Bezug zu den „Kathetertagen" gesetzt. Bei dieser Berechnung ist es wichtiger, die Zeit unter Risiko zu berücksichtigen (Kathetertage), als nur die reine Anzahl der Personen mit Blasendauerkatheter, von denen einige vielleicht nur zwei Tage einen Katheter hatten und andere 30 Tage oder länger.

$$\text{Inzidenzdichte} = \frac{\text{Anzahl Personen mit einer Neuerkrankung in einem bestimmten Zeitraum}}{\text{Zeit unter Risiko (Tage, Jahre etc.)}}$$

Hier würde man das Ergebnis nicht auf einzelne Personen, sondern z. B. 1000 Personentage beziehen. Hierbei spielt es dann keine Rolle, ob 1000 Personen jeweils einen Tag oder 100 Personen jeweils zehn Tage beobachtet wurden.

Absolutes und Relatives Risiko, Odds Ratio und Number-needed-to-treat

Es ist es nicht nur wichtig, Häufigkeiten (Prävalenzen und Inzidenzen) zu erheben, sondern auch zu wissen, wie Interventionen wirken oder welchen Einfluss bestimmte Risikofaktoren auf die Entwicklung einer Erkrankung oder einer Komplikation haben. Um Daten zu interpretieren werden Vergleiche angestellt. Wir kennen diese Vergleiche aus den Medien: „Vermindert ein Glas Rotwein pro Tag das Risiko für Herz-Kreislauferkrankungen?" In der Praxis beschäftigen uns ähnliche Fragen: „Wie stark steigt das Sturzrisiko unserer PatientInnen beim Vorliegen von Risiken wie Schwindel, eingeschränkter Mobilität oder sedierender Schmerzmittel?" „Wie groß ist das Risiko für eine Covid-19 Infektion bei geimpften versus nicht-geimpften Personen?"

Bei solchen Vergleichen von bestimmten Gruppen werden die Unterschiede mit Hilfe von Kennzahlen quantifiziert. Zu den wichtigen Begriffen, die man in diesem Kontext kennen sollte, zählen: absolutes Risiko, Risikoreduktion, Relatives Risiko und Odds Ratio. Um darzustellen, inwieweit eine Intervention auch effizient ist, wird die Number-needed-to-treat ermittelt. Man kann bei protektiven Maßnahmen auch von der „Number-needed-to-prevent" sprechen.

Die Berechnungen dazu basieren auf einer Vier-Felder-Tafel (siehe z. B. **Tab. 8-1**), wie sie auch bei der Berechnung der Signifikanzen (Chi-Quadrat) oder der Sensitivität und Spezifität für diagnostische Tests bekannt ist (s. auch Kapitel 8.1.3).

Lassen Sie uns ein fiktives Beispiel einer Personengruppe ansehen, die Sedativa einnehmen und von denen wir wissen wollen, ob und wie stark deren Risiko für einen Sturz erhöht ist. Die Daten, die hier präsentiert werden, sind hypothetisch und könnten aus einer Kohorten- oder einer Fall-Kontrollstudie stammen, sie z. B. **Tabelle 11-7.**

Absolutes Risiko (AR): Das absolute Risiko (für Sturz unter Sedativa) lässt sich berechnen als das Verhältnis von Personen, die einer Exposition oder einem Risiko ausgesetzt sind (a+b) und einen Outcome wie Sturz oder Erkrankung entwickeln (a). Das absolute Risiko (für Sturz ohne Sedativa) berechnet sich aus den Personen, die dieser Exposition nicht ausgesetzt sind (c+d) und diesen Outcome entwickeln (c). Unterscheiden sich beide Gruppen, kann man daraus die absolute Risikoreduktion die relative Risikoreduktion und das relative Risiko errechnen.

Tabelle 11-7: Zusammenhang von Stürzen und Einnahme von Sedativa (Quelle: Eigendarstellung)

	Sturz	Kein Sturz	
Sedativa	32 (a)	68 (b)	100 (a+b)
Keine Sedativa	11 (c)	89 (d)	100 (c+d)
Summe	43 (a+c)	157 (b+d)	200 (a+b+c+d)

- Absolutes Risiko für Sturz, wenn Sedativa genommen werden (a/a+b) = 32 / 100 = 0,32 oder 32 %
- Absolutes Risiko für Sturz, wenn keine Sedativa (c/c+d) = 11 / 100 = 0,11 oder 11 %

Absolute Risikoreduktion (ARR): Die absolute Risikoreduktion (ARR) drückt die Risikodifferenz zwischen den beiden Gruppen aus.

Die ARR durch den Verzicht auf Sedativa wird berechnet als das Risiko für einen Sturz bei Einnahme von Sedativa minus das Risiko für Personen, die keine Sedativa einnehmen, also **0,32-0,12 = 0,2**

Die Risikodifferenz (d.h. die Also eine mögliche absolute Risikoreduktion) beträgt **20 %.**

Relative Risikoreduktion (RRR): Unter der relativen Risikoreduktion versteht man die prozentuale Reduktion des Risikos, d.h. ARR (0,2 oder 20 %) wird im Verhältnis zum Ausgangsrisiko (0,32 oder 32%) gesehen.

RRR = 0,2/ 0,32 = 0,625

Mit anderen Worten, durch den Verzicht von Sedativa, lässt sich das Auftreten von Stürzen um 62, 5 % reduzieren.

Relatives Risiko (RR): Das Relative Risiko misst das Verhältnis der Risiken zwischen Exposition/Risikofaktor und Outcome. Hier geht es um die Wahrscheinlichkeit ein Ereignis zu entwickeln, wenn ein bestimmter Risikofaktor vorliegt. Das relative Risiko wird errechnet als „Risiko der Erkrankung bei Exposition oder Intervention geteilt durch das Risiko der Erkrankung bei nicht-exponierten Personen, d.h. hier **32 % / 11 % = 2,91**

Oder allgemein ausgedrückt:

- **Relatives Risiko (RR = a/a+b / c/c+d) = 0,32 / 0,11 = 2.91**

In diesem Beispiel wäre das Risiko für einen Sturz in der Gruppe der Personen, die Sedative einnehmen fast dreimal so hoch wie in der Gruppe der Personen, die keine Sedativa einnehmen. Wäre RR 1 besteht kein erhöhtes Risiko. Wäre RR <1 würde sogar ein schützender Effekt bestehen. Dieser Fall tritt ein, wenn man statt Sedativa als Exposition eine Intervention einsetzen würde, z.B. Visiten, mit denen der Sedativa-Verbrauch gesenkt würde.

In **Kohorten-Studien** oder **Interventionsstudien** bietet das relative Risiko den Vorteil deutlich leichter interpretierbar zu sein als die **Odds Ratio** (siehe unten).

Odds: Den Begriff Odds kennen wir aus dem anglikanischen Raum im Zusammenhang mit Wetten. Deshalb spricht man bei Odds nicht von Wahrscheinlichkeit, sondern von der „Chance". Die Chance, dass Sie bei einem Münzwurf Kopf oder Zahl erhalten ist 1:1 bzw. 1. Die Chance bei einem Würfelwurf eine 6 zu erhalten ist 1 zu 5 oder 1/5, also 0,2 bzw. 20 %.

Kehren wir zu den Stürzen in unserer Vier-Felder-Tafel zurück und errechnen nun die Odds.

- **Odds für Sturz, wenn Sedativa eingenommen werden (a/b) = 32 / 68 = 0,47 oder 47 %**
- **Odds für Sturz, wenn keine Sedativa eingenommen werden (c/d) = 11 / 89 = 0,12 oder 12 %**

Odds Ratio (OR): Die Odds Ratio („Chancenverhältnis") ist das Verhältnis zweier Odds und beschreibt den Zusammenhang zwischen Exposition und Krankheit. Ein Wert größer als 1 spricht für ein erhöhtes Risiko (Chance) unter Exposition (hier Sedativa) und ähnelt damit in gewisser Weise dem relativen Risiko.

Der Vorteil des OR gegenüber dem RR besteht darin, dass man es auch in Fall-Kontroll-Studien anwenden kann. Da hier keine Inzidenzen oder Prävalenzen vorliegen und die Größe der Kontrollen (b und d) beliebig gewählt werden kann, lässt sich hier kein relatives Risiko berechnen.

Die Odds ratio wird gemessen als Odds für Sturz, wenn Sedativa eingenommen werden geteilt durch die Odds für Sturz, wenn keine Sedativa eingenommen werden, d.h. hier 47 %/12 % = 3.92

Oder allgemein ausgedrückt:

- **Odds Ratio (OR = a/b / c/d oder a x d / b x c) = 0,47 / 0,1 = 3.92**

Also haben Personen, die Sedativa einnehmen, eine viermal höhere „Chance", einen Sturz zu erleiden, als solche, die keine Sedativa einnehmen. Das ist ein deutlicher höherer Wert als beim Relativen Risiko. Weiter unten sind noch einige Ausführungen zum RR und OR zu finden.

Lesetipp 11-1

Die Aspekte über die korrekte Interpretation von Odds ratios handeln Persoskie und Ferrer (2017) sehr schön in ihrer Arbeit „A Most Odd Ratio: Interpreting and Describing Odds Ratios" ab.

Number-needed-to-treat (NNT): Die Number-needed-to-treat drückt aus, wie viele Personen behandelt werden müssen, damit eine Person profitiert. Sie wird berechnet als **1/ARR.**

Nehmen wir einmal an, man würde in der Studie zu den Stürzen Präventionsmaßnahmen einführen. Zum Beispiel, dass bei den Visiten regelmäßig die Verschreibung sedierender Schmerzmittel geprüft werden. Bei Personen mit Sturzrisiko und sedierenden Medikamente würde man dann folglich auf nicht-sedierende Mittel, wie z.B. bestimmte Schmerzmittel, umstellen.

Gemäss der Berechnung mit **1/ARR**, also **1/0,2 = 5** müsste man diese Überprüfung und Umstellung bei fünf Personen vornehmen, um einen Fall von Sturz zu verhindern. Das wäre eine hocheffektive und effiziente Massnahme.

In der Realität fallen solche Effekte häufig nicht so stark aus und es müssen manchmal hunderte oder sogar mehr als 1000 Personen behandelt werden, damit 1 Person davon profitiert. Unten findet sich ein Lesebeispiel für die NNTs aus einer Meta-Analyse mit Studien zur Sturzprävention.

Anmerkungen zum Relativen Risiko und Odds Ratio: Häufig ist das relatives Risiko niedriger ist als das Odds Ratio. Hier ist Vorsicht bei der Interpretation der RR und der OR geboten. Die Effekte der Risikoerhöhung oder Erhöhung der „Chance" hängen zudem von der Häufigkeit des Outcomes ab. Handelt es sich um eine sehr seltene Erkrankung, betrifft eine Risikoerhöhung relativ wenig Personen. Man muss RR und OR also auch im Kontext der Prävalenzen und Inzidenzen betrachten und interpretieren.

Die Stärke einer Beziehung oder eines Effektes sagt noch nichts über deren kausalen Zusammenhang aus. Auch wenn ein hohes relatives Risiko oder großes Odds Ratio ermittelt wurde, müssen die untersuchten Einflussfaktoren nicht die Ursache für eine Risikoerhöhung oder Stärke eines Effektes sein. Es können immer noch systematische Verzerrer (Bias), Verwechslung (Confounding) oder Zufalls- bzw. Messfehler hinter diesen Effekten versteckt liegen. Ob der untersuchte Risikofaktor oder die untersuchte Intervention ursächlich die Effekte hervorgebracht hat, ist also vom Studiendesign, den Gütekriterien und möglichen Fehlern in einer Studie wie Bias, Confouding oder Messfehler abhängig. Diese Fehler werden auch in Kap. 5.1.4 behandelt.

Lesetipp 11-2

In der Publikation von Monaghan et al. (2021) „Foundational Statistical Principles in Medical Research: A Tutorial on Odds Ratios, Relative Risk, Absolute Risk, and Number Needed to Treat" wird dieses Thema gut ausgeleuchtet und anhand vieler nachvollziehbarer Beispiele besprochen.

Auch in Meta-Analysen wird das Relative Risiko oder die Odds Ratio aus mehreren Studien ermittelt und vergleichend dargestellt. Die Darstellung in diesen sogenannten „forest plots" zeigen die zugehörigen 95 %-Konfidenzintervalle (Vertrauensintervalle). Beinhalten die Konfidenzintervalle den Wert 1, dann liegt ein nicht-signifikanter Effekt vor. Liegt das Konfidenzintervall des RR oder des OR unterhalb von 1 liegt ein protektiver (schützender) Effekt vor. Liegt das Konfidenzintervall von RR oder OR komplett oberhalb von 1 ist ein erhöhtes Risiko oder eine erhöhte Odds sichtbar. Hier lässt sich auch sehr gut sehen, dass es sich lohnt, ähnliche Studien zur gleichen Fragestellung vergleichend darzustellen und die aggregierten Daten erneut zu analysieren.

Lesetipp 11-3

Im Buch „Wo ist der Beweis" werden viele gute Beispiele angeführt und veranschaulicht, z. B. wie sich das Vertrauensintervall verändert, wenn die Stichprobengröße erhöht wird. (Evans et al., 2013, S. 137) oder online https://de.testingtreatments.org/tt-main-text/7-den-zufallsfaktor-beruecksichtigen/wie-man-beurteilt-welche-rolle-der-zufall-in-faire-n-tests-gespielt-haben-koennte/

Beispiel 11-12

Es wurden die Daten von insgesamt 900 Kathetern (421 Midline-Katheter und 479 PICCs) bei insgesamt 686 erwachsenen Patientinnen und Patienten (404 Frauen, 282 Männer) analysiert. Die kumulative Inzidenz lag bei 29,2 % Komplikationen für Midline-Katheter (Inzidenzdichte: 13 Komplikationen / 1000 Kathetertage) bzw. 16,0 % für PICCs (Inzidenzdichte: 3 Komplikationen / 1000 Kathetertage). Die häufigste Komplikation war die Selbstentfernung der Katheter (PICCs: 6,7 %; Midline-Katheter: 15,7 %) (Kostner et al., 2019, S. 107).

Die Inzidenzdichte der Harnwegsinfektionen belief sich auf Intensivstationen im Zeitraum 2011 bis 2013 auf 0,93 pro 1000 Harnwegskathetertage, auf Normalstationen lag der Wert bei 3,79 Harnwegsinfektionen pro 1000 Harnwegskathetertage. (KRINKO, 2015, S. 642)

Bei einem Rücklauf von 98,59 % (n = 420) betrug die OR 1,22 (95 %-KI: 0,90; 1,64) zugunsten der Gruppe VS [Frühdienst]im Vergleich zu VF [Spätddienst]. Pflegende aus VS konnten zu 96,73 % (n = 237) und aus VF zu 80,13 % (n = 121) die Veranstaltungen pünktlich besuchen (Krüger et al., 2022, S. 23).

A multifactorial falls risk assessment and management programme was the most effective component on risk of falling (0.82, 0.72 to 0.94, number needed to treat 11) and monthly fall rate (0.63, 0.49 to 0.83; 11.8 fewer falls in treatment group per 100 patients per month). Exercise interventions also had a beneficial effect on the risk of falling (0.86, 0.75 to 0.99, number needed to treat 16) and monthly fall rate (0.86, 0.73 to 1.01; 2.7). (Chang et al., 2004, p. 1)

11.3.9 Zusammenfassung

Dieser kurze Überblick über quantitative Methoden der Datenauswertung kann sicher keine intensivere Beschäftigung mit der Materie ersetzen, jedoch sollte der Blick beim Lesen von Fachartikeln dahingehend geschärft werden, sich zu fragen, ob der Text genügend nachvollziehbare Information enthält, um die Angemes-

Tabelle 11-8: Zusammenfassung der beschreibenden Statistik 1 (Quelle: Eigendarstellung)

Variablen-zahl	Skalenniveau	Ziel	Kenngrößen	Graphiken
eine Variable	metrisch	Lagekenngrößen	Arithmetischer Mittelwert Median Modus	Histogramm Polygonzug Boxplot
		Streuungs-kenngrößen	Standardabweichung und Varianz Interquartilsabstand Spannweite	
	ordinal	Lagekenngrößen	Median Modus	Balkendiagramm Boxplot Tortendiagramm
		Streuungs-kenngrößen	Interquartilsabstand Spannweite	
	nominal	Lagekenngrößen	Median Modus	Balkendiagramm Tortendiagramm
		Streuungs-kenngrößen	Interquartilsabstand Spannweite	

Tabelle 11-9: Zusammenfassung der beschreibenden Statistik 2 (Quelle: Eigendarstellung)

Variablen-zahl	Skalenniveau	Ziel	Testmethode	Graphiken
zwei Variable	metrisch	(linearen) Zusammenhang beschreiben	Pearson's Korrelati-onskoeffizient	Scatterplot (Punktwolke) gruppierter Boxplot
	ordinal		Spearman's und Kendal's Tau	gruppierter Boxplot gruppiertes Balkendiagramm
	nominal			„Kontingenztafel" gruppiertes Balkendiagramm
zwei Variable	abhängige Variable metrisch	Art des (linearen) Zusammenhangs beschreiben	(lineare) Regression	Punktwolke und Regressionsgera-de
	abhängige Variable dichotom	Art des (logisti-schen) Zusammen-hangs beschreiben	logistische Regression	
mehr als zwei Variablen	abhängige Variable metrisch	Art des (linearen) Zusammenhangs beschreiben	multiple (lineare) Regression	
	abhängige Variable dichotom	Art des (logisti-schen) Zusammen-hangs beschreiben	logistische Regression	

senheit der statistischen Testverfahren zu beurteilen. **Tabelle 11-8** und **11-9** fassen die hier dargestellten wichtigsten statistischen Kenngrößen und Methoden im Bereich der beschreibenden Statistik tabellarisch zusammen.

Lesetipp 11-4

Bonita, R., Beaglehole, R. & Kjellström, T. (2013). *Einführung in die Epidemiologie* (3. Aufl.). Bern: Hans Huber

Lange, S. & Bender, R. (2001–2007). *Statistikreihe*. Verfügbar unter https://www.thieme-connect.de/products/ejournals/issue/10.1055/s-002-6753 [Zugriff: 07.01.2017] (oder in eine Suchmaschine eingeben: Langer Bender Statistik Thieme).

Eine knapp zusammenfassende, sehr gut verständliche und übersichtliche Zusammenfassung verschiedener statistischer Tests und Fragestellungen von zwei anerkannten Statistikern. Unbedingt empfehlenswert!

Evans, I., Thornton, H., Chalmers, I. & Glasziou P. (2013). Wo ist der Beweis? – *Plädoyer für eine evidenzbasierte Medizin*. Bern: Huber

Ein Buch voller anschaulicher Beispiele, geschrieben von anerkannten Expertinnen und Experten im Bereich der evidenzbasierten Medizin. Auch online und interaktiv abrufbar unter: https://de.testingtreatments.org/tt-main-text/

Müller, M. (2019). *Statistik für die Pflege. Handbuch für Pflegeforschung und Pflegewissenschaft*. Bern: Hogrefe.

Ein relativ umfangreiches und gut verständliches Buch, das viele der häufig in wissenschaftlichen Publikationen vorkommenden statistischen Methoden aufgreift und anhand von Beispielen anschaulich erläutert.

Razum, O., Breckenkamp, J. & Brzoska, P. (2022). *Epidemiologie für Dummies* (4. Aufl.). Weinheim: Wiley-VCH

Übungsaufgaben zu Kapitel 11

1. Schmerzen können auf drei mögliche Arten gemessen werden:
   a. Es wird vermerkt: „keine Schmerzen", „etwas Schmerzen" oder „sehr hohe Schmerzen".
   b. Es wird festgehalten, ob der Patient Schmerzen hat oder nicht.
   c. Es werden die Schmerzen mit einer visuellen Analogskala von 0 bis 10 Zentimeter gemessen.

   Geben Sie bitte an, um welches Skalenniveau es sich jeweils handelt.
2. Bestimmen Sie aus den folgenden Daten die drei Ihnen bekannten Lagekenngrößen: 100, 100, 50, 340, 50, 100, 100.

Die mittlere Liegedauer (arithmetischer Mittelwert) in einer Einrichtung betrage fünf Tage. Lässt sich daraus folgern, dass 50 % der Patientinnen und Patienten maximal fünf Tage und 50 % mindestens fünf Tage in der Einrichtung verbringen?

3. Warum sollte man sich die Daten bei einer Korrelations- oder Regressionsrechung immer auch graphisch veranschaulichen?
4. In einer fiktiven Studie war die Selbstpflege bei Diabetikerinnen und Diabetikern nach einer Schulung adäquater als vor der Schulung. Der durchgeführte Signifikanztest ergab $p = 0{,}03$. Wie ist das Ergebnis zu interpretieren?
5. Bitte erläutern Sie folgende Aussage: „Von den 1676 Patientinnen und Patienten litten 149 Patientinnen und Patienten bzw. 8,89 % an einer chronischen Wunde. Das 95 %-Konfidenzintervall für die Gesamtprävalenz betrug 7,6 bis 10,3 %" (Panfil et al., 2002, S. 171).
6. Errechnen Sie die Inzidenz und die Inzidenzdichte der beiden fiktiven Stationen A und B und versuchen Sie eine Aussage hinsichtlich der Unterschiede zu treffen: Welche Station hat die höhere Rate an katheterassoziierten Zystitiden?
   - Von 150 Patientinnen und Patienten mit Blasendauerkatheter der Station A entwickelten im Zeitraum Mai-August 27 Personen eine Harnwegsinfektion (katheterassoziierte Zystitis). Alle Betroffenen kamen auf insgesamt 1500 Kathetertage.
   - Von 120 Patientinnen und Patienten mit Blasendauerkatheter der Station B entwi-

ckelten im Zeitraum Mai-August 34 Personen eine Harnwegsinfektion. Hier lagen insgesamt 2430 Kathetertage vor.

11.4 Literatur

Bollhalder, M., Bührer-Skinner, M. & Keller-Senn, A. (2017). Frühmobilisation bei Patienten nach Kolon- oder Rektumoperationen. *Pflegewissenschaft, 19*(1/2), 41–49.

Brunner, S., Mayer, H., Dietrich, M., Breidert, M., Blum, K. & Müller-Staub, M. (2021). Gefahr einer Mangelernährung älterer Patient_innen im Akutspital. *Pflege*, 35, 165–175 https://doi.org/10.1024/1012-5302/a000844

Chang, J. T., Morton, S. C., Rubenstein, L. Z., Mojica, W. A., Maglione, M., Suttorp, M. J., Roth, E. A. & Shekelle, P. G. (2004). Interventions for the prevention of falls in older adults: a systematic review and meta-analysis of randomised clinical trials. *BMJ (Clinical research ed.), 328*(7441), 680. https://doi.org/10.1136/bmj.328.7441.680

Cohen J. (1992). A power primer. *Psychological bulletin, 112*(1), 155–159. https://doi.org/10.1037/0033-2909.112.1.155

Dienel, M. (2006). Ein neu entdeckter Schutzfaktor vor Alzheimer-Demenz: Zahlreiche noch erhaltene Zähne – Die Neuburger Demenzstudie. *European Journal of Geriatrics, 8*(3), 166–170.

Eisenschink, A. M., Kirchner, E., Bauder-Mißbach, H., Loy, S. & Kron, M. (2003). Auswirkungen der kinästhetischen Mobilisation im Vergleich zur Standardmobilisation auf die Atemfunktion bei Patienten nach aorto-koronarer Bypass-Operation. *Pflege, 16*(4), 205–215.

Evans, I., Thornton, H., Chalmers, I. & Glasziou P. (2013). *Wo ist der Beweis? – Plädoyer für eine evidenzbasierte Medizin*. Bern: Huber

Evers, G. C. M., Claes, M. & Sermeus, W. (2002). Häufigkeit von Mundpflege bei Krebspatienten in belgischen Krankenhäusern. *Pflege, 15*(4), 163–167. https://doi.org/10.1024/1012-5302.15.4.163

Faul, F., Erdfelder, E., Lang, A.-G. & Buchner, A. (2007). G*Power 3: A flexible statistical power analysis program for the social, behavioral, and biomedical sciences. *Behavior Research Methods, 39*, 175–191. https://doi.org/10.3758/BF03193146

große Schlarmann, J. & Galatsch, M. (2014). Regressionsmodelle für ordinale Zielvariablen. *GMS Medizinische Informatik, Biometrie und Epidemiologie, 10*(1), Article Doc05.

Haslinger-Baumann, E., Lang, G. & Müller, G. (2015). Einfluss und Zusammenhang von Einstellung, Verfügbarkeit und institutioneller Unterstützung auf die Anwendung von Forschungsergebnissen in der pflegerischen Praxis. Ergebnisse einer explorativen quantitativen Querschnittstudie. *Pflege, 28*(3), 145–155. https://doi.org/10.1024/1012-5302/a000422

Hemmerich, W. (2015). *StatistikGuru: Cohen's d berechnen*. Verfügbar unter https://statistikguru.de/rechner/cohens-d.html

KRINKO (2015). Prävention und Kontrolle Katheterassoziierter Harnwegsinfektionen. *Bundesgesundheitsblatt, 58*: 641–650.

Kostner, R., Mairvongrasspeinten, H., Polo, A. D. M., Vittadello, F., Ausserhofer, D. & Mantovan, F. (2019). Arten und Häufigkeiten von Komplikationen bei Midline-Kathetern und PICCs in einem Südtiroler Bezirkskrankenhaus-eine retrospektive Kohortenstudie. *Pflege, 32*(2), 107–114. https://doi.org/10.1024/1012-5302/a000654

Krüger, L., Mannebach, T. & Luderer, C. (2022). Bessere Wissensaufnahme durch Kurzfortbildungen vor dem Spätdienst statt nach dem Frühdienst? *Pflege, 35*(1), 23–32. https://doi.org/10.1024/1012-5302/a000813

Krüger, C., Mayer, H., Haastert, B. & Meyer, G. (2013). Use of physical restraints in German acute hospitals: a multi-centre cross-sectional study. *International Journal of Nursing Studies, 50*(12), 1599–1606. https://doi.org/10.1016/j.ijnurstu.2013.05.005

Lange, S., Bender, R. (2001). Histogramm. *Deutsche Medizinische Wochenschrift, 126*, T31–T32. https://doi.org/10.1055/s-2001-12737

Monaghan, T. F., Rahman, S. N., Agudelo, C. W., Wein, A. J., Lazar, J. M., Everaert, K. & Dmochowski, R. (2021). Foundational Statistical Principles in Medical Research: A Tutorial on Odds Ratios, Relative Risk, Absolute Risk, and Number Needed to Treat. *International Journal of Environment Research and Public Health, 18*(11), 5669 https://doi.org/10.3390/ijerph18115669

Müller, M. (2019). *Statistik für die Pflege. Handbuch für Pflegeforschung und Pflegewissenschaft (2. vollst. überarb. u. erw. Auflage)*. Bern: Hogrefe. https://doi.org/10.1024/85950-000

Norman, G. R. & Streiner, D. L. (2007). *Biostatistics The Bare Essentials* (3. ed.). London: B. C. Decker Inc. Hamilton.

Osterbrink, J., Mayer, H., Fiedler, C., Ewers, A., Haslbeck, J., Wirth, K., Wordel, A., Hannich, H. J.,

McDonough, J., Krian, A., Laczkovics, A., Weyand, M. & Evers, G.C.M. (2002). Inzidenz und Prävalenz postoperativer akuter Verwirrtheit nach Bypassoperationen sowie Herzklappenersatz. *Pflege, 4*(15), 178–189.

Panfil, E.-M., Mayer, H., Junge, W., Laible, J., Lindenberg, E., Trümner, A., Wordel, A. & Evers, G.C.M. (2002). Die Wundversorgung von Menschen mit chronischen Wunden in der ambulanten Pflege. *Pflege, 15*(4), 169–176. https://doi.org/10.1024/1012-5302.15.4.169

Persoskie, A. & Ferrer, R.A. (2017). A Most Odd Ratio: Interpreting and Describing Odds Ratios. *American Journal of Preventive Medicine, 52*(2), 224–228. https://doi.org/10.1016/j.amepre.2016.07.030

Puchner, G., Müller, G., Schatz, A. & Schulc, E. (2014). Die Interrater-Reliabilität der Atemskala nach Bienstein zur Ermittlung des Pneumonierisikos. Eine empirische Untersuchung im geriatrischen Setting. *Pflegewissenschaft, 16*(12), 705–713.

Rahmqvist-Linnarsson, J., Benzein, E. & Arestadt, K. (2014). Nurses' views of forensic care in emergency departments and their attitudes, and involvement of family members. *Journal of Clinical Nursing, 24*, 266–274. https://doi.org/10.1111/jocn.12638

Ruotsalainen, J.H., Verbeek, J.H., Mariné, A. & Serra, C. (2014). Preventing occupational stress in healthcare workers. *The Cochrane Database of Systematic Reviews, 13*(11), CD002892. https://doi.org/10.1002/14651858.CD002892.pub4

Ruotsalainen, J.H., Verbeek, J.H., Mariné, A. & Serra, C. (2015). Preventing occupational stress in healthcare workers. *The Cochrane database of systematic reviews, 2015*(4), CD002892. https://doi.org/10.1002/14651858.CD002892.pub5

Rust, L., Klaaßen-Mielke, R. & Kugler, C. (2016). Einfluss von Wundexperten auf Selbstmanagement, Schmerzen und Lebensqualität von Menschen mit chronischen Wunden im häuslichen Setting. *Pflege und Gesellschaft, 24*(4), 314–330.

Schiess, C. & Kobleder, A. (2016). Cochrane Review. Prävention von beruflichem Stress bei Gesundheitsfachpersonen. *Pflegezeitschrift, 69*(8), 476–477.

Weiterführende Literatur

Hülser, J. & Zimmermann, H. (2010). *Statistische Prinzipien für medizinische Projekte* (5., überarb. u. erw. Aufl.). Bern: Huber.

Ein sinnvolles Übersichtswerk zur Statistik.

Müller, M. (2019). *Statistik für die Pflege. Handbuch für Pflegeforschung und Pflegewissenschaft* (2. vollst. überarb. u. erw. Auflage). Bern: Hogrefe. https://doi.org/10.1024/85950-000

Ein Statistikbuch speziell für die Pflege.

Wer sich über die Tücken und Stricke der Statistik auf unterhaltsame Weise sowohl informieren als auch amüsieren möchte und vielleicht auf der Suche nach anregenden Beispielen auch aus dem Alltag ist, dem seien die folgenden fünf Bücher empfohlen:

Beck-Bornhold, H.-P. & Dubben, H.-H. (2003). *Der Schein der Weisen (Irrtümer und Fehlurteile im täglichen Denken)* (7. Aufl.). Hamburg: Rowohlt Taschenbuch Verlag.

Dubben, H.-H. & Beck-Bornhold, H.-P. (2006). *Der Hund, der Eier legt (Erkennen von Fehlinformation durch Querdenken)* (9., erw. Aufl.). Hamburg: Rowohlt.

Dubben, H.-H. & Beck-Bornhold, H.-P. (2005). *Mit an Wahrscheinlichkeit grenzender Sicherheit – Logisches Denken und Zufall* (7. Aufl.). Hamburg: Rowohlt Taschenbuch Verlag.

Gigerenzer, G. (2009). *Das Einmaleins der Skepsis (Über den richtigen Umgang mit Zahlen und Risiken)* (6. Aufl.). Berlin: Berlin Verlag.

Krämer, W. (2015). *So lügt man mit Statistik*. Frankfurt: Campus.

12 Pflegeforschungsethik

Sabine Bartholomeyczik und Berta Schrems

Sehr allgemein gilt für die Forschungsethik, dass die Würde und Rechte der Menschen gewahrt werden und dass Menschen nie nur Mittel zum Zweck der Forschung sein dürfen. In der Forschungsethik ist der Blick auf die Forschungsteilnehmenden gerichtet, das sind in erster Linie jene, für oder mit denen geforscht wird, und in zweiter Linie die Forschenden selbst. Dabei steht der Schutz vor einer übermäßigen Belastung, einem Schaden oder vor Missbrauch durch die Forschung im Mittelpunkt. Die Relevanz der Forschungsethik für die Pflegeforschung liegt in den Besonderheiten der Zielgruppen. Es sind dies insbesondere Menschen, die sich in verletzlichen (vulnerablen) Lebenslagen befinden, wie z.B. Kindheit, Krankheit, Behinderung, hohes Alter oder in Abhängigkeitsverhältnissen, in denen sie nur eingeschränkt ihre Interessen bekunden oder für ihre Rechte eintreten können.

Im Gegensatz zu den Regeln einer allgemein guten wissenschaftlichen Praxis, die bereits bei Aristoteles Thema waren und eine Schnittmenge mit der Forschungsethik teilen, ist die Forschungsethik ein in der Wissenschaftsgeschichte relativ junges Thema. Ausgangspunkt waren die medizinischen Experimente während des Nationalsozialismus und daraus folgend der Nürnberger Ethikkodex, der auch die Grundlage weiterer Normenkonzepte und Regelwerke für die Forschung am und mit Menschen, insbesondere im Gesundheitsbereich bildet.

Die Beschäftigung mit ethischen Fragen kann auf drei Ebenen stattfinden:

1. Die erste Ebene ist die der Metaethik, bei der die Quellen, die Bedeutung, die Funktion und die Rechtfertigung ethischer Prinzipien im Zentrum stehen. Sie spielt in der Forschungsethik eine eher nachrangige Rolle.
2. Die zweite Ebene stellt die normative Ethik dar, deren Themen ethische Normen und Konzepte sind, die das Handeln in bestimmten Situationen leiten.
3. Die dritte Ebene ist die der angewandten oder deskriptiven Ethik, mit dem Schwerpunkt der Umsetzung und Evaluierung der Konzepte der normativen Ethik.

Für die Pflegeforschungsethik sind die normative und die angewandte Ethik von besonderer Bedeutung. Es geht dabei um die Entwicklung und Abstimmung von Konzepten und die Beurteilung von Handlungen im Hinblick auf eine ethisch vertretbare, das heißt menschenwürdige Forschungsanwendung.

Der erste Teil dieses Kapitels beruht daher auch auf Grundlagen der normativen Ethik, indem für die Pflegeforschung relevante Prinzipien, Konzepte und Regelwerke ethisch vertretbarer Forschung vorgestellt werden. Im zweiten Teil ist die praktische Umsetzung der Prinzipien und Normenkonzepte in Ethikkommissionen in den deutschsprachigen Ländern Deutschland, Österreich und Schweiz Thema, es geht also um Aspekte der angewandten und deskriptiven Ethik.

Lernziele

Nach dem Bearbeiten dieses Kapitels sollen Sie

- Ziel und Zweck der Forschungsethik allgemein und die Besonderheiten für die Pflegeforschung darlegen können
- die grundlegenden Prinzipien und Konzepte der Pflegeforschungsethik begründen und an einem konkreten Forschungsvorhaben reflektieren können
- allgemeine Voraussetzungen und Praktiken von Ethikkommissionen im Überblick kennen.

Schlüsselwörter

Ethik, Ethikkodizes, ethische Prinzipien, Vulnerabilität, informed consent, Ethikkommission

12.1 Einführung

12.1.1 Definition

„Die Forschungsethik befasst sich mit der Frage, wie ein Forscher, der auf empirisch basierte Wahrheiten aus ist, vorgehen muss, um auf die Vulnerabilität von Probanden Rücksicht zu nehmen und damit angemessen einzugehen. Ein Forscher muss die ethisch relevanten Einflüsse seiner Forschungsdurchführung antizipieren und evaluieren. Wenn die ethische Prognose eine besondere Vulnerabilität der Probanden ankündigt, gilt es, eine entsprechende ethische Prävention zu veranlassen" (Schnell & Dunger, 2018, S. 18)

Ethische Regeln für die Forschung wurden in Deutschland insbesondere nach Bekanntwerden der menschenverachtenden und vernichtenden Forschungspraktiken in der Medizin des Dritten Reichs diskutiert und gefordert. Klare Regeln sollten verhindern, dass so etwas je wieder im Namen einer Wissenschaft geschehen könnte. Vor diesem Hintergrund sollten die Regeln v.a. dem Schutz der Teilnehmenden an der Forschung gelten, die zunächst oft als Objekt der Forschung, als Probanden oder Versuchspersonen bezeichnet werden.

Empirische Forschung im Bereich der Pflegewissenschaft hat – anders als in der Medizin – seltener mit invasiven körperorientierten Maßnahmen zu tun. Die deutschsprachige Pflegewissenschaft verstand sich in ihren Anfängen vorrangig als sozialwissenschaftliche Forschung und sah Forschungsethik als ein Teilproblem guter wissenschaftlicher Arbeit an, wie das für die Entwicklung von Ethikkodizes in den Sozialwissenschaften ähnlich galt (Lamnek, 1992). Die Einhaltung der Regeln guter wissenschaftlicher Arbeit lag in der Verantwortung der wissenschaftlich Arbeitenden und galt – in Zeiten vor den Diskussionen über Plagiatsvorwürfe – in der Regel als selbstverständlich.

Dennoch gilt gerade für die pflegewissenschaftliche Forschung, dass sie sich oft mit Menschen befasst, die einen besonderen Schutz verdienen, weil sie auf Grund von Pflegebedürftigkeit, oder Krankheit in unterschiedlicher Weise eingeschränkt sind, sich abhängig in Pflege und Behandlung fühlen, vulnerabel sind. Darunter gibt es bestimmte Gruppen, die in erhöhtem Maße vulnerabel sind, weil sie Schwierigkeiten haben, ein Forschungsanliegen in seiner Bedeutung für sie selbst angemessen einordnen zu können (z.B. Kinder oder Menschen mit Demenz).

Heute ist es selbstverständlich, dass auch in der Pflegeforschung verlangt wird, forschungsethische Fragen zu reflektieren und einen Forschungsplan ethisch begutachten zu lassen. Wissenschaftliche Zeitschriften fordern meist als Voraussetzung für eine Veröffentlichung das Votum einer Ethikkommission.

Auch wenn sich dieses Kapitel v.a. mit den forschungsethischen Prinzipien gegenüber Teilnehmenden in Forschungsprojekten befasst, überschneiden sich manche Themen mit Dimensionen, die allgemein guter wissenschaftlicher Praxis zuzuordnen sind. So gibt es eindeutig fließende Übergänge zwischen einem fachlich angemessenen Methodeneinsatz und der ethischen Zumutbarkeit für Forschungsteilnehmende. Auch ein verantwortungsvoller Einsatz von Ressourcen ist so zu sehen. Hinzu kommt eine Verpflichtung pflegewissenschaftlich Lehrender, diese Regeln in die Lehre aufzunehmen und ihre Umsetzung entsprechend zu vermitteln, z. B. Ethikkodex der Deutschen Gesellschaft für Erziehungswissenschaften – DGfE (2010).

Fachgesellschaften, wie die Deutsche Gesellschaft für Pflegewissenschaft (DGP) geben sich daher Kodizes für eine Forschungsethik. Die geforderte Begutachtung von Forschungsvorhaben durch Ethikkommissionen wird in unterschiedlichen Ländern verschieden gehandhabt (s. Kap. 12.6).

Lesetipp 12-1

Reinhardt, K. (2022). Gute Manieren II: Das tut man nicht: Anstand und Recht. In E. Panfil (Hrsg.), *Wissenschaftliches Arbeiten in der Pflege* (4. Aufl.; S. 397–410). Bern: Hogrefe. *Übersicht zur „guten wissenschaftlichen Praxis".*

12.1.2 Historische Eckpunkte zur Forschungsethik im Gesundheitswesen

Forschung am und mit Menschen gibt es seit Menschengedenken, wenngleich sie in ihren Ursprüngen oft mit therapeutischen Zwecken einherging. Sie ist grundlegend für die Errungenschaften der heutigen Medizin und in einem weiteren Sinne für die des Gesundheitswesens. Wir wüssten nichts über die Funktionen und das Funktionieren des menschlichen Körpers, wäre er nicht systematisch untersucht und erforscht worden. Auch wenn viele Entdeckungen durch einfache Beobachtung oder zufällig gemacht wurden, steht das Experiment im Zentrum der Forschungsethik. Dies gründet darin, dass Experimente vorerst auf den reinen Erkenntnisgewinn ausgerichtet sind und der Nutzen vielfach in der Zukunft liegt.

Die neuere Geschichte der Forschungsethik beginnt mit den Experimenten des nationalsozialistischen Regimes während des Zweiten Weltkriegs und dem Nürnberger Kodex aus dem Jahre 1947 als Konsequenz. Im Dritten Reich stellten v. a. psychiatrische Einrichtungen und die Konzentrationslager das Experimentierfeld für die Medizin dar. Es wurden umfassende Versuche mit Gelbfieber, Staphylokokken, Gasbrand- und Tetanusbazillen, Typhus, Diphtherie, Fleckfieber und Kampfgiftstoffen vorgenommen, die von staatlichen Einrichtungen veranlasst und von renommierten Wissenschaftlerinnen und Wissenschaftlern durchgeführt wurden (Textor, 1989). Die Rolle von Pflegepersonen dabei wurde von Hildegard Steppe eindrücklich dokumentiert (Steppe, 2013). Der Nürnberger Ärzteprozess von 1946 hatte zum Ziel, die menschenverachtenden Praktiken aufzudecken und gleichzeitig ethische Richtlinien zum Schutze der an der Humanforschung teilnehmenden Menschen zu schaffen. Der Nürnberger Kodex legt in zehn Artikeln die Bedingungen fest, unter denen Forschung am Menschen durchgeführt werden kann (Internationale Ärzte für die Verhütung des Atomkriegs – Ärzte in sozialer Verantwortung – IPPNW, n. d.).

Aber nicht nur im Dritten Reich, sondern auch in den USA wurden vor und auch nach der Entwicklung des Nürnberger Kodex ähnlich menschenverachtende Experimente durchgeführt. Das bekannteste Beispiel ist das „Tuskegee Syphilis Experiment". Bei diesem Experiment wurden im Zeitraum von 1932 bis 1972 über 400 an Syphilis erkrankte Afro-amerikaner weder über die Diagnose informiert noch medizinisch behandelt, um so den Krankheitsverlauf beobachten zu können (Burns & Grove, 2005). Auch dieses Experiment war von staatlicher Seite unterstützt und von anerkannten Medizinerinnen und Medizinern durchgeführt worden. Ebenso wurden zur Bekämpfung kriegswichtiger Seuchen Anstaltsinsassen für Menschenversuche z. B. für Impfstoff- oder Medikamententests herangezogen (Schott, 2003). Nicht nur in der Medizin, auch in der Psychologie gab es in dieser Zeit ethisch bedenkliche Humanexperimente.

Ein Beispiel sind die Untersuchungen von Stanley Milgram (1974) zum Autoritätsgehorsam. Dabei wurde den Forschungsteilnehmenden (es waren nur Männer) die Aufgabe gestellt, einer anderen Person (Versuchsperson) elektrische Stromstöße zu verabreichen und diese kontinuierlich zu steigern, wenn die Versuchsperson Fehler machte. Die Versuchspersonen erhielten real keine elektrischen Schocks, waren aber angewiesen, Schmerz durch Bitten, Jammern, Schreien bis hin zur Bewusstlosigkeit zu simulieren, wenn die höchste Stufe der Stromstärken erreicht wurde. Obwohl die Forschungsteilnehmer über die Gefahren der höchsten Stromstärken informiert waren, haben bis zu zwei Drittel die höchsten Stromstärken verabreicht. Diese Erfahrungen hatten bei den Forschungsteilnehmenden gravierende Auswirkungen auf das Selbstbild und riefen Gewissenskonflikte und Schuldgefühle hervor. Es sind dies nur wenige Beispiele in der Geschichte ethisch verwerflicher Forschung, die jedoch die Wichtigkeit, darüber nachzudenken, deutlich machen sollten.

Der Nürnberger Kodex stellt auch einen Ausgangspunkt für weitere Regelungen dar. Für den Bereich des Gesundheitswesens sind dies:

- die Deklaration von Helsinki des „Weltärztebundes“ (World Medical Association – WMA, 1964/2018)
- der Belmont Report (1979), der im folgenden Abschnitt näher erläutert wird (Belmont Report, 1979)
- der Code des Council for International Organisations of Medical Sciences (CIOMS, 2016). Letzterer beinhaltet Aspekte der Helsinki-Deklaration sowie die drei Kernprinzipien des Belmont Reports, Menschenwürde und Autonomie, Nutzen und Wohltat, Gerechtigkeit, und übersetzt diese für eine multikulturelle und durch Diversität und Multinationalität gekennzeichnete Forschungsgesellschaft.
- In Bezug auf die Pflegeforschung stellte die American Nurses' Association (ANA) bereits 1975 Ethikrichtlinien für die Forschung zur Verfügung (Polit & Beck, 2010).

Die Entwicklung der Kodizes oder Richtlinien zeigt, dass diese vielfach reaktiv sind, das heißt auf ethisch nicht verantwortbare Forschung reagieren. Umso wichtiger ist es, das eigene Forschungsvorhaben auf der Grundlage ethischer Grundprinzipien zu gestalten und vor deren Hintergrund zu prüfen. Dazu gilt es, die ethischen Grundsätze für die Forschungspraxis zu kennen.

Lesetipp 12-2

Steppe, H. (2020). *Krankenpflege im Nationalsozialismus* (11. Aufl.). Frankfurt/Main: Mabuse.
Hilde Steppe zeigt in diesem pflegehistorischen Werk die Gefahren eines unreflektierten Berufsverständnisses auf. Mit der Darlegung der Rolle der Pflege, die sich in der Zeit des Nationalsozialismus der Medizin untergeordnet hat und so zur Mittäterin bei menschenverachtenden Experimenten wurde, macht sie auf die Verantwortung der Pflege und der Pflegewissenschaft als eigenständige Profession aufmerksam.

12.1.3 Die drei Grundprinzipien einer Forschungsethik: der Belmont Report

Der Belmont Report wurde 1979 veröffentlicht und hat seinen Namen vom Belmont Conference Center in der Nähe von Baltimore, wo dieser Bericht teilweise erstellt worden war (Belmont Report, 1979). Der volle Titel heißt: „Belmont Report: Ethical Principles and Guidelines for the Protection of Human Subjects of Research, Report of the National Commission for the Protection of Human Subjects of Biomedical and Behavioral Research”. Als Reaktion auf das Bekanntwerden der ethisch äußerst problematischen Untersuchungen, die auch nach dem Nürnberger Kodex in den USA durchgeführt wurden, war eine Kommission mit elf Mitgliedern eingerichtet worden und hatte vier Jahre lang an dem Bericht gearbeitet. Der Bericht stellt die Grundlage dar, auf der das US-amerikanische Gesundheitsministerium die Rechte von Studienteilnehmenden gesichert wissen will, in der Regel überprüft durch einc Ethikkommission. Auch in Europa wurden die darin formulierten Prinzipien als Grundlage für Forschungs-Ethikkodizes aufgenommen.

Auf einer sehr abstrakten Ebene formuliert der Bericht drei grundlegende ethische Prinzipien, deren Umsetzung durch drei Arten von Maßnahmen gesichert werden soll.

Respect for Persons

Achtung der Menschenwürde und Autonomie mit Umsetzung in eine informierte Einwilligung (informed consent).

Zunächst wird unterstellt, dass jeder Mensch – mit den entsprechenden Informationen – autonom und selbstständig entscheiden kann, ob er freiwillig an einer Untersuchung teilnehmen möchte oder nicht. Die Ablehnung einer Studienteilnahme darf daher mit keinerlei potenziellen Sanktionen, wie z. B. einer schlechteren Pflege als es der Stand des Wissens vorsieht, verknüpft werden. Mögliche Teilnehmende dürfen auch durch langes Überreden nicht zur Teilnahme geführt werden. Falls sich ein Angesprochener entscheidet, freiwillig an einer geplanten Studie teilzunehmen, muss er dies auch explizit kundtun, und zwar schriftlich in einer Erklärung zur „informierten Einwilligung“ oder einem „informed consent“.

Gerade in der Pflegeforschung gilt, dass sich die Fragestellung oft mit Personen beschäftigt, denen eine autonome Entscheidung auch bei adressatengerechter Information schwerfällt, das heißt mit besonders vulnerablen Personen (z. B. Menschen mit kognitiven Einschränkungen, s. Kap. 12.1.4). Diese benötigen einen besonderen Schutz ihrer Autonomie und vor einem möglichen Missbrauch in der Forschung.

Beneficence

Nutzen oder Wohltat mit Umsetzung in eine beurteilende Gegenüberstellung von Nutzen und Risiken.

Zunächst heißt dieses Prinzip einfach, dass einer Person, die an einer Studie teilnimmt, kein Schaden zugefügt werden darf, zumindest soll der Nutzen oder das Wohltuende größer sein als ein möglicher Schaden. Alle Studienteilnehmenden haben das Recht auf Unversehrtheit oder das Freisein von Unannehmlichkeiten. Für die Forschungsplanung heißt dies, eine differenzierte Nutzen-Risiko-Abwägung vorzunehmen.

Justice

Gerechtigkeit mit einer reflektierten Begründung für die Auswahl der Studienteilnehmenden.

Das Prinzip „Gerechtigkeit“ fordert einen fairen Umgang und Behandlung mit den potenziellen Teilnehmenden einer Studie. Allem voran ist hier gemeint, dass Forschende nicht nach persönlichen Vorlieben mögliche Probanden ein- oder ausschließen dürfen. Es widerspricht diesem Prinzip, eine Person in eine Studie einzuschließen, weil man ihr die besondere Intervention der Studie zukommen lassen möchte. Ungerechtigkeiten können durch Vorurteile ausgelöst werden, die z. B. auf sozialen, ethnischen, geschlechtsspezifischen und kulturellen Voreingenommenheiten beruhen. Ungerechtigkeit kann auch darin liegen, dass Belastungen und Nutzen der Forschung ungerecht verteilt sind.

Gerechtigkeit bezieht sich aber auch darauf, dass Personen, die nicht an der Studie teilnehmen oder ihre erteilte Zusage zurückziehen, keinerlei Nachteile dadurch erfahren. Das gilt insbesondere für Pflegebedürftige oder Patienteninnen bzw. Patienten, die auch bei der Nichtteilnahme an einer Studie weiterhin die beste individuelle Pflege oder Behandlung erhalten müssen. Daher sind Interventionsstudien auch abzubrechen, sobald sich eindeutig zeigt, dass die untersuchte Intervention wesentlich wirksamer ist als bisher angewandte Maßnahmen, weil dann jene, die die weniger wirksame Maßnahme erhalten, benachteiligt wären.

Gerechtigkeit bedeutet auch, in Studien, die Risiken bergen, nicht vorzugsweise Gruppen einzuschließen, die ohnehin größeren Risiken ausgesetzt sind.

12.1.4 Vulnerabilität

Da Fragen der Vulnerabilität alle forschungsethischen Grundsätze durchziehen, wird auf dieses Konzept differenzierter eingegangen. Menschen sind verletzbar und Menschen in außerordentlichen Situationen sind besonders verletzbar, sie bedürfen eines besonderen Schutzes vor Missbrauch und Ausbeutung. Im Zusammenhang mit Forschung sind sie als vulnerabel zu bezeichnen, weil in der Forschungsanwendung die Möglichkeit eines noch größeren oder zusätzlichen Schadens gegeben sein kann. Aufgabe der Forschenden ist es, den Grad der Verletzlichkeit von Forschungsteilnehmenden zu erkennen, im Zusammenhang mit der Art des Forschungsvorhabens einzuschätzen und darzulegen. Das Konzept „Vulnerabilität", begrifflich abgeleitet aus dem lateinischen *vulnus* für Wunde und übersetzt als Verwund- oder Verletzbarkeit, weist eine große Spannbreite auf. Einerseits wird damit eine menschliche Grundeigenschaft beschrieben. Jeder Mensch ist verletzbar. Die Existenz der Menschenrechte zeugt ebenso wie Epidemien oder Umweltkatastrophen von einer existenziellen Schutzbedürftigkeit. Andererseits hat das Konzept eine spezifische Bedeutung, indem es auf Gruppen von Menschen mit bestimmten Merkmalen, auf Menschen in speziellen Situationen oder auf eine Kombination von beidem verweist. Armut, Migrationsstatus, Behinderung, Krankheit oder psychische Dispositionen können verletzbar machen und die Fähigkeit einschränken, für sich selbst Sorge zu tragen. Diese zweifache Bedeutung des Begriffs führte zu zahlreichen Versuchen, Vulnerabilität zu präzisieren (Schrems, 2014). Im Folgenden wird eine Definition vorgestellt, in der die zwei zentralen Aspekte von Vulnerabilität, die Fragilität des Menschen und die daraus resultierende Möglichkeit, einen Schaden zu erleiden, sowie die potenzielle Unfähigkeit, sich selbst davor zu schützen, kombiniert werden:

„To be vulnerable means to be exposed to the possibility of harm while being substantially unable to protect oneself" (Schroeder & Gefenas, 2009, S. 116)

Die Ursachen, einem möglichen Schaden ausgesetzt zu sein und sich selbst nicht davor schützen zu können, wie Schroeder und Gefenas Vulnerabilität definieren, können sehr unterschiedlich sein. Kenneth Kipnis hat eine Typologie für Vulnerabilität entwickelt (Kipnis, 2001), indem er zwischen folgenden Formen unterscheidet: kognitive, juristische, soziale, medizinische, ressourcenbezogene sowie infrastrukturelle Vulnerabilität. Diese Formen der Vulnerabilität können einzeln oder in Kombination auftreten. So kann eine Person durch eine demenzielle Erkrankung vermeintlich die Bedeutung einer Entscheidung kognitiv nicht erfassen. Gleichzeitig kann diese kognitiv vulnerable Person auch als juristisch oder sozial vulnerabel bezeichnet werden, indem gesetzliche Vertreter die Entscheidungen treffen und diese Person pflegebedürftig und von anderen Personen abhängig in einer Langzeitpflegeeinrichtung lebt. Es kann aber auch nur eine Form der Vulnerabilität vorhanden sein, z.B. bei Menschen, die in Armut leben und aus existenzsichernden Gründen an einem bezahlten Medikamententest teilnehmen. Ein wiederum anderes Beispiel wäre eine Frau in einer patriarchisch geprägten Gesellschaft, die ohne Zustimmung eines Mannes keinen Zugang zu Gesundheitsressourcen hat. Alle drei Personen sind im allgemeinen Verständnis einer vulnerablen Gruppe zugehörig, jedoch mit sehr unterschiedlichen Entscheidungskompetenzen bzw. Möglichkeiten, für die eigene Sicherheit zu sorgen und für ihre Interessen einzutreten.

Eine Unterscheidung von Vulnerabilität, die besonders für die Gesundheitsforschung von Interesse ist, findet sich bei Samia A. Hurst. Sie unterscheidet zwischen der *consent-based*, der *harm-based* sowie der umfassenden Vulnerabilität (Hurst, 2008). Die consent-basierte Vulnerabilität steht im Zusammenhang mit Entscheidungsprozessen. Dabei werden jene Menschen als vulnerabel bezeichnet, die nur bedingt für ihre eigenen Interessen eintreten können oder die Bedeutung und Konsequenzen des Forschungsvorhabens nur unzureichend verstehen und dadurch der Gefahr der Ausbeutung oder des Missbrauchs ausgesetzt sind. Dies können z. B. kognitiv eingeschränkte Menschen oder Kinder sein. Die harm-based oder schadensbasierte Vulnerabilität bezieht sich auf soziale Gruppen, die auf Grund einer physischen oder psychischen Einschränkung oder Erkrankung gefährdet sind, durch eine Intervention im Rahmen der Forschung zusätzlich Schaden zu erleiden. Umfassende Vulnerabilität stellt eine Kombination aus einer schadens- und einer entscheidungsbasierten Form dar. Neben der durch eine besondere Lebenslage eingeschränkten Möglichkeit, die eigenen Interessen zu vertreten, können durch die Teilnahme an einem Forschungsvorhaben zusätzliche Belastungen entstehen, die entweder nicht ausgeglichen werden oder keinen unmittelbaren Nutzen bringen. Hurst definiert auf der Grundlage dieser Unterscheidung Vulnerabilität als eine feststellbare erhöhte Wahrscheinlichkeit eines größeren Unrechts oder eines zusätzlichen Schadens:

„I propose that vulnerability as a claim to special protection should be understood as an identifiably increased likelihood of incurring additional or greater wrong" (Hurst, 2008, S. 195).

Die Zuschreibung von Vulnerabilität auf bestimmte Gruppen, ohne die Merkmale im Einzelfall zu prüfen, birgt die Gefahr einer Stigmatisierung. Wenn Vulnerabilität ein Mittel zum Schutz darstellt und angenommen wird, dass es Individuen gibt, die besonderen Schutz benötigen, gilt es zu hinterfragen, unter welchen Bedingungen die Zuschreibung auf soziale Gruppen möglich ist, ohne dass dabei ethische Prinzipien wie Autonomie oder Gerechtigkeit verletzt werden. Autonomie ist die Selbstbestimmung des Willens und die Freiheit, sich selbst ein Gesetz zu sein. Die Grenzen des Handelns liegen damit in der Person selbst. Eine autonome Person ist sich demnach selbst ihrer Moralität bewusst und handelt danach (moral agent) (Schrems, 2014). So gibt es Bedingungen, in denen eine gruppenspezifische Zuschreibung von vulnerabel den angestrebten Schutz bietet, nämlich immer dann, wenn die Merkmale einer autonomen Person nicht gegeben sind. Beispiele sind bewusstlose Menschen, Menschen im Wachkoma oder in einem fortgeschrittenen Stadium von Demenz; sie verbindet das gemeinsame Merkmal, dass sie keine Autonomie im beschriebenen Sinne besitzen. Zur Feststellung des Grades an Verletzlichkeit und des Risikos eines zusätzlichen Schadens muss daher der Fokus auf das Besondere der Forschungsteilnehmenden im jeweiligen Kontext und im gesamten Forschungsprozess gerichtet werden. Vulnerabilität wird so nicht nur dem Menschen oder einer Gruppe von Menschen zugeschrieben, sondern der gesamten Situation. Eine zentrale Aufgabe der Forschenden ist darüber hinaus, das Forschungsdesign so zu gestalten, dass eine forschungsbezogene Vulnerabilität eliminiert bzw. minimiert werden kann. Der physische und psychische Zustand der Zielgruppen der Pflegeforschung kann sich rasch ändern, daher ist ein prozesshaftes Vorgehen besonders relevant. Im besonderen Fall der kognitiven Vulnerabilität werden Entscheidungen immer für den Moment und nicht prospektiv getroffen. Bei nicht einwilligungsfähigen Personen haben sich Forschende während der Forschungsdurchführung darüber zu vergewissern, dass diese Personen keine Ablehnungszeichen zeigen. Dies erfordert darüber hinaus während des gesamten Prozesses eine Vertrauensperson, die das Forschungsdesign kennt und im Dialog mit allen Beteiligten steht. Damit soll die Wahrscheinlichkeit minimiert werden, dass durch Forschung ein zusätzlicher Schaden erzeugt wird. Diese Funktion entspricht dem Advocacy-Prinzip, das drei zentrale Funktionen beinhaltet, die mit den bioethischen Prinzipien übereinstimmen bzw. diese gut ergänzen. Es sind dies:

- die Sicherung der Autonomie von Forschungsteilnehmenden
- ein Handeln im Namen von Forschungsteilnehmenden
- das Eintreten für soziale Gerechtigkeit in der Bereitstellung einer Gesundheitsversorgung (Bu & Jezewsky, 2007).

Die Anforderungen an Advocacy finden sich auch im Ethik-Kodex des International Council of Nursing (ICN) im Abschnitt „Pflegende und ihre Mitmenschen" detailliert wieder. Dabei geht es um die Wahrung der Menschenrechte und Wertvorstellungen, um den Informationsprozess sowie um die Zustimmung zur pflegerischen Versorgung und Behandlung und die „[...] Verantwortung, Maßnahmen zugunsten der gesundheitlichen und sozialen Bedürfnisse der Bevölkerung, besonders der von benachteiligten Gruppen, zu veranlassen und zu unterstützen" (Österreichischer Gesundheits- und Krankenpflegeverband/Schweizer Berufsverband der Pflegefachfrauen und Pflegefachmänner/Deutscher Berufsverband für Pflegeberufe, 2014). Dies umfasst auch die Gewinnung von Erkenntnissen über die besonderen Bedürfnisse von Menschen oder die Wirksamkeit von Maßnahmen zur Befriedigung derselben.

Studienaufgabe 12-1

Suchen Sie Beispiele aus der Pflegepraxis für eine kognitive, juristische, soziale, medizinische, ressourcenbezogene sowie infrastrukturelle Vulnerabilität. Begründen Sie, worin sich das „Verletzliche" jeweils zeigt.

12.2 Ethische Anforderungen an die Planung und Durchführung von Studien im Einzelnen

Forschungsethische Prinzipien, die die drei genannten aus dem Belmont Report etwas mehr differenzieren und Begutachtungen strukturieren, finden sich in den Empfehlungen zur medizinischen Forschung und wurden im Jahr 2000 zunächst im *Journal of the American Medical Association* (JAMA) von Emanuel, Wendler und Grady (2000) vorgestellt. Diese wurden als Empfehlungen für die Begutachtung durch Ethikkommissionen auch im deutschsprachigen Raum übernommen (Strech & Mertz, 2012). So finden sie sich in der lesenswerten Broschüre der Schweizerischen Akademie der Schweizerischen Medizinischen Wissenschaften – SAMW (2009), an deren Bearbeitung auch Pflegewissenschaftlerinnen beteiligt waren:

1. Eine Studie muss einen Wert für die Gesellschaft haben (*social value*).
2. Sie muss wissenschaftlich anerkannten Regeln folgen (*scientific validity*).
3. Sie muss eine gerechte Auswahl der Teilnehmenden vornehmen (*fair participant selection*).
4. Der Nutzen muss größer sein als die Risiken (*favorable risk-benefit ratio*).
5. Der Forschungsplan muss einer unabhängigen Begutachtung unterzogen werden (*independent review*).
6. Eine informierte Einwilligung der Studienteilnehmenden muss eingeholt werden (*informed consent*).
7. Den Teilnehmenden ist mit Respekt zu begegnen (*respect for participants*).

Hinzugefügt wurde später:

8. Forschende arbeiten partnerschaftlich mit der untersuchten Gemeinschaft zusammen (*collaborative partnership*).

Die Einhaltung der landesspezifischen Datenschutzgesetze gehört ebenfalls zu den forschungsethischen Anforderungen. In Deutschland hat das darin geregelte Recht auf informationelle Selbstbestimmung den Charakter eines Grundrechts erhalten (Bartholomeyczik, 2020).

Was diese forschungsethischen Empfehlungen im Einzelnen bedeuten, wird im Folgenden dargestellt.

12.2.1 Wert der Studie für die Gesellschaft (social value)

Hier geht es um das Forschungsthema, das eine gesellschaftliche Bedeutung haben soll, die Ergebnisse sollen weiterführen und sei es nur, dass sie für die weitere Forschung von Bedeutung sind. Forschung mit Menschen sollte niemals Selbstzweck sein. Wenn das Forschungsziel die eigene Karriere ist, dann ist es unethisch. Eine Forschung ohne gesellschaftlichen, auch mittelbar gesellschaftlichen Wert nutzt Teilnehmende an der Studie aus und ist eine Ressourcenverschwendung.

Ausgeschlossen werden sollen somit auch Studien, die keine verallgemeinerbaren oder mindestens in Grenzen übertragbaren Erkenntnisse liefern können.

Wichtig ist also bei der ethischen Reflexion im Rahmen der Studienplanung, die Bedeutung der Fragestellung und der Erkenntnismöglichkeiten darzustellen und die Einbeziehung der Teilnehmenden zu begründen.

Eine mittelbare soziale Bedeutung enthält z. B. eine Studie, in der ein Fragebogen zur Erfassung von Bedürfnissen pflegender Angehöriger getestet wird. Da es sich um die Entwicklung eines Instruments für zukünftige Studien handelt, wird die Testung des Fragebogens sich mehr mit Reliabilität und Validität auseinandersetzen als mit den potenziellen Ergebnissen zu den Bedürfnissen pflegender Angehöriger. Dafür kann dieser Fragebogen aber in einer weiteren Studie zur Untersuchung dieser Bedürfnisse eingesetzt und als getesteter Fragebogen auch von anderen Forschungsgruppen genutzt werden. Ähnlich sieht es mit pflegerischen Interventionen aus, die oftmals äußerst komplex und mehrschichtig sind und daher eine differenzierte Entwicklung und präzise Beschreibung benötigen, bevor sie in einer Interventionsstudie eingesetzt werden können. Die auf empirischem Material beruhende Entwicklung der Intervention ist zunächst nur mittelbar von gesellschaftlicher Bedeutung. Das ändert sich mit einer wissenschaftlichen Evaluation, deren Ergebnisse eine direkte Bedeutung für Pflegebedürftige sowie die Pflegepraxis haben könnten.

12.2.2 Anwendung wissenschaftlich anerkannter Regeln (scientific validity)

Dieses Prinzip bezieht sich auf die wissenschaftliche Methodik, die anerkannten Regeln folgen muss. Die eingesetzten Methoden, zu denen auch das Design als Ganzes gehört, sollen zu sinnvollen Ergebnissen führen können. Voraussetzung für die Beurteilung dieses Prinzips sind die transparente Darstellung und Begründung der Methodik. Nicht nachvollziehbare, nicht zielführende oder unsaubere Forschungsmethoden sind unethisch.

Soll beispielsweise die Lebensqualität von Menschen mit fortgeschrittener Demenz untersucht werden, so ist eine eindimensionale visuelle Analogskala zum Selbstausfüllen (z. B. Lorig, 1996) nicht geeignet, weil die Betroffenen sie nicht sinnvoll ausfüllen können und weil sie in der Eindimensionalität wenig Aussagekraft hat.

Wichtig bei der ethischen Reflexion im Rahmen der Studienplanung ist demnach, die Eignung der Methoden zur Beantwortung der Forschungsfrage darzulegen und zu zeigen, dass sie die geringstmögliche Belastung für Studienteilnehmende bedeutet.

Die Beurteilung dieses Prinzips ist allerdings sehr anspruchsvoll, da die Gutachterinnen und Gutachter in Betracht ziehen müssen, dass auch methodische Verfahren zum Ziel führen können, die der Gutachter selbst nicht genutzt hätte. Eine methodische Expertise zum Thema ist somit bei der Begutachtung erforderlich.

12.2.3 Gerechte Auswahl der Studienteilnehmenden (fair participant selection)

Die gerechte Auswahl der Studienteilnehmenden entspricht im Wesentlichen dem Prinzip der Gerechtigkeit aus dem Belmont Report. Es geht dabei um die Art der Auswahl der Studienteilnehmenden. In erster Linie ist auch hier gefordert, nach wissenschaftlichen Prinzipien und nicht nach der einfacheren Verfügbarkeit über mögliche Teilnehmende zu handeln. Die Einhaltung wissenschaftlicher Prinzipien beinhaltet auch, dass die Auswahl der Teilnehmenden an der Fragestellung orientiert sein muss.

Zur Gerechtigkeit gehört auch die besondere Rücksichtnahme auf besonders vulnerable Gruppen wie schwer Pflegebedürftige oder Schwerkranke. Rücksichtnahme gebührt auch gegenüber institutionalisierten Menschen in Heimen oder Gefängnissen, die durch die Institutionalisierung in einer Art von Abhängigkeit leben, weil sie auf die Versorgung der Institution angewiesen sind oder gar intensiv überwacht werden.

Wichtig ist demnach bei der ethischen Reflexion im Rahmen der Studienplanung die genaue Begründung, warum z. B. schwerst Pflegebedürftige in die Studie einbezogen werden müssen. Als Beispiel kann die Studie zur Nutzung eines Kommunikationsgerätes zur Unterstützung erleichterter Informationsübermittlung in komplexen Pflegesituationen dienen. Muss dieses Gerät bei schwerst Pflegebedürftigen getestet werden oder ist es möglich, diesen Test auch bei weniger vulnerablen Pflegebedürftigen durchzuführen und trotzdem Antworten auf die Forschungsfrage zu erhalten?

12.2.4 Positives Nutzen-Risiko-Verhältnis (favorable risk-benefit ratio)

Der Nutzen muss größer sein als die Risiken, auch dieses Prinzip war bereits im Belmont Report enthalten.

Konkretisiert werden kann dies einfach durch die Minimierung möglicher Risiken für die einbezogenen Individuen und die Maximierung des möglichen Nutzens. Ziel sollte sein, dass die „möglichen Vorteile für das Individuum und die Gesellschaft zu den Risiken in einem guten Verhältnis“ stehen (Schweizerische Akademie der Medizinischen Wissenschaften – SAMW, 2009, S. 29)

Weil es bei der Frage um Nutzen oder Wohltat v. a. darum geht, abzuwägen, welche Vor- und Nachteile die Teilnahme an einer Studie für die Teilnehmenden bringt, sollten die ethischen Reflexionen eines Forschungsantrags immer auch Angaben zum Risiko-Nutzen-Verhältnis enthalten.

In der Pflegeforschung scheint ein Schaden weit hergeholt zu sein, da invasive Maßnahmen in der Regel ausgeschlossen sind. Dennoch beansprucht jede Studie, jede Untersuchung in irgendeiner Weise die zu untersuchenden Personen. Sie benötigt ihre Zeit, ihre Aufmerksamkeit, erfordert das Eindringen in die Privatsphäre und weckt vielleicht negative Emotionen.

Wichtig ist bei der ethischen Reflexion im Rahmen der Studienplanung, eine Risiko-Nutzen-Abwägung vorzunehmen. Wenn das Forschungsinteresse z. B. darin liegt, von den Eltern eines schwer behinderten Kindes zu erfahren, wie sie die Pflege nach der Geburt im Krankenhaus erlebt haben, dann ist zu erwarten, dass dies äußerst belastende Gefühle hervorrufen kann. Bei der Abwägung von Nutzen und Risiken ginge es darum, zu reflektieren, wie sich die Befragungssituation einfühlsam gestalten ließe oder ob bei einem Fragebogen ein Nachgespräch angeboten oder eine Beratungsadresse vermittelt werden könnte.

Allgemein wird zwischen eigennütziger und gruppennütziger Forschung unterschieden. Das genannte Studienbeispiel zur Pflege schwer behinderter Kinder nach der Geburt ist eine gruppennützige Forschung, weil sich für die Befragten selbst nichts mehr ändern wird, aber für Eltern und Kinder in ähnlicher Situation vielleicht Verbesserungen erreicht werden können. Ein Nutzen für die Befragten kann darin bestehen, dass die Befragung erleichternd wirkt, weil Verständnis vermittelt wird.

Noch deutlicher ist dieser Unterschied zu beschreiben, wenn eine Studie zur Qualität der Palliativpflege durchgeführt wird und diese sich mit abgeschlossenen Fällen befasst. Eine Palliativpflege ist in der Regel erst dann abgeschlossen, wenn die betreffende Person gestorben ist. An ihrer Pflege wird sich nichts mehr ändern können, die Forschungsergebnisse können nicht mehr zu ihrem eigenen Nutzen angewandt werden. Sie können allerdings in zukünftigen Fällen helfen, die Pflege zu verbessern. Die Forschung nützt somit der Gruppe der palliativ Gepflegten.

Eigennützige Forschung birgt für die Teilnehmenden immer mehr Vorteile als gruppennützige, weil sie möglicherweise direkt von der Teilnahme profitieren. Wenn beispielsweise die Wirkung von Fallbesprechungen in der stationären Altenpflege für herausforderndes Verhalten bei Menschen mit Demenz untersucht werden soll, dann können die an der Studie teilnehmenden Bewohnerinnen direkt von der Teilnahme profitieren, falls die Intervention sich tatsächlich als förderlich erweist (Bartholomeyczik et al., 2013).

In einem amerikanischen Pflegeforschungsbuch werden folgende Vor- und Nachteile einer Studienteilnahme aufgelistet:

„Wichtige potenzielle Vorteile für TeilnehmerInnen

- Teilnahme an zusätzlicher Intervention
- Zusätzliche Möglichkeit, die eigene Situation im Rahmen eines Projekts besonders zu erörtern
- Mehr Wissen über sich selbst durch Gelegenheit zur Selbstreflexion oder durch Interaktion mit forschender Person
- Freude über eine Abwechslung von täglicher Routine durch Teilnahme an einer Studie
- Befriedigung darüber, dass die eigenen Informationen in der Studie vielleicht anderen helfen können, Entwicklungen weiterzubringen
- Unmittelbarer Gewinn, wenn es materielle Anreize gibt.

Wichtige potenzielle Nachteile für TeilnehmerInnen

- Körperliche Schäden einschließlich unvorhergesehener Nebenwirkungen
- Körperliches Leiden, Erschöpfung oder Langeweile
- Psychisches oder emotionales Leiden als Folge der Selbstenthüllung, Introspektion, Furcht vor dem Unbekanntem oder vor der Interaktion mit Fremden, Furcht vor eventuellen negativen Auswirkungen, Wut oder Verlegenheit angesichts der gestellten Fragen
- Verlust der Privatsphäre
- Zeitverlust
- Finanzieller Aufwand, z.B. für Transport, Babysitting, verlorene Arbeitszeit" (Polit et al., 2004, S. 100).

12.2.5 Unabhängige Begutachtung (independent review)

Der Forschungsplan muss einer unabhängigen Begutachtung unterzogen werden. Forschende verbinden mit ihrer Forschung meist über das inhaltliche Erkenntnisinteresse hinausgehende Ziele. Das können das Interesse an einer wissenschaftlichen Karriere, am möglichst baldigen Erreichen eines Doktorgrades, am Nachweis umfangreicher Drittmittel und anderes mehr sein. Daher ist es sinnvoll, den Forschungsplan unabhängig begutachten zu lassen, um mögliche Folgen von Interessenkonflikten leichter zu erkennen.

Unabhängigkeit der Begutachtung heißt auch, dass die Begutachtenden keine eigenen Interessen mit dem Forschungsplan verbinden dürfen, sei es, dass sie ihn fördern oder eher behindern wollen.

Eine unabhängige Forschungskommission oder Ethikkommission (s. Kap. 12.6) sollte in jedem Fall tätig werden.

12.2.6 Informierte Einwilligung (informed consent)

Eine informierte Einwilligung der Studienteilnehmenden muss eingeholt werden. Dies entspricht wiederum der Forderung im Belmont Report zur Umsetzung des Prinzips der Menschenwürde und Autonomie.

Voraussetzung für eine Einwilligung, die unbedingt freiwillig sein muss, ist demnach die Information darüber, was die Teilnehmenden in der Studie erwartet. Dies wiederum setzt bei den Personen, die für eine Studie gewonnen werden sollen, ein „Einsichtsvermögen" voraus (Schnell & Dunger, 2018, S. 47). Üblicherweise gibt es schriftliche Informationen zu einem Projekt, die Interessierten ausgehändigt werden. Weil sie sich jedoch einer Wissenschaftssprache verpflichtet fühlen, vergessen Forschende leider manchmal, dass eine solche Sprache viele Fachbegriffe enthält, deren Verstehen nicht unbedingt vorausgesetzt werden kann. Ganz wichtig ist also bei den Informationsschreiben, dass sie adressatengerecht und möglichst einfach und trotzdem klar und v.a. eindeutig geschrieben sind. Ein Auszug aus einem Forschungsantrag als Informationsblatt für z.B. alte Menschen ist für die meisten keinesfalls eine sinnvolle Information. Beim Einbezug von Kindern und Jugendlichen sind mehrere Informationsmaterialien zu erstellen, einmal für die Eltern und einmal dem Alter des Kindes bzw. Jugendlichen angepasstes Material. Die Information muss in jedem Fall differenziert sein, über Ziele und Methoden der Studie informieren und v.a. vermitteln, was die Teilnahme konkret an Zeit oder sonstiger „Belästigung" für die Angesprochenen bedeutet. Außerdem müssen die potenziell Teilnehmenden darüber informiert werden, dass sie die Teilnahme ablehnen oder jederzeit abbrechen können, ohne negative Folgen erwarten zu müssen. Und schließlich muss der Umgang mit Anonymität mitgeteilt werden.

Zusätzliche mündliche Erläuterungen oder Gespräche bei Unklarheiten ermöglichen oft ein besseres Verständnis.

Zu einer informierten Einwilligung gehört auch, dass den Adressaten genügend Zeit eingeräumt wird, um sich ein Bild von dem Anliegen, das mit der Studie an sie gerichtet ist, zu machen und sich eine Meinung dazu bilden zu können. Das heißt, die Überreichung eines Informationsblattes kann zeitlich nicht direkt mit der Erwartung an die Entscheidung zur Teilnahme verbunden sein. Zwischen der Informationsweitergabe und der Frage nach der Einwilligung muss immer ein zeitlicher Abstand liegen. Dass den potenziell Teilnehmenden dies gewährt wurde, muss in der Einwilligungserklärung explizit bestätigt werden.

Reflektiert werden sollte beim Einsatz materieller Anreize (incentives) zur Teilnahme an einer Studie, ob damit die Freiwilligkeit zur Teilnahme beeinflusst wird. Bereits in den Ausführungen zur Vulnerabilität wurde auf diesen Aspekt hingewiesen. So weisen z.B. Menschen, die in Armut leben, deren Teilnahme z.B. durch Geld abgegolten wird, eine spezielle Form der Vulnerabilität auf. Diese Personen sind der Gefahr der Ausbeutung ausgesetzt, weil sie der Teilnahme vermeintlich freiwillig, jedoch durch die ökonomische Situation veranlasst, zustimmen. Sie benötigen das Geld zur Existenzsicherung und sind dadurch in ihrer Autonomie eingeschränkt, weil sie nur bedingt Wahlfreiheit haben.

Formen der informierten Einwilligung (informed consent)

Informierte Einwilligung bedeutet Selbstbestimmung in der Autorisierung von anderen, etwas Bestimmtes zu tun. Um dieses Instrument wirksam einsetzen zu können, sind bestimmte Voraussetzungen zu erfüllen, die krankheits- oder entwicklungsbedingt teilweise oder gar nicht zutreffen. Im Wesentlichen sind es die Merkmale einer autonomen Person, wie sie in Kapitel 12.1.4 zur Vulnerabilität angeführt wurden. So sind z.B. Kleinkinder oder demenzkranke Menschen in einem mittleren oder fortgeschrittenen Stadium nur eingeschränkt fähig, komplexe Zusammenhänge zu erfassen, die Einwilligungsfähigkeit ist vielleicht nicht gegeben. Dies zu entscheiden, ist jedoch oft schwierig und hängt möglicherweise von subjektiven Kriterien der Beurteilenden ab (Haberstroh & Müller, 2017). Haberstroh et al. (2018) schlagen eine Entscheidungsfindung mit Hilfe einer Entscheidungsassistenz zu erwägen, bevor Menschen mit Demenz völlig aus der Entscheidungsfindung entlassen werden. Dennoch gibt es Personen, die auch mit Hilfe einer Entscheidungsassistenz die Bedeutung der Informationen sowie die Konsequenzen einer Entscheidung nicht verstehen können und demnach nicht uneingeschränkt für ihre Interessen und Rechte eintreten können. Die Einwilligungsfähigkeit kann dabei dauerhaft (z. B. Menschen mit deutlich fortgeschrittener Demenz) oder zeitlich begrenzt (z. B. im Bereich der Intensiv- oder Notfallpflege) stark eingeschränkt sein. Es kann daher nicht von einer Freiwilligkeit ausgegangen werden, denn diese setzt eine bewusste Entscheidung voraus. Sie erfüllen damit als notwendig erachtete Voraussetzungen zum informed consent nicht. Diese Personen durch einen Ausschluss aus Forschungsvorhaben zu schützen, stellt jedoch eine Benachteiligung dar. Es würde bedeuten, dass ihre speziellen Bedürfnisse nicht erfasst werden, wodurch die Prinzipien der Gerechtigkeit und des Wohltuns verletzt werden. Letzteres wird möglicherweise erst in einem größeren Zeithorizont wirksam, wenn die Erkenntnisse gruppennützig oder zu einem späteren Zeitpunkt Nutzen für die Betroffenen bringen. Wie kann nun in pflegewissenschaftlichen Forschungsvorhaben der Schutz für diese Menschen gewährt werden, ohne ethische Prinzipien zu verletzen bzw. nachrangig zu behandeln? Nach Faden und Beauchamp (1986) gilt es die Menschen, bei denen die Merkmale einer autonomen Person nicht zutreffen bzw. nicht nachgewiesen werden können, nicht auszuschließen, sondern andere Möglichkeiten der Einwilligung zu entwickeln. In der Literatur und in der Forschungspraxis finden sich dazu verschieden Formen.

Stellvertretende Einwilligung (proxy oder surrogate consent)

Eine mögliche Schutzmaßnahme vor Missbrauch und Ausbeutung ist die Übernahme der Entscheidung durch Angehörige, bei Kindern durch die Eltern, durch nahe Bezugspersonen oder durch rechtliche Betreuerinnen bzw. Betreuer, die sogenannte stellvertretende Einwilligung *(proxy* oder *surrogate consent)*. Rechtlich gesehen müssen immer die rechtlich ermächtigten Betreuenden mit einem expliziten Auftrag zur stellvertretenden Entscheidung bzw. Erziehungsberechtigten formal die stellvertretende Einwilligung geben, auch wenn es andere nahe Angehörige oder Freunde gibt. Dabei gilt es zu beachten, dass eine wie auch immer zum Ausdruck kommende Ablehnung des unmittelbar Betroffenen zu akzeptieren ist, auch wenn ein Betreuer oder eine Betreuerin zustimmen würde. Eine zentrale Unterscheidung in der stellvertretenden Einwilligung ist, ob dem vermeintlichen Willen des Betroffenen folgend entschieden wird oder ob die Entscheidung davon geleitet wird, das Beste für den Betroffenen zu wollen. Letzteres wäre keine stellvertretende Entscheidung. Zeigen nichteinwilligungsfähige Personen eindeutig Zustimmung oder Abwehr, wird von natürlichem Willen gesprochen (Schüßler & Schnell, 2014). Grundsätzlich zu bedenken ist, dass eine stellvertretende Entscheidung immer nur eine Annäherung an den Willen eines anderen Menschen sein kann. Daher ist von größter Bedeutung, dass Studienteilnehmende, bei denen eine stellvertretende Einwilligung eingeholt wurde, direkt vor und während der Datenerhebung oder anderer Studienmaßnahmen befragt bzw. genau beobachtet werden, um bei anzunehmendem Widerstand gegen die Studienaktivitäten diese sofort zu beenden. Eine in dieser Wiese fortlaufende Einwilligung wird als *ongoing consent bezeichnet*. Der Zweck des ongoing consent liegt in der kontinuierlichen Überprüfung der Übereinstimmung zwischen dem natürlichen Willen der Forschungsteilnehmenden und den rechtlich verbindlichen Willen der stellvertretenden Person (Schnell & Dunger, 2018).

Community Consent

Eine erweiterte in der Literatur beschriebene Variante der stellvertretenden Einwilligung ist der *Community Consent*. In der traditionellen Forschungspraxis spielt das Prinzip der individuellen Einwilligung nach vorheriger Aufklärung eine entscheidende Rolle. Die Betonung des Einzelnen ist jedoch nicht überall gleich. In vielen Kulturen und Traditionen spielen Gemeinschaften eine wichtige Rolle bei der Bestimmung des menschlichen Wohlergehens. Aus globaler Sicht wird der moralische Status einer Gemeinschaft im Konzept des Community Consens anerkannt (ten Have & Patrão Neves, 2021). Bei dieser Form der Einwilligung werden neben Angehörigen bzw. rechtlich dazu ermächtigten Personen auch weniger involvierte Personen hinzugezogen, wie z.B. Freunde und Bekannte oder Pflege- und Betreuungspersonen. Wurden diese nicht in einer Verfügung schriftlich festgelegt, kann jedoch weiter angenommen werden, dass mehr oder weniger Nahestehende auf der Grundlage der gelebten Werte des Betroffenen gemeinsam zu der besten stellvertretenden Entscheidung beitragen können. Um sicherzustellen, dass nicht einseitig persönliche Interessen einer stellvertretend entscheidenden Person verfolgt werden, werden mehrere Menschen einbezogen. Die betroffene Person selbst ist ebenfalls eingebunden, soweit sie es selbst möchte und kann. An dieser Stelle kann auf einem breiten Konsens aller Involvierten eine Zustimmung oder Ablehnung an der Teilnahme an einem Forschungsvorhaben erfolgen (Schrems, 2014). Das deutsche Datenschutzrecht erlaubt ein solches Vorgehen allerdings nicht.

Nachträgliche Einwilligung

Da stellvertretende Personen nicht immer verfügbar sind, um eine gültige Einwilligung zu erteilen, wird in Notfallsituationen bei zeitlich nicht einwilligungsfähigen Personen eine nachträgliche Einwilligung (deferred consent) diskutiert (Jansen et al., 2009). Wird die Teilnahme an der Forschung nachtägliche abgelehnt, können die erfassten Daten nicht in die Untersuchung einbezogen werden und müssen folglich gelöscht werden. Ein anderes Beispiel, bei dem eine nachträglichen Einwilligung diskutiert wurde, stammt aus der Covid-19 Pandemie, in der es wichtig war, rasch neue Erkenntnisse über das Krankheitsgeschehen und die therapeutischen Möglichkeiten zu gewinnen. Als besondere Herausforderung stellte sich die Verletzlichkeit von Patientinnen und Patienten mit intensivmedizinischer Betreuung und Isolation als Infektionsschutzmaßnahme dar. Die Isolation erschwerte den direkten Kontakt zu betreuenden Personen oder gesetzlichen Betreuungspersonen (Faust et al., 2021).

Lesetipp 12-3

Faden, R.R. & Beauchamp, T.L. (1986). *A History and Theory of Informed Consent*. New York: Oxford University Press.

Ein Klassiker der Forschungsethik für alle, die sich mit dem Thema „Autonomie und Einwilligung“ beschäftigen wollen. Am Beginn stehen Argumente der informierten Einwilligung aus der Sicht der Moralphilosophie und des Rechts, gefolgt von einem historischen Überblick. Der theoretische Teil umfasst eine eingehende Behandlung der Konzepte „Autonomie“ und „informierte Einwilligung“ sowohl aus philosophischer als auch psychologischer Sicht. Dabei wird der Bogen weit gespannt, indem die informierte Einwilligung nicht nur im Forschungskontext, sondern für den gesamten Bereich des Gesundheitswesens betrachtet wird.

Haberstroh, J., Scholten, M., Wied, T. & Gieselmann, A. (2018). Forschung bei fraglicher Einwilligungsfähigkeit: ethische Herausforderungen und Entscheidungsassistenz. *Forschung* 11(2+3), 41–46.

Konkrete und praxisnahe Empfehlungen, wie auch bei Personen mit einer geringen Einsichtsfähigkeit Autonomie und Selbstbestimmung gestärkt werden können.

12.2.7 Respekt vor den Studienteilnehmenden (respect for partcipants)

Den Teilnehmenden ist mit Respekt zu begegnen.

Eine sehr bedeutsame Umsetzung des Respekts gegenüber Studienteilnehmenden ist der

Umgang mit den Informationen, die sie für die Studie bereitstellen, unabhängig davon, ob es sich um schriftliche Befragungen, qualitative Interviews, Beobachtungen oder auch persönlich zuzuordnende Dokumentenanalysen handelt. Hier greifen andere gesetzliche Grundlagen, wie z. B. die Datenschutzgesetze, in denen personenbezogene Daten und Anonymität definiert werden.

Die notwendige Berücksichtigung der Selbstbestimmung über eigene Daten der Teilnehmenden kann sich durch alle Phasen eines Forschungsprojekts ziehen. Das beginnt bereits mit der Kontaktaufnahme. Forschende dürfen mögliche Teilnehmende an der Studie erst direkt ansprechen, wenn diese aufgrund von Informationen der Weitergabe ihrer Kontaktdaten zugestimmt haben. Wenn z. B. Patientinnen und Patienten mit besonderer Mobilitätsbeeinträchtigung in einem Krankenhaus befragt werden sollen, dann dürfen Namen und Ort der Erreichbarkeit von der Krankenhauskontaktverantwortlichen erst dann an Forschende weitergeben werden, wenn die fraglichen Patientinnen und Patienten dem zugestimmt haben. Das gilt für alle Gatekeeper, seien es Altenheime, Pflegedienste, Berufsorganisationen oder Arbeitgeber jeglicher Art.

Zur Selbstbestimmung und Autonomie gehört auch das Recht auf Selbstbestimmung über persönliche Informationen durch Quellen, die nicht in der Person selbst liegen. Dies betrifft z. B. Pflegedokumentationen, die nicht zu Forschungszwecken erstellt werden. Sehr genau reflektiert werden muss, wann und in welcher Weise personenbezogene Daten aus den Dokumenten genutzt werden, wie Anonymisierungen erreicht werden und wann die Person, über die die Dokumentation angelegt wurde, der Weitergabe dieser Daten zustimmen muss. Hier finden sich unterschiedliche Regelungen, die unter dem Aspekt des Schutzes derer, über die dokumentiert wurde, betrachtet werden müssen.

Ähnliches gilt auch, wenn pflegende Angehörige über „ihren" Pflegebedürftigen Auskunft geben sollen. So soll z. B. untersucht werden, wie pflegende Angehörige schwerstpflegebedürftiger Menschen ihren Alltag gestalten, welche Kenntnisse sie über die Pflege haben und welche Hilfen nötig wären. Um die Aussagen des Angehörigen besser interpretieren zu können, sollen diese die Art der Pflegebedürftigkeit genauer beschreiben. Dies ist nur möglich, wenn die pflegebedürftige Person dem explizit zustimmt.

Studienaufgabe 12-2

Diskutieren Sie die forschungsethischen Empfehlungen vor dem Hintergrund allgemeiner pflegeethischer Grundsätze und arbeiten sie die Besonderheiten der ethischen Prinzipien im Forschungskontext heraus.

12.3 Datenschutz und Anonymität

Fragen der Anonymität sind im Allgemeinen in Datenschutzgesetzen geregelt. Da diese oft sehr umfangreich sind und vielfältige Regeln enthalten, haben Ethikkommissionen auch juristische Expertinnen und Experten, welche die Anträge v. a. im Hinblick auf die Einhaltung des Datenschutzes begutachten. Dennoch sind auch Forschende verpflichtet, sich über die jeweiligen Regelungen zu informieren und sie in der Studienplanung zu berücksichtigen. Der besonders schützenswerte Gegenstand sind „personenbezogene Daten". Ganz allgemein sind dies Daten, aufgrund derer eine bestimmte Person identifiziert werden kann oder sich Rückschlüsse auf eine bestimmte Person ziehen lassen. Inhaltlich sind dies in jedem Fall Name und Adresse. Weitere personenbezogene Daten sind Informationen über Charakteristika von Personen, die eines besonderen Schutzes bedürfen, wie z. B. die ethnische Herkunft, politische Meinungen, religiöse oder philosophische Überzeugungen, Gewerkschaftszugehörigkeit, Gesundheit oder Sexualleben. Dabei muss Sorge getragen werden, dass diese Informationen nicht bestimmten identifizierbaren Personen zugeordnet werden können.

Personenbezogene Daten müssen anonymisiert werden, sobald es der Forschungszweck zulässt. Unter Anonymisierung ist die Veränderung personenbezogener Daten zu verstehen, so dass die Angaben zu einer Person nicht mehr oder nur unter erheblichem Aufwand einer Person zugeordnet werden können.

Von der Anonymisierung zu unterscheiden ist die Pseudonymisierung, bei der der Name oder sonstige eindeutige Identifikationen z. B. durch einen Code ersetzt werden. Bei Longitudinalstudien beispielsweise ist die Zusammenführung personenbezogener Daten mit den sonstigen Daten für die Durchführung unerlässlich, wenn dieselben Personen mehrmals befragt werden sollen und die Auswertung personenbezogen longitudinal und nicht für zwei Gruppen zu unterschiedlichen Zeitpunkten erfolgt. Solange Namen und Adressen für eine Zweitbefragung benötigt werden, müssen diese getrennt von den sonstigen Fragebogendaten aufbewahrt werden. In der Regel wird für jeden Namen ein Code vergeben und die Liste mit den Namen zugeordneten Codes in einem gesonderten und abschließbaren Schrank aufbewahrt, zu dem ausschließlich die Projektverantwortlichen Zugang haben. Die Notwendigkeit der Kenntnis der Namen erübrigt sich, wenn eine bestimmte Regel für Codes aufgestellt wird, welche die den Fragebogen Beantwortenden zur Erstellung eines immer gleichen Codes veranlasst. So könnte z. B. beim Ausfüllen des Fragebogens in vorgegebenen Kästchen zuerst der erste Buchstabe des Vornamens der Mutter eingetragen werden, in die nächsten beiden Kästchen die ersten beiden Ziffern der Postleitzahl des jetzigen Wohnorts und in das vierte Kästchen der erste Buchstabe des eigenen Geburtsortes. Leider zeigt aber die Erfahrung, dass das einfacher klingt als es ist und der Code trotz dieser Vorgaben beim zweiten Mal oft nicht derselbe ist (auch ohne Umzug in einen anderen Postleitzahlenbereich). Eine Ausnahme vom Anonymisierungs- oder Pseudonymisierungsgebot personenbezogener Daten kann es nur geben, wenn die betroffene Person explizit darin einwilligt. Die Einwilligung muss sich ausdrücklich auf diese Art der Daten beziehen. Das gilt sowohl für die Aufbewahrung als auch für die Veröffentlichung der Daten. Es ist daher immer wichtig, in Informationsschreiben als Grundlage für eine informierte Einwilligung genau zu beschreiben, wie mit den personenbezogenen Daten konkret umgegangen wird und in welcher Projektphase sie anonymisiert werden.

12.4 Ethikvotum durch eine unabhängige Ethikkommission

Eine mittlerweile zum Standard erhobene Form des Schutzes der Forschungsteilnehmenden vor Schaden und Missbrauch sind die Ethikkommissionen. Viele wissenschaftliche Zeitschriften verlangen zur Publikation ein sogenanntes Ethikvotum, das heißt einen Spruch einer Ethikkommission zur Unbedenklichkeit des Forschungsvorhabens. Es handelt sich bei Ethikkommissionen um unabhängige Einrichtungen an Forschungsstätten oder Gesundheitsorganisationen, deren Aufgabe es ist, Forschungsvorhaben nach festgelegten Kriterien zu beurteilen, die im Wesentlichen den „Ethischen Anforderungen an die Planung und Durchführung von Studien" entsprechen. Ethikkommissionen können entscheiden, indem sie ein Forschungsvorhaben als ethisch (un-)bedenklich akzeptieren oder ablehnen, und beratend tätig sein, indem sie Vorschläge zur Erlangung ethischer Unbedenklichkeit machen. Die Freigabe durch die Ethikkommission als Ergebnis der Prüfung wird auch *ethisches Clearing* genannt (Schnell & Dunger, 2018). An dieser Stelle ist festzuhalten, dass die ethische Letztverantwortung für die Durchführung der Studie jedoch immer bei den Forschenden liegt.

Grundlegende Anforderungen an Ethikkommissionen im Bereich der Forschung mit Menschen können im Dokument „Standards and Operational Guidance for Ethics Review of Health-Related Research with Human Participants“ der WHO (2011) nachgelesen werden. Allgemein fallen in das Aufgabengebiet der Ethikkommissionen im Bereich der Gesundheitsforschung die Beurteilung klinischer Studien nach dem Arzneimittelgesetz (AMG), dem Medizinproduktegesetz (MPG), dem Gentechnikgesetz (GTG) sowie andere medizinische Forschung und Pflege- oder andere Gesundheitsforschungsprojekte. Mitglieder der Ethikkommissionen sind in der Regel Expertinnen und Experten aus verschiedenen Wissenschaftsdisziplinen, wobei den Rechtswissenschaften eine spezielle Funktion zukommt.

Lesetipp 12-4

Schnell, M.W. & Dunger, C. (2018). *Forschungsethik. Informieren – reflektieren – anwenden* (2. Aufl.). Bern: Hogrefe

Ein Grundlagenbuch zur Forschungsethik in den Gesundheitswissenschaften. Es beinhaltet umfassende Informationen, Erläuterungen, Definitionen, Übungen und ein ausführliches Glossar zur Einführung in die Forschungsethik für Pflege- und Gesundheitswissenschaftlerinnen und -wissenschaftler. Eine völlig überarbeitete Neuauflage dieses Buches ist in Kürze zu erwarten.

Trotz der genannten internationalen Standards, die in den allgemeinen Prinzipien auch übereinstimmend Anwendung finden, zeigen sich in ihrer Umsetzung, das heißt in den Praktiken der Ethikkommissionen länderspezifisch Unterschiede. Sie werden im folgenden Abschnitt entlang von drei Aspekten, was begutachtet wird, wie begutachtet wird und den Erfahrungen aus der Begutachtungspraxis für Deutschland, Österreich und die Schweiz im Überblick dargestellt.

12.4.1 Deutschland

Die Ethikkommission der Deutschen Gesellschaft für Pflegewissenschaft (DGP) war 2005 aus der institutsinternen Ethikkommission für Forschung des Instituts für Pflegewissenschaft der Universität Witten/Herdecke entwickelt worden. Sie ist die erste bundesweit agierende Ethikkommission, die spezifisch pflegewissenschaftliche Projekte begutachtet und berät (http://dg-pflegewissenschaft.de/ethikkommission/). Daneben wurden in jüngster Zeit Kommissionen an Hochschulen mit pflegeorientierten Studiengängen gegründet. Darüber hinaus bestehen an den Universitäten und Hochschulen in Deutschland Ethikkommissionen zur Forschung in der Medizin, den Sozial- und Psychowissenschaften, die für die Begutachtung von Pflegeforschungsprojekten ebenfalls angefragt werden könnten. Folgendes bezieht sich nur auf die Ethikkommission der DGP.

Im Jahr 2018 trat eine neue Datenschutz-Grundverordnung (Datenschutz-Grundverordnung 2016) für die europäischen Länder in Kraft (EU-DSGVO), nach der die länderspezifischen Datenschutzgesetze entsprechend angepasst wurden. Auch wenn die Regelungen für die Forschung in Deutschland inhaltlich nicht grundsätzlich verändert wurden, so gibt es jedoch neue Vorschriften für die Informationen als Voraussetzung für eine informierte Studieneinwilligung. Um die Erfüllung dieser formalen Anforderungen zu erleichtern, hat die Ethikkommission der DGP Musterschreiben entwickelt, die die entsprechenden Notwendigkeiten enthalten (https://dg-pflegewissenschaft.de/ethikkommission/downloads-2/).

Was wird begutachtet?

Begutachtet werden empirische Pflegeforschungsprojekte in einem breiten Sinne. Das bedeutet, dass nicht nur Projekte mit explizit vulnerablen Teilnehmenden begutachtet werden, sondern auch jene mit wahrscheinlich selbstbestimmt Handelnden (z. B. Pflegefachpersonen) und jene mit Datenquellen aus Produkten, wie z.B. der Pflegedokumentation. Normalerweise werden Abschlussarbeiten von Studiengängen (Bachelor, Master) nicht begutachtet, weil dies Lehr- und Lernaufgabe der betreuenden Dozentinnen und Dozenten sein sollte. Auf Antrag der Betreuerin bzw. des Betreuers werden mit entsprechender Begründung jedoch ausnahmsweise Projekte für Abschlussarbeiten beurteilt.

Im Einzelnen werden folgende Aspekte unter forschungsethischen Gesichtspunkten begutachtet:

- Fragestellung und Zielsetzung des Projekts
- wissenschaftliche und praktische Relevanz des Projekts
- Methodik und Rechtfertigung der Einbeziehung der Teilnehmenden
- Verfahren zur Auswahl der Teilnehmenden
- mögliche Risiken für die Teilnehmenden
- vorbeugende Maßnahmen
- informierte Einwilligung
- Aspekte des Datenschutzes.

Die Kommission kontrolliert nur Forschungspläne, nicht deren Einhaltung. In den medizinischen Kommissionen gibt es jedoch eine Berichtspflicht, wenn besondere Umstände (Erkrankungen, Todesfälle) auftreten.

Wie wird begutachtet?

Die Homepage der Ethikkommission gibt konkrete Hinweise für die Strukturierung und inhaltliche Gestaltung eines Ethikantrags. Nach formaler Prüfung auf Vollständigkeit (inkl. Informationsblättern und Text für die informierte Einwilligung) wird der Antrag von mindestens vier Mitgliedern der Kommission begutachtet, wobei ein Gutachter oder eine Gutachterin auf der Grundlage einer expliziten juristischen Expertise v.a. zum Bereich des Datenschutzes urteilt. In der Regel gibt es eine gemeinsame Rückmeldung mit Anregungen zur Nachbesserung, bevor ein ethisches Clearing erteilt werden kann.

Erfahrungen aus der Begutachtungspraxis

Aus Gutachtersicht hat sich die Qualität der Anträge in den vergangenen Jahren deutlich gebessert. Eine immerwährende Diskussion in der Kommission ist die Frage, wie umfassend die Forschungsmethoden beurteilt werden sollen. In jedem Fall werden Methoden zum Thema, wenn diese möglicherweise zu unnötigen Risiken oder Belastungen der Forschungsteilnehmenden führen könnten. Das ist bei jedem Antrag neu und vor dem Hintergrund der Nutzen-Risiko-Analyse zu entscheiden. Besonders komplizierte Forschungsvorhaben sind solche mit Videografie, da es neben dem Datenschutz auch ein Recht auf das eigene Bild gibt. Die informierte Einwilligung muss dies explizit berücksichtigen.

Wenn Ärztinnen und Ärzte an Pflegeforschungsprojekten teilnehmen, kann die Auffassung bestehen, dass das Projekt von der Ärztekammer begutachtet werden müsste. Dies ist jedoch nicht erforderlich, wenn die Fragestellung eine pflegewissenschaftliche ist und die Verantwortung für das Projekt nicht in ärztlicher Hand liegt. Forschungsvorhaben, die ein Medizinprodukt testen (z.B. Robotereinsatz, IT-Kommunikationsgeräte), dürfen von der Kommission nicht begutachtet werden, da hier das Medizinproduktegesetz greift. Da dies mit der Antragstellung nicht immer eindeutig von Seiten der Gutachterinnen bzw. Gutachter zu beurteilen ist, müssen die Antragstellenden nachweisen, dass sie nicht unter das Gesetz fallen. Das Gleiche gilt für das Arzneimittelgesetz, wobei hier noch keine Unklarheiten auftraten.

12.4.2 Österreich

In Österreich finden sich im Wesentlichen zwei Formen von Ethikkommissionen; solche, die auf einer gesetzlichen Grundlage basieren und institutionell eingerichtete. Auf der Homepage des Bundesministeriums Bildung, Wissenschaft und Forschung (n.d.) werden alle Ethikkommissionen aufgelistet und die institutionell eingerichteten Ethikkommissionen als „freiwillige" und die auf gesetzlicher Basis agierenden als „verpflichtende" Ethikkommissionen bezeichnet. Letztere haben einen klaren, gesetzlich geregelten Zuständigkeitsbereich. Grundlagen hierzu finden sich u.a. im Krankenanstaltengesetz, Arzneimittelgesetz, Medizinproduktegesetz und Universitätsgesetz. Um eine gewisse Einheitlichkeit im Vorgehen dieser Ethikkommissionen herzustellen, wurde das Forum Österreichischer Ethikkommissionen (2019) eingerichtet. Die Teilnahme im Forum ist freiwillig. Die Ziele sind ein Erfahrungsaustausch, die Harmonisierung der Regelwerke bzw. der Formulare sowie eine internationale Vernetzung. Der Homepage des Forums kann entnommen werden, welche Einrichtungen mit den zur Verfügung gestellten Formularen arbeiten. Ethikkommissionen auf rein institutioneller Basis decken dagegen Bereiche ab, die sich außerhalb des gesetzlichen Auftrags befinden. Beispiele hierzu sind u.a. das RCSEQ – Research Committee for Scientific Ethical Question der UMIT/Hall in Tirol und das fhg – Zentrum für Gesundheitsberufe Tirol GmbH (RCSEQ – Research Committee for Scientific Ethical Questions, n.d.). Gegeben dieser beiden Formen gelten, je nach dem, an welcher Fakultät die Pflegewissenschaft angesiedelt ist bzw. in welcher Einrichtung die Forschung durchgeführt wird, unterschiedliche, wenngleich sehr ähnliche Regelungen. Pflegeforschungsprojekte können sowohl in den Zuständigkeitsbereich einer gesetzlich legitimierten Ethikkommission fallen, z.B. wenn Patientinnen oder Patienten in einer Krankenanstalt gepflegt werden, als auch in jenen einer freiwilligen Ethikkommission, z.B. wenn Bewohnerinnen bzw. Bewohner in Pflegeheimen an der Forschung teilnehmen und diese zu keiner Beeinträchtigung der körperlichen und/oder psychischen Integrität führt. Um Zuständigkeitskonflikte zu vermeiden, sind institutionell verankerte Ethikkommissionen angehalten, sich mit den auf gesetzlicher Basis eingerichteten Gremien abzustimmen.

Eine übergeordnete Stelle und nicht spezifisch auf Forschung ausgerichtet, stellt die unabhängige Bioethikkommission im Bundeskanzleramt (2014–2016) dar. Sie berät den Bundeskanzler und widmet sich aktuellen ethischen Fragestellungen im Gesundheitsbereich. Im Weiteren werden Empfehlungen für die Praxis veröffentlicht, wie etwa zum Thema „Forschung an nicht einwilligungsfähigen Personen – unter besonderer Berücksichtigung des Risikobegriffes“ (Bundeskanzleramt, 2013).

Die folgenden Ausführungen sind eine Zusammenfassung[12] der Angaben von Vertreterinnen von vier österreichischen Pflegeforschungsinstituten. Grundlagen, Statuten, Satzungen Regelwerke und Details können den angefügten Quellen entnommen werden (Ethikkommission Land Salzburg, n.d.; Ethikkommission der Medizinischen Universität Graz, 2021; Ethikkommission Universität Wien, 2017; RCSEQ – Research Committee for Scientific Ethical Questions, n.d.)

Was wird begutachtet?

Begutachtet werden alle empirischen Forschungsprojekte am oder mit Menschen, die potenziell in die physische oder psychische Integrität von Forschungsteilnehmenden eingreifen, die das Recht auf Privatsphäre, sonstige subjektive Rechte oder überwiegende Interessen von Versuchspersonen beeinträchtigen. Dies umfasst v.a. besonders schutzwürdige Personengruppen, wie etwa Bewohnende von Alten- und Pflegeheimen, suchtkranke Personen, oder personenbezogene, sensible Daten, wie z.B. personenbezogene Gesundheitsdaten oder Studien, die möglicherweise die Vulnerabilität der Forschenden angreifen

12 Mit Dank an Univ. Prof. Dr. Christa Lohrmann, FEANS, Institut für Pflegewissenschaft, Medizinische Universität Graz – Univ. Prof. Mag. Dr. Hanna Mayer, Karl Landsteiner Privatuniversität für Gesundheitswissenschaften (KL) – Katharina Lex, MScN, Institut für Pflegewissenschaft und -praxis, Paracelsus Medizinische Privatuniversität, Salzburg – Dr. Verena Stühlinger (Research Committee for Scientific and Ethical Questions) (RCSEQ), Private Universität für Gesundheitswissenschaften, Medizinische Informatik und Technik, Hall in Tirol.

könnten. Letzteres betrifft im Wesentlichen Drittmittel- bzw. Auftragsforschungsprojekte. Akademische Qualifikationsarbeiten werden in Absprache mit Betreuenden (Bachelor-, Masterarbeiten, Dissertationsprojekte) dahingehend geprüft, ob es eines ethischen Clearings bedarf, das heißt, ob eine Freigabe durch die Ethikkommission notwendig ist, wobei die Einreichung durch die betreuende Person erfolgt. Besteht Unsicherheit hinsichtlich der ethischen Unbedenklichkeit, kann das Vorhaben der Ethikkommission zur Prüfung vorgelegt werden. Sollte kein ethisches Votum durch die Kommission erforderlich sein, reicht in manchen Einrichtungen die entsprechende schriftliche Mitteilung zur Vorlage bei Auftraggebern bzw. vor einer geplanten Publikation bei der jeweiligen Zeitschrift als „Unbedenklichkeitsbescheinigung" aus. Darunter fallen z. B. auch qualitativ ausgerichtete Pflegeforschungsprojekte, die sich mit den an klassisch quantitativ orientierten Forschungslogiken medizinischer Forschung und entsprechend ausgerichteter Beurteilungspraxis nur partiell erfassen lassen. Was konkret vorgelegt werden muss (Vorlagepflichten), wird in den jeweils geltenden Regelwerken festgehalten.

Wie wird begutachtet?

Zur Einreichung von Forschungsprojekten bestehen klare Richtlinien. Es werden Formulare zur Verfügung gestellt und Fristen bei den jeweiligen Einreichstellen genannt. Diese stehen in den meisten Fällen elektronisch zur Verfügung. Vorzulegen sind, neben der Darlegung des Forschungsvorhabens (Research Proposal), ein Antragsformular mit Angaben zu den Forschungsteilnehmenden, wie z. B. deren mögliche Vulnerabilität oder eventuelle Ungleichbehandlungen, zur Auswahl und zur Rekrutierung, z. B., wie das Prinzip der Freiwilligkeit eingehalten wurde, zu möglichen Abhängigkeiten von der forschenden Person, zum informed consent, zur Anonymisierung der Daten und zum Datenschutz, zu möglichen Täuschungen und zu möglichen Risiken durch die Forschung sowie deren Prävention bzw. Maßnahmen, falls ein Risiko eintritt. Ebenso werden Unterlagen, wie Informationsschreiben, der informed consent, aber auch andere schriftliche Unterlagen, Homepageeinträge etc. geprüft. Die Beurteilung der Anträge erfolgt von Fachexpertinnen bzw. -experten und durch eingehende Diskussion in der Kommission in regelmäßigen Sitzungen. In der Ethikkommission der Universität Wien sind jeder Fachbereich sowie der Universitätsrat, der Senat und das Rektorat mit je einem Mitglied mit einem Ersatzmitglied vertreten. Es können auch externe Gutachterinnen und Gutachter bestellt werden, falls es keine Fachexpertise für das spezielle Thema gibt. Eine spezifische Ethikkommission für Pflegeforschungsprojekte gibt es nicht. Wie die Prüfung konkret erfolgt, ist für die Antragstellenden nicht immer deutlich, da die Kriterien im Detail oft nicht offengelegt werden, obwohl die Ethikkommissionen über Geschäftsordnungen verfügen, in denen neben Ziel und Zweck auch die wesentlichen Aufgaben und Grundlagen festgelegt sind. Folgende Ergebnisse sind möglich:

- ein positives Votum bzw. ein positives Kurzvotum, wenn es sich um ein *per se* unbedenkliches Forschungsvorhaben handelt
- eine Anregung einer Antragsänderung
- ein negatives Votum
- die Einstellung des Verfahrens
- ein Unzuständigkeitsvotum.

Der endgültige Beschluss wird in der Ethikkommission gemeinsam gefällt. Die einreichenden Stellen erhalten zeitnah das Ergebnis, oft nur wenige Tage nach der jeweiligen Sitzung. Im Zusammenhang mit notwendigen Änderungen zeigen sich unterschiedliche Praktiken. Manche Ethikkommissionen verlangen bei ethischer Bedenklichkeit eine komplett neue Einreichung des Antrags bei einer der nächsten Sitzungen. Muss ein Ethikvotum verlängert werden, bedarf es eines Ansuchens inklusive eines Berichts über den aktuellen Stand des Forschungsprojekts.

Erfahrungen aus der Begutachtungspraxis
Insgesamt werden die Erfahrungen aus der Sicht der Antragstellenden als positiv beschrieben. Fragen werden kompetent beantwortet und einschlägige Stellen bieten Unterstützung. Als wesentliche Voraussetzungen für eine gute Zusammenarbeit werden genannt:

- funktionierende Gremien
- Vorhandensein adäquater Formulare für Einreichende und für die Dokumentation zur Entscheidungsgrundlage
- Akzeptanz in der Einrichtung
- Transparenz der Prozesse und der Ansprechpersonen, die Unterstützung leisten können.

Zu Nachteilen kann es aufgrund der unterschiedlichen Regelungen der Ethikkommissionen der Bundesländer und der Institution kommen. Da es an keiner Universität eine pflegeforschungsspezifische Ethikkommission gibt, fühlen sich manche Kommissionen für derartige Fragestellungen nicht zuständig. Dies kann mitunter dazu führen, dass Studien nicht begutachtet werden. Probleme können sich auch dann ergeben, wenn in Forschungsvorhaben Krankenanstalten sowie medizinische und andere Universitäten mit ihren jeweils eigenen ethischen Regelwerken involviert sind.

Schwierige Diskussionen gibt es zum Teil beim Thema „Beobachtungen und Informed Consent" in der Frage, wer, wie und in welcher Form zustimmen muss, wenn Feldbeobachtungen durchgeführt werden. Als problematisch wird auch die Dominanz rechtlicher Sichtweisen empfunden, die manchmal mit ethischen Sichtweisen gleichgesetzt werden, sowie die manchmal zu starke Fokussierung auf den informed consent, wobei andere Grundsätze nachrangig werden. Ein wesentlicher Punkt ist auch, dass in Österreich (wie in Deutschland auch) die Ethikkommissionen ausschließlich im Vorfeld der Studien herangezogen werden können. Für ethische Fragen, die im Forschungsprozess selbst entstehen, gibt es keine Beratung. Es muss im Rahmen des Forschungsprojekts von den Forschenden selbst Sorge getragen werden.

12.4.3 Schweiz

Die Schweiz[13] hat 2011 ein Bundesgesetz über die Forschung am Menschen mit dem Ziel verabschiedet, die Würde, Persönlichkeit und Gesundheit des Menschen in der Forschung zu schützen (Humanforschungsgesetz [HFG], 2011). Das Gesetz beschreibt, was unter Forschung am Menschen zu verstehen ist und welchen Grundsätzen diese folgen muss. Neben einer Leitethikstelle, die für die gesamte Schweiz gilt, finden sich im Weiteren kantonale Ethikkommissionen für die jeweiligen Standorte der Forschungsvorhaben. Ein Verzeichnis der kantonalen Ethikkommissionen findet sich auf der Homepage der swissethics, das ist der Zusammenschluss der Schweizerischen Ethikkommissionen für die Forschung am Menschen (swissethics, 2021) unter https://www.swissethics.ch. Swissethics stellt Informationen zum Einreichverfahren, zu besonderen Fragestellungen, zu Änderungen im Gesetz, Weiterbildungen und eine Einreichsoftware zur Verfügung. Auf Bundesebene gelten für den Gesundheitsbereich unter anderem das Heilmittelgesetz (HMG), die Medizinprodukteverordnung (MepV), das Transplantationsgesetz, das Stammzellenforschungsgesetz sowie der Datenschutz. Darüber hinaus gibt es eine „Koordinationsstelle Forschung am Menschen" (n.d.) mit dem Auftrag, die Öffentlichkeit über die Tätigkeiten der Ethikkommissionen zu informieren und dazu die notwendigen Informationen auf anschauliche Weise darzustellen (http://www.kofam.ch/de/startseite/)

Eine spezifische staatliche Ethikkommission für Pflegeforschungsprojekte gibt es nicht.

13 Mit Dank an Eva-Maria Panfil für die Darlegung ihrer Erfahrungen in einer Schweizer Ethikkommission.

Lesetipp 12-5

http://swissethics.ch/templates.html
Auf der Homepage der Schweizerischen Ethikkommissionen für die Forschung am Menschen finden sich unterschiedliche und sehr praktische Vorlagen für bestimmte Aspekte eines Ethikantrags, darunter auch Vorlagen für Studieninformationen und -einwilligungen.

Was wird begutachtet?

Eine behördliche Prüfung ist für alle Forschungsprojekte erforderlich, die unter das Humanforschungsgesetz fallen. Um das eigene Forschungsprojekt zuordnen zu können, gibt es einen Assistenten und Datenbanken mit Beispielstudien. Beispiele für die Pflege sind Studien aus der Schweiz, die in der Zeitschrift *Pflege – Die wissenschaftliche Zeitschrift für Pflegeberufe* der vergangenen Jahre eingereicht wurden. Sie wurden teilweise von einer Ethikkommission genehmigt. Das Humanforschungsgesetz gilt für alle pflegerischen Studien, unabhängig vom Kontext ihrer Durchführung, das heißt auch für Bachelor- und Masterarbeiten. Es ist daher nicht mehr möglich, im Rahmen der Ausbildung „Lernstudien" an Patientinnen oder Patienten durchzuführen, falls sie unter das HFG fallen.

Wie wird begutachtet?

Das Begutachtungsverfahren wird über swissethics laufend überarbeitet und weiter formalisiert. Daher ist darauf hinzuweisen, dass sich das hier vorgestellte Vorgehen möglicherweise verändert hat.

Das Forschungsprojekt ist elektronisch bei der kantonalen Ethikkommission des jeweiligen Standortes einzureichen, die das Projekt prüft und im positiven Fall eine Bewilligung erteilt. Je nach Art der Forschung kann dies auch über swissethics oder das Bundesamt für Gesundheit erfolgen. Jedes bewilligte Projekt muss dann in einer zentralen Datenbank publiziert werden. Besondere Vorkommnisse während einer Studie sind der Ethikkommission zu melden. Ebenfalls ist eine „Nicht-Zuständigkeitsabklärung" möglich.

Die Ethikkommissionen schalten in der Regel auf ihren Homepages ihre Sitzungsdaten und geben Fristen bekannt, bis wann die Gesuche für eine Begutachtung eingereicht werden sollten. Die Begutachtungsfrist unterscheidet sich je nach Kanton und Menge der eingereichten Gesuche. Dies kann möglicherweise das gesamte Forschungsvorhaben in die Länge ziehen. Die Ethikkommission kann das Gesuch prinzipiell ablehnen, aussetzen, positiv mit Auflagen bewerten oder zur Wiedervorstellung auffordern. Auch bei positiver Bewertung sind möglicherweise vorher noch Auflagen zu erfüllen, z. B. Ergänzung und Korrektur von Patienteninformationen oder -einwilligungen, notwendige Unterschriften aus dem Forschungsteam, fehlende Verträge zwischen Forschungszentren. Jede Begutachtung ist kostenpflichtig und beruht auf einem Gebührenreglement.

Erfahrungen aus der Begutachtungspraxis

Die Einführung des HFG hat bei den Ethikkommissionen wegen der neuen Reglementierungen zu vielen Diskussionen und neuen Prozessen geführt. Je nach Begutachtungspraxis der einzelnen Kantone kann das Einholen eines Ethikvotums den Zeitplan der Projekte, auch der Qualifikationsarbeiten, um bis zu sechs Monate verlängern.

Da die Verantwortlichkeiten im Forscherteam im Humanforschungsgesetz genau geklärt sind, kann es bei Kooperationsarbeiten zwischen Hochschule und Klinik zu Unklarheiten hinsichtlich der Funktion der Projektleitung führen, da die Projektleitung für die praktische Durchführung des Forschungsprojekts sowie für den Schutz der teilnehmenden Personen vor Ort verantwortlich ist. Zudem ist vorgeschrieben, dass die Projektleitung bestimmte formale Qualifikationen zur „Good clinical practice" absolviert hat.

Diskussionen entstehen durch die Definition von Forschung im Humanforschungsgesetz. Definiert ist dies durch die „methodengeleitete Suche nach verallgemeinerbaren Erkenntnissen“. Es kann durchaus im Entscheidungsspielraum der Ethikkommission liegen, qualitative Forschung als nicht unter das Humanforschungsgesetz fallende Forschung zu verstehen. Da die Methodik der Studien bewertet wird, kann es auch geschehen, dass Studien mit kleinen Stichproben und ohne Poweranalyse nicht genehmigt werden.

Schwierig wird es, wenn manche Studien als nicht unter das Humanforschungsgesetz (HFG) fallend bewertet werden (Votum: Nichtzuständigkeit) und daher kein Ethikvotum erhalten. Hier ist eine Lücke für ethische Begutachtungen entstanden, die zum Teil von institutionsgebundenen Ethikkommissionen gefüllt wird.

Lesetipp 12-6

Pfiffner, D. (2016). *Häufige Rückstellungsgründe, Bedingungen und Auflagen* [Präsentationsfolien]. Zugriff am 2. Dezember 2021 unter https://docplayer.org/46023122-Haeufige-rueckstellungsgruende-bedingungen-und-auflagen.html

D. Pfiffner, Leiterin Sekretariat der Berner Ethikkommission, hat eine lesenswerte Präsentation auf die Homepage der KEK (Kantonale Ethikkommission) gestellt, in der sie die häufigsten Gründe für Rückstellungen und Bedingungen im Begutachtungsprozess vorstellt. Es lohnt sich, vor Einreichen eines Ethikvotums, diese Präsentation anzuschauen.

Schweizer Akademie der Medizinischen Wissenschaften (SAMW). (Hrsg.). (2015). Forschung mit Menschen. Bern: SAMW. Verfügbar unter https://www.samw.ch/dam/jcr:b8576b72-4410-469f-b3c1-8b935f79b713/leitfaden_samw_forschung_menschen_2_auflage_2015.pdf

Die Schweizerische Akademie der Medizinischen Wissenschaften hat einen nützlichen Leitfaden für Forschungsprojekte erstellt.

Die Darlegung der internationalen und nationalen Regelungen einer ethisch verantwortlichen Forschungspraxis soll helfen, einen Weg durch das Dickicht forschungsethischer Regelwerke zu finden. Dabei kann bei allen nationalen Unterschieden die formalen Aspekte betreffend festgehalten werden, dass die allgemeinen Maßstäbe die gleichen sind. Zu empfehlen ist jedoch bei Forschungsvorhaben, die eine forschungsethische Begutachtung erfordern, die regional zutreffenden Regelungen genau anzusehen. Damit können möglicherweise aufwendige Überarbeitungen eines Ethikantrags vermieden werden.

Übungsaufgaben zu Kapitel 12

Geben Sie für das folgende Beispiel mögliche Vor- und Nachteile einer Studienteilnahme an und wie eventuell entstehenden Nachteilen begegnet werden kann.

Die Studie hat zum Ziel, die Begleitung von Familien zu verbessern, in denen ein Mitglied an Krebs erkrankt ist. Dazu werden das Erleben und die Erfahrungen mit einer Krebsdiagnose und -therapie im familiären Setting sowie der Bedarf an und die Art einer möglichen Begleitung erfasst. Methodisch sollen zu verschiedenen Zeitpunkten – zur Diagnosestellung und dreimalig im Therapieverlauf – die Betroffenen selbst und ihre Familienangehörigen einzeln und in der Gruppe anhand von qualitativen Interviews befragt werden. Potenzielle Studienteilnehmende sollen über Informationsschreiben an onkologische Stationen oder Ambulanzen von Krankenhäusern gefunden werden.

12.5 Literatur

Bartholomeyczik, S., Holle, D. & Halek, M. (2013). *Herausforderndes Verhalten bei Menschen mit Demenz verstehen*. Weinheim: Beltz Juventa.

Bartholomeyczik S. (2020) Empirisches Handeln in der Pflege- und Versorgungsforschung ethisch reflektiert und verantwortlich gestalten. In A. Riedel & S. Lehmeyer (Hrsg.), *Ethik im Gesundheitswesen.*

Springer Reference Pflege – Therapie – Gesundheit. (s. 1–15). Berlin: Springer. https://doi.org/10.1007/978-3-662-58685-3_9-1

Belmont Report. (1979). *Ethical Principles and Guidelines for the Protection of Human Subjects of Research*. Available from https://www.hhs.gov/ohrp/regulations-and-policy/belmont-report/read-the-belmont-report/index.html

Bu, X. & Jezewski, M.A. (2007). Developing a Mid-Range Theory of Patient Advocacy through Concept Analysis. *Journal of Advanced Nursing, 57*(1), 101–110. http://dx.doi.org/10.1111/j.1365-2648.2006.04096.x

Bundeskanzleramt. (Hrsg.). (2013). *Forschung an nicht einwilligungsfähigen Personen – unter besonderer Berücksichtigung des Risikobegriffes. Stellungnahme der Bioethikkommission beim Bundeskanzleramt*. Zugriff am 14. Juni 2022 unter https://www.bundeskanzleramt.gv.at/dam/jcr:e7f8c170-0dad-4a50-beb3-8e15c5c47139/Stellungnahme_der_Bioethikkommission_zur_Forschung_an_nicht_einwilligungsf%C3%A4higen_Personen_vom_03._Juni_2013.pdf

Bundesministerium Bildung, Wissenschaft und Forschung. (2021). *Ethikkommissionen*. Zugriff am 6. Dezember 2021 unter https://www.bmbwf.gv.at/Themen/HS-Uni/Hochschulgremien/Ethikkommissionen.html

Burns, N. & Grove, S.K. (2005). *Pflegeforschung verstehen und anwenden*. München: Elsevier, Urban & Fischer.

CIOMS. (2016). *International Ethical Guidelines for Biomedical Research Involving Humans*. Geneva: CIOMS. Verfügbar unter https://cioms.ch/wp-content/uploads/2017/01/WEB-CIOMS-EthicalGuidelines.pdf

Datenschutz-Grundverordnung. (2016). *Verordnung (EU) 2016/679 des Europäischen Parlament und des Rates vom 27. April 2016 zum Schutz natürlicher Personen bei der Verarbeitung personenbezogener Daten, zu freien Datenverkehr und zur Aufhebung der Richtlinie 95/46/EG Datenschutz-Grundverordnung*. Amtsblatt der Europäischen Union, 4.5.2016, L 119/1. Zugriff am 6. Dezember 2021 unter https://eur-lex.europa.eu/legal-content/DE/TXT/?uri=celex%3A32016R0679

Ethik-Kodex der Deutschen Gesellschaft für Erziehungswissenschaft (DGfE). (2010). *Erziehungswissenschaft 21*(41), 179–184. Verfügbar unter https://www.pedocs.de/volltexte/2011/4030/pdf/ErzWiss_2010_41_Ethik_Kodex_der_DGfE_D_A.pdf

Emanuel, E.J., Wendler, D. & Grady, C. (2000). What makes clinical research ethical? *JAMA, 283*(20), 2701–2711. https://doi.org/10.1001/jama.283.20.2701

Ethikkommission Land Salzburg. (n.d.). *Ethikkommission Land Salzburg*. Zugriff am 14. Dezember 2021 unter https://www.salzburg.gv.at/gesundheit_/Seiten/ethikkommission.aspx#sitzungen

Ethikkommission der Medizinischen Universität Graz. (2021). Ethikkommission. Zugriff am 14. Dezember 2021 unter https://www.medunigraz.at/ethikkommission

Ethikkommission Universität Wien. (2017). *Ethikkommission Universität Wien*. Zugriff am 14. Juni 2021 unter https://satzung.univie.ac.at/alle-weiteren-satzungsinhalte/ethikkommission/

Faden, R.R. & Beauchamp, T.L. (1986). *A History and Theory of Informed Consent*. New York: Oxford University Press.

Faust, A., Sierawska, A., Krüger, K., Wisgalla, A., Hasford, J. & *Strech*, D. (2021). Challenges and proposed solutions in making clinical research on COVID-19 ethical: a status quo analysis across German research ethics committees. *BMC Medical Ethics, 22*(1), 1–11. https://doi.org/10.1186/s12910-021-00666-8

Forum Österreichischer Ethikkommissionen. (2019). *Home*. Zugriff am 2. Dezember 2021 unter http://www.ethikkommissionen.at/

Haberstroh J. & Müller, T. (2017). Einwilligungsfähigkeit bei Demenz. Interdisziplinäre Perspektiven. *Zeitschrift für Gerontologie und Geriatrie, 50*(4), 298–303. https://doi.org/10.1007/s00391-017-1243-1

Haberstroh, J., Scholten, M., Wied, T. & Gieselmann, A. (2018). Forschung bei fraglicher Einwilligungsfähigkeit: ethische Herausforderungen und Entscheidungsassistenz. *Forschung 11*(2+3), 41–46.

Humanforschungsgesetz (HFG). (2016). *Bundesgesetz über die Forschung am Menschen 2011*.

Hurst, S.A. (2008). Vulnerability in research and health care; describing the elephant in the room? *Bioethics, 22*(4), 191–202. https://doi.org/10.1111/j.1467-8519.2008.00631.x

Internationale Ärzte für die Verhütung des Atomkriegs – Ärzte in sozialer Verantwortung (IPPNW). (n.d.). *Der Nürnberger Kodex 1947*. Zugriff am 14. Juni 2022 unter http://www.ippnw-nuernberg.de/aktivitaet2_1.html

Jansen, T.C., Kompanje, E.J., & Bakker, J. (2009). Deferred proxy consent in emergency critical care research: ethically valid and practically feasible. *Critical care medicine, 37*(1), S65–S68.

Kipnis, K. (2001). Vulnerability in Research Subjects: A Bioethical Taxonomy (Research Involving Human Participants V2). *Online Ethics Center for Engineering, 6*(15). Zugriff am 14. Juni 2022 unter https://govinfo.library.unt.edu/nbac/human/overvol2.pdf#page=209

Koordinationsstelle Forschung am Menschen. (n.d.). *Portal zur Humanforschung in der Schweiz*. Zugriff am 14. Juni 2022 unter https://kofam.ch/de

Lamnek, S. (1992). Zur Genesis und Geltung eines Deutschen Ethik-Kodex: eine qualitative Längsschnittanalyse. *Sozialwissenschaften und Berufspraxis, 15*(3), 249–268.

Lorig, K. (1996). *Outcome Measures for Health Education and Other Health Care Interventions.* Thousand Oaks, CA: Sage Publications. https://doi.org/10.4135/9781452232966

Medizinproduktegesetz. (MPG). (2021). *Gesamte Rechtsvorschrift für Medizinproduktegesetz, Fassung vom 06.10.2016*. Zugriff am 20. Juni 2022 unter https://www.ris.bka.gv.at/GeltendeFassung.wxe?Abfrage=Bundesnormen&Gesetzesnummer=10011003&Fass ungVom=2016-10-06

Milgram, S. (1974). *Das Milgram-Experiment. Zur Gehorsamkeitsbereitschaft gegenüber Autorität*. Reinbek bei Hamburg: Rowohlt.

Österreichischer Gesundheits- und Krankenpflegeverband, Schweizer Berufsverband der Pflegefachfrauen und Pflegefachmänner & Deutscher Berufsverband für Pflegeberufe (Hrsg.) (2014). *ICN-Ethikkodex für Pflegende.* Zugriff am 22. Juni 2022 unter https://www.pflegepartner.at/userfiles/dateien/Ethikkodex.pdf

Polit, D.F. & Beck, C.T. (2010). *Essentials of Nursing. Research Appraising Evidence for Nursing Practice* (7. Aufl.). Philadelphia, PA: Wolters Kluwer Health, Lippincott Williams & Wilkins.

Polit, D.F., Beck, C.T. & Hungler, B.P. (2004). *Lehrbuch Pflegeforschung. Methodik, Beurteilung und Anwendung*. Bern: Huber.

RCSEQ (Research Committee for Scientific and Ethical Questions). (n.d.). *RCSEQ Forschung transparent, vertrauenswürdig und nachvollziehbar – UMIT*. Zugriff am 14. Juni 2022 unter https://www.umit-tirol.at/page.cfm?vpath=universitaet/die-universitaet/organe/rcseq

Schweizerische Akademie der Medizinischen Wissenschaften (SAMW). (Hrsg.). (2009). *Forschung mit Menschen. Ein Leitfaden für die Praxis*. Basel: SAMW.

Schnell, M.W. & Dunger, C. (2018). *Forschungsethik. Informieren – reflektieren – anwenden.* (2. Aufl.). Bern: Hogrefe. https://doi.org/10.1024/85850-000

Schott, H. (2003). Menschenversuch und Menschlichkeit. *Deutsches Ärzteblatt, 100*(17), A1108–A1111.

Schrems, B. (2014). Informed consent, vulnerability and the risks of group-specific attribution. *Nursing Ethics, 21*(7), 829–843. https://doi.org/10.1177/0969733013518448

Schroeder, D. & Gefenas, E. (2009). Vulnerability: Too Vague and Too Broad? *Cambridge Quarterly of Healthcare Ethics, 18*(2), 113–121. https://doi.org/10.1017/S0963180109090203

Schüßler, N. & Schnell, M.W. (2014). Forschung mit demenzkranken Probanden. *Zeitschrift für Gerontologie und Geriatrie, 47*(8), 686–691. https://doi.org/10.1007/s00391-013-0591-8

Steppe, H. (2013). *Pflege im Nationalsozialismus* (10. Aufl.). Frankfurt/Main: Mabuse.

Strech, D. & Mertz, M. (2012). Forschungsethische Grundprinzipien. In H. Raspe, A. Hüppe, D. Strech & J. Taupitz (Hrsg.), *Empfehlungen zur Begutachtung klinischer Studien durch Ethik-Kommissionen* (S. 1–8). Zugriff am 14. Juni 22 unter https://www.gesundheitsforschung-bmbf.de/de/empfehlungen-zur-begutachtung-klinischer-studien-durch-ethik-kommissionen-2839.php

swissethics. (2021). *Schweizerische Ethikkommissionen für die Forschung am Menschen*. Zugriff am 06. Dezember 2021 unter https://swissethics.ch/

ten Have H., M. & Patrão Neves, M., C. (2021). Community Consent. *Dictionary of Global Bioethics* (S. 331). Cham: Springer.

Textor, M.R. (1989). Experimente am Menschen – ethische und juristische Aspekte. *Medizin Mensch Gesellschaft, 14*, 208–213.

World Health Organziation (WHO). (2011). *Standards and operational guidance for ethics review of health-related research with human participants.* Verfügbar unter https://www.who.int/publications/i/item/9789241502948

World Medical Association (WMA). (1964/2018). *Declaration of Helsinki – Ethical Principles for Medical Research Involving Human Subjects*. Zugriff am 14. Juni 22 unter https://www.wma.net/policies-post/wma-declaration-of-helsinki-ethical-principles-for-medical-research-involving-human-subjects/ https://doi.org/10.1515/9783110208856.233

13
Analyse von Forschungsstudien

Eva-Maria Panfil

In einem Zeitalter der Informationsüberflutung sollte jeder Text, den Sie lesen, sei es in einer Tages- oder Fachzeitung oder aus dem Internet, kritisch auf seinen Informationsgehalt überprüft werden. Gleiches gilt für Studien, auch diese sollten für eine forschungsbasierte Praxis hinsichtlich ihrer Aussagekraft und ihrer Übertragbarkeit analysiert und bewertet werden. Dazu gibt es bestimmte Kriterien, die Sie in den einzelnen Kapiteln schon kennengelernt haben, die jedoch noch einmal zusammenfassend vorgestellt werden.

Eine Kritik besteht aus positiven und negativen Elementen, achten Sie daher auch auf die Würdigung vorhandener Aspekte. Jede Studie hat einen Nutzen, sei es für die direkte Pflegepraxis, für die Durchführung von künftigen Studien und/oder als Analyse- und Bewertungsbeispiel. Wichtig ist daher, Studien gezielt nach ihren Möglichkeiten nutzen zu können.

Lernziele

Nach dem Bearbeiten dieses Kapitels sollen Sie

- Gründe für das kritische Lesen von Forschungsstudien erläutern können
- die Begriffe „Designvalidität“, „Nachvollziehbarkeit“ und „Replizierbarkeit“ beschreiben und deren Wichtigkeit für die Bewertung von Studien begründen können
- Kriterien zur kritischen Analyse und Bewertung von Studien nennen und begründen können.

Schlüsselwörter

Designvalidität, Nachvollziehbarkeit, Replizierbarkeit, Analysekriterien

13.1 Gründe für das kritische Lesen von Studien

Sackett, einer der Begründer der Evidence-based Medicine, schrieb 1996, das heißt vor über 20 Jahren, dass jährlich weltweit zwischen 250 000 und 1 Million Studien abgeschlossen würden (Sackett et al., 1996). Im Jahre 2022 umfasst die Datenbank *PubMed* mehr als 33 Millionen Quellen.

Forschen und Publizieren machen die Reputation von Forschenden aus. Leider kann man nicht davon ausgehen, dass nur qualitativ hochwertige Forschungsarbeiten veröffentlicht werden, auch wenn es dazu in den vergangenen Jahren vermehrt Anstrengungen gegeben hat, wie im Folgenden ausgeführt wird. Daher sollte jede Studie, wie übrigens auch jeder andere Text, kritisch gelesen und bewertet werden.

Sie haben in den vorherigen Kapiteln gelernt, wie viele Entscheidungen Forschende treffen müssen, um ihre Studienfragen möglichst aussagekräftig im Rahmen einer wissenschaftlichen Studie zu beantworten. Wissenschaftliche Forschung bedeutet: Forschende sind

- bei einer bestimmten Fragestellung
- mit bestimmten Datenerhebungsmethoden

- bei einer bestimmten Stichprobe und
- bestimmten Analyseverfahren zu einem
- bestimmten Ergebnis gelangt.

Jede Veränderung einer der getroffenen Entscheidungen hätte wahrscheinlich ein anderes Ergebnis zur Folge gehabt. Daher empfiehlt es sich, Ergebnissen von Forschungen nicht blind zu vertrauen, sondern sich zu vergegenwärtigen, unter welchen Bedingungen diese entstanden sind. Verändern Sie Ihre Praxis also nicht, nur weil Sie hören oder lesen, dass dies in einer Studie festgestellt wurde. Lassen Sie sich immer die Quelle geben, besorgen Sie sich die Studie und analysieren Sie diese kritisch. Erst dann können Sie klären, ob und unter welchen Bedingungen ein Transfer der Studienergebnisse sinnvoll ist.

Fachjournale versuchen vermehrt, die methodische Qualität der von ihnen publizierten Studien zu verbessern. Dabei kommen v. a. zwei Verfahren zum Einsatz: das Peer-review-Verfahren sowie die Beachtung von Publikationsstandards.

13.1.1 Peer-review-Verfahren

Einige Zeitschriften, z. B. *Pflege*, das *Journal of Advanced Nursing* oder *BMC Nursing*, arbeiten mit einem Peer-review-Verfahren. Dabei werden eingereichte Beiträge von unabhängigen Fachgutachtern und -gutachterinnen kritisch auf ihre Qualität überprüft. Ziel ist es, eine angemessene Qualität der veröffentlichten Studien zu gewährleisten. Je nach Ergebnis der Begutachtung wird ein Artikel angenommen, es werden gezielte Veränderungen gefordert oder er wird abgelehnt. Forschungsanfängerinnen und -anfängern ist daher zu empfehlen, sich für die Schärfung des Blicks für die Qualität von Studien an Berichten aus peer-reviewed Journalen zu orientieren.

Besondern zu empfehlen sind hier Journale, die das gesamte Review-Verfahren öffentlich darlegen.

Lesetipp 13-1

Beispiele für ein nach der Publikation offengelegtes Peer-review-Verfahren finden Sie bei *BMC Nursing:* einfach eine Studie anklicken und dann dem Link „Open Peer Review reports" folgen (https://bmcnurs.biomedcentral.com/).

13.1.2 Publikationsstandards

Die kritische Beurteilung von Studien scheitert oft daran, dass in den Publikationen zur Studie für die Bewertung wesentliche Kriterien nicht genannt werden. Das EQUATOR-Network hat sich daher zum Ziel gesetzt, Publikationsstandards, das heißt Reporting Guidelines, für bestimmte Studiendesigns zu entwickeln. Wissenschaftliche Fachzeitschriften, wie z. B. *Pflege*, erwarten in der Regel, dass sich das Manuskript für eine Studie an der entsprechenden Reporting Guideline orientiert. So existieren z. B. Publikationsstandards für folgende Studientypen:

- PRISMA: systematische Übersichtsarbeiten
- ONSORT: experimentelle Studien
- STROBE: Beobachtungsstudien
- SRQR: qualitative Studien
- CARE: Fallstudien
- STARD: Diagnosestudien
- SPIRIT: Studienprotokolle.

Diese Reporting Guidelines sind keine (!) Checklisten für die Beurteilung der methodischen Qualität einer Studie. Sie sollen vielmehr sicherstellen, dass alle Informationen „zu" deren methodischen Beurteilung in der Publikation auch benannt werden.

Wer mehr dazu wissen will, dem sei die Homepage des EQUATOR-Network (http://www.equator-network.org/) empfohlen.

13.1.3 Der Impact Factor

Der Impact Factor (IF) manchmal auch Journal Impact Faktor (JIP) genannt, ist ein Kennwert zur Reputation eines Journals und beschreibt die

Häufigkeit, mit der die Artikel aus der Zeitschrift zitiert wurden (Müller, 2009). Für Autorinnen und Autoren ist es daher sehr attraktiv, in Journalen mit hohem Impact Factor zu publizieren. Aber auch hier muss die Hürde des Peer-review-Verfahrens genommen werden. Natürlich sind auch Journale mit hohem IF nicht frei von methodisch fehlerhaften Studien. Da sie jedoch eine Vielzahl von Einreichungen erhalten, können sie sich tatsächlich auf die Publikation der methodisch besten Manuskripte konzentrieren. Nicht selten liegt die Ablehnungsquote bei Journalen mit hohem IF bei 90 %.

Lesetipp 13-2

Müller, M. (2009). Der Impact Factor. *Pflege, 22*(1), 3–5.

Der Impact Factor wird häufig als Kennwert für die Reputation von Forschenden genutzt und genauso oft auch sehr kritisch diskutiert. Mehr dazu ist im Beitrag von Marianne Müller zu lesen.

13.2 Kritische Analyse und Bewertung von Studien

Studienergebnisse müssen glaubwürdig, zuverlässig, nachvollziehbar und replizierbar sein. Zur Überprüfung der Glaubwürdigkeit und Zuverlässigkeit gibt es das Kriterium der „Designvalidität", das nicht mit dem Begriff der Validität von Messinstrumenten (s. Kap. 8) verwechselt werden darf.

13.2.1 Designvalidität

Bei der Designvalidität unterscheidet man im Allgemeinen interne und externe Validität.

Interne Validität

Unter interner Validität versteht man das Ausmaß, in dem Zusammenhänge, Unterschiede, Wirkungen, Konzepte oder Interaktionen, die im Rahmen einer Studie entdeckt wurden, tatsächlich die Realität widerspiegeln und nicht auf Effekte einzelner Studienentscheidungen zurückzuführen sind (Gray & Grove, 2020). Systematische Fehler (Bias) innerhalb einer Studie (s. Kap. 5.1.4) verzerren die Ergebnisse und schwächen daher die interne Gültigkeit einer Studie. Obwohl die interne Validität in allen Studien kritisch betrachtet werden müsste, wird dies in der Praxis häufiger bei quantitativen Studien durchgeführt, insbesondere bei denen, die kausale Zusammenhänge überprüfen (Gray & Grove, 2020).

Die größten Gefahren für die interne Validität ergeben sich aus den verschiedenen Entscheidungsnotwendigkeiten im Forschungsprozess:

- ein zur Beantwortung der Forschungsfrage unpassendes Design
- einseitige (z. B. nur positive oder negative Befunde) und unsystematische (z. B. unvollständige bzw. zufällige Suchstrategie) Darstellung des Forschungsstandes
- Wahl einer ungeeigneten Stichprobe (Kriterien und Größe) aus der Grundgesamtheit
- ungeeignete Datenerhebungsmethoden, nicht ausreichend valide und reliable Messinstrumente, mangelnde Beachtung der Gütekriterien von Datenerhebungsmethoden
- unpassende Analyseverfahren.

Die Identifikation von Gefahren, das heißt potenziellen Bias-Quellen für die interne Validität stellt nicht automatisch die Schlussfolgerung einer Studie in Frage. Wichtig ist stattdessen zu prüfen, inwieweit die Forschenden selbst diese Einschränkungen erkannt, in der Diskussion in der Regel im Abschnitt „Limitationen bzw. Grenzen der Studie" kritisch bewertet und in die Schlussfolgerung aufgenommen haben. Ein sehr gutes Beispiel dazu findet sich in Kapitel 14.2 (Abschnitt „Übertragbarkeit, Verallgemeinerung").

Externe Validität

Die externe oder äußere Validität erlaubt Aussagen über die Verallgemeinerbarkeit und Übertragbarkeit der Studienergebnisse über die verwendete Stichprobe hinaus und auf andere Situationen (Gray & Grove, 2020). Größte Gefahren für die externe Validität ergeben sich aus:

- einer zu kleinen und speziellen Stichprobe
- den sogenannten Reaktionseffekten oder dem „Hawthorne-Effekt" (Teilnehmer einer Studie verhalten sich aufgrund des Wissens um eine Studienteilnahme anders als „normal")
- Messeffekten (z. B. Erinnerungs- oder Beeinflussungseffekte durch einen Pre-Test beeinflussen das Post-Test-Ergebnis) (Gray & Grove, 2020).

Die Verallgemeinerungen von einzelnen Studien mit Gelegenheitsstichproben sind im Allgemeinen eher begrenzt. Deshalb sind diese Einzelstudien jedoch nicht nutzlos. Die Studie sollte mit anderen Stichproben und in anderen Situationen wiederholt, das heißt repliziert werden, um die Möglichkeiten der externen Validität zu vergrößern.

13.2.2 Nachvollziehbarkeit

Forschende sollte einzelne Entscheidungen, die sie treffen, immer nachvollziehbar beschreiben und begründen. Lesende können damit das gewählte Forschungsdesign und den Ablauf des Forschungsprozesses besser verstehen. Oft wird damit auch schon deutlich, dass Theorie und Praxis nicht immer so einfach vereinbar sind. Nicht alles, was für die interne und externe Validität notwendig bzw. optimal wäre, lässt sich realisieren. Daher sollten Forschende auch Dinge, die sie unterlassen, als „Fehlvermerke" erwähnen. So wissen Lesende, dass daran gedacht, es aber aus den genannten Gründen nicht durchgeführt wurde.

13.2.3 Replizierbarkeit

Eine Studie sollte immer so ausführlich und genau beschrieben werden, dass sie auf der Grundlage der vorhandenen Informationen wiederholbar, das heißt replizierbar, ist. Eine optimale Nachvollziehbarkeit eines Designs erhöht damit also die Replizierbarkeit. Die Replikation von Studien ist nicht langweilig oder anspruchslos, sondern hat in der Forschung durchaus ihren Sinn. Sie bekräftigt oder widerlegt Ergebnisse, unterstützt deren Übertragbarkeit auf andere Situationen und Personen, unterstützt die Theorieentwicklung und reduziert die Übernahme fehlerhafter Ergebnisse (Gray & Grove, 2020).

13.3 Fünf goldene Regeln für die kritische Analyse von Forschungsberichten

Vor der kritischen Analyse von Studien beachten Sie bitte diese praxisbezogenen Grundregeln:

1. *Es gibt keine perfekten Studien.* Wegen der Komplexität des Forschungsprozesses und der dabei nötigen vielfältigen Entscheidungen kann man Studien nicht einfach als „gut" bzw. „schlecht" bewerten. Jede Studie hat ihre Stärken und Schwächen. Trotz des besten Wissens der Forschenden lassen sich Forschungen nicht immer optimal ausführen.
   Es ist vergleichsweise leicht, eine bestehende Studie zu kritisieren. Wer schon einmal an einer Studiendurchführung beteiligt war, weiß, dass nicht alles, was idealerweise sinnvoll und notwendig war oder was man geplant hatte, sich auch tatsächlich als durchführbar erwies. Es kann sehr schwer werden, seine geplante Stichprobengröße zu erreichen, die Interventionen standardisiert durchzuführen oder eine erwünschte Rücklaufquote zu erreichen. Einige Aspekte sind aus ethischen, technischen oder aufgrund begrenzter finanzieller und personeller Ressourcen nicht machbar. Diese sind dann im Abschnitt „Limitationen oder Grenzen der Studie" zu benennen. Als Kritikerin bzw. Kritiker sollten Sie sich daher immer überlegen:

Welche Alternativen hätte es gegeben und wären diese realisierbar gewesen?

2. *Das Schreiben eines Forschungsartikels ist eine hohe Kunst.* In den meisten wissenschaftlichen Journalen gibt es formale und inhaltliche Vorgaben, wie ein Artikel sein soll. Diese sind in der Regel auf der Homepage des Journals unter „Hinweise für Autoren" (o. Ä.) zu finden (s. a. Kap. 13.1.2). Es werden formale Anforderungen zu Aufbau, Umfang und Zitierweise formuliert. Die Forschenden müssen daher die zum Einschätzen und Nachvollziehen der Studie wichtigsten Aspekte in die geforderte Form bringen. Dabei müssen sie zwangsläufig Abstriche machen und einige Aspekte kürzer als vielleicht gewünscht darstellen.
   Denken Sie bei der Analyse daran, ob angesichts der Menge an bereits gegebenen Informationen die von Ihnen gewünschte fehlende Information notwendig oder eher verzichtbar ist. Am Schluss eines jeden Artikels steht die Anschrift der Autorinnen und Autoren, sodass Sie über eine Kontaktaufnahme weitere Informationen erhalten können. Bei Online-Journalen findet man häufig zusätzliche Informationen zur Studie bei der jeweiligen elektronischen Publikation.
3. *Auch Studien, die in peer-reviewed Zeitschriften veröffentlicht werden, können methodisch schwach sein.* Trotz eines zum Teil mehrstufigen und standardisierten Qualitätssicherungsprozesses, den eine eingereichte Arbeit bis zur Annahme bzw. Ablehnung bei peer-reviewed Zeitschriften durchläuft, können publizierte Forschungsarbeiten durchaus in ihrer Qualität variieren. Die Qualität der publizierten Studien ist abhängig von den Herausgebenden des Journals, den Begutachtenden und den eingereichten Arbeiten (s. Kap. 13.1.1 und 13.1.2). Eine Rolle spielen hierbei die Qualifikation der jeweiligen Personen hinsichtlich der Thematik, deren Forschungs- und Begutachtungserfahrung, die Analysekriterien sowie eigene Interessen. Es lohnt sich, durch das Lesen von Aufsätzen in renommierten und langjährigen Zeitschriften, wie z. B. dem *Journal of Advanced Nursing* (v. a. für qualitative Studien), dem *British Medical Journal* (BMJ; v. a. für quantitative Studien), dem *BMC Nursing* oder dem *Journal of Clinical Nursing* seinen Blick für die Güte von Forschungsberichten zu schulen.
4. *Seien Sie ein guter Detektiv, Buchhalter und Kritiker.* In der Analyse und Bewertung von Forschungsarbeiten können Sie gleich mehrere Ihrer Qualitäten unter Beweis stellen. Auch wenn es Regeln für die Systematik von Studienveröffentlichungen gibt, können Sie sich leider nicht auf deren Einhaltung verlassen:
   - Detektivisch sucht man in manchen Veröffentlichungen, die zum Glück immer seltener werden, beispielsweise nach Forschungsfrage, Art der Stichprobe oder den Analysemethoden. Wurden Publikationsstandards für die Erstellung des Manuskripts verwendet, müssen Sie „nur" fleißig sein, da Sie die Antworten explizit im Text beschrieben finden. Bitte werten Sie nicht voreilig, wenn Sie gewünschte Informationen nicht finden. Sie können daraus nur schließen, dass diese im Text nicht vorhanden sind. Es wäre keinesfalls rechtmäßig, daraus zu folgern, die Forschenden hätten bestimmte Dinge unterlassen.
   - Gleich einem Buchhalter werden Sie dann ihre Ergebnisse Punkt für Punkt festhalten.
   - Als Meisterstück bewerten Sie anschließend auf der Grundlage Ihres Wissens zur richtigen Anwendung von Forschungsdesigns die Limitationen der vorliegenden Studie und kritisch die interne und externe Validität.

Die meisten Forschungsanfängerinnen und -anfänger haben die größten Schwierigkeiten bei der Beurteilung der durchgeführten statistischen Tests. Prinzipiell gilt, dass man die Statistik vielleicht nicht immer verstehen muss, aber sie sollte zumindest nachvollziehbar sein. Wenn zu den durchgeführten Prozeduren keine oder nur unzureichende Informationen vorhanden sind, fällt es auch Statistikerinnen und Statistikern schwer, zu beurteilen, ob die Autoreninnen und Autoren das „Richtige" berechnet haben.

Lesetipp 13-3

Greenhalgh, T. (2015). Statistik für Nicht-Statistiker. In T. Greenhalgh. *Einführung in die Evidence-based Medicine* (3., vollst. überarb. Aufl., S. 95–114). Bern: Hogrefe.
Sehr kurzweilig, verständlich und mit Augenzwinkern gibt Trisha Greenhalgh als bekennende Nicht-Statistikerin hier Tipps für die Bewertung statistischer Verfahren in Studien.

5. *Übung macht den Meister.* Je mehr Studien Sie kritisch begutachten, desto besser wird Ihr eigener Blick für die Qualität, Stärken und Schwächen von Studien sowie Möglichkeiten und Grenzen von Forschung. Sie werden merken, dass mit jeder Studie Ihre Souveränität zur Bewertung von Forschungsarbeiten steigt – und ganz nebenbei werden auch Ihre Englischkenntnisse immer besser.

Lesetipp 13-4

www.Fit-care.ch
Die Analyse von Studien, v.a., wenn sie englischsprachig sind, ist eine zeitraubende und manchmal auch anstrengende Angelegenheit. Fit Nursing Care möchte Pflegenden die Arbeit erleichtern und bietet bereits auf ihre Aussagekraft analysierte Studien an.

13.4 Kriterien zur Analyse und Bewertung von Studien

Für die Analyse von Studien gibt es unterschiedlich ausführliche Checklisten in fast jedem Buch zur Forschung. Zudem wurden im Rahmen von Evidence-based Practice Checklisten für die kritische Bewertung bestimmter Studiendesigns entwickelt (s. Lesetipp 13-5), die aber in der Regel schon umfassendes Forschungswissen voraussetzen.

Im Rahmen dieses einführenden Lehrbuchs sollen Sie ein möglichst einfaches Verfahren kennenlernen. Wenn Sie ausreichend Erfahrung in der kritischen Bewertung von Studien gewonnen haben, empfehlen wir Ihnen, sich den ausführlicheren Verfahren zuzuwenden.

13.4.1 Allgemeine Kriterien

In den **Tabellen 13-1** bis **13-5** werden grundlegende Fragen aufgeführt, auf deren Basis Sie alle Studien im Allgemeinen beurteilen können.

13.4.2 Spezifika für ausgewählte Designs

Je nach gewähltem Design gelten zusätzlich zu den in Kapitel 13.4.1 beschriebenen Aspekten spezifische Analyse- und Bewertungskriterien. Diese werden im Folgenden für qualitative, deskriptive quantitative, korrelationelle und (quasi-)experimentelle Designs sowie systematische Übersichtsarbeiten dargestellt. Für die Bewertung der Studien sollten also die Kriterien aus Kapitel 13.4.1 um die jeweiligen Kriterien aus Kapitel 13.4.2 ergänzt werden.

Lesetipp 13-5

Behrens, J. & Langer, G. (2022). *Evidence-based Nursing and Caring. Methoden und Ethik der Pflegepraxis und Versorgungsforschung – Vertrauensbildende Entzauberung der „Wissenschaft"* (5. Aufl.). Bern: Hogrefe.
Dieses Buch führt Sie in die fortgeschrittene kritische Bewertung von Studien ein.
http://handbook.cochrane.org/ *Das Cochrane-Handbuch ist „der" Klassiker unter den Quellen zu Checklisten für die kritische Bewertung von Studien und für weit fortgeschrittene Personen. Ziel ist es, auf der Grundlage der kritischen Bewertung von Einzelstudien, häufig experimentellen Studien, ein systematisches Cochrane-Review zu entwickeln.*

Tabelle 13-1: Allgemeine Kriterien von Forschungsstudien (Quelle: Eigendarstellung)

Kriterium	Detektiv und Buchhalter	Kritiker	Siehe Kapitel
Problematik	• Welches Problem soll mit der Forschung bearbeitet werden?	• Ist die Problematik relevant?	2
Forschungsfrage	• Wie lautet die Forschungsfrage?	• Wird die Forschungsfrage klar formuliert?	2
Design	• Welches Design wurde zur Beantwortung der Forschungsfrage gewählt?	• Ist dieses Design passend? Wenn nein, wie hat der Autor die Wahl des Designs begründet?	4 bis 6
Literaturanalyse	• Welche Literatur wurde genutzt (Alter, Relevanz)? • Wie wurde die Literatur gesucht?	• Wird der aktuelle und vollständige Stand der Pflegewissenschaft dargestellt?	3
Stichprobe	• Welche Art Stichprobe wurde gezogen? • Sind Ein- und Ausschlusskriterien genannt worden? • Wie wurden die Teilnehmenden rekrutiert? • Wie ist die Größe der Stichprobe bestimmt worden?	• Ist die zur Beantwortung der Forschungsfrage geeignete Stichprobe (Art und Größe) gewählt worden?	9
Methoden zur Datenerhebung	• Welche Methoden zur Datenerhebung wurden eingesetzt? • Welche Variablen/Phänomene wurden erhoben und wie wurden sie erhoben?	• Sind die Methoden zur Datenerhebung adäquat gewählt worden? • Hätte es bessere Möglichkeiten zur Datenerhebung gegeben? Sind die Methoden angemessen beschrieben worden? • Sind die verwendeten Messinstrumente von ausreichender Qualität?	7 und 8
Ethik	• Welche Aspekte der Ethik wurden diskutiert?	• Wurden die grundlegenden Aspekte der Ethik beachtet?	12
Analyse	• Welche qualitativen und quantitativen Verfahren wurden zur Datenanalyse eingesetzt?	• Sind die passenden Analysemethoden eingesetzt worden?	10 und 11
Ergebnisse	• Welche Informationen werden zur untersuchten Stichprobe gegeben? • Welche Ergebnisse hat die Studie?	• Ist die Stichprobe ausreichend beschrieben worden? • War die Stichprobe ausreichend groß, um zu aussagekräftigen Ergebnissen zu kommen? Sind die wichtigsten Ergebnisse adäquat und nachvollziehbar beschrieben worden?	9 bis 11

Tabelle 13-1: *Fortsetzung*

Kriterium	Detektiv und Buchhalter	Kritiker	Siehe Kapitel
Diskussion	• Wie sind die Ergebnisse vor dem Hintergrund des bisherigen Standes der Wissenschaft diskutiert worden? • Welche Einschränkungen der Studie, Stärken und Schwächen/ Limitationen sind genannt und diskutiert worden?	• Bezieht sich die Diskussion auf die Forschungsfrage und die Ergebnisse? • Sind alternative Ergebnisinterpretationen denkbar? • Beziehen sich die Limitationen auf die Forschungsmethodik und sind sie vollständig? • Sind die Limitationen in die Schlussfolgerung eingeflossen und können Sie diese nachvollziehen?	2 bis 11
Übertragbarkeit/ Verallgemeinerung	• Welche Empfehlungen für Forschung und Praxis haben die Autoren genannt?	• Können Sie die Empfehlungen nachvollziehen? • In welche pflegerischen Situationen und auf welche Gruppen übertragen Sie die Ergebnisse (Pflegepraxis, -pädagogik, -management)?	

Tabelle 13-2: Qualitative Studien (Quelle: Eigendarstellung)

Kriterium	Detektiv und Buchhalter	Kritiker	Siehe Kapitel
Problematik	• Welches Problem soll mit der Forschung bearbeitet werden?	• Ist die Problematik relevant?	2
Forschungsfrage	• Wie lautet die Forschungsfrage?	• Wird die Forschungsfrage klar formuliert?	2 und 4
Design	• Welches Design wurde zur Beantwortung der Forschungsfrage gewählt?	• Ist dieses Design passend? Wenn nein, wie hat der Autor die Wahl des Designs begründet?	4
Literaturanalyse	• Welche Literatur wurde genutzt (Alter, Relevanz)? • Wie wurde die Literatur gesucht?	• Wird der aktuelle und vollständige Stand der Pflegewissenschaft dargestellt?	3
Stichprobe	• Welche Art Stichprobe wurde gezogen? • Sind Ein- und Ausschlusskriterien genannt worden? • Wie wurden die Teilnehmenden rekrutiert? • Wie ist die Größe der Stichprobe bestimmt worden?	• Ist die zur Beantwortung der Forschungsfrage geeignete Stichprobe (Art und Größe) gewählt worden?	4 und 9

Tabelle 13-2: *Fortsetzung*

Kriterium	Detektiv und Buchhalter	Kritiker	Siehe Kapitel
Methoden zur Datenerhebung	• Welche Methoden zur Datenerhebung wurden eingesetzt? • Welche Variablen/Phänomene wurden erhoben und wie wurden sie erhoben?	• Sind die Methoden zur Datenerhebung adäquat gewählt worden? • Hätte es bessere Möglichkeiten zur Datenerhebung gegeben? Sind die Methoden angemessen beschrieben worden? • Sind die verwendeten Messinstrumente von ausreichender Qualität?	7 bis 8
Ethik	• Welche Aspekte der Ethik wurden diskutiert?	• Wurden die grundlegenden Aspekte der Ethik beachtet?	12
Analyse	• Welche Aussagen werden zur Glaubwürdigkeit, Folgerichtigkeit und Angemessenheit der Daten gemacht?	• Sind die Gütekriterien für qualitative Forschung eingehalten worden?	8
Ergebnisse	• Wurde Datensättigung erreicht? • In welchem Setting/Kontext wurden die Daten gesammelt?	• Sind weitere Ergebnisse denkbar? • Sind ausreichende Informationen zum Verständnis des Settings/Kontextes vorhanden, um die Frage der Übertragbarkeit der Ergebnisse zu klären?	4 und 10
Diskussion	• Wie sind die Ergebnisse vor dem Hintergrund des bisherigen Standes der Wissenschaft diskutiert worden? Welche Einschränkungen der Studie, Stärken und Schwächen/Limitationen sind genannt und diskutiert worden?	• Bezieht sich die Diskussion auf die Forschungsfrage und die Ergebnisse? • Sind alternative Ergebnisinterpretationen denkbar? • Beziehen sich die Limitationen auf die Forschungsmethodik und sind sie vollständig? • Sind die Limitationen in die Schlussfolgerung eingeflossen und können Sie diese nachvollziehen?	4, 7 bis 10
Übertragbarkeit	• Welche Empfehlungen für Forschung und Praxis haben die Autoren genannt?	• Können Sie die Empfehlungen nachvollziehen? • In welche pflegerischen Situationen und auf welche Gruppen übertragen Sie die Ergebnisse (Pflegepraxis, -pädagogik, -management)?	

Tabelle 13-3: Deskriptive Querschnittstudien und Korrelationsstudien (Quelle: Eigendarstellung)

Kriterium	Detektiv und Buchhalter	Kritiker	Siehe Kapitel
Problematik	• Welches Problem soll mit der Forschung bearbeitet werden?	• Ist die Problematik relevant?	2
Forschungsfrage	• Wie lautet die Forschungsfrage?	• Wird die Forschungsfrage klar formuliert?	2 und 5
Design	• Welches Design wurde zur Beantwortung der Forschungsfrage gewählt?	• Ist dieses Design passend? Wenn nein, wie hat der Autor die Wahl des Designs begründet?	5
Literaturanalyse	• Welche Literatur wurde genutzt (Alter, Relevanz)? • Wie wurde die Literatur gesucht?	• Wird der aktuelle und vollständige Stand der Pflegewissenschaft dargestellt?	3
Stichprobe	• Welche Art Stichprobe wurde gezogen? • Sind Ein- und Ausschlusskriterien genannt worden? • Wie wurden die Teilnehmenden rekrutiert? • Wie ist die Größe der Stichprobe bestimmt worden?	• Ist die zur Beantwortung der Forschungsfrage geeignete Stichprobe (Art und Größe) gewählt worden?	5 und 9
Methoden zur Datenerhebung	• Welche Methoden zur Datenerhebung wurden eingesetzt? • Welche Variablen/Phänomene wurden erhoben und wie wurden sie erhoben?	• Sind die Methoden zur Datenerhebung adäquat gewählt worden? • Hätte es bessere Möglichkeiten zur Datenerhebung gegeben? Sind die Methoden angemessen beschrieben worden? • Sind die verwendeten Messinstrumente von ausreichender Qualität?	7 und 8
Ethik	• Welche Aspekte der Ethik wurden diskutiert?	• Wurden die grundlegenden Aspekte der Ethik beachtet?	12
Analyse	• Welche quantitativen Verfahren wurden zur Datenanalyse eingesetzt?	• Sind die passenden Analysemethoden eingesetzt worden?	11

Tabelle 13-3: *Fortsetzung*

Kriterium	Detektiv und Buchhalter	Kritiker	Siehe Kapitel
Ergebnisse	• Wie hoch war die Rücklaufquote? • Welche Informationen werden zur untersuchten Stichprobe gegeben? Welche Ergebnisse hat die Studie?	• Ist die Stichprobe ausreichend beschrieben worden? • War die Stichprobe ausreichend groß, um zu aussagekräftigen Ergebnissen zu kommen? • Welches waren die Merkmale der Personen, die an der Studie teilgenommen haben? • Für welche Personen kann eine gültige Aussage gemacht werden? • Sind die wichtigsten Ergebnisse adäquat und nachvollziehbar beschrieben worden?	11
Diskussion	• Sind die Ergebnisse auf der Grundlage der Fragestellung interpretiert worden? • Wie sind die Ergebnisse vor dem Hintergrund des bisherigen Standes der Wissenschaft diskutiert worden? • Welche Einschränkungen der Studie, Stärken und Schwächen/ Limitationen sind genannt und diskutiert worden?	• Bezieht sich die Diskussion auf die Forschungsfrage und die Ergebnisse? • Sind alternative Ergebnisinterpretationen denkbar? • Wurden irrtümlich kausale Zusammenhänge/ Unterschiede geschlussfolgert? • Beziehen sich die Limitationen auf die Forschungsmethodik und sind sie vollständig? • Sind die Limitationen in die Schlussfolgerung eingeflossen und können Sie diese nachvollziehen?	5, 7 bis 9, 11
Verallgemeinerung	• Welche Empfehlungen für Forschung und Praxis haben die Autoren genannt?	• Können Sie die Empfehlungen nachvollziehen? • In welche pflegerischen Situationen und auf welche Gruppen übertragen Sie die Ergebnisse (Pflegepraxis, -pädagogik, -management)?	

Tabelle 13-4: Experimentelle und quasi-experimentelle Designs (Quelle: Eigendarstellung)

Kriterium	Detektiv und Buchhalter	Kritiker	Siehe Kapitel
Problematik	• Welches Problem soll mit der Forschung bearbeitet werden?	• Ist die Problematik relevant?	2
Forschungs-frage	• Wie lautet die Forschungsfrage?	• Ist die Forschungsfrage klar formuliert?	2 und 5
Design	• Was war die Intervention? • Wurde diese standardisiert durchgeführt? • Welche Hypothesen wurden formuliert? • Welche Art der Kontrolle wurde genutzt? • Welche Art der Randomisierung wurde durchgeführt? • Welche Arten der Verblindung wurden durchgeführt?	• Ist die Intervention das einzige Merkmal, das die Stichproben unterscheidet? • Wurden statistisch überprüfbare Hypothesen formuliert? • Ist das Zielkriterium nur durch die Intervention zu beeinflussen? • Wurden Randomisierung und Verblindung angemessen durchgeführt?	5
Literaturanalyse	• Welche Literatur wurde genutzt (Alter, Relevanz)? • Wie wurde die Literatur gesucht?	• Wird der aktuelle und vollständige Stand der Pflegewissenschaft dargestellt?	3
Stichprobe	• Welche Art Stichprobe wurde gezogen?	• Ist die zur Beantwortung der Forschungsfrage geeignete Stichprobe (Art und Größe) gewählt worden?	5 und 9
Methoden zur Datenerhebung	• Sind Ein- und Ausschlusskriterien genannt worden?	• Sind die Methoden zur Datenerhebung adäquat gewählt worden?	7 bis 8
Ethik	• Wie wurden die Teilnehmenden rekrutiert?	• Wurden die grundlegenden Aspekte der Ethik beachtet?	12
Analyse	• Welche Verfahren wurden zur Datenanalyse eingesetzt?	• Sind die passenden Analysemethoden eingesetzt worden?	11
Ergebnisse	• Wie viele Patienten haben die Studie abgeschlossen? • Welches waren die Merkmale der Personen in Kontroll- und Interventionsgruppe und der Personen, die die Studie abgebrochen haben? • Welches sind die Ergebnisse (für jede wesentliche Variable p-Wert, Effektgröße und Konfidenzintervall)?	• Sind die Stichproben der Kontroll- und Interventionsgruppe vergleichbar? • Sind 80 % der Stichprobe ins Follow-up eingeschlossen worden? • Sind die wichtigsten Ergebnisse adäquat und nachvollziehbar beschrieben worden?	11

Tabelle 13-4: *Fortsetzung*

Kriterium	Detektiv und Buchhalter	Kritiker	Siehe Kapitel
Diskussion	• Wurden die Ergebnisse auf der Grundlage der Fragestellung interpretiert? • Wie sind die Ergebnisse vor dem Hintergrund des bisherigen Standes der Wissenschaft diskutiert worden? • Welche Einschränkungen der Studie, Stärken und Schwächen/ Limitationen sind genannt und diskutiert worden?	• Bezieht sich die Diskussion auf die Forschungsfrage und die Ergebnisse? • Sind alternative Ergebnisinterpretationen denkbar? • Beziehen sich die Limitationen auf die Forschungsmethodik und sind sie vollständig? • Sind die Limitationen in die Schlussfolgerung eingeflossen und können Sie diese nachvollziehen?	5, 7 bis 9, 11
Verallgemeinerung	• Welche Empfehlungen für Forschung und Praxis haben die Autoren genannt?	• Können Sie die Empfehlungen nachvollziehen? • In welche pflegerischen Situationen und auf welche Gruppen übertragen Sie die Ergebnisse (Pflegepraxis, -pädagogik, -management)?	

Tabelle 13-5: Systematische Reviews (Quelle: Eigendarstellung)

Kriterium	Detektiv und Buchhalter	Kritiker	Siehe Kapitel
Problematik	• Welches Problem soll mit der Forschung bearbeitet werden?	• Ist die Problematik relevant?	2
Forschungsfrage	• Wie lautet die Forschungsfrage?	• Wird die Forschungsfrage klar formuliert?	6.2
Design	• Welches Design wurde zur Beantwortung der Forschungsfrage gewählt?	• Ist dieses Design passend? • Wenn nein, wie hat der Autor die Wahl des Designs begründet?	6.2
Stichprobe (= Literaturrecherche)	• Sind Ein- und Ausschlusskriterien zur Auswahl der Studien genannt worden?	• Wird die Literaturrecherche nachvollziehbar beschrieben? • Ist die Auswahl der Studien nachvollziehbar und objektiv?	3, 6.2
Methoden zur Datenerhebung	• Welche Daten wurden aus den Studien extrahiert?	• Sind die extrahierten Daten adäquat und objektiv gesammelt worden?	6.2.7

Tabelle 13-5: *Fortsetzung*

Kriterium	Detektiv und Buchhalter	Kritiker	Siehe Kapitel
Analyse	• Anhand welcher Verfahren wurde die Methodik der eingeschlossenen Studien beschrieben und beurteilt?	• Passt das Verfahren zum Design der eingeschlossenen Studien? • Werden die Studien nachvollziehbar (z. B. tabellarisch) beschrieben?	4 bis 6
Ergebnisse	• Welches sind die Ergebnisse der Studienbewertungen?	• Ist die Beurteilung der Studien nachvollziehbar? • Sind die wichtigsten Ergebnisse adäquat und nachvollziehbar beschrieben worden?	7 bis 11
Diskussion	• Wurden die Ergebnisse auf der Grundlage der Fragestellung interpretiert? • Ist die methodische Qualität der Studien diskutiert worden? • Welche Einschränkungen des Reviews, Stärken und Schwächen/Limitationen sind genannt und diskutiert worden?	• Bezieht sich die Diskussion auf die Forschungsfrage und die Ergebnisse? • Sind alternative Ergebnisinterpretationen denkbar? • Beziehen sich die Limitationen auf die Forschungsmethodik und sind sie vollständig? • Sind die Limitationen in die Schlussfolgerung eingeflossen und können Sie diese nachvollziehen?	4 bis 11
Verallgemeinerung	• Welche Empfehlungen für Forschung und Praxis haben die Autoren genannt?	• Können Sie die Empfehlungen nachvollziehen? • In welche pflegerischen Situationen und auf welche Gruppen übertragen Sie die Ergebnisse (Pflegepraxis, -pädagogik, -management)?	

Übungsaufgaben zu Kapitel 13

1. Was bedeuten interne Validität, externe Validität, Augenscheinvalidität, Konstruktvalidität und Konzeptvalidität?
2. Warum gibt es keine perfekten Studien?
3. Sind Studien, die in peer-reviewed Journalen publiziert wurden, qualitativ höherwertig als die in nicht-reviewed Journalen veröffentlichten Studien?

13.5 Literatur

Behrens, J. & Langer, G. (2022). Evidence-based Nursing and Caring. Methoden und Ethik der Pflegepraxis und Versorgungsforschung – Vertrauensbildende Entzauberung der „Wissenschaft“ (5. Aufl.). Bern: Hogrefe. https://doi.org/10.1024/86074-000

Gray, J. & Grove, S.K. (2020). *Burns and Grove's The Practice of Nursing Research: Appraisal, Synthesis,*

and Generation of Evidence (9. ed.). St. Louis, MO: Saunders/Elsevier Health Sciences.
Müller, M. (2009). Der Impact Factor. *Pflege, 22*(1), 3–5. https://doi.org/10.1024/1012-5302.22.1.3
Sackett, D., Rosenberg, W., Muir Gray, J., Haynes, R. & Richardson, W. (1996). Evidence-based medicine: what is is und what it isn't. *British Medical Journal, 312*, 71–72. https://doi.org/10.1136/bmj.312.7023.71

Weiterführende Literatur

EQUATOR Network. (n.d.). *Enhancing the QUAlity and Transparency Of health Research.* Verfügbar unter: https://www.equator-network.org

Welche Informationen muss die Publikation einer Studie enthalten, damit die Lesenden die Qualität der Studie einschätzen können? Die notwendigen Informationen unterscheiden sich je nach Studiendesign. Das Equator-Netzwerk bietet auf seiner Homepage die sogenannten „Reporting-Statements“. Dies sind Publikationsvorlagen für verschiedene Forschungsdesigns mit der Beschreibung wichtiger zu veröffentlichender Studiendetails.

Deutsches Netzwerk Evidenzbasierte Medizin e.V. (n.d.). *Wer sind wir*. Verfügbar unter https://www.ebm-netzwerk.de/de/ueber-uns/wer-wir-sind

Das Deutsche Netzwerk Evidenzbasierte Medizin e.V. bietet auf seiner Homepage Links zu Materialien zur evidenzbasierten kritischen Analyse und Bewertung von Studien. Einfach nur oben „Was ist EbM“ anklicken und dann links über die verschiedenen Verlinkungen stöbern.

https://www.ebm-netzwerk.de

Das Deutsche Zentrum für Evidenzbasierte Pflege bietet im Downloadbereich Beurteilungshilfen für die Analyse von Studien und verschiedene Workshops, in denen die kritische Analyse von Studien erlernt und geübt werden kann.

The Cochrane Collaboration. (n.d.). *Cochrane Deutschland.* Verfügbar unter https://www.cochrane.de

Das deutschsprachige Cochrane Zentrum bietet verschiedene Workshops, z. B. zum Erlernen von Literaturrecherchen, der Durchführung von syst. Reviews oder Meta-Analysen, an. Auf der internationalen Homepage gibt es auch interessante Online-Angebote.

14 Analyse qualitativer Studien

Hermann Brandenburg (mit Beiträgen von Rahel Naef, Alexandra Manzei und Susanne Kean)

In diesem Kapitel[14] werden einzelne qualitative Studien vollständig abgedruckt und anschließend einer Bewertung unterzogen. Es ist aus unserer Sicht wichtig, dass Sie sich selbst einen umfassenden Überblick über die einzelnen Studien verschaffen. Dies erst ermöglicht es Ihnen, den Bewertungen kritisch zu folgen. Bei der Analyse der Studien haben wir ein Schema der Bewertung zugrunde gelegt, welches bereits in Kapitel 12 ausführlich erläutert wurde. Wir möchten Ihnen nun die Anwendung dieser Kriterien vorstellen und dabei – unserem Bewertungsschema folgend – zwei Bereiche differenzieren, nämlich einen deskriptiven Teil („Detektiv und Buchhalter") und einen evaluativen Teil („Kritiker").

Bei der Auswahl der qualitativen Studien haben wir uns von folgenden Kriterien leiten lassen:

- Abdruck der Studien in Pflege. Diese Zeitschrift ist das wichtigste deutschsprachige pflegewissenschaftliche Publikationsorgan und verfügt über ein anonymisiertes internes Review-Verfahren. Insofern haben die von uns bewerteten Beiträge eine erste Qualitätsprüfung bereits überstanden.
- Berücksichtigung von methodischen Ansätzen, die in der Pflegeforschung zur Anwendung kommen. Dazu gehören die qualitative Inhaltsanalyse (v. a. in den deutschsprachigen Ländern), die Phänomenologie (v. a. in den USA und den Niederlanden) und die Grounded Theory. Hiermit wird ein Spektrum aufgezeigt, das für die qualitative Forschung in Deutschland charakteristisch ist – eingedenk der Tatsache, dass natürlich auch andere qualitative Verfahren in der Pflegeforschung genutzt werden (z. B. Aktionsforschung, Ethnografie etc.).

14 Die in diesem Kapitel zitierte Literatur wird nicht gesondert ausgewiesen, sondern ist in den abgedruckten Forschungsbeiträgen enthalten.

Lernziele

Nach dem Bearbeiten dieses Kapitels sollen Sie

- einen Einblick in die Struktur und Anlage von Forschungsarbeiten erhalten (von der Fragestellung bis hin zur Diskussion der Ergebnisse)
- ein Verständnis für die konkrete Anwendung verschiedener methodischer Ansätze in der Pflegeforschung erhalten
- Möglichkeiten und Grenzen der Anwendung von Methoden bei ausgewählten Studien einschätzen können
- die „Basics" zur Bewertung von Studien erkennen und letztlich anwenden können.

Schlüsselwörter

Forschungsprozess, qualitative Inhaltsanalyse, Phänomenologie, Grounded Theory

14.1 Das Beispiel der qualitativen Inhaltsanalyse

Rahel Naef

Leseanleitung

Lesen Sie bitte zunächst die im Anhang abgedruckte Studie durch. Lesen Sie den sich daran anschließenden Kommentar erst später!

Beachten Sie folgende Aspekte:

1. Wie begründen die Autorinnen ihre Fragestellung?
2. Für welchen methodischen Ansatz haben sie sich entschieden – und warum?
3. Wie lassen sich die zentralen Befunde zusammenfassen?
4. Welche Schwächen bzw. mögliche Kritikpunkte sind Ihnen aufgefallen bzw. werden benannt?

Bewertung des Artikels

Chabloz-Süssenbach, C., Sailer Schramm, M., Stoll, H. & Spirig, R. (2016). Die Welt nicht zu klein werden lassen – Wie Menschen mit einer Krebserkrankung und Angehörige Übergänge in den letzten Monaten bewältigen. Eine qualitative Studie. *Pflege, 29*(4), 171–181.

Problematik

Detektiv und Buchhalter: *Welches Problem soll mit der Forschung bearbeitet werden?*

Die Autorinnen zeigen in der Einleitung auf, dass Menschen mit metastasierender Krebserkrankung und ihre Angehörigen im letzten Lebensjahr mit vielen Herausforderungen und Veränderungen konfrontiert sind. Durch Symptome und Therapien, zunehmende Einschränkungen und Unterstützungsbedürftigkeit sowie Ungewissheit bezüglich des Krankheitsverlaufs erleben sie erhebliche Belastungen im Alltag und im Familiengefüge. Um ein vertieftes Verstehen dieser Situation zu ermöglichen und eine Wissensgrundlage für pflegerische Interventionen zu entwickeln, beleuchtet diese Forschungsarbeit die Erfahrung Betroffener und ihrer Angehörigen.

Kritiker: *Ist die Problematik relevant?*

Die Relevanz dieser Studie liegt insbesondere in der Beleuchtung der gemeinsamen Krankheitserfahrung von betroffenen Menschen und ihren Angehörigen am Lebensende. Die gemeinsame Erfahrungswelt als Familie oder Paar – im Gegensatz zur individuellen Erfahrung von Betroffenen oder Angehörigen – hat bisher wenig Beachtung gefunden.

Fragestellung

Detektiv und Buchhalter: *Wie lautet die Fragestellung?*

Die Studie untersucht, wie Menschen mit metastasierender Krebserkrankung im (voraussichtlich) letzten Lebensjahr gemeinsam mit ihren Angehörigen Übergänge erfahren und mit diesen im Alltag und als Dyade umgehen. Als Forschungsphänomen wird „Anpassungen im Krankheitsmanagement während Übergängen" benannt, wobei Übergänge als „psychische Anpassungsprozesse während Veränderungen" und Krankheitsmanagement als „Arbeit, die geleistet wird, um sich veränderten Bedingungen anzupassen" definiert wird.

Kritiker: *Wurde die Forschungsfrage klar formuliert?*

Die Forschungsfrage ist klar formuliert und zeigt das zu untersuchende Phänomen und Studienpopulation eindeutig auf. Sie lautet: „Welche Erfahrungen machen Menschen mit fortgeschrittener Krebserkrankung und ihre nächsten Angehörigen mit dem Krankheitsmanagement während der Übergänge in den letzten Lebensmonaten?"

Design

Detektiv und Buchhalter: *Welches Design wurde zur Beantwortung der Fragestellung gewählt?*

Es wurde ein qualitativer Ansatz gewählt, wobei bei der Analyse eine inhaltsanalytische Vorgehensweise nach Mayring zur Anwendung kam.

Kritiker: *Ist das Design passend für die zu untersuchende Fragestellung und wie wurde die Wahl des Designs begründet?*

Obwohl die Autorinnen das Design als qualitativ bezeichnen und nachvollziehbar begründen, weshalb ein qualitativer Ansatz zur Beantwortung der Forschungsfrage geeignet ist, wird die Wahl der Inhaltsanalyse an dieser Stelle weder benannt noch beschrieben. Somit fehlt eine Begründung, weshalb ein inhaltsanalytisches Vorgehen am besten zur Untersuchung des Forschungsphänomens geeignet war. Es fehlen spezifische methodologische Referenzen.

Literaturanalyse

Detektiv und Buchhalter: *Welche Literatur wurde verwendet (Alter, Relevanz)? Wie wurde die Literatur gesucht?*

Der Artikel beinhaltet keine formale Literaturanalyse, was im Rahmen der Ergebnispublikation auch nicht zwingend ist. Die Forscherinnen beziehen jedoch publizierte internationale Forschungsliteratur bis ins Jahr 2012 ein, um in die Situation von Personen mit Krebserkrankungen und ihren Angehörigen einzuführen.

Kritiker: *Wird der aktuelle und vollständige Stand der Pflegewissenschaft dargestellt?*

Internationale, empirische Erkenntnisse werden verwendet, um einleuchtend den aktuellen Wissensstand zur Transitionserfahrung und zum Krankheitsmanagement darzulegen. Obwohl auf das Phasenmodell zum chronischen Kranksein von Corbin und Strauss verwiesen wird, finden pflegespezifische Modelle zu Transitionen keine Erwähnung. Wünschenswert wäre zudem der Einbezug pflegewissenschaftlicher Literatur zur Krankheitserfahrung und -bewältigung von Familiensystemen.

Stichprobe

Detektiv und Buchhalter: *Welche Art der Stichprobe wurde gezogen? Wurden Ein- und Ausschlusskriterien genannt? Wie wurden die Teilnehmenden rekrutiert? Wie wurde die Größe der Stichprobe begründet?*

Obwohl durch die Autorinnen nicht benannt, handelt es sich um eine Gelegenheitsstichprobe. Ein- und Ausschlusskriterien werden detailliert in Tabellenform aufgelistet. Teilnehmende wurden durch Pflegefachpersonen rekrutiert, wobei die Rekrutierung der nahestehenden, angehörigen Person via Patient bzw. Patientin stattfand. Die Stichprobengröße wird nicht begründet.

Kritiker: *Wurde die zur Beantwortung der Forschungsfrage geeignete Stichprobe (Art und Größe) gewählt?*

Die gewählte Stichprobe ermöglicht grundlegend, die Forschungsfrage zu beantworten. Es bleibt jedoch unklar, ob fünf Dyaden bzw. zehn Interviews eine ausreichende Datentiefe ermöglichten. Die Autorinnen verpassen es, dazu ihre Überlegungen offenzulegen und methodisch zu begründen.

Methoden zur Datenerhebung

Detektiv und Buchhalter: *Welches Vorverständnis wird formuliert? Welche Methoden zur Datenerhebung wurden eingesetzt? Welches Phänomen wurde erhoben und wie gemessen?*

Die Hauptforscherin legt offen, dass sie nicht in die Versorgung der Teilnehmenden involviert war, jedoch über langjährige klinische Erfahrung mit dieser Population verfügt. Vorverständnisse wurden im Artikel nicht dargelegt. Es wurden insgesamt zehn, das heißt pro Dyade zwei „offene" Interviews im Abstand von zehn bis zwölf Wochen unter Verwendung eines Leitfadens am Ort der Wahl durchgeführt. Neun davon waren Paarinterviews. Demographische Angaben wurden mittels eines kurzen Fragebogens schriftlich erhoben. Medizinische Daten wurden der Patientenakte entnommen.

Kritiker: *Wurden die Methoden zur Datenerhebung adäquat gewählt? Hätte es bessere Möglichkeiten zur Datenerhebung gegeben? Wurden die Methoden angemessen beschrieben? Sind die verwendeten Messinstrumente von ausreichender Qualität?*

Paarinterviews sind eine passende Datenerhebungsmethode, da sie es ermöglichen, nicht nur individuelle Sichtweisen sondern auch das geteilte, interaktive Erleben zu erfassen. Solche interaktiven Daten erlauben Aufschluss darüber, wie das Familiensystem die Situation erlebt und damit umgeht. Eine Stärke ist, dass jeweils zwei Interviews mit jeder Dyade geführt wurden, was eine zwischenzeitliche Analyse und anschließende Vertiefung der Themen ermöglichte. Eine methodische Begründung für die sehr begrüßenswerte Wahl dyadischer versus individuellen Interviews fehlt jedoch. Eine kurze Beschreibung der Interviewdurchführung würde zusätzlich klären, wie „offene" Interviews unter Verwendung eines Leitfadens gestaltet wurden. Es wäre auch hilfreich zu wissen, wie Paarerzählungen moderiert wurden. Im abgedruckten Leitfaden wird deutlich, dass v.a. nach Erleben von Phasen und weniger spezifisch nach dem Umgang mit dem Kranksein gefragt wurde.

Ethik

Detektiv und Buchhalter: *Welche Aspekte der Ethik wurden diskutiert?*

Die Studie wurde von der zuständigen Ethikkommission geprüft. Teilnehmende hatten die Möglichkeit, Interviews zu unter- oder abzubrechen sowie eine Beratung von Fachpersonen zu beanspruchen, sofern sie dies benötigten.

Kritiker: *Wurden die grundlegenden Aspekte der Ethik beachtet?*

Es wird in der Studienbeschreibung ersichtlich, dass ethische Überlegungen in die Interaktionen mit den Teilnehmenden einflossen.

Analysemethoden

Detektiv und Buchhalter: *Welche qualitativen und quantitativen Verfahren wurden zur Datenanalyse eingesetzt? Welche Aussagen werden zur Glaubwürdigkeit, Folgerichtigkeit und Angemessenheit der Daten gemacht?*

Interviewdaten wurden aufgenommen, transkribiert und in ein Computerprogramm eingespeist, welches unterstützend zum Management und zur Analyse der Daten verwendet wurde. Die Inhaltsanalyse bestand aus einer induktiven Kategorienbildung, der Explikation unklarer Textstellen sowie einer Strukturierung der entwickelten Kategorien. Als Fußnote in **Tabelle 3** wird beschrieben, dass zur Qualitätssicherung Analysesitzungen im Forschungsteam durchgeführt wurden und der Analyseprozess dokumentiert wurde. Gleichzeitig fand eine Reflexion der Erstautorin zu Auswirkungen ihrer eigenen Berufserfahrung und -rolle auf ihre Interpretation der Daten mit anderen Forscherinnen statt.

Kritiker: *Wurden die passenden Analysemethoden eingesetzt? Wurden die Gütekriterien für qualitative Forschung eingehalten?*

Das Vorgehen bei der Analyse wird detailliert und nachvollziehbar beschrieben. Die Inhaltsanalyse wird passend zur Fragestellung und zu den Daten primär induktiv durchgeführt. Obwohl Strategien benannt werden, die dazu beitragen, die Glaubwürdigkeit der Analyse zu erhöhen (z.B. Teamanalysesitzungen) werden sie nicht in Bezug gesetzt zu Gütekriterien. Zur Erhöhung der Glaubwürdigkeit und Nachvollziehbarkeit der Studie wäre es zudem wünschenswert, dass die Annahmen der Forscherin zum untersuchten Phänomen offengelegt sowie die während der Konzeption und Durchführung der Studie gefällten Entscheidungen besser mit methodischer Literatur begründet worden wären.

Ergebnisse

Detektiv und Buchhalter: *Welche Informationen werden zur untersuchten Stichprobe gegeben? Welche Ergebnisse hat die Studie?*

Die Teilnehmenden bestanden aus vier (Ehe-) Paaren und einer Dyade bestehend aus Patient und Freund. Es nahmen sechs Männer und vier Frauen im Alter zwischen 56 und 87 Jahren teil. Zwei Betroffene waren an einem Pankreaskarzinom, je eine Person an einem Nierenzell-, Prostata- und Bronchialkarzinom erkrankt, welches bei drei Personen innerhalb des Vorjahres, bei zwei Personen schon seit längerem diagnostiziert worden war. Auch symptombezogene Einschränkungen sowie die Anzahl der Medikamente werden aufgezeigt.

Das zentrale Ergebnis der Analyse „Die Welt nicht zu klein werden lassen“, zeigt auf, wie Betroffene und Angehörige Übergänge erfahren. Die drei darunterfallenden Kategorien bestehen laut Autorinnen und Autoren einerseits aus Ursachen einer „kleiner werdenden Welt“ sowie andererseits aus Strategien, dieser kleiner werdenden Welt zu begegnen:

- Die erste Kategorie, „Von der Diagnose geschockt sein – sich neu orientieren müssen“, zeigt, dass die Diagnosestellung selbst sowie damit einhergehende weitere Befunde, wie eine Metastasierung, die Erfahrungswelt und Lebensperspektive verändern, was dazu führt, dass sich Betroffene als krankes Familienmitglied und Angehörige als nahestehende Person eines kranken Menschen neu aneinander orientieren müssen.
- Die zweite Kategorie, „Einschränkungen und Verluste ertragen – neue Wege im Alltagsleben finden“, beschreibt, wie das Alltagsleben durch Symptome und Therapie vereinnahmt wird und es zu Verlusten gemeinsamer Gewohnheiten und Aktivitäten kommt. Paare begegneten dieser Lebensweltverkleinerung, indem sie einen neuen Alltagsrhythmus entwickelten sowie Grenzen und Möglichkeiten neu ausloteten. Der gemeinsame Alltag, die erfahrene Gemeinschaft und Momente der Ruhe werden als kostbar wertgeschätzt.
- Die dritte Kategorie, „In Ungewissheit leben – miteinander ausharren“, beschreibt die Unsicherheiten und Unklarheiten, die der kleiner werdenden Welt innewohnen. Eine unsicher gewordene Zukunft, die Hoffnung auf Lebenszeit und das Näherrücken des Sterbens wurden von den interviewten Dyaden als gemeinsames Abwarten erlebt.

Kritiker: *Wurde die Stichprobe ausreichend beschrieben? War die Stichprobe ausreichend groß, um zu aussagekräftigen Ergebnissen zu kommen? Wurden die wichtigsten Ergebnisse adäquat und nachvollziehbar beschrieben? Beziehen sich die Ergebnisse auf die Forschungsfrage? Sind ausreichende Informationen zum Verständnis des Settings/Kontexts vorhanden, um die Fragen der Übertragbarkeit der Ergebnisse zu klären?*

Die demographischen und medizinischen Angaben ermöglichen es, einen Einblick in die Situation der Teilnehmenden zu erhalten. Es wäre jedoch hilfreich zu wissen, während welcher Krankheitsphase Betroffene teilnahmen, v. a., weil die Studie den Umgang mit dem Kranksein in Übergängen fokussierte. Die Dauer der Beziehung zwischen den Dyaden sowie weitere Angaben zum familialen Umfeld würden den Lebenskontext besser veranschaulichen. Die Stichprobe wird primär in Tabellen beschrieben, was aufgrund der beschränkten Wörterzahl üblich ist. Da die Tabellen eher Listen als deskriptive analysierte Zusammenfassungen oder eine tabellarische Beschreibung der einzelnen Fälle sind, fehlt jedoch eine prägnante Übersicht zur Stichprobe.

Die Stichprobe ist mit fünf Dyaden und zehn Interviews klein, einer empirischen Masterarbeit jedoch angemessen. Zwei Interviews pro Dyade ermöglichen eine vertiefte Datengewinnung und -analyse pro Analyseeinheit, da die Forscherin im zweiten Interview Gelegenheit hatte, primäre Interpretationen aufzunehmen und – im Sinne eines hermeneutischen Dialogs – zu vertiefen. Fünf Analyseeinheiten ermöglichen es zudem, Gemeinsamkeiten herauszufiltern. Die Fallzahl reicht jedoch nicht, um die Varianz des Phänomens vollständig zu erfassen. So ist z. B. keine Aussage dazu möglich, ob Paare die Situation anders erleben als andere Dyaden innerhalb des Familiensystems.

Die Benennung und Beschreibung der Ergebnisse durch Zitate bringt einleuchtend und nachvollziehbar die Erfahrungswelt Betroffener und den ihnen nahestehenden Personen zum Ausdruck. Es entsteht ein lebhaftes Bild der Herausforderungen und Strategien, die Teilnehmende erfahren bzw. anwenden. Die Forscherinnen haben ausdrucksstarke Worte gefunden, um die Ergebnisse zu benennen. „Die Welt nicht zu klein werden lassen“ und die drei Unterkategorien evozieren ein starkes Bild der Lebenswelt von Dyaden. Sie zeigen einleuchtend das Zusammenspiel zwischen Kranksein, Alltagsleben und (Familien-)Beziehung. Eine explizitere Beschreibung der geteilten, interaktiven Erfahrung mit Zitaten wäre jedoch wünschenswert.

Konzeptionell schlagen die Autorinnen vor, dass die Unterkategorien einerseits aus „Ursachen" und andererseits aus „Strategien" bestehen. Während „Strategien" in einem klaren Bezug zum Forschungsphänomen „Krankheitsmanagement" stehen, fällt es schwerer, einen Bezug zwischen „Ursachen" und dem Phänomen der „Übergänge" herzuleiten. Bei diesen Ergebnissen scheint es eher um Krankheitsphasen als um Übergänge zu gehen. Obwohl laut den Forscherinnen allen von den Teilnehmenden beschriebenen Übergängen das Kleinerwerden der Welt gemeinsam war, würden die Leserinnen und Leser erwarten, dass diese Übergänge aufgrund der Forschungsfrage klarer herausgearbeitet worden wären. Dennoch wird die identifizierte Struktur durch Haupt- und Unterkategorien gut nachvollziehbar beschrieben und mit Zitaten verdeutlicht. Es bleibt jedoch offen, ob die verwendeten Titel zur Beschreibung der Unterkategorien eine weitere Abstufung der Ergebnisse darstellen oder nur der besseren Strukturierung der Ergebnisbeschreibung dienen.

Diskussion

Detektiv und Buchhalter: *Wie wurden die gefundenen Ergebnisse vor dem Hintergrund des bisherigen Standes der Wissenschaft diskutiert? Welche Einschränkungen der Studie, Stärken und Schwächen wurden genannt und diskutiert?*

Die Ergebnisse werden in Bezug gesetzt zur Forschungsliteratur zu Übergängen und zum Krankheitsmanagement krebskranker Menschen, jedoch weniger zu Erkenntnissen zur interaktiven Familienerfahrungen mit dem Kranksein. Auch wird die Diskussion ausgehend von den untersuchten Phänomenen (Krankheitsmanagement und Übergänge) und weniger von den tatsächlichen Ergebnissen strukturiert. Die eher kleine Fallgröße von fünf Dyaden und deren Heterogenität werden als Limitation aufgeführt und es wird darauf hingewiesen, dass dies die Übertragbarkeit auf andere Personen der Studienpopulation schmälert.

Kritiker: *Bezieht sich die Diskussion auf die Forschungsfrage und die Ergebnisse? Sind alternative Ergebnisinterpretationen denkbar? Beziehen sich die Limitationen auf die Forschungsmethodik und sind diese vollständig?*

Die Autorinnen fassen die Ergebnisse prägnant zusammen, die Diskussion bezieht sich jedoch teilweise eher auf das Forschungsphänomen selber als auf die tatsächlichen Ergebnisse. Nicht alle Aspekte werden zur Forschungsliteratur in Bezug gesetzt. Fraglich ist auch, ob die Ergebnisse tatsächlich Übergänge beleuchten und nicht eher, wie verschiedene Krankheitsphasen erlebt werden und damit umgegangen wird. Von diesem Interpretationsstandpunkt aus ist die Verbindung zum diskutierten „Shifting Perspective Model of Chronic Illness" logisch und sinnvoll. Die angesprochenen Limitationen beziehen sich auf die Interviewmethodik und die Stichprobengröße, nicht jedoch auf den Forschungsansatz *per se*. Wichtige Punkte werden angesprochen, aber nicht methodisch verankert.

Schlussfolgerung und Übertragbarkeit

Detektiv und Buchhalter: *Welche Schlussfolgerungen und Empfehlungen für Forschung und Praxis werden genannt?*

Die Autorinnen empfehlen einen palliativen und familienzentrierten Versorgungsansatz, den sie auf einer sehr allgemeinen Ebene und ohne Bezug zu den Ergebnissen ausführen. Sie leiten dann Empfehlungen für die Beratung ab, indem sie zeigen, dass die „kleiner werdende Lebenswelt" in Gesprächen mit Betroffenen und ihrem familialen Umfeld frühzeitig thematisiert und das individuelle sowie gemeinsame Erleben eruiert werden sollen. Es folgt die Empfehlung, dass Personen einzeln und als Familie eine Plattform für Gespräche und Reflexion mit Moderation einer Fachperson erhalten sollen. Die Autorinnen weisen darauf hin, dass Angehörige explizit in ihrer Doppelbelastung als Mitbetroffene und im Alltag unterstützende Personen wahrgenommen und begleitet werden sollen. Für die Forschung empfehlen sie, besonders die Erfahrungswelt von Dyaden weiter zu vertiefen, um eine kultur- und kontextspezifische Grundlage für Interventionen zu schaffen.

Kritiker: *Können Sie die Empfehlungen nachvollziehen? In welche pflegerischen Situationen und auf welche Gruppen übertragen Sie die Ergebnisse (Pflegepraxis, -pädagogik, -management)?*
Die Schlussfolgerungen sind nachvollziehbar, jedoch recht allgemein gehalten. Konkrete, auf den Ergebnissen beruhende Empfehlungen für die pflegerische Begleitung sind nur in Ansätzen vorhanden. Die Autorinnen zeigen klar auf, dass Angehörige im Rahmen der palliativen Versorgung mitbegleitet und -betreut werden müssen.

Abschließende Gesamtbeurteilung
Die Autorinnen wählten eine methodisch nachvollziehbare Vorgehensweise für ihre Forschungsarbeit aus, die ausführlich beschrieben, aber zu wenig mit einschlägiger methodischer Literatur begründet wird. Somit bleibt offen, weshalb ein inhaltsanalytisches Verfahren am besten geeignet war, die Forschungsfrage zu beantworten. Der Einbezug von Dyaden in die Datensammlung sowie die evozierende Darlegung der Ergebnisse sind die Stärken dieser Studie. Die Durchführung der Paarinterviews ermöglichte es den Autorinnen, geteilte und individuelle Erfahrungen des familialen Systems auf der Ebene der Ergebniskategorien aufzuzeigen. Die Stichprobe muss als klein bezeichnet werden, scheint aber für die vorliegende Masterarbeit angemessen zu sein. Leider diskutieren die Autorinnen nur knapp, welche Auswirkung diese Limitation für die Übertragbarkeit der Studie sowie deren Glaubwürdigkeit hat. Strategien zur Erhöhung der wissenschaftlichen Qualität werden zwar angewendet, aber weder in einen methodologischen Kontext gesetzt noch begründet. Die Ergebnisse dieser Masterarbeit beschreiben dennoch sehr eindrücklich, wie Betroffene und ihre Angehörigen das Kranksein erleben, welche Aspekte ihre Welt schrumpfen lassen und wie sie diesen Herausforderungen zu begegnen suchen. Somit haben die Ergebnisse ein hohes Potenzial, das verstehende Mitsein von Fachpersonen mit Betroffenen und Angehörigen zu stützen.

14.2 Das Beispiel der Diskursanalyse

Alexandra Manzei

Leseanleitung
Bitte lesen Sie zunächst die im Anhang abgedruckte Studie durch. Erst danach lesen Sie bitte die Bewertung (Rezension).

Beachten Sie folgende Aspekte:

1. *Ausgangsproblem und Fragestellung:* Wie lautet die Fragestellung der Studie?
2. *Forschungsdesign:* Warum hat die Autorin die Diskursanalyse als methodischen Ansatz gewählt?
3. *Ergebnisse:* Was sind die wichtigsten Ergebnisse der Untersuchung?
4. *Gesamtbewertung/Kritik:* Was leistet die Studie und wo liegen ihre Grenzen?

Bewertung des Artikels
Krampe, E.M. (2005). Berufliche Autonomie für die Pflegeberufe im Kontext der Ökonomisierung des Gesundheitswesens. *Pflege, 18*(4), 253–263.

Ausgangsproblem und Fragestellung
Detektiv und Buchhalter: *Wie lautet das Thema der Studie? Was ist das Ausgangsproblem der Studie? Wie lautet die Fragestellung der Studie? Gibt es eine Ausgangsannahme bzw. These, die verfolgt wird? Wie lautet das Thema der Studie?* Thema der diskursanalytischen Studie von Eva-Maria Krampe ist die Akademisierung der Pflegeberufe in

Deutschland am Ende der 1980er und in den 1990er-Jahren. In dieser Zeit erlebten die Pflegeberufe in Deutschland tiefgreifende Umbrüche. Deren Gründe lagen zum einen (1) in der politischen Umstrukturierung des Gesundheitswesens: Infolge der Kostendämpfungsmaßnahmen, die seit Ende der 1970er-Jahre im Rahmen der Gesundheitsstrukturreform zum Tragen kamen, war im stationären Sektor so viel Pflegepersonal abgebaut worden, dass es Ende der 1980er-Jahre zum Pflegenotstand kam. Massive Demonstrationen führten dann zu einer tariflichen Besserstellung der Pflegenden und zu einer Pflegepersonalregelung, die zunächst, für einige Jahre, zu einer Aufstockung des Pflegepersonals führten. Zum anderen kam es infolge des Pflegenotstandes (2) zu einer Öffnung der Hochschulen für die Pflegeberufe, um diese attraktiver zu machen. Hierin sah ein Großteil der pflegerischen Eliten die historische Chance, die Pflege endlich auch in Deutschland zu akademisieren und zu professionalisieren.

Was ist das Ausgangsproblem der Studie? Gemessen an seinen ursprünglichen Zielen sieht Eva-Maria Krampe diesen Prozess der Akademisierung und Professionalisierung der Pflege in weiten Teilen als gescheitert an. Es sei zwar sukzessive gelungen, die Pflege an den (Fach-) Hochschulen zu etablieren und somit eine wissenschaftliche Elite herauszubilden (Akademisierung). Die berufspolitische Situation der Pflegenden insgesamt sowie die Stellung und Anerkennung der Pflege im Gesundheitswesen und in der Gesellschaft hätten sich damit jedoch nicht verbessert. In diesem Sinne sei die Professionalisierung gescheitert: Weder sei es gelungen, einen gesellschaftlichen Status herauszubilden, der mit beruflicher Autonomie und Selbstkontrolle (über Aus-, Fort- und Weiterbildung, Verschreibungsmonopol für Pflegemaßnahmen etc.) verbunden sei, noch habe die Pflege eine Vormachtstellung in der Selbstverwaltung des Gesundheitswesens erlangt, die der der Medizin vergleichbar sei. Dieses Scheitern der ursprünglichen Ziele der Professionalisierung der Pflege bildet das Ausgangsproblem der Studie.

Wie lautet die Fragestellung der Studie? Die Forschungsfrage lautet: Warum konnte sich die Pflege trotz anfänglicher Stärkung und Aufwertung, die in der Akademisierung sowie einer die Pflege stärkenden Gesetzgebung zum Ausdruck kamen, und trotz der zu Beginn der Entwicklung einheitlich erklärten Zielsetzung nicht als eigenständige Profession etablieren? Warum kam es mit der Akademisierung zwar (ansatzweise) zu einer Professionalisierung der Pflegeeliten, während sich die Arbeitsbedingungen für die Pflegeberufe gleichzeitig jedoch massiv verschlechterten? Wie kam es zu dieser Hierarchisierung und Spaltung innerhalb der Pflege?

Gibt es eine Ausgangsannahme bzw. These, die verfolgt wird? Ihre Vermutung (Ausgangsannahme) lautet, dass die Grenzen der Entwicklung im Pflegediskurs selber sowie in dessen gesellschaftlichen und gesundheitspolitischen Bedingungen (hier als Dispositiv bezeichnet) zu finden sind. Als Pflegediskurs bezeichnet und untersucht sie in dieser Studie die Veröffentlichungen im Umfeld der Akademisierung der Pflege in den 1990er-Jahren.

Kritiker: *Welche Relevanz hat das Ausgangsproblem für die Forschung, für die Praxis? Wird die Fragestellung klar formuliert?*
Angesichts der enormen gesellschaftlichen Bedeutung, die die Pflege durch den demografischen Wandel sowie die sich verändernde Morbiditäts- und Versorgungsstruktur der Gesellschaft schon heute hat und noch erlangen wird, ist die Analyse von Eva-Maria Krampe von besonderer Bedeutung. Durch die klar formulierte Fragestellung und die differenziert beschriebenen gesellschaftlichen Bedingungen lassen sich die Möglichkeiten und Grenzen einer zukünftigen gesellschaftlichen Rolle der Pflege ausleuchten.

Forschungsdesign

Detektiv und Buchhalter: *Welches Forschungsdesign wird gewählt? In welcher Theorietradition steht die Untersuchung? Was sind die Methoden*

der Datenerhebung, der Datenauswertung? Welcher Untersuchungsbereich wird gewählt?
Für ihre Untersuchung wählt Eva-Maria Krampe ein qualitatives Forschungsdesign. Als Datenerhebungs- und -auswertungsmethode verwendet sie die kritische Diskursanalyse (KDA), die aus der Theorietradition nach dem französischen Philosophen und Wissenschaftsforscher Michel Foucault stammt und in Deutschland von dem Sprachwissenschaftler Sigfried Jäger und der Soziologin Hannelore Bublitz weiterentwickelt wurde. Mit dieser Methode ist es möglich, die Regeln aufzuzeigen, die einen Diskurs (eine Debatte) strukturieren und lenken:

1. Es gibt unter anderem Ausschlussregeln, die implizit vorgeben, was als Wahrheit zu einem bestimmten Thema gilt und was nicht.
2. Es gibt Kontrollmechanismen, die den Verlauf einer Debatte lenken: Wann erscheint welche Veröffentlichung in welchem Umfang und in welchen Medien?
3. Es wird kontrolliert, wer zum Thema sprechen darf, wer also als kompetent gilt und wer nicht.

Mittels der kritischen Diskursanalyse gelingt es für einen Diskurs, die jeweils konkreten Regeln herauszuarbeiten, die vorgeben, was wann von wem gesagt werden kann und was nicht.

Untersucht werden der „Diskurs zur Etablierung von Studiengängen und einer eigenen Wissenschaft ebenso wie die berufspolitischen und gesundheitspolitischen Kontexte“ (Krampe, 2009, S. 9). Zeitlich wird der zu untersuchende Diskurs auf den Ausschnitt zwischen Ende der 1980er-Jahre und dem Jahr 2000 eingegrenzt. Begründet wird die Auswahl damit, dass sich zum einen hauptsächlich in diesem Zeitraum die Akademisierung der Pflege vollzog und dass sich zum anderen in den Veröffentlichungen dieser Zeit die Argumente verdichteten, die zu einem argumentativen Wechsel in der Debatte führten: von der ursprünglichen Intention, eine Professionalisierung der gesamten Berufsgruppe zu erreichen, hin zur Elitenbildung und Spaltung der Pflege.

***Kritiker:** Passen die gewählten Methoden zum Ausgangsproblem bzw. zur Fragestellung? Ist der Theoriebezug angemessen? Ist der Untersuchungsbereich sinnvoll/angemessen eingegrenzt („Stichprobenwahl und -größe“)? Wurden ggf. ethisch relevante Forschungsaspekte angemessen beachtet?*
Für die Untersuchung der Fragestellung ist die kritische Diskursanalyse besonders gut geeignet. Sie ermöglicht zu zeigen, dass Akteure und ihre Interessen (in diesem Fall die frühen Pflegeforscherinnen) im Rahmen struktureller gesellschaftlicher Bedingungen argumentieren und handeln, die auch den Diskurs prägen und regulieren. Es lässt sich zeigen, dass die Protagonistinnen und Protagonisten des Diskurses diese Regeln sowohl umsetzten als ihnen auch unterworfen sind. Im Rahmen dieser Studie lässt sich mit dieser Methode verdeutlichen, warum es quasi „unter der Hand“ und trotz ursprünglich gegenteiliger Intentionen zu einem Scheitern der Professionalisierung der Pflege im Sinne einer Spaltung zwischen pflegewissenschaftlicher Elite und beruflich Pflegenden kam.

Ergebnisse

***Detektiv und Buchhalter:** Was sind die Ergebnisse?*
Eva-Maria Krampe kann durch die Analyse des Pflegediskurses zeigen, wie es zu einem Wechsel von dem zunächst emanzipativen Grundgedanken einer Professionalisierung des gesamten Pflegeberufs zur Elitenbildung einer Teilgruppe und zu deren Abgrenzung gegenüber den beruflich Pflegenden kam. Sie identifiziert im Wesentlichen vier Regeln des Diskurses, die zu dieser Spaltung der Pflege geführt gaben, verkürzt wiedergegeben als:

- Modernisierung
- Thema „Frauenberuf“
- Ökonomisierung
- Professionalisierung.

Zusammenfassend kann man sagen, dass diese Regeln des Diskurses der Entwicklung des Professionalisierungsprozesses eine ganz bestimmte Richtung gaben: Die starke Anlehnung der Pflege an die Ökonomisierungsprozesse der Gesundheitsreform führte zu einer Affirmation marktwirtschaftlicher Prinzipien in der Pflege, wie Kostensenkung, Standardisierung und Messbarmachung von Arbeitsleistung, Einführung von Wettbewerb und Konkurrenz etc. Die Anforderung der Kosteneinsparung beispielsweise wurde in die Pflegeforschung aufgenommen, indem eigene Vorschläge zur Einsparung von Pflegepersonal erarbeitet und umgesetzt wurden. Diese ökonomische Selbstbeschneidung der Pflege führte jedoch keineswegs dazu, dass die Pflege gesundheitspolitisch maßgeblich an Einfluss gewonnen hätte.

Auch der Versuch einer Emanzipation gegenüber der Medizin als weisungsbefugter Profession vollzog sich im Wesentlichen mit Bezug auf die Ökonomisierung: Da im Rahmen der Gesundheitspolitik die Entscheidungsbefugnisse der Medizin beschnitten werden sollten, verband die Pflege mit der Übernahme marktwirtschaftlicher Prinzipien die Hoffnung, sich von der Medizin abnabeln zu können – was jedoch bisher misslang. Ein weiterer Grund für die Spaltung zwischen pflegewissenschaftlicher Elite und beruflich Pflegenden liegt in der Verdrängung der Geschlechterproblematik, die mit der Pflege als Frauenberuf verbunden ist, in die historische Forschung. Diese Verschiebung in die Geschichtsschreibung führte dazu, dass die Geschlechterhierarchie (z. B. zwischen einer überwiegend weiblichen Pflege und einer überwiegend männlichen Medizin) nicht mehr als aktuelles Problem der Pflegepraxis diskutiert wurde. Hierdurch fand eine Distanzierung von den Problemen der Frauen in den Pflegeberufen statt. Insgesamt, so konstatiert Eva-Maria Krampe, sei im Rahmen des Diskurses ausgeblendet worden, welche negativen Folgen der affirmative Bezug auf die Ökonomisierung des Gesundheitswesens insbesondere für die beruflich Pflegenden mit sich bringe, weshalb es letztlich zur Spaltung in eine akademische Pflegeelite und beruflich Pflegende gekommen sei.

Kritiker: *Werden die Ergebnisse angemessen und nachvollziehbar beschrieben? Lassen sie sich auf die Forschungsfrage rückbeziehen? Sind die Ergebnisse verallgemeinerbar?*
Die Ergebnisse werden differenziert beschrieben und sind schlüssig und gut nachvollziehbar. Die Frage der Verallgemeinerbarkeit der Ergebnisse stellt sich bei dieser Forschungsmethode nicht, da mit dem Pflegediskurs ein historisches Individuum (im Sinne Max Webers) untersucht wird. Ein ganz spezifischer Fall also, der mit anderen ähnlichen Diskursen nur verglichen werden kann, wenn diese ebenfalls mit der gleichen Fragestellung und Methode untersucht werden. Überprüft werden kann nur die Validität der Untersuchung, indem die Nachvollziehbarkeit sowie die stringente und dem Gegenstand sowie der Fragestellung angemessene Anwendung der diskursanalytischen Regeln überprüft werden.

Abschließende Gesamtbewertung
Bringt die Studie neue und interessante Ergebnisse für die Forschung (z. B. die Pflegewissenschaft) bzw. für die Praxis? Werden neue Forschungsdesiderate aufgezeigt?
Eva-Maria Krampe hat mit dieser Studie eine pflegewissenschaftlich und gesundheitspolitisch höchst relevante Studie vorgelegt, die der Pflege in Deutschland einen kritischen Blick auf ihre eigene Entwicklung ermöglicht. Jeder Versuch, die Fehlentwicklungen des Professionalisierungsdiskurses der Pflege zu revidieren und die Stellung der Pflege gesellschaftlich und berufspolitisch zu verbessern, kommt hinter die Ergebnisse dieser Studie nicht zurück und muss hier ansetzen. Darüber hinaus hat sie mit der Anwendung der Diskursanalyse als qualitativer Forschungsmethode einen wichtigen Beitrag zur Methodenentwicklung in der Pflegewissenschaft und den Sozialwissenschaften allgemein geleistet.

Nicht zuletzt lassen sich aus Eva-Maria Krampes Studie Forschungsdesiderate für zukünftige Forschungsprojekte ableiten. Interessant wäre es beispielsweise, die Praxis der beruflich Pflegenden auch hinsichtlich der Frage ihrer Rolle beim Scheitern des Professionalisierungsprozesses zu untersuchen. Es stellen sich beispielsweise die Fragen, ob und inwieweit auch von den beruflich Pflegenden Ökonomisierungsprozesse affirmiert werden, welche Rolle die Pflegenden selber bei der Konservierung der Geschlechterhierarchie der Gesundheitsberufe spielen bzw. welche Traditionen der Pflegepraxis allgemein einer Modernisierung der Pflegeberufe in Deutschland im Wege stehen. Hierfür könnten dann qualitative Interviewtechniken, kombiniert mit Methoden der teilnehmenden Beobachtung als Erhebungsmethoden zum Einsatz kommen.

14.3 Das Beispiel der Grounded Theory

Susanne Kean

Leseanleitung

Lesen Sie bitte zunächst die im Anhang abgedruckte Studie durch.

Lesen Sie die sich daran anschließende Bewertung erst später!

Beachten Sie folgende Aspekte:

1. Wie begründen die Autorinnen ihre Fragestellung?
2. Für welchen methodischen Ansatz haben sie sich entschieden – und warum?
3. Wie lassen sich die zentralen Befunde zusammenfassen?
4. Welche Schwächen bzw. mögliche Kritikpunkte sind Ihnen aufgefallen bzw. werden benannt?

Bewertung des Artikels

Möhler, R. & Schnepp, W. (2010). Wie Menschen mit einer Amputation der unteren Extremitäten ihren Alltag erleben und bewältigen. *Pflege, 23*(2), 99–107.

Problematik

***Detektiv und Buchhalter:** Welches Problem soll mit der Forschungsfrage bearbeitet werden?*

Ziel dieser Studie ist es, zu beschreiben welche Strategien Menschen entwickeln, denen als Folge einer chronischen Erkrankung eine untere Extremität amputiert wurde. Hierbei geht es sowohl um das alltägliche Erleben und Leben nach der Amputation als auch um die Faktoren, die dieses Erleben mit beeinflussen.

***Kritiker:** Ist die Problematik relevant?*

In der Literaturübersicht wird argumentiert, diese Thematik sei bisher überwiegend von der quantitativen Forschung untersucht worden. Was bisher fehlte, sind qualitative Forschungseinsichten, die beleuchten, welche Strategien Menschen nach einer Amputation entwickeln, um ihren Alltag zu meistern. Diese Studie hat damit eine Wissens- und somit Forschungslücke in der Pflege angesprochen.

Fragestellung

***Detektiv und Buchhalter:** Wie lautet die Fragestellung?*

Die Studie befasst sich mit der Frage, wie Menschen mit einer Amputation der unteren Extremität aufgrund einer Gefäßerkrankung ihren Alltag erleben und bewältigen. Hierbei geht es besonders um Menschen mit einer chronischen Erkrankung (Diabetes mellitus oder periphere arterielle Verschlusskrankheit).

***Kritiker:** Wurde die Forschungsfrage klar formuliert?*

Die Forschungsfrage wird ausschließlich in der Einleitung erwähnt, ist da aber klar formuliert. Es wäre hilfreich gewesen, sie im Kontext des Designs und/oder der Stichprobe nochmals zu erwähnen.

Design

***Detektiv und Buchhalter:** Welches Design wurde zur Beantwortung der Fragestellung gewählt?*

Die Autoren haben sich für ein qualitatives Forschungsdesign nach dem Ansatz der Grounded Theory entschieden. Dabei ist zu beachten, dass eine qualitative Studie, die den Ansatz der Grounded Theory nutzt, nicht mit einer Grounded Theory gleichzusetzen ist. Das Ziel von Grounded Theory ist die Entwicklung von praxisrelevanter Theorie (Glaser & Strauss, 1967). Diesen Anspruch erhebt die vorliegende Studie nicht.

Die Methodologie der Grounded Theory beinhaltet unterschiedliche Schlüsselprozesse, die Charmaz (2000) wie folgt definiert:

- gleichzeitige Ergebung und Analyse der Daten
- Coding-Schema in zwei Schritten
- komparative Methode
- Schreiben von Memos
- theoretisches Sampling, theoretische Sättigung der Kategorien
- Integration anderer Theorien/Frameworks in die neu entstehende Grounded Theory.

Diese Schlüsselprozesse kennzeichnen eine Grounded Theory, unabhängig davon, ob es sich dabei um eine Glaserian (Glaser, 1992), Strausserian (Corbin & Strauss, 2008) oder Charmaz's (Charmaz, 2014) Variante der konstruktiven Grounded Theory handelt. Studien, die den Ansatz der Grounded Theory nutzen, verwenden dagegen einige, aber nicht alle Schlüsselprozesse. In der vorliegenden Studie wurde z.B. theoretisches Sampling genutzt, nicht aber die theoretische Sättigung der Kategorien. Das Ziel dieser Studien weicht daher von dem Ziel der Theoriebildung in der Grounded Theory ab und resultiert in der Deskription eines Phänomens. Dies ist auch daran zu erkennen, dass die Ergebnisse keine Integration anderer theoretischer Ansätze aufweisen, sondern Prozesse beschreiben, die greifbar in den präsentierten Daten nachvollziehbar sind. Die Autoren der vorliegenden Studie ordnen ihre Forschung ganz klar in letztere Kategorie ein.

Kritik: *Wurde die Wahl des Designs begründet?*
Ziel dieser Studie war es, zu beschreiben, wie die Teilnehmer ihren Alltag nach der Amputation einer unteren Extremität erleben und bewältigen. In der Grounded Theory geht es um die Bedeutung sozialer Prozesse und damit ist der gewählte Forschungsansatz für die vorliegende Studie gerechtfertigt.

Literaturanalyse

Detektiv und Buchhalter: *Welche Literatur wurde genutzt (Alter, Relevanz)? Wie wurde die Literatur gesucht?*
Es werden keine Angaben zur Literatursuche gemacht. Da es sich hier um eine Masterarbeit handelt, muss man davon ausgehen, dass eine umfangreiche Literaturrecherche stattgefunden hat. Die Dominanz der quantitativen Forschung in diesem Bereich wird erwähnt, aber nicht näher ausgeführt. Insgesamt werden nur wenige qualitative Studien angeführt, zwei davon aus den 1990er-Jahren, weshalb ihre heutige Relevanz hinterfragt werden muss.

Kritiker: *Wird der aktuelle und vollständige Stand der Pflegewissenschaft dargestellt?*
Hier wäre die Einbeziehung internationaler Literatur sicher hilfreich gewesen, um einen pflegewissenschaftlichen Überblick über die Thematik zu erhalten, v.a. dann, wenn die qualitativen Forschungsergebnisse zu diesem Thema im deutschsprachigen Bereich noch fehlen.

Stichprobe

Detektiv und Buchhalter: *Welche Art Stichprobe wurde gezogen? Wurden Ein- und Ausschlusskriterien genannt? Wie wurden die Teilnehmer rekrutiert? Wie wurde die Größe der Stichprobe bestimmt?*
Die Informationen zur Stichprobe und zur Art ihrer Rekrutierung wird an unterschiedlichen Stellen im Artikel behandelt. So wird z.B. unter der Überschrift „Ethik" beschrieben, wie die Kontakte zu Teilnehmenden über Selbsthilfegruppen oder Fachärzte aufgenommen wurden, während unter der Überschrift „Beschreibung der Teilnehmer" die neun Teilnehmenden (sieben Männer, zwei Frauen) ausführlich beschrieben werden. Explizite Ausschlusskriterien werden jedoch nicht genannt.

Da dies eine qualitative Studie nach dem Ansatz der Grounded Theory ist, kann die genaue Größe der Stichprobe nicht vorab bestimmt werden. Die daher fehlende Angabe zur geplanten Stichprobengröße ist typisch für diese Art von

Studien. Das in der Grounded Theory entscheidende Kriterium für die Stichprobengröße ist die Datensättigung (Glaser & Strauss, 1967). Was genau man unter Datensättigung zu verstehen hat, ist durchaus umstritten. Die Unterscheidung, die Hennink, Kaiser und Marconi (2016) hier zwischen „Code Saturation" und „Meaning Saturation" treffen, ist hilfreich: „Code Saturation" – also der Zeitpunkt, an dem keine neuen Codes mehr in den Daten erkennbar sind, ist wesentlich eher erreicht, als „Meaning Saturation", wo es um das theoretische Verstehen von Codes geht. Mit den neun Interviews in dieser Studie ist zu erwarten, dass eine „Code Saturation" erreicht worden ist. Explizit wird eine Datensättigung allerdings nicht erwähnt.

Kritiker: *Wurde die zur Beantwortung der Forschungsfrage geeignete Stichprobe (Art und Größe) gewählt?*
Unter Berücksichtigung der oben genannten Unterscheidung zwischen „Code Saturation" und „Meaning Saturation" wird eine „Code Saturation" mit der gegebenen Stichprobengröße impliziert. Die Stichprobe steht im Einklang mit der Forschungsfrage und reflektiert Teilnehmende mit der relevanten Erfahrung. Es fällt allerdings auf, dass die Stichprobe wesentlich mehr Männer als Frauen enthält. Es gibt ja bei bestimmten Erkrankungen durchaus ein Ungleichgewicht der Geschlechter. Ob dies auch hier gilt, ist nicht nachvollziehbar. Dies hätte sicherlich in der Einleitung herausgearbeitet werden können, da ein Geschlechtsungleichgewicht immer auch in anderen Studien auftritt und in der Pflege in Bezug auf Interventionen von Interesse ist.

Methoden zur Datenerhebung
Detektiv und Buchhalter: *Welche Methode zur Datenerhebung wurde eingesetzt? Welche Variablen/Phänomene wurden erhoben und wie wurden sie erhoben?*
Die Daten in dieser Studie wurden durch Interviews erhoben, acht davon im direkten Kontakt und ein Interview als Telefoninterview.

Grounded Theory wird heute fast immer mit qualitativen Interviews in Verbindung gebracht (Artinian et al., 2009; Charmaz, 2000). Welche Daten erhoben werden, wird in der Grounded Theory nicht vorgeschrieben. Die Daten können auf Interviews basieren oder andere Datenquellen, wie etwa Observation oder offizielle Dokumente, einbeziehen usw. Welche Daten erhoben werden, wird auch von der Forschungsfrage beeinflusst und ich stimme hier mit Charmaz (2006) überein, die darauf hinweist, dass die erhobenen Daten zur Forschungsfrage passen müssen und daher nicht präskriptiv sein sollten.

Kritiker: *Wurden die Methoden zur Datenerhebung adäquat gewählt? Hätte es bessere Möglichkeiten zur Datenerhebung gegeben? Wurden die Methoden angemessen beschrieben?*
Interviews als gewählte Datenerhebungsmethode passen zur Forschungsfrage. Der Interviewleitfaden hat sich, wie in einer Studie, die den Ansatz der Grounded Theory nutzt, zu erwarten, verändert, um damit die Prozesse des theoretischen Samplings zu berücksichtigen. Was hier fehlt, ist eine Begründung, warum es zu dem einen Telefoninterview kam und wie die Autoren mit dieser anderen Form von Interview analytisch umgegangen sind.

Ethik
Detektiv und Buchhalter: *Welche Aspekte der Ethik wurden diskutiert?*
Positive wie negative Aspekte des Wiedererlebens einer Amputation werden thematisiert. Die Autoren diskutieren in diesem Rahme die Strategien, die sie entwickelt haben, um Teilnehmende vor möglichen negativen Folgen zu schützen. Strategien umfassen zum einen eine Kontaktaufnahme zu möglichen Teilnehmenden durch Gatekeeper, wie z. B. Fachärztinnen und Fachärzte oder Selbsthilfegruppen, und zum anderen das Verteilen eines Informationsschreibens über die Studie. Der Antrag an die relevante Ethikkommission wurde positiv beschieden.

***Kritiker:** Wurden die grundlegenden Aspekte der Ethik beachtet?*
Generell ist festzustellen, dass die Studie grundlegende Aspekte der Forschungsethik berücksichtigt hat und diese klar dargestellt werden. Offen bleibt allerdings, ob die Teilnehmenden ihre Zustimmung zur Teilnahme schriftlich bestätigt haben. Die schriftliche Bestätigung des Einverständnisses ist die Norm.

Analyse

***Detektiv und Buchhalter:** Welche Aussagen werden zur Glaubwürdigkeit, Folgerichtigkeit und Angemessenheit der Daten gemacht?*
Unter der Überschrift „Methode" wird nicht nur die Methodik dargestellt, sondern auch Aspekte der Datenanalyse. Hier wird erwähnt, dass die Daten nach dem Verfahren der Grounded Theory ausgewertet wurden. Daten wurden unter der Zuhilfenahme eines Codier-Paradigmas einer offenen, axialen und selektiven Codierung unterzogen. Diese Schritte werden erwähnt, aber nicht näher erläutert und somit bleibt unklar, warum und wie die Autoren axiales Codieren angewendet haben. Axiales Codieren hat Corbin aus gutem Grund aus ihrer Auflage von 2008 herausgenommen (Corbin & Strauss, 2008).

Des Weiteren wurde die fortlaufende Datenanalyse mit anderen Studieren diskutiert und reflektiert. Hier wird von einem *peer debriefing* gesprochen, dem im Sinne des Hinterfragens der eigenen Annahmen besondere Bedeutung zukommt. Belege dafür, warum diese Form der Reflexion besonders bedeutsam ist, werden nicht angeführt. Es wird auch nicht erklärt, wie diese Form der Reflexion in die Prozesse der Grounded Theory passt. Insgesamt gehen die Angaben zur Datenanalyse nicht über ein paar Kernbegriffe hinaus. Wie die Analyse durchgeführt wurde, wird nicht näher erläutert. Dies wäre jedoch ein notwendiger Schritt, damit Leser und Leserinnen nachvollziehen können, wie man zu den Ergebnissen gekommen ist.

***Kritiker:** Wurden Gütekriterien qualitativer Forschung eingehalten?*
Die vorliegende Studie wurde nach dem Ansatz der Grounded Theory durchgeführt und unterliegt damit den entsprechenden Kriterien der qualitativen Sozialforschung. Hier geht es dann eher um Übertragbarkeit, Glaubwürdigkeit und Rigorosität. Die Glaubwürdigkeit ist eng mit der Datenanalyse und deren Darstellungsweise verbunden. Wie bereits erwähnt, hätte dieser Aspekt detaillierter dargestellt werden können und müssen. Im Gegensatz dazu wurde die Reflexion während der Datenanalyse detailliert dargestellt und ist somit für den Leser gut nachvollziehbar.

Für Grounded Theory gelten grundsätzlich die bereits von Glaser und Strauss formulierten Qualitätskriterien – nämlich: *„fit"*, *„work"*, *„relevance"* und *„modifiability"* (Glaser & Strauss, 1967; Glaser, 1978). „Fit" beschreibt dabei die induktive Form der Datenanalyse, das heißt, die Kategorien ergeben sich aus den Daten und sind nicht vorbestimmt. „Work" bedeutet, dass die Grounded Theory erklären kann, was in dem Praxisfeld in Bezug auf das zu untersuchende Phänomen vor sich geht. Dies ist dann in der *relevance* der Grounded Theory für die Praxis erkennbar. *Modifiability* drückt aus, dass eine Grounded Theory stetig weiterentwickelt werden kann und sollte. Diese Prozesse müssen in einer Art und Weise beschrieben werden, die es dem Leser ermöglicht, nachzuvollziehen, wie Kategorien entstanden sind, wo die theoretische Literatur eingeflossen ist und wie sich daraus die neue Grounded Theory entwickelt hat.

Diese Prozesse stehen auch im Einklang mit anderen Qualitätskriterien der qualitativen Forschung, wie z. B. Übertragbarkeit, Glaubwürdigkeit und Rigorosität.

Ergebnisse

***Detektiv und Buchhalter:** Wurde Datensättigung erreicht? In welchem Setting/Kontext wurden die Daten gesammelt?*
Wie bereits erwähnt und ausgeführt, wird eine Datensättigung nicht explizit angegeben. Man muss aber davon ausgehen, dass dies aufgrund der neun Interviews wahrscheinlich ist. Der

Kontext, in dem die Daten gesammelt wurden, wurde ausführlich beschrieben und ist für die Leser und Leserinnen gut nachvollziehbar. In diesem Abschnitt beschreiben die Autoren den sozialen Prozess der Bewältigung einer Amputation aus der Sicht der Teilnehmenden. Dieser Prozess umfasst vier erkennbaren Phasen:

1. eine akute oder chronische Veränderung der gesundheitlichen Situation, die eine Amputation wahrscheinlich macht
2. die (ärztliche) Entscheidung, dass eine Amputation notwendig ist
3. den Verlust eines Körperteils
4. den Blick in die Zukunft und damit die Bewältigung einer Amputation im Alltag.

Kritiker: *Sind weitere Ergebnisse denkbar? Sind ausreichende Informationen zum Verständnis des Settings/Kontexts vorhanden, um die Frage der Übertragbarkeit der Ergebnisse zu klären?*
Die Frage der Übertragbarkeit stellt sich hier nicht, da die Studie deskriptiv und damit kontextgebunden ist. Hier wird die deskriptive Natur dieser Arbeit deutlich. Man hätte in der Analyse wesentlich weiter gehen und diese theoretisch entwickeln können, indem man andere Literatur in Bezug auf „Körperbild" oder „Verlust" einbezogen hätte.

Diskussion/Übertragbarkeit

Detektiv und Buchhalter: *Wie wurden die Ergebnisse vor dem Hintergrund des bisherigen Standes der Wissenschaft diskutiert? Welche Einschränkungen der Studie (Stärken und Schwächen/Limitationen) wurden genannt und diskutiert?*
In der Diskussion wird die Verbindung zwischen der Literatur in der Einleitung und den Ergebnissen deutlich hergestellt. Das Erleben einer Amputation wird dabei als Prozess dargestellt und beschrieben und im Kontext der unterschiedlichen Teilnehmenden interpretiert. Als Limitation erwähnen die Autoren, dass Teilnehmende mit stärkerem Hilfe- oder Pflegebedarf nicht in diese Studie eingeschlossen werden konnten. Andere Limitierungen werden nicht erwähnt. Die Diskussion ist sicherlich als limitiert zu betrachten, da eben die Einbindung sowohl anderer als auch neuer Literatur fehlt. So wird z. B. in der Diskussion die Verlusterfahrung nach einer Amputation diskutiert, bleibt aber auf der deskriptiven Ebene. Da wäre mehr möglich gewesen. Grundsätzlich ist die Diskussion aber nachvollziehbar und steht im Einklang mit der Datenanalyse.

Kritiker: *Bezieht sich die Diskussion auf die Forschungsfrage und die Ergebnisse? Sind alternative Ergebnisinterpretationen denkbar? Beziehen sich die Limitationen auf die Forschungsmethode und sind diese vollständig?*
Bei der vorliegenden Studie handelt es sich um eine Masterarbeit. Studierende haben hier einen vorgegebenen Zeitrahmen, in dem eine Studie durchgeführt werden muss. Während es durchaus wünschenswert gewesen wäre, die Daten auf einer höheren abstrakten Ebene zu analysieren, ist es durchaus fraglich, ob diese Zeit in einem Masterstudiengang überhaupt vorhanden wäre. Dies stellt eine Lernsituation dar und wird daher immer mit Limitierungen verbunden sein, die sich explizit aus einer solchen Situation heraus ergeben. Ohne Frage haben die Autoren hier eine Thematik aufgegriffen, in der die qualitativen Forschungseinsichten derzeit noch fehlen. Diese Arbeit sollte daher als Anfang gesehen werden, der zukünftiger Forschung durchaus eine Richtung geben kann.

14.4 Literatur

Artinian, B., Giske, T. & Cone, P. (2009). *Glaserian Grounded Theory in Nursing Research.* New York: Springer Publishing Company.

Charmaz, K. (2000). Grounded theory – objectivist and constructivist methods. In N. Denzin & Y. Lincoln (Eds.), *Handbook of Qualitative Research* (2. ed., S. 509–535). Thousand Oaks, CA: SAGE Publications.

Charmaz, K. (2006). *Constructing Grounded Theory – A Practical Guide through Qualitative Analysis.* London: SAGE Publications.

Charmaz, K. (2014). *Constructing Grounded Theory* (2. ed.). Los Angeles: SAGE Publications.

Corbin, J. & Strauss, A. (2008). *Basics of Qualitative Research* (3. ed.). Los Angeles, CA: SAGE Publications.

Glaser, B. (1992). *Emergence vs Forcing - Basics of Grounded Theory Analysis.* Mill Valley: Sociology Press.

Glaser, B.G. (1978). *Theoretical Sensitivity.* San Francisco, CA: The Sociology Press.

Glaser, B. & Strauss, A. (1967). *The Discovery of Grounded Theory.* New York: Aldine DeGruyter.

Hennink, M., Kaiser, B. & Marconi, V. (2016). Code saturation versus meaning saturation: how many interviews are enough? *Qualitative health research, 27*(4), 591–608. https://doi.org/10.1177/1049732316665344

15
Analyse quantitativer Studien

Eva-Maria Panfil (mit Beiträgen von Erika Sirsch, Katrin Balzer und Sascha Köpke)

In diesem Kapitel[15] werden beispielhaft drei quantitative Studien (korrelationelles und quasi-experimentelles Design, systematischer Review) analysiert und hinsichtlich ihrer Aussagekraft bewertet. Zur Analyse werden die Checklisten aus Kapitel 13 angewendet.

Für die Auswahl der Studien wurden ausschließlich Quellen aus der Zeitschrift „Pflege" berücksichtigt. Es wurde versucht, Studien zu finden, die möglichst typische und klinisch relevante Fragestellungen bearbeiten sowie verschiedene Designs und Schwierigkeitsgrade repräsentieren. In der Zeitschrift *Pflege* wurden seit ihrem Bestehen mehr als 250 Studien publiziert, die hier ausgewählten Studien stellen daher eine Möglichkeit von vielen für die formulierten „Einschlusskriterien" dar.

Bitte beachten Sie bei Ihrer Bewertung stets, dass es keine perfekten Studien gibt und v.a. (quasi-)experimentelle Studien im klinischen Setting nur begrenzt ideal konzipiert werden können. Übung macht den Meister, hören Sie daher nach diesen Analysen nicht auf, sondern lesen und bewerten Sie regelmäßig Studien, am besten im Kreis mit Kolleginnen und Kollegen. Sie werden sehen, Sie bekommen immer mehr Übung und lernen mit jeder Studie dazu.

15 Die in diesem Kapitel zitierte Literatur wird nicht gesondert ausgewiesen, sondern ist in den abgedruckten Forschungsbeiträgen enthalten.

Lernziele

Nach dem Bearbeiten dieses Kapitels sollen Sie

- mit dem Aufbau quantitativer Studienberichte vertraut sein
- erste Erfahrungen mit der Analyse und Bewertung korrelationeller, quasi-experimenteller Studien und systematischer Reviews gemacht haben
- Möglichkeiten und Grenzen der Planung und konkreten Umsetzung von Forschungsmethoden einschätzen können.

Schlüsselwörter

Forschungsprozess, Forschungsberichte, kritisches Lesen, quantitatives korrelationelles Design, quasi-experimentelles Design, systematischer Review

Lesetipp 15-1

Die Zeitschrift *Evidence-Based Nursing* druckt für die Pflege wichtige Forschungsarbeiten ab und kommentiert jeweils die Methodik und Ergebnisse der Studien. Damit können Leserinnen und Leser von den Analysekompetenzen der Autoren profitieren und ihr Wissen und ihre Erfahrungen mit der Analyse und Bewertung von Studien erweitern.

15.1 Beispiel einer Korrelationsstudie

Erika Sirsch

Leseanleitung

Lesen Sie bitte zunächst die im Anhang abgedruckte Studie durch. Lesen Sie den sich daran anschließenden Kommentar erst später!

Beachten Sie folgende Aspekte:

1. Versuchen Sie zunächst selbst, die Studie anhand der in Kapitel 13 vorgestellten Checklisten zu analysieren und zu bewerten.
2. Vergleichen Sie dann Ihre Ergebnisse mit denen von Erika Sirsch.

Bewertung des Artikels

Haslinger-Baumann, E., Lang, G. & Müller, G. (2015). Einfluss und Zusammenhang von Einstellung, Verfügbarkeit und institutioneller Unterstützung auf die Anwendung von Forschungsergebnissen in der pflegerischen Praxis – Ergebnisse einer explorativen quantitativen Querschnittstudie. *Pflege, 28*(3), 145–155.

Problematik

Detektiv und Buchhalter: *Welches Problem soll mit der Forschung bearbeitet werden?*

Die Autorinnen und Autoren beschreiben, dass in Österreich wissenschaftliche Ergebnisse in pflegerisches Handeln eingehen müssen und ziehen dazu eine Gesetzesvorgabe der allgemeinen Berufspflichten Pflegender in Österreich heran. Forschungsergebnisse in die konkrete pflegerische Praxis einfließen zu lassen, sei jedoch für die individuelle Pflegeperson und das Gesundheitssystem eine Herausforderung. Der Praxis-Theorie-Transfer wissenschaftlicher Erkenntnisse in pflegerisches Handeln erfordere eine strategische Partnerschaft von Forschenden und Anwendenden. Forschungsanwendung als Transfer von Forschungsergebnissen in die Praxis, unter Einbeziehung aller Beteiligten, wird in diesem Artikel als „Evidence-based Nursing" bezeichnet. Nach Breimaier et al. (2011) gibt es einen Zusammenhang zwischen Forschungsanwendung und persönlicher Einstellung, Verfügbarkeit von Forschungsergebnissen und sozialer und institutioneller Unterstützung. Dazu werden literaturbasiert unter anderem nach Meijers et al. (2006) Einflüsse auf die Forschungsanwendung in sechs Dimensionen ausgewiesen.

Es wird auf die Pilotstudie von Champion und Leach (1989) verwiesen, in der ein standardisiertes Erhebungsinstrument genutzt und ein Zusammenhang zwischen Einstellung, Verfügbarkeit und Forschungsanwendung beschrieben wurde. Es sei nicht ausreichend, eine positive Einstellung zur Forschung zu haben, mutmaßen die Autorinnen und Autoren, Rahmenbedingungen wie eine offene lehrende Organisation seien ebenfalls erforderlich.

Kritiker: *Ist die Problematik relevant?*

Das Problem des Transfers von Forschungswissen in die pflegerische Handlungspraxis ist sehr relevant. Es erfolgt dazu eine ausführliche, literaturgestützte Beschreibung und es werden mehrdimensionale Einflüsse auf die aktuelle Situation des Transfers von wissenschaftlichem Wissen in die Versorgungspraxis angeführt. Zudem werden zahlreiche Ursachen mangelnder Forschungsanwendung vorgestellt, als Hauptursachen unter anderem unklare Rollenzuschreibungen und Verantwortlichkeiten (Wilkinson et al., 2011) sowie mangelndes Wissen (Schnittger et al., 2012). Daher wäre es wünschenswert gewesen, zu erfahren, warum gerade die Einstellung von Pflegenden als Zielsetzung der Studie gewählt und untersucht wurde.

Forschungsfrage

Detektiv und Buchhalter: *Wie lautet die Forschungsfrage?*

In der Studie werden das Ziel und zwei zu überprüfende Hypothesen ausgeführt. Hypothese 2 beinhaltet zwei untergeordnete Hypothesen.

Das Ziel der Studie ist, die Einflüsse und Zusammenhänge der persönlichen Einstellung Pflegender zur Forschungsanwendung, der Verfügbarkeit von Forschungsergebnissen und der institutionellen Unterstützung auf die tatsächliche Anwendung von Forschung in österreichischen Krankenhäusern zu untersuchen.

Dazu werden zwei Hypothesen gebildet:

- Hypothese 1 (H1): Je positiver die persönliche Einstellung der Pflegeperson zur Forschungsanwendung ist, je besser die Unterstützung durch Vorgesetzte, Kolleginnen und Kollegen und andere Berufsgruppen gewährleistet ist und je leichter die Forschungsergebnisse verfügbar sind, desto stärker ist die berichtete Anwendung von Forschungsergebnissen im pflegerischen Arbeitsbereich.
- Hypothese 2 (H2): Je mehr Kurse/Veranstaltungen zu Evidence-based Nursing (EBN) von den Pflegepersonen absolviert wurden, desto positiver ist die Einstellung zu (H2.1) und die Anwendung von Forschungsergebnissen in der Praxis (H2.2).

In Hypothese 1 werden zur Messung der abhängigen Variablen (Anwendung von Forschungsergebnissen) drei Variablen in Beziehung gesetzt:

1. die persönliche Einstellung der Pflegeperson zur Forschungsanwendung
2. die Unterstützung durch Vorgesetzte, Kolleginnen und Kollegen und andere Berufsgruppen
3. die Verfügbarkeit von Forschungsergebnissen.

In Hypothese 2 werden zur Haupthypothese zwei Unterhypothesen gebildet, die der Frage nach dem Einfluss der Anzahl absolvierter Kurse auf die Einstellung der Pflegenden und die Anwendung von Forschungsergebnissen in der pflegerischen Praxis nachgehen.

Kritiker: *Wurde die Forschungsfrage klar formuliert?*
Die Fragestellung wird nicht explizit formuliert, lässt sich aber aus der Zielstellung ableiten.

In der sehr ausführlichen Einleitung, der Beschreibung des Hintergrunds und der Darstellung des Standes der Forschung werden Annahmen adressiert, die den Hypothesen zugrunde liegen, warum aber speziell diese Hypothesen ausgewählt wurden, bleibt etwas unklar. Es kann vermutet werden, dass diese in den Fragen des von Champion und Leach (1989) genutzten Fragebogens enthalten sind, dazu wären weitere Angaben interessant gewesen.

Design

Detektiv und Buchhalter: *Welches Design wurde zur Beantwortung der Forschungsfrage gewählt?*
Die Autorinnen und Autoren beschreiben ihr Design als nichtexperimentelles quantitatives Querschnittdesign in einer Multicenter-Studie. Aufgrund der gemachten Angaben kann zudem gesagt werden, dass es sich um ein deskriptives korrelatives Studiendesign handelt.

Kritiker: *Ist dieses Design passend? Wenn nein, wie hat der Autor die Wahl des Designs begründet?*
Zur Überprüfung des Zusammenhangs zwischen Variablen ist das gewählte korrelative Design geeignet.

Literaturanalyse

Detektiv und Buchhalter: *Welche Literatur wurde genutzt (Alter, Relevanz)? Wie wurde die Literatur gesucht?*
Die Autorinnen und Autoren führten eine Literaturrecherche in der Datenbank PubMed durch. Die genutzten Schlagworte waren: research utilization, nurs* research, nurs* attitude und die PubMed MeSHTerms: nursing research, attitude und evidence-based practice. Es werden zahlreiche nationale und internationale Quellen zitiert, die im Zeitraum zwischen 1989 und 2014 in etablierten Fachzeitschriften erschienen sind.

Kritiker: *Wurde der aktuelle und vollständige Stand der Pflegewissenschaft dargestellt?*
Die zitierte Literatur lässt darauf schließen, dass aktuelle und relevante Publikationen zum Beleg der aktuellen Situation genutzt wurden. Die systematische Literaturrecherche in der Da-

tenbank PubMed lässt vermuten, dass ein umfassendes Bild zum Stand der Pflegewissenschaft vermittelt wird. Schön wäre es noch gewesen, wenn Angaben zum Ein- und Ausschluss und zur genutzten Literatur gemacht worden wären.

Stichprobe

Detektiv und Buchhalter: *Welche Art Stichprobe wurde gezogen?*
Es wurde eine Gelegenheitsstichprobe in zehn Krankenhäusern in Wien und Oberösterreich gezogen. Eingeschlossen wurden im ersten Rekrutierungsdurchgang alle Pflegefachpersonen der beteiligten Kliniken, die in den letzten acht Jahren eine Fort- oder Weiterbildung zu Evidence-based Nursing und Forschungsanwendung absolvierten hatten. Diese Stichprobe wurde erweitert, indem alle im ersten Rekrutierungsdurchgang involvierten Probandinnen und Probanden gebeten wurden, weitere Personen in ihrem Kreis der Kolleginnen und Kollegen anzusprechen und den Fragebogen zu verteilen.

Detektiv und Buchhalter: *Wurden Ein- und Ausschlusskriterien genannt? Wie wurden die Teilnehmer rekrutiert?*
Im ersten Rekrutierungsdurchgang erfolgte die Ausgabe an die Pflegefachpersonen mit Fort- oder Weiterbildung in den Kliniken durch instruierte Personen. Die so kontaktierten Pflegepersonen wurden gebeten, im Schneeballverfahren weitere Fragebögen an Pflegepersonen im Kreis der Kolleginnen und Kollegen weiterzureichen, die an keiner solcher Veranstaltungen teilgenommen hatten. Im zweiten Rekrutierungsdurchgang war somit geplant, weitere Pflegefachpersonen ohne eine solche Fort- oder Weiterbildung zu rekrutieren, weitere detaillierte Angaben zur Rekrutierung werden nicht gemacht.

Detektiv und Buchhalter: *Wie wurde die Größe der Stichprobe bestimmt?*
Angaben zur Größenbestimmung der Stichprobe werden nicht gemacht. Es wurden 88 Fragebögen an Pflegefachpersonen mit Fort- oder Weiterbildung und 190 Fragebögen an Pflegefachpersonen ohne eine solche ausgegeben.

Kritiker: *Wurde die zur Beantwortung der Forschungsfrage geeignete Stichprobe (Art und Größe) gewählt?*
Die Art der Stichprobe ist zur Überprüfung der Hypothesen grundsätzlich geeignet. Wünschenswert wäre gewesen, Angaben zu Art und Umfang der als Ein- bzw. Ausschlusskriterium fungierenden Fort- und Weiterbildung zu haben. Angaben zu den instruierten Personen, welche die Fragebögen ausgaben und einholten, fehlen leider ebenso wie Angaben zu den Kliniken. Auch detaillierte Informationen zu den im zweiten Durchgang rekrutierten Pflegepersonen bzw. den Kliniken fehlen. Mögliche Einflüsse und ein Selektions-Bias können dadurch nicht ausgeschlossen werden.

Methoden zur Datenerhebung

Detektiv und Buchhalter: *Welche Methoden zur Datenerhebung wurden eingesetzt?*
Die Autorinnen und Autoren setzten zur Datenerhebung einen standardisierten Fragebogen (Champion & Leach, 1989) ein, der aus dem Englischen übersetzt worden war. Es erfolgte eine Vorwärtsübersetzung in die deutsche Sprache. Im englischen Original zeigte dieser Fragebogen bei der Überprüfung der Validität Cronbach's-Alpha-Werte zwischen $\alpha = 0{,}84$ und $\alpha = 0{,}94$. Eine Testung der internen Konsistenz der deutschen Version wurde mittels des vorliegenden Datensatzes durchgeführt und zeigte Cronbach's-Alpha-Werte zwischen $\alpha = 0{,}82$ und $\alpha = 0{,}91$ (Haslinger-Baumann et al., 2014).

Detektiv und Buchhalter: *Welche Variablen/Phänomene wurden erhoben und wie geschah dies?*
Der Fragebogen umfasst vier Dimensionen, die auch die Variablen bilden:

- „Forschungsanwendung" (*use*) mit zehn Items
- „Einstellung" (*attitude*) mit 21 Items
- „Verfügbarkeit" (*availability*) mit sieben Items

- „Institutionelle Unterstützung" (*support*) mit neun Items.

Die Items des Fragebogens sind auf einer 5-stufigen Likert-Skala einzuschätzen, die Ausprägungen lauten:
- stimme völlig zu/sehr oft (1)
- stimme eher zu/oft (2)
- stimme weder zu noch lehne ab/manchmal (3)
- lehne eher ab/selten (4)
- lehne völlig ab/nie (5).

Die Datenerhebung erfolgte während der Dienstzeit der Pflegepersonen, der zeitliche Aufwand wird mit etwa zehn Minuten eingeschätzt.

Zudem wurden demografische Daten der Pflegepersonen zum Geschlecht, zur Dauer der Tätigkeit sowie zu den Tätigkeitsbereichen, dem höchsten Bildungsabschluss, zu besuchten Veranstaltungen zu EBN in der Grundausbildung Statistik sowie besuchten EBN-Kursen und zum zurückliegenden Zeitraum des Besuchs erhoben.

Kritiker: *Wurden die Methoden zur Datenerhebung adäquat gewählt? Hätte es bessere Möglichkeiten zur Datenerhebung gegeben?*
Die Methoden zur Datenerhebung wurden adäquat gewählt, standardisierte Instrumente sind zur Datenerhebung in einer Korrelationsstudie geeignet.

Kritiker: *Wurden die Methoden angemessen beschrieben?*
Die Dimensionen und die Skalierung des Fragebogens werden beschrieben, detaillierte Angaben zu einzelnen Items fehlen allerdings. Bei einem Fragebogen, der bisher im deutschsprachigen Raum nicht bekannt war, wäre eine beispielhafte Erläuterung einzelner Items wünschenswert gewesen, zumal keine weiteren Angaben zu den Rahmenbedingungen der Erhebung, ggf. beteiligten Personen und dem weiteren Umfang der Datenerhebung gemacht werden.

Kritiker: *Waren die verwendeten Messinstrumente von ausreichender Qualität?*
Der hier genutzte Fragebogen wird namentlich nicht erwähnt, lässt sich aber aus der Literatur ermitteln. Der „German Utilization Questionnaire-Dissemination and Use of Research" wurde vom Englischen ins Deutsche übersetzt, die einseitige Übersetzung wird nachvollziehbar und plausibel beschrieben. Eine Überprüfung der Inhaltsvalidität des ins Deutsche übersetzten Fragebogens erfolgte durch ein Panel von sieben Fachexpertinnen und -experten, die Konstruktvalidität wurde vor der Nutzung des deutschsprachigen Instruments ebenfalls überprüft, dazu werden entsprechende Angaben gemacht. Reliabilität für den Fragebogen wird ebenfalls beschrieben, Angaben dazu fehlen in der vorliegenden Publikation. In diesem Zusammenhang wird auf eine vorhergehende Untersuchung verwiesen (Haslinger-Baumann et al., 2014). Um zu übertragbaren Aussagen zur Validität und zur Reliabilität des Fragebogens zu gelangen, sind weitere Untersuchungen erforderlich, bei denen die Kontextfaktoren benannt werden.

Ethik

Detektiv und Buchhalter: *Aspekte der Ethik wurden diskutiert?*
Eine positive Bewertung einer Ethikkommission liegt vor. Das Einverständnis der jeweiligen Abteilungen der Kliniken wurde mündlich per Telefon oder schriftlich per E-Mail eingeholt. Das jeweilige Einverständnis der teilnehmenden Pflegepersonen wurde mit dem Ausfüllen des Fragebogens impliziert.

Kritiker: *Wurden die grundlegenden Aspekte der Ethik beachtet?*
Da ein ethisches Votum vorliegt, ist davon auszugehen. Der Umgang mit einem informierten Einverständnis wird nicht beschrieben, es bleibt etwas unklar, welche Personen in den Kliniken involviert waren und welche Informationen ihnen vorlagen.

Analyse

Detektiv und Buchhalter: *Welche qualitativen und quantitativen Verfahren wurden zur Datenanalyse eingesetzt?*

Die Daten wurden mittels des Statistikprogramms SPSS 15 und Mplus 7 für Windows ausgewertet. Die Hypothesen wurden mittels einer Regressions- bzw. einer Pfadanalyse überprüft. Die statistischen Voraussetzungen für diese Analysemethode wurden in einer mehrstufigen deskriptiven Analyse bewertet. Es kamen folgende Verfahren zur Anwendung:

- deskriptive Auswertung der Stichprobe
- Überprüfung der Daten auf Normalverteilung
- Pearson-Korrelation (Korrelationskoeffizient *r*) zur Prüfung der Linearität
- Überprüfung der Hypothesen mittels multipler linearer Regression (Identifizierung der Variablen, die die Unterschiede erklären können)
  - Prüfung auf Homoskedastizität (Varianzheterogenität)
  - Prüfung auf Unabhängigkeit der Daten und Messfehler
- Prüfung der Regressionsfunktion/Bestimmtheitsmaß (Determinationskoeffizient *R2*)
- Überprüfung der F-Statistik (Überprüfung der Varianz bei normalverteilten Stichproben)
- Bestimmung des Standardfehlers (Streuung zwischen Stichproben *SE*)
- Überprüfung der Multikollinearität (sehr starker Zusammenhang zweier oder mehrerer Variablen) mittels des Toleranzkoeffizienten der unabhängigen Variablen
- Bestimmung des T-Wertes und des Beta-Koeffizienten
- Bestimmung der Irrtumswahrscheinlichkeit (Signifikanzniveau) mit einem Alpha von 5 %.

Kritiker: *Wurden die passenden Analysemethoden eingesetzt?*

Es wurden passende Auswertungsmethoden zum Datenniveau, zur Datenverteilung und zu den gestellten Hypothesen genutzt. Die Beschreibung der Datenanalyse ist allerdings, verglichen beispielsweise mit der ausführlichen Einleitung und der Beschreibung des Hintergrunds, sehr knapp gehalten. Bei der Fülle der genutzten Verfahren wäre eine detailliertere Beschreibung der Vorgehensweise wünschenswert gewesen.

Ergebnisse

Detektiv und Buchhalter: *Welche Informationen werden zur untersuchten Stichprobe gegeben?*

Es werden für die Gesamtstichprobe Angaben zum Geschlecht, zur Dauer der Tätigkeit sowie zu den Tätigkeitsbereichen, dem höchsten Bildungsabschluss, besuchten Veranstaltungen zu EBN in Grundausbildung Statistik sowie zu besuchten EBN-Kursen und zum zurückliegenden Zeitraum des Besuchs gemacht. Diese Angaben werden sowohl im Text als auch in einer Tabelle dargestellt.

Detektiv und Buchhalter: *Wie hoch war die Rücklaufquote?*

Die Rücklaufquote betrug 64,09 %, in absoluten Zahlen mit 178 angegeben, Angaben zur Nichtteilnahme werden nicht gemacht.

Detektiv und Buchhalter: *Was sind die Ergebnisse der Studie?*

Zentrale Ergebnisse der Studie, bezogen auf Hypothese 1, sind:

- Je höher die Verfügbarkeit von Forschungsergebnissen ist, desto höher ist die Anwendung von Forschungsergebnissen in der pflegerischen Praxis.
- Je positiver die Einstellung gegenüber der Forschungsanwendung, desto stärker ist die Anwendung von Forschungsergebnissen in der pflegerischen Praxis.
- Unterstützung durch Vorgesetzte, Kolleginnen und Kollegen fördert die Anwendung von Forschungsergebnissen in der pflegerischen Praxis in einem geringeren Maße.

Zentrale Ergebnisse der Studie, bezogen auf Hypothese 2, sind:

- Neben den Variablen „Einstellung“, „Verfügbarkeit“ und „Unterstützung“ werden zusätzliche Variablen zu „Geschlecht", „Berufserfahrung" und „EBN-Kursbesuche" berücksichtigt.

- Es kann nicht bestätigt werden, dass der Besuch von EBN-Kursen direkten Einfluss auf die Anwendung von Forschungsergebnissen in der pflegerischen Praxis hat. Allerdings kann der Besuch von EBN-Kursen Einfluss auf die Einstellung zum Forschungswissen haben und somit indirekten Einfluss auf die Anwendung von Forschungswissen ausüben.
- Die Zusammenhänge der Variablen „Verfügbarkeit", „Einstellung" und „Unterstützung durch Vorgesetzte, Kolleginnen und Kollegen" auf die Anwendbarkeit von Forschungsergebnissen erweisen sich als robust.
- Die Überprüfung der Variablen „Geschlecht", „Berufserfahrung" und „Besuch von EBN-Kursen" zeigt keinen substanziellen Einfluss auf die Anwendung von Forschungsergebnissen in der pflegerischen Praxis.

Kritiker: *Wurde die Stichprobe ausreichend beschrieben?*
Die Stichprobe der teilnehmenden Pflegepersonen wird sowohl im Fließtext als auch in einer Tabelle beschrieben. Leider liegen keine Angaben zu den beteiligten Kliniken, den dort instruierten Personen, die in die Rekrutierung involviert waren und den dort geltenden Rahmenbedingungen vor. Auch fehlen detaillierte Angaben über Art und Umfang der „EBN-Kurse". Es kann nicht ausgeschlossen werden, dass es zu einem Selektions-Bias gekommen ist, oder dass es bei abweichenden EBN-Kursinhalten zu anderen Ergebnissen gekommen wäre. Angaben zur Stichprobe, bezogen auf die einzelnen teilnehmenden Kliniken, werden nicht gemacht, die Auswertung erfolgt über die gesamte Stichprobe.

Kritiker: *War die Stichprobe ausreichend groß, um zu aussagekräftigen Ergebnissen zu kommen?*
Eine Aussage zur ausreichenden Größe der Stichprobe kann nicht gemacht werden, da keine Angaben zur Power oder zu einer geplanten Stichprobengröße vorliegen. Da dies nicht zuverlässig möglich ist, kann es möglicherweise zu Fehlern der ersten oder zweiten Art kommen.

Kritiker: *Welche Merkmale hatten die Personen, die an der Studie teilgenommen haben?*
Die Teilnehmenden waren Pflegepersonen aus zehn nicht näher beschriebenen Kliniken in Wien oder Oberösterreich mit oder explizit ohne absolvierte Fort- und Weiterbildungen zu Evidence-based Nursing (EBN). Es lagen Angaben zum Geschlecht, zur Dauer der Tätigkeit sowie zu den Tätigkeitsbereichen, dem höchsten Bildungsabschluss, besuchten Veranstaltungen zu EBN in Grundausbildung Statistik, besuchten EBN-Kursen und zum zurückliegenden Zeitraum des Besuchs vor.

Kritiker: *Für welche Personen kann eine gültige Aussage gemacht werden?*
Inwieweit die Stichprobe repräsentativ für Pflegepersonen in Österreich oder den deutschsprachigen Raum ist, kann durch fehlende Angaben zu den teilnehmenden Personen und Kliniken nicht zuverlässig gesagt werden. Dennoch zeigen die Ergebnisse einen Trend für Kliniken in Österreich auf.

Kritiker: *Wurden die wichtigsten Ergebnisse adäquat und nachvollziehbar beschrieben?*
Die wichtigsten Ergebnisse zur Überprüfung beider Hypothesen werden adäquat und nachvollziehbar beschrieben. Die wichtigsten Kennzahlen zur Ergebnisinterpretation werden sowohl im Fließtext als auch in Tabellen zu den Modellen 1 und 2 sowie in einer Abbildung zum Modell 3 dargelegt.

Diskussion
Detektiv und Buchhalter: *Wurden die Ergebnisse auf der Grundlage der Fragestellung interpretiert? Wie sind die gefundenen Ergebnisse vor dem Hintergrund des bisherigen Standes der Wissenschaft diskutiert worden?*

Die Ergebnisse werden in Hinblick auf die Zielsetzung und die Hypothesen interpretiert. Zudem wurde die mögliche Einflussnahme durch Geschlecht und Berufserfahrung überprüft. Die Ergebnisse werden ausgiebig auf der Grundlage aktueller nationaler und internationaler Literatur diskutiert. Mögliche Ursachen und Hinweise für die Aufbereitung und die Verankerung der Bereitstellung von Forschungswissen werden in Betracht gezogen.

Detektiv und Buchhalter: *Welche Einschränkungen der Studie, Stärken und Schwächen/Limitationen wurden genannt und diskutiert?*
Die Autorinnen und Autoren weisen auf Limitationen der Studie hin, die bei der Interpretation und Übertragbarkeit der Ergebnisse berücksichtigt werden sollten:

- Eine zentrale Limitation ist die unklare Rekrutierung und die möglicherweise Quasi-Vollerhebung eines EBN-Kurses. Dadurch kann nicht gewährleistet werden, dass die Teilnehmenden über keine EBN-Kenntnisse verfügten, wie ursprünglich intendiert.
- Die Studie kann unterpowert sein.
- Die Rücklaufquoten der teilnehmenden Kliniken schwankten zwischen 47 % und 95 % und verzerren dadurch möglicherweise die Ergebnisse.
- Sozial erwünschtes Antwortverhalten der Pflegepersonen kann nicht ausgeschlossen werden, dadurch kann es zu verzerrenden Aussagen gekommen sein.
- Trotz geringer Korrelation ($r \leq 0{,}50$) kann eine Multikollinearität (starker Zusammenhang zweier oder mehrerer Variablen) nicht völlig ausgeschlossen werden.

Kritiker: *Bezieht sich die Diskussion auf die Forschungsfrage und die Ergebnisse?*
Die Diskussion greift die formulierte Zielsetzung und die Hypothesen auf. Die Zusammenhänge zwischen persönlicher Einstellung Pflegender zur Forschungsanwendung, Verfügbarkeit von Forschungsergebnissen und institutioneller Unterstützung und deren Einflüsse auf die tatsächliche Anwendung von Forschung werden durchgehend fokussiert. Die gegenwärtige und frühere Integrierung von EBN in die Ausbildungsinhalte in Österreich werden betrachtet. Mögliche Beeinträchtigungen durch fehlende (finanzielle) Ressourcen werden angesprochen und die Verantwortung der Unternehmen angemahnt, aufbereitete Forschungsergebnisse zur Verfügung zu stellen. Herausgestellt wird, dass die persönliche Einstellung der Pflegeperson für die evidenzbasierte pflegerische Versorgungspraxis zentral ist.

Kritiker: *Sind alternative Ergebnisinterpretationen denkbar?*
Die vorliegenden und beschriebenen Daten werden ausführlich dargestellt und interpretiert, die Ergebnisse werden zudem im nationalen und internationalen literaturbasierten Wissensfundus diskutiert. Die Ergebnisinterpretation ist schlüssig und lässt vor diesem Hintergrund keine abweichende Interpretation zu.

Kritiker: *Wurden irrtümlich kausale Zusammenhänge/Unterschiede geschlussfolgert?*
Es werden keine irrtümlichen kausalen Schlussfolgerungen getroffen. Die Autorinnen und Autoren bieten aufgrund von Regressions- bzw. Pfadmodellen Erklärungsansätze für Zusammenhänge, die vor dem Hintergrund des bestehenden Wissens eingeordnet werden. Mögliche Limitationen und Einflussnahmen werden dargestellt, mögliche Verzerrungen und Wissenserweiterungen angesprochen.

Kritiker: *Beziehen sich die Limitationen auf die Forschungsmethodik und sind diese vollständig?*
Die Limitationen beziehen sich auf die Methodik, so werden die möglicherweise unzureichende Power der Studie und die unklare Fort- bzw. Ausbildungssituation der rekrutierten Pflegepersonen diskutiert. Allerdings werden die fehlenden Beschreibungen (z.B. Ausstattung und Rahmenbedingungen) der teilnehmenden Kliniken und dadurch möglicherweise entstehende Verzerrungen nicht betrachtet.

Kritiker: *Sind die Limitationen in die Schlussfolgerung eingeflossen und können Sie diese nachvollziehen?*
Die Limitationen sind in die Schlussfolgerung eingegangen. Die Autorinnen und Autoren merken an, dass ihre Schlussfolgerungen eingeschränkte Aussagen zur Einordnung von Barrieren der Nutzung von Forschungswissen in die pflegerische Praxis zulassen. Diese Ausführungen sind gut nachvollziehbar.

Übertragbarkeit/Verallgemeinerung
Detektiv und Buchhalter: *Welche Empfehlungen für Forschung und Praxis haben die Autoren genannt?*
Die Autorinnen und Autoren empfehlen, dass Gesundheitsorganisationen nun gefordert sind, dem gesetzlichen Auftrag nachzukommen und Forschungsanwendung zu ermöglichen:

- Pflegepersonen benötigen uneingeschränkten Zugang zu vorhandenem Forschungswissen.
- Ressourcen zur nutzerfreundlichen Aufbereitung müssen bereitstehen.
- Adäquate und strukturierte Begleitung von Praxisumsetzung ist erforderlich.
- Schaffung einer positiven forschungsfreundlichen Haltung durch Fort- und Weiterbildungen.

Kritiker: *Können Sie die Empfehlungen nachvollziehen? In welche pflegerischen Situationen und auf welche Gruppen übertragen Sie die Ergebnisse (Pflegepraxis, -pädagogik, -management)?*
Die Ergebnisse können nachvollzogen werden, sie beziehen sich auf die eingangs formulierte Zielsetzung und die aufgestellten Hypothesen. Die Aussagekraft der Studie wird von den Autorinnen und Autoren als ausbaufähig beschrieben, sie merken an, dass weiterführende statistische Analysen ein erweitertes Verständnis der Ergebnisse mit sich brächten. Eine qualitative Untersuchung mit leitfadengestützten Interviews zur Stützung der Ergebnisse der vorliegenden Korrelationsstudie wurde bereits durchgeführt. Die Ergebnisse haben Bedeutung sowohl für die Versorgungspraxis, in der das Forschungswissen angewendet wird, als auch für die Pflegepädagogik, die solches Wissen vermittelt, sowie für das Pflegemanagement, das die Rahmenbedingungen schafft. Auch wenn die Ergebnisse der vorliegenden Studie erste Trends beschreiben und die Übertragbarkeit begrenzt ist, liefert sie für Österreich einen wichtigen Erklärungsansatz zur Nutzung von evidenzbasiertem Wissen in der pflegerischen Versorgungpraxis.

15.2 Beispiel eines quasi-experimentellen Designs

Katrin Balzer

Leseanleitung
Lesen Sie bitte zunächst die im Anhang abgedruckte Studie durch. Lesen Sie den sich daran anschließenden Kommentar erst später!

Beachten Sie folgende Aspekte:

1. Versuchen Sie zunächst selbst, die Studie anhand der in Kapitel 13 vorgestellten Checklisten zu analysieren und zu bewerten. Bitte beachten Sie dabei, dass die Planung experimenteller und quasi-experimenteller Studien sehr anspruchsvoll ist und denken Sie an die ersten drei Regeln aus Kapitel 13.3.
2. Vergleichen Sie dann Ihre Ergebnisse mit denen von Katrin Balzer.

Bewertung des Artikels
Berlepsch-Schreiner, H., Jeitziner, M.M., Jähnke, A. & Bischofberger, I. (2012). Mikroschulungsprogramm für stillende Wöchnerinnen. Pilotstudie zur Auswirkung der Schulungen auf schmerzende und wunde Mamillen. *Pflege, 25*(5), 343–351.

Problematik
Detektiv und Buchhalter: *Welches Problem soll mit der Forschung bearbeitet werden?*
Gegenstand der Studie ist die pflegerische Anleitung von Wöchnerinnen in der korrekten

Durchführung des Stillvorgangs. Eine von den Autorinnen vorgenommene Auswertung lokaler Klinikdaten legt nahe, dass etwa jede zweite Wöchnerin Wunden im Bereich der Mamillen entwickelt. Die Autorinnen vermuten, dass Schmerzen und Läsionen der Mamillen ein wesentlicher Grund für Frauen sind, sich gegen das Stillen zu entscheiden, selbst wenn sie dem Stillen grundsätzlich befürwortend gegenüberstehen. Sie sehen gerade Pflegende in der Position, Wöchnerinnen beim Erlernen angemessener Stilltechniken zu unterstützen. Bisherige Schulungskonzepte haben nach Darlegung der Autorinnen nicht den erwarteten Nutzen erbracht. Die Autorinnen haben daher ein strukturiertes Programm für pflegerische Mikroschulungen zu dem Thema entwickelt, das in dieser Studie evaluiert wurde.

Kritiker: *Ist die Problematik relevant?*
Die Argumentationslogik ist theoretisch plausibel. Offen bleibt jedoch die klinisch-epidemiologische Bedeutung der beschriebenen Mamillenprobleme. Es werden keine Daten zu Dauer und natürlichem Verlauf einmal aufgetretener Läsionen der Mamillen berichtet, ebenso beruhen Aussagen über das Risiko von Komplikationen, wie z. B. Infektionen, und des Stillabbruchs allein auf theoretischen, allgemeinen Erwägungen der Autorinnen. Die klinische Relevanz der von den Autorinnen entwickelten und evaluierten Mikroschulung lässt sich daher nicht abschließend beurteilen.

Forschungsfrage

Detektiv und Buchhalter: *Wie lautet die Forschungsfrage?*
In der Studie wurde untersucht, welche Effekte das neu entwickelte Programm für pflegerische Mikroschulungen von Wöchnerinnen zur Durchführung des Stillens im Vergleich zur herkömmlichen Anleitungspraxis auf das Auftreten von Schmerzen und Läsionen im Bereich der Mamillen hat.

Kritiker: *Wurde die Forschungsfrage klar formuliert?*
Die Forschungsfrage ist präzise formuliert.

Design

Detektiv und Buchhalter: *Welches Design wurde zur Beantwortung der Forschungsfrage gewählt? Was war die Intervention? Wurde diese standardisiert durchgeführt? Welche Hypothesen wurden formuliert? Welche Art der Kontrolle wurde genutzt? Welche Art der Randomisierung wurde durchgeführt? Welche Arten der Verblindung wurden vorgenommen?*
Die Studie wurde mittels eines kontrollierten Designs in zwei baulich unabhängigen und nach Angabe der Autorinnen ansonsten vergleichbaren Wöchnerinnenstationen eines Schweizer Universitätsklinikums durchgeführt. Die Zuteilung der Interventionen erfolgte auf Stationsebene: In einer Station wurden die Mikroschulungen durch entsprechendes Training der Pflegenden implementiert (Interventionsgruppe), in der anderen Station wurde die herkömmliche Anleitungspraxis fortgeführt (Kontrollgruppe). Diese übliche Anleitung war hinsichtlich Zeitpunkt, Inhalt und Umfang nicht festgelegt, sodass es nach Angaben der Autorinnen eher dem Zufall überlassen war, ob, wann und wie die Wöchnerinnen zum Stillen angeleitet wurden. Mit welcher Methodik bzw. nach welchen Kriterien entschieden wurde, welche der beiden Stationen zur Interventions- bzw. Kontrollgruppe wurde, wird nicht näher beschrieben. Die Autorinnen bezeichnen das Forschungsdesign als „Quasiexperiment", was darauf schließen lässt, dass die Zuteilung nicht zufallsgestützt (d. h. nicht randomisiert) erfolgte. Ebenfalls nicht näher ausgeführt wird, nach welchen Kriterien die Zuweisung der Wöchnerinnen zu einer der beiden Stationen erfolgte. Zudem fehlen Informationen darüber, zu welchem Zeitpunkt, durch welche Personen und mit welchen Methoden potenziell für die Studienteilnahme geeignete Frauen identifiziert und über die Studie informiert wurden. Es findet sich lediglich der Hinweis, dass die Zuteilung

der Teilnehmenden zur Interventions- bzw. Kontrollgruppe „mittels gezielter Stichprobenbildung direkt nach der Geburt" erfolgte.

Kritiker: *Ist dieses Design passend? Wenn nein, wie haben die Autorinnen die Wahl des Designs begründet? Ist die Intervention das einzige Merkmal, das die Stichproben unterscheidet? Ist das Zielkriterium nur durch die Intervention zu beeinflussen? Wurden Randomisierung und Verblindung angemessen durchgeführt?*
Die Anwendung eines kontrollierten Designs mittels paralleler Interventions- und Kontrollgruppe ist der Fragestellung angemessen. Des Weiteren ist es plausibel und angemessen, dass die Zuteilung der Intervention auf Stationsebene erfolgte. Wären stattdessen die Wöchnerinnen ein und derselben Station zeitgleich der Interventions- oder der Kontrollgruppe zugeteilt worden, hätte es sich kaum realisieren lassen, dass nur die Wöchnerinnen der Interventionsgruppe Mikroschulungen erhalten; auch die Wöchnerinnen der Kontrollgruppe hätten sehr wahrscheinlich punktuell eine Mikroschulung erhalten. Dies hätte es deutlich erschwert, einen Effekt nachzuweisen.

Allerdings bleibt in der vorliegenden Studie aus anderen Gründen ein hohes Risiko verzerrender Einflüsse bestehen: Zum einen umfasste die Interventions- bzw. die Kontrollgruppe jeweils nur eine Station und es fehlen Angaben dazu, wie vergleichbar diese beiden Stationen tatsächlich waren, z. B. hinsichtlich der Bettenzahl, der Personalausstattung, der Patientinnenstruktur und der Versorgungsprozesse. Zum anderen ist wegen der fehlenden Angaben zur Stichprobengewinnung unklar, inwieweit geeignete Mutter-Säugling-Paare in beiden Stationen die gleiche Chance hatten, an der Studie teilzunehmen. Zwar legen angegebene Basischarakteristika (z. B. soziodemografische Daten, Anzahl früherer Schwangerschaften und Entbindungen, Zustand des Säuglings) nahe, dass sich die beiden Gruppen zu Beginn der Beobachtungen und Interventionen kaum voneinander unterschieden, jedoch werden diese Daten nicht vollständig genannt und bilden generell nur einen begrenzten Ausschnitt potenziell relevanter Einflussfaktoren („Störvariablen") ab. Insgesamt schränken diese Schwächen der methodischen Qualität und der Berichterstattung die Validität der Studienergebnisse deutlich ein.

Literaturanalyse
Detektiv und Buchhalter: *Welche Literatur wurde genutzt (Alter, Relevanz)? Wie wurde die Literatur gesucht?*
Die Autorinnen greifen für ihre Argumentationsführung in der Einleitung und der Diskussion vorrangig auf Einzelstudien sowie Sekundär- oder Tertiärliteratur (Positionspapiere der WHO, Fach- und Handbücher) zurück. In theoretischer Hinsicht beziehen sie sich auf Grundlagenliteratur zur konstruktivistischen Pädagogik und zur pflegerischen Patientenberatung; inwieweit diese Literatur valide Belege für die Angemessenheit und Effektivität der dort empfohlenen Methoden für die Patientenschulung enthält, geht aus den Angaben der Autorinnen nicht hervor. Auffällig ist, dass keine systematischen Übersichtsarbeiten herangezogen wurden, etwa zu den Fragen, welche Faktoren die Entscheidung von Frauen für oder gegen das Stillen maßgeblich beeinflussen und welche Maßnahmen geeignet sind, die Stillmotivation zu fördern und aufrechtzuerhalten sowie mit dem Stillen assoziierte körperliche Beschwerden und Gesundheitsprobleme zu vermeiden. Eine Recherchestrategie wird nicht genannt. Die zitierte Literatur stammt überwiegend aus dem Zeitraum 2000 bis 2009.

Kritiker: *Wurde der aktuelle und vollständige Stand der Pflegewissenschaft dargestellt?*
Sowohl quantitativ als auch qualitativ wurde der zum Zeitpunkt der Manuskripteinreichung bekannte Forschungsstand zum Thema nur teilweise berücksichtigt. Dies betrifft unter anderem zentrale Annahmen wie die, dass Stillen relevante gesundheitliche Vorteile für das Kind mit sich bringt, dass Probleme im Bereich der

Mamillen (oder die Sorge vor diesen Problemen) eine häufige Stillbarriere darstellen oder dass bisher entwickelte Schulungskonzepte nicht die erwarteten Effekte hatten. Für keines dieser Argumente wurden zum Zeitpunkt der Einreichung des Artikels verfügbare systematische Übersichtsarbeiten berücksichtigt. Obwohl diese Übersichtsarbeiten den Begründungsrahmen der Autorinnen überwiegend gestützt hätten, besteht durch die Nichtberücksichtigung aktueller Forschungsliteratur generell die Gefahr, dass die untersuchte Fragestellung nicht relevant ist und/oder die neu entwickelte Intervention nicht wie angenommen wirken kann. Mit Blick auf den angenommenen Wirkungsmechanismus bleibt beispielsweise unklar, warum die Schulungsinhalte und -methodik so gewählt wurden, wie beschrieben, und nicht anders.

Stichprobe

Detektiv und Buchhalter: *Welche Art Stichprobe wurde gezogen? Wurden Ein- und Ausschlusskriterien genannt? Wie wurden die Teilnehmer rekrutiert? Wie wurde die Größe der Stichprobe bestimmt?*

Die Untersuchungspopulation bestand aus Mutter-Kind-Paaren, die anhand definierter Ein- und Ausschlusskriterien in die Studie aufgenommen wurden. Die Kriterien bezogen sich sowohl auf die Wöchnerinnen als auch auf die Neugeborenen. Es wurden ausschließlich erwachsene Wöchnerinnen eingeschlossen, die mittels Spontan-, Vakuum- oder komplikationsloser Kaiserschnittgeburt von einem gesunden Kind entbunden worden waren und einen expliziten Stillwunsch hatten. Insgesamt wurden jeweils 100 Mutter-Kind-Paare in die Interventions- bzw. Kontrollgruppe aufgenommen. Der erforderliche Stichprobenumfang wurde von den Autorinnen vorab geplant. Diese Fallzahlplanung stützte sich auf Annahmen zur Größe und Standardabweichung des erwarteten Unterschieds zwischen den Studiengruppen sowie zum Risiko von Fehlschlüssen aufgrund zufallsbedingter Unterschiede (Alpha- und Beta-Fehler). Darüber hinaus wurde einkalkuliert, dass knapp 10 % pro Gruppe ggf. vor dem letzten Beobachtungszeitpunkt aus der Studie ausscheiden.

Kritiker: *Wurde die zur Beantwortung der Forschungsfrage geeignete Stichprobe (Art und Größe) gewählt?*

Die Beschränkung auf Wöchnerinnen mit komplikationslosem Geburtsverlauf und gesunden Neugeborenen ist für die erstmalige Überprüfung der Wirksamkeit der neu entwickelten Schulung (*proof of concept*) angemessen. Die Entscheidung, ausschließlich Wöchnerinnen mit selbst geäußertem Stillwunsch einzubeziehen, lässt sich teilweise kritisch sehen: Zum einen ist nicht klar, wie dieses Kriterium definiert war und erhoben wurde, zum anderen schränkt es die Übertragbarkeit der Ergebnisse ein. Zwar war es nicht das direkte Ziel der Schulung, Wöchnerinnen zum Stillen zu motivieren, aber in der Praxis wird eine scharfe Trennung zwischen Frauen mit und ohne Stillwunsch nicht immer möglich sein. Es ist nicht ersichtlich, warum die Inhalte der hier evaluierten Schulung nicht auch für Wöchnerinnen relevant sein können, die dem Stillen ambivalent gegenüberstehen, das heißt zum Stillen bereit sind, aber eine eher geringe Abbruchschwelle haben.

Inwieweit der Stichprobenumfang angemessen war, lässt sich nicht eindeutig bewerten, da die Stichprobenkalkulation weder vollständig noch ausreichend nachvollziehbar angegeben wurde. So ist beispielsweise unklar, auf welche Zielgröße (Schmerz oder Wunden) und welche statistischen Maße und Tests sich die genannten Annahmen beziehen. Die Studienergebnisse enthalten sowohl Gruppenvergleiche hinsichtlich des Risikos des Neuauftretens (Inzidenz) von Schmerzen oder Wunden im Mamillenbereich als auch Mittelwertvergleiche. Aufgrund statistischer Gesetzmäßigkeiten sind für den Nachweis signifikanter Mittelwertunterschiede jedoch sehr viel kleinere Stichprobenumfänge erforderlich als für den Nachweis einer deutlichen Reduktion der Inzidenz. Daher kann nicht ausgeschlossen werden, dass der geplante Stichprobenumfang zu gering war für eine statistisch sichere Testung des Effekts der neu entwickelten Mikroschulung.

Methoden zur Datenerhebung

Detektiv und Buchhalter: *Welche Methoden zur Datenerhebung wurden eingesetzt? Welche Variablen wurden erhoben und wie wurden sie erhoben?*
Zielgrößen der Untersuchung waren Schmerzen der Mamillen sowie Wunden im Bereich der Mamillen. Die Schmerzen wurden mittels einer visuellen Analogskala (VAS) beim Ansetzen des Kindes erfasst. Für die Erfassung von Hautläsionen im Bereich der Mamillen entwickelten die Autorinnen in Ermangelung eines geeigneten Instrumentars ein Beobachtungs- und Wundklassifikationsschema, den „Nipple Wound Score“ (NWS). Mit diesem Instrument werden fünf Stadien der Hautveränderungen von „Vollkommen intakte Haut“ bis „Ulkus“ unterschieden. Vor Beginn der Studie wurde der NWS auf inhaltliche Validität und Interrater-Reliabilität getestet. Die genannten Ergebnisse signalisieren, dass der NWS ausreichend inhaltsvalide und reliable Daten zum Hautzustand der Mamillen produziert. Die Daten zu den beiden Zielgrößen wurden von den Pflegenden der jeweiligen Station erhoben. Diese waren zuvor in der Handhabung der Instrumente und zum Ablauf der Datenerhebung geschult worden. Die Datenerhebung erfolgte in der Interventionsgruppe in den ersten 24 Stunden nach Interventionsbeginn (d.h. vom ersten Stillversuch an) bei jedem Stillversuch, danach bis zum vierten Tag einmal täglich. Für die Kontrollgruppe wird angegeben, dass die Datenerhebung vom ersten bis zum vierten Tag einmal täglich durchgeführt wurde, ohne nähere Angaben dazu, welches Patienten- oder Studienereignis als Index-Tag, das heißt als Start des Beobachtungszeitraums diente.

Ergänzend zu den Daten der klinischen Zielgrößen wurden in der Interventionsgruppe mittels eines selbst entwickelten standardisierten Fragebogens Informationen zur Zufriedenheit der Wöchnerinnen mit dem Mikroschulungsprogramm erhoben. Außerdem wurden die Pflegenden der Interventionsgruppe zu ihren Erfahrungen bei der Mikroschulung befragt.

In beiden Studiengruppen wurden darüber hinaus Baseline-Daten zu soziodemografischen und gesundheitsbezogenen Merkmalen der Wöchnerinnen und ihrer Neugeborenen gesammelt. Diese Informationen wurden aus der elektronischen Patientenakte extrahiert.

Kritiker: *Wurden die Methoden zur Datenerhebung adäquat gewählt? Hätte es bessere Möglichkeiten der Datenerhebung gegeben? Wurden die Methoden angemessen beschrieben? Sind die verwendeten Messinstrumente von ausreichender Qualität?*
Für die Beurteilung der Angemessenheit der Datenerhebung bezüglich der Zielgrößen sind drei Aspekte relevant:

- das Risiko von Verzerrungen (Bias)
- das Risiko statistischer Unsicherheiten durch unzureichende Reliabilität der Daten
- die klinische Relevanz der Zielgrößen. Bezogen auf alle drei Aspekte der Angemessenheit der Datenerhebung weist die Studie Stärken und Limitationen auf.

Hinsichtlich des Bias-Risikos ist zu konstatieren, dass für die Erhebung beider Zielgrößen Instrumente genutzt wurden, deren Validität zuvor untersucht worden war (NWS) bzw. als allgemein anerkannt (VAS) galt. Allerdings ist dennoch von einem hohen Bias-Risiko auszugehen, da die Datenerhebung für beide Zielgrößen nicht verblindet geschah. In der Interventionsgruppe erfolgte sie durch die gleichen Pflegenden, welche die Mikroschulungen durchführten, und zudem in Verbindung mit der Anleitung der Wöchnerinnen. Darüber hinaus ist anzunehmen, dass die Wöchnerinnen sich ihrer Gruppenzuordnung bewusst waren. Eingeschränkt wird die Validität der Daten zudem dadurch, dass die Datenerhebung in der Interventionsgruppe zunächst engmaschiger erfolgte als in der Kontrollgruppe. Abgesehen davon ist unklar, inwieweit der Beobachtungszeitraum in beiden Gruppen völlig äquivalent war. Ferner ist zu berücksichtigen, dass vorab ausschließlich die Inhaltsvalidität des NWS geprüft wurde, es fehlen Erkenntnisse zur diagnostischen Genauigkeit dieses neu entwickelten diagnostischen Instruments.

Bezogen auf die statistische Sicherheit deuten die berichteten Daten zur Interrater-Reliabilität des NWS auf eine gute Reliabilität. Allerdings beschränken sich die Befunde auf eine Stichprobe von 17 Wöchnerinnen und fünf einschätzende Pflegende; zusätzliche Kontrollen der Interrater- und der Intrarater-Reliabilität (letzteres auch Test-Retest-Reliabilität genannt, s. Kap. 8) im Studienverlauf wären wünschenswert gewesen.

Die klinische Relevanz der beiden Zielgrößen „Schmerzen" und „Wunden" im Bereich der Mamillen ist grundsätzlich als gegeben zu betrachten. Beide Zielgrößen sind jedoch wegen der hohen Abhängigkeit von subjektiven Urteilen als besonders anfällig für einen Bias durch fehlende Verblindung einzustufen (Page et al., 2016). Daher, aber auch für die Stärkung der klinischen Relevanz und den Nachweis der Sicherheit der Mikroschulung wäre es wünschenswert gewesen, wenn die Autorinnen weitere klinisch relevante und objektiv messbare Zielgrößen berücksichtigt hätten, insbesondere das Auftreten einer Mastitis. Die hierfür erforderliche längere Beobachtungsdauer hätte die Relevanz der Studienergebnisse unterstrichen. Darüber hinaus wird nicht berichtet, inwieweit systematisch Daten zum Erreichen der Studienziele, das heißt zur korrekten Durchführen des Stillens, sowie zu potenziellen ungünstigen Wirkungen, wie Belastungen oder Verunsicherungen der Wöchnerinnen durch die Schulung, erhoben wurden. Daten zur Durchführung des Stillens und zur subjektiven Sicherheit im Stillen hätten durch standardisierte Befragung und verblindete Beobachtung der Wöchnerinnen in beiden Studiengruppen erhoben werden können.

Ethik

Detektiv und Buchhalter: *Wurden Aspekte der Ethik diskutiert?*

Es wird angegeben, das Studienprotokoll sei vorab durch zwei Forschungskommissionen, darunter eine institutionsübergreifende regionale Ethikkommission, begutachtet und befürwortet worden. Des Weiteren wird berichtet, alle für die Studienteilnahme angefragten Wöchnerinnen hätten ihre schriftliche informierte Einwilligung zur Studienteilnahme gegeben.

Kritiker: *Wurden die grundlegenden Aspekte der Ethik beachtet?*

Die zweifache positive Vorabbegutachtung des Studienprotokolls spricht dafür, dass relevante ethische Aspekte angemessen berücksichtigt wurden. Dennoch wäre eine etwas ausführlichere Darstellung der Berücksichtigung forschungsethischer Anforderungen wünschenswert gewesen, etwa hinsichtlich des Umgangs mit möglicherweise auftretenden ungünstigen Effekten des neu entwickelten Schulungsprogramms oder der Frage, wie umfassend potenzielle Teilnehmerinnen vorab über erwartete Effekte und Risiken der zu evaluierenden Schulungsformate informiert wurden.

Analyse

Detektiv und Buchhalter: *Welche qualitativen und quantitativen Verfahren wurden zur Datenanalyse eingesetzt?*

Die Daten zu den Zielgrößen wurden quantitativ ausgewertet. Für die Gruppenvergleiche kamen nonparametrische Tests der schließenden Statistik (Mann-Whitney-Test, Chi-Quadrat-Test) zur Anwendung. Zusätzlich wurde für die gesamte Stichprobe mittels Korrelationsanalyse (Spearman's Rho) untersucht, inwieweit ein Zusammenhang zwischen verschiedenen soziodemografischen und klinischen Daten der Wöchnerin und dem Hautzustand der Mamillen am vierten Beobachtungstag bestand. Die Daten lagen jeweils für jede Mamille separat vor. Pro Wöchnerin und Messzeitpunkt ging jeweils die Mamille mit dem schlechteren Messergebnis ein.

Die Methodik zur Auswertung der Befragung der Wöchnerinnen und Pflegenden der Interventionsgruppe zur Wahrnehmung der Mikroschulung wird nicht näher beschrieben.

Kritiker: *Wurden die passenden Analysemethoden eingesetzt?*
Die verwendeten statistischen Parameter und Methoden der Gruppenvergleiche wurden nicht vollständig beschrieben und hätten stärker begründet werden können. Aus dem Ergebniskapitel (aber nicht aus dem Methodenkapitel) geht hervor, dass die Gruppenvergleiche zu den Zielgrößen „Schmerzen" und „Wunden" sowohl anhand von Prävalenz- und Inzidenz- als auch anhand von Mittelwerten vorgenommen wurden. Unklar bleibt, ...

- ... warum diese verschiedenen Vergleiche für ein und dieselbe Zielgröße durchgeführt wurden.
- ... wie die Prävalenz und Inzidenz von Schmerzen und Läsionen definiert waren.
- ... welcher Test für welche Art von Gruppenvergleich genutzt wurde.

Beispielsweise wird nicht berichtet, welche Angaben auf der VAS als Schmerzereignis für die Bestimmung der Prävalenz und Inzidenz von Schmerzen gezählt wurden: jeder VAS-Wert größer als 0 oder Werte oberhalb eines höheren Schwellenwerts. Darüber hinaus ist festzustellen, dass bei den Gruppenvergleichen mögliche andere Einflüsse auf das Auftreten von Schmerzen und Wunden (z. B. soziodemografische oder klinische Merkmale der Wöchnerinnen oder Neugeborenen) sowie spezifische statistische Anforderungen aufgrund der täglichen Messwiederholung unberücksichtigt blieben. Für die Bewertung der statistischen Sicherheit wäre es zudem wünschenswert gewesen, dass die Autorinnen sogenannte Konfidenzintervalle (Vertrauensintervalle, s. Kap. 11) für die ermittelten Gruppenunterschiede bestimmt hätten. Diese Werte hätten Auskunft darüber gegeben, mit was für Effekten bei einer Wiederholung der Evaluation zu rechnen wäre.

Nur begrenzt nachvollziehbar ist die Relevanz der Korrelationsanalyse: Diese trägt nicht zur Beantwortung der Fragestellung bei, da sie nicht auf den Vergleich der Mikroschulung gegenüber der herkömmlichen Schulungspraxis zielt.

Ergebnisse

Detektiv und Buchhalter: *Wie viele Patientinnen haben die Studie abgeschlossen? Was waren die Merkmale der Personen in Kontroll- und Interventionsgruppe und der Personen, die die Studie abgebrochen haben? Was sind die Ergebnisse der Studie (für jede wesentliche Variable: p-Wert, Effektgröße und Konfidenzintervall)?*

Insgesamt wurden 200 Mutter-Kind-Paare in die Studie eingeschlossen, je 100 pro Gruppe. Bezogen auf die Vergleichbarkeit der Studiengruppen verweisen die berichteten Daten darauf, dass sich die Wöchnerinnen und Neugeborenen beider Gruppen in ihren soziodemografischen und klinischen Merkmalen ähnelten. In beiden Gruppen hatten ca. 60 % der Wöchnerinnen via Spontangeburt entbunden.

Hinsichtlich der Zielgrößen „Schmerzen" und „Wunden im Mamillenbereich" werden für einzelne, aber nicht alle Messzeitpunkte signifikante Unterschiede zugunsten der Interventionsgruppe angegeben. Über alle vier -Beobachtungstage hinweg haben in der Interventionsgruppe 37 % der Wöchnerinnen mindestens einmal Schmerzen im Bereich der Mamillen angegeben, in der Kontrollgruppe waren es 41 %. Dieser Unterschied erwies sich als statistisch nicht signifikant. Bezogen auf die Zielgröße „Wunden" berichten die Autorinnen über einen signifikanten Gruppenunterschied in der Vier-Tages-Inzidenz: 42 % Frauen mit Wunden in der Interventionsgruppe versus 60 % in der Kontrollgruppe.

Nach Darstellung durch die Autorinnen wurde das Mikroschulungsprogramm von den Wöchnerinnen und Pflegenden in der Interventionsgruppe positiv aufgenommen. Als vorteilhaft und wichtig wurde von beiden Personengruppen die einheitliche Vorgehensweise aller beteiligten Pflegenden hervorgehoben. Nach subjektiver Einschätzung der Pflegenden nahmen die Mikroschulungen insgesamt nicht weniger Zeit in Anspruch als die bis dahin übliche Schulungspraxis. Ferner berichten die Autorinnen, dass die Wöchnerinnen in der Interventionsgruppe nach spätestens fünf Mikroschulungen in der Lage waren, korrekt zu stillen.

Kritiker: *Sind die Stichproben der Kontroll- und Interventionsgruppe vergleichbar? Wurden 80 % der Stichprobe ins Follow-up eingeschlossen? Wurden die wichtigsten Ergebnisse adäquat und nachvollziehbar beschrieben?*
Im CONSORT-Statement (http://www.consort-statement.org/), einer Leitlinie für die adäquate Berichterstattung kontrollierter Studien, werden die Anforderungen an die Berichterstattung von Studienergebnissen definiert. Dieser Empfehlungsrahmen liegt auch in einer speziellen Version für Studien zu nichtpharmakologischen Interventionen vor (Boutron, Moher, Altman, Schulz, Ravaud & CONSORT Group, 2008). Im Vergleich zu diesen Empfehlungen werden die Ergebnisse der hier betrachteten Studie nicht oder nicht vollständig angegeben und sind damit nur begrenzt nachvollziehbar:

- Der Artikel enthält kein Flussdiagramm, das Auskunft darüber gibt, wie viele Wöchnerinnen auf Eignung für diese Studie überprüft und zur Teilnahme eingeladen wurden, wie viele die Studienteilnahme ablehnten (mit entsprechender Angabe der Gründe), wie viele eingeschlossen und wie viele pro Messzeitpunkt beobachtet wurden. Damit bleibt unklar, wie viele Wöchnerinnen pro Messzeitpunkt in die Analyse eingingen und inwieweit sich die Teilnahmerate pro Studiengruppe unterschied.
- Der Beitrag enthält keine tabellarische Übersicht über die Verteilung der Basismerkmale in beiden Studiengruppen, es wird lediglich im Text auf einzelne Vergleichsergebnisse hingewiesen. Diese Daten lassen zwar keine systematischen Gruppenunterschiede in den soziodemografischen und klinischen Stichprobenmerkmalen vor Interventionsbeginn erkennen, jedoch bleibt unklar, inwieweit die vergleichsweise wenigen genannten Ergebnisse tatsächlich alle erhobenen Stichprobenmerkmale abdecken oder Daten zu weiteren Merkmalen erhoben, aber von der Berichterstattung ausgeklammert wurden. Gerade weil die Zuteilung der Wöchnerinnen zu den Studiengruppen nicht zufallsbasiert erfolgte, wären eine umfassende Erhebung und Berichterstattung von Basismerkmalen sehr wichtig gewesen.
- Zu den berichteten Prozentwerten für die Prävalenz bzw. Inzidenz von Schmerzen und Wunden fehlen die zugrunde liegenden absoluten Werte. Es ist unklar, wie viele Wöchnerinnen pro Messzeitpunkt an Schmerzen und/oder Wunden litten, wie viele während der gesamten Beobachtungsdauer mindestens einmal Schmerzen beim Stillen angaben und/oder mindestens eine Wunde aufwiesen und wie viele Wöchnerinnen pro Messzeitpunkt in die Analyse eingingen.
- Für die durchgeführten statistischen Tests werden lediglich p-Werte genannt. Diese bilden nur einen kleinen Teil der Testergebnisse ab und erlauben keine Rückschlüsse auf die Größe und statistische Sicherheit der Effekte der Mikroschulung. Auch ist nicht immer eindeutig, welcher statistische Test den genannten Ergebnissen zugrunde liegt.
- Für die Bewertung der klinischen Relevanz wären folgende Ergebnisse hilfreich gewesen: Anzahl der Wöchnerinnen mit mehrmaligen Schmerzangaben sowie die Verteilung der Wundschweregrade über den Beobachtungsverlauf.
- Nicht berichtet wird, inwieweit ungünstige Auswirkungen der neu entwickelten Schulung beobachtet wurden. Die Ergebnisse zur Wahrnehmung der neu entwickelten Mikroschulung durch die Wöchnerinnen und Pflegenden werden zudem nur summarisch be-

richtet, die tatsächlichen Antwortverteilungen bleiben unklar. Es werden keine Daten genannt, wie viele Schulungen pro Wöchnerin in jeder Studiengruppe durchgeführt wurden, welchen Zeitumfang die Schulungen tatsächlich in Anspruch nahmen und inwieweit die neu entwickelte Mikroschulung wie empfohlen durchgeführt wurden. Diese Prozessdaten wären für die Bewertung der Plausibilität und Übertragbarkeit der Ergebnisse sehr wichtig gewesen.

Diskussion

Detektiv und Buchhalter: *Wurden die Ergebnisse auf der Grundlage der Fragestellung interpretiert? Wie wurden die Ergebnisse vor dem Hintergrund des bisherigen Standes der Wissenschaft diskutiert? Welche Einschränkungen der Studie, Stärken und Schwächen/Limitationen, wurden genannt und diskutiert?*

Die Autorinnen werten ihre Ergebnisse als einen Hinweis dafür, dass die evaluierte Mikroschulung dazu beitragen kann, das Risiko von Schmerzen und Wunden im Mamillenbereich bei stillenden Wöchnerinnen zu reduzieren. Ihrer Einschätzung nach sind die Gültigkeit und/oder Übertragbarkeit der Ergebnisse jedoch aus mehreren Gründen eingeschränkt:

- Die Evaluation bezieht sich nur auf das Universitätsklinikum.
- Es ist nicht auszuschließen, dass die engmaschige Datenerhebung zu den Schmerzen und Wunden zusätzliche Schulungseffekte entfaltet hat. Insbesondere die im NWS abgebildeten Wunden können nach Angaben der Autorinnen die Wöchnerinnen beider Gruppen zusätzlich für die Bedeutung der richtigen Stilltechnik sensibilisiert haben.
- Die Datenerhebung erfolgte durch an der Schulung beteiligte Pflegende.
- Der Beobachtungszeitraum war auf die ersten vier Tage im Wochenbett beschränkt.

Große Teile der Diskussion beziehen sich auf die beobachteten ungleichen Effekte der Mikroschulung auf das Risiko von Schmerzen und Wunden im Mamillenbereich: eher nur geringe und im Beobachtungsverlauf schwankende Effekte auf das Schmerzrisiko, aber deutliche Reduktion des Wundrisikos. Zur Erklärung dieses inkonsistenten Ergebnisbildes greifen die Autorinnen auf eigene Ergebnisse und Befunde aus der Literatur zurück. Unter anderem betonen sie den stark subjektiven Charakter der Schmerzwahrnehmung sowie die Rolle von Vorerfahrungen bezüglich des Stillens nach früheren Entbindungen. Beide Faktoren könnten die Nachweisbarkeit günstiger Effekte auf die Schmerzen einschränken.

Kritiker: *Bezieht sich die Diskussion auf die Forschungsfrage und die Ergebnisse? Sind alternative Ergebnisinterpretationen denkbar? Beziehen sich die Limitationen auf die Forschungsmethodik und sind sie vollständig? Sind die Limitationen in die Schlussfolgerung eingeflossen und können Sie diese nachvollziehen?*

Die Effekte der Mikroschulung werden vor dem Hintergrund des Pilotcharakters der Studie und der von den Autorinnen genannten Limitationen angemessen interpretiert. Die beschriebenen Limitationen wären durch weitere zu ergänzen. Nicht beachtet wurden insbesondere Verzerrungsrisiken durch die nicht zufallsbedingte Zuordnung zu den Studiengruppen und die daraus resultierende fragliche Vergleichbarkeit der beiden Gruppen. Die statistische Sicherheit der Ergebnisse wurde ebenfalls nicht kritisch reflektiert.

Die diskutierten möglichen Gründe für die ungleichen Effekte auf das Schmerz- und das Wundrisiko sind nicht in jedem Punkt nachvollziehbar, was unter anderem an der unvollständigen Berichterstattung im Ergebniskapitel liegt. Wünschenswert wäre es gewesen, wenn die Autorinnen in diesem Zusammenhang kritisch reflektiert hätten, welche Bedeutung das beobachtete inkonsistente Ergebnisbild für die Ausgangshypothese und den theoretischen Begründungsrahmen der Studie hat.

Übertragbarkeit/Verallgemeinerung

Detektiv und Buchhalter: *Welche Empfehlungen für Forschung und Praxis haben die Autoren genannt?*

In Anbetracht der bestehenden Limitationen empfehlen die Autorinnen eine Wiederholung der Evaluation mit Beteiligung mehrerer Kliniken und einer längeren Beobachtungsdauer. Für die Praxis schlussfolgern sie, ihre Studie habe die Machbarkeit und Bedeutung eines theoretisch fundierten Schulungskonzepts für die pflegerisch fachkundige Anleitung aufgezeigt. Für eine gelingende Umsetzung des Schulungskonzepts komme es aber darauf an, dass die Pflegenden vorab ausreichend mit dem Konzept vertraut gemacht werden und es dann einheitlich umsetzen.

Kritiker: *Können Sie die Empfehlungen nachvollziehen? In welche pflegerischen Situationen und auf welche Gruppen übertragen Sie die Ergebnisse (Pflegepraxis, -pädagogik, -management)?*

Die Schlussfolgerungen für die weitere Forschung sind begründet und plausibel. Hinzuzufügen ist, dass künftige Evaluationsstudien möglichst mittels eines randomisiert-kontrollierten Studiendesigns erfolgen und die in der vorliegenden Studie bestehenden Limitationen vermeiden sollten, etwa durch Nachbeobachtungen in größeren Abständen und ergänzende Messung objektiverer Kriterien, wie etwa einer Mastitis. Auch sollten Studien zu Schulungsinterventionen die inzwischen umfangreich vorliegenden Empfehlungen zur Evaluation komplexer Interventionen (Craig et al., 2008; Moore et al., 2015) berücksichtigen. Für die Praxis ist zu betonen, dass die vorliegenden Ergebnisse unter dem Vorbehalt von Resultaten künftiger Evaluationsstudien stehen. Eine Anwendung des evaluierten Schulungskonzepts in der Praxis sollte daher nur mit begleitender Evaluation erfolgen.

15.3 Beispiel eines systematischen Reviews

Sascha Köpke

Leseanleitung

Lesen Sie bitte zunächst die im Anhang abgedruckte Studie durch. Lesen Sie den sich daran anschließenden Kommentar erst später!

Beachten Sie folgende Aspekte:

1. Versuchen Sie zunächst selbst, die Studie anhand der in Kapitel 13 vorgestellten Checklisten zu analysieren und zu bewerten.
2. Vergleichen Sie dann Ihre Ergebnisse mit denen von Sascha Köpke.

Bewertung des Artikels

Kohler, M., Mayer, H., Battocletti, M., Kesselring, J. & Saxer, S. (2016). Wirksamkeit von nichtmedikamentösen Interventionen zur Förderung der Urinkontinenz bei Menschen nach einem zerebro-vaskulären Insult: Eine systematische Literaturübersicht. *Pflege, 29*(5), 235–245.

Problematik

Detektiv und Buchhalter: *Welches Problem soll mit der Forschung bearbeitet werden?*

Die Autorinnen und Autoren nehmen sich der Förderung der Harnkontinenz von Menschen mit Schlaganfall bzw. zerebrovaskulärem Insult (wie sie es nennen) an. In der akut-stationären Pflege sind Menschen mit Schlaganfall eine wichtige Gruppe, sowohl hinsichtlich ihrer Anzahl als auch des Ausmaßes der Pflegebedürftigkeit. Wie die Autorinnen und Autoren ausführlich darstellen, sind diese Menschen häufig harninkontinent und die Inkontinenz wird im Rahmen der stationären Versorgung oft nur unzureichend angegangen; etablierte Konzepte fehlen. Ein großer Teil der Betroffenen erhält daher während der Akutbehandlung keine kontinenzfördernden Maßnahmen, so dass viele mit bestehender Inkontinenzproblematik entlassen werden. Die Autorinnen und Autoren beabsichtigen hierzu Studien zu nichtpharmakologischen Maßnahmen zu identifizieren, um

Aussagen über deren (potenzielle) Wirksamkeit zu erhalten.

Kritiker: *Ist die Problematik relevant?*
Prinzipielle Relevanz: Es besteht, auch angesichts fehlender aktueller Übersichtsarbeiten, offensichtlich Bedarf an der Zusammenfassung der bestehenden Forschung zu diesem Thema.

Relevanz für Pflegende: Die Bedeutung für Pflegende wird zwar erwähnt, die Begründung bleibt aber recht unscharf, sodass unklar bleibt, worin genau die „große Herausforderung" für Pflegende besteht. Die dargestellte Komplexität und die multifaktoriellen Ursachen sind sicher nur Teilaspekte angesichts der Bedeutung einer Inkontinenz für praktisch alle Lebensaktivitäten der Betroffenen, was den bereits durch den Schlaganfall bedingten hohen Pflegebedarf noch vergrößert. Insofern ist die pflegerische Relevanz unbestritten.

Forschungsfrage
Detektiv und Buchhalter: *Wie lautet die Forschungsfrage?*
Die Forschungsfrage („Welche nichtpharmakologischen Interventionen wirken bei der Behandlung einer Urininkontinenz bei erwachsenen Menschen nach einem zerebrovaskulären Insult kontinenzfördernd?") findet sich im Abstract und wird unter der Überschrift „Fragestellung" zwischen Einleitung und Methodenteil noch einmal wortgleich wiederholt.

Kritiker: *Wurde die Forschungsfrage klar formuliert?*
Genau zwischen Einleitung und Methodenteil sollte die Fragestellung stehen, da sie einerseits die Hintergrundinformationen aufgreift und in einer Fragestellung zusammenfasst und sich andererseits das methodische Vorgehen aus der Fragestellung ergibt. Bei der Frage nach der Wirksamkeit einer Intervention bietet sich das PICO-Schema an, ggf. ergänzt durch weitere Informationen, etwa zum Setting und Studiendesign (PICOSD). Demnach wird die Forschungsfrage zwar klar formuliert, weil sie alle vier PICO-Elemente enthält, hätte jedoch noch weiter ausgeführt werden können, um z. B. darzustellen, dass nicht nur randomisiert-kontrollierte Studien (RCT) und Studien im Akutkrankenhaus eingeschlossen werden sollten. Für kontrollierte Studien hätte die Art der möglichen Kontrollinterventionen verdeutlicht werden können.

Design
Detektiv und Buchhalter: *Welches Design wurde zur Beantwortung der Forschungsfrage gewählt?*
Es wurde eine „systematische Literaturübersicht" (häufig auch systematische Übersichtsarbeit bzw. systematischer Review genannt) durchgeführt, ein Verfahren der Sekundärforschung.

Kritiker: *Ist dieses Design passend? Wenn nein, wie haben die Autorinnen und Autoren die Wahl des Designs begründet?*
Das gewählte Verfahren ist, sofern keine eigene klinische Studie durchgeführt wird, sicher das angemessene Studiendesign. Möglich wäre darüber hinaus die Zusammenfassung der Ergebnisse im Rahmen einer Meta-Analyse gewesen. Warum diese Möglichkeit nicht erwogen wurde und ob von vornherein geplant war, darauf zu verzichten, wird nicht dargestellt. Eine Besonderheit dieser Übersichtsarbeit ist, dass nicht nur kontrollierte Studien eingeschlossen wurden, was die Autorinnen und Autoren mit der Komplexität der in Frage kommenden Interventionen begründen. Ein solches Vorgehen ist angesichts der überschaubaren Anzahl verfügbarer Studien sicher begründbar, erhöht jedoch die bereits vorhandene Heterogenität der Ergebnisse und birgt somit die Gefahr, Äpfel mit Birnen zu vergleichen.

Heutzutage ist es gängige Praxis und international gefordert, Studienprotokolle von systematischen Übersichtsarbeiten zu publizieren, damit nachvollziehbar ist, ob das dargestellte Vorgehen prädefiniert war oder im Verlauf Änderungen vorgenommen wurden. Das derzeit bekannteste Register für Protokolle systematischer Übersichtarbeiten ist sicher PROSPERO (https://www.crd.york.ac.uk/PROSPERO). Hierzu gibt es, ebenso wie zur Finanzierung des Vorhabens, keine Angaben, obwohl diese im PRISMA-Statement, einer international konsentierten Leitlinie zur Berichterstattung von systematischen Übersichtsarbeiten, gefordert werden.

Stichprobe

Detektiv und Buchhalter: *Wurden Ein- und Ausschlusskriterien zur Auswahl der Studien genannt?*

Ein- und Ausschlusskriterien werden explizit genannt. Der Forschungsfrage folgend, wurden Studien in englischer oder deutscher Sprache eingeschlossen, bei denen erwachsene Personen nach einem Schlaganfall mit Harninkontinenz mit nichtpharmakologischen Interventionen behandelt wurden. Als Ergebnisparameter („Outcome") musste Harninkontinenz gemessen worden sein, egal mit welcher Messmethode. Diese Arbeit schließt an eine ältere systematische Übersichtsarbeit der Cochrane Library („Cochrane Review") an, die nur Studien bis 2007 eingeschlossen hatte. Es wurde daher hier nur nach Studien gesucht, die danach, also nach März 2007, publiziert wurden bzw. nicht in dem Cochrane Review enthalten waren. Ausgeschlossen waren Studien zu Stuhlinkontinenz, Katheterisierung oder mit dem Ziel der Vermeidung von Harnwegsinfektionen.

Kritiker: *Wurde die Literaturrecherche nachvollziehbar beschrieben? Ist die Auswahl der Studien nachvollziehbar und objektiv?*

Die Suchstrategien für die vier durchsuchten Datenbanken wird transparent in **Tabelle 1** beschrieben. Darüber hinaus wurden die Referenzlisten eingeschlossener Studien auf relevante weitere Studien durchsucht. Die sechs eingeschlossenen Studien passen zu den genannten Kriterien. Die Auswahl der Studien folgte einem standardisierten Vorgehen, bei dem zwei Autorinnen und Autoren unabhängig voneinander die Suche, Auswahl und Datenextraktion durchführten und bei Bedarf eine dritte Person hinzugezogen wurde. Der Verlauf der Auswahl und der Bewertung wird im Rahmen eines Flussdiagramms (**Abb. 1**) nachvollziehbar dargestellt.

Trotz des prinzipiell geeigneten Verfahrens ergeben sich einige Fragen. So sprechen die gewählte Strategie und die Anzahl der Treffer (z. B. in der größten Datenbank PubMed lediglich elf Treffer) für eine sehr spezifische Suche. Es besteht also angesichts der gewählten Suchbegriffe die Gefahr, dass relevante Studien übersehen wurden. Darüber hinaus hätte sicher überprüft werden können, von welchen Studien die in dieser Arbeit, aber auch die in dem erwähnten Cochrane Review eingeschlossenen Studien zitiert wurden und ob diese sich zum Einschluss eignen (sog. „Snowballing").

Methoden zur Datenerhebung

Detektiv und Buchhalter: *Welche Daten wurden aus den Studien extrahiert?*

Es wird nur für die Qualitätsbewertung explizit dargestellt, welche Daten extrahiert wurden. Allerdings lässt sich aus der ausführlichen Darstellung der einzelnen Studien in **Tabelle 3** ableiten, dass darüber hinaus Daten zum Studiendesign und -ziel, zur Fragestellung sowie zu Setting und Stichprobe, Datenerhebung und -analyse, Intervention und Kontrollintervention sowie zu den Studienergebnissen erhoben wurden.

Kritiker: *Wurden die extrahierten Daten adäquat und objektiv gesammelt?*

Das Vorgehen erscheint angesichts der oben beschriebenen Datenextraktion durch zwei unabhängige Autorinnen und Autoren angemessen.

Analyse

Detektiv und Buchhalter: *Anhand welcher Verfahren wurde die Methodik der eingeschlossenen Studien beschrieben und beurteilt?*

Für die Qualitätsbewertung der aktuellen Arbeit werden bewährte Instrumente verwendet: das „FIT Nursing Care Methodenpapier" für

RCT und das „MINORS-Instrument" für nichtrandomisierte bzw. nichtkontrollierte Studien. Die MINORS-Kategorien und deren Bewertung werden in **Tabelle 2** dargestellt.

***Kritiker:** Passt das Verfahren zum Design der eingeschlossenen Studien? Wurden die Studien nachvollziehbar beschrieben, z. B. tabellarisch?*
Die kritische Beurteilung eingeschlossener Studien ist ein zentrales Merkmal systematischer Übersichtsarbeiten. Sie dient dazu, die Aussagekraft der einzelnen Studien zu beurteilen und soll verhindern, dass methodisch hochwertige Studien mit methodisch schwächeren Studien in einen Topf geworfen werden, was zu einer Verzerrung der Ergebnisse führen könnte. So werden Effekte in methodisch schwächeren Studien häufig deutlich überschätzt.

Die Qualitätsbewertung berücksichtigt in angemessener Weise die unterschiedlichen Studiendesigns. Auch wenn angesichts verschiedener Bewertungsmaßstäbe ein direkter Vergleich schwierig ist, erlaubt die Darstellung doch einen Überblick über die Qualität der einzelnen Studien. Die Darstellung der Studien in **Tabelle 3** ist sehr ausführlich und stellt für alle eingeschlossenen Studien die gleichen Aspekte dar, so dass auch hier ein Vergleich einfach ist. Darüber hinaus werden die untersuchten Interventionen im Text noch einmal ausführlich beschrieben. Dies entspricht dem Ziel der Autorinnen und Autoren, Informationen für die Praxis herauszuarbeiten. Die Analyse der methodischen Qualität beschränkt sich auf die Darstellung in **Tabelle 3**, so dass eine eingehende Beurteilung kaum möglich ist. Es ist z. B. nicht klar, warum die relative große Stichprobe in einer RCT als negativ bewertet wird, während dies in der RCT mit der kleineren Stichprobe positiv gesehen wird.

Ergebnisse

***Detektiv und Buchhalter:** Was sind die Ergebnisse der Studienbewertungen?*
Den Ergebnissen in **Tabelle 3** zufolge ist die methodische Qualität aller Studien als eingeschränkt zu erachten, wobei alle Studien offenbar grundlegende methodische Standards erfüllen. Da sich die Studien in vielen wichtigen Aspekten, wie Studiendesign und -größe, Art der Intervention bzw. Kontrollintervention, Nachbeobachtungszeit und Art der Ergebnisparameter, unterschieden, ist eine zusammenfassende Bewertung kaum möglich. Die Autorinnen und Autoren beschreiben die Ergebnisse daher größtenteils auf der Ebene der einzelnen Studien, wie etwa bei der ausführlichen Beschreibung der einzelnen Interventionen. Auch die Ergebnisse zum Hauptzielparameter „Kontinenz" werden einzeln dargestellt, mit explizitem Hinweis auf die Heterogenität der Studien und die unterschiedliche Aussagekraft der gewählten Studiendesigns.

***Kritiker:** Ist die Beurteilung der Studien nachvollziehbar? Wurden die wichtigsten Ergebnisse adäquat und nachvollziehbar beschrieben?*
Die Autorinnen und Autoren folgen bei der Berichterstattung größtenteils dem PRISMA-Statement. Daher sind die Ergebnisse aufgrund der ausführlichen Darstellung in **Tabelle 3** und im Text prinzipiell sehr gut nachvollziehbar. Dies gilt auch für die Bewertung der methodischen Qualität, allerdings mit gewissen Einschränkungen, da für die nichtrandomisierten Studien lediglich Gesamtwerte dargestellt werden, so dass nicht klar ist, welche Stärken und Schwächen hierzu beitrugen. Dass „die methodische Qualität als gut einzuschätzen ist", ist daher nicht nachvollziehbar. Die Darstellung der Hautergebnisse erscheint im Text ein wenig verzerrt. So wird z. B. für die RCT von Thomas et al. (2014) ein positives Teilergebnis herausgestellt, obwohl in Bezug auf die primären Endpunkte offensichtlich keine Vorteile der Intervention gezeigt werden konnten.

Außerdem fehlt die Angabe, ob bei den eingeschlossenen Studien über unerwünschte Effekte oder Schäden berichtet wurde. Dies ist wichtig, um zu beurteilen, ob die untersuchten Interventionen, wie die Autorinnen und Autoren zu Beginn propagieren, tatsächlich keine

Nebenwirkungen haben oder ob diese lediglich nicht berichtet wurden.

Hier sollte vielleicht noch Erwähnung finden, dass die Darstellung der Ergebnisse im Abstract leider deutlich weniger differenziert und angemessen ist. Hier erhalten Leserinnen und Leser den Eindruck, es handele sich durchweg um erfolgreiche Interventionen, von denen eine besonders zu empfehlen sei. Dieses Vorgehen, also die positivere Darstellung von Ergebnissen, ist zwar häufig zu beobachten, aber natürlich grundsätzlich zu vermeiden.

Diskussion

Detektiv und Buchhalter: *Wurden die Ergebnisse auf der Grundlage der Fragestellung interpretiert? Wurde die methodische Qualität der Studien diskutiert? Welche Einschränkungen des Reviews, Stärken und Schwächen/Limitationen wurden genannt und diskutiert?*

In der Diskussion fassen die Autorinnen und Autoren die Ergebnisse der einzelnen Studien unter verschiedenen Aspekten zusammen. Dabei wird wiederum explizit auf die Heterogenität der Studien und deren methodologische Schwächen hingewiesen. Die Autorinnen und Autoren berichten, dass in der Mehrzahl der Studien ein positiver Effekt in Bezug auf die Förderung der Kontinenz gezeigt werden konnte. Die vier „komplexen Interventionen" werden noch einmal gesondert betrachtet und deren Effekte interpretiert. Darüber hinaus werden die Ergebnisse des bereits erwähnten Cochrane Reviews dargestellt und mit den eigenen Ergebnissen verglichen bzw. zusammengeführt. Die Autorinnen und Autoren schlussfolgern, die Evidenz zur Fragestellung sei gering und Maßnahmen bestehend aus (pflegerischem) Assessment und daraus abgeleiteten individuellen Maßnahmen seien zur Förderung der Kontinenz von Patientinnen und Patienten mit Schlaganfall am ehesten wirksam. Im Gegensatz zur Vorgabe im PRISMA-Statement werden Stärken und Schwächen des eigenen Vorgehens nicht explizit diskutiert.

Kritiker: *Bezieht sich die Diskussion auf die Forschungsfrage und die Ergebnisse? Sind alternative Ergebnisinterpretationen denkbar? Beziehen sich die Limitationen auf die Forschungsmethodik und sind sie vollständig? Sind die Limitationen in die Schlussfolgerung eingeflossen und können Sie diese nachvollziehen?*

Die Diskussion ist größtenteils nachvollziehbar und angemessen. Auch hier bleiben die Autorinnen und Autoren eng bei der Ausgangsfragestellung und weisen deutlich auf die Schwächen der eingeschlossenen Studien und die daraus resultierende begrenzte Aussagekraft der Ergebnisse hin. Dass die Stärken und Schwächen des eigenen Vorgehens nicht dargestellt werden, ist sicher ein Kritikpunkt. So hätte z. B. die sehr enge Suchstrategie Erwähnung finden sollen. Für Leserinnen und Leser wird nicht klar, ob die Autorinnen und Autoren davon ausgehen, dass dennoch alle relevanten Studien identifiziert werden konnten und warum dies so ist. Auch die Vor- und Nachteile der Anlehnung an das erwähnte Cochrane Review hätten als Stärke bzw. Schwäche diskutiert werden können. Hier bleiben einige Fragen offen. In das Cochrane Review wurden nur RCT eingeschlossen, so dass ggf. wichtige nichtrandomisierte Studien vor 2007 nicht identifiziert wurden. Hier wäre eine Ausweitung der Suchstrategie zu erwägen gewesen. Die Ergebnisse des Cochrane Reviews werden selektiv dargestellt. Diese Verkürzung ist angesichts der vielschichtigen Analysen des Cochrane Reviews eher nicht zielführend und die Ergebnisse werden zum Teil verkürzt und damit verzerrt dargestellt.

Übertragbarkeit/Verallgemeinerung

Detektiv und Buchhalter: *Welche Empfehlungen für Forschung und Praxis haben die Autoren und Autorinnen genannt?*

Die Autorinnen und Autoren folgen auch hier ihrem Ziel und leiten, soweit möglich, Empfehlungen für die Praxis und die Forschung ab. Wie bereits erwähnt, wird die Anwendung von Assessments und nachfolgenden angepassten Interventionen empfohlen. Jedoch wird einschränkend deutlich gemacht, dass die detaillierte Ausgestaltung der Interventionen sowie mögliche Anpassungen, z.B. für unterschiedliche Zielgruppen, kaum möglich sind. In Bezug auf zukünftige Forschung werden RCT zu komplexen Interventionen, bestehend aus „Assessment und daraus abgeleiteten Maßnahmen", mit ausreichender Power und klar beschriebenen Interventionsbestandteilen gefordert.

Kritiker: *Können Sie die Empfehlungen nachvollziehen? In welche pflegerischen Situationen und auf welche Gruppen übertragen Sie die Ergebnisse (Pflegepraxis, -pädagogik, -management)?*

Die Empfehlung betreffen sowohl Pflegepraxis, -pädagogik und -management als auch die Pflegeforschung. Die Schlüsselbotschaft für Praktikerinnen und Praktiker, Pädagogen und Managerinnen ist, dass es derzeit kein nichtpharmakologisches Verfahren gibt, das mit angemessener Wahrscheinlichkeit zur Förderung der Kontinenz bei Menschen mit Schlaganfall beiträgt. Andererseits erscheint eine geplante Pflege im Sinne des Pflegeprozesses, aufbauend auf einem angemessenen Assessment derzeit als beste Möglichkeit des Umgangs mit einem wichtigen Pflegeproblem in einer häufig bereits schwer beeinträchtigten Gruppe von Patientinnen und Patienten.

15.4 Literatur zu Kapitel 15.2

Boutron, I., Moher, D., Altman, D.G., Schulz K.F., Ravaud, P. & CONSORT Group. (2008). Extending the CONSORT statement to randomized trials of nonpharmacologic treatment: explanation and elaboration. *Annals of Internal Medicine, 148*(4), 295–309. https://doi.org/10.7326/0003-4819-148-4-200802190-00008

Craig, P., Dieppe, P., Macintyre, S., Michie, S., Nazareth, I. & Petticrew, M. (2008). Medical Research Council Guidance. Developing and evaluating complex interventions: the new Medical Research Council guidance. *British Medical Journal, 337*, a1655.

Moore, G.F., Audrey, S., Barker, M., Bond, L., Bonell, C., Hardeman, W., Moore, L., O'Cathain, A., Tannaze, T., Wright, D. & Baird, J. (2015). Process evaluation of complex interventions: Medical Research Council guidance. *British Medical Journal, 350*, h1258. https://doi.org/10.1136/bmj.h1258

Page, M.J., Higgins, J.P., Clayton, G., Sterne, J.A., Hróbjartsson, A. & Savović, J. (2016). Empirical Evidence of Study Design Biases in Randomized Trials: Systematic Review of Meta-Epidemiological Studies. *PLoS One, 11*(7), e0159267. https://doi.org/10.1371/journal.pone.0159267

16 Pflegewissenschaft zwischen Theorie und Praxis

Hermann Brandenburg

Jährlich werden Billionen von Dollar für klinische Forschung, Qualitätssicherung sowie Qualifizierungsmaßnahmen von Ärzten und Pflegenden im Gesundheitswesen ausgegeben. Allein in Deutschland werden vom Bundesministerium für Bildung und Forschung nur für den Bereich Gesundheitsforschung und Medizintechnik Ausgaben in Höhe von 1,36 Milliarden Euro veranschlagt (BMBF, 2013). Wir wissen aber auch, dass das Handeln der professionellen Akteure im Gesundheitswesen nicht immer dem Stand ihrer eigenen Disziplin entspricht. Schuster et al. (1998) konnten z.B. zeigen, dass 30–60 % der Patientinnen und Patienten in den USA nicht die Interventionen erhielten, die nach dem Stand der Forschung angezeigt waren. Dieser Befund kann nicht allein auf die „bösen" Ärztinnen und Ärzte bezogen werden, er gilt grundsätzlich auch in der Pflege. Auch hier ist seit langem bekannt, dass eine Diskrepanz zwischen Theorie und Praxis existiert und das vorhandene Wissen nicht oder nur ansatzweise in die Routinen der Praxis überführt wird. Beispielsweise haben Gabriele Meyer und Sascha Köpke immer wieder darauf hingewiesen, dass effektive Maßnahmen zur Sturzprävention häufig nicht in dem Ausmaß angewandt werden, wie dies erforderlich wäre und stattdessen freiheitsentziehende Maßnahmen als „unvermeidbar" klassifiziert werden (Meyer et al., 2009; Köpke et al., 2009).

Vor diesem Hintergrund müssen Befunde einer bereits seit Jahrzehnten sowohl in der Medizin wie in der Pflege geführten intensiven Diskussion zu den Hintergründen, Ursachen und Bedingungen dieses Gefälles zwischen Theorie und Praxis zur Kenntnis genommen werden. Wir werden versuchen, etwas Licht in das Dunkel zu bringen und einige wesentliche Fragen und Erkenntnisse der sogenannten Implementierungswissenschaft (Hoben et al., 2016; Hoben, 2016) vorzustellen. Fangen wir also direkt damit an und wenden uns fünf Themenfeldern zu:

1. In einem ersten Schritt (Kap. 16.1) soll zunächst der Beitrag der Pflegewissenschaft zur Praxis konkretisiert werden. Dieser Anspruch wird von der Praxis, aber auch von der Politik an die Pflegewissenschaft herangetragen. Dabei stützen wir uns auf Aussagen und Erkenntnisse der norwegischen Pflegewissenschaftlerin Marit Kirkevold (2002), die nach wie vor Gültigkeit haben.
2. In einem zweiten Schritt (Kap. 16.2) wenden wir uns einigen grundsätzlichen Fragen zum Verhältnis von Theorie und Praxis zu, die nicht selten in den entsprechenden Auseinandersetzungen ausgeblendet werden. Wir führen dabei einige Überlegungen weiter, die wir in *Pflegewissenschaft 1* präsentiert haben (vgl. das Interview mit Matthias Hoben).
3. In einem dritten Schritt (Kap. 16.3) stellen wir ein Modell der Umsetzung von Forschungsbefunden und Erkenntnissen vor, wie es an der Universität Iowa in den USA entwickelt wurde.

4. In einem vierten Schritt (Kap. 16.4) erläutern wir die konkrete Nutzung von Forschungsbefunden für die Praxis am Beispiel sogenannter „evidenz- bzw. forschungsbasierter Richtlinien".
5. Den Abschluss zu unserem Theorie-Praxis-Thema in der Pflege bilden einige Aussagen zu dem, was als *„practice development in nursing and healthcare"* bekannt worden ist (Kap. 16.5).

Damit schließt sich der Kreis, denn auch hier geht es – wie zu Beginn unserer Ausführungen – um konzeptionelle und methodische Hinweise dahingehend, wie die Entwicklung der Pflegepraxis (gestützt auf wissenschaftliche Befunde) vorangetrieben werden kann. Der Begriff der „personenzentrierten" Pflege (in der Tradition von Tom Kitwood) ist hier wichtig, der Blick auf die Arbeits- und Organisationskulturen, die Schaffung eines Lernklimas für Veränderungsprozesse, schließlich die Reflexion von Werten der verschiedenen Akteure vor Ort. Selbstverständlich muss man sich auch mit den Möglichkeiten und Grenzen der empirischen „Evidenz" von Praxisveränderungen auseinandersetzen. Ziel unserer Ausführungen ist es, für eine kritische Beschäftigung mit dem Theorie-Praxis-Transfer in der Pflege zu sensibilisieren und konkrete Hinweise für die Umsetzung wissenschaftlicher Erkenntnisse zu geben.

Lernziele

Nach dem Bearbeiten dieses Kapitels sollen Sie

- den Beitrag der Pflegewissenschaft zur Praxis kennen
- das Verhältnis von Theorie und Praxis in der Pflege kritisch reflektieren
- ein Modell zur Umsetzung von (Forschungs-) Befunden kennen
- einen ersten Zugang zu forschungsbasierten Leitlinien haben
- einen Einblick in Ansätze und Erkenntnisse zur Praxisentwicklung haben.

Schlüsselwörter

Evidenzbasierte Praxis, Leitlinien, Iowa-Modell, Praxisentwicklung

16.1 Der Beitrag der Pflegewissenschaft zur Praxis

Wir stützen uns bei unseren Ausführungen auf das Buch von Kirkevold (2002) mit dem Titel Pflegewissenschaft als Praxisdisziplin. Es erscheint uns anregend, weil es Ausführungen zum Verhältnis von Theorie und Praxis mit konkreten Konzepten verbindet. Der Beitrag der Pflegewissenschaft zur Praxis wird durch fünf im Folgenden erläuterte Aspekte spezifiziert.

1) Der Praxis zur Sprache verhelfen. Dies bedeutet, dass die Pflegewissenschaft Impulse für die Weiterentwicklung der Praxis dadurch setzen kann, dass beispielsweise implizites Wissen, über das Pflegepersonal verfügt, sichtbar gemacht und artikuliert wird. Vor allem langjährig erfahrene Pflegende verfügen über ein umfangreiches Wissen, das gar nicht oder nur ansatzweise deutlich bzw. weitergegeben wird. Es ist wichtig und hilfreich, diesen Wissensfundus zugänglich zu machen und damit Handlungsweisen und Interaktionsformen zu identifizieren, die eine „gute Pflege" kennzeichnen. Wie könnte dies aussehen? Kirkevold et al. (1993) haben mit der Methode des „schriftlichen Erzählens" die Erfahrungen Pflegender mit Patienten mit Psoriasis und Patienten mit atopischem Ekzem dokumentiert. Im Ergebnis wurden bestimmte Pflegestrategien bei der Bewältigung der Krankheiten herausgearbeitet, die sich als nützlich erwiesen hatten. Beispielsweise wurden Patienten zu sinnvollen Aktivitäten ermutigt, die ihre Lebensperspektiven als „Hautpatient" erweiterten und verhinderten, dass die Krankheit das Leben unnötig eingrenzt. Wichtig war auch, dass die Patienten den Umgang mit bestimmten Hilfsmitteln auf der Station praktizierten und dazu von den Pflegenden beraten und angeleitet wurden. Sinn und Zweck dieser Forschung ist es, zu beschreiben und zu analysieren, wie Pflegende ihre Tätigkeit ausüben, um damit zur „Logik der Praxis" vorzudringen. Dies kann hilfreich sein, um eine Grundlage für die Reflexion der bestehenden Praxis zu ermöglichen.

2) Darstellung klinischer Problemstellungen, Phänomene und Fragen. Hier geht es vor allen Dingen darum, sich auf bestimmte Pflegephänomene zu konzentrieren. Beispielsweise hat man sich dafür interessiert, welche Konsequenzen ein implantierter Defibrillator für die Fähigkeit des Patienten hat, sein tägliches Leben zu bewältigen oder wie Patienten nach einer Herzoperation mit Belastungen umgehen. Ein derartiges Wissen kann Pflegende für die spezifischen Bedürfnisse dieses Patienten sensibilisieren. Darauf aufbauend kann dann eine Pflegeplanung durchgeführt werden, die dem tatsächlichen Bedarf entspricht. Ähnliche Beispiele finden sich bei Silvia Käppeli (2000), die in ihren Arbeiten die Komplexität von Pflegesituationen durch die Analyse von Pflegephänomenen (z.B. Immobilität, Schlafstörungen, Selbstpflegedefizit) zu erhellen versucht. Das Ziel dieser Forschung besteht darin, mithilfe von Befragungen und Interviews für eine konkrete Problemstellung des Patienten eine bessere Einsicht und ein größeres Verständnis zu schaffen.

3) Entwicklung und Überprüfung forschungsbasierter Pflegeverfahren. In der Vergangenheit hat sich gezeigt, dass der Bezug auf Erfahrungswissen in der Pflege sinnvoll ist – aber auch Grenzen hat. Einerseits ist es wichtig, die vorhandene klinische Expertise zu schätzen, andererseits darf sie aber auch nicht überschätzt werden. Dies wird besonders deutlich im Bereich der klinischen Pflegeforschung. Hier geht es um bestimmte Pflegeinterventionen, etwa bezogen auf Injektionsarten, Wundversorgung, präoperative Entspannungsübungen oder Patientenunterweisungen. Das klassische Beispiel für diesen Bereich ist nach wie vor die Dekubitusprophylaxe und -therapie. Diesbezüglich gab es bis vor wenigen Jahrzehnten keine abgesicherten Pflegemaßnahmen, sondern diese konnten erst durch Forschung herausgearbeitet werden. Aufgrund der Studienergebnisse wissen wir heute, wie ein Dekubitus zu behandeln ist – und welche Maßnahmen unangemessen sind. Ausdrücklich wird etwa davon abgeraten, Pasten, Salben und Cremes anzuwenden, welche die Haut verschließen (z.B. Vaseline, Melkfett oder Zinkpaste). Ebenso wenig sinnvoll ist es, Alkohol oder Franzbranntwein einzusetzen. Die Methode „Eisen und Föhnen" wurde eingesetzt, um die Haut an der entsprechenden Stelle zu „gerben", also unempfindlich zu machen. Diese Auffassung kann heute aufgrund des Wissensstandes eindeutig als falsch widerlegt werden (vgl. Deutsches Netzwerk für Qualitätssicherung in der Pflege, 2010). Wer trotzdem an der veralteten Methode festhält, begeht einen Kunstfehler, da die Durchblutung nicht verbessert, eine Keimvermehrung erhöht und insgesamt dem Patienten geschadet wird. Sinnvolle Methoden der Dekubitusprophylaxe sind z.B. systematische Risikoeinschätzungen, Maßnahmen der Druckentlastung, hautschonende Bewegungs-, Lagerungs- und Transfertechniken sowie Bewegungspläne (Bienstein et al., 1997; Sowinski, 2002; Panfil & Schröder, 2010). Mithilfe forschungsbasierter Pflegeverfahren kann es gelingen, einen Konsens über gute Methoden und Praktiken zu erzielen und unwirksame oder gar schädliche Pflegetechniken und -interventionen zu reduzieren. Wenn Pflegende in Zukunft – stärker als bisher – als Sachverständige, etwa bei der Prüfung von Pflegebedürftigkeit, eingesetzt werden, dann ist gerade der letzte Aspekt von besonderer Bedeutung bei der Erstellung entsprechender Gutachten.

4) Entwicklung und Überprüfung von Instrumenten, Skalen und Dokumentationen zur Erleichterung der Praxis. Gegenstand dieses Bereichs, der in enger Beziehung zur klinischen Pflegeforschung zu sehen ist, sind bestimmte Verfahren, welche die Einschätzung von Patientenproblemen (oder die von Angehörigen und auch von Pflegenden selbst) verbessern können. Bekannt ist möglicherweise die Norton-Dekubitus-Skala, die bei der Beurteilung wundgelegener Stellen nützlich ist und dem Praktiker hilft, systematisch Risikopatienten zu identifizieren (vgl. hierzu Halek & Mayer, 2002). Dies kann dann die Grundlage für entsprechende Maßnahmen (Lagerungswechsel, Mobilisierung etc.) sein. Ein weiteres Beispiel ist die Pflegedokumentation. Diesbezüglich herrscht in Deutschland Unsicherheit, etwa bezogen darauf, welche Aspekte der Pflege in welcher Form erfasst und dokumentiert werden müssen. Die vorhandenen Dokumentationssysteme weisen in der Regel gravierende methodische, inhaltliche und organisatorische Mängel auf (Höhmann et al., 1996); vgl. auch die neue Debatte zur „Entbürokratisierung in der Pflege" bei Beikirch und Rose (2014). In den USA hat man im Bereich der Langzeitpflege ein standardisiertes Assessmentinstrument eingeführt, das Resident Assessment Instrument (RAI), welches mithilfe von ca. 260 Items die Gesamtsituation von Heimbewohnenden weitgehend gültig und zuverlässig ermitteln kann (Brandenburg, 2009; Grebe & Brandenburg, 2016). Insgesamt kann man festhalten, dass die genannten „Hilfsmittel" dazu dienen, mit der Unterstützung wissenschaftlich abgesicherter Verfahren eine bessere Einschätzung von Defiziten und Kompetenzen bei Patienten zu ermöglichen. Damit kann auch die interdisziplinäre Zusammenarbeit durch gemeinsame Bewertung und vereinfachte Kommunikation über Patientenbedürfnisse optimiert werden.

5) Die Praxis in einen gesellschaftlichen, philosophischen und kulturellen Kontext einfügen. In den vorangehenden Abschnitten ging es um die Frage, wie bestimmte Konzepte, Ergebnisse und Verfahren die Praxis beeinflussen können. Es wurden Hinweise dafür geliefert, was getan werden soll und wie es getan werden soll. Die Antworten, die wir gefunden haben, zeigen spezifische Wege in der Verbesserung der Praxis. Aber sie geben keine Antwort auf grundsätzliche Fragen, etwa: Was ist eigentlich das Ziel der Pflege? Was charakterisiert eine gute bzw. kompetente Pflegeperson? Wie stellt sich das Verhältnis von Theorie und Praxis dar? Antworten auf diese Fragen können die Pflegetheorien bzw. -modelle und letztlich die Pflegephilosophie liefern. Diese abstrakten und übergeordneten Perspektiven stellen eine Grundlage dar, die für die Begründung der eigenen Praxis unverzichtbar ist. Dies soll an einem Beispiel deutlich gemacht werden. Es wird wahrscheinlich nicht schwer sein, bestimmte Argumente gegen die Funktionspflege oder die Gruppenpflege zu finden. Bei diesen Organisationsformen pflegerischer Arbeit wird die Verantwortung für die Patienten auf viele verschiedene Pflegepersonen übertragen, was unter anderem zu fehlender Kontinuität im Tagesablauf führt. Außerdem kann gesagt werden, dass die Verantwortung und Zuständigkeit für den einzelnen Patienten nur schwer realisierbar sind, wenn nicht eine Pflegekraft explizit die Hauptverantwortung trägt. Diese Kritik, die jetzt vorgebracht wurde, setzt im Grunde schon ein bestimmtes „Bild" – man könnte auch sagen ein anderes „Modell" – von pflegerischer Praxis voraus. Die Frage, die sich jetzt stellt, ist folgende: Gibt es ein Modell, das ein „besseres", „richtigeres" und „vollständigeres" Bild des Patienten bzw. der Patientin fördert? Gibt es Möglichkeiten, die Pflege in einer Weise zu organisieren, welche die Kontinuität und Verantwortung gegenüber dem Patienten besser gewährleistet? Als Antwort auf die erste Frage kann man etwa auf verschiedene Pflegetheorien bzw. -modelle zurückgreifen. Zu denken ist hier etwa an Orem's Selbstpflegemodell, an Peplau's Ansatz einer psychodynamischen Pflege oder an entwicklungs- und bedürfnisorientierte Ansätze von Roper, Logan und Tierney (siehe die entsprechenden Ausführungen in Pflegewissenschaft 1). Als Antwort auf die zweite Frage wurden Konzepte der Primärpflege (primary nursing) entwickelt, in denen die Verantwortung für einen Patienten auf eine Bezugspflegekraft übertragen wird (vgl. die Veröffentlichungen der entsprechenden Arbeitsgruppe des Deutschen Berufsverbands für Pflegeberufe [DBfK]). An dieser Entwicklung wird erkennbar, dass der Bezug und die Einordnung einer bestimmten Praxis in übergeordnete Leitbilder und theoretische Konzepte der Pflege sinnvoll und notwendig sind.

16.2 Das Verhältnis von Theorie und Praxis in der Pflegewissenschaft

Unsere Ausführungen haben deutlich gemacht, dass die Pflegewissenschaft einen wichtigen Beitrag für die Praxis der Pflege leisten kann. Aber wie stellt sich das Verhältnis von Theorie und Praxis dar? Unsere Überlegungen wollen wir zunächst in drei Punkten zusammenfassen (Brandenburg, 2016); vgl. auch Brandenburg (2021) im Hinblick auf den Transfer in die Praxis.

1) Theorie und Praxis sind Gegensätze und bleiben es auch. Schon Aristoteles hat betont, dass es sich dabei um unterschiedliche Formen des Wissens handelt, die jede für sich notwendig ist. Die Praxis der Pflege folgt eigenen Gesetzmäßigkeiten und entwickelt ein eigenes Regelwissen, das sich grundlegend von dem theoretischen Wissen unterscheidet. Kenntnisse, Erfahrungen und Kompetenzen aus der Praxiswelt sind eben nicht im Prozess kausaladäquaten Erklärens allein zu gewinnen, sondern entspringen einem sinnhaften Verstehen des eigenen und fremden Handelns.

Beispiel 16-1

Wenn ich ein Auto fahren will, dann muss ich nicht die Funktionsweise eines Motors kennen (d.h. über theoretisch-wissenschaftliche Erkenntnisse verfügen), aber ich muss verstehen, wozu das Fahrzeug dient und wie ich es bedienen muss.

Beispiel 16-1 stellt die Rolle der Wissenschaft stark vereinfachend dar. Konkret auf unser Beispiel bezogen beschäftigt sich Wissenschaft natürlich nicht nur damit, wie ein Motor funktioniert (das wären die Ingenieurwissenschaften), sondern z.B. mit Faktoren, die zur Fahrsicherheit beitragen (Verkehrstechnik), welche psychologischen Effekte bei Stresssituationen im Straßenverkehr eine Rolle spielen (Verkehrspsychologie), in welcher Weise die Schulung von Fahrern verbessert werden kann (Verkehrspädagogik) usw.

Die Wissenschaft der Pflege unterliegt – wenn sie denn Wissenschaft sein will – eigenen Regeln, um mit anderen Wissenschaften in Austausch treten zu können. Sie entwickelt eine eigene Fachsprache, sie analysiert Probleme der Praxis im Lichte von Theorien und präsentiert ihre Befunde im Rahmen einer *scientific community*.

Beispiel 16-2

Es werden verschiedene Skalen zur Einschätzung des Dekubitusrisikos miteinander verglichen (Panfil, 2004). Beantwortet werden soll die Frage, warum die Expertengruppe „Dekubitusprophylaxe in der Pflege" keine ausdrückliche Aussage dahingehend formulierte, welche Skalen Praktiker denn nun eigentlich anwenden sollen. Gibt es nicht die „perfekte" Skala, die immer einsetzbar ist? Die Antwort auf diese Frage wurde auf der Grundlage der wissenschaftlichen Studienlage formuliert: Die 43 bekannten Dekubitusrisikoskalen unterscheiden sich im Hinblick auf die ihnen zugrunde liegenden theoretischen Erklärungsmodelle, den Einsatz bei unterschiedlichen Patientengruppen sowie ihre wissenschaftliche Gültigkeit (Validität) und Zuverlässigkeit (Reliabilität). Die richtige Antwort lautet also: Es kommt darauf an, und keines der Instrumente kann als *das* am besten geeignete eingeschätzt werden. In der Konsequenz können Risikoskalen „nur" als ein Hilfsmittel zur Fundierung klinischer Entscheidungen gelten. Die eigene Erfahrung, die

Expertise anderer Berufsgruppen sowie die konkrete Situation des Einzelfalls sind Gesichtspunkte, die bei einer Entscheidung berücksichtigt werden müssen.

Noch etwas kann aus Beispiel 16-2 gelernt werden – und damit greifen wir bereits der Frage der Anwendung von Forschungsergebnissen voraus. Bei der Nutzung von Forschungsergebnissen (z. B. dem Einsatz von Risikoskalen) werden das eigene Denken und die eigene professionelle Erfahrung nicht ausgeschaltet – im Gegenteil! Es muss genau geprüft und begründet werden, warum und in welcher Art und Weise man bestimmte Forschungsergebnisse nutzt und welchen Ertrag dies für die Verbesserung der klinischen Praxis mittel- und langfristig hat.

2) Die Anwendungs- und Produktrelevanz von Wissenschaft ist bestenfalls ein Gütekriterium, darf jedoch nicht verabsolutiert werden. Gerade in der Distanz zur Praxis erhält sich für die Wissenschaft ein Freiheitsgrad. Die Wissenschaft – und damit auch die Pflegewissenschaft – muss die Freiheit haben, Fragen zu untersuchen, die keine oder noch keine Praxisrelevanz haben.

Beispiel 16-3

Die Frage, was eigentlich Pflege ist – dies ist kein praktisches Problem. Es ist zunächst ein theoretisches Problem, jedoch mit erheblichen Konsequenzen für die gesamte Profession der Pflege (und für die Praxis selbst). Erinnert sei in diesem Zusammenhang an den oft zitierten Satz von Norma Lang, der sinngemäß lautet: Was wir nicht benennen und konkret beschreiben können, existiert letztlich nicht und wird auch finanziell nicht vergütet. Positiv formuliert: Wenn es gelingt, Pflege konzeptionell zu entwickeln und in einer Fachsprache beschreibbar zu machen, dann wird auch transparenter und öffentlich wahrnehmbarer, welchen Beitrag Pflegende letztlich leisten. In den USA hat man entsprechende Klassifikationssysteme entwickelt, die drei bekanntesten sollen kurz vorgestellt werden:

- *Pflegediagnosen:* Bei dieser Klassifikation geht es im Kern darum, bestimmte Pflegephänomene zu beschreiben. Ähnlich wie das, was Psychologen, Mediziner oder andere Profis tun, muss auch im Bereich der Pflege klar sein, bei welchen Phänomenen pflegerisches Handeln überhaupt ansetzt (z. B. Schmerzen).
- *Pflegeinterventionen:* Bei dieser Klassifikation soll beschrieben werden, was Pflegende konkret planen und tun. Bezogen auf die Pflegediagnose „Schmerz" stehen eine Vielzahl von pflegerischen Pflegemaßnahmen und Aktivitäten zur Verfügung (z. B. medikamentöse Verfahren, PCA, Schmerzmanagement, Entspannungsverfahren, emotionale Unterstützung, Humor, Musiktherapie, therapeutische Berührung etc.).
- *Pflegeergebnisse:* Bei dieser Klassifikation wird die Frage beantwortet, was das Ziel der pflegerischen Bemühungen sein soll. Bleiben wir bei unserem Schmerzbeispiel: Als Pflegeergebnisse werden vorgeschlagen: Steigerung des Wohlbefindens, Schmerzkontrolle, Reduzierung des Schmerzlevels.

Lesetipp 16-1

Doenges, M. E., Moorhouse, M. F. & Murr, A. C. (2014). *Pflegediagnosen und Maßnahmen* (6. Aufl.). Bern: Huber.

Dieses Handbuch zur Pflegeplanung hilft Pflegenden, Merkmale und Ursachen von Pflegediagnosen zu erkennen, Daten des Pflegeassessments zu ordnen und Pflegediagnosen mit einheitlichen Begriffen zu benennen. Es enthält auch eine Verbindung zu konkreten Pflegemaßnahmen und -interventionen und gibt Hinweise zur Patientenedukation und Entlassungsplanung.

Es sollte gezeigt werden, dass eine theoretische Ausgangsproblematik (Was ist Pflege? Wie kann man Pflege beschreiben? Was sind mögliche Interventionen und Ziele von Pflege?) zunächst keine unmittelbare Relevanz für die Praxis hat. Erst in weiteren Schritten werden Auswirkungen auf die Praxis erkennbar. Letztlich können Pflegende auf Beschreibungsverfahren zurückgreifen, die ihre Arbeit systematisch unterstützen, erleichtern und begründbar machen.

3) Es ist unklar, welche Instanz der Praxis eigentlich darüber entscheiden soll, ob wissenschaftliche Fragen praxisrelevant sind. Wer spricht eigentlich für *die* Praxis? Wer ist dazu berechtigt? Alle Praktikerinnen und Praktiker, die Berufsverbände oder nur eine besondere Gruppe herausragend qualifizierter Personen? Und was ist Praxis? Ist Praxis die unmittelbare Pflegetätigkeit am Krankenbett oder gehören auch beratende, lehrende und managementbezogene Aufgaben dazu? Wer soll diese Fragen entscheiden – und mit welcher Legitimation?

Nach diesen kritischen Überlegungen können wir unsere Position konkretisieren: Das Verhältnis von Pflegewissenschaft und Pflegepraxis lässt sich nicht im Rahmen eines Anwendungsdogmas bestimmen. Vielmehr geht es darum, das Spannungsverhältnis zwischen Theorie und Praxis auszuhalten und sich in der Differenz gegenseitig anzuregen. Unbestritten sind Fachkenntnisse sowie Theorien- und Methodenkompetenz wichtige Kennzeichen einer pflegewissenschaftlichen Disziplin. Aber es kann unserer Auffassung nach keinen Zweifel geben, dass eine pflegerische Intervention erst gelingt, wenn dieses allgemeine Regelwissen selektiv, das heißt auf die Besonderheit des Einzelfalls bezogen, angepasst wird. Eine genaue Entsprechung von wissenschaftlichem Regelwissen und individueller Situation ist unmöglich, die Spannung zwischen Theorie und Praxis ist konstitutiv für jede Wissenschaft – und damit auch für die Pflegewissenschaft.

Trotzdem ist Theorie- und Wissenschaftsentwicklung für die Pflegepraxis von hoher Relevanz. Was spricht dafür? Erstens kann Theorie Praxis nicht unmittelbar verändern. Aber Theorie als Kritik der Praxis verstanden (und Kritik heißt, begründete Unterscheidungen treffen zu können) kann einen Beitrag dazu leisten, dass traditionelle Pflegepraktiken in Frage gestellt werden, notwendige Veränderungen stärker akzeptiert werden und eine neue Problemsicht entwickelt werden kann. Und zweitens kommt der empirischen Forschung eine Schlüsselrolle zu, denn sie kann durch Überprüfung, Testung und Reformulierung von Theorien eine Verbindung von Theorie und Praxis ermöglichen. Und wie dies möglich sein soll, möchten wir an dem konkreten Beispiel 16-4 erläutern.

Beispiel 16-4

Bei einem wissenschaftlichen Projekt zur Veränderung der Schmerzeinschätzungspraxis von Pflegenden wurde im Rahmen eines Modellprojekts der Versuch unternommen, wissenschaftliche Befunde in die Praxis umzusetzen (Dufault et al., 1999). Der theoretische Rahmen war auf Arbeiten zum Thema „Annahme von Innovationen" ausgerichtet und benennt drei allgemeine Schlüsselfaktoren für die Umsetzung wissenschaftlicher Befunde. Der erste Schlüsselfaktor ist die Existenz eines Grundstocks an gesichertem Wissen mit hohem Voraussagegrad. Dies ist zweifellos durch zahlreiche Veröffentlichungen zum Schmerzmanagement und zur Entwicklung von Skalen zur Schmerzmessung gegeben. Der zweite Schlüsselfaktor ist die Fähigkeit der Anwender, das gesicherte Wissen auf die lokalen Gegebenheiten zu übertragen und zu nutzen. Dies hat man in der Studie durch die Bildung einer Arbeitsgruppe und durch ein spezielles Trainingsprogramm unterstützt. Der dritte Schlüsselfaktor bezieht sich auf die Organisationen und ihre Strukturen, die sowohl ein Forschungsklima als auch neue Formen der Praxis zulassen und ermutigen müssen. Dies wurde in der

genannten Studie durch die Auswahl eines Akut-Lehrkrankenhauses mit 230 Betten sichergestellt.
Die Forschungsfrage richtete sich nun unter anderem darauf, ob es möglich wäre, durch einen Ansatz kooperativer Forschungsanwendung tatsächlich eine Veränderung der alltäglichen Schmerzeinschätzungspraxis zu bewirken. Mithilfe eines quasi-experimentellen Designs wurden zwölf Pflegende (Interventionsgruppe) gezielt durch ein Forschungsteam mit neuen Ergebnissen der pflegewissenschaftlichen Schmerzforschung und der Instrumente in diesem Bereich vertraut gemacht, während die andere Gruppe (Kontrollgruppe) keine Intervention erfuhr. Der wichtigste Aspekt dieser Studie ist nicht das Ergebnis – eine veränderte Pflegekompetenz und eine positivere Einstellung der Forschung gegenüber bei der Interventionsgruppe –, sondern das konkrete Vorgehen. Innerhalb von 28 Wochen wurde in sechs Schritten der Theorie-Praxis-Transfer durchgeführt:

- *Phase 1:* Identifizierung eines relevanten Problems der Pflegepraxis und Auswertung der wissenschaftlichen Erkenntnisse zu diesem Thema
- *Phase 2:* Evaluierung der Relevanz von Forschungsergebnissen hinsichtlich des ausgewählten Problems, Evaluierung der Werte, Standards und Strategien der Pflege sowie der potenziellen Kosten und des Nutzens
- *Phase 3:* Entwurf von Innovationen, die den Anforderungen des Problems im Rahmen der Forschungsergebnisse gerecht werden
- *Phase 4:* Anwendung der Innovationen im Rahmen einer Testphase auf Pilotstationen (Beurteilung des Ausmaßes dieser Anwendungen durch Selbsteinschätzung und objektive Beobachtungen) – hier konkret das neu entwickelte Assessmentinstrument zur Schmerzeinschätzung
- *Phase 5:* Entscheidung, geplante Innovationen anzunehmen, zu verändern oder zurückzuweisen
- *Phase 6:* Entwicklung von Medien, um die Veränderung der Schmerzeinschätzungspraxis auf anderen Stationen des Krankenhauses bekannt zu machen.

Die wichtigsten Ergebnisse dieses Projekts (Dufault et al., 1999, S. 40–41) waren:

- 67 % der Interventionsgruppe gaben eine positive Praxisveränderung in ihrer Art der Schmerzeinschätzung an (verglichen mit 0 % der Kontrollgruppe).
- Nach der Intervention enthielten die Dokumentationen der Interventionsgruppe signifikant mehr Merkmale für Schmerzeinschätzung als die der Kontrollgruppe.
- Die Patientendokumentation der Interventionsgruppe enthielt häufiger Angaben über Schmerzeinschätzung der Patienten im Pflegeverlaufsbericht, Beschreibungen des Schmerzverhaltens der Patienten, der gegebenen Schmerzmittel, der Schmerzreduktion durch die Therapie sowie der Einflüsse des Schmerzes auf das Schlafverhalten.
- Die Interventionsgruppe zeigte deutlich höhere Werte im Hinblick auf die erlebte Kompetenz zur Forschungsanwendung als die Kontrollgruppe.

Wir haben dieses Beispiel gewählt, um zu illustrieren, dass der Theorie-Praxis-Transfer nicht im Sinne appellativer Forderungen angegangen werden kann, sondern dass bestimmte Voraussetzungen beachtet werden müssen:

- Es bedarf einer Bereitschaft der Mitarbeiter an der Basis, die bisherige Praxis in Frage zu stellen und sich auf Neuerungen einzulassen.
- Es bedarf eines institutionell-organisatorischen Settings, welches Innovationen positiv gegenübersteht, in dem eine enge Kommunikation der Mitglieder festzustellen ist und wo die Bereitschaft besteht, Mitarbeitende bei Innovationen zu beteiligen.
- Es bedarf eines Teams von Forschenden, die ernsthaft daran interessiert sind, sich auf Probleme der Pflegepraxis einzulassen.

- Es bedarf einer Methodik der Arbeitsweise, die schrittweise Probleme identifiziert, Interventionen realisiert – und v.a. – Überlegungen beinhaltet, wie Innovationen institutionalisiert werden können.

Wenn diese Bedingungen erfüllt sind, besteht eine gute Chance, dass Forschungsergebnisse tatsächlich zur Veränderung der Pflegepraxis beitragen und letztlich – das ist das interessanteste Ergebnis des vorgestellten Projekts – auch die Einstellung der Pflegenden gegenüber Forschung positiv verändert und deren Kompetenz in der Forschungsanwendung erhöht werden kann.

Wir haben bislang in unseren Ausführungen Gründe für die Skepsis und Ablehnung eines Anwendbarkeitsdogmas von Theorie und Wissenschaft für die Praxis aufgezeigt, aber auch auf die grundsätzliche Bedeutung und den möglichen Ertrag theoretisch-wissenschaftlicher Erkenntnisse für die Praxis hingewiesen. Deutlich wurde dabei, dass die Nutzung wissenschaftlicher Befunde eine anspruchsvolle Aufgabe darstellt und an eine Reihe von Bedingungen und Voraussetzungen geknüpft ist. Wir möchten diesen wichtigen Aspekt nun vertiefen, indem wir uns ein Modell anschauen, welches in den USA zur Umsetzung von Forschungsbefunden und anderen Erkenntnissen in der Pflege entwickelt wurde, nämlich das Iowa-Modell evidenzbasierter Praxis zur Förderung der Pflegequalität (Iowa Model of Evidence-Based Practice to Promote Quality Care).

16.3 Ein Modell zur Umsetzung evidenzbasierten Wissens in der Pflege

Bereits 1994 stellte eine Forschergruppe an der Universität Iowa (College of Nursing) ein theoretisch und empirisch begründetes Modell vor, wie Forschungsbefunde in die Praxis umgesetzt werden können (Titler et al., 1994). Dieser Ansatz wurde überarbeitet und wenige Jahre später als „Iowa Model of Evidence-Based Practice to Promote Quality Care" veröffentlicht (Titler et al., 2001) (**Abb. 16-1**). Es geht um ein konkretes Ablaufschema, welches bei der Übertragung und Nutzung von Forschungsbefunden und neuem Wissen zu beachten ist. Das Iowa-Modell wurde bereits erfolgreich in einem privaten Krankenhaus in Hongkong getestet. Es ging dort konkret um eine Praxisveränderung der Absaugung bei Patienten (Taylor-Piliae, 1999). Im Ergebnis wurden ein Rückgang nosokomialer Infektionen, eine Steigerung des Patientenwohlbefindens, die Zufriedenheit der Mitarbeiter mit der Innovation sowie eine Reduktion der Kosten festgestellt. Das Modell wurde auch zur Reduktion freiheitsentziehender Maßnahmen in Akutkrankenhäusern genutzt (Cruz et al., 1997). Ebenfalls kam das Modell bei früheren Entlassungen aus dem Krankenhaus zum Einsatz (nach Herzkatheterisierungen). Auch hier wurde über positive Befunde berichtet: Steigerung des Wohlbefindens bei Patienten, höhere Zufriedenheit bei Patienten, Kostenreduktion ohne negative Auswirkungen auf die Ergebnisqualität in der Pflege (Lundin et al., 1998). Elemente des Modells sind konkret:

- *Trigger:* Problem- und wissensbasierte Trigger sind Katalysatoren, die zur kritischen Reflexion von Effektivität und Effizienz pflegerischer Maßnahmen anregen. Es geht dabei letztlich um Rahmenbedingungen, welche die Nutzung von neuem Wissen erforderlich machen. Beispielsweise verstärkt sich der Wettbewerb zwischen Krankenhäusern (und Pflegeeinrichtungen) aufgrund politischer geänderter Akzentsetzungen. Eine Konsequenz davon ist, dass wirtschaftliches Arbeiten zu einem wichtigen Kriterium für das Fortbestehen von Gesundheitseinrichtungen wird. Demzufolge werden ökonomische Daten immer bedeutsamer. Ein ähnlicher Mechanismus gilt für internes oder externes Benchmarking. Hierfür werden Daten benötigt, welche die Einrichtungen im Hinblick auf Qualitätsindikatoren vergleichbar machen. Eine entsprechende Datengrundlage muss von den Einrichtungen aufgebaut werden.

- *Priorität des Themas:* Hier geht es darum festzustellen, ob die beabsichtigte Innovation in Beziehung zu den für die Einrichtung (oder Abteilung) wichtigen Schwerpunktsetzungen zählt. Das Interesse und die Unterstützung der Mitarbeitenden (wie auch der Leitung) an Forschung und neuen Erkenntnissen sind dann größer, wenn ein Bezug zu eigenen Problemfeldern und Bedürfnissen erkennbar wird und die Bedeutung mit der strategischen Ausrichtung der Institution übereinstimmt.
- *Ein Team aufbauen:* Der nächste Schritt besteht im Aufbau eines interprofessionellen Teams zur Entwicklung, Implementierung und Evaluation der evidenzbasierten Praxisinnovationen. Die Zusammenstellung des Teams hängt von der Thematik ab. Wenn es etwa um Schmerzmanagement geht, dann sollte das Team idealerweise aus Mitarbeitenden der folgenden Professionen bzw. Fachrichtungen bestehen: Pharmakologie, Pflege, Medizin, Psychologie.
- *Sammlung von Forschungsbefunden und weiterer Literatur:* Wenn das Thema bestimmt und das Team ausgewählt wurden, geht es um die Sichtung des Standes der Literatur und der Erkenntnisse. Die Aufmerksamkeit wird auf evidenzbasierte Leitlinien, systematische Forschungsübersichten und Meta-Analysen mit klinischem Fokus gerichtet. Es muss aber betont werden, dass als Quelle nicht nur forschungsbasiertes Wissen herangezogen wird. Bewusst legt das Iowa-Modell in seiner neuen Fassung großen Wert auf eine breite Wissensgrundlage. Als evidenzbasiertes Wissen gelten – neben der Forschung – auch Fallberichte, Expertenmeinungen und klinische Erfahrungsberichte. Diese Informationsgrundlagen werden ergänzend herangezogen, insbesondere dann, wenn keine befriedigende Forschungsgrundlage vorhanden ist.
- *Kritik und Zusammenfassung der Erkenntnisse:* Bei der kritischen Sichtung der Literatur ist eine Gruppierung sinnvoll. Man kann die Befundlage nach Forschungsartikeln, klinischen Fallberichten, systematischen Übersichtsartikeln oder theoretisch ausgerichteten Grundsatzartikeln differenzieren. Hilfreich ist die Anwendung folgender Methoden, um den Bewertungsprozess anregend und interessant zu gestalten: Journal-Clubs, Zusammenarbeit mit einem Pflegefachbereich bzw. pflegewissenschaftlichen Institut, Bildung von Paaren (Anfänger und Experte in der kritischen Einschätzung der Literatur) etc. Unserer Auffassung nach bedarf es einer speziellen Expertise in der kritischen Beurteilung von Literatur und nicht zuletzt aus diesem Grunde ist die Kooperation zwischen Wissenschaft und Praxis erforderlich.
- *Existiert eine befriedigende Forschungsbasis?* Dies ist natürlich ein kritischer Punkt, bei dem die zuletzt angesprochene Kooperation hilfreich sein kann. Die folgenden Kriterien sind wichtig: Konsistenz der Erkenntnisse über einzelne Studienergebnisse hinweg, Art und Qualität von Studien, klinische Relevanz der Ergebnisse und die Übertragbarkeit der vorliegenden Befunde. Wenn keine befriedigende Forschungsbasis vorhanden ist, dann sollten – wie oben bereits erwähnt – andere Erkenntnisquellen genutzt werden. Hintergrund dieser Forderung ist die Tatsache, dass die evidenzbasierten Leitlinien für die Pflege auch in den USA nicht ausschließlich auf Forschungsbefunden basieren, sondern auch andere Erkenntniszugänge berücksichtigt werden. Im Ergebnis ist ein Teil der Leitlinien forschungsbasiert (und ein noch geringerer Teil gestützt durch randomisierte und kontrollierte Studiendesigns), ein anderer Teil basiert etwa auf Expertenmeinungen oder Fallberichten aus der klinischen Praxis. Eine weitere Möglichkeit besteht in der Durchführung eigener Studien. Auch diesbezüglich ist eine enge Zusammenarbeit von Wissenschaft und Praxis anzuraten.
- *Die Veränderung in der Praxis testen:* Bevor die evidenzbasierte Innovation im Kranken-

haus oder Pflegeheim verbindlich für alle Mitarbeitenden zum Einsatz kommt, ist eine Testung auf einer Pilotstation oder einer Abteilung sinnvoll. Dabei ist eine Reihe von Schritten zu beachten, unter anderem die Festlegung von Ergebnisindikatoren für die Effektivität/Effizienz der Maßnahme, die Nutzung vorhandener Richtlinien bzw. deren Modifikation. Hierbei ist zu beachten, dass vorhandene Leitlinien nicht einfach völlig umgeändert werden können, weil sie in der Regel auf einem theoretischen Konzept beruhen und ein Bündel von Maßnahmen empfehlen. Die unsystematische Auswahl kann problematisch sein. Trotzdem ist es natürlich sinnvoll, die Komplexität vorhandener Richtlinien kritisch zu überprüfen und bei der Einführung evidenzbasierter Richtlinien die gegebenen Ressourcen vor Ort kritisch im Blick zu behalten.

- *Ist die Veränderung angemessen zur Übertragung in die Praxis?* Diese Frage kann nur beantwortet werden, wenn die Ergebnisse der Outcome-Analyse auf der Pilotstation vorliegen. Wenn die gesetzten Outcomes nicht erreicht wurden, ist es nicht sinnvoll, eine unter Umständen aufwendige Innovation für die gesamte Einrichtung einzuleiten. In diesem Fall sind die Anstrengungen auf die weitere Überwachung und Kontrolle der Pflegequalität zu richten und neuere Befunde (soweit vorhanden) zu berücksichtigen. Die erneute Einschätzung kann in einer Neuaufnahme des gesamten Verfahrens resultieren. Von daher ist das vorgestellte Modell ein offenes Kreislaufsystem, welches einen Innovationsprozess in Gang setzen kann, der streng genommen nie abgeschlossen ist.
- *Institutionalisierung der Veränderung in der Praxis:* Wenn allerdings die Ergebnisse auf der Pilotstation positiv ausfallen, dann besteht der nächste Schritt in der Integration der Innovation in der klinischen Praxis. Dazu ist organisatorische Unterstützung erforderlich, aber natürlich auch die Begleitung durch Bildungs-, Trainings- und Schulungsmaßnahmen. Während des gesamten Prozesses ist eine Zusammenarbeit von Pflegemanagement und Pflegepädagogik sinnvoll. Aber spätestens an diesem Punkt wird noch einmal deutlich, dass keine Veränderung ohne die Unterstützung des Managements funktionieren kann (Ressourcenfrage) und die Begleitung durch die innerbetriebliche Fortbildung bzw. weitere Bildungsinstitutionen hochbedeutsam ist (Qualifikationsfrage).
- *Überwachung und Analyse von Struktur-, Prozess und Ergebnisindikatoren:* Um Aussagen zur Nachhaltigkeit des Modells zu erhalten, ist eine weitere Datensammlung erforderlich. Es geht dabei unter anderem um mögliche Verbesserungen für den Patienten (weniger Schmerzen), die Pflegenden (höhere Berufszufriedenheit) oder finanzielle Auswirkungen (weniger Kosten). Die positive Richtung ist natürlich vorprogrammiert und kann sich aufgrund interner und externer Faktoren verändern. Wichtig sind die Verbreitung des Nutzens und Vorteils für die eigene Institution, aber auch die Wahrnehmung vorhandener Grenzen der evidenzbasierten Praxisinnovation. Für die Forschung und Pflegewissenschaft sowie für die Qualitätsdebatte sind die Daten ebenfalls von Interesse.

Die theoretischen Hintergründe des Modells werden hier nicht ausführlich behandelt. Das Iowa-Modell orientiert sich an einem allgemeinen Innovationsmodell und hat dieses auf das Pflege- und Gesundheitswesen übertragen (Titler & Everett, 2001). Hintergrund ist die wegweisende Arbeit von E.M. Rogers (2003), die unter dem Titel *Diffusion of Innovations* bereits in der fünften Auflage vorliegt. Der erwähnte Ansatz von Rogers ist ein allgemeines Modell zur Beschreibung und Erklärung von Innovationen. Es beschreibt personale, organisatorische und institutionelle Barrieren und Protektionsfaktoren von Innovationen. Dabei wurde davon ausgegangen, dass die Akzeptanz, Nutzung und Umsetzung von Innovationen bestimmt werden durch:

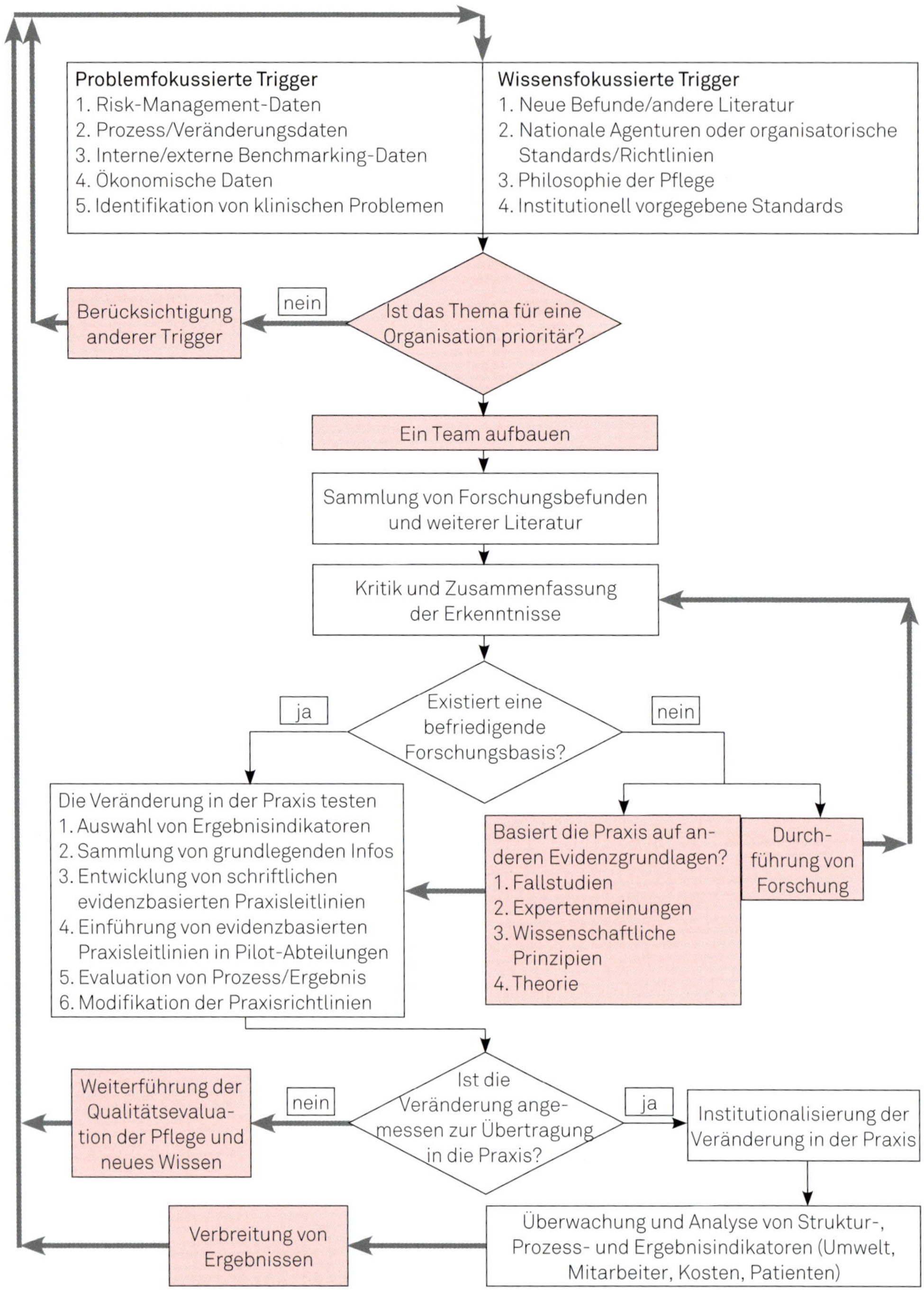

Abbildung 16-1: Das Iowa-Modell zur Förderung evidenzbasierter Praxis (Quelle: Titler et al., 2001, S. 500; Abdruck mit Genehmigung von Marita G. Titler, PhD, RN, FAAN, University of Iowa Hospital Clinics, Iowa City, IA, USA). *Legende:* Raute = Entscheidungspunkt; fettunterlegte Linien = Feedback-Schleifen: schattierte Felder = neue Terminologie und Handlungsschritte (Courtesy of Marity Titler, PhD, RN, FAAN) (Quelle: Titler et al., 2001, S. 500; Abdruck mit Genehmigung von Marita G. Titler, PhD, RN, FAAN, University of Iowa Hospital Clinics, Iowa City, IA, USA)

1. die Art der Innovationen (z. B. Komplexitätsgrad)
2. den Kommunikationsprozess (z. B. angeregt durch Bildungsmaßnahmen, *opinion leaders* etc.)
3. Charakteristika der Nutzer und Anwenderinnen von Forschungsbefunden (z. B. Wissen, fachliche Spezialisierung, Einstellung gegenüber Leitlinien
4. das soziale System (z. B. Führungsstile, Arbeitsplatzbeschreibungen, Forschungsorientierung, Offenheit für Innovationen) (vgl. hierzu weiter: Berwick, 2003).

An dieser Stelle soll keine umfassende Würdigung dieses Modells vorgenommen werden. Es muss aber klar sein, dass dies bestenfalls eine Orientierung sein kann – die Wirklichkeit sieht immer anders aus! Vor allem lässt sich Veränderung nie in einem systematisch-kontrollierten Ablaufschema organisieren, das ist die Illusion des Managements, die auch im Gesundheitswesen populär ist. Aspekte des Widerstands und des Scheiterns werden in der Regel in derartigen Modellen zu wenig beachtet, trotzdem sind sie nicht ohne Wert und müssen Beachtung finden; dazu ausführlich in Brandenburg (2016).

Nach diesen allgemeinen und zum Teil theoretisch unterstützten Aussagen zur Umsetzung und Nutzung von Forschungsbefunden soll im nächsten Abschnitt eine weitere von uns aufgeworfene Problematik im Zusammenhang mit dem Theorie-Praxis-Transfer aufgegriffen werden: die Frage nach der konkreten Umsetzung von Forschungsbefunden durch forschungsbasierte Protokolle.

16.4 Evidenzbasierte Praxisrichtlinien – eine Möglichkeit der Nutzung von Forschungsbefunden für die Pflege

Im Jahre 1994 wurde das Gerontological Nursing Intervention Research Center (GNIRC) an der Universität von Iowa (College of Nursing) gegründet. Die zentrale Aufgabe dieses Instituts lässt sich folgendermaßen beschreiben:

„The purpose of the GNIRC is to provide an environment that strengthens and expands intervention-focused research in nursing and related disciplines regarding the health of the elderly individuals in a variety of care settings" (Titler & Mentes, 1999, S. 6).

Im Rahmen der Arbeit des GNIRC wurden forschungsbasierte Leitlinien (Evidence-Based Practice Guidelines [EBPG], früher Research-Based Protocols [RBP]) entwickelt, die direkt über das Institut zu beziehen sind.[16] Diese beschreiben, in welcher Art und Weise Forschung in spezifischen klinischen Problemfeldern genutzt werden kann. Es handelt sich um allgemeine Leitlinien, die individualisiert auf die Situation des Patienten/Bewohners abgestimmt werden müssen. Im September 2016 lagen 24 EBPGs vor, die immer wieder aktualisiert werden (**Tab. 16-1**). (Anmerk. des Autors: Die neuesten Informationen finden Sie auf der Homepage der University of Iowa (https./uiowa.edu). Recherchieren Sie dort unter dem Stichwort "evidence based nursing" bzw. "evidence based practice". Sie finden dann weitere Seiten, u. a. die des Iowa-Models, was mittlerweile aktualisiert wurde). Ebenfalls werden Ihnen Publikationen angezeigt, auch Hinweise auf Kongresse zu einer evidenzbasierten Pflegepraxis. Bitte beachten Sie auch die Veröffentlichungen des John A. Hartford Foundation Center.

Die identifizierten klinischen Problemfelder wurden ausgewählt, weil sie häufig auftreten bzw. eine Herausforderung für die Pflege in der Praxis darstellen und neuere wissenschaftliche Befunde im Umgang mit den Problembereichen vorliegen (z. B. Reduzierung von Agitiertheit bei an Demenz erkrankten Patienten bzw. Bewohnenden oder die beruhigende Wirkung von Musik bei verwirrten alten Menschen). Klinische Problembereiche wer-

16 Adresse: Marita G. Titler, Director, Research Development and Dissemination Core, 200 Hawkins Drive, T162 GH, Iowa City, IA 62242, USA.

Tabelle 16-1: Evidenzbasierte Leitlinien (Evidence-Based Practice Guidelines) (Quelle: The University of Iowa, College of Nursing. Zugriff am 08.12.2017 unter https://nursing.uiowa.edu)

- Acute Confusion/Delirium (1999, überarbeitet 2009, 2015)
- Acute Pain Management in the Elderly (2000, überarbeitet 2003, 2016)
- Assessing Heart Failure in Long Term Care Facilities (2006, überarbeitet 2012)
- Bathing Persons with Dementia (1995, überarbeitet 2004, 2013)
- Changing the Practice of Physical Restraint Use in Acute Care (1996, überarbeitet 2005, 2014)
- Detection of Depression in the Cognitively Intact Older Adult (1998, überarbeitet 2005, 2014)
- Detection of Depression in Older Adults with Dementia (2007, überarbeitet 2014)
- Elder Abuse Prevention (2004, überarbeitet 2010)
- Family Bereavement Support Before and After Death of a Nursing Home Resident (2002, überarbeitet 2009, 2015)
- Family Involvement of Care (FIC) for Persons with Dementia (1999, überarbeitet 2001, 2015)
- Hydration Management (1998, überarbeitet 2011)
- Improving Medication Management for Older Adult Clients (2004, überarbeitet 2012)
- Management of Constipation (1996, überarbeitet 2001, 2009)
- Management of Relocation in Cognitively Intact Older Adults (2005, überarbeitet 2015)
- Non-Pharmacologic Management of Agitated Behaviors in Persons with Dementia (1995, überarbeitet 2004, 2015)
- Nurse Retention (2002, überarbeitet 2010)
- Oral Hygiene Care for Functionality Dependent and Cognitively Impaired Older Adults (2002, überarbeitet 2011)
- Persistent Pain Management (2005, überarbeitet 2015)
- Prevention Deep Vein Thrombosis (1999, überarbeitet 2006)
- Promoting Spirituality in the Older Adult (2004, überarbeitet 2014)
- Wandering with Consumer Information Sheet (2002)
- Quality Improvement in Nursing Homes (2003, überarbeitet 2012)
- Wandering (2002, überarbeitet 2008, 2014)
- Wheelchair Biking for the Treatment of Depression (2003, überarbeitet 2010)

den dabei nicht nur auf direkte und indirekte pflegerische Aufgaben reduziert, sondern berücksichtigen auch die Situation der Pflegenden (z. B. Personalwechsel/-fluktuation), die der Angehörigen (z. B. Angehörigenpflege bei Demenzkranken) und übergreifende Qualitätsentwicklungen in den Heimen (z. B. Qualitätsverbesserung in Pflegeheimen).

Bei der Entwicklung der EBPGs wurde auf zwei Aspekte besonders geachtet. Erstens wurde nach der Identifizierung der klinischen Problembereiche eine Autorengruppe (oder ein einzelner Autor) damit beauftragt, die vorhandene Literatur zu sichten und nach einem zweistufigen Schema zu beurteilen (wissenschaftliche Qualität und Umsetzbarkeit):

1. Zunächst wurde die wissenschaftliche Qualität der Studie untersucht und nach vier Evidenzgraden differenziert: An oberster Stelle standen Meta-Analysen (Evidenzgrad A), dann folgten kontrollierte Studien (randomisiert und nichtrandomisiert) mit Befunden zu Assessment, Intervention, Behandlung (Evidenzgrad B), dann Beobachtungsstudien (Korrelationsstudien, deskriptive Studien) oder kontrollierte Studien mit inkonsistenten Resultaten (Evidenzgrad C) und schließlich Expertenmeinungen oder Fallberichte (Evidenzgrad D).
2. Weiterhin wurde die Umsetzbarkeit der Studienbefunde kritisch überprüft. Hier wurde darauf geachtet, dass zunächst Definitionen und eine Klärung zentraler Begriffe des jeweiligen klinischen Problembereichs vorgenommen wurden. Darüber hinaus enthalten Evidence-based Practice Guidelines (EBPGs) Informationen darüber, welche Patien-

tengruppe am meisten von der Nutzung des Protokolls profitiert sowie eine schrittweise Anleitung zur Umsetzung der Befunde (häufig in Ablauf- und Flussdiagrammen schematisiert), ergänzt um entsprechende Assessmentinstrumente (**Tab. 16-2**).

Insbesondere für Pflege- und Heimleitungen, aber auch für die unmittelbar mit den Patienten bzw. Bewohnenden arbeitenden Pflegenden können diese Evidence-based Practice Guidelines (EBPGs) hilfreich sein, und zwar aus folgenden Gründen:

- EBPGs fokussieren auf klinisch relevante Problembereiche, wie sie in der Praxis v.a. der stationären Langzeitpflege auch in Deutschland von großer Bedeutung sind (angesichts der Veränderungen der Heimbewohnerstruktur). Der medizinisch-pflegerische Behandlungsbedarf ist schon jetzt hoch und wird in Zukunft noch stärker ansteigen.
- EBPGs können als Grundlage für Schulungs- und Weiterbildungszwecke dienen. Angesichts der Veränderungen der Bewohnerklientel in der stationären Altenhilfe (und nicht nur dort) ist es notwendig, die klinische Expertise von Pflegenden im Umgang mit alten und (chronisch) kranken Menschen zu erhöhen. EBPs sind eine Grundlage für Innovation in Institutionen. Hier wird auf der Basis von Forschungsergebnissen auch ein Prozedere vorgeschlagen, wie konkret bei der Umsetzung vorzugehen ist. GERONURSE[17] und weitere Kommunikationsmedien des GNIRC bieten eine Grundlage für fachlichen Austausch zwischen Einzelpersonen und Institutionen.

17 Geronurse ist ein online verfügbares Kommunikationsmedium, das der Verbreitung wissenschaftlicher Informationen für die professionelle Pflege (alter Menschen) dient und einen Austausch über evidenzbasierte Innovationen unterstützt (E-Mail-Kontakt: geronurse@list.uiowa.edu bzw. gero-nurse-request@list.uiowa.edu).

16.5 Praxisentwicklung – Bausteine und Erkenntnisse

Der Terminus „Praxisentwicklung" stammt aus der britischen Pflegediskussion, wurde zunächst in einem sehr umfassenden Sinne genutzt: Es ging um Ausbildung und Qualifizierung von Pflegenden, Forschung, Qualitätssicherung und Auditierung. Viele Publikationen thematisierten die Notwendigkeit, die klinische Praxis forschungsbasiert aufzustellen (Kitson et al., 1996; McCormack et al., 2002). Eine Konzeptanalyse von Garbett und McCormack (2002) wies bereits früh auf einige Themenfelder hin, die im Zentrum der Debatte standen (und stehen): Verbesserung der Patientenversorgung, Veränderung der Rahmenbedingungen und Arbeitskulturen, in denen Pflege geleistet wird, die Notwendigkeit, kontinuierlich Praxisinnovationen voranzutreiben sowie den Blick auf die sog. „*facilitators*" zu lenken, welche den Transferprozess substanziell unterstützen. Im Jahre 2004 schließlich wurde der erste Band von *Practice Development in Nursing and Health Care* publiziert, die zweite Auflage erschien 2013. Die Definition von Praxisentwicklung (*practice development*) lautet:

Definition 16-1

„A continuous process of improvement towards increased effectiveness in patient centred care. This is brought about by enabling health care teams to develop their knowledge and skills and to transform the culture and context of care. It is enabled and supported by facilitators committed to systematic, rigorous continuous processes of emancipatory change that reflect the perspectives of both service users and service providers" (Mc Cormack et al., 2013, S. 4).

Schon hier wird erkennbar, dass es nicht nur um klinische Veränderungen im Pflegealltag geht, auch die Emanzipation der Pflegeprofession selbst steht auf der Agenda. Ebenfalls wird deut-

Tabelle 16-2: Bestandteile eines schriftlich niedergelegten forschungsbasierten Standards (Politik, Prozedere, Protokoll) (Quelle: Titler & Mentes, 1999; Titler, 1997)

Anliegen
Eine kurze Beschreibung des Pflegeproblems (z. B. Obstipation) und der Patientenpopulation, für die das Protokoll bestimmt ist (z. B. hospitalisierte Personen über 60 Jahre).
Beispiel: Ein interdisziplinäres Protokoll zur Verhinderung von Obstipation bei hospitalisierten alten Menschen nutzen, die sich einer Operation unterziehen müssen.

Definition von Schlüsselbegriffen
Operationale Definitionen der zentralen Begriffe und Konzepte (z. B. Obstipation, Stürze, Angehörigenberatung). Deren Bedeutung ist für das Verständnis des Protokolls grundlegend.
Beispiel: Constipation. „Patients are considered constipated if the stool is hard and dry; if an impaction is palpable; if straining during defectation is present; if abdominal distention/fulness is present; if rectal fullness is present; or there is absence of bowel movements beyond reported normal patterns of defectation."

Patienten mit entsprechendem Risikoprofil
Eine kurze Beschreibung der Patientenpopulation, die am meisten durch das Protokoll profitieren. Dies kann z.B. eine Falldefinition, Symptomatik, Alter und Entwicklungsstand sowie die Art der Erkrankung einschließen.
Beispiel: Obstipationsmanagement
- Ältere Menschen
- Eingeschränkte Mobilität
- Begrenzte Zufuhr von Flüssigkeiten
- Verwirrtheit

Assessment
Indikatoren, welche die Patientengruppe genauer beschreiben, die von der Nutzung des entsprechenden Protokolls am meisten profitiert.
Beispiel: Obstipationsmanagement
- Alter: 70 Jahre
- Seit vier Tagen im Krankenhaus
- Bettruhe
- Übelkeit/Brechreiz
- Flüssigkeitszufuhr von 800 ml in 24 Stunden

Beschreibung der anzuwendenden Maßnahmen
Eine Beschreibung, wie das RBP in die Praxis zu übertragen ist. Hilfreich sind Algorithmen, Flussdiagramme und Tabellen.
Beispiel: Obstipationsmanagement für die Personengruppe mit entsprechendem Risikoprofil
- Aufrechterhalten oder Steigerung der Flüssigkeitszufuhr bis zu 1,5 Liter pro Tag
- Ballaststoffreiche Kost (25–50 g/d) wenn die Flüssigkeitszufuhr mehr als 800 ml/d beträgt
- Bewegung dreimal täglich, falls keine Bettruhe verordnet wurde

Evaluation
Eine Beschreibung der Prozess- und Ergebnisvariablen um die Veränderungen in der Praxis beurteilen zu können. Die Nutzung entsprechender Instrumente zur Messung dieser Variablen ist hilfreich.
Beispiel: Prozessvariablen: Durch die Nutzung von Wissenstests werden Pflegende, Ärzte und Diätassistenten hinsichtlich der verschiedenen Komponenten des Obstipationsmanagement-Protokolls befragt.
Ergebnisvariablen: Durch Patientenaudits werden die Inzidenz von Obstipation, Koteinklemmung und die Nutzung von Laxanzien und Einläufen aufgezeichnet. Patienteninterviews werden genutzt um einzuschätzen, ob die Darmfunktion innerhalb normaler Grenzen aufrechterhalten wird.

Literatur
Bibliographie der Studien und Untersuchungsberichte

lich, dass *practice developement* mit einem Wandel der Arbeitsbedingungen vor Ort und der entsprechenden Rahmenbedingungen verbunden ist. Insgesamt werden neun Prinzipien genannt, wobei der Fokus auf „person-centred and evidence-based care" liegt. Als ein *framework* dient PARiHS: „Promoting action on research implementation in health service", das v.a. von Kitson et al. (2008) entwickelt wurde. Die zentralen Elemente des Modells waren: Evidence, Context und Facilitation. Grundüberlegung ist, dass für eine erfolgreiche Implementierung einerseits eine breite wissenschaftliche *Evidenz* auch unter Berücksichtigung der Präferenzen der Patientinnen und Patienten vorliegen muss und andererseits der organisatorische *Kontext* und die Rahmenbedingungen auf die Veränderungen eingestellt sein müssen, etwa im Hinblick auf Organisationskultur, Führungsstile und Evaluation. Das reicht aber nicht aus, sondern es muss ein *Facilitator* hinzukommen. Das ist eine Person, welche den Transferprozess vorantreibt, die dafür notwendigen Instrumente kennt und eine am Ende erforderliche Evaluation vornehmen kann.

McCormack et al. (2009) haben ein entsprechendes Instrument entwickelt, den sogenannten *context assessment index* (CAI), der v.a. drei Bereiche in den Blick nimmt: Kultur, Führungsstil und Evaluation. Die bereits psychometrisch getestete Skala umfasst 37 Items und sechs Faktoren. Sinn und Zweck ist die Unterstützung der *facilitators* bei ihrer Arbeit (ergänzende Studien liegen vor von Stetler et al. (2011) sowie Helfrich et al. (2009). Was wissen wir nun über den „Erfolg" von PARiHS? Dazu Beispiel 16-5.

Beispiel 16-5

Wallin et al. (2006) sowie Estabrooks et al. (2007) berichten über ein Programm, das v.a. die Kontextfaktoren der Nutzung von Forschungsergebnissen untersucht hat. Sie wollten die Forschungsnutzung durch Pflegende vorhersagen. Dabei wurde sehr deutlich die Bedeutung der Arbeitssituation, der Teamgestaltung, der konkreten Umsetzung der Arbeitsprozesse sowie der zeitlichen, räumlichen und organisatorischen Rahmenbedingungen vor Ort herausgearbeitet. Die Facilitator-Rolle war – bezogen auf die Nutzung von Forschungsbefunden – offensichtlich weniger prägend. Allerdings darf der sog. „individuelle" Faktor keinesfalls unterschätzt werden.

Kommen wir zum Schluss noch einmal auf die Pflegenden selbst zu sprechen, denen eine zentrale Rolle bei allen Bemühungen um Praxisentwicklung zukommt. Es ist wichtig, Erwartungen, Hoffnungen und Ängste der Pflegenden gegenüber Forschung ernst zu nehmen. Und diesbezüglich wissen wir, dass oftmals Skepsis, Zurückhaltung oder gar Ablehnung gegenüber Forschung im Allgemeinen und evidenzbasierten Pflegeinterventionen im Speziellen nicht selten sind. Woran liegt das? Die englische Pflegewissenschaftlerin Hunt hat die Dinge bereits in den 1980er-Jahren auf den Punkt gebracht (Hunt, 1984): Nach ihrer Auffassung gibt es wahrscheinlich fünf Gründe, warum Forschungsergebnisse vom Pflegepersonal kaum genutzt werden:

1. Sie wissen nichts darüber.
2. Sie verstehen sie nicht.
3. Sie misstrauen ihnen.
4. Sie wissen sie nicht anzuwenden.
5. Sie dürfen sie nicht anwenden.

Studien (Balser, 2012; Breimaier et al., 2011; Dunn et al., 1997; Haslinger et al., 2016; Köpke et al., 2013; Saxer, 2002; Tierney, 1999; Quasdorf et al., 2013) zeigen, dass es v.a. vier Merkmale sind, die für die Umsetzung von Forschungsbefunden wichtig sind:

- Charakteristika der Pflegeperson (z.B. Informationsstand, Einstellungen gegenüber Forschung)
- Charakteristika der Organisation (z.B. Offenheit für Forschung bzw. ein innovatives Klima, welches Veränderungen ermöglicht)
- Charakteristika der Forschungsarbeiten (z.B. Verständlichkeit, Übertragbarkeit, Praxisbezug) und schließlich

- Charakteristika des Zugangs zu Forschungsergebnissen (z. B. Erreichbarkeit, Verfügbarkeit von Fachzeitschriften in der Bibliothek).

Insgesamt muss man also feststellen, dass die Nutzung von Forschungsbefunden in der Praxis nicht nur von der Bereitschaft und dem Engagement Einzelner abhängt, sondern letztlich von der Offenheit einer Institution gegenüber Veränderung und Innovation bestimmt wird. Von besonderer Bedeutung ist dabei die Bereitschaft der Pflegenden an der Basis, die bisherige Praxis in Frage zu stellen und für Neuerungen offen zu sein. Weiterhin ist die Unterstützung durch Pflegeforschende erforderlich, die ernsthaft daran interessiert sind, sich auf Probleme der Pflegepraxis einzulassen. Und darüber hinaus müssen Management und Leitung der Klinik die entsprechenden zeitlichen und personellen Ressourcen zur Verfügung stellen. Auch die innerbetriebliche Fortbildung muss an diesem Prozess beteiligt werden, denn ohne Qualifikationen und Weiterentwicklung gibt es keine Veränderungen.

16.6 Zusammenfassung

Wir haben deutlich gemacht, welchen Beitrag die Pflegewissenschaft für die Praxis leisten kann. Sie kann Impulse für Veränderungen in der Praxis geben. Aber, nicht die Wissenschaft verändert die Praxis, sondern sie bietet zunächst die Möglichkeit, Fragen und Probleme auf einer allgemeinen und theoretischen Ebene zu reflektieren. Der Vollzug realer Veränderung liegt bei denen, die in die konkreten Arbeitssituationen involviert sind und dafür Verantwortung tragen. Für Veränderungen in der Pflege ist nach unserer Auffassung die gesamte Disziplin, das heißt Praxis, Management, Pädagogik und Wissenschaft, verantwortlich. Die Wissenschaft kann hierzu ihren Beitrag leisten, indem sie Forschungsergebnisse produziert, Qualifikationen ermöglicht, Beratungen durchführt und konkrete Unterstützung bei Innovationen anbietet. Nicht mehr, aber auch nicht weniger.

Übungsaufgaben zu Kapitel 16

1. Welchen Beitrag für die Praxis leistet die Pflegewissenschaft aus der Sicht von Kirkevold?
2. Wie wird das Verhältnis von Theorie und Praxis in diesem Kapitel bestimmt?
3. Welche Merkmale behindern die Umsetzung von Forschungsbefunden?
4. Wo liegen Möglichkeiten und Grenzen einer Praxisentwicklung in der Pflege?

16.7 Literatur

Balser, N. (2012). *Einflussfaktoren auf die Implementierung von pflegewissenschaftlichen Erkenntnissen in die Pflegepraxis* (Masterarbeit). Pflegewissenschaftliche Fakultät der Philosophisch-Theologischen Hochschule Vallendar.

Beikirch, E. & Rose, M. (2014). *Projekt „Praktische Anwendung des Strukturmodells – Effizienzsteigerung der Pflegedokumentation in der ambulanten und stationären Langzeitpflege“ (Abschlussbericht).* Verfügbar unter http://www.bmg.bund.de/fileadmin/dateien/Downloads/E/Entbuerokratisierung/Abschlussbericht_und_Anlagen__fin20140416_sicher.pdf

Berwick, D. M. (2003). Dissiminating Innovations in Health Care. *Journal of the American Medical Association, 289*(16), 1969–1976. https://doi.org/10.1001/jama.289.15.1969

Bienstein, C., Schröder, G., Braun, M. & Neander, K. D. (1997). *Dekubitus. Die Herausforderung für Pflegende.* Stuttgart: Thieme.

Brandenburg, H. (2021). Pflegeforschung als Praxiswissenschaft – Die Reflexion des Implementierungsprozesses. In S. Nover & B. Panke-Kochinke (Hrsg.), *Handbuch Qualitative Pflegeforschung: Eigensinn, Morphologie und Gegenstandsangemessenheit* (S. 359–371). Baden-Baden: Nomos.

Brandenburg, H. (2016). Das Verhältnis von Theorie und Praxis in Pflege und Gerontologie. In M. Hoben, M. Bär & H. W. Wahl (Hrsg.), *Implementierungswissenschaft in Pflege und Gerontologie: Grundlagen und Anwendung* (S. 48–60). Stuttgart: Kohlhammer.

Brandenburg, H. (2009). Das Resident Assessment Instrument (RAI) – Eine Chance für die Pflege in Deutschland. In S. Bartholomeyczik & M. Halek

(Hrsg.), *Assessmentinstrumente in der Pflege. Möglichkeiten und Grenzen* (S. 27–46). Hannover: Schlütersche.

Breimaier, H.E., Halfens, R.J.G. & Lohrmann, C. (2011). Nurses' wishes, knowledge, attitudes, and perceived barriers on implementing research findings into practice among graduate nurses in Austria. *Journal of Clinical Nursing, 20*(11–12), 1744–1766. https://doi.org/10.1111/j.1365-2702.2010.03491.x

Bundesministerium für Bildung und Forschung (BMBF). (2013). *Bildung und Forschung in Zahlen 2013: Ausgewählte Fakten aus dem Daten-Portal des BMBF.* Berlin: BMBF. Verfügbar unter https://www.fachportal-paedagogik.de/literatur/vollanzeige.html?FId=1007586

Cruz, V., Abdul-Hamid, M. & Heater, B. (1997). Research-based practice: Reducing restraints in an acute care setting – phase 1. *Journal of Gerontological Nursing, 23*(2), 31–40. https://doi.org/10.3928/0098-9134-19970201-09

Deutsches Netzwerk für Qualitätssicherung in der Pflege (DNQP). (Hrsg.). (2010). *Expertenstandard Dekubitusprophylaxe in der Pflege, 1. Aktualisierung.* Osnabrück: Hochschule Osnabrück.

Dufault, M.A., Bielecki, C., Collins, E. & Willey, C. (1999). Veränderung der Schmerzeinschätzungspraxis von Pflegenden: Ein Ansatz kooperativer Forschungsanwendung. *Pflege & Gesellschaft, 4*(2), 33–44.

Dunn, V., Crichton, N., Roe, B., Seers, K. & Williams, K. (1997). Using research for practice: a UK experience of the Barriers Scale. *Journal of Advanced Nursing, 27*, 1203–1210. https://doi.org/10.1111/j.1365-2648.1997.tb00814.x

Estabrooks, C.A., Midodzi, W.K. & Cummings, G.G. (2007). Predicting research use in nursing organzizations: a multilevel analysis. *Nursing Research Supplement, 56*(Suppl. 4), 7–23.

Garbett, P. & McCormack, B. (2002). A concept analysis of practice development. *NT Research, 7*(2), 87–100. https://doi.org/10.1177/136140960200700203

Grebe, C. & Brandenburg, H. (2016). Resident Assessment Instrument. Anwendungsoptionen und Relevanz für Deutschland. *Zeitschrift für Gerontologie und Geriatrie, 48*(2), 106–113.

Halek, M. & Mayer, H. (2002). Die prädiktive Validität der originalen und erweiterten Norton-Skala in der Altenpflege. *Pflege, 6*(15), 309–317. https://doi.org/10.1024/1012-5302.15.6.309

Haslinger, E., Lang, G. & Müller, G. (2016). Einfluss und Zusammenhang von Einstellung, Verfügbarkeit und institutioneller Unterstützung auf die Anwendung von Forschungsergebnissen in der pflegerischen Praxis – Ergebnisse einer explorativen quantitativen Querschnittstudie. *Pflege, 28*(3), 146–166.

Helfrich, C.D., Li, Y.F., Sharp, N.D. & Sales, A.E. (2009). Organizational readiness to change assessments (ORCA): development of an instrument based on Promoting Action on Research in Health Services (PARIHS) framework. *Implementation Science, 4*, 38. https://doi.org/10.1186/1748-5908-4-38

Hoben, M. (2016). Stand der Implementierungsforschung im deutschen Sprachraum. In M. Hoben, M. Bär & H.W. Wahl (Hrsg.), *Implementierungswissenschaft für Pflege und Gerontologie. Grundlagen, Forschung und Anwendung – Ein Handbuch* (S. 81–111). Stuttgart: Kohlhammer.

Hoben, M., Bär, M. & Wahl, H.W. (2016). Begriffe, Gegenstandsbereich, Akteure und Zielgruppen der Implementierungswissenschaft in Pflege und Gerontologie. In M. Hoben, M. Bär & H.W. Wahl (Hrsg.), *Implementierungswissenschaft für Pflege und Gerontologie. Grundlagen, Forschung und Anwendung – Ein Handbuch* (S. 26–47). Kohlhammer: Stuttgart.

Höhmann, U., Weinrich, H. & Gätschenberger, G. (1996). *Die Bedeutung des Pflegeplans für die Qualitätssicherung in der Pflege (Forschungsbericht Nr. 261).* Bonn: Bundesministerium für Arbeit und Sozialordnung.

Hunt, M. (1984). Why don't we use these findings? *Nursing Mirror, 168*, 29.

Käppeli, S. (2000). *Pflegekonzepte. Phänomene im Erleben von Krankheit und Umfeld.* Bern: Huber.

Kirkevold, M. (2002). *Pflegewissenschaft als Praxisdisziplin.* Bern: Huber.

Kirkevold, M. (1993). Toward a Practice Theory of Caring Patients with Chronic Skin Disease. *Scholary Inquiry for Nursing Practice, 7*(1), 37–53.

Kitson, A.L., Rycroft-Malone, J., Harvey, G., McCormack, B., Seers, K. & Titchen, A. (2008). Evaluating the successful implementation of evidence into practice using the PARiHS framework: theoretical and practical challenges. *Implementation Science, 3*(1). https://doi.org/10.1186/1748-5908-3-1

Kitson, A., Ahmed, L.B., Harvey, G., Seers, K. & Thompson, D.R. (1996). From research to practice: one -organizational model of promoting research-based practice. *Journal of Advanced Nursing, 23*(3), 430–440. https://doi.org/10.1111/j.1365-2648.1996.tb00003.x

Köpke, S., Koch, F., Behncke, A. & Balzer, K. (2013). Einstellungen Pflegender in deutschen Krankenhäusern zu einer evidenzbasierten Pflegepraxis. *Pflege, 26*(3), 163–176. https://doi.org/10.1024/1012-5302/a000289

Köpke, S., Gerlach, A., Möhler, R., Haut, A. & Meyer, G. (2009). *Leitlinie FEM – Evidenzbasierte Praxisleitlinie: Vermeidung von freiheitseinschränkenden Maßnahmen in der beruflichen Altenpflege.* Hamburg, Witten/Herdecke: Universität Hamburg & Universität Witten/Herdecke. https://doi.org/10.1016/j.zgesun.2007.12.003

Lundin, L., Sargent, T. & Burke, L. J. (1998). Research utilization and improvement in outcomes after diagnostic cardiac catheterization. *Critical Care Nurse, 18*(5), 30–39. https://doi.org/10.4037/ccn1998.18.5.30

McCormack, B., Manley, K. & Titchen, A. (2013). Introduction. In B. McCormack, K. Manley & A. Titchen (Eds.), *Practice Delelopment in Nursing and Healthcare* (2. ed., S. 1–17). Oxford: Wiley-Blackwell.

McCormack, B., McCarty, G., Wright, J., Slater, G. & Coffey, A. (2009). Development and testing of the context assessment index (CAI). *Worldviews on Evidence-Based Nursing, 6*(1), 27–36. https://doi.org/10.1111/j.1741-6787.2008.00130.x

McCormack, B., Kitson, A., Harvey, G., Rycrof-Malone, J., Titchen, A. & Seers, K. (2002). Getting evidence into pratice: the meaning of the "context". *Journal of Advanced Nursing, 38*(1), 94–104. https://doi.org/10.1046/j.1365-2648.2002.02150.x

Meyer, G., Köpke, S., Haastert, B. & Mülhauserl, I. (2009). Restraint use among nursing home residents: cross-sectional study and prospective cohort study. *Journal of Clinical Nursing, 18*(7), 981–990. https://doi.org/10.1111/j.1365-2702.2008.02460.x

Panfil, E. M. (2004). Skalen zur Erfassung des Dekubitusrisikos. *Pflege aktuell, 66*(1),14–19.

Panfil, E. M. & Schröder, G. (Hrsg.). (2010). *Pflege von Menschen mit chronischen Wunden. Lehrbuch für Pflegende und Wundexperten* (2. Aufl.). Bern: Huber.

Quasdorf, T., Hoben, M., Riesner, C., Dichter, M. & Halek, M. (2013). Einflussfaktoren in Disseminations- und Implementierungsprozessen. *Pflege & Gesellschaft, 18*(3), 236–262.

Rogers, E. M. (2003). *Diffusions of Innovations* (6. ed.). New York: Free Press.

Saxer, S. (2002). Transfer von Forschungsergebnissen in die Praxis – Hemmende und fördernde Faktoren. *PR-Internet, 4*(Modul Pflegeforschung), 17–23.

Schuster, M. A., McGlynn, E. A. & Brook, R. H. (1998). How good is the quality of health care in the United States? *Milband Quarterly, 76*(4), 617–663. https://doi.org/10.1111/1468-0009.00105

Sowinski, C. (2002). Dekubitus-Gefahr – Was ist zu tun? *ProAlter, 36*(1), 24–27.

Stetler, C. B., Damschroder, L. J., Helfrich, C. D. & Hagedorn, H. J. (2011). A guide for applying a revised version of the PARIHS framework for implementation. *Implementation Science, 6*(1). https://doi.org/10.1186/1748-5908-6-99

Taylor-Piliae, R. E. (1999). Utilization of the Iowa Model in establishing evidence-based nursing practice. *Intensive and Critical Care Nursing, 16*, 367–362.

Tierney, A. (1999). *Research Utilization in Nursing Practice: What are the Problems and the Challenges?*" Referat vom 16. Forschungstag des SBK, Bern.

Titler, M. G., Steelman, V. J., Budreau, G., Buckwalter, K. C. & Goode, C. J. (2001). The Iowa Model of Evidence-Based Practice to Promote Quality of Care. *Critical Care Nursing Clinics of North America, 13*(4), 497–609. https://doi.org/10.1016/S0899-5885(18)30017-0

Titler, M. G. & Mentes, J. C. (1999). Research Utilization in Gerontological Nursing Practice. Protocol Introduction. *Journal of Gerontological Nursing, 26*(6), 6–9. https://doi.org/10.3928/0098-9134-19990601-05

Titler, M. G., Mentes, J. C., Rakel, B. A., Abbott, L. & Baumler, S. (1999). From Book to Bedside: Putting Evidence to Use in the Care of the Elderly. *Journal on Quality Improvement, 26*(10), 646–666. https://doi.org/10.1016/S1070-3241(16)30469-2

Titler, M. G. (1997). Research utilization: Necessity or luxury? In J. McCloskey & H. Grace (Eds.), *Current Issues in Nursing* (6. ed., p. 104–116). St. Louis, MO: Mosby.

Titler, M. G., Kleiber, C., Steelman, V., Goode, C., Rakel, B., Barry-Walker, J., Small, S. & Buckwalter, K. (1994). Research-based practice to promote the quality of care. *Nursing Research, 43*(5), 307–313. https://doi.org/10.1097/00006199-199409000-00009

Wallin, L., Estabrooks, C. A., Midodzi, W. K. & Cummings, G. G. (2006). Development and validation of a derived measure of research utilization by nurses. *Nursing Research, 66*(3), 149–160. https://doi.org/10.1097/00006199-200605000-00001

Weiterführende Literatur

Hoben, M., Bär, M. & Wahl, H.W. (Hrsg.). (2016). *Implementierungswissenschaft für Pflege und Gerontologie. Grundlagen, Forschung und Anwendung – Ein Handbuch.* Stuttgart: Kohlhammer.

Der Band gibt einen hervorragenden Einblick in die Diskussion um den „Theorie-Praxis-Transfer". Es wird sehr deutlich, dass es mit Appellen und gutem Willen nicht getan ist; mittlerweile existiert ein eigener Forschungsfundus zur Umsetzung von Befunden in die Praxis, unter anderem aus Großbritannien und den USA. Als ein vertiefender Einstieg und umfassender Überblick ist das Buch unverzichtbar – ein absolutes Muss für alle Interessierten!

McCormack, B., Manley, K. & Titchen, A. (Eds.). (2013). *Practice Delelopment in Nursing and Healthcare* (2. ed.). Oxford: Wiley-Blackwell.

Eine dritte Auflage ist 2017 unter dem Titel "Person-Centred Heathcare Practice" erschienen.
Dieses Buch ist so etwas wie die „Bibel" der britischen Implementierungswissenschaft und beinhaltet alle zentralen Themen – von den theoretischen Grundlagen über die konkreten Transferschritte bis hin zu Evaluationen von person-centred practice. Der Band enthält auch Hinweise für Manager und Pädagoginnen zur Praxisentwicklung. Auch werden Erfahrungen mit dem Thema kritisch reflektiert und die Rolle der *facilitators* umfassend dargelegt. Die erste Auflage wurde ins Deutsche übersetzt als *„Praxisentwicklung in der Pflege"*. Bern: Huber.

National Institute for Health and Clinical Excellence (NICE). (n. d.). Available from https://www.nice.org.uk

Auf der Homepage von NICE (www.nice.org.uk) finden Sie weiterführende Hinweise für den Theorie-Praxis-Transfer. Empfehlenswert sind z. B. die Veröffentlichungen „How to change practice?" oder „How to put NICE guidance into practice to improve the health and wellbeing of communites". NICE ist eine der führenden Organisationen im Feld der Praxisinnovation in der Pflege mit internationalem Renommée.

Schilder, M. & Boggatz, T. (2022). (Hrsg.). *Praxisforschung in der Pflege.* Stuttgart: Kohlhammer.

Das Buch informiert zunächst über grundlegende Begriffe wie z. B. „Innovation". Im Schwerpunkt geht es um Praxisentwicklung in der klinischen Pflege (auch mit Einsatz von akademisch qualizierten Pflegenden). Best-Practice-Beispiele, die konkrete Erfahrungen auf Modellstationen reflekteren, ergänzen das Spektrum.

Schön, D. A. (2013). *The Reflective Practitioner. How Professionals Think in Action.* Farnham: Ashgate.

Ein grundlegendes Werk zur Entwicklung von Professionalität überhaupt, unter anderem in den „Science-Based Professions". Instruktiv ist v. a. das Kapitel über die „technische Rationalität", die auch für Einstellung, Haltung und Praxis in den Gesundheitsberufen charakteristisch ist. Wie kann unter diesen Bedingungen so etwas wie „ein reflektierter Praktiker" entstehen – und wodurch zeichnet er oder sie sich aus?

Anhang

Studie 1: Chabloz-Süssenbach et al., 2016

Originalarbeit

«Die Welt nicht zu klein werden lassen»

Editor's Choice

Wie Menschen mit einer Krebserkrankung und Angehörige Übergänge in den letzten Monaten bewältigen.

Eine qualitative Studie

Christiane Chabloz-Süssenbach[1,2] (MScN, RN), Monique Sailer Schramm[3,6] (MNS, RN), Hansruedi Stoll[4] (MNS, RN), Rebecca Spirig[1,5] (Prof. Dr., PhD, RN)

[1] Institut für Pflegewissenschaft, Medizinische Fakultät, Universität Basel
[2] Stiftung Diaconis, Palliative Care, Bern
[3] Direktion Pflege / MTT, Inselspital, Universitätsspital Bern
[4] Klinik für Onkologie, Universitätsspital Basel
[5] Direktion Pflege und MTTB, UniversitätsSpital Zürich
[6] Palliative Pflege Expertise GmbH, Brünisried FR

Zusammenfassung:
Hintergrund: Menschen mit einer Krebserkrankung und ihre Angehörigen erleben viele Übergänge in den letzten Lebensmonaten. Sie vollziehen psychologische Anpassungsprozesse während der Veränderungen. Dies erfordert Strategien, um die Lebensqualität zu erhalten. Deutschsprachige Studien liegen hierzu nicht vor.
Fragestellung: Welche Erfahrungen machen Menschen mit einer fortgeschrittenen Krebserkrankung und ihre Angehörigen mit dem Krankheitsmanagement während der Übergänge im letzten Lebensjahr?
Methode: Im Rahmen der qualitativen Studie befragten wir in leitfadengestützten Interviews fünf Dyaden, bestehend aus Betroffenen mit Karnofsky-Index ≥ 60 % sowie einer Lebenserwartung von sechs bis zwölf Monaten und ihren nächsten Angehörigen. Die Interviewauswertung erfolgte anhand der Inhaltsanalyse nach Mayring.
Ergebnisse: Das Hauptthema «Die Welt nicht zu klein werden lassen» macht deutlich, dass Einschränkungen die Lebenswelt kleiner werden ließen und die Betroffenen dagegen ankämpften. Dies zeigt sich in drei Kategorien: «Von der Diagnose geschockt sein – sich neu orientieren müssen», «Einschränkungen und Verluste ertragen – neue Wege im Alltagsleben finden», «In Ungewissheit leben – miteinander ausharren».
Schlussfolgerung: Dyaden bewegen sich in Lebenswelten, die sich aufgrund verschiedener Übergänge verändern. Dies erfordert von Fachpersonen besondere Aufmerksamkeit und vertiefte Kenntnis. Deutschsprachige Studien werden zielführend sein, um die Praxis weiterzuentwickeln.

Schlüsselwörter: Krankheitsmanagement, fortgeschrittene onkologische Erkrankung, Übergang, Dyade, qualitative Forschung

"Don't let the world become too small" – How patients with advanced cancer and their significant others cope with transitions during the last year of life. A qualitative study

Abstract:
Background: In the last year of life, persons with advanced cancer and their significant others are affected by several transitions. They perform psychological adjustment processes during transformation. This requires strategies for patients and their significant others. Research in German about this theme is missing.
Aim: We explored the experiences with illness management during transitions in the last year of life of patients with advanced cancer and their significant others.
Method: In this qualitative study, we conducted structured interviews with five dyads, consisting of persons with Karnofsky Index ≥ 60 % and life expectancy of six to twelve months as well as their significant others. To interpret the interviews, we used qualitative content analysis according to Mayring.
Results: The main theme "Don't let the world become too small" expresses that limitations diminished the lifeworld and the participants struggled against this process. This is revealed in three categories: "Being shocked by diagnosis – realigning again", "Bearing limitations and loss – finding new ways in daily life", "Living in uncertainty – holding out together".

Pflege (2016), *29*(4), 171–181
DOI 10.1024/1012-5302/a000495

Conclusions: Patients and significant others live in changing lifeworlds caused by transitions. Health care professionals should be attentive and may gain deeper knowledge about transitions. Further research in German-speaking contexts will help to improve nursing care and psychooncological interventions.

Keywords: illness management, advanced cancer, transition, dyad, qualitative research

Einleitung

Krebserkrankungen stellen laut World Health Organization (WHO) die zweithäufigste Todesursache in der Schweiz und in Europa dar (WHO, 2011). Im fortgeschrittenen Krankheitsstadium sind die Betroffenen damit konfrontiert, dass sie von der Therapie keine Heilung mehr erwarten können. Am häufigsten leiden PatientInnen in dieser Zeit unter Schmerzen, Fatigue, Dyspnoe, Nausea, Emesis und Obstipation (Gilbertson-White, Aouizerat, Jahan & Miaskowski, 2011). Psychische Probleme wie Angst und Depression können hinzukommen (Bookbinder & McHugh, 2010). Herausforderungen im Alltag der PatientInnen und ihrer Angehörigen können unter anderem zunehmende Abhängigkeit und Beziehungsgestaltung sein (Zimmermann, Riechelmann, Krzyzanowska, Rodin & Tannock, 2008). Die Lebensqualität zu erhalten bzw. zu verbessern, ist in dieser Phase ein zentraler Schwerpunkt.

Menschen mit fortgeschrittenen Krebserkrankungen erleben verschiedene Übergänge. Dabei handelt es sich um Passagen zwischen relativ stabilen Zeitperioden, in denen ein Mensch von einer Lebensphase in eine andere wechselt. Übergänge sind psychische Anpassungsprozesse, die im Rahmen von Veränderungsprozessen stattfinden (Kralik, Visentin & van Loon, 2006). Gesamthaft geht es darum, in der neuen Realität weiterleben zu lernen (Corbin & Strauss, 2010). Solche Übergänge sind beispielsweise die Diagnosestellung, ein Therapieabbruch, zunehmende Hilfsbedürftigkeit und das Wahrnehmen des nahenden Todes (Boehmke & Dickerson, 2006; Drevdahl & Dorcy, 2012; Missel & Birkelund, 2011; Schumacher & Meleis, 1994). Aus diversen Studien geht hervor, dass PatientInnen und Angehörige durch belastende Symptome, Therapien und Ungewissheit hinsichtlich des Krankheitsverlaufs bis zum Tod Stress bewältigen müssen (Reeve, Lynch, Lloyd-Williams & Payne, 2012; Reinke et al., 2008; Schulman-Green et al., 2012). Zentrale Themen bei der Bewältigung dieser Phase sind die Anpassung an Veränderungen und die Pflege der tragenden Beziehungen zu Vertrauens- und Fachpersonen (Giesinger et al., 2011). Für Angehörige können das Alleinsein aufgrund von Hospitalisationen des erkrankten Familienmitglieds, die Umgestaltung des gemeinsamen Lebens nach einem Spitalaufenthalt sowie das Nahen des Todes weitere belastende Übergänge mit hohen emotionalen und sozialen Herausforderungen darstellen (Andersson, Ekwall, Hallberg & Edberg, 2010; Hughes, Hodgson, Muller, Robinson & McCorkle, 2000).

Was ist (zu dieser Thematik) schon bekannt?
Menschen mit Krebserkrankungen und ihre Angehörigen erleben viele Übergänge im letzten Lebensjahr.

Was ist neu?
Übergänge sind gekennzeichnet durch eine kleiner werdende Lebenswelt der Betroffenen, das dagegen Ankämpfen und gleichzeitige Abwarten.

Welche Konsequenzen haben die Ergebnisse für die Pflegepraxis?
Wichtig für die Praxisentwicklung sind der Einbezug des Erlebens der kleiner werdenden Welt und das Thematisieren der Übergänge, um zusätzliches Leid zu vermeiden.

Um sich veränderten Bedingungen anzupassen, leisten alle Betroffenen Arbeit (Corbin & Strauss, 2010). Diese Arbeit lässt sich als Krankheitsmanagement bezeichnen und umfasst folgende Elemente: medizinisches Management, Rollenmanagement und emotionales Management (Strauss & Glaser, 1975).

Das Beobachten und Interpretieren der Symptome ist ein arbeitsintensiver Prozess, den PatientInnen selbstständig, gemeinsam mit Angehörigen oder mit Fachpersonen bewältigen (Reeve et al., 2012). So kann es beispielsweise bei den erkrankten Personen zu vermehrtem Bedarf an Ruhepausen und damit verbunden zu sozialem Rückzug oder Konflikten in der Familie kommen (Glaus et al., 2006; Hubbard, Illingworth, Rowa-Dewar, Forbat & Kearney, 2010). Bei Angehörigen kann zur bisherigen Rolle als LebenspartnerIn oder FreundIn die Rolle als pflegende Angehörige oder UnterstützerIn hinzukommen (Gardner, 2008; Jo, Brazil, Lohfeld & Willison, 2007; Williams & McCorkle, 2011).

Es ist keine Studie bekannt, die untersucht, wie PatientInnen und ihre Angehörigen Anpassungen bezüglich des Krankheitsmanagements während der Übergänge erleben und bewältigen. Deshalb setzt sich diese Studie zum Ziel, das Krankheitsmanagement während der Übergänge in den letzten Lebensmonaten zu verdeutlichen. Mit dem gewonnenen Wissen könnten Fachpersonen die professionelle Begleitung an die Bedürfnisse der Betroffenen anpassen und entsprechende Interventionen entwickeln.

Fragestellung

Welche Erfahrungen machen Menschen mit fortgeschrittener Krebserkrankung und ihre nächsten Angehörigen mit dem Krankheitsmanagement während der Übergänge in den letzten Lebensmonaten?

Methode

Zur Beantwortung der Forschungsfrage wählten wir ein qualitatives Studiendesign, um Phänomene zu explorieren, über die wenig bekannt ist (Polit & Beck, 2008). Dieses Forschungsdesign hatte zum Ziel, Erfahrungen und Sichtweisen Betroffener vertieft aufzuzeigen. Es fanden offene Interviews mit Dyaden statt. Auf episodenbezogene Interviews (nach Diagnosestellung, Therapiebeginn oder -abbruch) verzichteten wir aufgrund des kurzen Untersuchungszeitraums. Die Teilnehmenden hatten stattdessen bei der Beantwortung offener Fragen die Möglichkeit, über den Verlauf der Erkrankung und die entsprechenden Übergänge zu berichten. Im Sinne der Definition nach Kralik, Visentin und van Loon (2006) lässt sich der Begriff «Übergang» auch als Zeit zwischen zwei Lebensabschnitten oder -phasen verstehen. Diese synonymhaft verwendeten Begriffe flossen in den Interviewleitfaden ein. Wir gingen davon aus, dass dadurch ein allgemeingültiges Verständnis möglich ist – im Wissen, dass die Antworten der GesprächspartnerInnen durch ihre persönlichen Assoziationen beeinflusst werden könnten.

Zusätzlich erhoben wir mittels Fragebogen demografische Daten. Zu Beginn des ersten Interviews füllten die Teilnehmenden diesen Fragebogen aus. Medizinische Daten identifizierte die Erstautorin zum Zeitpunkt des ersten Interviews aus der vorliegenden Krankenakte des behandelnden Ambulatoriums mittels eines systematischen Erhebungsblattes.

Untersuchungsgruppe

Die Rekrutierung richtete sich an erwachsene Personen mit einer fortgeschrittenen Krebserkrankung und bekannter Metastasierung sowie an eine von ihnen selbst gewählte nahestehende angehörige Person. Die Ein- und Ausschlusskriterien sind in Tabelle 1 aufgelistet.

Rekrutierung

Rekrutierungsort war das onkologische Ambulatorium eines Schweizer Universitätsspitals. Die Erstautorin arbeitete nicht am Rekrutierungsort und kannte die rekrutierten Personen nicht. Pflegefachpersonen informierten potenzielle Teilnehmende über die Studie und übergaben ihnen ein Informationsschreiben. Die Anfrage der Angehörigen erfolgte entweder durch die Fachperson gemeinsam mit der Patientin bzw. mit dem Patienten oder die Angehörigen erhielten die schriftlichen Informationen durch die Patientin bzw. den Patienten. Die interessierten Personen meldeten sich bei der Erstautorin oder gaben der Pflegefachperson Bescheid. Vor dem ersten Interview erhielten die Teilnehmenden nochmals mündliche Informationen von der Erstautorin.

Tabelle 1. Ein- und Ausschlusskriterien Studienteilnehmende

Einschlusskriterien	Ausschlusskriterien
• Alter > 18 Jahre • Deutsch mündlich und schriftlich beherrschen	• Patient(inn)en und Angehörige mit kognitiven Einschränkungen (z. B. Demenz, ausgedehnte Hirnmetastasen)
• Patient(in): fortgeschrittene Krebserkrankung mit bekannter Metastasierung • Patient(in): vom Arzt geschätzte Lebenserwartung mindestens sechs, höchstens zwölf Monate • Patient(in): Karnofsky Index ≥ 60 % (Karnofsky & Burchenal, 1949)	• Patient(inn)en und Angehörige: In einer Institution (Pflege- oder Altersheim, betreutes Wohnen) lebend und dort pflegerische, medizinisch/therapeutische Hilfestellungen von Fachpersonen in Anspruch nehmend
• Bei Rekrutierung zu Hause lebend • Urteilsfähig (durch behandelnden Arzt beurteilt)	• Bei Rekrutierung hospitalisiert

Tabelle 2. Interviewleitfaden

Erstes Interview
- Wie hat der Lebensabschnitt, als die Krankheit dazu kam, angefangen?
- Wenn Sie auf diese Zeit jetzt zurückblicken, wo würden Sie sagen, gab es einen klaren Übergang von einer Lebensphase in eine andere?
- Wie geht es Ihnen (Patient und Angehörigen) dabei? Wie haben Sie Ihr Leben (neu) gestaltet?
- Wenn Sie auf die letzten Monate zurückschauen, wann hatten Sie den Eindruck, jetzt verändert sich etwas durch die Krankheit? Erzählen Sie mir davon.
- Was genau hat diese neue Phase ausgelöst?
- Was ist in dieser neuen Phase anders (gewesen)?
- Beschreiben Sie ein Erlebnis, als sich das Symptom verstärkt hat, wie war das für Sie? Was haben Sie getan?

Zweites Interview
- Wir haben uns vor ... Wochen das erste Mal getroffen für das erste Gespräch. Wie geht es Ihnen (Patient und Angehöriger) heute?
- Können Sie mir erzählen, was in der Zwischenzeit in den letzten drei Monaten passiert ist?
- Ich habe aus dem ersten Interview zahlreiche wichtige Themen herausgearbeitet. Ein Thema, was Sie angesprochen haben damals war das Thema ..., wie Sie ... . Können Sie mir dazu noch mehr erzählen? Wie gehen Sie heute damit um? Wie geht es Ihnen in der jetzigen Situation damit?
- Welche Dinge sind für Sie ganz normal in Ihrem Leben als Ehepaar? Welche Dinge haben Sie sich nie so vorgestellt, sind aber eingetreten aufgrund der Krankheit?

Datensammlung

Die Erstautorin führte jeweils zwei Interviews mit einer Dyade, bestehend aus einer erkrankten und einer angehörigen Person. Das erste Interview fand kurz nach der Rekrutierung, das zweite zehn bis zwölf Wochen nach dem ersten Interview statt. Im ersten Interview standen vor allem der bisherige Krankheitsverlauf und der Umgang mit der Erkrankung während der Übergänge im Zentrum. Im zweiten Interview erfolgte eine Reflexion der Zeit zwischen den beiden Gesprächen. So war es möglich, aktuelle bzw. kurz zurückliegende Erfahrungen während der Übergänge zu thematisieren. Die Interviews verliefen auf Schweizerdeutsch oder Hochdeutsch, sie wurden elektronisch gespeichert und Hochdeutsch transkribiert. Den Gesprächen lag ein Interviewleitfaden zugrunde, der auf vorliegender Literatur beruhte und die Erfahrungen der Erstautorin berücksichtigte. Die Forschungsgruppe hatte diesen Leitfaden diskutiert. Im Studienverlauf erfolgten Anpassungen (Tabelle 2). Falls bei der Interviewanalyse Themen auftraten, die im vorliegenden Interviewleitfaden nicht vorhanden waren, wurden entsprechend neue Fragen in den Leitfaden integriert.

Nach Abschluss der Analyse des ersten Interviews mit einer Dyade fand das zweite Interview statt. Dadurch war es möglich, Sachverhalte aus dem ersten Gespräch im zweiten Gespräch weiterzuverfolgen. In den Interviews mit den Dyaden zeigten sich sowohl Gemeinsamkeiten als auch Unterschiede im Umgang mit Übergängen.

Datenanalyse

Die Auswertung der Interviews erfolgte nach Prinzipien der Inhaltsanalyse von Mayring (2008) und gliederte sich in drei Analyseteile (in Tabelle 3 erläutert). Nach diesem Schema verlief die Analyse von neun Interviews. Aufgrund wiederkehrender Themen bot sich im zehnten Interview ein deduktives Vorgehen an. Darin auftauchende neue Themen werteten wir inhaltsanalytisch aus. Um die Gesprächsinhalte zu verdeutlichen, entstand nach jedem ersten Dyaden-Interview eine Skizze. Diese erweiterten wir nach dem zweiten Gespräch, um alle berichteten Ereignisse und Erfahrungen zueinander in Beziehung zu setzen und um Übergänge explorieren zu können. Zur Datenaufbereitung und für die einzelnen Analyseschritte verwendeten wir das Computerprogramm Atlas.ti (Friese, 2014).

Ethische Aspekte

Die zuständige Ethikkommission genehmigte die Durchführung der Studie. Die Teilnehmenden unterschrieben eine schriftliche Einverständniserklärung, die sie über Rechte, Pflichten sowie den Daten- und Persönlichkeitsschutz informierte. Zu Beginn der Dyaden-Interviews erhielten die Teilnehmenden den Hinweis, dass es jederzeit möglich ist, die Gespräche sowie die Tonbandaufnahme zu unterbrechen bzw. zu beenden. Zur psychologischen Unterstützung der befragten Teilnehmenden standen jederzeit der behandelnde Arzt und weitere Fachpersonen zur Verfügung. Die Erstautorin ist eine in diesem Fachbe-

Tabelle 3. Analyseschritte nach Inhaltsanalyse (Mayring, 2008)

Analyseschritte	Analyseprozess und Interpretation
(1) Zusammenfassung und induktive Kategorienbildung	Inhaltsreiche, die Forschungsfrage betreffende Textteile wurden zuerst paraphrasiert, das heißt möglichst nahe am Originaltext in knapper Form wiedergegeben. Danach wurden die Paraphrasierungen auf einer gemeinsamen sprachlichen Ebene generalisiert und daraufhin durch Zusammenfassung auf Kernaussagen reduziert. Die Zusammenfassungen wurden zu Kategorien abstrahiert, welche zum Schluss im Zentrum der Analyse standen. Diese Schritte wurden in der Forschungsgruppe und mit der Letztautorin diskutiert. Die Kategorienbildung wurde anhand der Reduktionen mit der Zweit- und Letztautorin besprochen und verdichtet. Die entstandenen Kategorien wurden mit Ankerbeispielen aus dem Originaltext belegt. Diese Zitate illustrieren den Kern jeder Kategorie.
(2) Explikation	Unklare Textstellen wurden durch enge (Textteile innerhalb des Interviews) und weite (Lexika) Kontextanalyse erläutert, um ihre Bedeutung zu verstehen und die Analyse zu erweitern.
(3) Strukturierung	Es wurden theoretische Argumente und Modelle herangezogen, um die Kategorien mit ihren Inhalten in einer Struktur zu ordnen. Dadurch sollte ein Zusammenhang unter den Kategorien hergestellt werden.
Rücküberprüfung am Originaltext	Während des gesamten Prozesses erfolgte die Rücküberprüfung am Originaltext mehrmals, um die abgeleiteten Reduktionen und Kategorien mit dem Interviewtext zu vergleichen und anzupassen.

Zur Qualitätssicherung wurden während des gesamten Forschungsprozesses Interviewtechniken und Analysen der Erstautorin* mit der Zweit- und Letztautorin in sechs Analysetreffen besprochen. Zudem fanden sechs Gespräche mit weiteren vier Forscherinnen statt, um die Analyse zu reflektieren und die Ergebnisse kritisch zu diskutieren. Die Analyseschritte wurden auf Verständlichkeit geprüft. Der gesamte Forschungsprozess wurde schrittweise und nachvollziehbar dokumentiert.

* Die Interviewerin (Erstautorin) hat mehrjährige Erfahrung in der Betreuung von Menschen mit fortgeschrittenen Krebserkrankungen und deren Familien und ist ausgebildet in qualitativer Forschung. Sie diskutierte die Beeinflussung ihrer Rolle und Praxiserfahrungen auf die Analyse mit der Letztautorin und den vier Forscherinnen.

Tabelle 4. InterviewteilnehmerInnen und Interviewkonstellationen

Rekrutierung	1. Interview (Rekrutierung + 1 bis 2 Wochen)	2. Interview (1. Interview + 10 bis 12 Wochen)
Dyade 1 (Patientin und Partner)	Paarinterview im Spital	Paarinterview im Spital
Dyade 2 (Patient und Ehefrau)	Paarinterview im Spital	Paarinterview Zuhause
Dyade 3 (Patient und Freund)	Paarinterview Zuhause	Paarinterview Zuhause
Dyade 4 (Patient und Ehefrau)	Paarinterview im Spital	Paarinterview im Spital
Dyade 5 (Patient und Ehefrau)	Paarinterview Zuhause	Einzelinterview mit Ehefrau Zuhause

reich erfahrene und in Familiengesprächen trainierte Fachperson. Bei der Vorbereitung und Datenanalyse stand ihr das Forschungsteam beratend zur Seite.

Ergebnisse

Demografische und medizinische Daten

Von 13 angefragten PatientInnen sagten fünf PatientInnen und jeweils eine angehörige Person zu. Vier Dyaden konnte die Erstautorin zweimal gemeinsam befragen. Bei einer Dyade war aufgrund des gesundheitlichen Zustandes der erkrankten Person kein zweites Paarinterview möglich. Deshalb nahm beim zweiten Interview nur die angehörige Person teil. Die befragten Personen sind in Tabelle 4 beschrieben. Die Interviews dauerten zwischen 50 und 120 Minuten (Mittelwert 76) und fanden von November 2013 bis Mai 2014 statt. Demografische Daten der Teilnehmenden sind in Tabelle 5 und medizinische Daten in Tabelle 6 aufgeführt.

Interviewergebnisse

In der Analyse zeigte sich, dass alle Dyaden, Patient(inn)en sowie Angehörige gemeinsam und individuell, während des Krankheitsverlaufs verschiedene Übergänge erlebten und ihr Krankheitsmanagement wiederholt anpassten. Ein Hauptmerkmal aller Übergänge war, dass die Krankheit und deren Folgen die Lebenswelt der Dyaden stark einengten. Gegen diese Einengung wehrten sich die Befragten mit Gegenmaßnahmen. In diesem Zusammenhang entwickelte sich die Haupterkenntnis: «Die Welt nicht zu klein werden lassen». Diese kam in den Aussagen mehrerer Befragter zum Ausdruck: *«Ich bin dankbar, wenn Leute wirklich Anteil nehmen und mir ihre Welt auch bringen, damit meine Welt nicht zu klein wird. Sonst bin ich allein mit der Krankheit. Darum bemühe ich mich. Das ist die Strategie, die ich zurzeit verfolge» (P3, 323-328)*. Drei in der Analyse entstandene Kategorien benennen einerseits die Ursachen der enger werdenden Welt und andererseits die Strategien, um der kleiner werdenden Welt entgegenzuwirken: «Von der Diagnose geschockt sein - sich neu orientieren müssen», «Einschränkungen und Verluste ertragen - neue Wege im Alltagsleben finden», «In Ungewissheit leben - miteinander ausharren» (Darstellung 1). Die dritte Kategorie lässt sich am ausführlichsten beschreiben, da Themen zur Phase des Abwartens auf eine unbekannte Zukunft in allen Interviews viel Raum einnahmen.

Die drei Kategorien lassen eine zeitliche Abfolge vermuten. Jedoch machten die Interviews deutlich, dass die Strategien bereits vor der Diagnosestellung sowie im gesamten Verlauf an Bedeutung gewinnen können. Die Gemeinsamkeit aller Dyaden im Umgang mit der Krankheit während der Übergänge liegt in der beschriebenen Haupterkenntnis. Unterschiede zwischen den Strategien der Dyaden bzw. der einzelnen Personen in ihrer Rolle als Erkrankte oder Angehörige lassen sich in den Unterkategorien andeuteten und beschreiben.

Die Perspektiven der Dyaden, der Patienten und der Angehörigen, sind im Folgenden in den Haupt- und Unterkategorien mit Zitaten verdeutlicht. Dabei sind die Aussagen von PatientInnen (P) und Angehörigen (A) separat bezeichnet. Es ist zu bedenken, dass die Dyadenperspektive sich immer aus individuellen Perspektiven der beiden Dyadenpartner zusammensetzt. PatientInnen und Angehörige berichteten jeweils aus ihrer Perspektive. Wir fanden Gemeinsamkeiten und Unterschiede zwischen den Personengruppen sowie zwischen den Dyaden. Aus diesem Grund sind deren Sichtweisen an betreffender Stelle jeweils getrennt aufgeführt.

Tabelle 5. Demografische Daten Studienteilnehmende

Daten	Patient(inn)en (n = 5)	Angehörige (n = 5)
Geschlecht	M (4), W (1)	M (2), W (3)
Alter	61 - 87 Jahre	56 - 78 Jahre
Nationalität Muttersprache	CH (4), D (1) Deutsch (5)	CH (4), D (1) Deutsch (5)
Schulabschluss	Lehre (4), Uni (1)	Lehre (4), Uni (1)
Zivilstand	Verheiratet (3) Ledig (1) Partnerschaft (1)	Verheiratet (4) Partnerschaft (1)
Beschäftigung	Ruhestand (4) Arbeitstätig (1)	Ruhestand (3) Arbeitstätig (1) Keine Angabe (1)

«Von der Diagnose geschockt sein – sich neu orientieren müssen»

Immer wieder mit neuen Befunden konfrontiert werden

Einige PatientInnen erahnten bereits eine onkologische Erkrankung, bevor sie die Diagnose erhielten. Dennoch löste die definitive Mitteilung bei fast allen Schrecken oder Schock aus: *«Ich bin wirklich erschrocken. Mit dem hätte ich nie gerechnet. Mit allem anderen. (...) Ich bin perplex gewesen» (P2, 350–355)*. Eine Dyade berichtete, zuerst kein Drama daraus gemacht zu haben, doch später war es auch für sie ein tiefer Lebenseinschnitt. Viele der Befragten waren überrascht: *«Wir haben uns im Oktober noch gesund und munter auf der Bergspitze getroffen (...) und kurze Zeit später sieht man ihn richtig zusammengefaltet» (A6, 1309–1313)*. Die Diagnose löste anfänglich Orientierungslosigkeit aus. Die Angehörigen hatten Mitleid mit dem Erkrankten, waren in Gedanken immer wieder bei dieser Nachricht und benötigten Zeit zur Neuorientierung.

Befunde neuer Folgeerkrankungen waren wiederholte Tiefschläge. Einige Angehörige assoziierten mit Metastasen die Verschlimmerung der Lage. Sie nahmen an, dass die Krankheit nun anders verlaufen würde. Dies belastete zusätzlich und bereitete Sorgen: *«Du weißt aus Erfahrung, wie es weitergeht und das ist schlimm. Schon viele haben Krebs gehabt. Und wenn alles weg ist, dann sind sie wieder gesund geworden, oder? Aber wenn Metastasen da sind, (...), das weiß man ja von überall, dass es dann schlechter aussieht» (A4, 1075–1088)*. Durch zusätzliche Diagnosestellungen wurde die Welt der Befragten enger und dies beeinflusste ihre Zukunft.

Tabelle 6. Medizinische Daten der Patient(inn)en

Medizinische Daten	(n = 5)
Karnofsky Index in % bei Rekrutierung	80 (2), 70 (2), 60 (1)
Diagnose Weitere Erkrankungen	Pankreaskarzinom (2) Nierenzellkarzinom (1) Prostatakarzinom (1) Kleinzelliges Bronchialkarzinom (1) COPD (1) Skelettdeformationen (2) Epilepsie (1) Lungenembolie (1)
Zeitabstand zwischen Diagnosestellung und Rekrutierung	1 Monat (1) 4 Monate (1) 11 Monate (1) 17 Monate (1) > 24 Monate (1)
Anzahl Fixmedikation (zum Zeitpunkt des ersten Interviews)	1 Medikament (2) 2 Medikamente (1) 3 Medikamente (1) > 5 Medikamente (1)
Anzahl Reservemedikation (zum Zeitpunkt des ersten Interviews) Verbrauch Reservemedikation	1 Reservemedikament (1) 2 Reservemedikamente (1) 4 Reservemedikamente (1) 5 Reservemedikamente (1) Keine Angabe (1) Keine Angabe (5)
Relevante Probleme (zum Zeitpunkt des ersten Interviews)	Symptommanagement (2) Probleme mit medizinischer Therapie (1) Keine Angabe (3)

Die eigene Rolle wiederfinden

Um sich in der neuen Situation zurechtzufinden, half es einigen Befragten, sich ihre Rolle und ihr Verhalten bewusst zu machen. Sie machten sich Gedanken, wie sie reagieren möchten: *«Ich bemühe mich, keinen Gewinn aus der Krankheit zu schöpfen (...) Aber ich schätze trotzdem immer wieder die Anteilnahme aus dem Freundeskreis» (P6, 1016–1022)*. Ziel war es, sich den Umgang mit dem Angehörigen bewusst zu machen, damit sie in der neuen Situation und durch andere Verhaltensmuster nicht verletzt wurden oder selbst die Angehörigen verletzten. Einige benötigten Zeit für die Rollenfindung. Anderen war von Anfang an klar, dass sie sich distanzieren oder neue Aufgaben übernehmen: *«Das war für mich eigentlich selbstverständlich, (...) das war für mich klar. Er kommt nach Hause. Ich tue, was ich kann und bis jetzt geht's. (...) Es gibt gar keine Diskussion, das ist normal» (A9, 209–211,664–666)*. Indem die Befragten in ihren Rollen einen angemessenen Umgang fanden, gestalteten sie aktiv ihre veränderte Lebenswelt.

«Einschränkungen und Verluste ertragen – neue Wege im Alltagsleben finden»

Belastende Symptome erleben

Alle PatientInnen berichteten Schmerzen, Bewegungseinschränkungen und Energielosigkeit. Dies wirkte sich belastend auf ihre Aktivitäten und den Alltag aus. Oft kamen Interessenverlust und Gleichgültigkeit dazu. Durch Symptome und Folgen medizinischer Interventionen waren alle Dyaden im normalen Tagesablauf erheblich gestört: *«Klein ist die Welt dann, wenn der Bauch und seine Nebenwirkungen einfach alles total beherrschen. (...) Wenn ich am zweiten Morgen nach der Chemotherapie einfach nur noch da bin und es geht nichts mehr» (P5, 966–970)*.

Die meisten Befragten erlebten die Krankheit als Berg- und Talfahrt. Symptomfreie Zeiten ermöglichten mehr Normalität und Wohlbefinden im Alltag. Zeiten mit starken Symptomen oder verringerter Energie verlangten erneute Anpassung bei täglichen Aktivitäten. Sich immer wieder anzupassen, war für alle Dyaden schwierig. Manchmal kam Streit auf, weil Ehepartner beispielsweise unterschiedliche Auffassungen zum Umgang mit Schmerzen hatten: *«A: Aber dein Verhalten – wie heute Morgen wieder, als ich Tabletten gebracht habe: ‹Ich höre jetzt auf, ich nehme keine mehr!› Und da habe ich gesagt: ‹Und? Dann hast du wieder Schmerzen. Mit weniger Schmerzmittel hast du mehr Schmerzen. Das haben wir jetzt gemerkt›. P: Das sagst Du jetzt, aber das kann ja sein, dass weniger auch ausreicht. A: Ganz bestimmt nicht. Wegen nichts haben die Ärzte nicht mehr Schmerzmittel verordnet» (4, 917–920).*

Vieles verlieren

Die Krankheit konfrontierte die PatientInnen mit dem Verlust ihrer gewohnten körperlichen und mentalen Fähigkeiten. Eine Person spürte richtiggehend, dass ihre Existenz bedroht war. Bei alltäglichen Tätigkeiten zu erleben, dass etwas nicht mehr möglich war, löste bei einigen Dyaden starke Emotionen aus: *«Es ist viel schlimmer, wenn man alles verlieren muss, was man hat und was man gehabt hat» (P4, 1003–1005).*

Die anhaltende Konfrontation mit Verlusten verlangte von allen Dyaden, sich mit den Krankheitsfolgen auseinanderzusetzen. Gemeinsame Interessen konnten sie nur noch teilweise miteinander pflegen. Gesprächsinhalte und deren Tiefgründigkeit veränderten sich. Manchmal rückte die Krankheit oder das Schweigen in den Vordergrund: *«Es ist eigentlich das Hauptsächlichste, das sich verändert und ich persönlich finde, das ist jetzt fast das Schlimmste. Es ist wie ein kleiner Abschied. (...) mit Interessen. (...) Es wird so klein» (A7, 1102–1105).* Einige realisierten, dass Verlorenes nicht wiederkommen würde. Andere versuchten in Zeiten des Wohlbefindens, sich Verlorenes zurück zu erkämpfen. Doch die Krankheit blieb präsent und engte die Welt der Dyaden zunehmend ein.

Den gemeinsamen Alltag umgestalten

Bei der Umgestaltung des Alltags mussten die Dyaden gemeinsame Wege finden. Die PatientInnen versuchten, ihre Angehörigen nicht ständig mit der Krankheit zu belasten. Viele Angehörige halfen bei der Betreuung und übernahmen neue Aufgaben, damit der kranke Partner zu Hause bleiben konnte: *«Da bin ich froh. Es ist für mich dann auch bei der Betreuung und Pflege leichter, wenn er nicht jammert, gut gelaunt und dankbar für alles ist» (A9, 231–233).*

Es war nötig, gemeinsame Gewohnheiten zu verändern. Individuelle Grenzen und Bedürfnisse jedes Einzelnen galt es zu berücksichtigen, um die Situation gemeinsam und individuell zu bewältigen: *«Man sieht auch (...) ganz klar neue Grenzen, lernt die Grenzen respektieren, man lernt auch das Umgehen miteinander» (A6, 1342–1344).* Einige Betroffene ließen sich bei Problemen aufgrund der Krankheit helfen und waren froh über Hilfe, beispielsweise durch die Spitex. Andere taten alles, um selbstständig bleiben zu können und ihre gewohnte Welt zu bewahren.

Das Leben auskosten

Die Planung gewohnter und neuer Vorhaben war ein Ausdruck dafür, gerne weiterleben zu wollen und die Welt nicht «zu klein werden zu lassen». Die Befragten waren aber damit konfrontiert, dass sie beim Auskosten wieder an ihre Grenzen stießen: *«Ich war schon so langsam wieder am Pläne machen, (...) aber das hat sich dann alles mal wieder zerschlagen. (...) Ich habe immer mal wieder Fahrrad fahren wollen – ich glaube, darauf muss ich nun verzichten» (P10, 52–55, 383–384).* Zwischen dem Auskosten des Lebens und dem Verlust wurde deutlich, was im Leben geschätzt wurde. Die verbleibende Selbstständigkeit, die tragenden Beziehungen und die Anteilnahme von Angehörigen bekamen einen hohen Stellenwert: *«Ich bin sehr dankbar, dass ich ihn mit über 60 Jahren noch gefunden habe. Fetzen fliegen auch manchmal, aber es ist doch einfach schön, dass man noch einen Halt hat» (P2, 342–345).* Die Befragten entwickelten eine Dankbarkeit für die ihnen verbleibenden Möglichkeiten und Beziehungen.

«In Ungewissheit leben – miteinander ausharren»

Die Zukunft ausloten

Nicht zu wissen, wie die Zukunft aussehen wird, konfrontierte die Dyaden in vielen Lebensbereichen mit ihrer Ungewissheit: *«Ich bin nie sicher, wie weit die Krankheit mir die Möglichkeit nimmt, gewisse Hobbys auszuüben. Das ist immer offen, immer ein Damoklesschwert, einfach unangenehm» (P6, 61–64).* Einige Betroffene zogen Fachpersonen hinzu, um Möglichkeiten für ihre Zukunft auszuloten. Sie wollten wissen, wie weit ihre Lebensenergie ausreichen wird, um neue Vorhaben oder gewohnte Tätigkeiten zu realisieren: *«Ich habe die Ärztin dann relativ zügig darauf angesprochen, was sie mir für's Bergsteigen für eine Prognose gibt. Denn wenn ich das nicht mehr machen kann, wird es relativ schwierig von der Lebensenergie her» (P5, 149–153).*

Hoffnungen haben

Im Blick auf die Zukunft hegten alle Betroffenen verschiedene Hoffnungen. Diese bezogen sich meist auf die Zeit bis zum nächsten absehbaren oder unvorhergesehenen Ereignis: *«Man nutzt ja die Zeit jetzt noch, das ist schon richtig. Man hofft, dass wir [das Zusammensein] noch lange haben» (P4, 631–632).*

Hoffnung war auch ein Ausdruck dafür, dem Leiden entgegenzuwirken, die gemeinsame Welt nicht «zu klein werden zu lassen» und dem Leben die lautere Stimme zu geben: *«P: Vielleicht geht's ja noch besser. A: Das hoffen wir doch, dass es noch besser wird. Man darf die Hoffnung nie auf-*

geben. P: Ich lasse es auf mich zukommen. Ich hoffe, dass es nicht schlechter wird» (9, 804–808).

Übers Sterben nachdenken

Die bewusste Auseinandersetzung mit dem Sterben war die Strategie einiger Personen: *«Man lebt nur einmal und man stirbt auch nur einmal. Ich weiß nicht, ob das besonders intelligent ist, aber man muss sich ja damit anfreunden, ob man will oder nicht»* (P9, 294–296). Ein Patient machte sich Gedanken über Suizid, weil er seit langer Zeit intensives Leiden aushalten musste. Eine angehörige Person wurde durch diese Situation dazu angeregt, über ihr eigenes Sterben nachzudenken. Zwei Angehörige gaben ihren Gefühlen über vorstellbare Todesszenarien ihres kranken Ehepartners Ausdruck: *«Als er im Spital war mit dem Infekt, habe ich gedacht, vielleicht stirbt er jetzt. Dann stirbt er nicht an den Hirnmetastasen, denn davor habe ich solche Angst»* (A8, 293–295).

Gemeinsam abwarten

Das Ausloten der Zukunft, die Hoffnungen und das Nachdenken über das Sterben waren Ausdruck des Abwartens und resultierten zugleich im Abwarten. In den Interviews zeigte sich wiederholt, dass das gemeinsame Abwarten in dieser Lebenslage besonders intensiv ist und viel Kraft erfordert: *«Jetzt einfach abwarten. Das ist manchmal ein bisschen nervig (...) Das ist ja immer so, wenn man auf etwas wartet»* (P10, 509–512). Einige Dyaden ahnten, dass die Krankheit bald noch mehr einschränken und zum Tod führen könnte, aber die Zukunft blieb ungewiss.

Eine angehörige Person sprach nicht von Warten sondern davon, die vorhandene Energie und durch die Therapie gewonnene Lebenszeit zu nutzen – in der Annahme, mit dieser Lebensenergie die Zukunft möglicherweise besser meistern zu können. Die Dyaden versuchten auf unterschiedliche Weise, sich gegenwärtig und zukünftig nicht von der Krankheit einengen zu lassen.

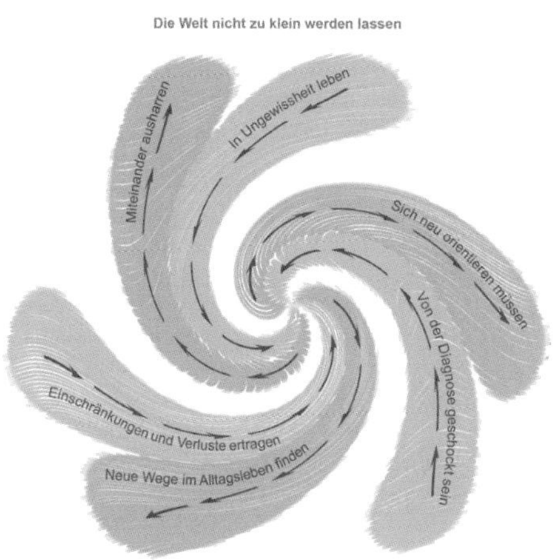

Abbildung 1. Hauptkategorien aus der Interviewanalyse.

Diskussion

Diese Studie explorierte erstmals im deutschsprachigen Raum Erfahrungen von Menschen mit einer fortgeschrittenen Krebserkrankung und ihren Angehörigen hinsichtlich des Krankheitsmanagements während der Übergänge. Dabei zeigte sich, dass aufgrund der Konfrontation mit Diagnosen, der zunehmenden Einschränkungen, der Verluste und der ungewissen Zukunft die Lebenswelt der Betroffenen kleiner wurde. Dagegen anzukämpfen, lässt sich als Krankheitsmanagement beschreiben. Dies beinhaltete, sich neu zu orientieren, innovative Wege im Alltag zu finden und miteinander auszuharren. Die PatientInnen und Angehörigen berichteten von Prozessen, die sie als Dyade und gleichzeitig als Einzelpersonen durchlebten. Es wurde deutlich, dass sich individuelle Veränderungen immer auch auf das gemeinsame Zusammenleben und auf das Krankheitsmanagement während der Übergänge auswirkten und gemeinsame Schritte bzw. Entscheidungen das individuelle Leben beeinflussten.

Wie zahlreiche Untersuchungen zeigen, kann die Diagnosestellung bei PatientInnen zu Schock, Angst und Hoffnungslosigkeit führen (Buzaglo et al., 2014; Künzler, Mamié & Schürer, 2012; Sterckx et al., 2013). Die Teilnehmenden unserer Studie berichteten gemeinsam zudem über einschneidende Momente, wenn andere Erkrankungen oder Metastasen entdeckt wurden. Fachpersonen sehen dieses Erleben in Zusammenhang mit dem Fortschreiten der Krankheit. Die Befragten bezeichneten dies jedoch nicht so. Sie erlebten die Feststellung von Metastasen eher als zusätzliche Erkrankung, die das Leben einschränkte und erneut Therapien und Hospitalisationen mit sich brachte.

Übergänge im Leben erkrankter Personen sind in der Literatur meist in Verbindung mit konkreten Ereignissen beschrieben, beispielsweise im Kontext der Diagnosestellung oder des nahenden Todes (Kenne Sarenmalm, Thoren-Jonsson, Gaston-Johansson & Ohlen, 2009; Kralik et al., 2006; Pusa, Persson & Sundin, 2012; Wall, Kristjanson, Fisher, Boldy & Kendall, 2013). Unsere Studie zeigt zusätzlich auf, dass wichtige Übergänge ohne konkreten Bezug zu spezifischen medizinischen Episoden oder Ereignissen stattfinden können. Dennoch gehen diese Übergänge mit grundlegenden Veränderungen in der Lebenswelt einher. Dies gilt offenbar nicht nur für die erkrankte Person, sondern auch für Angehörige. Die Betroffenen bewegten sich hin und her zwischen neuen krankheitsbedingten Herausforderungen und bisherigen Gewohnheiten, um trotz vieler Verluste das Gesundsein und Wohlbefinden zurückzugewinnen (Lindqvist, Widmark & Rasmussen, 2006). Die zyklischen Bewegungen der eigenen Lebensweltperspektive erinnern an das «Shifting Perspective Model of Chronic Illness» (Paterson, 2001). Dieses Model (Darstellung 2) zeigt auf, wie Wohlbefinden in den Hintergrund tritt, weil sich durch spürbares Leiden oder wachsende Belastung die Krankheit in den Vordergrund drängt («Illness in the foreground»). Das körperliche und emotionale Empfinden ist verändert, auch das soziale Verhalten wandelt sich. Andererseits überdenken die Betroffenen das durch die Krankheit beeinflusste Lebensgefüge und suchen nach Sinnhaftigkeit oder nach einer neuen Identität mit der Krankheit. Der von der Erkrankung betroffene Körper ist nur ein Teil des neuen Selbst. Die Betroffenen streben nach Wohlbefinden in und mit der Krankheit («Wellness in the foreground»). Diesen Wechsel erleben die Befragten unterschiedlich bewusst, beliebig oft und intensiv. Auch unsere Studie verdeutlicht, dass das Krankheitsmanagement ein Prozess ist, der durch eine Hin- und Her-Bewegung geprägt ist.

Krankheitsmanagement ist mehr als «etwas tun». Es ist auch gekoppelt mit «etwas sein» und «etwas werden» (Kralik, Koch, Price & Howard, 2004). Auch beinhaltet es die Neuplanung des Alltagslebens und die Anpassung der Geschwindigkeit, um Ordnung in den Veränderungen zu bewahren oder wiederherzustellen (Norlyk & Harder, 2011; Skar, 2004).

Alle Betroffenen sprachen über ihre Zukunft, indem sie nach der Prognose fragten, Hoffnungen hegten oder über das Sterben nachdachten. Auch das beschriebene Abwarten ist in anderen Studien als Hauptaspekt von Übergängen genannt. Es kann geprägt sein von Gefühlen der Ungewissheit oder des Kontrollverlustes und wird, wie auch unsere Analyse zeigte, als Berg- und Talfahrt beschrieben (Larsson, Hedelin & Athlin, 2007; Philip et al., 2014; Wittmann, Vollmer, Schweiger & Hiddemann, 2006). Dieses Abwarten kann tief greifende Konsequenzen haben, beispielweise Depression, Angst, Panik- oder Schuldgefühle (Bailey, Wallace & Mishel, 2007; Lebel et al., 2003; Sabo, 2014). Sabo (2014) vermutet, dass die Betroffenen sich in einer Phase der Liminalität befinden, auf der Schwelle von einer Rolle, Aufgabe oder Zeit in eine andere. Das Alte ist noch nicht beendet und das Neue hat noch nicht begonnen. Auf dieser Schwelle ist Abwarten die wesentliche Erfahrung. Während des Übergangs suchen die Betroffenen neue Bewältigungsstrategien, um in einer Situation des Wartens weiterleben zu können (Sabo, 2014; Sirois, 2012). Zum Phänomen des Abwartens sind keine deutschsprachigen Untersuchungen bekannt.

Limitationen

Durch die gemeinsame Befragung der Betroffenen als Dyade ist es möglich, dass Teilnehmende aus Rücksicht auf ihre Angehörigen Informationen vorenthielten. Andererseits bereicherten die in den Paarinterviews geführten Zwiegespräche die Ergebnisse. Das Einzelinterview zeigte auf, dass sich die Inhalte und Gedanken mit dem zuerst geführten Paarinterview deckten.

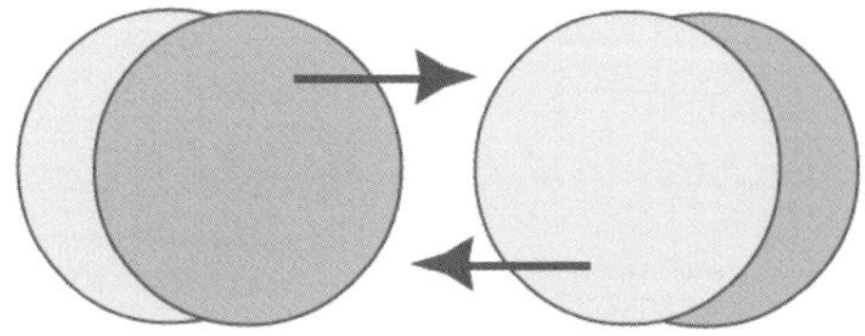

Abbildung 2. The Shifting Perspectives Model of Chronic Illness (Paterson, 2001).

Die Verschiedenartigkeit der fünf Dyaden lässt sich als Limitation werten, da ihre Aussagen nicht direkt auf andere Betroffene übertragbar sind. Mögliche alters- und genderspezifische Unterschiede haben wir nicht analysiert. Es war jedoch möglich, die Vielfalt der Erfahrungen während der Übergänge bei Ehe- und Lebenspartnern sowie Freunden aufzuzeigen. Die Untersuchungsgruppe war aufgrund des festgelegten Untersuchungszeitraums klein. Jedoch ist zu bedenken, dass die Befragten zu einer sehr vulnerablen Untersuchungsgruppe gehören und die Studienteilnahme in diesem Lebensabschnitt besondere Bereitschaft bedingen könnte. Die Aussagen der Befragten zeigten wiederkehrende Erfahrungen, wodurch die Glaubwürdigkeit der Ergebnisse gegeben ist.

Schlussfolgerung

Die Studie beschreibt, dass die Lebenswelt der Menschen mit fortgeschrittenen Krebserkrankungen und ihrer Angehörigen durch Diagnoseschock, Einschränkungen, Verluste und Ungewissheit über die Zukunft immer enger wurde. Um die Welt «nicht zu klein werden zu lassen», stellten Neuorientierung, das Finden neuer Wege im Alltag und gemeinsames Ausharren Strategien zur Bewältigung der sich verändernden Situation dar.

Damit es möglich ist, Betroffene in ihrer sich verändernden Lebenswelt bedürfnisgerecht zu begleiten, benötigen Fachpersonen besondere Aufmerksamkeit und vertiefte Kenntnisse von Übergängen. Im Rahmen von Palliative Care werden PatientInnen und Angehörige im letzten Lebensjahr durch ein interprofessionelles Team begleitet. Palliative Care setzt sich zum Ziel, die Lebensqualität der PatientInnen und Angehörigen zu erhalten und jegliches zusätzliches Leiden zu verhindern (WHO, 2011). Alle Fachpersonen eines betreuenden interprofessionellen Palliative Care-Teams sind bestrebt, gemeinsam mit den Betroffenen individuell praktizierbare Ziele zu erörtern und bestmögliche Betreuung bis ans Lebensende zu gewährleisten. Dabei arbeiten beispielsweise Pflegende in Palliative Care meist im Bezugspersonensystem und anhand des Konzeptes der familienzentrierten Pflege. Dies bietet praktische Hilfe zur Begleitung von Betroffenen und ermöglicht, die Bedürfnisse aller Beteiligten zu erfassen (Wright & Leahey, 2005). In diesem Rahmen sollte das Thema der enger werdenden Lebenswelt zu einem festen Bestandteil werden, um Übergänge und Veränderungen frühzeitig erkennen zu können. Das Aushalten und Abwarten könnte so besser thematisierbar werden. Aus der Psychoonkologie, welche psychosoziale Beratung, psychologische Begleitung und Gespräche, Kunst- und Gesprächstherapie beinhalten kann, ist bekannt, dass vor allem bei Schmerzen, starker körperlicher Symptombelastung oder Fatigue die psychische Belastung erhöht sein kann und das Vorliegen einer psychischen Störung abgeklärt werden sollte (Holland et al., 2010). Die enger werdende Lebenswelt und damit verbundene Veränderungen im Alltag sind essenzielle Inhalte in psychoonkologischen Beratungsgesprächen.

Um in der Begleitung von Dyaden dem offenbar neu entstehenden «Sein» und «Werden» nachzukommen, wird es für Fachpersonen wichtig sein, diesen Prozessen in Gesprächen und während der Therapien genug Raum zu geben. Die Sichtweise der erkrankten Personen sowie die Perspektive der Angehörigen wird dabei eine wichtige Rolle spielen. Die Bedürfnisse und das Erleben der Dyadenpartner werden einen Einfluss darauf haben, inwieweit Fachpersonen die Dyaden unterstützen können. Hier spielt der Einbezug von Fach- und Vertrauenspersonen des Palliative Care-Teams eine wesentliche Rolle, ebenso das soziale Netz der Dyaden.

Patienten und Angehörige sollten beispielsweise gemeinsam und individuell in Begleitgesprächen und therapeutischen Angeboten eine Plattform erhalten, um ihr Erleben sowie das Krankheitsmanagement während der Übergänge thematisieren zu können. So könnten sie zusammen mit Fachpersonen Wege finden, um in der kleiner werdenden Welt ihre Lebensqualität bestmöglich zu erhalten. Angehörige, die oft durch zusätzliche pflegerische Aufgaben in eine Doppelrolle geraten, sollten besondere Aufmerksamkeit in der pflegerischen Begleitung erhalten. Denn ihre Lebenswelt verändert sich auf mehreren Ebenen. Hierbei ist es wichtig, Hinweise auf Unterstützungsangebote zu geben und zu besprechen, wie sich die anstehenden Aufgaben auf die eigene Belastbarkeit abstimmen lassen. Auch das im letzten Lebensjahr charakteristische Abwarten sollte in der Beratung Raum finden, um betroffene Personen darin besser zu unterstützen.

Weiterführende Forschung über die Beeinflussung der verschiedenen Übergänge in der Lebenswelt der Betroffenen wird für Pflegende, ÄrztInnen, TherapeutInnen und SozialarbeiterInnen in Palliative Care von großer Wichtigkeit sein. Die darauf ausgerichtete Weiterentwicklung oben genannter Angebote ist deshalb unabdingbar. Auch die Fort- und Weiterbildung für Fachpersonen in Palliative Care dürfte davon profitieren, wenn Inhalte zur Begleitung von Dyaden und Einzelpersonen hinsichtlich des Krankheitsmanagements während der Übergänge aufgenommen werden. Wesentlich erscheinen uns hierbei die Betrachtung und Begleitung der Lebensweltperspektive von Dyaden. Da zu diesen Phänomenen in unserem Kulturkreis wenig Forschung vorliegt, empfehlen wir weitere Untersuchungen, um eine Weiterentwicklung von Interventionen zu fördern.

Deklaration

Die Studie wurde im Rahmen des Masterstudiums am Institut für Pflegewissenschaft, Universität Basel, durchgeführt. Für diese Studie war kein Förderer vorhanden. Es besteht kein Interessenkonflikt mit Drittpersonen oder Gesellschaften.

Dank

Wir möchten allen Teilnehmenden danken, die ihre Erfahrungen während ihrer Krankheitsphase so offen und tiefgründig mit uns geteilt haben. Ein Dank geht auch an die Pflegefachpersonen Claudia Benner und Felix Schläfli, die uns intensiv in der Rekrutierung von Studienteilnehmenden unterstützt haben. Besonders möchten wir uns bei Frau Dr. Diana Staudacher bedanken, welche bei der Finalisierung des Manuskripts beteiligt war.

Beiträge der einzelnen Autor(inn)en

Entwicklung des Studienprotokolls: CC, MSS, RS
Rekrutierung: HS
Datenerhebung: CC
Datenmanagement: CC
Dateninterpretation: CC, RS
Verfassen des Manuskripts: CC
Kritische Kommentierung des Manuskriptentwurfs: MSS, HS, RS

Literatur

Andersson, M.; Ekwall, A. K.; Hallberg, I. R.; Edberg, A. K. (2010). The experience of being next of kin to an older person in the last phase of life. Palliative & Supportive Care, 8 (1), 17–26.

Bailey, D. E.; Wallace, M.; Mishel, M. H. (2007). Watching, waiting and uncertainty in prostate cancer. Journal of Clinical Nursing, 16 (4), 734–741.

Boehmke, M. M.; Dickerson, S. S. (2006). The diagnosis of breast cancer: transition from health to illness. Oncology Nursing Forum, 33 (6), 1121–1127.

Bookbinder, M.; McHugh, M. E. (2010). Symptom management in palliative care and end of lifecare. Nursing Clinics of North America, 45 (3), 271–327.

Buzaglo, J.; Gayer, C.; Mallick, R.; Charap, E.; Ferris, A.; Golant, M.; ... Cella, D. (2014). Understanding the experience of living with non-small-cell lung cancer (NSCLC): a qualitative study. Journal of Community and Supportive Oncology, 12 (1), 6–12.

Corbin, J.; Strauss, A. (2010). Weiterleben lernen. Verlauf und Bewältigung chronischer Krankheit (3rd ed.). Bern: Hans Huber.

Drevdahl, D. J.; Dorcy, K. S. (2012). Transitions, decisions, and regret: order in chaos after a cancer diagnosis. Advances in Nursing Science, 35 (3), 222–235.

Friese, S. (2014). Qualitative Data Analysis With ATLAS.ti (2nd ed.). London: SAGE.

Gardner, D. S. (2008). Cancer in a dyadic context: older couples' negotiation of ambiguity and search for meaning at the end of life. Journal of Social Work in End of Life and Palliative Care, 4 (2), 135–159.

Giesinger, J. M; Wintner, L. M.; Oberguggenberger, A. S.; Gamper, E. M.; Fiegl, M.; Denz, H.; Holzner, B. (2011). Quality of life trajectory in patients with advanced cancer during the last year of life. Journal of Palliative Medicine, 14 (8), 904 – 912.

Gilbertson-White, S.; Aouizerat, B. E.; Jahan, T.; Miaskowski, C. (2011). A review of the literature on multiple symptoms, their predictors, and associated outcomes in patients with advanced cancer. Palliative & Supportive Care, 9 (1), 81 – 102.

Glaus, A.; Strasser, F.; Schuler, U.; Schubert, B.; Knipping, C., Müller-Busch, H. C.; Feichtner, A. (2006). Ausgewählte Symptome. In: Knipping, C. (Ed.), Lehrbuch Palliative Care. Bern: Hans Huber, 247 – 367.

Holland, J. C.; Breitbart, W. S.; Jacobsen, P. B.; Lederberg, M. S.; Loscalzo, M. J.; McCorkle, R. (Eds.) (2010). Psycho-Oncology. New York: Oxford University Press.

Hubbard, G.; Illingworth, N.; Rowa-Dewar, N.; Forbat, L.; Kearney, N. (2010). Treatment decision-making in cancer care: the role of the carer. Journal of Clinical Nursing, 19 (13 – 14), 2023 – 2031.

Hughes, L. C.; Hodgson, N. A.; Muller, P.; Robinson, L. A.; McCorkle, R. (2000). Information needs of elderly postsurgical cancer patients during the transition from hospital to home. Journal of Nursing Scholarship, 32 (1), 25 – 30.

Jo, S.; Brazil, K.; Lohfeld, L.; Willison, K. (2007). Caregiving at the end of life: perspectives from spousal caregivers and care recipients. Palliative & Supportive Care, 5 (1), 11 – 17.

Kenne Sarenmalm, E.; Thoren-Jonsson, A. L.; Gaston-Johansson, F.; Ohlen, J. (2009). Making sense of living under the shadow of death: adjusting to a recurrent breast cancer illness. Quality Health Research, 19 (8), 1116 – 1130.

Kralik, D.; Koch, T.; Price, K.; Howard, N. (2004). Chronic illness self-management: taking action to create order. Journal of Clinical Nursing, 13 (2), 259 – 267.

Kralik, D.; Visentin, K.; van Loon, A. (2006). Transition: a literature review. Journal of Advanced Nursing, 55 (3), 320 – 329.

Künzler, A.; Mamié, S.; Schürer, C. (2012). Diagnose-Schock: Krebs. Berlin/Heidelberg: Springer.

Larsson, M.; Hedelin, B.; Athlin, E. (2007). Needing a hand to hold: lived experiences during the trajectory of care for patients with head and neck cancer treated with radiotherapy. Cancer Nursing, 30 (4), 324 – 334.

Lebel, S.; Jakubovits, G.; Rosberger, Z.; Loiselle, C.; Seguin, C.; Cornaz, C.; ... Lisbona, A. (2003). Waiting for a breast biopsy. Psychosocial consequences and coping strategies. Journal of Psychosomatic Research, 55 (5), 437 – 443.

Lindqvist, O.; Widmark, A.; Rasmussen, B. H. (2006). Reclaiming wellness – living with bodily problems, as narrated by men with advanced prostate cancer. Cancer Nursing, 29 (4), 327 – 337.

Missel, M.; Birkelund, R. (2011). Living with incurable oesophageal cancer. A phenomenological hermeneutical interpretation of patient stories. European Journal of Oncology Nursing, 15 (4), 296 – 301.

Norlyk, A.; Harder, I. (2011). Recovering at home: participating in a fast-track colon cancer surgery programme. Nursing Inquiry, 18 (2), 165 – 173.

Paterson, B. L. (2001). The shifting perspectives model of chronic illness. Journal of Nursing Scholarship, 33 (1), 21 – 26.

Philip, J.; Collins, A.; Brand, C. A.; Moore, G.; Lethborg, C.; Sundararajan, V.; ... Gold, M. (2014). "I'm just waiting ...": an exploration of the experience of living and dying with primary malignant glioma. Supportive Care in Cancer, 22 (2), 389 – 397.

Polit, D. F.; Beck, C. T. (2008). Nursing research (8th ed.). Philadelphia: Lippincott Williams & Wilkins.

Pusa, S.; Persson, C.; Sundin, K. (2012). Significant others' lived experiences following a lung cancer trajectory: from diagnosis through and after the death of a family member. European Journal of Oncology Nursing, 16 (1), 34 – 41.

Reeve, J.; Lynch T., Lloyd-Williams, M.; Payne, S. (2012). From personal challenge to technical fix: the risks of depersonalised care. Health & Social Care in the Community, 20 (2), 145 – 154.

Reinke, L. F.; Engelberg, R. A.; Shannon, S. E.; Wenrich, M. D.; Vig, E. K.; Back, A. L.; Curtis, J. R. (2008). Transitions regarding palliative and end-of-life care in severe chronic obstructive pulmonary disease or advanced cancer: themes identified by patients, families, and clinicians. Journal of Palliative Medicine, 11 (4), 601 – 609.

Sabo, B. (2014). Waiting and liminality: a phenomenon of spousal caregiving? Cancer Nursing, 37 (3), 184 – 188.

Schulman-Green, D.; Bradley, E. H.; Nicholson, N. R.; George, E.; Indeck, A.; McCorkle, R. (2012). One step at a time: self-management and transitions among women with ovarian cancer. Oncology Nursing Forum, 39 (4), 354 – 360.

Schumacher, K. L.; Meleis, A. I. (1994). Transitions: a central concept in nursing. Journal of Nursing Scholarship, 26 (2), 119 – 127.

Sirois, F. (2012). Psychiatric aspects of chronic palliative care: waiting for death. Palliative & Supportive Care, 10 (3), 205 – 211.

Skar, P. (2004). Chaos and self-organization: emergent patterns at critical life transitions. Journal of Analytical Psychology, 49 (2), 243 – 262.

Sterckx, W.; Coolbrandt, A.; Dierckx de Casterle, B.; Van den Heede, K.; Decruyenaere, M.; Borgenon, S.; Clement, P. (2013). The impact of a high-grade glioma on everyday life: a systematic review from the patient's and caregiver's perspective. European Journal of Oncology Nursing, 17 (1), 107 – 117.

Strauss, A.; Glaser, B. (1975). Chronic illness and the quality of life. St. Louis: Mosby.

Wall, D. P.; Kristjanson, L. J.; Fisher, C.; Boldy, D.; Kendall, G. E. (2013). Responding to a diagnosis of localized prostate cancer: men's experiences of normal distress during the first 3 postdiagnostic months. Cancer Nursing, 36 (6), E44 – 50.

World Health Organization Europe (WHO). (2011). Palliative care for older people: Better practices.

Williams, A. L.; McCorkle, R. (2011). Cancer family caregivers during the palliative, hospice, and bereavement phases: a review of the descriptive psychosocial literature. Palliative & Supportive Care, 9 (3), 315 – 325.

Wittmann, M.; Vollmer, T.; Schweiger, C.; Hiddemann, W. (2006). The relation between the experience of time and psychological distress in patients with hematological malignancies. Palliative & Supportive Care, 4 (4), 357 – 363.

Wright, L. M.; Leahey, M. (2005). Nurses and families. A guide to family assessment and intervention. (4th ed.). Philadelphia: F.A. Davis.

Zimmermann, C.; Riechelmann, R.; Krzyzanowska, M.; Rodin, G.; Tannock, I. (2008). Effectiveness of specialized palliative care: a systematic review. Journal of the American Medical Association, 299 (14), 1698 – 1709.

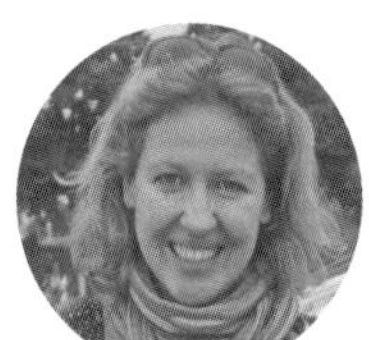

Christiane Chabloz-Süssenbach
Pflegeexpertin APN (MNS)
Stiftung Diaconis, Palliative Care
Schänzlistrasse 15
3013 Bern
Schweiz
christiane.chabloz@diaconis.ch

Was war die größte Herausforderung bei Ihrer Studie?
Die zeitintensive Rekrutierung von Dyaden.

Was wünschen Sie sich bezüglich der Thematik für die Zukunft?
Vertiefte Auseinandersetzung und Achtsamkeit der Fachpersonen für die eingeengte Lebenswelt von Dyaden. Eine Plattform zur Reflexion wird die individuelle Betreuung in dieser Lebensphase u. a. in der individuellen Entscheidungsfindung unterstützen.

Was empfehlen Sie den LeserInnen zum Weiterlesen/Vertiefen?
Sabo, B. (2014). Waiting and liminality: a phenomenon of spousal caregiving? Cancer Nursing, 37 (3), 184 – 188.

Manuskripteingang: 03.08.2015
Manuskript angenommen: 20.02.2016
Veröffentlicht online: 30.05.2016

 Pflege 2005; 18:253–263

Hessisches Institut für Pflegeforschung

«Bin dann nicht so'n ganz graden Weg gegangen.» Eine Analyse der beruflichen Werdegänge von zehn Pflegewissenschaftlerinnen

Eva-Maria Krampe, Dinah Kohan, Ulrike Höhmann

Zusammenfassung

Das Hessische Institut für Pflegeforschung führte 2003 eine Studie zum Wissenschaftsdiskurs durch, der sich bei der Etablierung der Pflegewissenschaften in Deutschland durchgesetzt hatte. Dabei wurden unter anderem auch zehn narrative Interviews mit am Aufbau maßgeblich beteiligten Pflegewissenschaftlerinnen durchgeführt. Ihre Aussagen wurden mittels qualitativer Inhaltsanalyse ausgewertet und anschließend eine Typenbildung vorgenommen, bei der vier idealtypische Haltungsmuster der Befragten unterschieden wurde. Insgesamt konnte aufgezeigt werden, dass es zentrale Ähnlichkeiten im beruflichen Werdegang der Befragten gibt, die vor allem auch in den strukturellen und institutionellen Bedingungen der Pflege begründet liegen. Darüber hinaus wurden aber auch Differenzen hinsichtlich Einstellungsmuster und Haltungen der Befragten zum Wissenschaftsdiskurs in den Pflegewissenschaften deutlich.

Summary

An analysis of the careers of ten nurse scientists
In 2003 the "discourse of science", which developed while establishing nursing-research in Germany, was investigated by the Hessian Institute of Nursing Research. Ten narrative interviews with nurse scientists who particurlarly participated in this discourse were conducted. The interviews were analysed by means of a qualitative content analysis. Then the interviewees were, according to their respective opinions and attitudes, divided into different groups, representing four ideal type categories. The analytical evaluation of these interviews demonstrated that there are common aspects in the careers of the interviewed, which are above all caused by the structural and institutional conditions of nursing. However, differences regarding the patterns of attitude and principles towards the discourse of science were identified also.

1. Die späte Akademisierung der Pflege in Deutschland

Die ersten Bestrebungen, die pflegerischen Berufe auf das Fundament einer wissenschaftlichen Ausbildung zu stellen, reichen in Deutschland in die Jahre vor dem Ersten Weltkrieg zurück. So wurden bereits in der Zeit von 1911 bis 1917 an der Hochschule für Frauen in Leipzig Weiterbildungskurse für Pflegerinnen angeboten, nachdem dies von Berufsangehörigen gefordert worden war (Elster, 2000). Trotz dieser frühen Versuche führte die Akademisierung der Pflege in Deutschland, verglichen mit anderen europäischen Ländern, jedoch erst sehr spät zum Erfolg. Um diese auffällige Diskrepanz verstehen zu können, muss ein kurzer Blick auf berufsinterne Strukturen und Interessen geworfen werden, die nach dem Zweiten Weltkrieg dazu beigetragen haben, die Etablierung der Pflege an den Hochschulen lange zu verzögern.

Manuskript erstmals eingereicht am 18.11.2004
Endgültige Fassung eingereicht am 9.3.2005

DOI 10.1024/1012-5302.18.4.253

Zwei institutionelle Besonderheiten der Krankenpflege in Deutschland fallen hierbei besonders ins Gewicht: Erstens war bis in die 70er Jahre die überwiegende Mehrheit der Krankenschwestern nicht direkt in Krankenhäusern, sondern bei konfessionellen wie auch einigen unabhängigen Pflegeverbänden oder dem Roten Kreuz angestellt. Der Einsatz von Pflegekräften beruhte nahezu flächendeckend auf dem Prinzip der Gestellungsverträge, nach dem das Pflegepersonal von der jeweiligen Gemeinschaft/dem Verband bezahlt wird, der die Arbeitskraft der Pflegenden einem Krankenhaus oder Heim zur Verfügung stellt. Dieses wiederum bezahlt den personalstellenden Verband, so dass diese Arbeitsorganisation dem Prinzip der Leiharbeit entspricht. Zweitens ist die Ausbildung zur Krankenschwester/zum Krankenpfleger außerhalb des üblichen beruflichen Bildungssystems angesiedelt. Sie ist weder an das System der dualen Ausbildung angeschlossen noch in das Netzwerk berufsbildender Schulen integriert, sondern findet in eigenen Schulen der Krankenhäuser statt. Bis in die heutige Zeit ist es deshalb für die Krankenpflege in Deutschland charakteristisch, dass ausbildungs- und berufspolitische Fragen von Pflegeverbänden organisiert werden und andere Institutionen oder Organisationen, wie z.B. die Gewerkschaften, immer nur äußerst peripher an diesbezüglichen Entscheidungsprozessen beteiligt sind. Diese Berufsverbände hatten aber von sich aus wenig Interesse, eine akademische Ausbildung in der Pflege außerhalb ihres eigenen organisatorischen Rahmens zu unterstützen, und auch die Krankenhäuser als Träger der Schulen waren nicht daran interessiert, Pflegepersonal wissenschaftlich zu qualifizieren und dementsprechend bezahlen zu müssen. Durch diese berufspolitische Haltung wurde die Einrichtung von Hochschulstudiengängen im Bereich der Pflege maßgeblich verzögert. Zwar gab es von Anfang der 1950er Jahre bis in die 1980er Jahre hinein immer wieder Versuche, die Krankenpflege zu akademisieren, jedoch scheiterten diese Modellprojekte auch hier vor allem am Desinteresse einer Mehrheit der Pflegeverbände (vgl. Grauhan, 1988; Müller, 1997). Allein ein Weiterbildungsstudiengang in Osnabrück, der 1984 ins Leben gerufen worden war, konnte 1987 fest eingerichtet werden.

Mit der bald darauf folgenden Gründung des Agnes Karll Instituts für Pflegeforschung, des Deutschen Berufsverbands für Pflegeberufe (DBfK) sowie des Deutschen Vereins zur Förderung der Pflegeforschung wie auch der Durchführung eines Forschungsprojektes mit finanzieller Unterstützung des Bundesgesundheitsministeriums blieb die Frage nach einer notwendigen Akademisierung der Pflege in der Diskussion. Im Jahre 1988 erschien dann mit «Pflege» die erste deutschsprachige pflegewissenschaftliche Zeitung im Verlag Hans Huber in Bern, und die Robert Bosch Stiftung begann, die Akademisierung und Verwissenschaftlichung der Pflege finanziell und ideell mit Stipendien, Workshops und der Herausgabe von Denkschriften zu diesem Thema zu unterstützen.

Nach diesen vielfältigen Vorbereitungen kam dann die breite Etablierung eigenständiger pflegewissenschaftlicher Studiengänge doch überraschend. Ausschlaggebend waren dabei insbesondere drei spezifische historische Konstellationen. So herrschte Ende der 1980er Jahre ein eklatanter Pflegepersonalmangel. Als zentraler Grund für diesen wurde die mangelnde Attraktivität dieses Berufes identifiziert, der jungen Frauen kaum Karrierechancen bot. Diesen Makel galt es zu beseitigen. Gleichzeitig empfahl der Wissenschaftsrat 1991 im Zuge einer allgemeinen bildungspolitischen Diskussion den Fachhochschulen eine Ausweitung ihrer Angebote für soziale Berufe. Als drittes Moment trug die Vereinigung der beiden deutschen Staaten zur Öffnung der Hochschulen für die Pflege bei, denn in der ehemaligen DDR existierten seit den 1960er respektive den 1970er Jahren universitäre Studiengänge für Medizinpädagogik und Diplomkrankenpflege (vgl. u.a. Mühlum, Bartholomeyczik & Göpel, 1997; Schmidbaur, 2002). Das Zusammenwirken dieser drei Faktoren löste geradezu eine Gründungswelle von Pflegestudiengängen aus. Den beiden ersten Studiengängen «Pflege und Pflegemanagement», die 1991 an der Fachhochschule Osnabrück eingerichtet wurden, folgten nun in wenigen Jahren ca. 40 weitere Hochschulen mit vergleichbaren Angeboten, wodurch die Akademisierung der Pflege in Deutschland, 80 Jahre nach den ersten Versuchen, mit einem Mal den so lange vermissten institutionellen Rahmen gefunden hatte.

2. Projektbeschreibung, methodisches Vorgehen, Fragestellung

Eine 2003 vom Hessischen Institut für Pflegeforschung durchgeführte Untersuchung ging der Frage nach, welcher wissenschaftliche Diskurs sich in Deutschland bei der Etablierung der Pflegewissenschaften durchsetzen konnte. Das Projekt «Von der weiblichen Pflege zur männlichen Wissenschaft» wurde vom Hessischen Ministerium für Wissenschaft und Kultur im Rahmen des Programms zur Forschungsförderung an den Fachhochschulen im Bereich «Genderforschung und soziale Arbeit» gefördert.[1] Dabei sollte auch herausgefunden werden, inwieweit Erkenntnisse der Frauenforschung, die in den 1990er Jahren in den Bezugswissenschaften, wie z.B. der Soziologie, bereits weitgehend bekannt waren, von den Wissenschaftlerinnen, die den Aufbau der Pflegewissenschaften wesentlich mitgestaltet hatten, berücksichtigt worden waren. Beispielsweise hatte sich der feministische Frauen- und Genderdiskurs mit Fragen wie der Definition des Geschlechts, dem Verhältnis von Geschlecht und biologischen Merkmalen, aber auch der unterschiedlichen Sichtweise scheinbar objektiver Sachverhalte von Frauen und Männern in den Wissenschaften beschäftigt.

Für das Projekt wurde im Sinne der Triangulation ein Forschungsdesign verwendet, das zum einen die Auswertung von Dokumenten und zum anderen die Analyse qualitativ erhobener Interviews beinhaltete. So wurden in einer Diskursanalyse sechs Monographien und 53 in den auflagestärksten Pflegezeitschriften erschienene Zeitschriftenartikel, die von den 30 Protagonistinnen der frühen bundesdeutschen Pflegewissenschaft veröffentlicht worden sind, daraufhin analysiert, welche Bezüge diese Publikationen unter anderem zu verwandten Wissenschaften, zur Professionalisierung der Pflege und zur Frauenforschung enthalten (Ergebnisse dieser Diskursanalyse finden sich bei Krampe & Höhmann, 2004).

Von diesen 30 publizierenden Frauen wurden zehn ausgewählt, mit denen parallel zur Analyse der veröffentlichten Texte narrative Interviews geführt wurden. Hierfür wurden die Interviewpartnerinnen gebeten, ihre berufliche Karriere vom Ende der Schulzeit bis zu ihrer gegenwärtigen Position zu erzählen. Erst wenn sie mit ihrer Erzählung endeten, wurden weitere Verständnisfragen gestellt bzw. -punkte nachgefragt, die gar nicht oder wenig erläutert worden waren. Außerdem füllten sie mit Ausnahme einer Befragten einen kurzen Fragebogen zu demografischen Daten, ihrer Herkunftsfamilie und der Chronologie ihres Werdeganges aus. Die Auswahl der Interviewpartnerinnen erfolgte im Sinne des «theoretical sampling», d.h. die Befragten sollten sowohl die verschiedene Generationenzugehörigkeit als auch das unterschiedliche soziale Herkunftsmilieu der Pflegewissenschaftlerinnen widerspie-

[1] Prof. Dr. Ulrike Höhmann leitete das Projekt, durchgeführt wurde es von Eva-Maria Krampe. Dinah Kohan wertete die Interviews aus, für methodische Fragen stand Karin Krah beratend zur Seite. Nicole Kuhn assistierte als studentische Hilfskraft bei der Literaturrecherche. Der Endbericht zu dem Projekt ist im Internet abrufbar unter: http://www.hessip.de/Zwischenbericht-te/Gender_Endbericht.pdf.

geln, um auch bei einer kleineren Anzahl von Interviewten eine möglichst breite theoretische Vielfalt von Antworten und somit auch Erkenntnis zu erhalten (vgl. Strauss & Corbin, 1996). Alle Ausgesuchten hatten sich bereits vor der Akademisierung zu Beginn der 90er Jahre für die Pflegewissenschaften engagiert, lehrten seitdem an verschiedenen Hochschulen und sind zum Teil noch bis heute in der Pflegeforschung aktiv. Sie haben somit alle die Entwicklung zu einer Akademisierung der Pflege in den letzten Jahren nicht nur persönlich miterlebt, sondern selbst gestaltend vorangetrieben. Um hinsichtlich der Gründe für ihr pflegewissenschaftliches Engagement etwaige Gemeinsamkeiten oder spezifische Differenzen aufzudecken, stand im Zentrum der Interviewanalyse die Frage, was das Verbindende zwischen diesen doch sehr unterschiedlich sozialisierten Frauen sei? Inwieweit haben die berufliche Sozialisation, aber auch die strukturellen Bedingungen am Arbeitsplatz «Krankenhaus» ihre Haltungen und Einstellungen geprägt, so dass sich die beruflichen Biografien auffallend ähneln? Des Weiteren sollte anhand der persönlichen Erinnerungen der Befragten an ihre Ausbildung und Berufstätigkeit in der Pflege und der Rekonstruktion ihrer beruflichen Karrieren untersucht werden, ob und wie die berufliche Sozialisation in der Pflege in die Konzeption der Pflegewissenschaft eingingen.

Dazu wurden die Interviews nach ihrer Verschriftung inhaltsanalytisch in Anlehnung an Mayring (1997) ausgewertet, wofür acht übergeordnete Kategorien gebildet worden waren, die sich zum einen induktiv als zentral für die Gesprächspartner herauskristallisierten hatten, zum anderen deduktiv aus den Fragestellungen des Projektes abgeleitet worden waren. Es handelt sich um die Themenkomplexe: *Institutionelle Strukturen im Krankenhaus, Ausbildung, Berufliche Orientierungen, Netzwerke der Wissenschaftlerinnen, Bezüge zur Konfession, Selbstbild, Genderforschung, Einstellung zur Genderforschung.* Die Ergebnisse der Inhaltsanalyse wurden durch eine externe Wissenschaftlerin überprüft und ergaben eine hohe Intercoderreliabilität. Auf dieser Grundlage wurden vier Typen gebildet. Vor ihrer Darstellung sollen zunächst die Ergebnisse der Inhaltsanalyse wiedergegeben werden. Um den Datenschutz der von uns Befragten zu gewährleisten, deren Wirken über ihr Arbeitsfeld hinaus bekannt ist, wird bei der Wiedergabe der Ergebnisse auf alle Angaben verzichtet, die einen Hinweis auf eine konkrete Interviewpartnerin geben könnten.

3. Ergebnisse der Inhaltsanalyse

3.1 Die generationsspezifische Einbettung

Bevor im Folgenden die berufliche Entwicklung der interviewten Pflegewissenschaftlerinnen dargestellt wird, soll zunächst kurz auf den historischen Kontext, in dem sie aufwuchsen, eingegangen werden. Denn erst vor diesem Hintergrund kann deutlich werden, in welchen Teilen ihr Werdegang als typisch für ihre Generation gelten kann, welche Optionen zur Lebensgestaltung sich ihnen boten und wo sie für die damalige Zeit außergewöhnliche Entscheidungen zur Lebensführung trafen.

Drei Interviewpartnerinnen gehören den Geburtsjahrgängen der frühen 1930er Jahre an, die restlichen sieben sind zwischen 1940 und 1953 geboren. Das heißt, die Ältesten von ihnen erlebten den Nationalsozialismus und den Zweiten Weltkrieg als Kinder bzw. Jugendliche, die jüngere Gruppe wurde erst gegen Ende der Kriegszeit oder bereits danach geboren und wuchs in der Wiederaufbauphase Deutschlands auf. Trotz aller politischen, sozialen und ideologischen Verschiebungen, die sich in diesen Jahrzehnten vollzogen und der Unvergleichbarkeit des Nationalsozialismus mit den nachfolgenden demokratischen Verhältnissen in der Bundesrepublik, kann davon ausgegangen werden, dass die Ideale von Weiblichkeit, Mütterlichkeit und die sowohl in Schulen wie anderen Bildungseinrichtungen vermittelten Bilder von Frauen und deren Aufgaben in der Familie und Gesellschaft bis in die 60er Jahre hinein große Ähnlichkeiten aufwiesen (vgl. Born, 2001; Born, Krüger & Lorenz-Meyer, 1996; Toelke, 1989). So war es mehr oder weniger selbstverständlich, dass Frauen im jungen Alter heirateten, Kinder bekamen und nicht arbeiten gingen. Die Erwerbstätigkeit der Ehefrau war nur dann zulässig, wenn sie für die Familie ökonomisch unbedingt erforderlich war. Dementsprechend brauchten Ehefrauen noch bis 1957 die Erlaubnis ihres Ehemannes, um ein Arbeitsverhältnis einzugehen. Dieses konnte dann auch wieder von dem Ehemann ohne die Zustimmung seiner Frau gekündigt werden. Akademische Laufbahnen waren für Frauen in den 1950er und 1960er Jahren eine Ausnahme. Frauen besuchten Hochschulen, selbst nach Auffassung der lehrenden Hochschullehrer, vorrangig aus dem Grund, dort einen gut gestellten Ehemann zu finden. Der Wunsch nach einer eigenständigen beruflichen Karriere im gewählten Studienfach galt geradezu als undenkbar. Bei alldem ist erwähnenswert, dass Frauen von Beginn des Zweiten Weltkrieges an bis in die Mitte der 50er Jahre hinein, entgegen dem traditionellen Bild der Geschlechterverhältnisse, sehr wohl zentrale Aufgaben und Arbeiten von Männern übernommen hatten, solange sich ein großer Teil der männlichen Bevölkerung im Krieg und in Kriegsgefangenschaft befand. Nachdem die Überlebenden aber wieder zurückgekehrt waren, begann in der Bundesrepublik Deutschland eine politische und gesellschaftliche Kampagne zur Verdrängung der Frauen aus den sogenannten männlichen Berufszweigen, um den Männern die Rückkehr in diese zu erleichtern. Dazu wurde erneut ein sehr traditionelles Bild der Frau konstruiert, aus dem sich klar umrissene, geschlechtsspezifische Zuständigkeiten für Familien- bzw. Erwerbsaufgaben herleiten ließen. Erst zu Beginn der 70er Jahre veränderte sich die gesellschaftliche Stellung der Frauen, wofür vor allem zwei Faktoren verantwortlich zu machen sind.

Einen wichtigen Beitrag zur Überwindung sozialer und geschlechtsspezifischer Benachteiligung leistete die Bildungsreform, die Mitte der 60er Jahre begann und durch die Studentenunruhen 1967/1968 noch forciert wurde. Unter der Maßgabe, bildungsferne Gruppen wie Mädchen, Arbeiterkinder und Heranwachsende aus ländlichen Regionen zu erreichen, wurde die Durchlässigkeit zwischen den Schultypen stark erhöht und die Zugangshürden zu höheren Schulen gleichzeitig gesenkt. Zusätzlich wurde mit der Schaffung des zweiten Bildungsweges eine neue Möglichkeit angeboten, nachträglich einen höheren Schulabschluss zu erwerben.

Als zweiter Faktor trug die Frauenbewegung dazu bei, die Anfang der 70er Jahre auch außerhalb der Hochschulen eine breitere öffentliche Resonanz fand und zumindest Teile der Bevölkerung für die von ihr aufgestellten Forderungen gewinnen konnte, ein verändertes Frauenbild zu prägen. Gleichberechtigung, das Recht auf Bildung und Erwerbsarbeit, überhaupt die Teilhabe am öffentlichen Leben begannen, traditionelle Vorstellungen von Weiblichkeit allmählich zu verdrängen. Da zudem auf dem Arbeitsmarkt die Wochenarbeitszeit von 48 auf 42 Stunden sank und gleichzeitig das Angebot an Teilzeitarbeitsplätzen stieg, konnten nun auch verheiratete Frauen leichter einen Zugang zur Erwerbsarbeit finden. Diese Veränderung der gesellschaftlichen Stellung der Frau zu Beginn der 70er Jahre entsprach durchaus den Wünschen und Bedürfnissen einer breiten Schicht von Frauen. So zeigen Untersuchungen zu den Lebensläufen von Frauen der Geburtsjahrgänge um 1930, dass diese, auch wenn sie die Weiblichkeitsvorstellungen damaliger Zeiten weitgehend teilten, dennoch eine starke berufliche Orientierung hatten und versuchten, länger und/oder öfter im Erwerbsleben zu bleiben, als es dem gesellschaftlichen Ideal entsprach (vgl. Born et al.,1996).

Die im Rahmen dieser Studie interviewten Wissenschaftlerinnen befanden sich in unterschiedlichen Lebensphasen, als sich in Ausbildung, Erwerbstätigkeit und Familie veränderte Vorstellungen durchzusetzen begannen. Während die Frauen der älteren Generation diese neuen Möglichkeiten erst kennen lernten, als sie bereits wichtige Phasen in ihrem Erwerbsleben hinter sich hatten, lernten die jüngeren Interviewpartnerinnen diese Entwicklungen in der Mitte ihres dritten Lebensjahrzehnts kennen, als sie beruflich neue Orientierungen und Auf- bzw. Ausstiegsmöglichkeiten suchten. So berichten auch drei der sieben jüngeren Gesprächspartnerinnen und eine der älteren Generation zugehörige Befragte, dass die Ereignisse der Studentenbewegung sie zum Nachdenken angeregt und auch in ihrer Lebenshaltung mitgeprägt hätten. Sichtbar ist das unter anderem auch darin, dass sie sich in politischen Organisationen wie der SPD, der Gewerkschaft oder anderen politisch orientierten Gruppen teilweise über Jahre hinweg engagiert haben.

Weiterhin ist festzuhalten, dass der Anteil der Abiturientinnen unter den von uns befragten Frauen wesentlich höher als im Durchschnitt dieser Generationen ist. Während nur 5,3% der bundesrepublikanischen Frauen der Jahrgänge 1929–31 und 10,6% der Jahrgänge 1949–51 Abitur haben (Toelke, 1989), hat immerhin die Hälfte unserer Befragten auf dem ersten Bildungsweg ein Gymnasium oder Lyzeum besucht und die Hochschulreife erlangt, vier haben die mittlere Reife und nur eine den Hauptschulabschluss erworben. Auch in Bezug auf Ehe und Familie weichen die Pflegewissenschaftlerinnen stark vom Durchschnitt ihrer jeweiligen Generation ab. Nur die Hälfte war oder ist einmal oder zweimal verheiratet (von diesen fünf sind bzw. waren drei geschieden), die andere Hälfte war immer ledig, dies gilt insbesondere für die älteren Teilnehmerinnen. Von den Verheirateten haben drei Befragte Kinder. Hier gilt, dass allgemein von den Frauen der Geburtsjahrgänge um 1930 im Alter von 30 Jahren 90%, und der Jahrgänge um 1950 88% verheiratet waren (Toelke, 1989). Der hohe Anteil von Frauen mit Abitur ist sicherlich darin begründet, dass diese Frauen mit einer Ausnahme aus (groß-) bürgerlichen Familien stammten, die ohnehin auf eine höhere Schullaufbahn ihrer Töchter geachtet haben dürften. Von den anderen fünf Frauen ohne Abitur haben vier dieses, nachdem sie bereits als Krankenschwestern tätig waren, nachgeholt oder eine Begabtensonderprüfung abgelegt, was erst infolge der Bildungsreform von 1967 möglich war. Dass eine gute Ausbildung für junge Frauen weniger selbstverständlich als für junge Männer war, wird auch durch die Aussage dreier Interviewpartnerinnen, die sogar der jüngeren Generation zugehören, bestätigt. Sie berichten, dass ihre Brüder den Vorrang hatten, um aufs Gymnasium zu gehen oder zu studieren, während sie als Mädchen in dieser Entscheidung von ihren Eltern oder einem Elternteil nicht unterstützt wurden.

Während die Interviewpartnerinnen ohne direkten Hochschulzugang also den höheren Schulabschluss nachträglich ablegten, um sich auch beruflich weiter entwickeln zu können, ist es sicherlich begründungsbedürftig, warum die fünf Abiturientinnen die ihnen bereits offen stehende Chance einer akademischen Ausbildung an einer Hochschule nicht nutzten; stattdessen ergriffen sie den nicht so privilegierten Beruf der Krankenpflege und tauchten damit bewusst in ein traditionell weibliches Berufsfeld ein, in dem sich, trotz aller verantwortungsvollen Aufgaben über alle sozialen und ökonomischen Veränderungen hinweg ein Weiblichkeitsideal bewahrt hat, das auf das christliche Dienen und die unerschöpfliche Mütterlichkeit rekurrierte.

3.2 Ausbildung

In unserer Auswahl hat jede zweite Befragte zuerst einen anderen Ausbildungsberuf oder ein Studium favorisiert, begonnen und zum Teil auch beendet, bevor sie die Krankenpflegeausbildung absolvierte.

Die anderen fünf Befragten begründen die direkte Auswahl ihres Lehrberufes damit, dass sie etwas Gutes tun wollten, einfach Lust hatten, praktisch und karitativ zu arbeiten oder in der Familie bzw. im Bekanntenkreis Krankenschwestern kannten, die ihnen Vorbilder waren. Auch hatten einige Befragte in ihrer Jugend andere gepflegt oder waren selber über einen längeren Zeitraum gepflegt worden. Hierbei fällt auf, dass die Mehrheit die Ausbildung gegen den Wunsch der Familie, insbesondere des Vaters begann oder zumindest von ihrer Familie in ihrer Berufswahl nicht bestätigt wurde. Das war insbesondere der Fall bei den Interviewpartnerinnen, die aus einem akademisch geprägten bzw. bürgerlichen Elternhaus kamen, da dort der Beruf der Krankenschwester mit vor allem niederer Arbeit in Verbindung gebracht wurde.

Die Ausbildung selber schildern die Interviewten als sehr naturwissenschaftlich und ärzteorientiert, wobei die Vermittlung theoretischen Wissens als ungenügend empfunden wurde und pflegerische Inhalte nur äußerst kurz abgehandelt wurden. In der praktischen Arbeit auf Station mussten sie häufig verantwortungsvolle Aufgaben übernehmen, die ihnen ohne eine gründliche Einführung übertragen wurden. Als zusätzlich erschwerend empfanden die Frauen dabei, dass es zur damaligen Zeit kaum informative Pflegelehrbücher gab und auch die examinierten Schwestern häufig nicht gut ausgebildet waren. Gleichzeitig mussten sie als Schülerinnen immer wieder unterqualifizierte Tätigkeiten wie z.B. Reinemacharbeiten übernehmen. Die Befragten, die diesen Praxisschock besonders betonten, gehören der jüngeren Generation an und haben vorwiegend in nichtkonfessionellen Häusern gelernt.

> *«Und die Realität sieht komplett anders aus, ne! Der Patient zählt gar nicht, der ist das Letzte irgendwie ... wichtig sind in der Pflege ganz andere Sachen. Dass man gut putzt, das man schnell ist, ... dass man den Ärzten gefällt. ... Und ich glaube die Diskrepanz, ne, die müsste in der, eigentlich schon in der Ausbildung zur Sprache kommen. Die kann man nicht aufheben, aber man kann die Leute besser darauf vorbereiten.»* (Frau F., S. 2, 28–37)

Insgesamt drei Interviewpartnerinnen haben in konfessionellen Krankenhäusern gelernt. Zwei von ihnen sprechen auch die Diskrepanz zwischen Wissensvermittlung und den Anforderungen in der Praxis an. Aber viel deutlicher als bei der obengenannten Gruppe werden auch positive Erlebnisse der Ausbildungszeit geschildert.

> *«[Ich habe] mindestens drei Stationsleitungen unter den Diakonissen gehabt, die mir gezeigt haben, so muss nicht Pflege sein, Pflege kann auch so sein. Und das hat mich sehr geprägt. Und ich hab gedacht, gut, wenn es 12 anders machen, aber 3 so machen, dann geht es ja.»* (Frau K., S. 11, 17–20)

Bezüglich der Schilderungen über die Ausbildungszeit fallen als eigenständige Gruppe drei Interviewpartnerinnen auf, die ihre Ausbildung an der Heidelberger Krankenpflegeschule absolviert haben. Anfang der 1950er Jahre hatten die US-amerikanischen Besatzungsbehörden in Heidelberg versucht, ein Studium für Krankenschwestern, wie es in den USA seit den 20er Jahren üblich war, einzurichten. Diese Initiative war nicht zuletzt von den Pflegeverbänden untergraben worden; es entstand «nur» eine Schwesternschule mit universitärer Anbindung. Diese Schule hatte über Heidelberg hinaus eine sehr gute Reputation, da sie sich durch ein hohes Niveau in der Vermittlung von theoretischer und praktischer Fachkompetenz auszeichnete. So mussten die Unterrichtsschwestern eine Ausbildung im Ausland absolviert haben und die Schülerinnen bei ihrer Aufnahme mindestens die Fachhochschulreife besitzen. Die Schülerinnen erhielten kein Gehalt, wurden aber auch nicht in dem Stellenplan des Krankenhauses berücksichtigt und hatten von daher sehr viel Zeit, hospitierend Erfahrungen zu machen, ohne selbst gleich Verantwortung übernehmen zu müssen. Aufgrund dieser privilegierten Stellung wurden diese Schülerinnen von den anderen Mitarbeitern «Hollywood-Schwestern» genannt. Die praktische Betreuung wird als sehr intensiv geschildert. So seien die Schulschwestern täglich zur Anleitung auf Station gekommen. Über diese Ausbildung wie auch dort absolvierte Weiterbildungen wird durchweg nur Positives berichtet.

> *«Und was von Anfang an auch immer geplant war, das war ein pflegerischer Fachunterricht. Wir waren also als Gruppe in der internen Klinik eingesetzt und hatten dann von der Unterrichtsschwester, die sich für die medizinischen Fächer qualifiziert hatte, dann auch in der speziellen Pflege unterrichtet. Und dann kam der Wechsel in die Chirurgie und dann ging das genauso weiter. Immer sehr gut betreut von den Schulschwestern...»* (Frau D., S. 2, 21–35)

Unter den zehn Befragten gibt es weiterhin drei Gesprächspartnerinnen, die eine Ausbildung in England absolvierten. Zwei der drei Befragten gehören der älteren Generation an, für eine Befragte war es die Erstausbildung, für die beiden anderen eine zusätzliche, nachdem sie das Examen in Deutschland absolviert hatten. Übereinstimmend berichten sie, dass sie dort eine fundiertere Ausbildung genossen haben. So kamen sie auch das erste Mal mit theoretischen Pflegemodellen und Theorien in Kontakt, da in Großbritannien bereits seit den 50er Jahren die Möglichkeit bestand, Pflegewissenschaften zu studieren, und somit auch ein viel breiteres theoretisches Grundwissen der Pflege entwickelt war (Robert Bosch Stiftung, 1992). Gleichzeitig wurden sie auch praktisch besser instruiert, so dass sie selbständiger arbeiten und auch qualifiziertere medizinische Tätigkeiten übernehmen durften und konnten. Dieser Aufenthalt im Ausland wird von ihnen als prägend geschildert. Denn er ermöglichte ihnen nach ihrer Rückkehr nach Deutschland einerseits bessere berufliche Aufstiegschancen, andererseits entwickelten sie durch ihn ein Grundinteresse für die wissenschaftliche Auseinandersetzung mit der Pflege, die den weiteren Lebensweg entscheidend beeinflusste.

3.3 Berufliche Orientierung

Die Mehrzahl der Befragten absolvierte direkt nach ihrer Aus- eine Weiterbildung, so z.B. zur Unterrichtsschwester oder die Fachweiterbildung für Intensivpflege und Anästhesie. Bei fast allen Interviewten stellt dies nur den Beginn eines beruflichen Lebenslaufes dar, bei dem sich über Jahrzehnte hinweg Fortbildungen mit qualifizierten Arbeitsstellen immer wieder abwechseln.

Sie arbeiten dabei vor allem in neu eingerichteten Modellprojekten mit oder initiieren sogar selbst Weiterbildungen. Die Gesprächspartnerinnen nehmen dafür auch immer wieder Ortswechsel in Kauf und zeigen eine für die damalige Zeit ungewöhnlich hohe Mobilität. Letztendlich sind es dann auch diese kontinuierlichen Weiterbildungen und Zusatzqualifikationen, die den Weg zu einer beruflichen Karriere ebnen und gleichzeitig sehr schnell von der unmittelbaren Pflege wegführen.[2] Allerdings hat keine der Befragten explizit geäußert, dass sie Karriere machen wollte, und so benennt auch keine Interviewpartnerin nachvollziehbare Gründe für eine Weiterbildung wie den

[2] So berichtet eine Befragte, dass sie eigentlich nur weg von der Pflege und in einem ganz anderen Bereich unterkommen wollte, aber aufgrund interessanter und qualifizierter Stellenangebote doch in dem Fachgebiet blieb.

Wunsch beruflich weiter zu kommen, einen höheren sozialen Status zu erreichen oder mehr Geld zu verdienen. Stattdessen sind es vor allem zwei Gründe, die für den Beginn einer Weiterbildung oder eines Studiums angeführt werden:

1. Als ein Grund wird von mehreren Befragten die mangelnde Vermittlung theoretischer pflegerischer und medizinischer Kenntnisse in der Krankenpflegeausbildung angegeben. Für Weiterbildungen wie z.B. in der Intensivpflege und Anästhesie gilt, dass Pflegende hauptsächlich medizinisches Fachwissen lernen müssen und pflegerische Inhalte wenig berücksichtigt werden. Fast alle Interviewpartnerinnen haben in der Krankenhauspraxis die Hilflosigkeit examinierter Pflegender gegenüber als unsinnig erachteten ärztlichen Anordnungen erlebt, da die Pflegenden ihren Widerspruch fachlich nur schwer begründen konnten. Sie sind daher alle davon überzeugt, dass nur durch eine vermehrte Wissensaneignung die Pflegekräfte ihre Position und ihr Selbstbewusstsein im Krankenhausbetrieb stärken können. Auch glauben sie, dass die Pflegenden nur durch fundiertere Fachkenntnisse von den Ärzten in Praxis mehr respektiert und akzeptiert werden.

Beispielhaft drückt dies Frau K. an einer Stelle ihres Interviews aus:

> *«Aber meine ganz persönliche Erfahrung war, dass wenn ich das, was ich vorzutragen hatte, argumentativ und mit Wissen fundiert begründen konnte und so vorgetragen hab, dass dieser Chefarzt, oder wer immer das war, nicht sein Gesicht dabei verlor, dann hab ich eigentlich nur positive Erfahrungen gemacht.»*
> (Frau K., S. 14, 28–31)

In mehreren Aussagen äußern die Frauen die Überzeugung, dass sich die hierarchischen Unterschiede im Krankenhaus durch ein ausreichendes Maß an Fachwissen aufheben lassen. Dabei geht jedoch keine Interviewpartnerin darauf ein, dass die ärztliche Überordnung heute nicht nur auf Wissensunterschieden beruht, sondern diese strukturell im Krankenhausbetrieb verankert ist.

2. Als zweiter Grund für die Aufnahme eines Studiums werden ganz allgemein die schlechten Arbeitsbedingungen im Krankenhaus genannt. Sie führen bei einigen Interviewpartnerinnen zu dem Wunsch, die Zustände im Krankenhaus verändern zu wollen, indem sie selber qualifiziertere Positionen in der Pflege erreichen. Diese Argumentation findet sich insbesondere bei den jüngeren Interviewpartnerinnen, die die gesellschaftlichen Veränderungen während der 70er Jahre auch als einen Anstoß sahen, Strukturen und Verhältnisse im Krankenhaus neu zu reflektieren.

> *«Gut, also aus dieser Vorstellung raus, dass diese Organisation im Krankenhaus schrecklich ist und nicht zuträglich für Patienten und nicht zuträglich für die Pflege, ist dann so die Idee entstanden, Soziologie zu studieren. ... also ich hatte schon so die Idee, wenn ich das jetzt studiere, dann hab ich neue Kenntnisse, und mit diesen Kenntnissen kann ich dann wieder ins Krankenhaus gehen, und dann organisier ich das alles, und dann wird alles gut.»* (Frau A., S. 3, 23–32)

Insgesamt thematisieren allerdings die Interviewpartnerinnen das Spannungsverhältnis zwischen Ärzten und Pflegenden, aber auch Konflikte innerhalb der eigenen Berufsgruppe nur wenig. Quantitativ zeigte sich das in der Inhaltsanalyse auch daran, dass es zu dieser Kategorie insgesamt relativ wenig Textstellen gab. So äußern sich einige Interviewpartnerinnen zu dieser Thematik überhaupt nicht. Zwei Interviewpartnerinnen schildern anhand konkreter Beispiele aus der eigenen Praxis im Krankenhaus, dass sie sich auch schon mal couragiert Ärzten widersetzt hatten, wenn sie befürchten mussten, dass ein Patient zu Schaden kommen würde. Ein wesentlicher Grund für die allgemein fehlende Thematisierung hierarchischer Verhältnisse in den Krankenhäusern liegt vermutlich darin, dass die meisten Gesprächspartnerinnen relativ schnell nach der Ausbildung in qualifizierteren Positionen gearbeitet haben und sie daher nicht sehr lange mit der für normale Krankenschwestern sehr konfliktreichen Krankenhauspraxis konfrontiert waren.

Nach ihren Weiterbildungen begannen fast alle Befragten ein Studium der Soziologie, Psychologie oder Pädagogik in Deutschland, wobei drei Befragte zeitweilig auch im Ausland Studiengänge absolvierten, die pflegewissenschaftliche Themen vermittelten. Zwischen diesen Hochschulstudien und dem Schulabschluss lag in den meisten Fällen bereits eine längere Zeit, so dass die Befragten in der Regel sehr viel älter als ihre Kommilitoninnen waren, was auch typisch für weibliche Biografien ist. Auch während des Studiums arbeiteten fast alle Interviewten weiterhin in höher qualifizierten Positionen, so z.B. als wissenschaftliche Mitarbeiterin oder als Lehrkraft in pflegerischen Modellprojekten. Bei ihrer Einstellung wurden gelegentlich formale Vorraussetzungen, die für eine Einstellung als wissenschaftliche Mitarbeiterin an der Universität notwendig sind, wie z.B. ein qualifizierter Studienabschluss, umgangen, da die Befragten zu einer kleinen Gruppe von Stellenbewerbern gehörten, die sowohl ein Krankenpflegeexamen nachweisen konnten, als auch bereits Erfahrungen in qualifizierteren Positionen gesammelt hatten.

Diejenigen, die keinen direkten Hochschulabschluss erworben hatten, konnten infolge der Bildungsreform Ende der 60er Jahre über das Abendgymnasium oder eine Begabtensonderprüfung die Hochschulreife erreichen. Sie kamen ursprünglich aus sozial einfacheren Verhältnissen bzw. der sogenannten Mittelschicht und haben mit dem Studium einen sozialen Aufstieg erreicht, was allerdings keine dieser Interviewpartnerinnen explizit thematisiert.

Diejenigen hingegen, die das Abitur direkt erworben hatten und deren frühere Entscheidung, eine Krankenpflegeausbildung zu beginnen, teilweise auch auf das Unverständnis naher Angehöriger gestoßen war, kehrten sozusagen mit der späteren Entscheidung für ein Studium in die akademische Welt ihres Herkunftsmilieus zurück.

Allen gemeinsam ist, dass sie aufgrund ihres außerordentlichen beruflichen Engagements im Fachgebiet der Pflege Karriere machten. Und selbst diejenigen, die ein Studium in einem anderen Fachgebiet absolviert und auch dort gearbeitet hatten, kehrten nach einiger Zeit in die wissenschaftliche Pflege zurück, statt in ihrem neuen Fachgebiet eine erfolgreiche berufliche Laufbahn einzuschlagen. Sie unterscheiden sich damit von all den Krankenschwestern, die ein Studium aufnahmen und anschließend

Karrieren in anderen Berufen machten, statt die eigene Professionalisierung mit der des ursprünglichen Berufs zu verknüpfen.

3.4 Professionalisierung in der Pflege

Die in den Pflegewissenschaften seit den 90er Jahren aufgekommene Diskussion, wie die Professionalisierung in der Pflege vorangebracht werden könnte, spiegelt sich auch in den Antworten der Befragten wider. So wird von allen die Akademisierung der Pflege als eine außerordentlich wichtige und positive Entwicklung angesehen, durch die die Pflegequalität verbessert und der Berufsstand mehr Autonomie erreichen könne. In diesem Sinne deuten die Frauen die Akademisierung als eine notwendige Voraussetzung für die Professionalisierung der Pflege. Alle Interviewpartnerinnen schildern, dass sie in Modellprojekten, an der Konzeption von Curricula in der Krankenpflegausbildung, theoretischen Überlegungen zu den Pflegewissenschaften sowie dem Aufbau von Studiengängen aktiv mitgearbeitet haben.[3] Einige betonen hierbei, wie mühsam zum Teil diese Arbeiten waren, da sie diesbezüglich auf keine deutschsprachigen Vorbilder zurückgreifen konnten und daher zwangsläufig auf vorwiegend englischsprachige Literatur angewiesen waren oder völlig neue Konzepte entwickeln mussten. Vor allem vier Frauen heben darüber hinaus hervor, wie wichtig für sie im Rahmen einer Akademisierung und Professionalisierung der Pflege die Einrichtung von speziellen Pflegestudiengängen und eine gute Berufspolitik sind, die mit den verschiedenen Institutionen des Gesundheitswesen zusammenarbeitet.

> *«Also, das waren alles so kleine Meilensteine. Und was natürlich viel gelaufen ist, furchtbar viel Gespräche, mit Ministerien, mit Fachärzten... mit Fachärzteverbänden, mit anderen Fachverbänden, mit Hochschulen [...] Und wir haben, glaube ich, dann auch sehr früh, weil ich das wichtig fand, dass wir sehr ‹vertieftes› Wissen erarbeiten konnten, haben wir uns ganz ganz früh an die Robert Bosch Stiftung gewandt, ob wir 'n Doktoranden-Kolleg eröffnen könnten, also dieses Post-Graduierten-Programm, und das hat ja dann auch geklappt. Und da war ich sehr sehr froh. Und wir arbeiten jetzt dran, dass wir vom Ministerium die Erlaubnis kriegen 'n Ph.D. zu geben...»*
> (Frau C., S. 11, 37–40 [...] S. 14, 35–40)

Zusätzlich lassen die Aussagen einiger Interviewpartnerinnen darauf schließen, dass diese sich Gedanken verpflichtet fühlen, wie Ulrich Oevermann sie in seinem Professionalisierungsansatz vertritt, auch wenn sie sich nicht explizit darauf beziehen. Diese Theorie geht weniger auf Statusfragen ein als auf die fallspezifische Einbettung der pflegerischen Praxis und stellt dabei die konkrete Ausformung der alltäglichen Pflegeleistung in den Vordergrund der Betrachtung (Weidner, 1995). Maßgebend für eine gelungene Professionalisierung ist demnach nicht eine in Institutionen stattfindende Akademisierung, sondern die Fähigkeit von Krankenpflegekräften, mit einem guten Fachwissen routiniert und doch konkret auf den spezifischen Einzelfall eingehen zu können. Hierbei zeige sich insbesondere in Krisenfällen, ob eine Pflegende der Situation gegenüber angemessen handeln könne und dabei den Patienten auf dem Weg zur Rückgewinnung seiner durch die Krankheit beeinträchtigten Autonomie unterstützt. Zwar sind für ein professionelles Handeln in diesem Sinne auch sehr gute Fachkenntnisse und vor allem Erfahrung nötig, aber nach dem Oevermannschen Modell kann auch eine nicht akademisch vorgebildete Krankenschwester professionell handeln.

Vor allem drei Gesprächspartnerinnen sind es, die in den Interviews öfter sprachliche Ausdrücke wie «Einzelfall» oder «fallbezogenes Arbeiten» verwenden, was nahe legt, dass zumindest eine dem Oevermannschen Professionalisierungsmodell entsprechende Haltung angestrebt wird. Allen dreien ist gemeinsam, dass sie in den Interviews stärker als die anderen Gesprächpartnerinnen auf einen Bezug zu kirchlichen Einrichtungen oder Bewegungen hinwiesen.

> *«Aber es war die Idee eben von der individuellen Pflege, die ich sowohl in Heidelberg, wie in München, wie dann auch eben speziell jetzt auch in Lyon erlebt hatte, weiterzugeben und zu überlegen nach welchen Plänen, Pflegeplänen,...das war schon sehr früh ein Thema, wie man einzelne Patienten dann auch, ja, in der Übergabe beschreiben soll oder eben von der Pflegezielsetzung her, [...]*
> *Wir haben dann ja Stationsleitungskurse, dreimonatige, entwickelt und was ich im Einzelnen da immer unterrichtet hab... auf jeden Fall individuelle Pflege war ganz klar (lacht)...»*
> (Frau D., S. 12, 34–39 [...] S. 13, 26–28)

Diese Aussagen legen die Vermutung nahe, dass kirchliche Einrichtungen bewusst patientenorientierte Pflege praktiziert und vermittelt haben. Offen bleibt jedoch die Frage, inwieweit solche Beschreibungen auch die Ideologie des christlichen, insbesondere weiblichen Dienens damit unreflektiert weitergegeben haben.

3.5 Bildung von Netzwerken

Eine weitere zentrale Gemeinsamkeit unserer Gesprächspartnerinnen ist ihre Fähigkeit, informelle Netzwerke aufzubauen – ein Können, das sie schon früh erlernen mussten, waren doch fast alle schon während der Ausbildung gezwungen, im Schwesternwohnheim zu zweit in einem Zimmer leben zu müssen. Vor allem aus praktischen Gründen leben Auszubildende, aber auch examinierte Schwestern im Wohnheim. Durch die Nähe der Wohnheime zum Arbeitsplatz können lange Dienstzeiten besser absolviert werden und auch die Möglichkeit der Rufbereitschaft, also bei Bedarf (kurzfristiger Anstieg der anfallenden Arbeit)

[3] Allerdings finden sich auch insbesondere bei einer Gesprächspartnerin, die sich auch durch die 68er-Bewegung mitgeprägt betrachtet, kritische Anmerkungen zur Entwicklung der Pflegestudiengänge an den Fachhochschulen. So sei der Unterricht zu einseitig an der Pflege orientiert und zu verschult. Die Curricula an den Fachhochschulen ließen keinen Freiraum für nichtpflegerische Themen zu, was den Prozess der Ausblendung anderer Perspektiven unterstütze.

Schwestern aus der Freizeit zu holen, ist gegeben. Gleichzeitig haben die dort Lebenden die Möglichkeit, in Kontakt mit Gleichgesinnten zu kommen, was die Gestaltung der Freizeit erleichtert. Dabei lässt sich der persönliche Lebenswandel der im Wohnheim Lebenden sehr viel besser kontrollieren und auch reglementieren, als dies in privaten Wohnverhältnissen möglich wäre. So war auch während der Ausbildungszeit der Interviewten Männerbesuch untersagt. Allerdings schildern einige Befragte, dass es ihnen gerade Spaß machte, dieses Verbot zu übertreten.

Im Rückblick schildern alle Frauen dieses Zusammenleben als vorwiegend positiv. So hätten sie als Schülerinnen durch dieses institutionelle Arrangement ein starkes Zusammengehörigkeitsgefühl entwickelt und sich gegenseitig in schwierigen Situationen unterstützt. Zudem sei das Schwesternwohnheim auch der Ort gewesen, wo sie belastende Erlebnisse des Krankenhausalltages ansprechen konnten. Folgende Aussage ist daher typisch:

> *«Und das war aber 'ne schöne Zeit... Wir haben viel zusammen gelernt, wir haben viel zusammen geheult, weil es auch auf Station ganz furchtbar war und keiner wollte da mehr hin, weil die Stationsschwester so blöd war und so. Aber man fühlte sich eben in der Gruppe auch aufgehoben und man konnte ja sofort kommen und rufen, ne: bist Du da? Ich muss Dir was Schreckliches erzählen. Und ich glaub' das hat viel von dem aufgefangen, ...»* (Frau C., S. 18, 2–11)

Im Gegensatz zu dieser überwiegend positiven Sicht sprechen demgegenüber insbesondere drei Frauen auch als negative Begleiterscheinung an, dass sie sich im Wohnheim kontrolliert und reglementiert gefühlt haben. Außerdem missfällt ihnen an den damaligen Ausbildungsbedingungen, dass diese das damals vorherrschende Bild einer sich aufopfernden und allzeit für den Patienten bereit zu seienden Krankenschwester noch gefördert hätten. Diese drei Gesprächspartnerinnen gehören der «jüngeren» Generation an und haben in anderem Zusammenhang angesprochen, dass die gesellschaftlichen Ereignisse in den 70er Jahren sie zur Reflexion über ihre Arbeit und die Stationsverhältnisse im Krankenhaus angeregt hätten.

> *«Also, wir wohnten im Wohnheim... Also, das war schon alles sehr kontrolliert. Allerdings muss ich sagen, wir kriegten den Schlüssel. Ich kann mich nicht erinnern da Probleme gehabt zu haben. Aber es war auch so 'ne Ideologie von: man opfert sich auf für den Patienten. Also, wir haben teilweise um 5 angefangen und abends spät aufgehört, hatten dann Freistunden dazwischen. Also, es war schon sehr ein Leben in diesen Mauern...»* (Frau H., S. 4, 13–23)

Alle Befragten haben sowohl während ihrer verschiedenen Arbeitsverhältnisse als auch während des jeweiligen Studiums Kontakte zu anderen an den Pflegewissenschaften Interessierten geknüpft, die bei einigen über Jahrzehnte andauern. In diesen ersten, noch informellen pflegewissenschaftlichen Gruppen[4] wurde seit Beginn der 80er Jahre nicht nur über pflegewissenschaftliche Themen diskutiert und über eigene Aktivitäten berichtet, sondern es wurden auch erste Forschungsprojekte geplant und durchgeführt. Neben dem reinen fachlichen Austausch verfolgten die Befragten dabei auch das Ziel, die Akzeptanz der Pflegeforschung zu erhöhen und sich gemeinsam gegenüber Außenstehenden wie z.B. Ärzten oder auch Arbeitgebern behaupten zu können.

In den Interviews wird daher das Eingebundensein in diese Netzwerke von der Mehrzahl der Befragten als fruchtbar sowohl für die eigene Arbeit als auch den eigenen Lebenslauf beschrieben.

> *«Und dann war ich im Bildungszentrum in Essen und stieß da auf ne Gruppe ... die was lernen wollten, die was machen wollten, die eben auch davon beseelt waren, dass man irgendwie forschen müsste, in der Pflege, dass man da etwas entwickeln müsste und es hat mir unheimlich Spaß gemacht mit denen... Und daraus ist dann diese Studie mit dem Nachtdienst geworden. Das hat zwar endlos lang gedauert, das war ja auch ne reine Freizeitstudie,... bisschen finanzielle Unterstützung haben wir ja dann gekriegt.»*
> *(Frau A., S. 5, 20–31)*

Einige dieser Netzwerke, die zunächst nur aufgrund eines gemeinsamen Interesses an der Pflege als lose Arbeitsgruppen initiiert worden waren, haben sich spätestens in den 90er Jahren zu formellen Zusammenschlüssen entwickelt. In diesen Verbänden arbeiteten die Pflegewissenschaftlerinnen zusammen, führten gemeinsam größere Forschungsprojekte durch oder unterstützten sich in der Zeit der Etablierung der Studiengänge. Ein Beispiel hierfür ist das erste eigenständige Pflegeforschungsprojekt zur Bedeutung der Pflege für die Rehabilitation von Apoplexiekranken unter der Leitung von M. Krohwinkel, das als Projekt 1993 vom Bundesministerium für Gesundheit finanziell unterstützt wurde (Höhmann & Schulz, 1998). In den mittlerweile formellen Zusammenschlüssen konnten sich die Befragten untereinander über ausgeschriebene Stellen in den Hochschulen informieren und im Rahmen des Netzwerkes dazu beitragen, diese auch mit aus der Pflege kommenden Akademikerinnen zu besetzen. Damit wurden diese Netzwerke zu einem wichtigen Faktor bei der Akademisierung der Pflege.

Neben diesen positiven Aspekten beleuchten einige wenige Frauen in ihrem Interview auch die problematische Seite des Eingebundenseins in die Netzwerke:

> ***Interviewerin:*** *... «da hätten Sie schon so'n Frauennetzwerk gehabt. Ist das in dieser Pflege...»*
> ***Frau I.:*** *«Das würde ich nicht sagen, ne, dazu... es, es war ja... also, die Pflegewissenschaft kam ja gerade in Fahrt, und ich würde sagen, also, dass diese erste Zeit eher von Konkurrenz als von Kooperation geprägt war, denn es wollte ja nun jede durchstoßen».*
> (Frau I., S. 18, 17–21)

[4] In den 1980er Jahren wurden erste Fortbildungen zur Pflegeforschung initiiert. Aus dem Umkreis der Teilnehmerinnen und Lehrenden formierte sich dann eine Arbeitsgruppe Pflegeforschung innerhalb des Deutschen Berufverbands für Pflegeberufe (DBfK), die eigene Forschungsprojekte und Kongresse durchführte.

Die Tatsache, über lange Jahre, manchmal während der gesamten beruflichen Laufbahn in Frauengemeinschaften und -netzwerken gelebt und gearbeitet zu haben, wird von allen erst auf eine Zusatzfrage der Interviewerin hin thematisiert. Es ist möglich, dass ihnen der Stellenwert solcher Arbeitszusammenhänge kaum bewusst war, da sie diese Art von sozialen Kontakten und Verbindungen seit Beginn ihrer Ausbildungszeit kannten. Andererseits besteht auch die Möglichkeit, dass sie solche Kontakte als weniger relevant präsentieren wollten, um den eigenen beruflichen Aufstieg nicht als Ergebnis dieser Verbindungen der Kritik preiszugeben.

4. Typen beruflicher Orientierungen

Im Anschluss an die Inhaltsanalyse wurden anhand ihrer Ergebnisse die Interviewpartnerinnen in vier Typen eingeteilt, um Gemeinsamkeiten und Unterschiede der Befragten besser zusammenfassen zu können. Hierbei wurde in Anlehnung an die Methode der empirisch begründeten Typenbildung nach Kelle und Kluge vorgegangen (Kelle & Kluge, 1999). Für den Gruppierungsprozess zu den einzelnen Typen wurden alle acht aus der Inhaltsanalyse gewonnenen Kategorien auf Ähnlichkeiten und Unterschiede verglichen. Im Vordergrund standen vor allem Gemeinsamkeiten in den zentralen Kategorien: 1. der *beruflichen Orientierung*, 2. der *Einbindung in Netzwerke* und 3. der *Einstellungen zur Genderperspektive*[5].

Die Einteilung in Typen gestaltete sich als schwierig, da sich die Befragten aufgrund der Heterogenität ihrer Aussagen weder eindeutig einem Typus zuordnen ließen noch gleiche Muster nach zentralen sozialen Variablen wie Generationenzugehörigkeit oder soziale Herkunft aufwiesen. Insofern handelt es sich im Folgenden um einen vorläufigen Versuch auf der Grundlage der Aussagen der Interviewpartnerinnen vier idealtypische Einstellungen und Haltungsmuster zu identifizieren. Da nur zehn Interviewpartnerinnen befragt wurden, gehören zu einer Einheit nur zwei bis drei Personen. Jede Gruppe steht daher nicht für eine große Anzahl an Personen, sondern sollte eher im Sinne eines Idealtypus betrachtet werden.

1. Wissen zur Verbesserung und Veränderung der Praxis, Konzept der «aktiven Professionalisierung»

Eine erste Gruppe der Befragten zeichnet sich dadurch aus, dass sie Pflegewissenschaften vor allem im Dienste einer Verbesserung der Praxis und als Unterstützung derin der Praxis Tätigen verstehen wollen. Sie beabsichtigen ausschließlich, pflegerische Erfahrung und pflegerisches Wissen wissenschaftlich zu untermauern. Dabei gehen sie davon aus, dass auf diese Weise hierarchische Strukturen nivelliert werden können. In ihrem beruflichen Werdegang haben sie sich, nachdem sie die Ausbildung zur Krankenschwester absolviert haben, bewusst ausschließlich im Berufsfeld Pflege engagiert. Den Aufbau von Netzwerken haben sie entscheidend gefördert und auch die Akademisierung in der Pflege ist durch sie vorangetrieben worden. Themen außerhalb ihres Faches spielen in ihrer Arbeit keine Rolle; so haben sie sich auch mit Aspekten der Genderforschung, wenn überhaupt, nur sehr allgemein auseinandergesetzt.

> *«Und ich hab' gedacht, 'ne Expertise muss sich dadurch kennzeichnen, dass Kollegen in der Lage sind, wenn jemand zum Beispiel Kopfschmerzen hat zu sagen: also wir könnten jetzt Folgendes machen: [...] dass sie durch viele verschiedene Möglichkeiten, die gut wissensgestützt sind, das Gefühl entwickeln: das ist 'ne hohe Kompetenz... also, sie sind wer, auch wenn irgend ein Chefarzt ihnen gegenübertritt und sagt: wieso haben Sie da jetzt meinetwegen Reflexzonenmassage gemacht, dass sie dann sagen: das waren Entspannungsgriffe, ... und die Entspannungsgriffe wirken so und so und aus diesem Grund.»*
> (Frau C., S. 6, 42–44 [...] S. 7, 2–12)

2. Wissen zur Verbesserung der Beziehungsgestaltung zum Patienten (Nächstenliebe, Patientenorientierung), hohes emotionales Engagement

Auch die zweite Gruppe der Befragten zeichnet sich durch eine hohe Praxisorientiertheit aus, jedoch steht bei ihnen neben der Wissensvermittlung an die Pflegenden stärker die Orientierung am Patienten, das individuelle Fallverstehen, im Vordergrund. Auch sie haben sich in Netzwerken bewegt und bei der Akademisierung mitgewirkt, betonen aber deren Wichtigkeit weniger als die Mitglieder der ersten Gruppe. Alle drei Pflegewissenschaftlerinnen, die dieser Gruppe angehören, sind oder waren ausgesprochen stark von religiösen Ideen geprägt, wobei sich eine dieser Pflegewissenschaftlerinnen auch gut in die erste Gruppe einordnen ließe, da sie auch deren Gemeinsamkeiten teilt. Hierbei haben sie die christliche Nächstenliebe vor allem während ihrer Krankenpflegeausbildung kennen und idealisieren gelernt, sich dann anschließend aber teilweise wieder davon abgewendet und dennoch eine überwiegend positive Einstellung zur Religion behalten. Auch außerhalb der Pflege waren sie in konfessionell verankerten Aktivitäten engagiert, wobei sie durchaus kritische Positionen innerhalb ihrer jeweiligen Religionsgemeinschaft einnehmen. Frauenfragen und geschlechtsspezifische Probleme thematisierten sie dementsprechend eher in religiösen Kontexten als im Rahmen des Gesundheitswesens oder der Wissenschaft.

3. Traditionelle Familienorientierung, Nutzen von Zufallsoptionen für die berufliche Entwicklung

Die dritte Gruppe unterscheidet sich von den anderen Befragten dadurch, dass sie ihre eigenen Bedürfnisse lange Zeit der beruflichen Karriere ihres Mannes angepasst oder sogar untergeordnet haben, obgleich sie an einer eigenen beruflichen Entwicklung sehr stark interessiert waren. Sie haben somit dem gesellschaftlich erwarteten Bild einer

[5] In dem Forschungsprojekt wurde als eine zentrale Fragestellung untersucht, inwiefern Erkenntnisse der Frauenforschung bei der Etablierung der Pflegewissenschaften berücksichtigt wurden. Diese Kategorie spielte daher eine wichtige Rolle bei der einmal geleisteten Typenbildung. In diesem Aufsatz werden vor allem berufliche Stationen im Lebenslauf aufgezeigt, und daher wurde in den bisherigen Ausführungen nicht auf diese Kategorie eingegangen. Für den Nachvollzug der Typenbildung stellt sich dies aber nicht als problematisch dar.

«guten Ehefrau» entsprochen. Ihren beruflichen Werdegang schildern sie mehr noch als alle anderen als eine Kette von glücklichen Zufällen, wenngleich deutlich wird, dass sie mit bewundernswerter Beharrlichkeit und Flexibilität immer wieder neu die Fäden einer möglichen Karriere aufnahmen und verfolgten. Die Netzwerke der Pflegewissenschaftlerinnen nahmen sie nur peripher wahr. Statt dessen standen für sie individuelle und punktuelle Beziehungen zu anderen Pflegewissenschaftlerinnen im Vordergrund. Gemeinsam ist den beiden Frauen, die wir dieser Gruppe zugeordnet haben, dass sie die Strukturen und Bedingungen im Krankenhaus kaum thematisierten. Eine Interviewpartnerin interessiert sich heute zunehmend für die Genderforschung, während die andere die Beschäftigung mit diesem Thema sogar für problematisch hält.

4. Wissen zur Verbesserung der Erkenntnis, Pflege im Kontext anderer Wissenschaften, distanziertere Einschätzung der Pflege

Von den drei bisher genannten Gruppen unterscheidet sich ein vierter Typus von Befragten deutlich dadurch, dass sie sich in ihrer Arbeit neben der Pflegewissenschaft auch stark an anderen Bezugswissenschaften wie der Soziologie oder den Erziehungswissenschaften orientiert haben. In manchen Phasen ihres beruflichen Werdeganges haben insbesondere auch zwei von ihnen in beruflichen Kontexten außerhalb der Pflege gearbeitet. Zu Beginn ihrer wissenschaftlichen Karrieren haben sie weniger Fragen, die sich auf das unmittelbare Pflegehandeln bezogen, behandelt, als dass sie sich generell mit den Rahmenbedingungen und Strukturen im Krankenhauswesen auseinander setzten. Dabei waren für sie Themen der Frauenunterdrückung und Genderhierachie von zentraler Bedeutung. Auch in den Interviews äußerten sie sich weitaus kritischer und reflektierter zu den strukturellen Bedingungen und hierarchischen Verhältnissen als die anderen Interviewpartnerinnen.

> *«Ich hab aber sehr wohl auch ganz stark Situationen erlebt, wo ich diesen doppelten Makel nicht aushalten wollte, a) Frau zu sein und b) nur Krankenschwester zu sein, ja. Und, dass also wohlwissend, dass meine Argument... meine Argumentation die sachlogisch durchdrungenere war, als die da grade verhandelt wurde, zu sehen, dass es genau deshalb nicht akzeptiert wurde, weil ich diese beiden Kriterien erfüllte... Ja, das hab ich wiederholt erlebt.»* (Frau E., S. 15, 33–39)

Insgesamt lassen ihre Aussagen auch mehr emotionale Distanz zur Akademisierung und dem Aufbau von Netzwerken erkennen.

5. Zusammenfassung

In der Analyse der Interviews mit zehn Pflegewissenschaftlerinnen, die an dem Aufbau der Pflegewissenschaften in der Bundesrepublik wesentlich beteiligt waren, zeigten sich vor allem zwei zentrale Gemeinsamkeiten, die entscheidend für ihren Lebenslauf wie auch die Etablierung dieser neuen Wissenschaft waren.

1. Alle Interviewpartnerinnen weisen einen für die damalige Zeit untypischen Lebenslauf auf und haben keine wissenschaftliche Karriere im herkömmlichen Sinne absolviert. Stattdessen haben sie sich im Laufe der Jahre sowohl durch fortwährende berufliche Weiterbildungen und Studien als auch die Mitarbeit in verschiedensten qualifizierten Arbeitsstellen pflegewissenschaftliches Wissen angeeignet. Dabei traf kaum eine der Protagonistinnen bewusst karrierefördernde Entscheidungen, sondern sie folgten vor allem persönlichen Interessen oder nahmen auch sich zufällig ergebende interessante Stellenangebote wahr. Als die Akademisierung in den Pflegewissenschaften begann, bot sich ihnen aufgrund ihrer Kenntnisse und Erfahrungen der berufliche Einstieg in die akademische Laufbahn an, auch wenn sie dafür schon relativ alt waren. In der biografischen Rückschau der Protagonistinnen erscheint die eigene berufliche Karriere immer als eine zufällige. Damit erfüllen die Interviewten die Vorstellung weiblicher Passivität, mit der eine Unterordnung von Karrierewünschen unter soziale und familiäre Orientierungen einhergeht – eine Darstellungsform, die in weiblichen biografischen Erzählungen sehr häufig anzutreffen ist.

2. Alle Interviewpartnerinnen haben über Jahrzehnte Kontakte zu anderen Pflegewissenschaftlerinnen und informellen Gruppen gehabt, um sich wissenschaftlich auszutauschen, gemeinsam Projekte zu initiieren und sich gegenseitig über freiwerdende Stellen zu informieren, auch wenn dies von einigen ambivalent bewertet wurde. In der Rückschau zeigt sich, dass gerade diese Einbindung in die verschiedenen Netzwerke wesentlich zum beruflichen Erfolg der Einzelnen beigetragen und dabei gleichzeitig die Etablierung der Pflegewissenschaften in der wissenschaftlichen Gemeinschaft befördert hat.

Neben diesen Gemeinsamkeiten zeigen sich zwei deutliche Differenzen.

Erstens kommt gut die Hälfte der Befragten aus (groß-) bürgerlichen Verhältnissen, hat die Hochschulreife erreicht und beginnt meistens die Ausbildung gegen den Willen ihrer Eltern, insbesondere des Vaters. Statt ein Studium zu ergreifen, entscheiden sie sich für die eher schlecht angesehene Ausbildung zur Krankenschwester und steigen zunächst sozial ab. Aufgrund ihres Engagements und beruflichen Erfolges kehren sie aber letztendlich in ihr Herkunftsmilieu zurück. Die anderen Befragten stammen vorwiegend aus der Mittelschicht und erreichen aufgrund ihrer Leistungen einen beruflichen wie sozialen Aufstieg.

Zweitens setzt sich über die Hälfte unserer Interviewpartnerinnen, unabhängig von Alter und sozialer Herkunft, nur mit Themen innerhalb der Pflege auseinander und richtet ihr Engagement allein auf die in der Praxis arbeitenden Pflegenden aus.

Die kleinere zweite Gruppe der Gesprächspartnerinnen ist vor allem an wissenschaftlicher Arbeit allgemein interessiert; sie integrieren in ihren beruflichen Werdegang immer wieder auch fachfremde Aspekte. Allerdings stehen sich diese beiden Gruppen nicht als getrennte Parteien gegenüber, sondern einzelne Personen der einen Einheit arbeiten auch sehr eng mit Personen der anderen Gruppierung zusammen.

Warum gingen so unterschiedliche Frauen so ähnliche Wege? Es ist zu vermuten, dass sich die Gesprächspartnerinnen aufgrund ihres beruflichen Erfolges einerseits gesellschaftlichen Ansprüchen und Normen von Weiblichkeit widersetzten, diese andererseits aber gleichzeitig selber tief verinnerlicht haben. Diese Ambivalenz drückt sich in ihrem beruflichen Werdegang aus; so machen sie einerseits «männliche» Karriere, bleiben aber in dem «weiblichen Feld» der Pflege. Sie begehren somit gegen das von außen an sie herangetragene Weiblichkeitsideal auf und bleiben ihm gleichzeitig treu.

Literatur

Born, C.; Krüger, H.; Lorenz-Meyer, D.: Der unentdeckte Wandel. Annäherung an das Verhältnis von Struktur und Norm im weiblichen Lebenslauf. Edition Sigma, Berlin, 1996.

Born, C.: Modernisierungsgap und Wandel. Angleichung geschlechtsspezifischer Lebensführungen? In: Born, C.; Krüger, H. (Hrsg.): Individualisierung und Verflechtung. Geschlecht und Generation im deutschen Lebenslaufregime. Juventa, Weinheim, 2001, 29–53.

Elster, R.: Der Agnes Karll-Verband und sein Einfluss auf die Entwicklung der Krankenpflege in Deutschland. Mabuse, Frankfurt/M., 2000.

Grauhan, A.: Krankenpflege und der tertiäre Bildungsbereich in der Bundesrepublik Deutschland. Pflege 1, 1988, 9–15.

Höhmann, U.; Schulz, B.: Professionelle Pflege durch Pflegeforschung – Initiativen und Beiträge aus dem Agnes-Karll-Institut für Pflegeforschung. In: Wittneben, K. (Hrsg.): Forschungsansätze für das Berufsfeld Pflege. Stuttgart, Thieme, 1998, 322–334.

Kelle, U.; Kluge, S.: Vom Einzelfall zum Typus. Leske und Budrich, Opladen, 1999.

Krampe, E.-M.; Höhmann, U.: Wissenschaft zur Entfeminisierung des Frauenberufs Pflege. Zeitschrift für Frauenforschung & Geschlechterstudien, Bielefeld, 2004, 2+3: 94–111.

Mayring, P.: Qualitative Inhaltsanalyse. Deutscher Studienverlag, Weinheim, 1997.

Müller, E.: Die geschichtliche Entwicklung der Pflegeforschung. In: Bartholomeyczik, S.; Müller, E. (Hrsg.): Pflegeforschung verstehen. Urban & Schwarzenberg, München, 1997, 2–28.

Mühlum, A.; Bartholomeyczik, S.; Göpel, E.: Sozialarbeitswissenschaft, Pflegewissenschaft, Gesundheitswissenschaft. Lambertus, Freiburg, 1997.

Robert Bosch Stiftung (Hrsg.): Pflege braucht Eliten. Denkschrift zur Hochschulausbildung für Lehr- und Leitungskräfte in der Pflege. Bleicher, Gerlingen, 1992.

Schmidbaur, M.: Vom «Lazaruskreuz» zu «Pflege aktuell». Professionalisierungsdiskurse in der deutschen Krankenpflege 1903–2000. Ulrike Helmer, Königstein, 2002.

Strauss, A.; Corbin, J.: Grounded Theory. Grundlagen Qualitativer Sozialforschung. Weinheim: Beltz, Psychologie Verlags Union, 1996.

Toelke, A.: Lebensverläufe von Frauen. Juventa, Weinheim, 1989.

Weidner, F.: Professionelle Pflegepraxis und Gesundheitsförderung. Eine empirische Untersuchung über Voraussetzungen und Perspektiven des beruflichen Handelns in der Krankenpflege. Frankfurt/M., Mabuse, 2003. 1. Auflage 1995.

Prof. Dr. Ulrike Höhmann, Evangelische Fachhochschule Darmstadt, Zweifalltorweg 12, D-64293 Darmstadt

Impressum

Verlag
Verlag Hans Huber, Hogrefe AG, Länggass-Strasse 76, 3000 Bern 9
Tel. +41 (0)31 300 45 00, Fax +41 (0)31 300 45 90
E-Mail: zeitschriften@HansHuber.com
Internet: http://Verlag.HansHuber.com

Anzeigen: Hans-Rudolf Schindler
Tel. +41 (0)31 300 45 69, Fax +41 (0)31 300 45 91
E-Mail: hans-rudolf.schindler@HansHuber.com

Abonnemente: Eveline Meier
Tel. +41 (0)31 300 45 55, Fax +41 (0)31 300 45 91
E-Mail: eveline.meier@HansHuber.com

Erscheinungsweise:
6× jährlich

Satz und Druck
Lang Druck AG, Sägemattstrasse 11
CH-3097 Liebefeld

Abonnementspreise 2005:

Institute	sFr. 143.00 / € 89.00
Private	sFr. 108.00 / € 65.00
Auszubildende (gegen Nachweis)	sFr. 82.00 / € 49.00
	+ Porto und Versandgebühren Schweiz sFr. 12.00 Europa sFr. 16.00 / € 11.00 übrige Länder sFr. 25.00
Einzelheft	sFr. 42.00 / € 24.00 + Porto und Versandgebühren

Unverbindliche Preisempfehlung

Studie 3: Möhler& Schnepp, 2010

Pflege 2010; 23 (2): 99–107 DOI 10.1024/1012-5302/a000022

Originalarbeit 99

Universität Witten/Herdecke, Fakultät für Medizin, Institut für Pflegewissenschaft
Ralph Möhler (MScN, Dipl. Pflegewirt (FH)), Wilfried Schnepp (Prof. Dr.)

Wie Menschen mit einer Amputation der unteren Extremitäten ihren Alltag erleben und bewältigen

- **Was ist (zu dieser Thematik) schon bekannt?**
  Eine Amputation der unteren Extremitäten stellt für Betroffene eine Herausforderung für ihren Alltag dar, eine zusätzliche chronische Krankheit bedeutet weitere Unsicherheit.
- **Was ist neu?**
  Die Bewältigung der Amputation und des Alltags stehen für die Betroffenen im Mittelpunkt. Mobilität ist dabei ein wichtiger Aspekt.
- **Welche Konsequenzen haben die Ergebnisse für die Pflegepraxis?**
  Sie helfen Pflegenden, die Probleme und Motivationen von Betroffen besser zu verstehen.

Veröffentlichung zu einer Masterarbeit am Institut für Pflegewissenschaft der Universität Witten/Herdecke

Eine Amputation der unteren Extremitäten stellt für die Betroffenen einen starken Einschnitt im Leben dar. Von einem Moment auf den anderen ist ein wesentlicher Teil des Körpers nicht mehr vorhanden und gleichzeitig ist die Gehfähigkeit nicht mehr selbstverständlich. Gefäßschädigende Komplikationen bei Diabetes mellitus zählen zu den häufigsten Ursachen für eine Amputation der unteren Extremitäten. Betroffene, die an dieser chronischen Krankheit leiden, sind in ihrem Alltag bereits besonderen Belastungen und Unsicherheiten ausgesetzt. Was es jedoch bedeutet, mit einer chronischen Krankheit leben zu müssen und zudem noch eine Amputation zu erleben, ist bislang wenig erforscht. Die vorliegende Forschungsarbeit untersucht die Frage, wie Menschen mit einer Amputation der unteren Extremitäten aufgrund einer Gefäßerkrankung ihren Alltag erleben und bewältigen.

Zur Bearbeitung dieser Fragestellung wurde ein qualitatives Forschungsdesign nach dem Ansatz der Grounded Theory gewählt. Qualitative Interviews mit neun von einer Amputation betroffenen Menschen wurden geführt und die Auswertung der Daten erfolgte anhand der Methode der Grounded Theory.

Die Betroffenen erleben infolge der Amputation einschneidende Verluste: den Verlust eines Körperteils mit Folgen für ihr Körperbild, den Verlust ihrer Mobilität – daraus resultierend eine Abhängigkeit von Hilfsmitteln – und den Verlust von Alltagsfähigkeiten. Sie bewältigen diese Verluste, indem sie sich damit «abfinden». Den Alltag bewältigen sie, indem sie sich bemühen, ihre selbstständige Mobilität wiederzugewinnen, was ihnen gleichzeitig die Möglichkeit eröffnet, jeweils individuell bedeutsame Aktivitäten und Tätigkeiten im Rahmen bestehender Einschränkungen wieder ausführen zu können.

Die Ergebnisse dieser Arbeit leisten einen Beitrag dazu, die Herausforderungen des Alltags nach einer Amputation der unteren Extremitäten aufgrund einer gefäßschädigenden Erkrankung verstehen zu können, was als Grundlage für die Begleitung dieser Menschen dienen soll.

Manuskript erstmals eingereicht am 23.7.2008
Endgültige Fassung eingereicht am 2.3.2009

Einleitung

Pro Jahr werden in Deutschland etwa 25000 bis 30000 Amputationen der unteren Extremitäten infolge einer Erkrankung an Diabetes mellitus oder einer peripheren Arteriellen Verschlusskrankheit (pAVK) durchgeführt (Siegel, 2005). Diese beiden Krankheitsbilder stellen damit die häufigste Ursache für solche Amputationen dar (Chantelau, 2002). Die Betroffenen weisen in der Regel ein höheres Lebensalter auf, da die gefäßschädigenden Komplikationen meist erst nach langjähriger Erkrankung auftreten.

Andere Ursachen für Amputationen der unteren Extremitäten sind: Traumata, z.B. nach Unfällen, oder bösartige Neubildungen wie Tumore oder Metastasen in den Knochen. In beiden Fällen ist mit der Amputation die Erkrankung, bzw. bei Metastasen die Bedrohung für die weitere Extremität beseitigt. Bei Menschen, die infolge einer der genannten chronischen Krankheiten eine Amputation erleiden, ist die gesundheitliche Krise zwar unmittelbar abgewendet, die chronische Erkrankung und deren gefäßbeeinträchtigende Folgen bleiben jedoch erhalten und schreiten häufig weiter fort. Gleichzeitig sind Personen, die an chronischen Erkrankungen leiden, mit vielen weiteren Herausforderungen in ihrem Alltag konfrontiert (Schaeffer, 2006). Wie von einer chronischen

Krankheit betroffene Personen die zusätzliche Herausforderung durch eine Amputation der unteren Extremitäten und deren Auswirkungen auf ihr Leben und ihren Alltag erleben und bewältigen, stellt eine relevante pflegewissenschaftliche Frage dar. «Nicht die Krankheit und ihre Behandlung stehen im Vordergrund pflegewissenschaftlichen Interesses, sondern das Kranksein und der Umgang mit den Folgen der Krankheit und des Hilfebedarfs.» (Moers, Schnepp, Schiemann, 1999: 12). Das Ziel dieser Arbeit ist, zu verstehen, wie die Betroffenen nach einer Amputation ihren Alltag erleben und bewältigen, sowie zu beschreiben, welche Strategien sie entwickeln und welche Faktoren das Erleben und die Bewältigung beeinflussen.

Literaturübersicht

Die Literaturlage zeigt eine starke Dominanz von quantitativen Forschungsarbeiten. Diese Arbeiten betrachten häufig Aspekte des Themas, die für diese Arbeit wenig relevant sind (vgl. Möhler, 2006). Die Sichtweise der von einer Amputation Betroffenen auf ihre Situation wird dabei meist nicht einbezogen (Gallagher & MacLachlan, 2001). Einige Studien, die unter anderen Fragestellungen das Thema Amputation betrachten, zeigen Aspekte auf, die möglicherweise für das Erleben und die Bewältigung des Alltags der Betroffenen wichtig sind. Diese sollen im Folgenden dargestellt werden.

Schürpf (1993) erforschte die Bedeutung einer Amputation für die Betroffenen, wobei der Fokus dieser Arbeit auf Veränderungen des Körperbildes und auf der Bewältigung von Verlusten liegt. Teilnehmende dieser Arbeit sind Menschen, die eine Brust- oder Beinamputationen erlebten. Es zeigt sich, «dass eine Amputation als tief greifendes Erlebnis empfunden wird» (Schürpf, 1993:113) und dass das Erleben der Amputation von den Themen Verlust und Coping dominiert wird. Zum Erleben des Alltags gibt die Arbeit keine konkreten Hinweise.

Price & Fisher (2002) untersuchten in einer quantitativen Studie, welche Alltagsprobleme Menschen nach einer Amputation in Beratungsgesprächen (Counseling) wie häufig benennen. Die Autoren identifizierten fünf Themenfelder: «depressed, distressed, sleepless, anxious»; «body image»; «old problems recalled»; «relationships and sex»; und «difficulties with relatives/ friends, anger». Diese Arbeit nutzt zwar Aussagen von Betroffenen in Beratungsgesprächen zu ihrer Situation, aufgrund des quantitativen Studiendesigns werden jedoch keine Angaben zu individuellen Aussagen der Teilnehmenden gemacht.

Einen Hinweis darauf, dass eine Amputation für die Betroffenen nicht ausschließlich negative Folgen mit sich bringen muss, gibt Dunn (1996), in dessen Arbeit von einer Amputation Betroffene mittels Fragebogen dazu befragt wurden, inwieweit es aufgrund der Amputation positive Veränderungen in ihrem Leben gab. Von den Teilnehmenden nennen insgesamt 77 % positive Veränderungen, die sich in fünf Kategorien beschreiben lassen: «found side benefits» (60 %); «made social comparisons» (3 %); «imagined a worse situation» (1 %); «forgot negative aspects of the event» (2 %); und «redefined the event/reappraised life» (35 %).

Gallagher & MacLachlan (2001) untersuchten in ihrer Studie mittels Fokusgruppen u. a. die Frage, welche Faktoren für Betroffene wichtig zur Bewältigung einer Amputation sind. Sie beschreiben die Themen «self-image», «social interaction» und «effects on family and friends» als wichtige Elemente im Bewältigungsprozess.

Diese bisherigen Erkenntnisse geben erste Hinweise auf das Erleben und die Bewältigung einer Amputation der unteren Extremitäten. Wie jedoch Menschen, die aufgrund einer chronischen Erkrankung des Gefäßsystems eine solche Amputation erleiden, in der Folge ihren Alltag erleben und bewältigen, wurde bislang nicht explizit untersucht.

Methode

Für die vorliegende Untersuchung wurde ein qualitatives Forschungsdesign nach dem Ansatz der Grounded Theory (GT) gewählt. Forschung nach dem Ansatz der Grounded Theory untersucht Erleben, Bedeutung und Handeln, um einen Prozess – wie in dieser Arbeit das alltägliche Leben – rekonstruieren und beschreiben zu können (Strauss & Corbin, 1996). Um das in dieser Arbeit zu untersuchende Phänomen, das Erleben und Bewältigen des Alltags nach einer Amputation, verstehen zu können, müssen also neben den Vorstellungen der Betroffenen auch ihre Motivationen und Handlungen einbezogen werden. Das Ziel einer Grounded-Theory-Studie liegt in der *«Entwicklung empirisch gesättigter Konzepte und neuer theoretischer Erkenntnisse»* (Glaser & Strauss, 1998, zitiert nach Corbin, 2002: 60). Zur Datenerhebung wurden qualitative Interviews geführt. Zu Beginn wurde die Form des narrativen Interviews nach Schütze (Loch & Rosenthal, 2002) mit folgender Erzählaufforderung gewählt: «Mich interessiert, welche Erlebnisse und Erfahrungen Sie gemacht haben nach oder mit der Amputation und wie das für Sie war.» Im weiteren Verlauf der Datenerhebung und im Rahmen des theoretischen Samplings wurden anschließend verschiedene analysegeleitete Fragen formuliert, die in Form eines losen Interviewleitfadens zum

Einsatz kamen. So wurde beispielsweise durch offene Fragen der Entscheidungsprozess zur Amputation näher betrachtet, wie und von wem die Entscheidung getroffen wurde und wie sie von den Betroffenen erlebt wurde. Eine weitere Frage thematisierte die Entwicklung von Zukunftsperspektiven der Betroffenen, auch im Hinblick auf mehrfach erlebte Amputationen mit zunehmender Einschränkung.

Die Interviews wurden nach dem Verfahren der Grounded Theory ausgewertet, also durch offenes, axiales und selektives Kodieren, unter Anwendung des Kodierparadigmas (vgl. Corbin, 2002). Das heißt, dass bei der Analyse Fragen nach Bedingungen, Handlungs- und Interaktionsweisen und Konsequenzen gestellt wurden, um somit das Phänomen «in einen Kontext zu stellen und die wesentlichen Variablen bzw. Einflussfaktoren zu identifizieren» (Corbin, 2002: 64). So zeigte sich frühzeitig in der Analyse das «Sich-damit-Abfinden» als mögliches wichtiges Thema. Im Anschluss wurde dieses Thema bei der Analyse näher betrachtet, z. B. ob Grenzen des «Abfindens» thematisiert wurden oder inwieweit das Ausmaß der Amputation bzw. der Einschränkungen möglicherweise das Abfinden beeinflusst.

Insgesamt wurden im Rahmen dieser Arbeit neun Interviews geführt, acht davon im direkten Kontakt und eines am Telefon. Die Interviews dauerten zwischen 25 Minuten und 2¼ Stunden. Mit Ausnahme des Telefoninterviews wurden alle Interviews in den Wohnungen der Teilnehmerinnen und Teilnehmer geführt.

Während der Durchführung der Arbeit wurden methodische Aspekte zur Steigerung der wissenschaftlichen Qualität einbezogen. So fanden während der Durchführung der Arbeit in verschiedenen Stadien Kolloquien mit Lehrenden und Studierenden der Universität Witten/Herdecke statt. Dort wurden sowohl die methodischen Entscheidungen innerhalb des Forschungsprozesses als auch die Ergebnisse der Analyse und deren Bewertung immer wieder kritisch betrachtet und reflektiert. Weiterhin wurde die Durchführung der Arbeit in allen Stadien durch den Betreuer begleitet, auch dabei wurden Entscheidungsprozesse sowie methodisches Vorgehen diskutiert und reflektiert. Außerdem fand ein Austausch in einer studentischen Peer-Group statt. Besonders bei qualitativen Forschungsarbeiten sind solche Ansätze des «Peer-Debriefings» von besonderer Bedeutung, um eigene Annahmen zu reflektieren, «blinde Flecken» aufzudecken, andere Lesarten zu diskutieren und somit die nötige Offenheit für das Material zu erhalten (vgl. Flick, 2002).

Bei qualitativen Interviews muss die Möglichkeit Beachtung finden, dass Teilnehmende bewusst oder unbewusst unwahre Angaben machen (Flick, 2002). Bei der Analyse der Interviews wurde im Hinblick auf diese Problematik darauf geachtet, inkonsistente Schilderungen oder Widersprüche aufzudecken, die beispielsweise ein Anzeichen für sozial erwünschte Aussagen sein können (Flick, 2002). Auch die beschriebenen «Peer-Debriefings» sind ein sinnvolles Mittel, um solche Inkonsistenzen aufzudecken. Durch beide Maßnahmen lässt sich die Glaubwürdigkeit der Ergebnisse erhöhen (vgl. Flick, 2002).

Ethische Aspekte

Menschen, die eine Amputation einer unteren Extremität erleben, stellen eine Zielgruppe dar, die einen starken Einschnitt in ihrem Leben durchleben und einen Verlust bewältigen müssen. Über diesen Verlust zu berichten kann einerseits für die Betroffenen positiv sein, da sie sich anderen gegenüber mitteilen können, andererseits könnte es auch eine psychische Belastung sein. Aus diesem Grund wurden im Vorfeld der Untersuchung Strategien entwickelt, um Teilnehmerinnen und Teilnehmer dieser Arbeit vor möglichen Belastungen oder Schäden durch ihre Teilnahme zu bewahren. So wurden zur Kontaktvermittlung Gatekeeper genutzt (z. B. Fachärztinnen und Fachärzte, Selbsthilfegruppen) und alle Interessierten erhielten ein ausführliches Informationsschreiben. Alle Rechte der Teilnehmenden wurden beachtet (wie Anonymität, Datenschutz, Rücktritts- bzw. Abbruchrecht, etc.). Die Teilnehmenden konnten Ort und Zeitpunkt des Interviews bestimmen. Informierte Zustimmung, Freiwilligkeit und Anonymität wurden so garantiert. Ein Antrag an die Ethikkommission am Institut für Pflegewissenschaft der Universität Witten/Herdecke wurde gestellt und positiv beschieden.

Beschreibung der Teilnehmenden

Von den neun Teilnehmenden waren sieben Männer und zwei Frauen im Alter von 53 bis 77 Jahren. Sieben leben in Partnerschaft, zwei leben allein. Sechs Teilnehmende sind an Diabetes mellitus erkrankt (alle mittlerweile insulinpflichtig), einer an pAVK und zwei erlitten einen akuten Verschluss.

Bei sechs Teilnehmenden war ein Bein von einer oder mehreren Amputationen betroffen. Die Amputationshöhe reichte von einer oder mehreren Zehenamputationen bis hin zur Oberschenkelamputation. Drei Teilnehmende erlebten Amputationen an beiden Beinen. Auch hier waren von Zehenamputation bis Oberschenkelamputation verschiedene Ausprägungen vertreten. Seit der Amputation waren zwischen einem und zehn Jahren vergangen. Alle Teilnehmenden waren zum Zeitpunkt des Interviews mobil (teilweise mit Hilfsmitteln) und lebten in ihrem häuslichen Umfeld. Teilnehmende mit einem stärkeren Hilfe- oder Pflegebedarf konnten für diese Untersuchung nicht eingeschlossen werden.

Ergebnisse

Das folgende Schaubild stellt die zentralen Ergebnisse der Untersuchung dar.

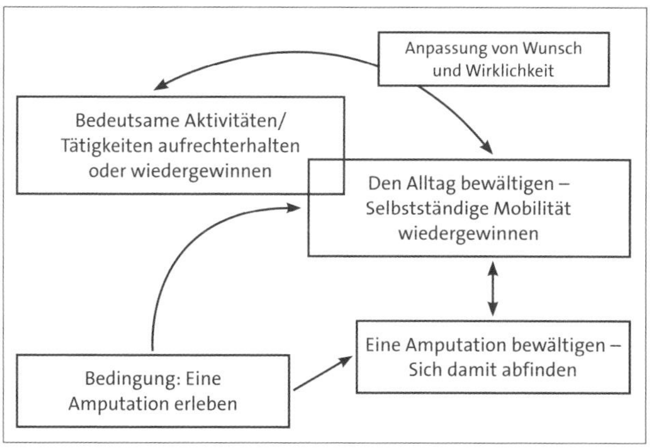

Abbildung 1: Ergebniskategorien und deren Verbindungen.

Im Folgenden werden die einzelnen Kategorien näher erläutert.

Eine Amputation erleben
Die Tatsache, dass die Teilnehmenden dieser Arbeit eine Amputation erlebten, stellt die Ausgangsbedingung für ihre Teilnahme dar. Während der Analyse zeigte sich jedoch, dass das Erleben der Amputation Auswirkungen auf die spätere Bewältigung der Amputation und des Alltags hat und daher als ein wichtiges Ergebnis zu werten ist. Das Erleben einer Amputation stellt einen Prozess dar, der sich in vier Phasen beschreiben lässt.

In der **ersten Phase** ereignet sich eine akute oder chronische Veränderung der gesundheitlichen Situation, in deren Folge eine Amputation der unteren Extremitäten droht. Wenn die Betroffenen diese Bedrohung erstmalig erleben, sind sie davon häufig überrascht, auch wenn sie an einer chronischen Erkrankung wie Diabetes mellitus oder pAVK leiden und eine solche Entwicklung zu den bekannten Komplikationen dieser Erkrankungen zählt. Um die Bedrohung abzuwenden, werden in der Folge verschiedene therapeutische Maßnahmen unternommen, um eine ausreichende Durchblutung wieder herzustellen und somit eine Amputation vermeiden zu können, z. B. Gefäßdilatationen oder Bypass-Operationen. Bleiben diese Maßnahmen erfolglos, wird eine Amputation unabwendbar.
Die **zweite Phase** ist geprägt von der Entscheidung zur Amputation. Es zeigt sich, dass diese Entscheidung nicht von den Betroffenen selbst, sondern von Ärzten getroffen wird, sobald alle möglichen therapeutischen Maßnahmen ergriffen wurden und nicht zum Erfolg führten. Eine Amputation stellt dann die letzte verbleibende Möglichkeit dar, die gesundheitliche Situation zu verbessern. Die Betroffenen können jedoch auf die Durchführung der Amputation Einfluss nehmen; beispielsweise darauf, in welchem Ausmaß die Amputation erfolgt, allerdings auch hier innerhalb der Grenzen der medizinischen Gegebenheiten, wie z. B. der verbliebenen Durchblutung einer Region. Die Teilnehmenden beschreiben zwei Faktoren, die für sie in Bezug auf die Amputationshöhe von Bedeutung sind. Einerseits ist eine möglichst geringe Amputationshöhe wichtig für eine bessere Mobilität mit Prothese, z. B. bei Erhaltung des Kniegelenkes, andererseits kann aber eine zu geringe Amputationshöhe bei nicht ausreichender Durchblutung in der Folge zu Wundheilungsstörungen führen, was wiederum die Rehabilitation verzögern oder gar verhindern kann. Die Teilnehmenden, die sich dieser Entscheidung stellen mussten, entschieden sich für die bessere Heilungschance und damit für eine höhere Amputation und in deren Folge für eine möglicherweise reduzierte Beweglichkeit bzw. Mobilität.
«Ich sag: 10 cm unterm Knie ist genehm, ist die beste Prothesenversorgung [...]. Und äh ich sag: aber was weg muss, muss weg. Kommt mir nicht mit dem Argument, wir haben zu wenig weggenommen, wir müssen noch ein Stückchen wegnehmen. Die Salamitaktik, ich sag damit seid ihr bei mir auf dem falschen Dampfer ja. Als ich wach wurde, da war der [Oberschenkelstumpf] noch dran.» (4)
Einige der Teilnehmenden trafen eine solche Entscheidung für eine verbesserte Wundheilungschance, nachdem sie Erfahrungen mit einer ungenügenden Wundheilung nach einer geringeren Amputationshöhe, die in der Folge zu weiteren Nachamputationen führte, gemacht hatten.
Die **dritte Phase** wird dominiert vom Verlust eines Körperteils und dessen Folgen. Durch die Amputation an den

Pflege 2010; 23 (2): 99–107

unteren Extremitäten erfahren die Betroffenen einerseits den Verlust ihrer bisher als selbstverständlich erlebten Mobilität, aber auch den Verlust des bekannten und vertrauten Körper- und Selbstbildes.

«Es fehlt ein Teil des Körpers [...]. Das Komplizierte ist [Pause] ja du bist nicht mehr die, die du warst.» (6)

Mit all diesen Verlusten müssen die Betroffenen umgehen (vgl. «Die Amputation bewältigen – sich damit abfinden»).

Die **vierte Phase** wird vom Blick der Betroffenen in die Zukunft dominiert. Dabei steht nicht der Krankheitsverlauf im Vordergrund, sondern vielmehr die Perspektiven und Vorstellungen der Betroffenen bezüglich ihres zukünftigen Lebens. Für die Teilnehmenden, die nach der Amputation keine Komplikationen erfahren mussten, endet mit dieser Phase der Prozess, eine Amputation zu erleben. Anders stellt sich die Situation für jene Teilnehmende dar, die bereits während oder nach dem Krankenhausaufenthalt Komplikationen erleben. Für sie wiederholt sich der Prozess mit einer erneut drohenden Amputation.

Bei den Teilnehmenden, die an einer chronischen Krankheit leiden, ist ein Verlauf mit mehreren Amputationsepisoden nicht selten. Diese Erfahrung ist ein Grund für die Einflussnahme der Betroffenen auf die Höhe der Amputation. Daher kann es für die Betroffenen wichtiger sein, diesen Kreislauf aus Amputation und erfolglosen Heilungsversuchen zu durchbrechen, indem sie sich für eine höhere Amputation entscheiden und so die Chancen einer erfolgreichen Wundheilung verbessern (vgl. zweite Phase).

Die Amputation bewältigen – sich damit abfinden

Durch die Amputation verlieren die Betroffenen einen Teil ihres Körpers. Die Teilnehmenden bewältigen diesen Verlust, indem sie sich damit abfinden.

«Ich meine, dafür war der eigene Haxen äh ja insofern noch äh funktionstüchtig äh, dass man da jetzt nicht sagt, also O.K. gut äh weg damit. Nur wie gesagt, das war nicht mehr, also musste ich mich mit abfinden» (1)

Dieses «Sich-damit-Abfinden» stellt einen Prozess dar, der die Betroffenen über einen langen Zeitraum beschäftigt und der in einigen Fällen möglicherweise nie wirklich endet.

Ein Grund dafür, dass die Betroffenen sich mit dem Verlust abfinden müssen, liegt in der Tatsache, dass der verlorene Körperteil unwiederbringlich verloren bleibt. Die daraus resultierenden Einschränkungen und Abhängigkeiten können somit ebenfalls dauerhaft sein. Die Einsicht, dass es auch nach einer Amputation Möglichkeiten gibt, das Leben selbstständig zu gestalten, stellt den Beginn des Bewältigungsprozesses dar.

«[...] ja also psychisch geh ich denke ich schon ganz gut damit um, [...] man nimmt es hin, ne. Ich bin äh jetzt froh, dass ich das überlebt habe und auch einigermaßen dankbar dass ich so einigermaßen doch wieder Aktionsradius habe erreichen können mit Hilfe der prothetischen Versorgung» (8)

Das «Sich-damit-Abfinden» ist für die Teilnehmenden ein aktiver Prozess. Indem sie ihre Situation annehmen und akzeptieren, können sie wieder aktiv werden und für sich eine neue Zukunft gestalten. Das «Abfinden» ist also weniger ein passives Hinnehmen als ein aktives Akzeptieren. Dieser aktive Umgang zeigt sich auch in den Zielen der Teilnehmenden, ihre Mobilität wiederzugewinnen, um in der Folge für sie bedeutsame Aktivitäten bzw. Tätigkeiten wieder ausführen zu können. (vgl. «Bedeutsame Aktivitäten/Tätigkeiten aufrechterhalten bzw. wiedergewinnen»)

Grenzen, jenseits derer man sich nicht mehr mit der Situation abfinden könnte, werden von den Betroffenen kaum thematisiert. Besonders jene der Teilnehmenden, die an einer chronischen Krankheit leiden, sind unterschwellig dauerhaft von einer erneuten Amputation bedroht. Eine Grenze zu ziehen, ab der ein Abfinden nicht mehr möglich wäre, beinhaltet für die Betroffenen immer die Gefahr, diese Grenze möglicherweise nach der nächsten Bedrohung zu überschreiten.

Den Alltag bewältigen – Selbstständige Mobilität wiedergewinnen

Spätestens nach der Entlassung aus dem stationären Versorgungssystem müssen sich die Betroffenen mit der Bewältigung ihres bislang vertrauten Alltags auseinandersetzen. Bis vor kurzem selbstverständliche alltägliche Verrichtungen, beispielsweise zur Aufrechterhaltung des Haushalts, stellen plötzlich eine Herausforderung dar. Eine Bedingung für die selbstständige Bewältigung der alltäglichen Anforderungen ist die selbstständige Mobilität, also die Fähigkeit, wieder gehen bzw. sich fortbewegen zu können. Für die Betroffenen stellt daher die Wiedergewinnung ihrer selbstständigen Mobilität ihr wichtigstes Ziel nach der Amputation dar.

«Ja gebt mir ein Bein und ich laufe! Das hab ich gewusst und gedacht. Also eigentlich etwas überzogen aber noch in der Reha [...] hab ich immer gesagt: ich brauche nur ein Bein und ich werde gehen hier ja. Und ich hab nie dran gezweifelt, dass das was wird» (6)

Das Ausmaß der Wiedergewinnung der selbstständigen Mobilität hängt wiederum von Art und Ausmaß der Amputation ab. Wenn die Betroffenen beispielsweise an beiden Beinen Amputationen erlebten, können sie möglicherweise mit zwei Beinprothesen nicht wieder gehen lernen. Dennoch bleibt die selbstständige Fortbewegung ihr Ziel und wird z. B. durch die Nutzung eines Rollstuhls erreicht.

Bedeutsame Aktivitäten/Tätigkeiten aufrechterhalten bzw. wiedergewinnen

Die Teilnehmenden arbeiten darauf hin, auch nach der Amputation für sie im Leben bedeutsame oder wichtige Tätigkeiten oder Aktivitäten aufrechtzuerhalten oder wieder ausüben zu können. So streben sie beispielsweise nach erneuter Berufstätigkeit, danach Sport zu treiben oder einem Hobby nachgehen zu können. Dabei ist es den Betroffenen aufgrund von Einschränkungen infolge der Amputation nicht immer möglich, alle diese Aktivitäten oder Tätigkeiten aufrechterhalten oder wiedergewinnen zu können. Sie nehmen vielmehr die ihnen verbliebenen Möglichkeiten wahr oder bemühen sich, diese wiederzuerlangen.

Die für die Betroffenen wichtigen Aktivitäten oder Tätigkeiten ergeben sich aus ihren Biografien oder individuellen Wünschen und Zielen. So musste ein Teilnehmer zwar eine seiner beiden beruflichen Tätigkeiten nach der Amputation aufgeben, konnte die zweite jedoch fortführen.

«Ja gut ich hab schon ich hab neben meiner [Hauptberufstätigkeit] hab noch ne kleine [Nebentätigkeit] betrieben und es war mir klar, das kann ich nicht mehr machen gell, die [Nebentätigkeit] hab ich dann auch aufgegeben [...]. Es ist also eine erhebliche Einschränkung der Lebensqualität gell, muss man hinnehmen.» (8)

Eine andere Teilnehmerin musste einige Sportarten aufgeben, konnte aber dennoch weiter Sport treiben. Nicht alle der Teilnehmenden waren jedoch in der Lage, die angestrebten Aktivitäten oder Tätigkeiten wiederzuerlangen (vgl. Anpassung von Wunsch und Wirklichkeit).

Anpassung von Wunsch und Wirklichkeit

Diese Kategorie stellt die Verbindung dar zwischen den Ergebniskategorien «selbstständige Mobilität wiedergewinnen» und «bedeutsame Aktivitäten oder Tätigkeiten aufrechterhalten oder wiedergewinnen». Die Basis zur Bewältigung des Alltags ist für die Betroffenen die wiedererlangte Mobilität, um in der Folge andere, für sie bedeutsame Aktivitäten oder Tätigkeiten wiedererlangen zu können. Die Betroffenen erleben dabei aber auch Begrenzungen bezüglich der von ihnen angestrebten Aktivitäten oder Tätigkeiten.

«Ich war also äh überzeugt, dass ich also nach einer gewissen Trainingsphase mit dieser Prothese vernünftig laufen könnte. Ich auch, ich bin hier nach X [Fußballverein] hingegangen, früher also vor der Amputation, hatte da ne Dauerkarte und ich glaubte ernsthaft, ich könnte weiterhin mit der U-Bahn hier in die Stadt fahren und anschließend da wieder hin pilgern, aber das ist leider nicht möglich [...]. Ja hab ich mich überschätzt» (7)

Mit diesen Einschränkungen und Grenzen müssen sie sich abfinden und ihre Ziele und Wünsche daran anpassen. Für jene Betroffenen, die an einer chronischen Krankheit leiden, besteht weiterhin die Gefahr, erneut durch eine Amputation bedroht zu werden bzw. durch weitere Komplikationen ihrer Grunderkrankung zusätzliche Einschränkungen zu erleben, beispielsweise bei Diabetes mellitus fortschreitende Neuropathien. Auch aufgrund solcher Veränderungen wird es möglicherweise nötig, eigene Ziele oder Wünsche an sich veränderte Fähigkeiten oder Möglichkeiten anzupassen.

Diskussion

Das Erleben einer Amputation stellt sich in dieser Arbeit als Prozess dar, in dem vier Phasen identifiziert und beschrieben werden konnten. Den Kern des Erlebens einer Amputation bilden dabei der Verlust eines Körperteils sowie eine Erschütterung der körperlichen Integrität und des Selbstbilds (vgl. Gallagher & MacLachlan, 2001). So beschreiben die Teilnehmenden diesen Verlust auch als einen Verlust eines Teils ihres Selbst. Das Erleben des Verlustes wird primär von Teilnehmenden thematisiert, die eine Amputation des Unter- bzw. Oberschenkels erlebten, und nicht von jenen, die eine Zehamputation erlebten. Das spricht dafür, dass das Ausmaß der Amputation einen Einfluss auf die Wahrnehmung des Verlustes hat. Die Betroffenen erleben durch die Amputation jedoch mehr als nur den Verlust des Beins als Mittel zur uneingeschränkten Mobilität. Gallagher & MacLachlan (2001) beschreiben in ihrer Arbeit ähnliche Erfahrungen wie die Teilnehmenden dieser Arbeit zu den Auswirkungen der Amputation: «Furthermore, it was also generally agreed that it was an emotional charged experience and that living with an amputation did not simply involve getting a prosthesis made and returning to a relatively unchanged life.» (ebd.: 90) Auch in der Arbeit von Schürpf (1993) zeigt sich Verlust als eine der beiden Hauptkategorien mit acht Subthemen, von denen sich mehrere in der vorliegenden Arbeit wiederfinden. Unter «Verlust des Gefühls der Ganzheit» beispielsweise beschreiben die Betroffenen, dass sie sich «nicht mehr als ganze Menschen fühlen» (ebd.: 107). Das Bein bildet die Grundlage der Bewegungsfähigkeit und wir sind von Kind an daran gewöhnt, dass man sich auf «sein Bein» bzw. die Funktion des Beins verlassen kann (wie in der Redensart «mit beiden Beinen im Leben stehen»). Wird das Bein oder ein Teil des Beins amputiert, geht dieser Teil des Körpers unwiederbringlich verloren und es bleibt ein Stumpf als stetig sichtbares Zeichen dieses Verlustes zurück.

Die Bewältigung der Amputation schildern die Teilnehmenden dieser Arbeit

auf zwei Ebenen. Einerseits zeigt sich das «Sich-damit-Abfinden» als primäre Strategie zur Bewältigung der Verluste. Die Betroffenen finden sich mit dem Verlust des Körperteils ab, aber auch mit den Einschränkungen und Abhängigkeiten, die sich im Alltag daraus ergeben (vgl. Gallagher & Mac Lachlan, 2001). Diese Strategie stellt jedoch kein passives Abwarten oder eine Resignation dar. Vielmehr zeigt es sich als Ausgangspunkt, von dem aus die Betroffenen eine Reihe von Aktivitäten entwickeln, um mit der neuen Situation umgehen zu können und sich neue Perspektiven für das eigene Leben zu erarbeiten. In der Studie von Gallagher & MacLachlan (2001) beschreiben die von Amputationen betroffenen Teilnehmenden die Bewältigung dieser Erfahrung zwar als einen schmerzhaften Prozess, der aber nicht das Ende des Lebens darstellt. «The loss of their limb(s) was not considered to be the end of the world and it did not stop anybody from doing something they wanted to do.» (ebd.: 92)
Inwieweit sich alle Teilnehmenden der vorliegenden Arbeit tatsächlich und abschließend mit der Amputation abgefunden haben, ist durch narrative Interviews letztlich nicht zu beurteilen. Diese Arbeit hat jedoch das Ziel, die Sichtweise der Betroffenen zu beschreiben und nicht, den Grad ihrer Bewältigung zu messen. Gleichzeitig sind die ausführlichen und eindrücklichen Schilderungen der Betroffenen ein Indiz für eine ausreichende Interviewtiefe und somit für eine gegebene Glaubwürdigkeit der Ergebnisse (siehe «Gütekriterien»).
Bei der Bewältigung des Alltags steht die Wiedergewinnung der Mobilität im Vordergrund. Nach dem Verlassen der therapeutischen oder rehabilitativen stationären Einrichtungen sind Menschen nach einer Amputation mit ihrem bislang vertrauten Alltag konfrontiert. Ihre gewohnten und vertrauten Routinen und Strategien sind durch die Amputation und deren Folgen jedoch nicht ohne Weiteres aufrechtzuerhalten. Bisher selbstverständliche Tätigkeiten oder Bewegungen sind plötzlich entweder nicht mehr möglich oder sehr viel schwieriger auszuführen. Die Bewältigung des Alltags wird so plötzlich zu einer Herausforderung. Für die von einer chronischen Krankheit betroffenen Personen, die eine Amputation erleben, stellt sich eine doppelte Unsicherheit ein. Sie erleben einerseits eine negative Veränderung ihres Krankheitsverlaufs, was zu Unsicherheit führt, und andererseits vermittelt in der Folge der bisher vertraute Alltag ebenfalls keine Sicherheit mehr (vgl. Gallagher & MacLachlan, 2001).
Die Bewältigung des Alltags stellt für die Betroffenen den ersten Schritt dar, wieder Kontrolle über ihr Leben zurückzuerlangen und daraus ein Gefühl von Sicherheit zu beziehen (vgl. Cloonan, 1997). Es ist wichtig, einen neuen Anknüpfungspunkt an die ihnen wohlbekannten Routinen und Handlungen zu finden. Für viele solcher Routinen und Handlungen ist Mobilität eine Grundbedingung. So lässt sich auch erklären, dass die Teilnehmenden darin ihr erstes Ziel nach der Amputation sehen. Indem sie ihre selbstständige Mobilität wiedergewinnen, erlangen sie wieder ein gewisses Maß an Kontrolle über ihren Alltag und dies kann ihnen Sicherheit vermitteln. Besonders für Betroffene, die keine oder eine nur geringe familiäre Unterstützung erfahren, ist die Mobilität absolut notwendig, um ihr Leben in ihrem gewohnten Umfeld aufrechterhalten zu können. Mobilität bedeutet für die Betroffenen also weit mehr, als nur laufen zu können. Es gibt ihnen, nach der Erfahrung von Verlusten und Unsicherheit, einen Teil an Kontrolle über ihr eigenes Lebens zurück.
Außerdem ist die Wiedergewinnung der Mobilität eine notwendige Bedingung dafür, dass die Betroffenen sich wieder mit den für sie bedeutsamen, also persönlich wichtigen Aktivitäten und Tätigkeiten befassen können. Die Fähigkeit, diese bedeutsamen Aktivitäten bzw. Tätigkeiten wieder ausführen zu können, gibt den Betroffenen möglicherweise ein Stück ihres «vorherigen Lebens» zurück. Besonders die Berufstätigkeit stellt einen Teil der Identität einer Person dar. Dies erklärt, wieso die noch berufstätigen Teilnehmenden sich primär damit beschäftigen, wie sie ihre weitere Berufstätigkeit nach der Amputation organisieren können. Den Teilnehmenden dieser Arbeit gelingt es also wieder – mehr oder minder ausgeprägt –, die erlebten Verluste und Einschränkungen in ihren Alltag zu integrieren und so wieder ihr Leben zu leben (vgl. Horgan & Mac Lachlan, 2004). Diese Form, auf eine chronische Krankheit zu reagieren, beschreibt Grypdonck (2005) als «das Leben über die Krankheit hinauszuheben». Die Betroffenen versuchen, sich mit ihrer Situation zu arrangieren, «sie haben eine Krankheit die ganze Zeit, aber sie sind nicht die ganze Zeit krank».
Das Ausmaß der Wiedergewinnung von bedeutsamen Aktivitäten wird stark von den vorhandenen Einschränkungen nach der Amputation, aber auch von der Situation vor der Amputation beeinflusst. Die Teilnehmenden erkennen ihre Möglichkeiten im Kontext ihrer persönlichen Situation, bzw. passen ihre Ziele an die ihnen verbliebenen Möglichkeiten an. Hier zeigt sich, dass die Teilnehmenden, die chronisch erkrankt sind, größere Einschränkungen bei der Wiedergewinnung solcher Tätigkeiten erleben als jene mit einem akuten Gefäßverschluss. Das liegt zum einen daran, dass sie bereits im Vorfeld der Amputation an Einschränkungen litten und sich damit abfinden mussten, und zum anderen, dass sie aufgrund ihrer Grunderkran-

kung potenziell immer von weiteren Komplikationen, wie weitere Amputationen, bedroht bleiben. Für die Teilnehmenden mit einem akuten Gefäßverschluss dagegen stellt sich die Situation nach der Amputation anders dar. Auch sie erleben zwar die Einschränkungen durch die Amputation, dennoch können sie häufig in der Folgezeit ein höheres Maß an Mobilität und damit auch an Alltagskompetenz erreichen.

In den Ergebnissen dieser Arbeit beinhaltet die Bewältigung zwei Aspekte. Einerseits die Bewältigung der Amputation, was in erster Linie die Bewältigung der Verluste bedeutet, und andererseits die Bewältigung des Alltags, also die täglichen Anforderungen und Bedürfnisse zu meistern. Diese beiden Aspekte sind nicht streng voneinander zu trennen und beeinflussen sich gegenseitig. Dennoch stellen sie zwei Seiten der Bewältigung dar und müssen deshalb auch nicht immer gleich weit vorangeschritten sein. Somit ist es möglich, dass Betroffene nach einer Amputation ein sehr hohes Kompetenzniveau in Bezug auf die Bewältigung ihres Alltags erreichen, die Bewältigung der Amputation, also das «Sich-mit-den-Verlusten-Abfinden» dagegen weniger ausgeprägt erscheint oder ungekehrt.

Fazit

Diese Arbeit beschreibt, wie Menschen nach einer Amputation der unteren Extremitäten augrund einer Gefäßerkrankung ihren Alltag erleben und bewältigen. Es zeigt sich, dass sie sich mit den Verlusten und deren Folgen abfinden und versuchen, zuerst ihre Mobilität wiederzugewinnen, um danach für sie wichtige Aktivitäten oder Tätigkeiten aufrechtzuerhalten oder wieder ausführen zu können.

Für zukünftige Forschungsarbeiten bleibt vor allem die Frage offen, wie Menschen ihren Alltag erleben und bewältigen, die nach einer solchen Amputation nicht wieder in der Lage sind, ihren Alltag selbstbestimmt gestalten zu können.

Weiterhin zeigte sich das «Sich-damit-Abfinden» als Strategie der Bewältigung der Verluste. Dieses Phänomen und seine Dimensionen näher zu beleuchten, wäre eine interessante und für das Verständnis der Bewältigung von Verlusten eines Körperteils wichtige Herausforderung für weitere pflegewissenschaftliche Untersuchungen.

Schließlich bedarf die Frage einer näheren Betrachtung, inwieweit die Prävention bezüglich der Folgeschäden, besonders bei an Diabetes mellitus erkrankten Personen, im Alltag eine Rolle spielt. Inwieweit die Notwendigkeit von Präventionsmaßnahmen den Betroffenen im Alltag präsent ist und wie verschiedene Gesundheitsberufe mit einer fehlenden Prävention von Folgeschäden umgehen, wäre ein weiteres wichtiges Forschungsthema.

Lived experience and management of the every-day life after lower-limb amputation caused by vascular diseases

A lower limb amputation seriously restricts people's lives. Suddenly, they lose a crucial part of their body and their usual mobility. The main reason of lower-limb amputation is diabetes mellitus. People living with a chronic illness have to face permanent uncertainty. There is little knowledge about the experience of living with a chronic illness, and suffering from a lower-limb amputation. This study examines how people with a lower-limb amputation caused by vascular diseases experience and manage their every-day life. Grounded Theory approach has been used to examine the research question. Qualitative interviews have been conducted with nine amputees, and data analysis has been done by using the method of Grounded Theory as well.

As a result of an amputation, people have to cope with severe loss: the loss of a part of their body with consequences on their body image, the loss of mobility, a following dependency on means such as wheelchairs and prostheses, and the loss of the ability to manage daily activities. In order to be able to manage their daily activities again, amputees need to regain their mobility. At the same time, this regained mobility enables them to perform activities of individual importance within their disability.

The results of this study help to understand the challenge of every-day live after a lower limb amputation caused by vascular diseases, which should serve for a basis of support for these people.

Literatur

Chantelau, E.: Alternativen zur Fußamputation bei diabetischer Podopathie. Was ist gesichert? Deutsches Ärzteblatt, 99, 2002, 30: 2052–2056.

Cloonan, P. A.: Die Organisation der häuslichen Pflege. In Funk S. G.; Tornquist, E. M.; Champagne, M. T. (Hrsg.): Die Pflege chronisch Kranker. Huber, Bern, 1997: 52–60.

Corbin, J. M.: Die Methode der Grounded Theory im Überblick. In: Schaeffer, D.; Müller-Mundt, G. (Hrsg.): Qualitative Gesundheits-

Pflege 2010; 23 (2): 99–107

und Pflegeforschung. Verlag Hans Huber, Bern, 2002: 59 – 70.
Dunn, D.: Well-Being Following Amputation: Salutary Effects of Positive Meaning, Optimism, and Control. Rehabilitation Psychology, 41, 1996, 4: 285 – 302.
Flick, U: Qualität qualitativer Gesundheits- und Pflegeforschung – Diskussionsstand und Perspektiven. In: Schaeffer, D.; Müller-Mundt, G. (Hrsg.): Qualitative Gesundheits- und Pflegeforschung. Verlag Hans Huber, Bern, 2002: 393 – 411.
Gallagher, P.; MacLachlan, M.: Adjustment to an Artificial Limb: A Qualitative Perspective. Journal of Health Psychology, 6, 2001, 1: 85 – 100.
Grypdonck, M.: Ein Modell zur Pflege chronisch Kranker. In Seidl, E.; Walter, I. (Hrsg.): Chronisch kranke Menschen in ihrem Alltag. Wilhelm Maudrich, Wien, 2005: 15 – 60.
Horgan, O.; MacLachlan, M.: Psychosocial adjustment to lower-limb amputation: a review. Disability and Rehabilitation, 26, 2004, 14/15: 837 – 850.
Loch, U.; Rosenthal, G.: Das narrative Interview. In: Schaeffer, D.; Müller-Mundt, G. (Hrsg.): Qualitative Gesundheits- und Pflegeforschung. Verlag Hans Huber, Bern, 2002: 221 – 232.
Möhler, R.: Wie Menschen mit einer Amputation der unteren Extremitäten ihren Alltag erleben und bewältigen. Die Sichtweise der Betroffenen nach einer Amputation aufgrund einer Gefäßerkrankung. Unveröffentlichte Masterarbeit, Institut für Pflegewissenschaft, Universität Witten/Herdecke, 2006.
Moers, M.; Schnepp, W.; Schiemann, D.: Pflegewissenschaft und andere «Alltäglichkeiten». In: Moers, M.; Schnepp, W.; Schiemann, D.: Pflegeforschung zum Erleben chronisch kranker und alter Menschen. Verlag Hans Huber, Bern, 1999: 11 – 23.
Price, M. E.; Fisher, K.: How does Counseling Help People with Amputation? Journal of Prosthetics and Orthotics, 14, 2002, 3: 102 – 106.
Schaeffer, D.: Bewältigung chronischer Erkrankung. Konsequenzen für die Versorgungsgestaltung und die Pflege. Zeitschrift für Gerontologie und Geriatrie, 39, 2006, 3: 192 – 201.
Schürpf, M.: Zur Bedeutung einer Amputation für die Patienten. In: Käppeli, S. (Hrsg.): Pflegekonzepte. Gesundheits-, entwicklungs- und krankheitsbezogene Erfahrungen. Verlag Hans Huber, Bern, 1993: 100 – 123.
Siegel, E.: Bestandsaufnahme der Strukturen zur flächendeckenden Diabetikerversorgung in Deutschland. In: Deutsche Diabetes Union (Hrsg.): Deutscher Gesundheitsbericht Diabetes 2004. Kirchheim, Mainz, 2005: 23 – 30.
Strauss, A.; Corbin, J.: Grounded Theory: Grundlagen Qualitativer Sozialforschung. Beltz, Weinheim, 1996.

Korrespondenzadresse

Ralph Möhler, MScN,
Dipl. Pflegewirt (FH)
Institut für Pflegewissenschaft
Universität Witten/Herdecke
Stockumer Straße 12
D-58453 Witten

E-Mail: ralph.moehler@uni-wh.de

Studie 4: Haslinger-Baumann et al., 2015

Pflege 2015; 28 (3): 145–155 DOI 10.1024/1012-5302/a000422

Originalarbeit 145

Elisabeth Haslinger-Baumann[1] (DGKS, Mag.[a]), Gert Lang[1] (Mag.), Gerhard Müller[2] (DGKP, Ass.-Prof. Dr.)
[1] *Forschungsinstitut des Roten Kreuzes Wien*
[2] *Executive Unit für Angewandte Pflegeforschung und Pflegewissenschaft, Universität für Gesundheitswissenschaften, Medizinische Informatik und Technik (UMIT), Wien*

Einfluss und Zusammenhang von Einstellung, Verfügbarkeit und institutioneller Unterstützung auf die Anwendung von Forschungsergebnissen in der pflegerischen Praxis – Ergebnisse einer explorativen quantitativen Querschnittstudie

- **Was ist (zu dieser Thematik) schon bekannt?**
  Forschungsanwendung ist ein mehrdimensionaler Prozess zur Umsetzung von wissenschaftlichen Ergebnissen in die Praxis.
- **Was ist neu?**
  Forschungsergebnisse werden öfter angewendet, wenn eine positive Einstellung vorhanden ist, Forschungsergebnisse aufbereitet zur Verfügung stehen und eine adäquate soziale/institutionelle Unterstützung gewährleistet ist.
- **Welche Konsequenzen haben die Ergebnisse für die Pflegepraxis?**
  Gesundheitsorganisationen können durch konkrete Unterstützungskonzepte Forschungsanwendung begünstigen.

Hintergrund: Hinter der konkreten Anwendung von Forschungsergebnissen in der pflegerischen Praxis steht ein mehrdimensionaler Prozess. Derzeit liegen in Österreich noch keine Ergebnisse vor, die den Einfluss auf und den Zusammenhang mit Forschungsanwendung in Krankenhäusern erklären.
Ziel: Ziel der Studie war, Einflüsse und Zusammenhänge von persönlicher Einstellung zu Forschungsanwendung, Verfügbarkeit von Forschungsergebnissen und institutioneller Unterstützung von Pflegekräften in Spitälern in Österreich in Bezug auf die Forschungsanwendung zu untersuchen.
Methode: Im Rahmen eines nicht-experimentellen quantitativen Querschnittdesigns wurde 2011 eine multizentrische Studie (n = 10) durchgeführt.
Ergebnisse: Die Stichprobe umfasst 178 diplomierte Gesundheits- und Krankenpflegepersonen, die mittels Fragebogen befragt wurden.
Die multiplen Regressionsanalysen zeigen, dass eine positive Einstellung zu Forschungsanwendung ($\beta = 0{,}388$; $p < 0{,}001$), die Verfügbarkeit von aufbereiteten Forschungsergebnissen ($\beta = 0{,}470$; $p < 0{,}001$) und eine adäquate institutionelle Unterstützung ($\beta = 0{,}142$; $p < 0{,}050$) einen signifikanten Einfluss auf die Anwendung von Forschungsergebnissen haben. Die Pfadanalyse belegt, dass der Besuch von Kursen zu Evidence-based Nursing die Einstellung gegenüber Forschungsanwendung in starkem Maße positiv beeinflusst ($\beta = 0{,}464$; $p < 0{,}001$).
Schlussfolgerungen: Gesundheitseinrichtungen sind gesetzlich gefordert, vorhandene positive Einstellungen zu nutzen und Unterstützungsmöglichkeiten für eine wissenschaftsorientierte Pflegepraxis zu schaffen.

Schlüsselwörter: Forschungsanwendung, Gesundheits- und Krankenpflege, Querschnittstudie, persönliche Einstellung

Manuskript eingereicht am 30.12.2013
Manuskript akzeptiert am 3.1.2015

Einleitung

In Österreich sind Fachkräfte der Gesundheits- und Krankenpflege im Zuge der Erfüllung der allgemeinen Berufspflichten gemäß § 4(1) GuKG angewiesen, wissenschaftliche Ergebnisse in die pflegerischen Handlungen einfließen zu lassen (Bundesgesetz über Gesundheits- und Krankenpflegeberufe, 2008). Die Gesundheits- und Krankenpflegepersonen sind dem Wohl der PatientInnen, KlientInnen und pflegebedürftigen Menschen verpflichtet. Um dieses Wohl wahren zu können, ist die fachgerechte Anwendung von pflegerischen Maßnahmen für die Betreuung essenziell, die sich ihrerseits auf die grundlegende Ausbildung, sowie Fort- und Weiterbildungen gründet. Deren Inhalte sollen ebenfalls auf wissenschaftlichen Ergebnissen beruhen. Zusätzlich bedarf es der Möglichkeit, auch in der Praxis systematisch auf aktuelle wissenschaftliche Ergebnisse zugreifen zu können, um die pflegerischen Maßnahmen kontinuierlich neuen Erkenntnissen anzupassen.
Pflegemaßnahmen, die auf wissenschaftlichen Erkenntnissen beruhen, sollen einerseits die Pflegequalität sichern und steigern, andererseits sollen Pflegepersonen in allen Bereichen und

Hierarchieebenen dadurch Orientierung im praktischen Handeln erhalten und ihre Autonomie erhöhen (Rycroft-Malone, Fontenla, Bick & Seers, 2008). Diesem Zusammenhang von Qualitätserhöhung und Evidenzbasierung entspricht auch der Appell von Schaeffer und Wingenfeld (2008; 303) «*Qualitätsentwicklung in der Pflege muss sich [...] stärker am Anspruch der Evidenzbasierung orientieren*».

Um diese Entwicklung gewährleisten zu können, sind Rahmenbedingungen notwendig, die sich auf der individuellen Ebene vor allem auf die einschlägige Aus-, Fort- und Weiterbildung beziehen (Gerrish et al., 2012). Auf struktureller Ebene betreffen sie die Arbeitsbedingungen und organisatorische Gegebenheiten und in Bezug auf die Kultur ist die grundsätzliche Einstellung und allgemeine Meinung zu Pflege und Pflegebedürftigkeit gemeint (Stetler, Damschroder, Helfrich & Hagedorn, 2011). Die vorhandenen Forschungsergebnisse in die konkrete pflegerische Praxis einfließen zu lassen, stellt jedoch für das gesamte Gesundheitssystem und auch für die einzelnen Pflegepersonen eine große Herausforderung dar.

Theoretischer Hintergrund

Der Begriff der Forschungsanwendung wird in der Gesundheits- und Krankenpflege unterschiedlich verwendet, obwohl er gemeinsame Bedeutungen beinhaltet. Graham et al. (2006) haben die Definitionen der unterschiedlichen Begriffe zu Forschungsanwendung zusammengefasst. Forschungsanwendung wird einerseits im Sinne des nötigen Handlungswissens («knowledge to action») und andererseits als manifestes (Umsetzungs-)Handeln («doing of it») aufgefasst. Forschungsanwendung im Sinne von Research Utilization ist als Prozess definiert, durch den bestimmte forschungsbasierte Ergebnisse in die Praxis umgesetzt werden (Graham et al., 2006) zu verstehen. Research Utilization kann entweder direkt stattfinden, als Anwendung von Forschungsergebnissen in der klinischen Praxis, aber auch indirekt, indem die Kenntnis von Forschungsergebnissen das Denken allgemeinen beeinflusst (Estabrooks, 1999).

Der Umsetzungsprozess von der Theorie in die Praxis ist ein nicht linearer und fortlaufender, sondern immer auch gleichzeitiger und iterativer Vorgang (Harrison & Graham, 2012), bei dem nicht nur die PraktikerInnen gefordert sind. Theorie und Praxis, ForscherInnen und AnwenderInnen in den Gesundheitsorganisationen sollen von Beginn an eine strategische Partnerschaft eingehen, in der ein gegenseitiges Verständnis gefördert wird und auf die Komplexität Rücksicht genommen werden kann (Harrison & Graham, 2012; Kitson, 2008). Forschungsanwendung als Transfer von theoretischen Ergebnissen in die Praxis unter Einbeziehung aller Beteiligten wird als Evidence-based Nursing bezeichnet.

Die Definition der «*Nutzung der derzeit besten wissenschaftlich belegten Erfahrungen Dritter im individuellen Arbeitsbündnis zwischen einzigartigen Pflegebedürftigen oder einzigartigem Pflegesystem und professionell Pflegenden*» (Behrens & Langer, 2010; 25) bringt dies zum Ausdruck. Die Anwendung von Forschungsergebnissen in der Praxis ist dann systematisch möglich, wenn ein umfassender Prozess des Verbindens und Transformierens von wissenschaftlichem Wissen mit dem Erfahrungswissen in der individuellen Pflegehandlung stattfindet. Bei der Anwendung von Evidence-based Nursing und Evidence-based Practice – diese Begriffe werden meist synonym verwendet (Haslinger-Baumann, 2009) – geht es um eine Synthetisierung von Wissen aus Forschungsergebnissen im Zusammenhang mit der Präferenz von PatientInnen, der klinischen Erfahrungen und der Krankenhauskultur (Behrens & Langer, 2010; Eccles et al., 2009; Melnyk Mazurek & Fineout-Overholt, 2006). Dieser umfassende Ansatz ist notwendig, damit Wissensmanagement erfolgen kann, wo es um das Herstellen von Bedingungen geht, in denen Einzelne, Gruppen und die gesamte Organisation zur Entfaltung ihres Wissens kommen (Luksch, 2005). Wissensmanagement bedeutet, eine Kultur des Lernens zu schaffen, die einerseits die Entwicklung auf persönlicher Ebene fördert und auch die Entwicklung der gesamten Organisation ermöglicht.

Stand der Forschung

Ausgehend von einer Literaturrecherche in der Datenbank PubMed (2009 und laufend) mit den Suchwörtern: research utilization, nurs* research, nurs* attitude und den PubMed MeSH-Terms: nursing research, attitude und evidence-based practice wird in der Darstellung der Schwerpunkt auf diese Themenbereiche gelegt. Internationale Studien weisen darauf hin, dass ein Zusammenhang zwischen Forschungsanwendung und persönlicher Einstellung, Verfügbarkeit von Forschungsergebnissen und sozialer und institutioneller Unterstützung existiert (Breimaier, Halfens & Lohrmann, 2011; Meijers et al., 2006; Champion & Leach, 1989). Laut der Übersichtsarbeit von Meijers et al. (2006) lässt sich die Forschungsanwendung im organisatorischen Kontext positiv durch folgende Dimensionen beeinflussen: die Rolle der Pflegepersonen, der Zugang zu Ressourcen, das Organisationsklima, die Unterstützung, die Zeit für Forschungsaktivitäten und die Fortbildungsmöglichkeiten. Champion und Leach (1989) entwickelten anhand dieser Dimensionen ein standardisiertes Erhebungsinstrument und konnten in einer Pilotstudie eine signifikante Korrelation zwischen den Variablen

Pflege 2015; 28 (3): 145–155

Einstellung (r_p = 0,55) und Verfügbarkeit (r_p = 0,52) mit der Variable Forschungsanwendung nachweisen. Die Variable Unterstützung übte ebenfalls einen bedeutenden Einfluss auf die Forschungsanwendung aus.

Diese Mehrdimensionalität wurde auch in einer Fallstudie beschrieben. Die Faktoren, die aus Sicht von Advanced Nursing Practitioner die Verbreitung von Forschungsergebnissen beeinflussen, sind einerseits persönliche Attribute wie persönliches Wissen, die eingenommene Rolle und der Führungsstil, andererseits die Beziehung zu anderen Berufsgruppen und dem Management. Zusätzlich beeinflusst der organisatorische Kontext wie Unternehmenskultur, Arbeitsbelastung und Ressourcen die Verbreitung von neuen Konzepten (Gerrish et al., 2012; Cummings et al., 2007). Forschungsergebnisse selbst sollen dabei in einer reliablen, relevanten und lesbaren Form dargestellt werden (Straus & Haynes, 2009), damit sie von den AnwenderInnen gut verstanden und adäquat umgesetzt werden können.

In einer anderen Übersichtsarbeit wurde konstatiert, dass zusätzlich die Art und Weise des Wissenserwerbs (z. B. die Länge bzw. die Intensität von Kursen) bezüglich Pflegeforschung großen Einfluss auf die Einstellung zur Anwendung von Forschungsergebnissen in der Praxis hat (Meijers et al., 2006). Basierend auf einer Longitudinalstudie schlussfolgern Wallin, Boström und Gustavsson (2012): Wenn Pflegepersonen überzeugt sind, genug Selbstvertrauen, Kompetenzen und Wissen zu haben, wenden sie Forschungsergebnisse in der Praxis doppelt so häufig an, wie jemand mit weniger Vertrauen in seine Kompetenzen und sein Wissen.

Jedoch ist eine systematische, wissenschaftlichen Kriterien folgende Zusammenführung von Forschungsergebnissen für PraktikerInnen nicht verfügbar (Straus & Haynes, 2009). Faktoren dieser Zusammenführung im Sinne von Unterstützung, methodischen Kenntnissen, Zugang zu Datenbanken etc. werden von Pflegepersonen in einer deutschen Querschnittsstudie als sehr wichtig für eine forschungsbasierte Praxis eingeschätzt. An der diesbezüglichen Umsetzung mangelt es jedoch noch (Köpke, Koch, Behncke & Balzer, 2013). Darüber hinaus ist in den Krankenhäusern oft nicht klar, wer verantwortlich ist, dass pflegerische Interventionen auf verfügbaren und anwendbaren Forschungsergebnissen beruhen. Vielfach kommt es zu Zuschreibungen von Verantwortlichkeiten an bestimmte Personen, meistens ohne diese entsprechend zu schulen oder zu begleiten (Milner, Estabrooks & Myrick, 2006). Starre Hierarchien in Krankenhäusern lassen wenig Innovationsgeist von Pflegepersonen zu. Daher ist es nicht ausreichend, eine positive Einstellung zu Forschung zu haben, denn Forschungsanwendung erfordert die Offenheit einer lernenden Organisation (Estabrooks, Kenny, Adewale, Cummings & Mallidou, 2007). Wenig Rollentransparenz und geringe Definition von Zuständigkeiten der verschiedenen Pflegepersonen in unterschiedlichen Managementfunktionen (Wilkinson, Nutley & Davis, 2011) wie PflegeberaterInnen, Forschungsbeauftragte, PraxisanleiterInnen oder PflegeexpertInnen und ein unterschiedliches Ausbildungsniveau erschweren es, diesen Wissensaufbau und -transfer systematisch zu entwickeln.

In Deutschland ist mangelndes Wissen zu Forschungsanwendung eine Hauptursache für fehlende evidenz-basierte Praxis (Schnittger, Hilgefort & Hauken, 2012). Die Ergebnisse einer Befragung in Österreich kommen zu einem ähnlichen Ergebnis, weil von den Pflegepersonen zu wenig Informationen in der Ausbildung und mangelnde Unterstützung der Organisation als hemmende Faktoren wahrgenommen werden (Breimaier, Halfens & Lohrmann, 2011). Das mag auch daran liegen, dass Pflegewissenschaft in Österreich und auch in Deutschland eine junge Disziplin ist (Breimaier, Halfens & Lohrmann, 2011; Schnittger, Hilgefort & Hauken, 2012) und deshalb noch nicht auf gewachsene Strukturen der Anwendung von wissenschaftlichen Ergebnissen zurückgreifen kann.

Zielsetzung

Ziel der Untersuchung war, die Einflüsse und die Zusammenhänge von Einstellung zu Forschungsanwendung, der Verfügbarkeit von aufbereiteten Forschungsergebnissen und der institutionellen Unterstützung auf die tatsächliche Forschungsanwendung in österreichischen Krankenhäusern zu untersuchen.

Forschungsfrage und Hypothesen

Abgeleitet von der Zielsetzung und einer offen formulierten Forschungsfrage nach den Bedingungen der Anwendung von Forschungsergebnissen in der Praxis in Bezug auf persönliche Einstellung, Unterstützung und Verfügbarkeit aus Sicht der Pflegepersonen mit direktem PatientInnenkontakt, lassen sich zwei Hypothesen formulieren:

Hypothese 1 (H_1): Je positiver die persönliche Einstellung der Pflegeperson zur Forschungsanwendung ist und je besser die Unterstützung durch Vorgesetzte, KollegInnen und anderen Berufsgruppen gewährleistet ist und je leichter die Forschungsergebnisse verfügbar sind, desto stärker ist die berichtete Anwendung von Forschungsergebnissen im pflegerischen Arbeitsbereich.

Hypothese 2 (H_2): Je mehr Kurse/Veranstaltungen zu Evidence-based Nurs-

ing (EBN) von den Pflegepersonen absolviert wurden, desto positiver ist die Einstellung zu ($H_{2.1}$) und die Anwendung von Forschungsergebnissen in der Praxis ($H_{2.2}$).
Als abhängige Variablen dieser formulierten Hypothesen werden die «Anwendung von Forschungsergebnissen im pflegerischen Arbeitsbereich» und die «Einstellung zu und die Anwendung von Forschungsergebnissen» gezählt. Als unabhängige Variablen werden die «persönliche Einstellung der Pflegeperson zur Forschungsanwendung», die «Unterstützung durch Vorgesetzte und KollegInnen und anderen Berufsgruppen», die «Verfügbarkeit der Forschungsergebnisse» und die «Anzahl der besuchten Kurse und Veranstaltungen zu EBN» betrachtet.

Methode

Um die Hypothesen bearbeiten zu können, wurde ein nicht-experimentelles quantitatives Querschnittdesign für die Multicenter-Studie in zehn Krankenhäusern in Oberösterreich und Wien gewählt.

Erhebungsinstrument

Die Übersichtsarbeit von Frasure (2007) unterscheidet mehr als 25 verschiedene Befragungsinstrumente, wobei die Studienautorin 14 getestete Instrumente zu Bedingungen und zu Forschungsanwendung aufzählen. In der vorliegenden Studie wurde der valide englischsprachige Fragebogen von Champion und Leach (1989) gewählt, weil er die interessierenden Dimensionen abbildet. Im Befragungsinstrument von Champion und Leach (1989), das aus einer Literaturanalyse entwickelt wurde, sind zur Messung der abhängigen Variable «Forschungsanwendung» (*engl.* use) zehn Items operationalisiert worden. Die Dimension «Einstellung» (*engl.* attitude) gegenüber Forschungsanwendung verfügt über 21 Items, die «Verfügbarkeit» (*engl.* availability) von aufbereiteten Forschungsergebnissen sieben Items und zur Erhebung der «institutionellen Unterstützung» (support) werden neun Items angeführt. Die likertskalierten Items dieser vier Dimensionen verfügen über ein 5-stufiges Antwortformat (stimme völlig zu/sehr oft (1); stimme eher zu/oft (2); stimme weder zu noch lehne ab/manchmal (3); lehne eher ab/selten (4); lehne völlig ab/nie (5). Die interne Konsistenz der Originalskalen (Champion & Leach, 1989) zeigt hohe Cronbachs Alpha-Werte zwischen $\alpha = 0{,}84$ und $\alpha = 0{,}94$.
Die Übersetzung des englischsprachigen Instruments ins Deutsche konnte aus finanziellen Gründen nur teilweise den Empfehlungen der einschlägigen Literatur folgen (Martin, Vincenzi & Spirig, 2007; Wild et al., 2005). So wurde nur eine Vorwärtsübersetzung mit einer erfahrenen Dolmetscherin mit deutscher Muttersprache und langjährigem Aufenthalt in den Vereinigten Staaten und einer Pflegewissenschaftlerin gemeinsam durchgeführt. Missverständliche Begriffe und Formulierungen konnten damit identifiziert, diskutiert und ausgeräumt werden. Die Überprüfung der Inhaltsvalidität erfolgte mit sieben FachexpertInnen (Gesundheits- und Krankenpflegepersonen und Pflegewissenschaftlerinnen).
Ergänzend wurden weitere Fragen zum Hintergrund der Befragten berücksichtigt, die sich auf das Geschlecht (weiblich, männlich) und bereits besuchte EBN-Kurse bezogen.
Die Maße der internen Konsistenz der Dimensionen wurden in der deutschen Fragebogenversion basierend auf der vorliegenden Befragung mit Cronbachs Alpha-Werten zwischen $\alpha = 0{,}82$ und $\alpha = 0{,}91$ berechnet und zur Überprüfung der Konstruktvalidität wurde zusätzlich eine exploratorische Faktorenanalyse (Extraktionsmethode: Hauptachsen-Faktorenanalyse) durchgeführt (KMO = 0,78 – 0,92; erklärte Gesamtvarianz: 46 % bis 56 %) (Haslinger-Baumann, Lang & Müller, 2014). Aufgrund vorliegender Reliabilität und Validität wurden die Dimensionen in additive Skalen- bzw. Indexwerte zusammengefasst.

Stichprobe und Datenerhebung

Alle diplomierten Gesundheits- und Krankenpflegepersonen (n = 88) aus zehn unterschiedlichen Krankenhäusern in Wien und Oberösterreich, die in den letzten acht Jahren Fort- und Weiterbildungsveranstaltungen (Kurse) zu Evidence-based Nursing und Forschungsanwendung (abgehalten durch eine/n TrainerIn) teilgenommen haben, wurden im Vorfeld per Brief und/oder E-Mail eingeladen, an der Studie teilzunehmen und den Fragebogen zur Forschungsanwendung schriftlich auszufüllen. Diese Fort- und WeiterbildungsabsolventInnen wurden zusätzlich gebeten, einen oder mehrere beigelegte Fragebogen an KollegInnen zu verteilen, die an keiner dieser EBN-Veranstaltungen teilgenommen haben. Über diesen Weg konnte zusätzlich eine Gelegenheitsstichprobe von 190 Personen gezogen werden. Insgesamt wurden 278 Fragebögen ausgegeben, wobei die Verteilung der Kuverts an die WeiterbildungsabsolventInnen und das Einsammeln durch instruierte Personen in den jeweiligen Krankenhäusern übernommen wurde. Der Fragebogen konnte in der Dienstzeit innerhalb von zehn Minuten ausgefüllt werden.

Ethische Überlegungen

Eine schriftliche Genehmigung zur Verwendung des standardisierten Befragungsinstruments wurde bei den Autorinnen der Skala eingeholt. Ein mündliches (per Telefon) oder schriftliches Einverständnis (per E-Mail) der

Pflege 2015; 28 (3): 145–155

zuständigen Abteilungen aller zehn beteiligten Krankenhäuser ist vorhanden. Das Einverständnis der Pflegepersonen wurde durch das freiwillige Ausfüllen des Fragebogens impliziert. Es liegt eine positive Studienbeurteilung der Ethikkommission des Wiener Roten Kreuzes vor (Dezember 2010).

Datenanalyse

Die statistischen Analysen wurden mit dem Statistikprogramm SPSS 15 und Mplus 7 für Windows durchgeführt. Zur Überprüfung der Forschungshypothesen wurde auf die Regressions- bzw. Pfadanalyse zurückgegriffen, wobei die statistischen Voraussetzungen dafür in mehreren Schritten überprüft wurde: Alle erhobenen Daten wurden auf Normalverteilung in der deskriptiven Analyse bewertet. Zur Prüfung der Linearitätsannahme ist der Korrelationskoeffizient nach Pearson (r) berechnet. Die beiden Hypothesen sind mit der multiplen linearen Regression überprüft, wobei auf Homoskedastizität, Unabhängigkeit der Daten und Messfehler geprüft wurde. Als Gütemaße zur Prüfung der Regressionsfunktion, wurde das Bestimmtheitsmaß R^2 (KQ-Schätzung), die F-Statistik und die Berechnung des Standardfehlers (SE) bestimmt (Backhaus, Erichson, Plinke & Weiber, 2006). Zur Einschätzung der Multikollinearität ist der Toleranzkoeffizient der Regressoren berechnet ($T_i = 1 - R^2$). T-Wert und der Beta-Koeffizient wurden ebenso errechnet. Als Irrtumswahrscheinlichkeit wurde ein Alpha von 5% festgelegt.

Ergebnisse

Beschreibung der Stichprobe

Von den 278 ausgeteilten Fragebögen konnten 178 ausgewertet werden, was einer Rücklaufquote von 64,02% entspricht. Die teilnehmenden Personen waren zu mehr als zwei Drittel weiblich (77,5%) und knapp ein Fünftel männlich (18,0%) (siehe Tabelle 1). Alle befragten Personen haben das Diplom der Gesundheits- und Krankenpflege und arbeiten im Durchschnitt seit knapp 18 Jahren in der Pflegepraxis (MW = 17,90; SD ± 9,8; Md = 19,50). Mehr als die Hälfte der befragten Personen (64,6%) arbeiteten auf den einzelnen Stationen und in der Ambulanz. Knapp 22% sind im leitenden Bereich tätig, bevorzugt im Bereich Stationsleitung. Mehr als die Hälfte der befragten Personen (64,2%) absolvierten Zusatzausbildungen oder Studium (z.B. Pflegeberatung, Stoma- und Wundmanagement). Bezüglich des Wissens zu Pflegeforschung und Evidence-based Nursing (EBN) gaben zirka ein Drittel (30,3%) der Befragten an, Unterricht zum Thema Pflegeforschung in der Grundausbildung erhalten zu haben und 10% den Gegenstand EBN. Fort- und Weiterbildungen zu EBN (EBN-Kurse) haben zirka die Hälfte (51,0%) der befragten Personen besucht. 84,7% der Befragten, die einen Kurs oder Veranstaltung zu EBN absolviert haben, taten dies in den letzten 5 Jahren (MW = 3,51; SD ± 3,01).

Ergebnisse der Regressionsanalyse

Hinsichtlich der Verteilungsannahmen kann von approximativer Normalverteilung der gebildeten Skalen- und Indexwerte ausgegangen werden (siehe Tabelle 2). Des Weiteren liegen zwar signifikante Korrelationen aber geringe Multikollinearität zwischen den unabhängigen Variablen vor, weil die Interkorrelationen zwischen den Regressoren gering ($r < 0,50$) ausfallen.

Zur Überprüfung der ersten Hypothese konnten über das Regressions-Modell 1 60,1% der Varianz der abhängigen Variable «Forschungsanwendung» durch die drei unabhängigen Variablen aufgeklärt werden ($F = 77,554$; $p < 0,001$). Es zeigte sich, dass der stärkste signifikante Faktor für die Forschungsanwendung die Verfügbarkeit ist. Je höher die Verfügbarkeit von Forschungsergebnissen, desto höher die Anwendung in der Praxis ($\beta = 0,470$; SE = 0,054; $t = 7,179$; $p < 0,001$). Als weiterer gewichtiger Faktor erweist sich die Einstellung gegenüber der Anwendung von forschungsrelevanten Wissensbeständen. Je positiver die Einstellung gegenüber der Forschungsanwendung, desto stärker ist die Anwendung in der Praxis ($\beta = 0,388$; SE = 0,054; $t = 8,640$; $p < 0,001$). Auch eine bessere Unterstützung durch Vorgesetzte und KollegInnen fördert die Anwendung, da über das Modell 1 auch ein positiver aber vergleichsweise geringerer Effekt nachgewiesen werden kann ($\beta = 0,142$; SE = 0,056; $t = 2,516$; $p < 0,050$). Die Berechnung der Regressionstoleranz für das Modell 1 deutet auf eine geringe Multikollinearität ($T_i = 0,40$) hin.

Die erste Hypothese kann als bestätigt angesehen werden, wonach Forschungsanwendung maßgeblich durch die Einstellung dazu sowie durch die Verfügbarkeit von wissenschaftlichen Materialien und institutioneller Unterstützung erklärt werden kann (siehe Tabelle 3).

Auch nach Kontrolle der relevanten Hintergrundvariablen erweisen sich diese Zusammenhänge als robust. Dazu werden im zweiten Regressionsmodell (Modell 2) neben den interessierenden Dimensionen «Einstellung», «Verfügbarkeit» und «Unterstützung» zusätzlich die Variablen «Geschlecht», «Berufserfahrung» (in Jahren) und «EBN-Kursbesuch» berücksichtigt (siehe Tabelle 3). Diese führten zu keiner substanziellen Veränderung, weil erneut die Verfügbarkeit ($\beta = 0,476$; SE = 0,057; $t = 8,426$; $p < 0,001$), die Einstellung ($\beta = 0,369$; SE = 0,062; $t = 5,953$; $p < 0,001$) und die Unterstützung ($\beta = 0,132$; SE = 0,058; $t = 2,292$; $p < 0,050$) für die Forschungsanwendung bedeutsam sind. Durch dieses zweite Modell

Tabelle 1: Beschreibung der Stichprobe.

	N	%
Gesamtstichprobe	**178**	**100 %**
Weiblich	138	77,5 %
Männlich	32	18 %
k. A.***	8	4,5 %
Dauer der Tätigkeit in der Pflegepraxis		
1–10 Jahre	45	25,2 %
11–20 Jahre	58	32,5 %
21–30 Jahre	46	25,8 %
31–40 Jahre	15	8,4 %
k. A.***	14	7,8 %
Tätigkeitsbereiche**		
Station	99	55,6 %
Ambulanz	16	9 %
Leitend	39	21,9 %
Lehrend	32	18 %
Beratung	18	10,1 %
Sonstiger Bereich	13	7,3 %
Höchster Bildungsabschluss		
GuK-Diplom	158*	88,8 %*
Bachelor	10	5,6 %
Master/Magister	24	13,6 %
Doktorat	1	0,6 %
Sonstige Qualifikation	48	27 %
Derzeitiges Studium	31	17,4 %
k.A.***	14	7,9 %
Veranstaltungen Pflegeforschung/EBN in Grundausbildung/Statistik an Universitäten absolviert**		
Pflegeforschung	54	30,3 %
EBN	18	10,1 %
Statistik	55	30,9 %
Absolvierte Fort- und Weiterbildungen EBN (EBN-Kurse)**		
Literatursuche	91	51 %
Kritische Bewertung	86	48 %
Assessmentinstrumente	54	30 %
Anwendung von Forschungsergebnissen	57	32 %
Evidence-based Teaching	26	14,6 %
Sonstige Kurse zu EBN	31	17,4 %
Vor wie viel Jahren EBN Kurs besucht		
0–5 Jahre	86	48,3 %
6–10 Jahre	14	8 %
11–15 Jahre	0	0 %
16–20 Jahre	2	1,2 %
k. A.*** und keine Kurse besucht	76	42,6 %

* Alle 178 Personen hatten das Diplom der Gesundheits- und Krankenpflege
** Mehrfachnennungen möglich
*** Keine gültigen Angaben

kann wiederum der Großteil der Variation in der abhängigen Variablen («Anwendung») aufgeklärt werden (59,6 %). Jedoch hängt weder das Geschlecht ($\beta = 0{,}024$; SE = 0,052; t = 0,394; $p > 0{,}050$), die Berufserfahrung ($\beta = -0{,}012$; SE = 0,056; t = −0,212; $p > 0{,}050$) noch der EBN-Kursbesuch ($\beta = 0{,}024$; SE = 0,060; t = 0,394; $p > 0{,}050$) diesem Ergebnis folgend damit zusammen, Forschungsergebnisse in Praxis anzuwenden. Damit wird ein Aspekt der zweiten Forschungshypothese ($H_{2.2}$) nicht bestätigt, dem zufolge die Forschungsanwendung von der Absolvierung von EBN-Kursen abhängt.

Zur weiteren Überprüfung der zweiten Hypothese wurde ein Pfadmodell (Modell 3) definiert, das die Zusammenhänge weiter spezifiziert (Abbildung 1). Nach wie vor stellen die Verfügbarkeit ($\beta = 0{,}476$; SE = 0,054; t = 8,730; $p < 0{,}010$), die Einstellung ($\beta = 0{,}381$; SE = 0,055; t = 6,985; $p < 0{,}001$) und die Unterstützung ($\beta = 0{,}137$; SE = 0,057; t = 2,421; $p < 0{,}050$) die primären Erklärungsfaktoren der Forschungsanwendung dar. Darüber können 59,6 % der Varianz aufgeklärt werden. Eine geringe Multikollinearität wird auch hier durch den Toleranzkoeffizienten ausgewiesen ($T_i = 0{,}40$). Das Pfadmodell 3 bestätigt aber darüber hinaus die vermutete Annahme (Hypothese $H_{2.1}$), dass der Besuch von EBN-Kursen die Einstellung gegenüber Forschungsanwendung in starkem Maße positiv beeinflussen ($\beta = 0{,}464$; SE = 0,064; t = 7,203; $p < 0{,}001$) und alleine 21,6 % der Varianz in der Variablen «Einstellung» aufklären kann. EBN-Kurse vermögen nicht direkt die Anwendung in der Praxis zu fördern ($T_i = 0{,}78$). Der Kursbesuch hilft jedoch indirekt die Anwendung zu fördern, indem er die Einstellung gegenüber der Forschungsanwendung positiv zu gestalten vermag. Somit stellen die Kursbesuche einen zentralen Erklärungsfaktor der Forschungsanwendung dar.

Pflege 2015; 28 (3): 145–155

Tabelle 2: Deskriptive Statistiken der Dimensionen und Indizes.

Index/ Dimension	N (%)	Mittelwert	Median	SD	Skewness
Anwendung	163 (91,5 %)	33,86	34,00	7,91	–0,31
Einstellung	166 (93,2 %)	66,34	68,00	9,03	–0,62
Verfügbarkeit	164 (92,1 %)	14,31	14,50	5,25	–0,10
Unterstützung	175 (98,3 %)	3,06	3,00	0,82	0,04

Tabelle 3: Hypothesentest (Regressionsanalyse, [n = 178]).

Unabhängige Variablen/Dimensionen	Modell 1	Modell 2
Einstellung (positiv)	**+ 0,388*****	**+0,369*****
Verfügbarkeit (hoch)	**+ 0,470*****	**+0,476*****
Unterstützung (vorhanden)	**+ 0,142***	**+0,132****
EBN-Kursbesuch (viele)	/	+0,024 n. s.
Geschlecht (Mann)	/	–0,044 n. s.
Berufserfahrung (hoch)	/	–0,012 n. s.
R^2 (erklärte Varianz)	60,1 %	59,6 %

Anm.: die Klammerausdrücke geben die Richtung der Skalierung an.
* p < 0,050 | ** p < 0,010 | *** p < 0,001 | n.s. = nicht signifikant

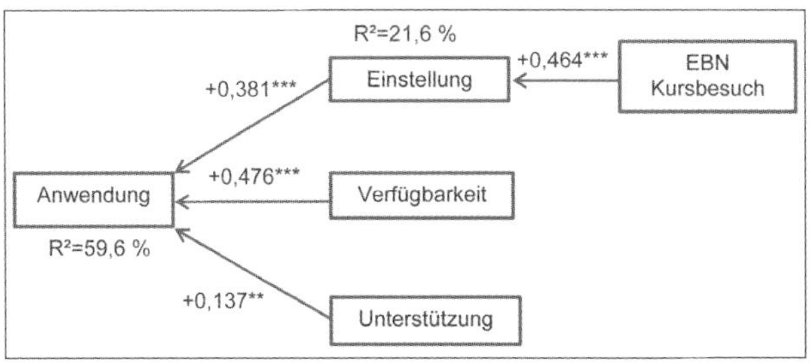

Abbildung 1: Pfadmodell (standardisierte Regressionskoeffizienten [n = 178]).

Anmerkung: Gütekriterien des Pfadmodells: Chi²(df1) = 0,147 (p = 0,702); RMSEA = 0,000; P-Close = 0,759; CFI = 1,000; SRMR = 0,004.

Diskussion

Die Studie beschäftigt sich mit dem Einfluss von persönlicher Einstellung, Verfügbarkeit von aufbereiteten Forschungsergebnissen und institutioneller Unterstützung auf die Anwendung von Forschungsergebnissen in der pflegerischen Praxis.

Das Geschlechterverhältnis der Stichprobe spiegelt in etwa die Geschlechterverteilung in der Gesundheits- und Krankenpflege in Österreich wider, im stationären Bereich sind 87 % Diplomierte Gesundheits- und Krankenschwestern und 13 % männliche DGK-Pfleger beschäftigt (Statistik Austria, 2011). Das Fehlen der spezifischen Inhalte von Pflegeforschung in der Grundausbildung (nur 30 % erhielten in der Grundausbildung Unterricht zum Thema Pflegeforschung) ist dadurch erklärbar, dass die Verweildauer im Beruf im Median bei knapp 20 Jahren liegt. Bei Absolvierung der Grundausbildung vor 20 Jahren, war Pflegeforschung im Gesundheits- und Krankenpflegegesetz in Österreich noch nicht gefordert. Erst die Novelle von 1997 sieht eine diesbezügliche Bildung vor (Bundesgesetz über Gesundheits- und Krankenpflegeberufe, 2008).

Eine positive persönliche Einstellung zu Forschungsanwendung, eine adäquate Unterstützung und eine einfache Verfügbarkeit von aufbereiteten Forschungsergebnissen haben einen signifikanten Einfluss auf die Anwendung von Forschungsergebnissen. Am stärksten wirken eine positive Einstellung und die Verfügbarkeit von Forschungsergebnissen, gefolgt von der institutionellen Unterstützung. Für diese Ergebnisse sind die Länge der Berufserfahrung und das Geschlecht nicht ausschlaggebend, aber die Absolvierung der EBN-Kurse wirkt laut den vorliegenden Ergebnissen indirekt, moderiert über die Einstellung.

Die Ergebnisse bestätigen die Untersuchungsergebnisse von Champion und Leach (1989). Im Gegensatz zur vorliegenden österreichischen Studie konnten sie in der Dimension «Unterstützung», einen hohen, jedoch keinen signifikanten Einfluss auf die Forschungsanwendung nachweisen. Die Wichtigkeit einer adäquaten und umfassenden Unterstützung für eine gelungene Forschungsanwendung wird auch in weiterer Literatur bekräftigt (Kitson et al., 2008; Stetler et al., 2006). Zu unterstützen bedeutet, eine vielfältige Rolle zu übernehmen, die mehr ist, als jemandem eine neue Pflegetechnik zu lehren (Stetler et al., 2006), denn Forschungsanwendung umfasst alle Hierarchiestufen (Harrison & Graham, 2012; Estabrooks et al., 2007). In der Bereichsleitung kann Unterstützung ggf. stärker auf die Aufbereitung von Literatur und neben dem Einnehmen einer FachexpertInnen – auch einer ModeratorInnenrolle bezogen sein, in der Pflegedirektion ggf. auf das zur Verfügung stellen der nötigen finanziellen Ressourcen. Im Fragebogen beziehen sich die einzelnen Unterstützungsitems darauf, indem sie die konkrete Unterstützung von KollegInnen und Vorgesetzten unterschiedlicher Hierarchieebenen thematisieren. Die Anwendung von Forschungsergebnissen beginnt nicht mit der evidenzbasierten pflegerischen Handlung, sondern bei einem klaren unternehmenspolitischen Bekenntnis dazu.

Die Dimension der einfachen Verfügbarkeit von aufbereiteten Forschungsergebnissen übt ebenfalls einen bedeutenden Einfluss auf Forschungsanwendung aus. Nicht nur die nutzerfreundliche Aufbereitung (Straus & Haynes, 2009), sondern auch Zugriffsmöglichkeiten während der Arbeit und Zeit, diese zu lesen, sowie der diesbezügliche Austausch unter KollegInnen, sind wichtige Bereiche. Forschungsergebnisse für die Praxis aufzubereiten ist eine unterstützende Rolle im Anwendungsprozess. Um diese wahrnehmen zu können, benötigen die verantwortlichen Personen ihrerseits entsprechende Schulungen (Milner, Estabrooks & Myrick, 2006).

Der Einfluss einer positiven persönlichen Einstellung der Pflegepersonen ist für eine evidenzbasierte Praxis zentral (Meijers et al., 2006). Pflegepersonen die positiv eingestellt sind, erleben die Auseinandersetzung mit Forschungsergebnissen im Hinblick auf die eigene Praxis als spannend und herausfordernd. Die Studienergebnisse zeigen auch, dass der Besuch von Fort- und Weiterbildungsveranstaltungen (Kursen) zu EBN, die persönliche Einstellung signifikant positiv beeinflusst. Den Einfluss einer positiven Einstellung auf die tatsächliche Forschungsanwendung konnten nicht nur Wallin et al. (2012), sondern auch die nun vorliegende Studie aufzeigen. Der Besuch von EBN-Kursen fördert – neben der Schulung der methodischen Kompetenzen – auch eine positive Einstellung zur diesbezüglichen Weiterentwicklung der Pflege. Wer positiv eingestellt ist, erkennt eher den Wert von zusätzlichen Möglichkeiten in der pflegerischen Entscheidungsfindung und hat auch eher Vertrauen in das eigene Fachwissen (Wallin, Boström & Gustavsson 2012), beides fördert die konkrete Praxisanwendung.

In Österreich haben Pflegepersonen Interesse an Forschungsanwendung (Breimaier, Halfens & Lohrmann, 2011), auch wenn der konkrete Einfluss von Forschungsergebnissen in die tägliche Praxis noch wenig ausgeprägt und eher unsystematisch erfolgt. Ähnliche Ergebnisse erzielten auch Forschungsarbeiten aus Deutschland (Schnittger, Hilgefort & Hauken, 2012; Köpke, Koch, Behncke & Balzer, 2013). Die Ergebnisse zeigen, dass zumindest drei Aspekte die Forschungsanwendung signifikant begünstigen, die vorhandene positive Einstellung der Pflegepersonen, die einfache Verfügbarkeit von aufbereiteten Forschungsergebnissen sowie eine adäquate Unterstützung. Diese Aspekte sind für eine Organisations- und Personalentwicklung im Gesundheitsbereich maßgeblich, denn besonders die organisatorischen Barrieren werden in der Literatur als am stärksten hinderlich für die Implementierung von Neuerungen gesehen (Strickland & O'Leary-Kelley, 2009; Estabrooks et al., 2007).

Als Limitation der Studie gilt, dass die Stichprobengröße so gewählt wurde, dass sie einer Vollerhebung für EBN-KursabsolventInnen gleichkommt. Es gibt jedoch noch weitere Ausbildungen, in denen EBN vermittelt wird, die in dieser Untersuchung ex post erhoben wurden. Das bedeutet, dass die Gelegenheitsstichprobe der Pflegepersonen ohne Kurse nicht unbedingt ohne Kenntnisse zu EBN und Forschungsanwendung ist, was auf die Ergebnisse Einfluss nehmen kann. Auch sind nicht signifikante Ergebnisse (z. B. Geschlecht und Berufserfahrung in Modell 1 und 2) möglicherweise auf die beschränkte Power zurückzuführen. Die Rücklaufquote beträgt im Mittel 64,02 %, bezogen auf die einzelnen Spitäler zwischen 47 % und 95 %. Bei der vorliegenden Ergebnisanalyse wurde diese Unterschiedlichkeit nicht berücksichtigt. Außerdem kann der Faktor der sozialen Erwünschtheit (Backhaus, Erichson, Plinke & Weiber, 2006) das Antwortverhalten beeinflusst haben. Es kann nicht ausgeschlossen werden, dass einzelne Pflegepersonen ihre Einstellung zur Forschungsanwendung anders dokumentieren als ihre tatsächliche Haltung dazu ist. Trotz der geringen Korrelation ($r < 0,50$) zwischen den Dimensionen und der akzeptablen Toleranzkoeffizienten in den Modellen, kann eine Multikollinearität nicht gänzlich ausgeschlossen werden. Weiterführende statistische Analysen, wie die Darstellung des Einflusses des Berufsabschlussniveaus der TeilnehmerInnen (Diplom, Bachelor, Fachlehrgänge, Master) können die Ergebnisse erweitern.

Schlussfolgerungen

Die in der Literatur beschriebene Mehrdimensionalität von Forschungsanwendung in der Pflege konnte auch in der vorliegenden Studie aus Österreich bestätigt werden.

Gesundheitsorganisationen sind nun gefordert, gemäß dem gesetzlichen Auftrag, Forschungsanwendung zu ermöglichen. Angebote, die den Pflegepersonen einen uneingeschränkten Zugang zu bereits vorhandenen Forschungsergebnissen gestatten und die Bereitstellung von Ressourcen für nutzerfreundliche Aufbereitung, stellen

Pflege 2015; 28 (3): 145–155
Originalarbeit 153

grundlegende Bedingungen dafür dar. Zusätzlich ist besonders auf die adäquate Strukturierung und Begleitung von konkreten Praxisumsetzungen zu achten.

Das gegenwärtige Interesse bietet eine gute Basis, diesbezügliche Maßnahmen zu planen und sie auch mit breiter Akzeptanz in der Praxis umzusetzen.

Die positive Einstellung der Pflegepersonen zur Forschungsanwendung ist eine maßgebliche Bedingung für eine evidenzbasierte Praxis. Eine forschungsfreundliche Haltung kann durch Fort- und Weiterbildung, aber auch in der Ausbildung entwickelt werden. Evidenzbasiert sollen gemäß § 63(1) des österreichischen Gesundheits- und Krankenpflegegesetzes (Bundesgesetz über Gesundheits- und Krankenpflegeberufe, 2008) nicht nur die einzelnen Unterrichtsgegenstände sein, zusätzlich wichtig für eine forschungsbasierte Praxis ist auch die Vermittlung von Freude am Hinterfragen vom Maßnahmen und Pflegeritualen.

Aus den vorliegenden Ergebnissen sind eingeschränkt Aussagen bezüglich organisationsspezifischer Barrieren zur Forschungsanwendung möglich. Deshalb wurde im Rahmen einer weiteren Forschungsarbeit eine qualitative Erhebung mit leitfadengestützten ExpertInneninterviews durchgeführt, um hierzu die spezifischen Herausforderungen strukturiert zu erfassen (Haslinger-Baumann, Müller & Them, 2014).

Dank

Danke an alle Pflegepersonen, die sich die Zeit für das Ausfüllen des Fragebogens genommen haben. Danke auch an die zuständigen Pflegedirektor(inn)en und Bereichsleitungen für den Feldzugang. Nicht zuletzt danken wir Frau Mag[a]. Gabriele Sprengseis, Leiterin des Forschungsinstituts, für ihre Unterstützung.

Beiträge der einzelnen Autor(inn)en

EH-B: Projektleitung, Forschungsplanung, Datenerhebung, Datenanalyse, Manuskripterstellung
GL: Beratung zur Datenanalyse
GM: Beratung zum Projekt

Influence and correlation of attitude, availability and institutional support to research implementation in nursing practice – results from an exploratory, cross-sectional quantitative study

Background: The concrete application of research findings in nursing practice is a multidimensional process. In Austria, there are currently no results available that explain the impact of and association with the implementation of research in hospitals.

Objective: The aim of the study was to investigate influences and relationships of individual attitudes towards research utilization, availability of research results and institutional support of nurses in Austrian hospitals with respect to research application.

Methods: In a non-experimental quantitative cross-sectional design a multicentre study (n = 10) was performed in 2011.

Results: The sample comprises 178 certified nurses who were interviewed with a survey questionnaire. The multiple regression analysis shows that a positive attitude towards research use ($\beta = 0.388$, $p < 0.001$), the availability of processed research results ($\beta = 0.470$, $p < 0.001$), and an adequate institutional support ($\beta = 0.142$, $p < 0.050$) has a significant influence on the application of research results. The path analysis proves that course attendance in evidence-based nursing has a strong positive influence towards research application ($\beta = 0.464$; $p < 0.001$).

Conclusions: Health institutions are, according to legal instructions, called on to make use of the positive attitude and supply supporting measures in order to introduce research results into the daily nursing practice.

Key words: research utilization, nursing, cross-sectional study, attitude

Literatur

Backhaus, K.; Erichson, B.; Plinke, W.; Weiber, R. (2006). Multivariante Analysemethoden. Berlin, Heidelberg, New York: Verlag Springer.

Behrens, J.; Langer, G. (2010). Evidence-based Nursing and Caring. Methoden und Ethik der Pflegepraxis und Versorgungsforschung. Bern: Hans Huber.

Bundesgesetz über Gesundheits- und Krankenpflegeberufe (2008). Bearbeitet von Helmut Schwamberger. Wien: Österreich GmbH.

Breimaier, H.; Halfens, R.; Lohrmann, C. (2011). Nurses' wishes, knowledge, attitudes and perceived barriers on implementing research findings into practice among graduate nurses in Austria. Journal of Clinical Nursing, 20 (11–12), 1744–1756.

Champion, V.; Leach, A. (1989). Variables related to research utilization in nursing: an empirical investigation. Journal of Advanced Nursing, 14, 705–710.

Cummings, G.; Estabrooks, C.; Midodzi, W.; Wallin, L.; Hayduk, L. (2007). Influence of organizational characteristics and context on research utilization. Nursing Research, 56, (4 Suppl), S24–39.

Eccles, M.; Armstrong, D.; Baker, R.; Cleary, K.; Davies, H.; Davies, S.; Glasziou.; Ilott, I.; Kinmonth, L.; Leng. G.; Logan, S.; Marteau, T.; Michie, S.; Rogers, H.; Rycroft-Malone, J.; Sibbald, B. (2009). An implementation research agenda. Implementation Science, open access, 4 (18), http://www.implementationscience.com/content/pdf/1748-5908-4-18.pdf [10.11.2009].

Estabrooks, C.; Kenny, D.; Adewale, A.; Cummings, G.; Mallidou, A. (2007). A comparison of research utilization among nurses working in Canadian civilian and United States Army healthcare settings. Research in Nursing & Health, 30 (3), 282 - 296.

Estabrooks, C. (1999). The conceptual structure of research utilization. Research in Nursing & Health, 22 (3), 203 - 216.

Frasure, J. (2007). Analysis of instruments measuring nurses' attitudes towards research utilization: a systematic review. Journal of Advanced Nursing, 61 (1), 5 - 18.

Gerrish, K.; Nolan, M.; McDonnell, A.; Tod, A.; Kirshbaum, M.; Guillaume, L (2012). Factors influencing advanced pracitce nurses' ability to promote evidence-based practice among frontline nurses. Worldviews on Evidence-Based Nursing, 9 (1), 30 - 39.

Graham, I.; Logan, J.; Harrison, M.; Straus, S.; Tetroe, J.; Caswell, W.; Robinson, S. (2006). Lost in knowledge translation: time for a map? The Journal of Continuing Education in the Health Professions, 26 (1), 13 - 24.

Harrison, M.; Graham, I. (2012). Roadmap for a participatory research-practice partnership to implement evidence. Worldviews on Evidence-Based Nursing, 9 (4), 210 - 220.

Haslinger-Baumann, E. (2009). Evidence-based Nursing - ein Brückenschlag zwischen Wissenschaft und Praxis. In: Mayer, H. (Hrsg.) (2009). Pflegewissenschaft - von der Ausnahme zur Normalität. Ein Beitrag zur inhaltlichen und methodischen Standortbestimmung. Wien: Facultas, 215 - 235.

Haslinger-Baumann, E.; Lang, G.; Müller, G. (ex aequo) (2014). Validity and reliability of the "German Utilization Questionnaire-Dissemination and Use of Research" to measure attitude, availability and support towards implementation of research in nursing practice. Journal of Nursing Measurement, 22 (2), 255 - 267.

Haslinger-Baumann, E.; Müller, G.; Them, C. (2014). «Vom Putzen bis zur Wissenschaft» Die Herausforderung, wissenschaftliche Forschungsergebnisse in der täglichen Pflegepraxis anzuwenden. Pflegewissenschaft. 16 (11), 621 - 630.

Kitson, A. (2008). The need for systems change: reflections on knowledge translation and organizational change. Journal of Advanced Nursing, 65 (1), 217 - 228.

Kitson, A.; Rycroft-Malone, J.; Harvey, G.; McCormack, B.; Seers, K.; Titchen, A. (2008). Evaluating the successful implementation of evidence into practice using the PARiHS framework: theoretical and practical challenges. Implementation Science, open access, 3 (1), http://www.implementationscience.com/content/pdf/1748-5908-3-1.pdf [26.05.09].

Köpke, S.; Koch, F.; Behncke, A.; Balzer, K. (2013). Einstellungen Pflegender in deutschen Krankenhäusern zu einer evidenzbasierten Pflegepraxis. Pflege, 26 (3), 163 - 175.

Luksch, C. (2005). Wissensmanagement in der Pflege. Österreichische Pflegezeitschrift, 06 - 07 (5), 8 - 12.

Martin, J.; Vincenzi, C.; Spirig, R. (2007). Prinzipien und Methoden einer wissenschaftlich akkuraten Übersetzungspraxis von Instrumenten für Forschung und direkte Pflege. Pflege, 20 (3), 157 - 163.

Meijers, J.; Janssen, M.; Cummings, G.; Wallin, L.; Estabrooks, C.; Halfens, R. (2006). Assessing the relationships between contextual factors and research utilization in nursing: systematic literature review. Journal of Advanced Nursing, 55 (5), 622 - 634.

Melnyk Mazurek, B., Fineout-Overholt, E. (2006). Evidence-based practice in nursing and healthcare. Philadelphia: Lippincott Williams & Williams.

Milner, M.; Estabrooks, C.; Myrick, F. (2006). Research utilization and clinical nurse educators: a systematic review. Journal of Evaluation in Clinical Practice, 12 (6), 639 - 655.

Rycroft-Malone, J.; Fontenla, M.; Bick, D.; Seers, K. (2008). Protocol-based care: impact on roles and service delivery. Journal of Evaluation in Clinical Practice, 14 (5), 867 - 873.

Schaeffer, D.; Wingenfeld, K. (2008). Qualität der Versorgung Demenzkranker: Strukturelle Probleme und Herausforderungen. Pflege & Gesellschaft, 13 (4), 293 - 305.

Schnittger, T.; Hilgefort, M.; Hauken, T. (2012). Status quo des Evidence-based Nursing: «Interesse, Wissen und Bereitschaft für den Wissenstransfer der Pflegefachkräfte in drei deutschen Kliniken» Eine Querschnittstudie im deskriptiven Design. Pflegewissenschaft, 3 (12), 140 - 150.

Statistik Austria (2011). Personal in Krankenanstalten. http://www.statistik.at/web_de/statistiken/gesundheit/gesundheitsversorgung/personal_im_gesundheitswesen/index.html [20.11.2011].

Stetler, C.; Damschroder, L.; Helfrich C.; Hagedorn, H. (2011). A guide for applying a revised version oft he PARIHS framework for implementation. Implementation Science, open access, 6, 99, http://www.implementationscience.com/content/6/1/99 [29.11.2011].

Stetler, C.; Legro, M.; Rycroft-Malone, J.; Bowman, C.; Curran, G.; Guihan, M.; Hagedorn, H.; Pineros, S.; Wallace, C. (2006). Role of "external facilitation" in implementation of research findings: a qualitative evaluation of facilitation experiences in the in the Veterans Health Administration. Implementation Science, open access, 1, 23, http://www.implementationscience.com/content/1/1/23 [29.10.2009].

Straus, S.; Haynes, B. (2009). Managing evidence-based knowledge: the need for reliable, relevant and readable resources. Canadian Medical Association Journal, 180 (9), 942 - 945.

Strickland, R.; O'Leary-Kelley, C. (2009). Clinical nurse educators' perceptions of research utilization. Barriers and facilitators to change. Journal for Nurses in Staff Development, 25 (4), 164 - 171.

Wallin, L.; Boström, A.; Gustavsson, P. (2012). Capability beliefs regarding evidence-based practice are associated with application of EBP and research use: Validation of a new measure.

Pflege 2015; 28 (3): 145–155

Worldviews on Evidence-Based Nursing, 9 (3), 139–148.
Wild, D.; Grove, A.; Martin, M.; Eremenco, S.; McElroy, S.; Verjee-Lorenz, A.; Erikson, P. (2005). Principles of Good Practice for the Translation and Cultural Adaptation of the ISPOR Task Force for Translation and Cultural Adaptation. Value in Health, 8 (2), 94–104.
Wilkinson, J.; Nutley, S.; Davies, H. (2011). An exploration of the roles of nurse managers in evidence-based practice implementation. Worldviews on Evidence-Based Nursing, 8 (4), 236–246.

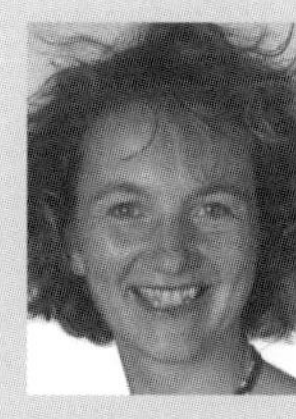

Was war die größte Herausforderung bei Ihrer Studie?
Den passenden Fragebogen zu finden

Was wünschen Sie sich bezüglich der Thematik für die Zukunft?
Die vorhandene positive Einstellung zu Forschungsanwendung soll ernst genommen werden.

Was empfehlen Sie den LeserInnen zum Weiterlesen/Vertiefen?
Haslinger-Baumann, E.; Lang, G.; Müller, G. (2014). Validity and reliability of the «German Utilization Questionnaire-Dissemination and Use of Research» .... Journal of Nursing Measurement, 22 (2), 255–267.

Haslinger-Baumann, E.; Müller, G.; Them, C. (2014). «Vom Putzen bis zur Wissenschaft» .... Pflegewissenschaft. 16 (11), 621–630.

Korrespondenzadresse

Mag[a]. Elisabeth Haslinger-Baumann
Forschungsinstitut des Roten Kreuzes Wien
Nottendorfer Gasse 21
1030 Wien
Österreich
Tel.: +43 10 79580 5426

elisabeth.haslinger@w.roteskreuz.at

Studie 5: Berlepsch-Schreiner et al., 2012

Pflege 2012; 25 (5): 343–351 DOI 10.1024/1012-5302/a000230

Originalarbeit 343

[1] UniversitätsSpital Zürich
[2] Inselspital, Bern
[3] Careum F+E, Zürich
[4] Kalaidos Fachhochschule Gesundheit, Zürich
Heidi Berlepsch-Schreiner[1] (Pflegeexpertin Hö-Fa II, MScN), Marie-Madlen Jeitziner[2] (MNS), Anke Jähnke[3] (M.A., MPH), Iren Bischofberger[4] (Prof. Dr.)

Mikroschulungsprogramm für stillende Wöchnerinnen: Pilotstudie zur Auswirkung der Schulungen auf schmerzende und wunde Mamillen

- **Was ist (zu dieser Thematik) schon bekannt?**
  Ein falsches Ansetzen des Kindes zum Stillen führt bei Wöchnerinnen zu schmerzenden und wunden Mamillen.
- **Was ist neu?**
  Ein neu entwickeltes Mikroschulungsprogramm führt zu einer Reduktion von Schmerzen und wunden Mamillen beim Stillen.
- **Welche Konsequenzen haben die Ergebnisse für die Pflegepraxis?**
  Systematische Mikroschulungen mit gleichzeitiger Erfassung der Schmerzen beim Stillen sind eine wirkungsvolle pflegerische Maßnahme für das Erlernen der korrekten Stilltechnik.

Wunde und schmerzende Mamillen sind häufig auftretende Ereignisse bei stillenden Frauen im Frühwochenbett. Sie führen trotz Stillwunsch oftmals zu einem vorzeitigen Abbruch des Stillens. Unsystematische Instruktionen der Frauen zum korrekten Stillen erhöhen das Risiko, dass diese Komplikationen auftreten. Ziel dieser Studie war es, die Auswirkung eines systematischen Mikroschulungsprogramms für stillende Frauen mittels eines Quasiexperimentes zu untersuchen. In die Studie eingeschlossen wurden je 100 Mutter-Kind-Paare in die Experimental- beziehungsweise Kontrollgruppe (N = 200). Bei allen Frauen wurden die Schmerzen beim Stillen mit der Visuellen Analogskala (VAS) sowie der Grad der Verletzung der Mamillen nach dem Stillen mit dem speziell dafür entwickelten Instrument, dem Nipple Wound Score (NWS), gemessen. Frauen, die mit dem Mikroschulungsprogramm angeleitet wurden, zeigten signifikant weniger wunde Mamillen (am 3. Tag: Experimentalgruppe 55 % zu Kontrollgruppe 77 %, p = 0,038 und am 4. Tag: 56 % zu 80 %, p = 0,011). In Bezug auf die Schmerzen waren zwischen den Untersuchungsgruppen keine Unterschiede festzustellen (am 4. Tag p = 0,068). Keinen Einfluss auf die Verletzung der Mamillen oder das Ausmaß der Schmerzen hatten die Variablen Geburtsmodus, Parität, Alter oder Nationalität der Frauen. Die Ergebnisse dieser Pilotstudie legen nahe, dass systematische Mikroschulungen für stillende Frauen im Frühwochenbett zu implementieren sind.

Schlüsselwörter: Stillen, wunde Mamillen, schmerzende Mamillen, Mikroschulung

Manuskript erstmals eingereicht am 18.9.2011
Endgültige Fassung eingereicht am 6.3.2012

Einleitung

Die Vorzüge des Stillens für Mutter und Kind sind international und national breit abgestützt (World Health Organization, 2010; Ackermann-Liebrich, Dratva & Merten, 2008). Gestillte Kinder scheinen seltener an Erkrankungen der Atemwege und des Magen-Darm-Traktes, an Asthma oder an kindlichem Übergewicht zu leiden. Ferner lässt sich vermuten, dass sie über eine bessere geistige Entwicklung verfügen (Merten, Dratva & Ackermann-Liebrich, 2005). Ein weiterer positiver Effekt des Stillens ist die Förderung der Mutter-Kind-Beziehung durch das intensive Bonding zwischen der Mutter und dem Kind (Kervin, Kemp & Jackson Pulver, 2009).

In der heutigen Praxis einer Schweizer Universitätsklinik werden die Wöchnerinnen trotz dieser Kenntnisse und der UNICEF-Anerkennung als stillfreundliches Krankenhaus aufgrund eines fehlenden Schulungskonzeptes kaum systematisch, sondern eher zufällig zum korrekten Stillen geschult. Die betriebliche Stillstatistik zeigt, dass lediglich 54 % der Frauen mit einem ausgesprochenen Stillwunsch vor der Geburt ihr Kind beim Austritt aus dem Spital tatsächlich durch Stillen ernähren (Institut für Sozial- und Präventivmedizin der Universität Basel, 2008). Während 6 % der Frauen primär medikamentös abstillen, erhalten 40 % der Kinder die Muttermilch nach dem Abpumpen durch die Trinkflasche. Dies hat jedoch erhebliche Nachteile, unter anderem ein höheres Brustinfektionsrisiko. Bekannt ist auch, dass Frauen, welche die Muttermilch durch Abpumpen gewinnen, ihrem Kind im Durchschnitt während fast 20 Wochen weniger lang Muttermilch geben (16 versus 35 Wochen, Institut für Sozial- und Präventivmedizin der Universität Basel, 2008). Die Weltgesundheitsorganisation (World Health Organization, 2010) schlägt vor, das Kind während mindestens 26 Wochen mit Muttermilch zu ernähren. Vor diesem Hintergrund sollte die Attraktivität des Stillens mittels besserer Schulung der Wöchnerinnen gefördert werden.

Wunde Mamillen

Das größte Problem für stillende Frauen sind schmerzende und wunde Mamillen. Diese entstehen, wenn die Mamille und das Gewebe des Brustwarzenhofes durch die Saugbewegungen weit in den Mund des Kindes hineingezogen werden. Durch die unkorrekte Stilltechnik entsteht eine ungleichförmige Druckbelastung. Dauert dieser Druck länger als zwei bis drei kräftige Saugbewegungen, kommt es zu einer Kompression der hautversorgenden Gefäße (Mohrbacher & Stock, 2000). Als Folge tritt eine Mangelversorgung des Gewebes ein, die zunächst zu einer Hautrötung und zu anhaltenden Schmerzen führen. Wirkt die Druckbelastung weiter auf das Gewebe ein, kann dies zu einer Blase, Schürfung, Rhagade bis hin zu einem Ulcus führen. Dies bedeutet eine erhöhte Infektionsgefahr. Diese Verletzung des Gewebes der Mamille wird durch die Pflegediagnose «wunde Brustwarze» definiert (Zentrum für Entwicklung und Forschung in der Pflege, 2000).

Ungeeignete Schulung zur Stilltechnik

Das korrekte Stillen ist für die Mutter und das Kind nach einer Erst-, aber auch Zweitgeburt ein Prozess des Lernens und des Trainings. Besonders wichtig sind dabei das korrekte An- und Absetzen sowie das richtige Positionieren des Kindes. Die Aufgabe des Pflegepersonals ist es, die Mutter in diesem Lernprozess zu unterstützen und zu schulen. Bereits eine einmalig falsche Stilltechnik kann zu schmerzenden und wunden Mamillen führen (Briggs, 2009). Forschungsergebnisse zu postpartaler Schulung der Stilltechnik zeigen, dass zwar Schulungskonzepte entwickelt und erprobt wurden (Henderson, 2001; Rosen, Krueger, Carney & Graham 2008; Labarère, Gelbert-Baudino, Laborde, Arragain, Schelstraete & François, 2011), aber nicht die gewünschte Wirkung zeigen. Die Wöchnerinnen erhielten praktische und theoretische Informationen in Form von Gruppenschulungen und unter Zuhilfenahme von Bild- und Instruktionsmaterial (Henderson, 2001; De Oliveira, 2006; Kervin et al., 2009). Die Frauen hatten keine geringeren Schmerzen und Verletzungen im Vergleich zur Kontrollgruppe mit routinemäßiger Instruktion (Henderson, 2001; De Oliveira, 2006). Als Ursache wird Müdigkeit oder Erschöpfung der Wöchnerinnen genannt, wodurch ihre Aufnahmefähigkeit während den Schulungen beeinträchtigt war (De Oliveira 2006). Trotzdem wird eine frühzeitige postpartale Schulung befürwortet (Asole, Spinelli, Antinucci & di Lallo, 2009). Jedoch muss beachtet werden, dass die ausführliche und intensive Schulung auch einen paradoxen Effekt haben kann. Umfassende Schulungsinhalte und -formen können Ängste und Unsicherheit auslösen (Henderson, 2011).
Angesichts dieser konzeptionellen Herausforderungen in der postpartalen Schulung zur Stilltechnik wurde ein Mikroschulungsprogramm entwickelt und getestet, welches die Wöchnerinnen ab dem ersten Stillvorgang in der Stilltechnik unterstützt; das heißt: ihrem Lernbedarf angepasst, systematisch und wiederholt in der praktischen Handlung.
Das entwickelte Schulungsprogramm für stillende Frauen im Frühwochenbett wurde mittels einer konzipierten Studie erprobt.

Fragestellung und Hypothese

Die Untersuchung geht der Frage nach, ob mithilfe des Mikroschulungsprogramms eine Reduktion von schmerzenden und wunden Mamillen erreicht werden kann. Die Hypothese lautete: Das Auftreten von schmerzenden und wunden Mamillen im Frühwochenbett unterscheidet sich bei stillenden Wöchnerinnen, die eine systematische Mikroschulung erhalten, zu Wöchnerinnen, welche die herkömmliche Instruktion zum Stillen bekommen.

Methodisches Konzept

Forschungsdesign

Die Studie wurde aufgrund der gegebenen Rahmenbedingungen als Quasiexperiment konzipiert. Die Frauen aus der Experimentalgruppe (n = 100) erhielten eine Schulung mit dem neu entwickelten Mikroschulungsprogramm. Die Wöchnerinnen der Kontrollgruppe (n = 100) wurden mit der herkömmlichen, eher zufälligen und unsystematischen Instruktion zum Stillen angeleitet. In beiden Untersuchungsgruppen wurden die Schmerzstärke beim Stillen und der Zustand der Mamillen nach dem Stillen erhoben. Alle Wöchnerinnen erhielten keine speziellen prophylaktischen Therapien zur Vermeidung von wunden Mamillen.

Setting

Die Studie wurde auf zwei identischen, räumlich unabhängigen Wochenbettabteilungen einer Schweizer Universitätsklinik durchgeführt. In der Geburtsklinik werden pro Jahr rund 2500 Kinder geboren. Die Frauen sind nach einer Spontangeburt im Durchschnitt

Pflege 2012; 25 (5): 343–351
Originalarbeit 345

4,7 Tage und nach einer Kaiserschnittgeburt 6,5 Tage hospitalisiert.

Stichprobe

Die Erstautorin führte vor Beginn der Studie eine Analyse der Krankengeschichte von 84 Frauen durch, die innerhalb eines Monates entbunden hatten. Mehr als die Hälfte der erstgebärenden und jede zweitgebärende Frau hatte die Pflegediagnose «wunde Brustwarze». Daraus resultierte, dass nicht nur erstgebärende Frauen in die Studie eingeschlossen wurden, sondern ebenso Zweitgebärende.

Eingeschlossen in die Studie wurden Wöchnerinnen, die älter als 18 Jahre waren, nach einer Spontan-, Vakuum- oder komplikationslosen Kaiserschnittgeburt und deren gesundes neugeborenes Kind. Zudem musste die Wöchnerin beim Pflegeanamnesegespräch einen Stillwunsch geäußert haben und Deutsch in Wort und Schrift verstehen.

Nicht in die Studie aufgenommen wurden stillende Wöchnerinnen mit einem kranken oder frühgeborenen Kind, Frauen mit bekannten Brust- und Mamillenproblemen und Frauen mit psychischen Grunderkrankungen.

Es wurde eine Fallzahlplanung durchgeführt. Die Power-Berechnung von 80 % für die Feststellung der Wahrscheinlichkeit eines Unterschiedes zwischen den Untersuchungsgruppen (korrespondierend mit einer Effektgröße von 1,2 bei einer Standardabweichung von 2,5) ergab eine Stichprobengröße von 91 Mutter-Kind-Paaren in jeder Gruppe. Aufgrund möglicher Dropouts wurden zusätzlich 9 Frauen pro Gruppe in die Studie aufgenommen.

Die Stichprobe setzte sich aus insgesamt 200 Mutter-Kind-Paaren zusammen. Die Wöchnerin und ihr Kind wurden mittels gezielter Stichprobenbildung direkt nach der Geburt der Experimental- oder Kontrollgruppe zugeteilt.

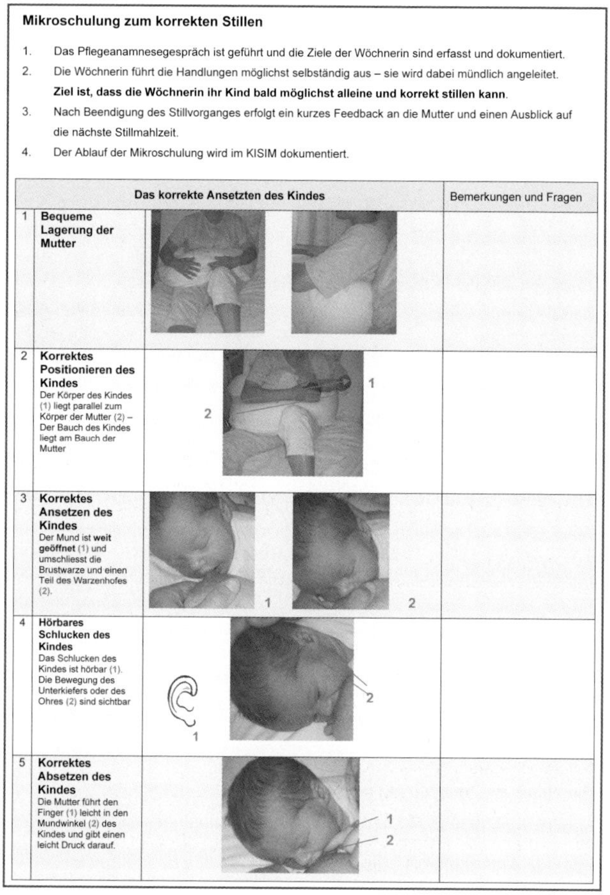

Mikroschulung zum korrekten Stillen

1. Das Pflegeanamnesegespräch ist geführt und die Ziele der Wöchnerin sind erfasst und dokumentiert.
2. Die Wöchnerin führt die Handlungen möglichst selbständig aus – sie wird dabei mündlich angeleitet.
   Ziel ist, dass die Wöchnerin ihr Kind bald möglichst alleine und korrekt stillen kann.
3. Nach Beendigung des Stillvorganges erfolgt ein kurzes Feedback an die Mutter und einen Ausblick auf die nächste Stillmahlzeit.
4. Der Ablauf der Mikroschulung wird im KISIM dokumentiert.

	Das korrekte Ansetzten des Kindes		Bemerkungen und Fragen
1	**Bequeme Lagerung der Mutter**		
2	**Korrektes Positionieren des Kindes** Der Körper des Kindes (1) liegt parallel zum Körper der Mutter (2) – Der Bauch des Kindes liegt am Bauch der Mutter	2 1	
3	**Korrektes Ansetzen des Kindes** Der Mund ist **weit geöffnet** (1) und umschliesst die Brustwarze und einen Teil des Warzenhofes (2).	1 2	
4	**Hörbares Schlucken des Kindes** Das Schlucken des Kindes ist hörbar (1). Die Bewegung des Unterkiefers oder des Ohres (2) sind sichtbar	1 2	
5	**Korrektes Absetzen des Kindes** Die Mutter führt den Finger (1) leicht in den Mundwinkel (2) des Kindes und gibt einen leicht Druck darauf.	1 2	

Abbildung 1: Merkblatt zum Mikroschulungsprogram.

Forschungsethische Aspekte

Die Studie wurde bei der Kantonalen Ethikkommission eingereicht, durch sie bewilligt und nach deren Vorgaben durchgeführt. Ebenfalls wurde die Studie durch das Institutional Review Board der WE'G Hochschule Gesundheit geprüft und zugelassen. Alle 200 angefragten Frauen gaben ihre schriftliche Zustimmung zur Teilnahme an der Studie.

Mikroschulungsprogramm: Entwicklung und Inhalt

Der pädagogische Ansatz der Mikroschulung basiert auf dem Konstruktivismus und der Erwachsenenbildung (Abt-Zegelin, 2006a; de Vries, 2008). Das heißt, Lernen findet in einem sozialen und realistischen Umfeld statt. Dabei beteiligt sich die lernende Person aktiv, selbst gesteuert und selbst organisiert am Lernprozess (Lindenmann, 2006). Unter diesen Rahmenbedingungen und aufbauend auf dem Expertenwissen der in der Klinik tätigen Stillberaterinnen IBCLC[1] entwickelte die Erstautorin mit ihnen zusammen das Konzept der Mikroschulung und das dafür zu verwendende Merkblatt (Abbildung 1).

Diese Konzeption wurde mit je drei Wöchnerinnen und drei Pflegefachfrauen getestet. Das Programm wurde von allen Beteiligten übereinstimmend und unabhängig voneinander als klar verständlich und als im Abteilungsalltag gut umsetzbar beurteilt.

Die Pflegefachpersonen der Experimentalabteilung wurden dahingehend geschult, die Wöchnerinnen ausschließlich nach den Schritten und Inhalten des visuell dargestellten Merkblattes zur korrekten Stilltechnik anzuleiten und die Wöchnerin den Prozess selbstständig durchführen zu lassen. Das Merkblatt wurde der Wöchnerin beim ersten Stillen ausgehändigt und während des Stillvorganges erklärt.

Das vor der Geburt im Pflegeanamnesegespräch erfragte Wissen und Können der Mutter wie auch ihre praktischen Fähigkeiten und Vorstellungen zum Stillen wurden bei der Anleitsituation durch die Pflegefachperson vollumfänglich berücksichtigt. Die Anleitung und praktische Ausführung zur korrekten Stilltechnik beinhaltete das korrekte Positionieren von Mutter und Kind, die korrekte Ansetztechnik, das hörbare Schlucken und das korrekte Absetzen des Kindes nach Beendigung des Stillvorganges. Des weiteren wurde die Mutter nach dem erfolgreichen Ansetzen darauf aufmerksam gemacht, dass bestehende Schmerzen nach zwei bis drei Trinkzügen des Kindes ein eindeutiger Hinweis darauf sind, dass das Kind nicht richtig an der Brust angesetzt war und das Ansetzen von Neuem

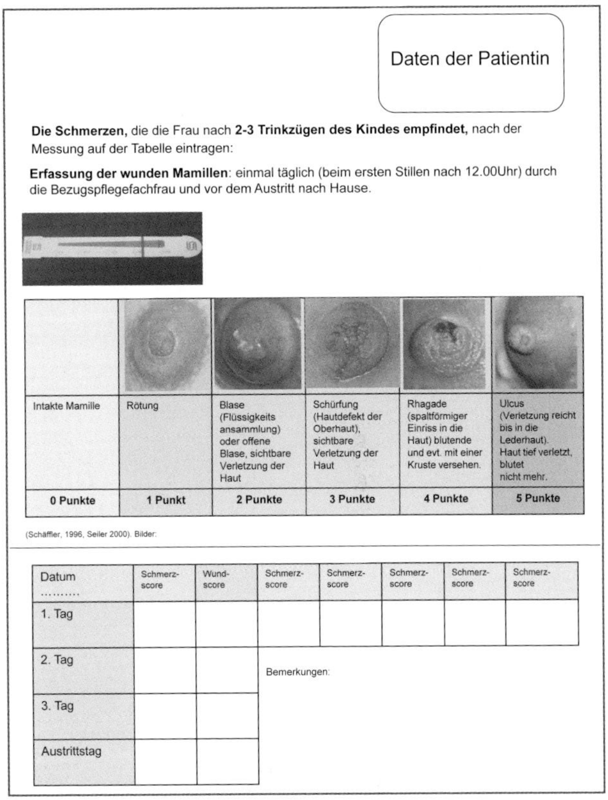

Daten der Patientin

Die Schmerzen, die die Frau nach **2-3 Trinkzügen des Kindes empfindet,** nach der Messung auf der Tabelle eintragen:

Erfassung der wunden Mamillen: einmal täglich (beim ersten Stillen nach 12.00Uhr) durch die Bezugspflegefachfrau und vor dem Austritt nach Hause.

Intakte Mamille	Rötung	Blase (Flüssigkeits ansammlung) oder offene Blase, sichtbare Verletzung der Haut	Schürfung (Hautdefekt der Oberhaut), sichtbare Verletzung der Haut	Rhagade (spaltförmiger Einriss in die Haut) blutende und evt. mit einer Kruste versehen.	Ulcus (Verletzung reicht bis in die Lederhaut). Haut tief verletzt, blutet nicht mehr.
0 Punkte	**1 Punkt**	**2 Punkte**	**3 Punkte**	**4 Punkte**	**5 Punkte**

(Schäffler, 1996, Seiler 2000). Bilder:

Datum	Schmerz-score	Wund-score	Schmerz-score	Schmerz-score	Schmerz-score	Schmerz-score	Schmerz-score
1. Tag							
2. Tag			Bemerkungen:				
3. Tag							
Austrittstag							

Abbildung 2: Messinstrument NWS (Nipple Wound Score).

durchgeführt werden muss. Dauerte der Ansetzversuch länger als 15 Minuten, wurde die Mikroschulung abgebrochen, um sie in 15 bis 30 Minuten nochmals aufzunehmen. Zwischenzeitlich wurde das Kind durch Bonding bei der Mutter getröstet und beruhigt.

Die Verantwortung für die Durchführung der Mikroschulungen lag bei der Bezugspflegeperson. Sie führte das Pflegeanamnesegespräch, plante, begleitete und dokumentierte die Förderung und notwendige Unterstützung der Mutter.

Die Schulung begann möglichst früh nach der Geburt, das heißt ab dem ersten und in der Folge bei jedem Stillvorgang auf der Wochenbettabteilung während 24 Stunden. Bis zum dritten postpartalen Tag wurde die Mikroschulung bei jeder Wöchnerin noch einmal durchgeführt. Insgesamt erhielt die Mutter, je nach Trinkintervall des Kindes, in den ersten 24 Stunden fünf, maximal zehn Mikroschulungen zur korrekten Stilltechnik.

Nach Beendigung der Schulung reflektierten die Pflegefachperson und die Mutter die Mikroschulung, klärten anstehende Fragen und planten die nächste Mikroschulung.

1 International Board Certified Lactation Consultant

Pflege 2012; 25 (5): 343–351
Originalarbeit 347

Die Pflegefachperson dokumentierte den Ablauf der Mikroschulung in der Pflegedokumentation anhand der Schritte des Pflegeprozesses. Dadurch waren alle am Pflegeprozess beteiligten Personen informiert, womit sich die Ergebnissicherung des Lerninhaltes erhöhte (Abt-Zegelin, 2006b).

Messinstrument für wunde Mamillen

Mangels bestehender Erfassungsinstrumente entwickelte die Erstautorin zusammen mit den Stillberaterinnen IBCLC der Klinik den Nipple Wound Score (NWS; siehe Abbildung 2).

Er basiert auf der Definition und Klassifikation des European Pressure Ulcer Advisory Panel (EPUAP, 2010). Analog der Bewertung eines Dekubitus (Panfil & Linde, 2006) wurden die Hautverhältnisse der Mamillen in fünf Stadien bewertet: 0 = vollkommen intakte Haut, 1 = Rötung, 2 = Blase, 3 = Schürfung, 4 = Rhagade, 5 = Ulcus. Anhand dieser Punkte und Kriterien wurden die Verletzungen der Mamillen beim NWS mit Fotografien dargestellt. Bei der Auswahl der Fotografien wurde darauf geachtet, dass die Stadien der Verletzung der Mamille möglichst klar ersichtlich sind, um sie bei unterschiedlichen Hautpigmentierungen und anatomischen Verhältnissen einsetzen zu können. Die Reliabilität des Instrumentes wurde geprüft, indem fünf Pflegefachfrauen mit mindestens drei Jahren Berufserfahrung unabhängig voneinander das Instrument bei und mit 17 stillenden Wöchnerinnen testeten. Die Interrater-Reliabilität ergab ein Kappa (nach Cohen) von 0,88 (p = 0,00). Drei weitere Pflegefachfrauen mit mehr als fünf Jahren Berufserfahrung auf den Wochenbettabteilungen ebenso wie drei stillende Wöchnerinnen überprüften die innere Validität des NWS, indem sie dessen inhaltliche Gültigkeit und Vollständigkeit bewerteten. Somit wurden die Pflegefachfrauen und Wöchnerinnen um Angaben gebeten, wie gut verständlich jede Abbildung die Verletzung der Mamille darstellt und ob die messbaren Inhalte vollständig sind. Die Einschätzungen der Wöchnerinnen wurden mit jenen der Pflegefachfrauen innerhalb und zwischen den Gruppen verglichen. Der Vergleich ergab das übereinstimmende Resultat, dass mit dem Messinstrument wunde Mamillen differenziert und vollständig gemessen werden können.

Messung der Schmerzen der Mamillen

Mithilfe der Visuellen Analogskala (VAS) wurde das Schmerzempfinden der Wöchnerin beim Ansetzen des Kindes erfasst. Aufgezeichnet wurde der akut wahrgenommene Schmerz der Wöchnerin nach zwei bis drei Trinkzügen des Kindes. Die VAS wurde für die Erfassung von schmerzenden Mamillen auf die Test-Re-Test-Reliabilität überprüft (Kappa = 0,88, p = 0,00) (Ziemer, Paone & Schupay, 1990).

Datenerhebung

Die Datenerhebung erfolgte zwischen Oktober 2009 und Januar 2010 durch das Pflegepersonal der beiden Wochenbettabteilungen unter der Begleitung und Kontrolle der Erstautorin. Auf der Experimentalabteilung wurden die Pflegefachpersonen eingehend zur ausschließlichen Anwendung des Mikroschulungsprogramms, zur Handhabung des NWS und zur Benutzung der VAS instruiert. Das Pflegepersonal der Kontrollgruppe wurde zur korrekten Anwendung des NWS und der VAS angeleitet. Um Verzerrungen weitgehend zu vermeiden, bekam das Pflegepersonal beider Abteilungen lediglich Informationen zur Ausführung der Handlungen in ihrer Untersuchungsgruppe.

Die Messungen in der Experimentalgruppe wurden zusammen mit der Wöchnerin mit beiden Instrumenten durchgeführt. Die Messung erfolgte innerhalb der ersten 24 Stunden bei jedem Stillvorgang und bis zum vierten Tag einmal täglich. In der Kontrollgruppe fanden die Messungen vom ersten bis zum vierten Tag einmal täglich statt. Die Frauen aus der Experimentalgruppe wurden zudem mit einem speziell dafür entwickelten Fragebogen zur Zufriedenheit mit dem Mikroschulungsprogramm befragt. Auf dem Fragebogen wurden fünf Fragen (Position, Ansetzen, Schmerzen, Merkblatt und Zufriedenheit) gestellt, die mit einer Likertskala von eins (trifft gar nicht zu) bis fünf (trifft sehr zu) zu bewerten waren.

Alle Pflegefachpersonen der Experimentalgruppe wurden zu den gemachten Erfahrungen im Zusammenhang mit dem Mikroschulungsprogramm durch die Erstautorin einzeln befragt.

Die soziodemografischen Daten von Mutter und Kind wurden der elektronischen Patientendokumentation entnommen.

Datenanalyse

Mit der Statistik- und Analysesoftware SPSS (Version 16 für Windows) wurden die soziodemografischen Daten der Mutter sowie die Geburtsart und Parität, Anatomie der Mamillen, erstes Stillen und Gebrauch einer Milchpumpe deskriptiv analysiert. Beim Kind wurden die Angaben zu Gewicht, Geschlecht, Rooming-In und der Erhalt von Zusatznahrung in die deskriptive Analyse aufgenommen.

Vergleiche zwischen den beiden Untersuchungsgruppen wurden mit dem Mann-Whitney-U-Test und dem Chiquadrat-Test berechnet bei einem Signifikanzniveau von $\alpha = 0{,}05$. Für den Zusammenhang zwischen soziodemografischen Daten und der Verletzung der Mamillen und den Schmerzen am vierten Tag wurde der Chiquadrat-Test gerechnet. Wenn beide Mamillen betroffen waren, ging der jeweils höhere Wert (Schmerz respektive Verletzung) in die Datenanalyse ein.

Tabelle 1: Vergleich zwischen Experimental- und Kontrollgruppe hinsichtlich Schmerzen und beim Stillen und Verletzung der Mamillen.

N = 200	Experimentalgruppe		Kontrollgruppe		Teststatistik asymptotische Signifikanz (2-seitig)
	(%)	Mean (SD)	(%)	Mean (SD)	
1.–4. Tag Schmerz***	37	1,97 (2,59)	41	2,58 (2,84)	0,180
1. Tag Schmerz**	27	1,42 (2,63)	29	1,80 (2,68)	0,184
2. Tag Schmerz**	36	2,13 (2,56)	41	2,88 (2,86)	0,042
3. Tag Schmerz**	40	2,27 (2,58)	45	2,95 (3,02)	0,096
4. Tag Schmerz**	45	2,08 (2,60)	49	2,71 (2,80)	0,068
1. Tag Verletzung*	12	0,53 (1,95)	29	0,52 (1,57)	0,020
2. Tag Verletzung*	44	1,05 (1,66)	56	1,20 (1,72)	0,059
3. Tag Verletzung*	55	1,32 (1,46)	77	1,80 (1,99)	0,038
4. Tag Verletzung*	56	1,52 (1,97)	80	2,01 (2,06)	0,011

*** VAS (0–10), Mann-Whitney-U-Test und der Durchschnitt wurde in beiden Gruppen aus dem 1. Wert nach 12.00 Uhr berechnet.
** Analysiert wurde in der Experimentalgruppe in den ersten 24 h der 1. Wert nach 12.00 Uhr.
* NWS (0–5), Mann-Whitney-U-Test

Ergebnisse

Das Forschungsprojekt zeigt auf, wie Pflegefachpersonen eine primärpräventive Wirkung – in diesem Fall zur Minderung von schmerzenden und wunden Mamillen – unter der Anwendung eines Mikroschulungsprogramms, erzielen konnten.

Die Analyse der an der Studie beteiligten Wöchnerinnen zum Schmerz ergab, dass 37 % aller Frauen der Experimentalgruppe und 41 % aus der Kontrollgruppe das Stillen während den ersten vier Tagen als schmerzhaft (p = 0,19) beurteilten. Die Frauen, welche das Mikroschulungsprogramm erhielten gaben gesamthaft weniger hohe Schmerzscores (VAS von 0–10 Punkten) an. Das heißt am ersten Tag gaben 27 % der Frauen aus der Experimentalgruppe und 29 % der Frauen aus der Kontrollgruppe (p = 0,18) auf der VAS Schmerzen an. Am zweiten Tag waren es 36 % gegenüber 42 % (p = 0,04), am dritten Tag 40 % gegenüber 45 % (p = 0,96) und am Austrittstag 45 % gegenüber 49 % (p = 0,68). Es war eine generelle Zunahme der Schmerzintensität in beiden Gruppen festzustellen.

In Bezug auf die Verletzung der Mamillen zeigte sich ein signifikantes Resultat. Alle Frauen, welche das Mikroschulungsprogramm erhielten, wiesen im Vergleich zu den Frauen mit der herkömmlichen Instruktion weniger häufig Mamillen mit Rötungen, Schürfungen oder Rhagaden auf. So hatten insgesamt 42 % der Frauen aus der Experimental- und 60 % der Frauen aus der Kontrollgruppe wunde Mamillen (p = 0,00). Am ersten postpartalen Tag wiesen 12 % der Frauen aus der Experimentalgruppe wunde Mamillen auf, im Gegensatz zu 29 % der Frauen aus der Kontrollgruppe (p = 0,02). Die Verletzungshäufigkeit der Mamillen erhöhte sich in beiden Gruppen über die vier Tage hinweg bis zum Austrittstag auf 56 % bei den Frauen aus der Experimental- und auf 80 % aus der Kontrollgruppe (p = 0,01), siehe auch Tabelle 1. Zwischen der Verletzung der Mamillen und den Einflussgrößen zeigte sich im

Tabelle 2: Verletzung der Mamille am 4. Tag im Zusammenhang mit den Einflussfaktoren.

N = 200	Korrelation nach Spearman	Asymptotischer Standardfehler
Verletzung 4. Tag/Parität	0,002	0,048
Verletzung 4. Tag/Geburtsmodus	–0,003	0,047
Verletzung 4. Tag/Stillerfahrung	–0,021	0,046
Verletzung 4. Tag/Nationalität	–0,084	0,046
Verletzung 4. Tag/berufliche Tätigkeit	–0,256	0,044
Verletzung 4. Tag/Alter	0,144	0,044
Chi-quadrat-Test		

Pflege 2012; 25 (5): 343–351

Verlauf der Hospitalisation kein Zusammenhang (siehe Tabelle 2).

Eine Frau aus der Kontrollgruppe hatte eine Verletzung der Mamille in Form eines Ulkus. Weitere Komplikationen traten während der Durchführung der Studie nicht auf.

Die Studie wurde mit allen Wöchnerinnen nach den Vorgaben durchgeführt. Keines der 200 in die Studie aufgenommenen Mutter-Kind-Paare schied vorzeitig aus der Studie aus.

Die Charakteristika der beiden Untersuchungsgruppen der Frauen unterschieden sich nicht signifikant voneinander ($p > 0,05$). So waren die Wöchnerinnen der Experimentalgruppe zwischen 18 und 40 und jene der Kontrollgruppe zwischen 19 und 44 Jahre alt. In der Experimentalgruppe hatten 58 % der Frauen eine Spontangeburt gegenüber 60 % der Frauen aus der Kontrollgruppe. In Bezug auf die Entbindung durch Kaiserschnitt betrugen die Zahlen 31 % zu 32 %.

Die Gruppe der Kinder unterschied sich im Hinblick auf das Geburtgewicht (3322 g zu 3375 g), Geschlecht (Mädchen 50 % zu 57 % und Knaben 50 % zu 43 %) und Rooming-In (47 % zu 53 %) ebenfalls nicht signifikant voneinander ($p > 0,05$).

Die Befragung der Frauen (die Rücklaufquote betrug 87 %, n = 65), die mit den wiederholten Mikroschulungen instruiert wurden, ergab, dass 95 % (n = 62) die systematische und wiederholte Mikroschulung als sehr lernfördernd und 54 % (n = 35) das Merkblatt als unterstützend beurteilten. Besonders schätzten die Frauen die durch das Pflegepersonal identisch durchgeführten Mikroschulungen. Die bildliche Darstellung der korrekten Stillposition und der Stilltechnik auf dem Merkblatt beurteilten alle Frauen als sehr hilfreich.

In den Einzelinterviews betonten die Pflegefachpersonen insbesondere die Vorteile von einheitlich durchgeführten Mikroschulungen. Obwohl sie die Wöchnerinnen während den ersten 24 Stunden nach der Geburt häufiger schulten als bisher, benötigten sie gesamthaft nicht mehr Zeit, da die Schulungen zeitlich limitiert und gezielt durchgeführt wurden. Die Wöchnerinnen konnten zudem nach vier, maximal fünf Schulungen korrekt stillen.

Diskussion

Nach unserem Wissen konnte erstmals in einer Studie gezeigt werden, dass systematische Mikroschulungen im Gegensatz zur herkömmlichen Instruktion bei stillenden Wöchnerinnen zu einer signifikanten Minderung von wunden Mamillen und zu weniger ausgeprägten Schmerzen führten. Das Schmerzempfinden beim Stillen sowie das Verletzungsausmaß der Mamillen schienen bei den teilnehmenden Wöchnerinnen in keinem direkten Zusammenhang zu stehen, gaben doch am Austrittstag annähernd gleich viele Frauen Schmerzen beim Stillen an (45 % zu 49 %) und hatten 56 % respektive 80 % der Frauen wunde Mamillen. Als Ursache dafür könnte eine unzureichende Vorbereitung der Frauen während der Schwangerschaft auf das Stillen aufgeführt werden (Kang, Choi & Ryu, 2007). Aus den Analysen lässt sich schlussfolgern, dass ungefähr die Hälfte der Frauen das Stillen, unabhängig von der Verletzung der Mamille, als schmerzhaft empfand. Bei dieser Beobachtung muss berücksichtigt werden, dass jede Frau die Schmerzen unterschiedlich intensiv beurteilte. Zudem wurde die Haut der Mamille zu Beginn des Stillprozesses durch die ungewohnte intensive Belastung gereizt, weshalb in beiden Untersuchungsgruppen gerötete Mamillen auftraten. Der signifikante Unterschied der Schmerzen am zweiten postpartalen Tag weist darauf hin, dass die systematische Mikroschulung zum korrekten Stillen den gewünschten Effekt zeigte. Die Wöchnerinnen positionierten das Kind richtig an der Brust, wodurch sich die Schmerzen reduzierten. Ein weiterer Grund könnte sein, dass das Gewebe der Mamillen nach 24 Stunden nicht so ausgeprägt gereizt war, insbesondere wenn das Kind korrekt gestillt wurde. Diese Aussagen bestätigten de Oliveira (2006), Lochner und Judkins (2009) und Briggs (2009) in ihren Studien. Einen Zusammenhang in Bezug auf eine Verletzung der Mamillen und Frauen mit und ohne Stillerfahrung war nicht zu beobachten. Das Resultat stimmte mit der vor der Studie durchgeführten Analyse von Krankengeschichten überein, bei welcher gezeigt wurde, dass zweitgebärende Frauen sogar häufiger wunde Mamillen hatten. In die gleiche Richtung weist die Analyse, dass zwischen dem Alter der Mutter und der Verletzung der Mamillen am Austrittstag kein Zusammenhang festzustellen war. Dies legte die Vermutung nahe, dass ältere Frauen öfter zweitgebärend waren. Diese Frauen, die schon einmal stillten, gingen davon aus zu wissen, wie das Stillen ausgeführt werden muss. Folglich forderten sie weniger Unterstützung durch die Pflegefachpersonen an und gingen dadurch das Risiko von wunden Mamillen ein. Das heißt, dass Frauen, unabhängig von ihrer Kinderzahl, bei jedem neuen Kind den Stillprozess zusammen mit diesem erlernen müssen. Dies bestätigt bestehende Literatur (Morbacher & Stock, 2000). Kein Zusammenhang war zwischen berufstätigen, stillenden Frauen und einer Verletzung der Mamillen auszumachen. Auch hier können frühere Forschungsergebnisse bestätigt werden (Payne & Nicholls, 2010). Die wiederholte Einschätzung der Schmerzen bei jedem Stillen sensibilisierte die Frauen der Experimentalgruppe auf ein möglichst korrektes und dadurch schmerzreduzierendes Stillen. Der gleiche Effekt wurde dadurch erreicht, indem das Ausmaß der Verletzung der Mamillen zusammen mit den Schmerzen erhoben wurde. Die Frauen zeigten großes Interesse, die auf dem NWS dargestellten Konsequenzen zu vermeiden. Die Pflegefachfrauen schätzten den NWS als didaktisches Hilfsmittel und integrierten Teil des Mikroschulungsprogramms. Die Ergebnisse der positiven Wirkung einer gezielten Stillanleitung knüpfen an die Aussagen anderer Studien an (McInnes & Chambers, 2008; Briggs, 2009; Asyle et al., 2009). Einzigartig bleibt dabei, dass den Frauen aus dieser Studie ab Stillstart mit wiederholten, ihrem Lernbedarf angepassten und systematischen Mikroschulungen zu weniger wunden Mamillen verholfen wurde.

Limitation der Studie

Die gezielte Stichprobe der Pilotstudie in einer Universitätsklinik lässt die Ergebnisse nur begrenzt verallgemeinern. Ein möglicher verzerrender Faktor ist, dass in beiden Untersuchungsgruppen das Schmerzausmaß beim Stillen erhoben wurde. In der Kontrollgruppe hätte das zu einem ungewollten Schulungseffekt führen können. Die didaktische Wirkung des NWS wurde bei der Entwicklung des Mikroschulungsprogramms nicht als solche einkalkuliert. Die Folge, dass den Frauen aus der Experimentalgruppe das Ausmaß möglicher Verletzungen der Mamillen laufend vor Augen gehalten wurde, müsste weiter untersucht werden.
Verzerrende Einflüsse durch das stationäre Setting, das heißt außerhalb der Alltagssituation, sind nicht auszuschließen. Limitierend zur Aussagekraft der Resultate ist auch, dass auf beiden Wochenbettabteilungen zahlreiche Pflegefachfrauen bei der Durchführung der Mikroschulung respektive der Datensammlung teilnahmen.
Die Erhebung der Daten über den kurzen Zeitraum des Frühwochenbettes erlaubte nur eine eingeschränkte Interpretation. Es konnten keine Angaben dazu gemacht werden, wie sich der Prozess des Stillens längerfristig für die Frau und ihr Stillverhalten auswirkt. Eine längere Nachverfolgung wäre diesbezüglich angezeigt. Die Verwendung eines neu entwickelten, nicht umfangreich getesteten Messinstrumentes könnte die Aussagekraft der Daten ebenfalls eingrenzen. Die Studie wurde im Rahmen einer Pilotstudie durchgeführt – eine größer angelegte Studie zur Wirksamkeit von Mikroschulungen bei stillenden Wöchnerinnen wäre interessant.

Implikation für die Pflegepraxis

Wunde und schmerzende Mamillen können bei Wöchnerinnen vermindert werden. Dazu benötigen die zuständigen Pflegefachpersonen Wissen über die Anwendung der didaktisch systematischen Mikroschulung. Diese muss von allen von am Prozess beteiligten Pflegefachpersonen einheitlich und unter Einbezug des Könnens der stillenden Wöchnerinnen wiederholt durchgeführt werden. Gezielte Schulungen der Pflegefachpersonen zur Verwendung des Mikroschulungsprogramms sind Voraussetzungen für eine erfolgreiche Implikation in der Praxis. Die Anwendung der theoriegestützten Intervention, welche die gängige Praxis ersetzt, kann nach Aussagen von beteiligen Pflegefachpersonen ohne zusätzlichen Zeitaufwand im Pflegealltag angewendet werden. Als zentrales Argument für die Mikroschulungen spricht die Tatsache, dass dem Wunsch der Wöchnerinnen nachgegangen wird, ihr Kind erfolgreich stillen zu können.

Beitrag der einzelnen Autorinnen

HB: Datenerhebung, Datenanalyse, Projektleitung
MJ: Co-Autorin
AJ: Co-Autorin
IB: Co-Autorin

A micro-education programme for breastfeeding women: a pilot study to investigate the educations' effect on injured and painful nipples

Injured and painful nipples are frequently occurring events in nursing women during the first days after giving birth. These problems often result in a premature termination of breastfeeding despite the mother's wish to nurse. Unsystematic instructions given to women regarding correct breastfeeding increase the risk that these complications will arise.
The objective of the study was to investigate the effect of a systematic micro-education programme for nursing women by means of a pilot study or a quasi-experiment. The study included 100 mother and child pairs each in the experimental group and in the control group (N = 200). The pain experienced by all women during nursing was measured using the Visual Analogue Scale (VAS) and the degree of injury to the nipples after nursing was measured with a tool specially developed for this purpose, the Nipple Wound Score (NWS). Women who received instructions by means of the micro-education programme exhibited significantly less injured nipples (on the third day: experimental group 55 % and control group 77 %, $p < 0.00$; on the fourth day: 56 % and 80 %, $p < 0.00$).No differences were observed between the study groups in regard to the occurance of pain (on the fourth day $p = 0.68$). The variables of birthing method, parity, age or nationality of the women had no effect on the degree of injury of the nipples or on the

Pflege 2012; 25 (5): 343–351
Originalarbeit 351

intensity of pain. The results of this pilot study suggest that repeated micro-education for breastfeeding women should be implemented during the first days after giving birth.

Keywords: breastfeeding, nursing, injured nipples, painful nipples, micro-education

Literatur

Abt-Zegelin, A. (2006a). Beratung und Schulung erfordern hohe Kompetenzen. Magazin Stoma + Inkontinenz + Wunde, 06 (4).

Abt-Zegelin, A. (2006b). Mikroschulungen – Pflegewissen für Patienten und Angehörige, 1. Teil. Die Schwester der Pfleger, 06 (1), 62 – 65.

Ackermann-Liebrich U.; Dratva, J.; Merten, S. (2008). Stillen in der Schweiz: Erfolg und Herausforderung. Gesundheitswesen 2008, 70. Supplement 1.

Asole, S.; Spinelli, A.; Antinucci, E.; Di Lallo, D. (2009). Effect of hospital practices on breastfeeding: A survey in the Italian Region of Lazio. J. Hum Lact, 25 (3), 333 – 340.

Briggs, J. (2009). The management of nipple pain and/or trauma associated with breastfeeding. Best practice, 13, 1 – 4.

De Oliveira, L. (2006). Effect of intervention to improve breastfeeding technique on the frequency of exclusive breastfeeding and lactation-related problems. J. Hum Lact, 22 (3), 315 – 321.

European Pressure Ulcer Advisory Panel. Pressure ulcer guidelines, classification, http://www.epuap.org/gltreatment.html [01.10.2010].

Henderson, A. (2001). Postpartum positioning an attachment education for increasing breastfeeding: a randomised trail. Birth, 28 (4), 236 – 242.

Institut für Sozial- und Präventivmedizin der Universität Basel (2008). Monitoring der Stillfreundlichkeit: in zertifizierten Geburtskliniken und in Kliniken oder Spitälern, die das Zertifikat anstreben. (Baby-Friendly Hospital Initiative). Einzelbericht. Schweizerische Stiftung zur Förderung des Stillens.

Kang, J. S.; Choi, S. Y.; Ryu, E. J. (2007). Effects of a breastfeeding empowerment programme on korean breastfeeding mothers: a quasi-experimental study. International Journal of Nursing Studies, 45, 14 – 23.

Kervin, B. E.; Kemp, L.; Jackson Pulver, L. (2009). Types and timing of breastfeeding support and its impact on mothers' behaviours. Journal of Paediatrics and Child Health, 46, 85 – 91.

Labarère, J.; Gelbert-Baudino, N.; Laborde, L.; Arragain, D.; Schelstraete, C.; François, P. (2011). CD-ROM-based program for breastfeeding mothers. Matern Child Nutr, 7 (3); 263 – 72.

Lindenmann, H. (2006). Konstruktivismus und Pädagogik, Grundlagen, Modelle, Wege zur Praxis. München: Ernst Reinhard.

Lochner, J. E.; Judkins, D. Z. (2009). Which interventions are best for alleviating nipple pain in nursing mothers. The Journal of Family Practice, 58 (11); 612a – 612c.

McInnes R.; Chambers, J. (2008). Supporting breastfeeding mothers: qualitative synthesis. Blackwell Publishing Ltd; 404 – 427.

Merten, S.; Dratva, J.; Ackermann-Liebrich, U. (2005). Do Baby-Friendly Hospitals influence breastfeeding duration on a national level? Paediatrics, 116, e702 – e708.

Mohrbacher, N.; Stock, J. (2000). Handbuch für die Stillberatung: Stillende Mütter fachlich kompetent und einfühlsam begleiten. Troisdorf: LaLecheLiga.

Payne, D.; Nicholls, D. A. (2010). Managing breastfeeding and work: a foucauldian secondary analysis. J Adv Nurs, Jun 16, Epub ahead of print.

Panfil, E. M.; Linde, E. (2006). Kriterien zur Wunddokumentation. Literaturanalyse. Deutsche Gesellschaft für Wundheilung und Wundberatung. Frankfurt/Main: Hessisches Institut für Pflegeforschung.

Rosen, I. M.; Krueger, M. V.; Carney, L. M.; Graham, J. A. (2008). Prenatal breastfeeding education and breastfeeding outcomes. MCN Am J Matern Child Nurs., 33 (5), 315 – 9.

Ziemer, M.; Paone, L.; Schupay, J. (1990). Methods to prevent and manage nipple pain in breastfeeding women. West J Nurs Res, 12 (6), 732 – 43.

Zentrum für Entwicklung, Forschung und Pflege (2000). Pflegediagnosen-Liste, 7. Fassung, UniversitätsSpital Zürich.

de Vies, P. (2008). Microteaching as a support mechanism for informal learning. eLearning papers 2008, No 11, ISSN 1887 – 1542.

World Health Organization (2010). Child an Adolescent Health and Development. Breastfeeding. http://www.who.int/child_adolescent_health/topics/prevention_care/child/nutrition/breastfeeding/en/index.html, [01.10.2010].

Korrespondenzadresse

Heidi Berlepsch-Schreiner
UniversitätsSpital Zürich
Pflegeexpertin Hö-Fa II, MScN
Frauenklinikstrasse 24
CH-8091 Zürich
Tel.: +41 (0)44 255 11 11

adelheid.berlepsch@usz.ch

Originalarbeit

Wirksamkeit von nichtmedikamentösen Interventionen zur Förderung der Urinkontinenz bei Menschen nach einem cerebro-vaskulären Insult

Eine systematische Literaturübersicht

Myrta Kohler[1,2,3] (RN, MScN), Hanna Mayer[2] (Univ.-Prof. Mag. Dr.), Miriam Battocletti[1] (RN, MScN), Jürg Kesselring[3] (Prof. Dr.), Susi Saxer[1] (Prof. Dr., RN)

[1] Institut für Angewandte Pflegewissenschaft, Fachhochschule St. Gallen, Schweiz
[2] Institut für Pflegewissenschaft, Universität Wien, Österreich
[3] Kliniken Valens, Schweiz

Zusammenfassung:
Hintergrund: Rund die Hälfte der Personen, die einen cerebro-vaskulären Insult überleben, leiden an einer Urininkontinenz. Diese ist ein Prädiktor für schlechtere funktionale Outcomes und beeinflusst die Lebensqualität negativ. Bis anhin ist unklar, welches die optimale Behandlungsmethode ist. Ein systematisches Review von 2008 zeigte eine insuffiziente Studienlage und konnte keine Empfehlung machen.
Fragestellung: Welche nichtpharmakologischen Interventionen wirken bei der Behandlung einer Urininkontinenz bei erwachsenen Menschen nach einem cerebro-vaskulären Insult kontinenzfördernd?
Methode: Zur Beantwortung der Fragestellung wurde eine systematische Literaturübersicht durchgeführt. Die Literatursuche wurde in den Datenbanken PubMed, CINAHL, CENTRAL und PsycInfo durchgeführt. Es wurde der Zeitraum von März 2007 bis Mai 2015 berücksichtigt.
Ergebnisse: Es konnten insgesamt sechs Studien, die total 732 Personen untersucht haben, inkludiert werden. Folgende Interventionen wurden auf ihre Wirksamkeit erforscht: transkutane elektrische Nervenstimulation, urodynamisches Assessment mit Empfehlung der Blasenentleerungsmethode sowie Interventionen, die aus mehreren Komponenten (z.B. Toilettentraining) bestanden. Alle Studien zeigten eine Verbesserung in mindestens einem Outcome.
Schlussfolgerungen: Die Evidenz spezifischer Interventionen für die Kontinenzförderung für Menschen nach einem cerebro-vaskulären Insult ist gering. Eine Intervention bestehend aus Assessment und darauf folgenden individuell angepassten Maßnahmen scheint die momentan beste Behandlungsmethode zu sein.

Schlüsselwörter: Urininkontinenz, cerebro-vaskulärer Insult (CVI), Pflegeintervention, systematische Literaturübersicht

Effectiveness of non-pharmacological interventions to promote urinary continence in stroke survivors – a systematic literature review

Abstract:
Background: Around half of the people who survive a cerebrovascular insult are suffering from urinary incontinence. This is a predictor for functional outcomes and affects the quality of life negatively. Until now, it is not clear, which the optimal method of treatment is. A systematic review of 2008 showed an insufficient data situation and couldn't make a recommendation.
Research question: Which non-pharmacological interventions are effective to promote urinary continence in adult persons who have suffered a cerebrovascular insult?
Method: To answer the question a systematic literature review was performed. The literature search was conducted in the databases PubMed, CINAHL, CENTRAL and PsycInfo. The period from March 2007 to May 2015 was taken into account.
Results: There were a total of six studies included which examined 732 persons. The following interventions were explored for their effectiveness: transcutaneous electrical nerve stimulation, urodynamic assessment with recommendation of bladder emptying method and interventions that consist of several components (e.g. toilet training). All studies showed a positive effect in at least one outcome.

Pflege (2016), *29*(5), 235–245
DOI 10.1024/1012-5302/a000493

Conclusions: There is limited evidence for interventions to promote urinary continence in people suffering a cerebrovascular insult. An intervention consisting of assessment and individual adapted measures currently appear to be the best treatment method.

Keywords: urinary incontinence, stroke, nursing interventions, systematic review

Einleitung

In der Schweiz erleiden jährlich ca. 16 000 Personen einen cerebro-vaskulären Insult (Schweizerische Neurologische Gesellschaft, ohne Datum). Laut Hochrechnungen der WHO wird die Inzidenz der cerebro-vaskulären Insulte aufgrund der zunehmenden Alterung der Bevölkerung deutlich steigen (Truelsen et al., 2006). Ein cerebro-vaskulärer Insult ist die Folge von plötzlichen Hirnfunktionsstörungen, die durch krankhafte Gefäßvorgänge entstehen (Greten, 2005) und kann eine motorische und sensorische Hemiparese oder Hemiplegie verursachen. Hinzu können Aphasie, Dysarthrie, Schluckstörungen, Wahrnehmungseinschränkungen, neuropsychologische Defizite und Schmerzen kommen (Frommelt & Lösslein, 2010). Ein weiteres gravierendes Problem stellt die in der Akutphase sehr häufig auftretende Urininkontinenz dar (Ruffion et al., 2013). Urininkontinenz ist ein Sammelbegriff für ein Symptom, eine Symptomgruppe oder klinische Befunde, die alle durch einen unfreiwilligen Urinverlust gekennzeichnet sind. Zusätzlich können funktionelle Beeinträchtigungen unfreiwilligen Harnverlust begünstigen (Abrams, Cardozo & Khoury, 2009). Urininkontinenz ist auch ein Auslöser für psychischen Stress und soziale Isolation (Lai, Gardner, Vetter & Andriole, 2015). Weiter treten dadurch inkontinenzbedingte Verletzungen auf und das Risiko von Harnwegsinfektionen steigt (MacLachlan & Rovner, 2015).

Rund die Hälfte der Menschen, die einen cerebro-vaskulären Insult überleben, sind in der Akutphase von einer Inkontinenz betroffen (Dumoulin, Korner-Bitensky & Tannenbaum, 2007). Laut Williams, Srikanth, Bird und Thrift (2012) sind drei Monate nach dem cerebro-vaskulären Insult 43,5 % urininkontinent, nach einem Jahr sind es 38 %. Es gibt Hinweise dafür, dass je schwerer die Symptome des cerebro-vaskulären Insults sind, desto höher ist die Wahrscheinlichkeit einer Inkontinenz (Brittain, Peet & Castleden, 1998). Personen nach einem cerebro-vaskulären Insult mit Inkontinenz leben häufiger (45 %) in einer stationären Langzeiteinrichtung, als Personen ohne Inkontinenz (5 %) (Kolominsky-Rabas, Hilz, Neundoerfer & Heuschmann, 2003). Inkontinenz ist bei dieser Personengruppe ein Prädiktor für schlechtere funktionale Outcomes (van Almenkerk, Smalbrugge, Depla, Eefsting & Hertogh, 2013) und beeinflusst die Lebensqualität negativ (White et al., 2014).

Die Pflege von Menschen mit Inkontinenz stellt für die Pflegefachpersonen eine große Herausforderung dar, da die Inkontinenz häufig multifaktoriell bedingt und komplex ist (Khoo et al., 2013; Thomas et al., 2008; Yeo, Singh, Gundeti, Barua & Masood, 2012). In einer Untersuchung in Rehabilitationskliniken in drei verschiedenen Ländern (Großbritannien, Schweden, China) hat sich gezeigt, dass ein oberflächliches Inkontinenz-Assessment gefolgt von einer unsystematischen Behandlung die übliche Versorgung bei Menschen nach einem cerebro-vaskulären Insult ist. Die Kontinenzförderung in der Pflege von Menschen nach einem cerebro-vaskulären Insult hat oftmals keine hohe Priorität und erfolgt zudem sehr oft reaktiv (Booth, Kumlien, Zang, Gustafsson & Tolson, 2009). Der Fokus wird häufig auf den Umgang mit der Inkontinenz und nicht auf die Förderung der Kontinenz gelegt (Matthews & Mitchell, 2010). Thomas et al. (2008) untersuchten in einem systematischen Cochrane Review die optimalen Methoden zur Behandlung der Urininkontinenz bei Erwachsenen nach einem cerebro-vaskulären Insult. Gesucht wurde nach sämtlichen Intervention wie z. B. Pharmakotherapie, Physiotherapie, Hilfsmittel, Verhaltenstherapie, Lebensstilveränderung, professionelle Unterstützung oder komplementäre Therapie. Insgesamt konnten zwölf randomisierte kontrollierte Studien in das Review miteinbezogen werden. Die Autoren stellen fest, dass die Studienlage zu insuffizient ist, um eine Empfehlung für die Behandlung der Inkontinenz nach einem cerebro-vaskulären Insult abzugeben. Verhaltensverändernde Behandlungen der Inkontinenz (z. B. Toilettentraining) können gegenüber der medikamentösen Behandlung bevorzugt werden, da sie keine Arzneimittelwechselwirkungen oder Nebenwirkungen verursachen (Vaughan et al., 2011).

Was ist (zu dieser Thematik) schon bekannt?
Personen nach einem cerebro-vaskulären Insult sind häufig urininkontinent, bisher war unklar, welches die optimale Behandlung ist.

Was ist neu?
Ein ausführliches Assessment scheint ein wichtiger Bestandteil kontinenzfördernder Maßnahmen zu sein.

Welche Konsequenzen haben die Ergebnisse für die Pflegepraxis?
Mit dem momentanen Wissensstand scheint eine Intervention bestehend aus Assessment und individuell angepassten Maßnahmen die beste Behandlungsmethode zu sein.

Fragestellung

Um eine Empfehlung abzugeben, welches die momentan beste, nichtpharmakologische Behandlungsmethode der Urininkontinenz bei Menschen nach einem cerebro-vaskulären Insult ist, muss eine systematische Literaturrecherche (Publikationen ab 2007) durchgeführt werden, um Studien zu identifizieren, die zeitlich nach dem systematischen Review von Thomas et al. (2008) publiziert wurden.

Folgende Fragestellung wurde formuliert: Welche nichtpharmakologischen Interventionen wirken bei der Behandlung einer Urininkontinenz bei erwachsenen Menschen nach einem cerebro-vaskulären Insult kontinenzfördernd?

Methode

Zur Beantwortung der Fragestellung wurde eine systematische Literaturübersicht durchgeführt. Die Literatur wurde systematisch anhand festgelegter Kriterien identifiziert, selektiert und bewertet (Antes, Bassler & Forster, 2003). Die Literatursuche, die Studienauswahl, die Datenextraktion sowie die Qualitätsbeurteilung wurden durch zwei Personen unabhängig voneinander durchgeführt, bei Unstimmigkeiten wurde mittels Diskussion mit einer dritten Autorin nach einem Konsens gesucht. Die Literatursuche berücksichtigt nicht nur randomisierte kontrollierte Studien wie dies üblicherweise bei systematischen Literaturübersichten mit der Frage nach der Wirksamkeit der Fall ist (Higgins & Green, 2011). Die Behandlung von Urininkontinenz bei Menschen nach einem Schlaganfall ist häufig komplex und schwierig, zumal die Inkontinenz häufig multifaktoriell bedingt ist (Thomas et al., 2011; Yeo et al., 2012). Laut Craig et al. (2008) handelt es sich um eine komplexe Intervention, wenn eine Intervention mehrere, interagierende Komponenten beinhaltet. Die Testung solcher Interventionen mittels einer randomisierten kontrollierten Studie ist nicht immer möglich, da die Konzeption einer Forschung zur Testung der Wirksamkeit einer komplexen Intervention sehr anspruchsvoll ist. Daher sind eine adäquate Kontrollgruppe sowie die Randomisation nicht immer möglich (Burns & Grove, 2009).

Da in vorliegendem Review der aktuelle Wissensstand als Basis für die Praxisentwicklung dargestellt wird, werden auch Interventionsstudien ohne Randomisation oder ohne Kontrollgruppe eingeschlossen. Der methodische Rahmen dieser systematischen Übersichtsarbeit orientiert sich an den fünf Schritten wie sie in der Publikation *Systematic reviews* von Khan, Kunz und Kleijnen (2011) vorgeschlagen werden. Das Vorgehen von Khan et al. (2011) wurde gewählt, da somit auch Studien ohne Randomisation oder ohne Kontrollgruppe berücksichtig werden können. Die Berichterstattung wurde gemäß dem PRISMA Statement (Liberati et al., 2009; Moher, Liberati, Tetzlaff & Altman, 2009) vorgenommen.

Studienauswahl

Die systematische Literatursuche erfolgte im April und Mai 2015 und wurde in der Datenbank PubMed durchgeführt. Ergänzend wurde in den Datenbanken CINAHL, CENTRAL und PsycInfo gesucht. Aufgrund des Cochrane Reviews von Thomas et al. (2008) zur selben Fragestellung wurde nur nach Publikationen, die nach März 2007 publiziert wurden, recherchiert (Suchdatum von Thomas et al., 2008). Die Suchbegriffe inklusive Limits sind in Tabelle 1 dargestellt. Die Referenzlisten der eingeschlossenen Studien wurden nach weiteren relevanten Artikel durchsucht. Für die Auswahl der Studien wurden folgende Einschlusskriterien definiert: erwachsene Personen nach einem cerebro-vaskulären Insult, Personen mit einer Urininkontinenz, nichtpharmakologische Interventionen, Outcome: Urininkontinenz unabhängig der gewählten Messmethode, Publikation nach März 2007 (bzw. Studien, die nicht in das Cochrane Review von Thomas et al. 2008 integriert wurden), Studien in deutscher oder englischer Sprache. Ausgeschlossen wurden Studien, die auf die Stuhlinkontinenz, das Anwenden von Katheterismus oder das Vermeiden von Harnwegsinfektionen fokussiert waren sowie Publikationen, die nicht explizit Menschen nach einem cerebro-vaskulären Insult untersuchten. Falls von einem Forschungsprojekt die Pilot- und die Hauptstudie veröffentlicht worden war, wurde nur die Hauptstudie berücksichtigt.

Beurteilung der Studienqualität

Für die kritische Analyse der Studienqualität der randomisierten kontrollierten Studien wurden die Qualitätskriteri-

Tabelle 1. Suchstrategie

Datenbank	Suchbegriffe	Limits	Treffer
PubMed	(((“Stroke”[Mesh] OR (cerebrovascular[All Fields] AND insult[All Fields])) AND “Urinary Incontinence”[Mesh]) OR (promoting[All Fields] AND continence[All Fields])) NOT (“drug therapy”[Subheading] OR (“drug» [All Fields] AND «therapy»[All Fields]) OR “drug therapy” [All Fields] OR “drug therapy”[MeSH Terms] OR (“drug”[All Fields] AND “therapy”[All Fields]))	• Clinical Trial • Publication: Year 2007 to Current	11
CENTRAL	“stroke” AND “incontinence” in Title, Abstract, Keywords	• Clinical Trial/Therapy/ • Publication: Year 2007 to Current • All Adult	20
CINAHL	“stroke” OR »cerebrovascular stroke” AND »urinary incontinence” OR “promoting continence” NOT »drug therapy or pharmacotherapy”		13 Ausschluss MEDLINE
PsycInfo	“stroke” AND »urinary incontinence” NOT “drug therapy”		81

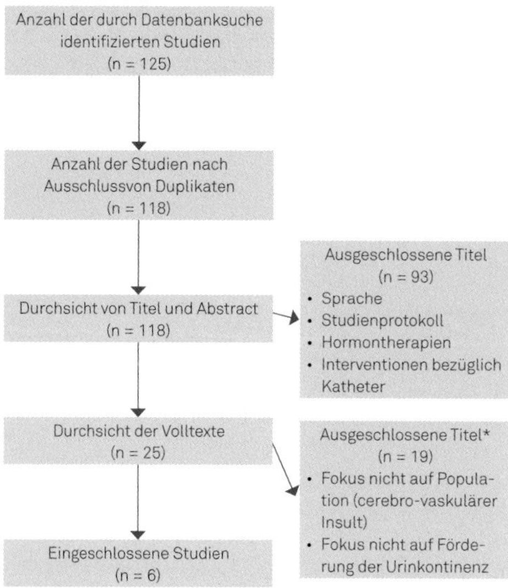

Abbildung 1. PRISMA Flow Diagram.
Aus: Moher, D.; Liberati, A.; Tetzlaff, J.; Altman, D.G.: The PRISMA Group (2009). Preferred Reporting Items for Systematic Reviews and Meta-Analyses: The PRISMA Statement. PLoS Med 6(6): e1000097. doi:10.1371/journal.pmed1000097. For more information, visit www.prisma-statement.org.

en des Methodenpapiers der Internetplattform FIT-Nursing Care (Panfil & Ivanovic, 2011) gewählt. Das Methodenpapier wurde in einer Fachgruppe in Zusammenarbeit mit Vertretern des Deutschen Netzwerks für evidenzbasierte Medizin entwickelt. Anhand von Risiko-Ampeln (grün = adäquate methodische Qualität, gelb = unklare methodische Qualität, rot = problematische methodische Qualität) wurden folgende Kriterien beurteilt: Fragestellung, Rekrutierung, Randomisierungscode, Zuteilung, Follow-up, Verblindung, Basis-Merkmale/beschreibende Merkmale, Gleichbehandlung, Wechsler und Stichprobengröße. Für die Beurteilung der nicht-randomisierten Studien wurde der *Methodological Index for Non-Randomized Studies* (MINORS) verwendet (Slim et al., 2003), dieser ist laut einem Review, publiziert im Journal of Evidence-Based Medicine, für die Qualitätsbeurteilung geeignet (Zeng et al., 2015). Er besteht aus insgesamt zwölf Items die jeweils mit «nicht beschrieben», «beschrieben jedoch inadäquat» und «beschrieben und adäquat» beurteilt werden (Tabelle 2). Bei Studien mit fehlender Kontrollgruppe werden gemäß Empfehlung des Entwicklungsteams nur die ersten acht Items beurteilt (Slim et al., 2003).

Ergebnisse

Insgesamt konnten sechs Publikationen (Abbildung 1) mit mittelmäßiger bis guter Studienqualität in das Review eingeschlossen werden (Tabelle 3). Es wurden 732 erwachsene Personen nach einem cerebro-vaskulären Insult untersucht, 459 Personen waren in einer Interventionsgruppe und 273 Personen in einer Kontrollgruppe eingeschlossen. Als Interventionen wurden transkutane elektrische Nervenstimulation, urodynamisches Assessment mit Empfehlung der Blasenentleerungsmethode sowie Interventionen, die aus mehreren Komponenten (z.B. Toilettentraining, Beckenbodentraining) bestanden, getestet (Tabelle 3). Die Wirksamkeit der Interventionen wurde mittels der folgenden Kriterien/Messinstrumente untersucht: Functional Independence Measure (FIM), Barthel-Index (BI), Methode der Blasenentleerung, Lebensqualität, Schweregrad der Inkontinenz, Kontinenzprofil, Vorhandensein einer Harnwegsinfektion, Overactive bladder symptom score (OABSS) sowie dem International Consultation on Incontinence Questionnaire Short-Form (ICIQ-SF).

Interventionen

Während sowohl die urodynamische Untersuchung mit anschließender Bestimmung der optimalen Blasenentleerungsmethode (Ersoz et al., 2013) als auch die transkutane elektrische Nervenstimulation (Guo, Liu, Hu, Liu & Xu, 2014) als einzelne Interventionen getestet wurden, haben die übrigen vier Studien (Cournan, 2012; Herr-Wilbert, Imhof, Hund-Georgiadis & Wilbert, 2010; Thomas et al., 2014; Vaughn, 2009) komplexe Interventionen implementiert. Dies bedeutet, dass die Intervention mehrere abhängige und unabhängige, miteinander interagierende Komponenten beinhaltet (Craig et al., 2013). In allen vier Studien wurde ein Assessment durchgeführt, welches je-

Tabelle 2. Methodological Index for Non-Randomized Studies (MINORS) (Slim et al., 2003)

Nr.	Criterion	Score*
1.	A clearly stated aim	
2.	Inclusion of consecutive Patients	
3.	Prospective collection of data	
4.	Endpoints appropriate to the aim of the study	
5.	Unbiased assessment of the study endpoint	
6.	Follow-up period appropriate to the aim of the study	
7.	Loss to follow up less than 5 %	
8.	Prospective calculation of the study size	
Additional criteria in the case of comparative studies:		
9.	An adequate control group	
10.	Contemporary groups	
11.	Baseline equivalence of groups	
12.	Adequate statistical analyses	

** 0 (not reported), 1 (reported but inadequate), 2 (reported and adequate)*

Tabelle 3. Eingeschlossene Studien

	Design	Fragestellung Studienziel	Stichprobe Setting	Intervention Kontrolle	Datenerhebung Datenanalyse	Ergebnisse	Qualitätsbeurteilung
Cournan (2012) Bladder management in female stroke survivors: translating research into practice	Prätest-Posttest Design mit Kontroll-gruppe	Einführung eines evidenzbasierten Blasenmanagement und Überprüfung, ob dies die Blasen-funktion bei Frauen nach einem cerebro-vaskulären Insult verbessern kann.	**Einschluss:** • Frauen • Cerebro-vaskulären Insult • Beeinträchtigte Blasenfunktion • Geplanter Austritt während der Studiendauer **Ausschluss:** • Männer • Intermittierender Einmalkatheterismus oder Dauerkatheter vor dem cerebro-vaskulären Insult • Aphasie • Geplante Aufenthaltsdauer < 7 Tage **Setting:** Akutstationäre Rehabilitationsein-richtung mit 115 Betten, im Hinter-land von New York, USA.	**Interventionen (individuell angepasst):** • Ausführliches Assessment • Toilettentraining (Angebotener Toilettengang, Toilettengang zu festgelegten Zeiten) • Selbsthilfe-Training bei Körperpflege/Kleiden • Hilfsmittelanpassung • Beckenbodentraining **Kontrolle:** • Strategien zu Blasenmanage-ment ohne Toilettentraining, Beckenbodentraining, Selbsthilfe.	**Datenerhebung:** Messung anhand 2 Items: (Toilettenbenützung, Blasenkontrolle) des FIM-Score bei Ein- und Austritt in die Rehaklinik. **Datenanalyse:** • Vergleich des FIM-Score von Eintritt zu Austritt • ANOVA	• 70 Teilnehmerinnen (35 pro Gruppe). • Die Frauen in der Interventionsgruppe zeigten einen signifikant höheren Anstieg des FIM-Score (2.83 Pkt.) im Vergleich zur Kontrollgruppe (1.57 Pkt.) F 67, p = 0,01	**Score MINORS:** 19/24 Punkte
Ersoz et al. (2013) An evaluation of bladder emptying methods and the effect of demographic and clinical factors spontaneous voiding frequency in stroke pati-ents	Prätest-Posttest Design ohne Kontroll-gruppe	Untersuchung der unterschiedli-chen Methoden zur Entleerung der Blase in verschie-denen Phasen nach einem cerebro-vaskulären Insult.	**Einschluss:** • Anhaltende Blasen-funktionsstörung • Mind. 30 Tage nach cerebro-vaskulärem Insult **Setting:** • Sieben Kliniken in fünf verschiedenen Städten in der Türkei.	**Interventionen:** • Urodynamisches Assessment • Anschließend Empfehlung der geeigneten Blasenent-leerungsmethode: 1. spontane Blasenentleerung 2. Blasenentleerung ohne Katheter (klopfen, Reflex auslösen etc.) und einem externen Kollektor (z. B. Urinalkondom 3. Intermittierender Selbst-Katheterismus (ISK) 4. Langzeit-Katheter **Kontrolle:** • Keine Kontrollgruppe.	**Datenerhebung:** • Bestimmung der angewendeten Blasenentleerungsmethode bei Eintritt, nach urodynamischem Assessment, und nach Austritt (Telefoninterview) **Datenanalyse** • Zusammenhänge zwischen Methode der Blasenent-leerung und Stadium des cerebro-vaskulären Insults mit Spearmans Korrelationstest.	• 99 Patientinnen und Patienten (60 Männer, 39 Frauen) • 18 Personen führten die empfohlene Blasenentleerungs-methode nach Austritt nicht weiter durch • Die Gruppe ISK hatte die häufigste Wechselfrequenz, 9 von 15 Personen hörten Zuhause mit ISK auf (60 %) • Die Anzahl der Personen, die ihre Blase spontan entleeren, hat zwi-schen den Erhebungszeitpunkten zugenommen.	**Score MINORS:** 11/16 Punkte

Tabelle 3. Eingeschlossene Studien (Fortsetzung)

	Design	Fragestellung Studienziel	Stichprobe Setting	Intervention Kontrolle	Datenerhebung Datenanalyse	Ergebnisse	Qualitätsbeurteilung
Guo et al. (2014) Transcutaneous electrical nerve stimulation in the treatment of patients with post-stroke urinary incontnence	Randomisierte kontrollierte Studie	Therapeutische Wirkung der transkutanen elektrischen Nervenstimulation (TENS) bei inkontinenten Patientinnen und Patienten nach cerebrovaskulärem Insult zu untersuchen.	**Einschluss:** Stabile und kooperative Personen, die nach einem cerebro-vaskulären Insult an Urininkontinenz leiden Personen die effektiv kommunizieren können. **Ausschluss:** Harnverhalt Personen die bereits von dem cerebro-vaskulären Insult inkontinent waren. **Setting:** Neurologische Klinik in Shanghai, China.	**Intervention:** 30 min/Tag über 60 Tage TENS-Therapie nach festgelegter Stärke und Frequenz der Stimulation sowie definierter Ort für die Platzierung der Elektroden. **Kontrolle:** Übliche Versorgung ohne TENS.	**Datenerhebung:** Overactive bladder symptom score (OABSS) mit 4 Domänen: täglicher Miktion, Nykturie, Harndrang, Dranginkontinenz Barthel-Index (BI) Urodynamische Untersuchung **Datenanalyse:** Gruppenvergleiche mittels Chi² Test oder dem Student's t-Test.	61 Personen (32 in der Interventionsgruppe, 29 in der Kontrollgruppe). Interventionsgruppe zeigte nach 60 Tagen statistisch signifikant bessere Werte bezüglich OABSS (p = < 0,05) 7 von 10 Dimensionen (Blasen- und Darmkontrolle, Toilettenbenützung, Transfers, Fortbewegung, Körperpflege) des BI waren in der Interventionsgruppe signifikant höher im Vergleich zur Kontrollgruppe (p = < 0,05) Einen Barthel-Index Score von über 50 Punkten wurde in der Interventionsgruppe von 21 Personen erreicht, in der Kontrollgruppe erreichten diesen Wert 10 Personen Statistisch signifikant bessere Werte bei der urodynamischen Untersuchung in der Interventionsgruppe (p = < 0,05)	**FIT-Beurteilung:** + Fragestellung + Rekrutierung ? Randomisierung ? Zuteilung ? Follow-up ? Verblindung + Basis-Merkmale + Gleichbehandlung + Wechsler + Stichprobengröße
Herr-Wilbert et al. (2010) Assessment-guided therapy of urinary incontinence after stroke	Prätest-Posttest Design ohne Kontrollgruppe	Einführung eines therapeutischen, assessment-geleiteten Urininkontinenz Managements in der Rehabilitation bei Menschen mit einem cerebrovaskulären Insult, basierend auf einer strukturierten, einem Prozess folgenden interdisziplinären Versorgung sowie die anschließende Überprüfung des Behandlungseffektes.	**Einschluss:** Inkontinente Personen, die nach einem cerebro-vaskulären Insult vom Akutspital überwiesen wurden **Setting:** Neurorehabilitationsklinik in der Schweiz.	**Interventionen:** Interdisziplinäres Vorgehen anhand Algorithmus: Screening: FIM, Restharn, Harnwegsinfekt Assessment: Kontinenzprofil, Medikamente, Miktionsprotokoll, ICIQ-UI-SF Interventionen (individuell angepasst): Toilettentraining **Kontrolle:** keine Kontrollgruppe.	**Datenerhebung:** Kontinenzprofil FIM ICIQ-UI-SF Messung vor und nach der Intervention **Datenanalyse:** Deskriptive Auswertung	44 teilnehmende (19 Frauen, 25 Männer) Am meisten gewählte Intervention: Angebotener Toilettengang, Toilettentraining zu individuellen Zeiten 67 % (n = 14) respektive 52 % (n = 11) erreichten Kontinenz (gemessen mit Kontinenzprofil oder FIM-Score 6/7) Belastung aufgrund der Inkontinenz (ICIQ-UI-SF) hat gesamthaft betrachtet um 3 Punkte (Score 0 – 20) abgenommen.	**Score MINORS:** 10/16 Punkte

Tabelle 3. Eingeschlossene Studien (Fortsetzung)

	Design	Fragestellung Studienziel	Stichprobe Setting	Intervention Kontrolle	Datenerhebung Datenanalyse	Ergebnisse	Qualitätsbeurteilung
Thomas et al. (2014) Identifying continence options after stroke (ICONS): a cluster randomised controlled feasibility trial	Cluster rando-misierte kontrol-lierte Studie	Die Machbarkeit der Studie bezüglich Rekrutierung und Durchführbarkeit zu überprüfen sowie Hinweise zur Wirk-samkeit der Inter-vention zu erhalten.	**Einschluss:** Stabile, inkontinente Personen nach einem cerebro-vaskulären Insult **Ausschluss:** Personen mit einem Katheter oder die bereits vor dem cerebro-vaskulären Insult intermittierenden Selbst-Katheterismus gemacht haben **Setting:** Akute und rehabilitative Stroke Units in England und Wales.	**Intervention:** Systematic voiding programme (SVP): Ausführliches Assessment + Miktionsprotokoll über 3 Tage Individuelle Maßnahmen ange-passt an physische und kognitive Fähigkeiten Blasentraining für Personen ohne kognitive Einschränkung und Toilettentraining (Angebote-ner Toilettengang) für Personen mit kognitiven Einschränkungen Beckenbodentraining falls Indika-tion vorhanden Edukation der Betroffenen und ihren Angehörigen bezüglich Kontinenzförderung Bildung von 2 Interventionsgruppen: 1 Gruppe SVP 1 Gruppe SVP mit Support bei der Einführung **Kontrolle:** Gewöhnliche Pflege Abklärung Harnwegsinfektion und Restharn Adäquate Versorgung mit Inkonti-nenzmaterial Evtl. Toilettentraining.	**Datenerhebung:** Datenerhebung bei Austritt sowie 6 und 12 Wochen nach dem cerebro-vaskulären Insult Inkontinenz (ICIQ-UI-SF) Lebensqualität Schweregrad der Inkontinenz Barthel-Index **Datenanalyse:** Mixed-effect-Modelle Basis-Intention-to-treat	413 Personen wurden eingeschlossen (124 Kontrollgruppe, 164 Interventionsgruppe 1 SVP, 125 Interventionsgruppe 2 SVP mit Sup-port bei der Einführung) Es konnten keine Hinweise dafür gefunden werden, dass SVP einen positiven Einfluss auf die Inkontinenz, die Lebensqualität oder die Selbstständigkeit hat. SVP wird nun in einer größer angelegten Studie überprüft.	**FIT-Beurteilung:** + Fragestellung + Rekrutierung + Randomisierung + Zuteilung + Follow-up - Verblindung + Basis-Merkmale + Gleichbehandlung + Wechsler - Stichprobengröße
Vaughn (2009) Efficacy of urinary gui-delines in the management of post-stroke incontinence	Prätest-Posttest Design mit Kontroll-gruppe	Überprüfung der Wirkung der Implementation einer Evidenz basierenden Guideline in einem interdisziplinären Team zum Management von Urininkontinenz bei Menschen nach einem cerebro-vaskulären Insult.	**Einschluss:** Personen mit der Hauptdiagnose cerebro-vaskulärer Insult Personen, welche die Einschlusskriterien für den Eintritt in die Rehabilitation erfüllten **Ausschluss:** Personen nach einem schweren cerebro-vaskulären Insult **Setting:** Akute Rehabilitationsklinik in USA.	**Interventionen:** Implementation einer Checkliste mit 15 Punkten (basierend auf aktuellen Guidelines) Diese beinhaltete Miktionsproto-koll, Infektabklärung, Katheter-entfernung und individuell ange-passtes Toilettentraining **Kontrolle:** Als Kontrollgruppe dienten die Daten von Personen, die vor Im-plementation der Intervention in dieser Klinik behandelt wurden.	**Datenerhebung:** FIM Harnwegsinfektion (Anzahl Leukozyten im Urin) **Datenanalyse:** Deskriptive Auswertung Gepaarter t-Test MANOVA	Je 85 Personen in Kontroll- und Interventionsgruppe Statistisch signifikant höhere Werte in der Interventionsgruppe beim FIM-Totalscore (p = 0.000), FIM-Item «Toilettenbenützung» (p = < 0,0001) und FIM-Item «Blasenkontrolle» (p = < 0,0001) Statistisch signifikante Reduktion der Anzahl Leukozyten im Urin bei der Interventionsgruppe	**Score MINORS:** 17/24 Punkte

doch aus unterschiedlichen Aspekten bestand (Anamnese, Abklärung von Harnwegsinfektionen, Restharn-Bestimmung, Identifikation der Ursachen der Inkontinenz, FIM, Miktionsprotokoll). Ebenso wurde in allen vier Studien Toilettentraining durchgeführt wobei unterschiedliche Trainingsmethoden angewendet wurden (Toilettentraining zu individuellen Zeiten, angebotener Toilettengang, Toilettentraining zu festgelegten Zeiten). Weitere Komponenten der Intervention waren Blasentraining, Beckenbodentraining, An- und Auskleide-Training, Restriktion der Trinkmenge, Gabe von Vitamin C/Cranberry-Saft sowie medikamentöse Therapie bei erhöhtem Harndrang. Zur Unterstützung der Durchführung der Intervention entwickelten Herr-Wilbert et al. (2010) einen Algorithmus, welcher zu den richtigen Behandlungsschritten führt, zusätzlich schulten sie das Pflegepersonal. Vaughn (2009) entwickelte eine Checkliste mit 15 Items, die alle wichtigen Behandlungsschritte beinhaltete; diese diente als Hilfestellung für das interdisziplinäre Behandlungsteam. Thomas et al. (2014) testeten die Unterstützung durch mindestens eine spezialisierte Fachperson bei der Einführung (Expertise in Inkontinenz und cerebro-vaskulärem Insult).

Wirksamkeit der Interventionen

Aufgrund der heterogenen Interventionen kann keine einheitliche Aussage bezüglich der Wirksamkeit der Interventionen gemacht werden, jedoch zeigt sich in allen Studien eine Verbesserung in mindestens einem Outcome (Tabelle 3). Nachfolgend werden die Outcomes bezüglich Inkontinenz und, falls erhoben, auch die direkten Auswirkungen der Inkontinenz, wie z.B. psychische Belastung aufgrund der Inkontinenz, beschrieben.

Bei Cournan (2012) sowie bei Vaughn (2009) zeigten die Interventionen eine statistisch signifikante Reduktion der Inkontinenz im Vergleich zur Kontrollgruppe gemessen mittels zwei Items des FIM (Toilettenbenützung, Blasenkontrolle). Vaughn (2009) konnte zudem auch eine statistisch signifikante Verbesserung im Total-FIM-Score sowie eine signifikante Reduktion der Anzahl Leukozyten im Urin in der Interventionsgruppe beobachten. Durch die transkutane elektrische Nervenstimulation konnten Guo et al. (2014) die Blasenkontrolle sowie die Selbstpflegefähigkeit (Barthel-Index) statistisch signifikant erhöhen, den *Overactive Bladder Symptom Score* senken; zudem zeigte die Interventionsgruppe auch statistisch signifikant bessere Werte bei der urodynamischen Untersuchung. Herr-Wilbert et al. (2010) zeigten in ihrer Studie, dass die Belastung durch die Inkontinenz (gemessen mittels ICIQ-UI-SF) gesenkt werden konnte und dass 67 % respektive 52 % der Patientinnen und Patienten bei Klinikaustritt kontinent waren (Kontinenzprofil/FIM). Die Intervention von Thomas et al. (2014) zeigte keine signifikanten Gruppenunterschiede bezüglich Inkontinenz, Lebensqualität und Selbstpflegefähigkeit. Allerdings hatten die Teilnehmenden beider Interventionsgruppen die größere Chance auf Kontinenz nach zwölf Wochen bei einer Dranginkontinenz als die Teilnehmenden der Kontrollgruppe. Diese Studie wurde als *feasibility trial* durchgeführt, um die Rekrutierung und Retention zu testen, und war nicht «gepowert», um Effekte zu finden. Bei Ersoz et al. (2013) hat sich gezeigt, dass der intermittierende Selbstkatheterismus mehrheitlich keine geeignete Blasenentleerungsmethode darstellt.

Bei der Interpretation der Wirksamkeit der Interventionen muss beachtet werden, dass die eingeschlossenen Studien über unterschiedliche Evidenzstärken verfügen, dies obwohl jeweils die methodische Qualität als gut einzuschätzen ist. Dieser Aspekt muss bei der Verwertbarkeit der Resultate in der Praxis berücksichtigt werden, da das Vertrauen in die Resultate bei randomisierten kontrollierten Studien höher eingestuft werden kann als bei Studien ohne Randomisation oder/und Kontrollgruppe. Die Studien von Guo et al. (2014) und Thomas et al. (2014) weisen ein randomisiertes kontrolliertes Design auf, Vaughn (2009) und Cournan (2012) testen die Intervention in Intervention- und Kontrollgruppe, jedoch ohne Randomisation, und in den beiden Studien von Herr-Wilbert et al. (2010) und Ersoz et al. (2013) gibt es keine Kontrollgruppe.

Diskussion

Vorliegendes systematisches Review geht der Frage nach, welche nichtpharmakologischen Interventionen bei der Behandlung der Urininkontinenz bei erwachsenen Menschen nach einem cerebro-vaskulären Insult kontinenzfördernd wirken. Es konnten im Zeitraum von 2007 bis 2015 sechs, bezüglich Intervention heterogene Studien identifiziert werden. Zusammenfassend kann festgestellt werden, dass fünf der sechs Studien eine Verbesserung der Inkontinenz und/oder der Blasenkontrolle zeigten (Cournan, 2012; Ersoz et al., 2013; Guo et al., 2014; Herr-Wilbert et al., 2010; Vaughn, 2009). Insgesamt vier Studien untersuchten komplexe Interventionen bestehend aus einem Assessment und daraus abgeleiteten Maßnahmen, wobei mehrheitlich Verhaltensinterventionen angewendet wurden. In zwei von diesen Studien zeigten diese Interventionen eine signifikante Verbesserung der Blasenkontrolle sowie bei der selbstständigen Benutzung der Toilette (Cournan, 2012; Vaughn, 2009). Bei Herr-Wilbert et al. (2010) konnte die durch die Inkontinenz verursachte Belastung reduziert werden und über die Hälfte der Patientinnen und Patienten waren nach Abschluss der Intervention kontinent. Die vierte Studie konnte keine Unterschiede zwischen Kontroll- und Interventionsgruppe bezüglich der Blasenkontrolle identifizieren (Thomas et al., 2014), gleichwohl konnte mittels der Intervention die Drangsymptomatik reduziert werden. Bei der Durchführung von transkutaner elektrischer Nervenstimulation konnte die Blasenkontrolle sowie die Selbstständigkeit bei der Toilettenbenutzung signifikant erhöht und die Drangsymptomatik reduziert werden (Guo et al., 2014). Eine Studie untersuchte die Wirksamkeit einer urodynamischen Untersuchung und der darauffolgenden Empfehlung der Blasenentleerungsmethode; die Anzahl der Personen, die ihre Blase spontan entleeren konnten, wurde erhöht (Ersoz et al., 2013).

Die Vergleichbarkeit der sechs inkludierten Studien ist aufgrund der Heterogenität der Interventionen limitiert. Es lässt sich jedoch feststellen, dass bei allen vier Studien, welche eine komplexe Intervention getestet haben, als auch in der Studie, die eine Blasenentleerungsmethode empfohlen hat, ein ausführliches Assessment fixer Bestandteil der Intervention war. Ebenso ähnlich sind sich die vom Assessment abgeleiteten Maßnahmen, sie unterscheiden sich lediglich bezüglich Intensität und Dauer der Intervention. Fünf der sechs inkludierten Studien haben die Outcomes mittels einem, in der Behandlung von Menschen nach einem cerebro-vaskulären Insult üblichen Assessmentinstrument gemessen, es wurde entweder FIM oder Barthel-Index verwendet. Die eingeschlossenen Studien weisen unterschiedliche Evidenzstärken auf, diese sind z.B. bedingt durch eine inadäquate Kontrollgruppe. Diese Einschränkungen lassen sich möglicherweise dadurch erklären, dass die methodische Konzeption der Evaluation einer komplexen Intervention eine große Herausforderung darstellt und z.B. eine adäquate Kontrollgruppe aufgrund des Settings schwierig zu definieren ist (Ludvigsen et al., 2013; Mühlhauser, Lenz & Meyer, 2011). Trotzdem lässt sich aufgrund der Resultate der eingeschlossenen Studien vermuten, dass eine komplexe Intervention, bestehend aus Assessment und daraus abgeleiteten Maßnahmen die Inkontinenz bei Menschen nach einem cerebro-vaskulären Insult reduzieren kann.

Das Cochrane Review von Thomas et al. (2008) zur selben Fragestellung zeigte, dass keine Empfehlung zur Behandlung der Urininkontinenz abgegeben werden kann. Jedoch besteht eine limitierte Evidenz, dass ein strukturiertes Assessment mit anschließendem Inkontinenzmanagement und Inputs von spezialisierten Fachpersonen die Urininkontinenz reduziert. Die Schlussfolgerung von Thomas et al. (2008) stützte sich lediglich auf zwei Studien. Eine Studie testete ein Interventionsprogramm, welches auf einem Assessment basierte, die zweite Studie untersuchte die Wirksamkeit des Einsatzes eines «Continence Care Advisor». Die Metaanalyse zeigte, dass die Intervention im Vergleich zur Kontrolle zu bevorzugen ist. Mit den Resultaten der vorliegenden Übersichtsarbeit wird diese Schlussfolgerung insofern unterstützt, als dass weitere vier Studien die Inkontinenz durch ein Assessment und davon abgeleiteten Maßnahmen reduzieren konnten. Vergleicht man die Interventionen der inkludierten Studien vom Review von Thomas et al. (2008) mit den Interventionen der vorliegenden Übersichtsarbeit, so lässt sich feststellen, dass die zwölf Studien von Thomas et al. (2008) eine höhere Heterogenität aufweisen, es konnte kein Trend zur Favorisierung von gewissen Interventionen interpretiert werden. In vorliegender Übersichtsarbeit zeigt sich ein anderes Bild: in fünf der sechs Studien war das Assessment Bestandteil der Intervention, bei Thomas et al. (2008) war es lediglich eine Studie. Es scheint, dass sich in den letzten Jahren ein Bewusstsein dafür entwickelt hat, dass ein Assessment die Grundlage für die Durchführung von kontinenzfördernden Maßnahmen ist. Zudem wurden bei den eingeschlossenen Studien von Thomas et al. (2008) mehrheitlich einzelne Interventionen evaluiert, während im vorliegendem Review klar eine Tendenz zu komplexen Interventionen, bestehend aus mehreren Komponenten, zu erkennen ist.

Schlussfolgerung

Die Evidenz für spezifische Interventionen für die Kontinenzförderung für Menschen nach einem cerebro-vaskulären Insult ist gering. Es wurden unterschiedliche Interventionen mit methodischen Limitationen getestet. Somit stützt sich die Empfehlung für die Praxis auf eine kleine Anzahl heterogener Studien. Mit dem momentanen Wissensstand scheint eine Intervention bestehend aus Assessment und darauffolgenden, individuell angepassten Maßnahmen die beste Behandlung der Urininkontinenz bei Menschen nach einem cerebro-vaskulären Insult zu sein. Aus welchen Komponenten die Intervention optimaler Weise bestehen sollte und welche Art von Support (Spezialisierte Fachpersonen, Algorithmus, Checkliste) bei der Testung der Intervention in der Praxis am effektivsten ist, bleibt weiterhin unklar. Genauso ungenau ist derzeit der Wissensstand, ob und welche Differenzierungen bei der Umsetzung der Interventionen bezüglich des Schweregrades des cerebro-vaskulären Insults vorgenommen werden müssen.

Für die Forschung zeigt vorliegende Untersuchung, dass sehr wenige, methodisch limitierte und bezüglich Intervention nicht vollständig vergleichbare Studien, publiziert wurden. Um die bestehende Forschungslücke schließen zu können und die Evidenz für eine Intervention zur Kontinenzförderung bei Menschen nach einem cerebro-vaskulären Insult zu stärken, braucht es randomisierte kontrollierte Studien mit genügend Power und klar beschriebener Intervention. Einheitliche Studiendesigns bei der Testung von komplexen Interventionen zum Beispiel durch Festlegung und Standardisierung der Interventionsbestandteile und der abhängigen Messgrößen können dazu beitragen, die Inhomogenität in der Datenlage zu reduzieren. Aufbauend auf den vorliegenden Resultaten wird empfohlen, die Forschung bezüglich komplexen Interventionen bestehend aus Assessment und daraus abgeleiteten Maßnahmen zur Kontinenzförderung bei Menschen nach einem cerebro-vaskulären Insult zu vertiefen.

Beitrag der einzelnen Autor(inn)en

Entwicklung des Studienprotokolls: MK, HM, SS
Datenerhebung: MK, MB, SS
Dateninterpretation: MK, MB, SS
Verfassen des Manuskripts: MK, SS
Kritische Kommentierung des Manuskriptentwurfs: MB, HM, JK

Literatur

Abrams, P.; Cardozo, L.; Khoury, S. (Hrsg.). (2009). Incontinence. 4th International Consultation on Incontinence. 4th ed., Paris.

Antes, G.; Bassler, D.; Forster, J. (Hrsg.). (2003). Evidenz-basierte Medizin. Praxis-Handbuch für Verständnis und Anwendung der EBM. Stuttgart: Thieme.

Booth, J.; Kumlien, S.; Zang, Y.; Gustafsson, B.; Tolson, D. (2009). Rehabilitation nurses practices in relation to urinary incontinence following stroke: a cross-cultural comparison. Journal of Clinical Nursing, 18 (7), 1049 – 1058.

Brittain, K. R.; Peet, S. M.; Castleden, C. M. (1998). Stroke and incontinence. Stroke; a Journal of Cerebral Circulation, 29 (2), 524 – 528.

Burns, N.; Grove, S. K. (2009). The Practice of Nursing Research: Appraisal, Synthesis, and Generation of Evidence. 6th ed. St. Louis: Saunders/Elsevier.

Cournan, M. (2012). Bladder management in female stroke survivors: translating research into practice. Rehabilitation Nursing: the Official Journal of the Association of Rehabilitation Nurses, 37 (5), 220 – 230.

Craig, P.; Dieppe, P.; Macintyre, S.; Michie, S.; Nazareth, I.; Petticrew, M. (2008). Developing and evaluating complex interventions: the new Medical Research Council guidance. BMJ (Clinical Research Ed.), 337, a1655.

Craig, P.; Dieppe, P.; Macintyre, S.; Michie, S.; Nazareth, I.; Petticrew, M. (2013). Developing and evaluating complex interventions: the new Medical Research Council guidance. International Journal of Nursing Studies, 50 (5), 587 – 592.

Dumoulin, C.; Korner-Bitensky, N.; Tannenbaum, C. (2007). Urinary incontinence after stroke: identification, assessment, and intervention by rehabilitation professionals in Canada. Stroke; a Journal of Cerebral Circulation, 38 (10), 2745 – 2751.

Ersoz, M.; Erhan, B.; Akkoc, Y.; Zinnuroglu, M.; Yildiz, N.; Gok, H. et al. (2013). An evaluation of bladder emptying methods and the effect of demographic and clinical factors on spontaneous voiding frequency in stroke patients. Neurological Sciences: Official Journal of the Italian Neurological Society and of the Italian Society of Clinical Neurophysiology, 34 (5), 729 – 734.

Frommelt, P.; Lösslein, H. (2010). Neurorehabilitation. Ein Praxisbuch für interdisziplinäre Teams. 3. Aufl., Berlin: Springer.

Greten, H. ((2005). Innere Medizin. Verstehen – lernen – anwenden. 12., komplett überarb. Aufl. Stuttgart: Thieme.

Guo, Z.-f.; Liu, Y.; Hu, G.-h.; Liu, H.; Xu, Y.-f. (2014). Transcutaneous electrical nerve stimulation in the treatment of patients with poststroke urinary incontinence. Clinical Interventions in Aging, 9, 851 – 856.

Herr-Wilbert, I. S.; Imhof, L.; Hund-Georgiadis, M.; Wilbert, D. M. (2010). Assessment-guided therapy of urinary incontinence after stroke. Rehabilitation Nursing: the Official Journal of the Association of Rehabilitation Nurses, 35 (6), 248 – 253.

Higgins, J. P. T.; Green, S. (2011). Cochrane Handbook for Systematic Reviews of Interventions. http://handbook.cochrane.org/ [11.11.2014].

Khan, K. S.; Kunz, R.; Kleijnen, J. (2011). Systematic reviews to support evidence-based medicine. How to review and apply findings of healthcare research. 2nd ed. London: Hodder Annold.

Khoo, T. K.; Yarnall, A. J.; Duncan, G. W.; Coleman, S.; O'Brien, J. T.; Brooks, D. J. et al. (2013). The spectrum of nonmotor symptoms in early Parkinson disease. Neurology, 80 (3), 276 – 281.

Kolominsky-Rabas, P. L.; Hilz, M.-J.; Neundoerfer, B.; Heuschmann, P. U. (2003). Impact of urinary incontinence after stroke: results from a prospective population-based stroke register. Neurourology and Urodynamics, 22 (4), 322 – 327.

Lai, H.; Gardner, V.; Vetter, J.; Andriole, G. L. (2015). Correlation between psychological stress levels and the severity of overactive bladder symptoms. BMC Urology, 15, 14.

Liberati, A.; Altman, D. G.; Tetzlaff, J.; Mulrow, C.; Gotzsche, P. C.; Ioannidis, J. P. A. et al. (2009). The PRISMA statement for reporting systematic reviews and meta-analyses of studies that evaluate health care interventions: explanation and elaboration. Journal of Clinical Epidemiology, 62 (10), e1 – 34.

Ludvigsen, M. S.; Meyer, G.; Hall, E.; Fegran, L.; Aagaard, H.; Uhrenfeldt, L. (2013). Development of clinically meaningful complex interventions – the contribution of qualitative research. Pflege, 26 (3), 207 – 214.

MacLachlan, L. S.; Rovner, E. S. (2015). New Treatments for Incontinence. Advances in Chronic Kidney Disease, 22 (4), 279 – 288.

Matthews, M.; Mitchell, E. A. (2010). Causes and rehabilitation of urinary incontinence after stroke: a literature review. British Journal of Neuroscience Nursing, 6 (1), 37 – 41.

Moher, D.; Liberati, A.; Tetzlaff, J.; Altman, D. G. (2009). Preferred reporting items for systematic reviews and meta-analyses: the PRISMA statement. Annals of Internal Medicine, 151 (4), 264 – 269, W64.

Mühlhauser, I.; Lenz, M.; Meyer, G. (2011). Development, appraisal and synthesis of complex interventions – a methodological challenge. Zeitschrift fur Evidenz, Fortbildung und Qualitat im Gesundheitswesen, 105 (10), 751 – 761.

Panfil, E. M.; Ivanovic, N. (2011). Methodenpapier FIT-Nursing Care. Forschungs- und IT-gestützte Expertennetzwerk-Plattform zur Unterstützung von Evidence-based Nursing. https://www.fit-care.ch/c/document_library/get_file?uuid=fed4ef2b-27cd-4044-ac2e-f31e12a068c6&groupId=10156 [5.1.2016].

Ruffion, A.; Castro-Diaz, D.; Patel, H.; Khalaf, K.; Onyenwenyi, A.; Globe, D. et al. (2013). Systematic review of the epidemiology of urinary incontinence and detrusor overactivity among patients with neurogenic overactive bladder. Neuroepidemiology, 41 (3 – 4), 146 – 155.

Schweizerische Neurologische Gesellschaft. (ohne Datum). Schlaganfall. www.swissneuro.ch/Content/schlaganfall [5.1.2016].

Slim, K.; Nini, E.; Forestier, D.; Kwiatkowski, F.; Panis, Y.; Chipponi, J. (2003). Methodological index for non-randomized studies (minors): development and validation of a new instrument. ANZ Journal of Surgery, 73 (9), 712 – 716.

Thomas, L. H.; Cross, S.; Barrett, J.; French, B.; Leathley, M.; Sutton, C. et al. (2008). Treatment of urinary incontinence after stroke in adults. The Cochrane Database of Systematic Reviews, (1), CD004462.

Thomas, L. H.; Watkins, C. L.; French, B.; Sutton, C.; Forshaw, D.; Cheater, F. et al. (2011). Study protocol: ICONS: identifying continence options after stroke: a randomised trial. Trials, 12, 131.

Thomas, L. H.; Watkins, C. L.; Sutton, C. J.; Forshaw, D.; Leathley, M. J.; French, B. et al. (2014). Identifying continence options after stroke (ICONS): a cluster randomised controlled feasibility trial. Trials, 15, 509.

Truelsen, T.; Piechowski-Jozwiak, B.; Bonita, R.; Mathers, C.; Bogousslavsky, J.; Boysen, G. (2006). Stroke incidence and prevalence in Europe: a review of available data. European Journal of Neurology: the Official Journal of the European Federation of Neurological Societies, 13 (6), 581 – 598.

Van Almenkerk, S.; Smalbrugge, M.; Depla, M.; Eefsting, J. A.; Hertogh, C. (2013). What predicts a poor outcome in older stroke survivors? A systematic review of the literature. Disability and Rehabilitation, 35 (21), 1774 – 1782.

Vaughan, C. P.; Juncos, J. L.; Burgio, K. L.; Goode, P. S.; Wolf, R. A.; Johnson, T. M. (2011). Behavioral therapy to treat urinary incontinence in Parkinson disease. Neurology, 76 (19), 1631 – 1634.

Vaughn, S. (2009). Efficacy of urinary guidelines in the management of post-stroke incontinence. International Journal of Urological Nursing, 3 (1), 4 – 12.

White, J. H.; Patterson, K.; Jordan, L.-A.; Magin, P.; Attia, J.; Sturm, J. W. (2014). The experience of urinary incontinence in stroke survivors: a follow-up qualitative study. Canadian Journal of Occupational Therapy. Revue Canadienne D'ergothérapie, 81 (2), 124 – 134.

Williams, M. P.; Srikanth, V.; Bird, M.; Thrift, A. G. (2012). Urinary symptoms and natural history of urinary continence after first-ever stroke – a longitudinal population-based study. Age and Ageing, 41 (3), 371 – 376.

Yeo, L.; Singh, R.; Gundeti, M.; Barua, J. M.; Masood, J. (2012). Urinary tract dysfunction in Parkinson's disease: a review. International Urology and Nephrology, 44 (2), 415 – 424.

Zeng, X.; Zhang, Y.; Kwong, Joey S W; Zhang, C.; Li, S.; Sun, F. et al. (2015). The methodological quality assessment tools for preclinical and clinical studies, systematic review and meta-analysis, and clinical practice guideline: a systematic review. Journal of Evidence-Based Medicine, 8 (1), 2 – 10.

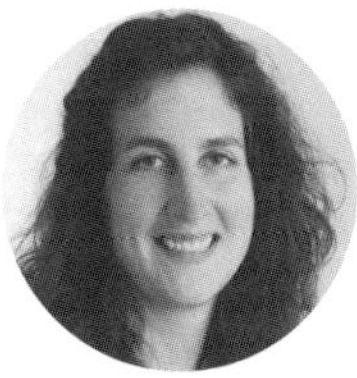

Myrta Kohler, MScN
Institut für Angewandte Pflegewissenschaft
Fachhochschule St. Gallen
Rosenbergstraße 59
9001 St. Gallen
Schweiz
myrta.kohler@fhsg.ch

Was war die größte Herausforderung bei Ihrer Studie?
Die passenden Beurteilungsinstrumente für die verschiedenen Studiendesigns zu identifizieren

Was wünschen Sie sich bezüglich der Thematik für die Zukunft?
Dass Interventionen zur Kontinenzförderung bei Menschen nach einem cerebro-vaskulären Insult in Zusammenarbeit mit der Praxis entwickelt und bezüglich Wirksamkeit getestet werden.

Was empfehlen Sie den LeserInnen zum Weiterlesen/Vertiefen?
Craig, P. et al. (2008). Developing and evaluating complex interventions: the new Medical Research Council guidance. BMJ, 337, a1655

Manuskripteingang: 01.08.2015
Manuskript angenommen: 11.01.2016
Veröffentlicht online: 30.05.2016

Gibt's nicht gibt's nicht – Eine Auswahl nationaler und internationaler Pflegefachzeitschriften

Vielfach hört man nach einer Literaturrecherche die Aussage: „Dazu gibt es nichts". In Kapitel 3 wurde ausführlich das Vorgehen für eine Literatursuche beschrieben. Auch wurde mehrfach in diesem Buch auf den selbstverständlichen Einbezug der internationalen Fachliteratur hingewiesen. Wesentlich für eine erfolgreiche Recherche und Auswahl der Fachliteratur ist eine durchdachte Wahl von Suchbegriffen sowie von Ein- und Ausschlusskriterien. Mit einer speziellen Fragestellung werden Sie dann rasch auch auf spezialisierte Zeitschriften stoßen **(Tab. A1-1)**. Bei der Auswahl von Fachliteratur gilt es auch allgemeine Qualitätskriterien zu berücksichtigen, wie zum Beispiel den Peer Review und den Impact Factor (s. Kap. 13). Der Peer Review ist ein internes Begutachtungsverfahren von wissenschaftlichen Beiträgen. Dabei werden die zur Veröffentlichung eingereichten Manuskripte durch unabhängige Expertinnen und Experten der eigenen Disziplin nach bestimmten Kriterien, wie Aktualität, Relevanz und Einhaltung der Regeln guter wissenschaftlicher Praxis, begutachtet. Das Ergebnis der Begutachtung kann eine Empfehlung für eine Veröffentlichung, für eine mehr oder weniger umfangreiche Überarbeitung oder für eine Ablehnung sein. Der Impact Factor gibt Auskunft, welchen Einfluss die jeweilige Zeitschrift in der Disziplin hat, indem gezählt wird, wir häufig Beiträge einer Zeitschrift in einer anderen Zeitschrift zitiert werden. Das heißt, wenn eine Zeitschrift einen hohen Impact Factor aufweist, haben die darin veröffentlichten Artikel hohe Aufmerksamkeit erhalten. Der Impact Factor ist jedoch nur eine Orientierung und keine Garantie für gute Qualität, da er nicht die Qualität, sondern die Anzahl der Zitation misst und diese stark abhängig von der Zitierpraxis einzelner Wissenschaften ist. Das heißt, es ist möglich, aber nicht zwingend, dass zwischen Zitation und Qualität ein Zusammenhang besteht.

In der Datenbank CINAHL finden sich über 1500 Zeitschriften, die hier natürlich nicht alle aufgeführt werden können. Um Ihnen die Suche im Dickicht der vielen Zeitschriften ein wenig schmackhaft zu machen, findet sich in Tabelle A1-1 eine Liste internationaler Pflegefachzeitschriften. Die Auswahl ist mehr oder weniger zufällig und erhebt keinen Anspruch auf Vollständigkeit. Wir geben Ihnen einen kleinen Überblick und konzentrieren uns dann auf die Beschreibung einzelner Zeitschriften. Es sind dies jene, die in der Auflistung fett gedruckt sind. Lassen Sie sich angesichts der Vielfalt der Titel überraschen.

Empfehlungen

BMC Nursing
Herausgeberinnen und Herausgeber: Hilary Logan, BioMed Central; Section Editors: Anto De Pol, Bridget Johnston, Adelais Markaki, Pammla Petrucka, Lesley Wilkes
BioMed Central
Open access
Gegründet: 2000
https://bmcnurs.biomedcentral.com

BioMed Central ist ein englischsprachiger Zeitschriftenverlag, der über 200 Open-access-Zeitschriften aus den Bereichen Biologie und Medizin veröffentlicht. *BMC Nursing* veröffentlicht Themen der Pflegeforschung, -bildung und -praxis. Da es sich um eine Online- und Open-access-Zeitschrift handelt, können angenommene Beiträge sofort publiziert werden und sind kostenlos zugänglich. Damit ist der Zugriff auf aktuellstes Wissen vorhanden. Zudem wird der Review-Prozess offen zugänglich gemacht.

Evidence-Based Nursing
Herausgeberinnen und Herausgeber: Alison Twycross, David Barrett, Enrique Castro-Sanchez, Roberta Heale, UK

Tabelle A1-1: Überblick wissenschaftlicher Pflegezeitschriften (Quelle: Eigenerstellung)

Allgemein	Anästhesie, Intensiv, Notfallpflege	Ambulante Pflege
• Advances in Science • **BMC Nursing** • Clinical Nursing Research • **Evidence-based Nursing** • International Journal of Nursing Studies • International Journal of Nursing Research • International Nursing Review • **Journal of Advanced Nursing** • **Journal of Clinical Nursing** • Journal of Interprofessional Care • Journal of Nursing Measurement • Nursing Diagnosis • Nursing Outlook • Nursing Research • **Pflege – Die wissenschaftliche Zeitschrift für Pflegeberufe** • Pflege & Gesellschaft – Zeitschrift für Pflegewissenschaft • **Pflegewissenschaft** • Practice Nurse • Professional Nurse • **QuPuG – Journal für Qualitative Forschung in Pflege- und Gesundheitswissenschaft** • Scandinavian Journal of Caring Sciences	• Accident & Emergency Nursing • American Journal of Critical Care • British Journal of Intensive Care • Care of the Critically Ill • Critical Care Nurse • Critical Care Nursing Clinics of North America • Critical Care Nursing Quarterly • Dimensions of Critical Care Nursing • Intensive Care Nursing • Intensive Critical Care Nursing • Journal of Emergency Nursing • Journal of the Perianaesthesia Nursing • Nursing in Critical Care • Topics in Emergency Nursing	• British Journal of Community Nursing • Community Care • Community Mental Health Journal • Community Psychiatric Nursing Journal • Journal of Community Nursing • Journal of Case Management
AIDS	**Chirurgie**	**Diabetes**
• AIDS Care • AIDS Patient Care	• Journal of Trauma Nursing • MedSurg Nursing • Plastic Surgical Nursing • Surgical Nursing	• Diabetes Care • Journal of Diabetes Nursing
EDV	**Ethik**	**Familienpflege**
• Computers in Nursing	• **Nursing Ethics**	• Journal of Family Health Care • Journal of Family Nursing
Geburtshilfe	**Gerontologische Pflege**	**Holistische Pflege**
• British Journal of Midwifery • Journal of Obstetric, Gynaecologic & Neonatal Nursing	• Elderly Care • Nursing Older People • Journal of Dementia Care • **Journal of Gerontological Nursing** • Nursing Older People • Nursing the Elderly • The Gerontologist • The Journals of Gerontology • **Zeitschrift für Gerontologie und Geriatrie**	• Holistic Nursing Practice

Tabelle A1-1: *Fortsetzung*

Kardiologie	Kinderpflege	Management
• European Journal of Cardiovascular Nursing • Journal of Cardiovascular Nursing	• Journal of Child Health Care • Journal of Neonatal Nursing • Journal of Obstetric, Gynaecologic & Neonatal Nursing • Journal of Pediatric Nursing • Journal of Pediatric Oncology Nursing • Journal of Perinatal & Neonatal Nursing • Paediatric Nursing • Pediatric Nursing Journal	• Journal of Healthcare Management • Journal of Nursing Administration • Journal of Nursing Management • Nursing Administration Quarterly • Nursing Management (UK) • Nursing Management (US)
Neurologie	**Onkologie**	**OP**
• Journal of Neuroscience Nursing	• Cancer Nursing • European Journal of Cancer Care • European Journal of Oncology Nursing • Journal of Pediatric Oncology Nursing • Oncology Nurse Forum • Oncological Nursing • Seminars in Oncology Nursing	• American Operating Room Nurses • British Journal of Perioperative Nursing • Journal of Advanced Perioperative Care
Orthopädie	**Palliativpflege**	**Pädagogik**
• Journal of Orthopaedic Nursing • Orthopaedic Nursing	• European Journal of Palliative Care • International Journal of Palliative Nursing	• Advances in Medical Education and Practice • GMS Journal for Medical Education • Health Education • Health Promotion Practice • Journal of Continuing Education in Nursing • Journal of Moral Education • Journal of Nursing Education • Nurse Education Today • Nursing Education • Nurse Education in Practice • Nurse Educator • Patient Education & Counselling
Philosophie	**Pneumologie**	**Psychiatrie**
• Nursing Philosophy	• Asthma Journal	• Archives of Psychiatric Nursing • Community Mental Health Journal • Community Psychiatric Nursing Journal

Tabelle A1-1: *Fortsetzung*

		• International Journal of Psychiatric Nursing Research • Journal of Child & Adolescent Psychiatric Nursing • Journal of Psychiatric & Mental Health Nursing • Mental Health Nursing • Perspectives in Psychiatric Care
Public Health	**Qualitätsmanagement**	**Rehabilitation**
• Public Health Nursing	• International Journal for Quality in Health Care	• Rehabilitation Nursing
Urologie	**Transkulturelle Pflege**	**Wundversorgung**
• Nephrology Nursing • Nephrology Nursing Journal • Urological Nursing	• Journal of Transcultural Nursing	• Advances in Skin & Wound Care • EWMA Journal • International Journal of Lower Extremity Wounds • International Wound Journal • Journal of Tissue Viability • Journal of Wound Care • Ostomy Wound Management • Wound, Ostomy & Continence Nursing • Wounds • Wundmanagement • World Wide Wounds

BMJ Publishing Group
Gegründet: 1998
http://ebn.bmj.com/

Wer sich schnell über die wichtigsten aktuellen und klinisch relevanten Forschungsergebnisse informieren und diese auch kommentiert haben möchte, für den ist das Journal *Evidence-Based Nursing* ein „Muss". Jede Seite der Fachzeitschrift enthält eine aus der Sicht der Herausgeberinnen und Herausgeber wichtige Studie, die kurz anhand der wesentlichen Informationen vorgestellt und kommentiert wird. Ein Genuss ist die visuelle Aufbereitung der Informationen. Dabei gibt es keine Präferenz für bestimmte Forschungsdesigns, es werden qualitative, quantitative Studien (Intervention, Assessment, Qualitätsentwicklung) und Reviews vorgestellt. Bemerkenswert ist auch hier die klinische Orientierung. Interessant ist der Aha-Effekt, wenn man beim Lesen entdeckt, dass sich eine längst als wissenschaftlich belegt gewähnte Pflegeintervention als nicht wirksam erwiesen hat oder umgekehrt ein umstrittenes Verfahren sich bewährt hat. EBN enthält keine Originalartikel, sondern bereitet bereits publizierte Studien aus mehr als 100 internationalen Journalen auf und kommentiert diese. In jedem Heft ist auch ein Aufsatz zur Forschungsmethodik enthalten. EBN ist peer-reviewed, wird in den Datenbanken Medline und Embase geführt und erscheint vierteljährlich.

International Journal of Nursing Studies
Herausgeberinnen und Herausgeber: Ian Norman, Peter Griffiths, Jenifer Willson-Barnet, Jason Beckstead, Trevor Murrells (UK)

Elsevier
Gegründet: 1963
http://www.journalofnursingstudies.com/

Das *International Journal of Nursing Studies* veröffentlicht Beiträge für die Gesundheitsberufe der Pflege, der Hebammen sowie der Pflegewissenschaft. Themen sind internationale Veränderungen und Entwicklungen in der Praxis, im Bildungsbereich und in der Organisation von Gesundheitsdiensten. Veröffentlicht werden originale Forschungsbeiträge, Rezensionen und Diskussionsbeiträge. Darüber hinaus können Editorials und/oder sogenannte *„letters"* an die Herausgeberinnen und Herausgeber mit Kommentaren zu Beiträgen aus dem Journal bzw. zum Journal selbst eingesendet werden. In einzelnen Fällen werden auch Protokolle von Studien veröffentlicht, wenn diese von Interesse und Bedeutung für die Schwerpunkte der Zeitschrift sind. Die Themen sind zum Beispiel „Selbstmanagement", „Mundpflege", „Wundmanagement", „Familienpflege", „Arbeitszeitenregelung" oder „Arbeitszufriedenheit", „Leadership" sowie Themen zu wissenschaftlichen Methoden. In unregelmäßigen Abständen und aus aktuellen Anlässen erscheinen Spezialhefte, wie zum Beispiel zum Thema „Sprache und Kommunikation" oder zum Thema „Kinderpflege" oder „Pflege älterer Menschen". Durch die Bandbreite der Themen ist das Journal eine der einflussreichsten internationalen Pflegezeitschriften. Die Zeitschrift ist peer-reviewed, wird unter anderem in den Datenbanken CINAHL, MEDLINE, PubMed und im Social Science Citation Index geführt und erscheint zwölfmal im Jahr.

Journal of Advanced Nursing
Herausgeberinnen und Herausgeber: Roger Watson, Robyn Gallagher, Mark Hayter, Jane Noyes, Rita Pickler & Brenda Roe, UK
John Wiley & Sons Ltd.
Gegründet: 1963
http://onlinelibrary.wiley.com/journal/10.1111/(ISSN)1365-2648

Das *Journal of Advanced Nursing* (JAN) ist eine der weltweit renommiertesten pflegewissenschaftlichen Fachzeitschriften. Es gibt – neben dem „guest editorial" und den Berichten über Kongresse und den Neuerscheinungen – vier Rubriken. Berichtet wird über „issues and innovations in nursing practice", „methodological issues in nursing research", „integrative literature reviews and meta-analysis" sowie „nursing and health care management and policy". Typisch für die Briten ist eine praxisnahe und pragmatische Ausrichtung. Die Theoriediskussion erfolgt auf hohem Niveau, die empirischen und methodischen Beiträge sind befruchtend für die internationale Diskussion. Insgesamt sind die Beiträge auch für Leserinnen und Leser, die Englisch nicht als Muttersprache haben, sehr gut verständlich. Zwei der vielen Stärken des JAN sind der Versuch eines Überblicks über die vorhandene Befundlage und die Vielfalt des Themenspektrums. Das Journal ist peer-reviewed, wird in den Datenbanken CINAHL, MEDLINE, PubMed und Social Science Citation Index geführt und erscheint zwölfmal im Jahr.

Journal of Clinical Nursing
Herausgeberinnen und Herausgeber: Debra Jackson, Sue Barnason, Carol Haigh, Leslie Gelling and Graeme D. Smith, England
John Wiley & Sons Ltd.
Gegründet: 1992
http://onlinelibrary.wiley.com/journal/10.1111/(ISSN)1365-2702

Das *Journal of Clinical Nursing* (JCN) überzeugt aufgrund seiner klinischen Orientierung und bietet in jeder Ausgabe eine reiche Fundgrube an klinisch relevanten Themen. Das Journal enthält empirische Fragestellungen rund um den pflegerischen Problemlösungsprozess und dessen pflegetheoretische Grundlagen zu allen erdenklichen pflegerischen Fachdisziplinen und Phänomenen (z. B. Altenpflege, Onkologie, Gastroenterologie, Schlaf, Frauen und Kinder). Dabei werden auch Studien zu verschiedenen

Pflegekompetenzstufen und deren Bildung publiziert, beispielsweise zur Kunst der Entscheidungsfindung (*clinical decision-making*) oder zu Berufsrollen (*role-development*, *clinical nursing leadership*). Im Editorial Board sind hauptsächlich europäische (inkl. Commonwealth) und asiatische Pflegewissenschaftlerinnen und -wissenschaftler vertreten und sogar sieben Statistikerinnen und Statistiker explizit notiert. Das Journal ist peer-reviewed, wird in den Datenbanken CINAHL, MEDLINE, PubMed und im Social Science Citation Index geführt und erscheint zwölfmal im Jahr.

Journal of Gerontological Nursing
Herausgeberin: Donna M. Fick, USA
Slack
Gegründet: 1974
http://www.healio.com/nursing/journals/jgn

Das *Journal of Gerontological Nursing* berichtet über alle relevanten Themen der gerontologischen Pflege. Dabei hat es – wie die meisten amerikanischen Pflegezeitschriften – einen klinischen Fokus. Es finden sich aber auch Beiträge zum Management in der Altenpflege, zur personenzentrierten Pflege sowie zu Ausbildungs- und Qualifizierungsfragen in der Arbeit mit alten Menschen. Darüber hinaus werden dreimal im Jahr evidenzbasierte Leitlinien veröffentlicht. Jede Ausgabe hat ein Schwerpunktthema, zum Beispiel „Emergency" (2/2012). Das Journal ist peer-reviewed, wird unter anderem in den Datenbanken CINAHL, MEDLINE, PubMed und im Social Science Citation Index geführt und erscheint zwölfmal im Jahr.

Nursing Ethics
Herausgeberinnen: Ann Gallagher, Verena Tschudin, UK
Sage Publishing
Gegründet: 1994
http://nej.sagepub.com/

Nursing Ethics ist eine internationale Zeitschrift mit dem Schwerpunkt Ethik. Sie umfasst sowohl theoretische als auch empirische und rechtliche Beiträge zu pflegeethischen Themen in Form von Forschungsartikeln, Fallstudien und Diskussionsbeiträgen, enthält aber auch Buchbesprechungen und einen Terminkalender für Veranstaltungen und Konferenzen. Das Spektrum der Artikel hat sich in den vergangenen Jahren sehr deutlich von eher theoretisch orientierten Themen hin zur empirischen Forschung in der Ethik und zu angewandten Themen in allen Pflegebereichen gewandelt. Beispiele sind Managementthemen, interprofessionelle Fragen zum Thema „Demenz im Krankenhaus", *„Everyday ethics"* oder moralischer Stress sowie Aspekte der Forschungsethik. Die Beiträge haben eine hohe Praxisrelevanz und sind in gut verständlicher Form verfasst. Die Zeitschrift ist peer-reviewed, wird unter anderem in CINAHL, MEDLINE und im Social Science Citation Index geführt und erscheint achtmal im Jahr.

Pflege – Die wissenschaftliche Zeitschrift für Pflegeberufe
Herausgeberinnen und Herausgeber: Dietmar Ausserhofer, Katrin Balzer, Gerhard Müller, Gabriele Meyer, Martin Nagl-Cupal, Eva-Maria Panfil, Anna Barbara Schlüer, Deutschland/Schweiz/Österreich, Südtirol
Hogrefe
Gegründet: 1988
https://www.hogrefe.com/ch/zeitschrift/pflege

Pflege ist *die* wissenschaftliche Zeitschrift für den deutschsprachigen Raum. Ein Heft enthält jeweils drei bis vier Originalbeiträge, abwechselnd Aspekte zu Methodenfragen („Methodensplitter") oder zu markanten Themen aus der Fachliteratur („Lesart") sowie Fallberichte, Buchbesprechungen, einen Terminkalender für Veranstaltungen und Konferenzen und Mitteilungen aus der Fachwelt. Entsprechend ihrer prominenten Rolle spiegelt sich hier die ganze Bandbreite an Methoden und Themen der deutschsprachigen Pflegewissenschaft wider. Zu den Themen gehören unter anderem:

- Erfahrungen von älteren Menschen und deren Familien mit einer Rund-um-die-Uhr-Betreuung durch Care-Migrantinnen und -Migranten
- Fallberichte bezogen auf das Schmerzmanagement in einer komplexen Pflegesituation
- der Einbezug der Angehörigen in die Pflege bei Patientinnen und Patienten mit Delir auf Intensivstationen
- Entwicklung oder Umsetzung und Evaluation pflegerischer Interventionen für Menschen mit Demenz in der stationären Altenhilfe in Deutschland.

Pflege – Die wissenschaftliche Zeitschrift für Pflegeberufe ist peer-reviewed, wird in CINAHL, MEDLINE und im Social Science Citation Index geführt und erscheint sechsmal im Jahr.

Pflege & Gesellschaft Zeitschrift für Pflegewissenschaft
Herausgeberinnen und Herausgeber: Sabine Bartholomeyczik, Juliane Falk, Ulrike Höhmann, Manfred Hülsken-Giesler, Ingrid Kollak, Julia Lademann, Doris Schaeffer, Andrea Schiff, Renate Stemmer
Juventa-Verlag
Gegründet: 2005
www.dg-pflegewissenschaft.de

Die Zeitschrift *Pflege & Gesellschaft* ist das Organ der Deutschen Gesellschaft für Pflegewissenschaft und für das Verständnis der internen Debatten in Deutschland unerlässlich. Neben wichtigen Beiträgen zu allen relevanten Pflegethemen, wie zum Beispiel „Schmerz“, „Demenz“, „Mobilität“, „Angehörigenbetreuung“ und „Aspekte der Versorgungsforschung“, finden sich auch Themen zur pflegewissenschaftlichen Diskussion betreffend die Methodologie, Interdisziplinarität oder Ethik. Darüber hinaus enthält die Publikation Buchrezensionen auf hohem Niveau sowie Mitgliederinformationen und wichtige Berichte und Meldungen. *Pflege & Gesellschaft* ist peer-reviewed und erscheint viermal jährlich.

Pflegewissenschaft

(vormals: PR-InterNet)
Herausgeber: Andreas Lauterbach und Hanspeter Stettler, Deutschland
HPS Medienverlag
Gegründet: 1999
http://www.pflege-wissenschaft.info/

Die Zeitschrift *Pflegewissenschaft* ist ein praxisnahes Journal mit einem breiten Spektrum an Themen. Wenngleich der Titel „Pflegewissenschaft“ lautet, umfasst die Zeitschrift auch Praxis- und Erfahrungsberichte und hat vier Schwerpunkte: Pflegemanagement, Pflegepädagogik, Pflegeinformatik und angewandte Pflegeforschung. Beiträge finden sich unter anderem zu den Themen „Führung“, „Empowerment“, „Mobilität“, „Reliabilität und Validität diverser Assessmentinstrumente“, „Problem based learning“ oder „Anwendungen von Informationstechnologien“. *Pflegewissenschaft* ist peer-reviewed, wird unter anderem in CINAHL und CareLit geführt und erscheint zwölfmal im Jahr.

Scandinavian Journal of Caring Sciences
Herausgeberinnen und Herausgeber: Päivi Åstedt-Kurki und Marja Kaunonen
Nordic College of Caring Science, Wiley
Gegründet: 1987
http://onlinelibrary.wiley.com/journal/10.1111/(ISSN)1471-6712/issues

Das *Scandinavian Journal of Caring Sciences* ist wie das JCN eine Fundgrube für klinisch tätige Pflegekräfte. Es beinhaltet schwerpunktmäßig Studien mit Fokus auf Patientinnen und Patienten, Familien und Gemeinden und einem interdisziplinären Ansatz. Die Hefte enthalten weder Schwerpunktthemen noch thematische

Oberbegriffe, sondern mit zwölf bis 14 Beiträgen vielfältige unterschiedliche Thematiken zu klinischen Feldern, zum Beispiel Mahlzeiten in Pflegeheimen, Pflegedokumentation in Altenheimen, Erfahrungen in der Notaufnahme, Pflegequalität aus der Perspektive von Psychiatriepflegekräften, elektronische Pflegedokumentation, Wissen von Hebammen über neue Screeningmethoden oder Gütekriterien bestimmter standardisierter Messverfahren.

Regelmäßig findet man zusätzlich Aufsätze zu forschungsmethodischen Fragestellungen, beispielsweise der statistischen Präsentation und Analyse von Ordinaldaten oder der Anwendung der Grounded Theory. Das Journal ist peer-reviewed, wird unter anderem in den Datenbanken CINAHL, PsychINFO und EMBASE geführt und erscheint viermal im Jahr.

The Gerontologist
Herausgeber: Gerontological Society of America, USA
Gegründet: 1961.

The Journals of Gerontology
Herausgeber: Biological Sciences, Rafael de Cabo, Medical Sciences, Stephen Kritchevsky, USA
Gerontological Society of America, USA
Gegründet: 1946
http://biomedgerontology.oxfordjournals.org/

Es handelt sich hierbei um die weltweit wichtigsten Gerontologiezeitschriften. Vom Eingang bis zur endgültigen Akzeptanz eines Beitrags muss mit zwei oder mehr Jahren gerechnet werden. *The Journals of Gerontology* verfügen über zwei Serien (Series a: Biologie, Series b: Medizin). Vor allem die Series b sind für die Pflegeforschung interessant, weil hier alle Themen der Gerontologie bedient werden. Dies gilt auch für *The Gerontologist*. Trotzdem werden in beiden Zeitschriften insbesondere für die gerontologische Pflege hochrelevante Studien veröffentlicht, die international beachtet werden. Themen des *Gerontologist* umfassen das gesamte Spektrum von Altern und Versorgung, unter anderem Lebensqualität im Alter (*quality of life*), Qualitätsentwicklung in der Pflege (*quality indicators*) und Langzeitversorgung (*long term care*). Die Journals sind peer-reviewed und werden unter anderem in den Datenbanken CINAHL, MEDLINE und PubMed geführt. Die Journals of Gerontology erscheinen monatlich, der *Gerontologist* alle zwei Monate.

Zeitschrift für Gerontologie und Geriatrie
Organ der Deutschen Gesellschaft für Gerontologie und Geriatrie und der Bundesarbeitsgemeinschaft der Klinisch-Geriatrischen Einrichtungen e.V.
Herausgeber: Interdisziplinär zusammengesetztes Editorial Board aus Deutschland, Österreich und der Schweiz, unter anderem mit Backes, Frühwald, Kricheldorff, Hirsch, Igl, Kolland, Sieber und Stähelin.
Springer
Gegründet: 1967
http://www.springer.com/medicine/internal/journal/391

Die *Zeitschrift für Gerontologie und Geriatrie* (ZfGG) ist die wichtigste deutschsprachige Gerontologiezeitschrift. Sie ist das Pendant zu den beiden amerikanischen Gerontologiezeitschriften. Die ZfGG publiziert medizinische, aber auch sozialwissenschaftlich relevante Studien aus der gerontologischen Forschung. Pflegerelevante Themen werden immer angesprochen. Themen sind unter anderem „Aktives Altern", „Schmerzwahrnehmung im Alter" und „Sind ältere Menschen ‚einfachere' Psychotherapiepatienten?". Die Zeitschrift ist peer-reviewed, wird unter anderem in PubMed/Medline, PsycINFO und EMBASE gelistet und erscheint achtmal im Jahr.

QuPuG – Journal für Qualitative Forschung in Pflege- und Gesundheitswissenschaft
Herausgeberinnen und Herausgeber: Sabine Hahn (CH), Hanna Mayer (A), Willfried Schnepp (D)
Pflegenetz

Gegründet: 2014
https://www.qupug.at/

Das *Journal für Qualitative Forschung in Pflege- und Gesundheitswissenschaft* (QuPuG) ist ein wissenschaftliches Journal mit dem Schwerpunkt qualitativer Forschungsarbeiten. Mit dieser speziellen Ausrichtung will die Zeitschrift einen Beitrag zur Entwicklung und Diskussion der qualitativen Forschung in der deutschsprachigen Pflegelandschaft leisten. Damit sollen die Kompetenzen und der Diskurs in qualitativen Methoden und deren Anwendung gezielt gestärkt und die internationale Positionierung verbessert werden. Themen sind unter anderem:

- Theorien mittlerer Reichweite
- die Sicht von Pflegefachpersonen auf gesundheitsbezogene Lebensqualität in Alters- und Pflegeinstitutionen
- Case Study als Forschungsdesign zur Beleuchtung komplexer Krankheitsgeschehen anhand familiärer Bewältigung bei Multimorbidität
- Beginn eines chronischen Krankheitsverlaufs infolge eines akuten Herzinfarkts
- Begriffsanalysen in der Pflegewissenschaft.

Das Journal ist peer-reviewed und erscheint zweimal jährlich

Internetadressen

Datenbanken und Bibliotheken
www.ncbi.nlm.nih.gov/entrez/query.fcgi
PubMed ist eine englischsprachige Datenbank, die ihre Texte von Bibliotheken mit einem medizinischen Bereich in den USA bezieht. PubMed beinhaltet die Datenbanken MEDLINE, OLDMEDLINE und PubMed Central.

http://www.cochranelibrary.com/
Die Homepage der Cochrane Collaboration bietet systematische Übersichtsarbeiten zu ausgewählten Fragen, häufig Fragen zur Wirksamkeit von Interventionen. Die Cochrane Library ist eine Plattform, auf der Zugänge zu sechs verschiedenen Datenbanken (Cochrane Reviews, Other Reviews, Clinical Trials, Methods Studies, Technology Assessments, Economic Evaluations) ermöglicht werden.

www.cebm.net
Centre for Evidence-Based Medicine (CEBM) ist eine Internetseite des Zentrums Evidenzbasierter Medizin in Oxford, die viele Materialien für die Suche und Analyse von Studien enthält, unter anderem auch Tipps für eine möglichst adäquate Suchstrategie für Studien.

www.subito-doc.de
Literaturbestelldienst für Dokumente, diese können innerhalb weniger Tage zur Verfügung gestellt werden, meist als Kopie oder elektronisch. Die Lieferung geht an Besteller in Deutschland, Österreich und der Schweiz sowie an alle Bibliotheken weltweit.

http://search.ebscohost.com/
Der „Cumulative Index to Nursing and Allied Health Literature" (CINAHL) ist eine Datenbank, die eine Registrierung benötigt. Sie beinhaltet hauptsächlich englischsprachige Dokumente, auch andere Sprachen können zu finden sein, die sich auf den pflegerisch-medizinischen Bereich beziehen.

https://www.dimdi.de/static/de/index.html
Deutsches Institut für Medizinische Dokumentation und Information (DIMDI) untersteht dem Bundesministerium für Gesundheit und sorgt für ein Informationsangebot im Gesundheitswesen.

http://www.carelit.de/content/index.php
Literaturrecherche im Gesundheitswesen (CareLit) stellt für Mediziner, Pflegende und andere soziale Berufe kostenpflichtig Literatur zur Verfügung.

https://www.embase.com/login
Excerpta Medica dataBASE (EMBASE) ist eine englischsprachige Datenbank, die sich auf den Bereich der Humanbiologie bezieht.

https://www.dza.de/ueber-uns/bibliothek/katalog-gerolit
Das „Deutsche Zentrum für Altersfragen" (DZA) stellt die Datenbank *Gerolit* zur Verfügung (kostenpflichtig). Diese Fachdatenbank bezieht sich auf das Gebiet der Gerontologie.

www.tripdatabase.com
Die *Tripdatabase* ist eine englischsprachige Meta-Datenbank zur Unterstützung einer evidenzbasierten Praxis. Sie sucht zu dem eingegebenen Begriff in verschiedenen Datenbanken nach Leitlinien, systematischen Reviews, Patientenedukationsmaterialien oder Videos und gliedert diese nach Ländern oder nach dem Bereich des Pflegeprozesses (z. B. Diagnose, Therapie, Prognose) – eine Datenbank, die sicherlich eine erste Adresse bei der Suche nach Literatur sein sollte.

https://www.zpid.de/index.php?wahl=PSYNDEX
Psychologie Information ist eine Fachdatenbank zum Gebiet der Psychologie mit Dokumenten aus dem deutschsprachigen Raum.

http://www.rehadat.info/de/
Berufliche Teilhabe von Menschen mit Behinderung ist eine Internetadresse, auf der man verschiedene Portale zu verschiedenen Themenfeldern findet.

https://kvk.bibliothek.kit.edu/?digitalOnly=0&embedFulltitle=0&newTab=0
Karlsruher Virtueller Katalog ist eine Datenbank mit der man auf 70 verschiedene Datenbanken national und international zugreifen kann.

Guidelines
http://www.aezq.de
Das Ärztliche Zentrum für Qualität in der Medizin (ÄZQ) ist ein gemeinsames Kompetenzzentrum von Bundesärztekammer und Kassenärztlicher Bundesvereinigung und stellt folgende Informationsangebote bereit: Leitlinien, Versorgungsleitlinien, Patienteninformationen sowie eine Toolbox zu Instrumenten der Patientensicherheit.

www.awmf-online.de
Datenbank für alle von deutschen Fachgesellschaften erstellten Leitlinien plus Links zu internationalen Fachgesellschaften.

http://www.g-i-n.net
Die Homepage des *Guidelines International Network* ermöglicht die Suche nach internationalen Guidelines.

www.leitlinien.de
Diese Adresse führt zu in Deutschland entwickelten Leitlinien und Versorgungsleitlinien.

www.nice.org.uk
Das *National Institute for Health and Care Excellence* (NICE) ist eine Internetadresse, über die englische „Practical Guidelines" zu finden sind, die den aktuellen Stand der Pflege beschreiben.

www.dnqp.de
Internetseite des *Deutschen Netzwerks für Qualitätsentwicklung in der Pflege* (DNQP) mit Informationen zu den bestehenden Expertenstandards in der Pflege.

http://www.equator-network.org/
Equator Network ist eine englischsprachige Internetseite, die Zugang zu Reporting Guidelines bietet.

Weitere Links
www.ebm-netzwerk.de
Deutsches Netzwerk für Evidenzbasierte Medizin e. V., bietet Links und Arbeitsmaterialien zur Suche nach und Bewertung von Studien (Link: EBM-Grundlagen).

http://ec.europa.eu/dgs/education_culture/
Europäischer Qualifikationsrahmen, bietet den europäischen Vergleich von Aus- und Weiterbildung.

https://www.fit-care.ch/
FIT-Nursing Care ist ein kostenpflichtiges Internetportal, welches englischsprachige Studien in Deutsch zur Verfügung stellt und dazu deren methodische Stärken und Schwächen darstellt.

http://www.gpower.hhu.de
*g*power* ist eine kostenlose Software der Universität Düsseldorf für die Berechnung von statistischen Poweranalysen.

http://www.medizin.uni-halle.de/index.php?id=567
Das *Deutsche Zentrum evidenzbasierte Pflege* an der Universität Halle-Wittenberg bietet auf seiner Homepage viele Informationen zu EBN sowie Seminare zum Erlernen der Methodik.

https://www.swissethics.ch/templates
Auf der Homepage der Schweizerischen Ethikkommissionen für die Forschung am Menschen (swissethics) finden sich zahlreiche Vorlagen (*templates*) für einzelne Aspekte von Ethikanträgen, zum Beispiel für Einverständniserklärungen.

http://www.oeawi.at/
Auf der österreichischen Internetseite Österreichische Agentur für Wissenschaftliche Integrität wird das Thema „Wissenschaftliche Integrität" ausführlich behandelt.

http://www.wissenschaftsrat.de/download/archiv/4609-15.pdf
Der Wissenschaftsrat in Deutschland hat ein Positionspapier zum Thema „Empfehlungen zur Wissenschaftlichen Integrität" erstellt. Es wurde am 24.04.2015 verabschiedet.

http://akademien-schweiz.ch/index/Portrait/Kommissionen-AG/Wissenschaftliche-Integritaet.html
Auf der Internetseite *Akademien der Wissenschaften Schweiz* wurde am 19.02.2008 in einer Expertengruppe das „Mandat zur Wissenschaftlichen Integrität" verabschiedet. Darin enthalten sind Aufgaben wissenschaftlicher Integrität und weitere Punkte.

www.leo.org
Die TU München stellt auf dieser Seite ein Online-Wörterbuch, unter anderem Englisch-Deutsch, zur Verfügung.

http://www.cochrane.de
Eine deutsche Version der Cochrane Library mit Links unter anderem zu folgenden Themen: Glossar, Cochrane Handbook, Cochrane Kompakt, Deutschsprachige Zusammenfassungen, evidenzbasierte Medizin, Literaturrecherche, Literaturbewertung, Von der Evidenz zur Empfehlung, Systematic Reviews, Studienregistrierung, Leitlinien, Health Technology Assessment (HTA), Epidemiologie sowie Leitlinien für Forschungsberichte, für Patienten, für Review-Autoren, für Journalisten und für Studierende.

Glossar

Einige Begriffe der Theoriebildung, der Wissenschaftstheorie sowie der Methodendiskussion wurden bereits in das Glossar von *Pflegewissenschaft 1* aufgenommen. Wir empfehlen, das entsprechende Glossar ergänzend mit zu beachten. Doppelungen wurden, bis auf notwendige Ausnahmen, vermieden.

Abduktion – Im wissenschaftstheoretischen Sinne bedeutet Abduktion die Bildung von Hypothesen auf der Grundlage generierter Daten. Ziel ist es, auf der Grundlage unverständlicher und widersprüchlicher Aspekte zu einer neuen Erkenntnis zu kommen. Bei der Abduktion steht weniger die methodische Fertigkeit der Forschenden im Vordergrund, sondern die Abduktion entspricht einer reflektierten Haltung der forschenden Person, unvoreingenommen und offen Neues im Datenmaterial auf eine kreative Art und Weise zu entdecken.

Alpha-Fehler – Unter dem Alpha-Fehler eines statistischen Tests (Fehler 1. Art genannt) versteht man die Wahrscheinlichkeit, fälschlicherweise ein signifikantes Ergebnis zu erhalten, das heißt, irrtümlich die Alternativhypothese anzunehmen.

Assessment – Einschätzung

Beobachtungsstudien – Oberbegriff von Forschungsansätzen, bei denen keine → Manipulation der unabhängigen Variablen stattfindet. Dabei werden Daten so, wie sie in der Realität vorkommen, gesammelt, es findet kein Experiment statt.

Beta-Fehler – Unter dem Beta-Fehler eines statistischen Tests (Fehler 2. Art genannt) versteht man die Wahrscheinlichkeit, fälschlicherweise ein nichtsignifikantes Ergebnis zu erhalten, das heißt irrtümlich die Nullhypothese zu akzeptieren.

Bias – Verzerrender Einfluss auf die Forschung, zum Beispiel durch suggestive Fragen, einseitige oder verzerrte Stichprobenauswahl; konstituiert den Erkenntnisprozess mit (→ *Hawthorne-Effekt*, → *Verzerrung*).

Boole'sche Operatoren – Begriff aus der Literaturrecherche. Boole'sche Operatoren verknüpfen bei einer Suche von mehr als einem Suchwort die Wörter nach einem bestimmten Prinzip, das noch aus der Mengenlehre bekannt ist: UND (AND), ODER (OR) und NICHT (NOT).

Case Study Research (Fallstudie) – Zentrales Anliegen der Case Study Research ist es, das Einzigartige eines Falls zu untersuchen und ein umfassendes Verständnis darüber zu entwickeln. Dabei stehen nicht das Repräsentative oder das Typische, sondern das Besondere sowie die Komplexität des Falls im Zentrum. Ziel ist, einen Fall oder mehrere Fälle über einen längeren Zeitraum detailliert und umfangreiche (*in-depth*) anhand multipler Datenquellen wie Interviews, Beobachtungen, Dokumenten und Gegenständen, zu untersuchen.

Clearing, ethisches – Das Ergebnis der Beratung in der Ethikkommission ist der Beschluss des *ethischen Clearings*, welcher in der Regel schriftlich mitgeteilt wird. Das Clearing erklärt, dass ein Forschungsvorhaben in ethischer und rechtlicher Hinsicht plausibel konzipiert wurde.

Codieren – Mit dem englischen Begriff „*coding*" werden unterschiedliche Prozesse in der qualitativen sowie quantitativen Datenanalyse bezeichnet. Ein Code, das Ergebnis des Codierens, ist ein von der forschenden Person entwickeltes Konstrukt, das symbolisch und interpretativ für eine Bedeutungszuschreibung steht. Codieren ist keiner Methodologie oder Methode zuzuordnen, sondern kann sowohl eine Methode als auch einen Analyseschritt bezeichnen, der nicht nur in den meisten qualitativen Verfahren vorkommt, sondern auch in der quantitativen Forschung verwendet wird.

Cohens Kappa-Koeffizient – Reliabilitätsmaß für die Größe der Beobachterübereinstimmung (berücksichtigt zufällige Übereinstimmungen).

Cronbach's Alpha – Quantitatives Maß für die Größe der → internen Konsistenz eines Assessmentinstruments oder Fragebogens.

Convergent parallel Design – Mixed-Methods-Design, in dem der qualitative und der quantitative Forschungsstrang zeitgleich angewendet werden, die Datenanalyse separat mit einer jeweils angemessenen Methode erfolgt und die Integration beider Stränge in der Interpretationsphase geschieht.

Daten – Schriftliche Aufzeichnungen, Tonbandmitschnitte, Videoaufnahmen, ausgefüllte Fragebögen, Verlaufskurven und andere Fixierungen von Bild, Wort oder Schrift.

Datenanalyse – Datenanalyse bedeutet allgemein, aus Daten Informationen zu generieren.

Datenbank – Begriff aus der Literaturrecherche. Datenbanken sind hier Sammlungen von Informationen zu Texten (z.B. Forschungsberichte, Übersichtsarbeiten, Editorials, Leserbriefe).

Deduktion (deduktiv) – Die (logische) Ableitung vom Besonderen aus dem Allgemeinen.

Designvalidität – Bewertung der Aussagekraft einer Studie. Bei der Designvalidität unterscheidet man → interne und → externe Validität.

Deskriptive qualitative Forschung – Mit deskriptiver qualitativer Forschung werden Studiendesigns bezeichnet, die keiner methodologischen Richtung folgen und unterschiedliche Datenerhebungs- und Datenanalysemethoden sinnhaft kombinieren, um die Forschungsfrage mit den verfügbaren Mitteln und Ressourcen bestmöglich zu beantworten.

Doppelblindstudie, randomisierte – Mindestens zwei Probandengruppen werden miteinander verglichen. Die beiden Probandengruppen unterscheidet nichts voneinander, außer der Behandlung, die sie erhalten. Die Zuordnung zur Interventionsgruppe und zur Kontrollgruppe, die eine andere oder eine Placebobehandlung erfährt, erfolgt zufällig (randomisiert). Diese Einteilung kennen weder der Proband (einfachblinder Versuch) noch der Versuchsleiter (doppelblinder Versuch). Genau genommen können aber auch andere beteiligte Gruppen, insbesondere diejenigen, welche die Daten erheben, verblindet werden, so dass man auch bei einer Doppelblindstudie immer genau angeben sollte, wer konkret verblindet wurde.

Empirie (empirisch) – Erfahrung

Ethik – Kritische Reflexion der Moral, das heißt, was in einer Gemeinschaft als gut und richtig erachtet wird. Sie ist Ausdruck der Achtung des Menschen vor dem Menschen. Sie zeigt sich konkret darin, wie respektvoll Menschen miteinander umgehen und welchen Schutz und welche Achtung sie einander zukommen lassen.

Ethik-Kodex – Regelwerk, in dem ethische Grundsätze festgeschrieben wurden, die das Handeln steuern sollen (Plural: Ethik-Kodizes).

Ethikkommission – Unabhängige Einrichtung an Forschungsstätten oder in Gesundheitsorganisationen, deren Aufgabe es ist, Forschungsvorhaben nach festgelegten Kriterien zu beurteilen, die im Wesentlichen den „Ethischen Anforderungen an die Planung und Durchführung von Studien" entsprechen. Zu diesem Zweck verfügt die Ethikkommission über zwei Instrumente: Sie kann 1) über Projekte entscheiden, indem sie sie akzeptiert oder ablehnt und 2) beratend tätig sein und mit Forschenden Vorschläge zur ethischen Ausrichtung eines Projekts diskutieren. In Ethikkommissionen, die über Forschungsprojekte beraten, sitzen in der Regel Experten und Expertinnen.

Ethnografie – Forschungsansatz zur Beschreibung von kulturellen Gruppen, Praktiken und Vorstellungen. Der Fokus liegt auf der Untersuchung gemeinsamer Verhaltensmuster, geteilter Wertvorstellungen und Sprache.

Embedded Design – Mixed-Methods-Design, bei dem entweder ein qualitatives oder ein quantitatives Primärdesign genutzt und der jeweils andere Strang in das Primärdesign eingebettet wird. Der Ablauf entspricht, abgesehen von der Priorität eines Strangs, dem eines → Convergent parallel Designs.

Explanatory sequential Design – Zweiphasiges Mixed-Methods-Design, in dem zunächst quantitative Daten erhoben und analysiert werden, die für die Beantwortung der Forschungsfrage prioritär sind. In einer zweiten Phase werden zur Erklärung und Interpretation der Erkenntnisse qualitative Daten erhoben, analysiert und mit den quantitativen Daten in Beziehung gesetzt.

Ex-post-facto-Studie – Studie, die nach „Eintritt" der Merkmalsausprägungen der unabhängigen Variablen im natürlichen Ablauf der Dinge durchgeführt wird und retrospektiv nach kausalen Erklärungen sucht.

Experiment – Forschungsansatz zur Untersuchung von Kausalzusammenhängen. Ein Experiment beinhaltet → Manipulation (Intervention), Randomisierung und Kontrolle.

Externe Validität – Ausmaß der Verallgemeinerbarkeit und Übertragbarkeit der Studienergebnisse über die verwendete Stichprobe hinaus auf andere Situationen.

Faktorenanalyse – Mithilfe der Faktorenanalyse lassen sich „zusammengehörende Variablen einer Dimension" identifizieren.

Fallzahlschätzung – Statistisches Verfahren zur Bestimmung der für eine empirische (quantitative) Untersuchung benötigten Stichprobengröße (Untersuchungsteilnehmende, Probanden, Patienten).

Fallibilismus → Falsifikation

Falsifikation – Nachweis, dass etwas falsch ist; der Begriff bezeichnet einen zentralen Gedanken bei Popper: Er ging davon aus, dass man die Richtigkeit von Theorien nicht beweisen könne, wohl aber deren Falschheit.

Fehler 1. Art → Alpha-Fehler

Fehler 2. Art → Beta-Fehler

Feldforschung – Forschungsansatz, bei dem die Daten direkt in der Realität der untersuchten Teilnehmenden, im Feld, erhoben werden. Gegensatz zur Laborforschung.

Fernleihe – Begriff aus der Literaturrecherche. Über eine bestimmte Bibliothek wird Literatur aus einen anderen, räumlich entfernten Bibliothek entliehen, zum Beispiel von der Universitätsbibliothek Dortmund aus der Fachhochschulbibliothek Frankfurt/Main.

Follow-up – In einer Längsschnittstudie der Zeitpunkt einer erneuten Datenerhebung.

Forschung – Eine methodisch-systematische Forschungs- und Erkenntnisarbeit.

Forschungsdesign – Plan zur Untersuchung einer Forschungsfrage mit Entscheidungen über zum Beispiel die Stichprobe, Messinstrumente und/oder Datenanalyse.

Forschungsethik – In der Forschungsethik ist der Blick auf die Forschungsteilnehmenden, das heißt jene, für oder mit denen geforscht wird, und die Forschenden selbst gerichtet. Dabei steht der Schutz vor einer übermäßigen Belastung, einem Schaden oder vor Missbrauch durch die Forschung im Mittelpunkt.

Forschungsprozess – Systematischer Problemlösungsprozess im Rahmen von Forschung über Problematik, Fragestellung, Methode, Ergebnisse, Diskussion und Schlussfolgerung.

Forschungsstrang – Ein Forschungsstrang (*strand*) umfasst in seinen Grundzügen die elementaren Schritte im Prozess einer qualitativen oder quantitativen Forschung: Formulierung einer Fragestellung, Datensammlung, Datenanalyse sowie Interpretation der Ergebnisse auf Grundlage der Daten.

Gatekeeper – Schlüsselperson aus dem Forschungsfeld, die der forschenden Person den Zugang zu einer Institution oder zu einem besonderen Personenkreis vermitteln und ermöglichen.

Grounded Theory – Forschungsansatz zur Untersuchung von Problemen, die im Rahmen des sozialen Handelns auftreten. Die Methodologie wird eingesetzt, um soziale Prozesse, Aktionen und Interaktionen zu erforschen und Muster beschreiben sowie erklären zu können. Grounded Theory ist ein empirisch orientierter soziologischer Ansatz, bei dem primär die Hypothesenbildung/-generierung und nicht deren Überprüfung im Zentrum steht.

Handsuche – Begriff aus der Literaturrecherche. Beschreibt die Suche nach Literatur „per Hand" in verschiedenen Zeitschriften oder Büchern.

Hawthorne-Effekt – Eine besondere Situation hinsichtlich der informierten Zustimmung ergibt sich dann, wenn die Ergebnisse durch vorherige Information der Forschungsteilnehmenden über das Forschungsvorhaben verfälscht würden.

Health Technology Assessment (HTA) – Design der Sekundärforschung; systematische Bewertung von Technologien, wobei nicht nur die medizinischen, sondern auch die sozialen, ethischen und finanziellen Aspekte berücksichtigt werden.

Historische Forschung – Forschungsansatz, in dem die geschichtliche Vergangenheit untersucht wird.

Homogenität → interne Konsistenz

Hypothese – Annahme oder Vermutung; eine vorläufige Vorhersage der zu erwartenden oder vermuteten bzw. gewünschten Ergebnisse

Hypothesenerkundung (Hypothesengenerierung) – Empirische Untersuchung, die dazu dient, neue Hypothesen zu formulieren.

Hypothesenüberprüfung – Empirische Untersuchung, die dazu dient, eine bereits bestehende Hypothese zu überprüfen.

Induktion (induktiv) – Die (logische) Ableitung eines Allgemeinen aus dem Besonderen.

Informed consent (informierte Einwilligung oder Zustimmung) – Die bewusste und freiwillige Zustimmung von Personen oder bevollmächtigten Vertretern und Vertreterinnen, als Probandinnen und Probanden an einem Forschungsprojekt teilzunehmen, und zwar auf der Grundlage einer umfassenden und adressatengerechten Aufklärung im Hinblick auf Forschungsverlauf, Fragestellung sowie Ziele und Verwendung der Daten des Forschungsvorhabens.

Inhaltsanalysen – Diese Analyseform stellt einen eigenen Bereich innerhalb der qualitativen Datenanalyseverfahren dar. Es handelt sich hier um Methoden, bei denen die Beschreibung von Textbedeutung im Erkenntnisinteresse steht. Dabei werden Kategorien gebildet und mit Textstellen belegt.

Integratives Review-Design der Sekundärforschung – Übersichtsarbeit, in die neben quantitativen und qualitativen Studien auch theoretische Arbeiten eingeschlossen werden.

Interne Konsistenz (Homogenität) – Allgemeine Bezeichnung zur Beschreibung des Zusammenhangs der einzelnen Items eines Assessmentinstruments oder Fragebogens.

Interne Validität – Ausmaß, in dem Zusammenhänge, Unterschiede, Wirkungen, Konzepte oder Interaktionen, die im Rahmen einer Studie entdeckt wurden, tatsächlich die Realität widerspiegeln und nicht auf Effekte einzelner Studienentscheidungen zurückzuführen sind.

Interpretation – Auch Auslegung, Erklärung, Deutung, Übersetzung genannt. Interpretieren im hermeneutisch relevanten Sinn bedeutet, ein Studienobjekt klar und sinnvoll zu machen, mit dem Ziel, einen tieferen Zusammenhang oder Sinn ans Licht zu bringen. Es geht dabei um ein regelgeleitetes, methodisch herbeigeführtes Verstehen der Bedeutung eines Textes.

Interrater-Reliabilität – Grad der Übereinstimmung zweier unabhängiger Beobachter/Einschätzer.

Interventionsstudien – Oberbegriff von Forschungsansätzen, bei denen kausale Zusammenhänge, das heißt die Auswirkungen von Interventionen auf eine Zielvariable überprüft werden.

Interventionsgruppe – Begriff aus der (quasi-)experimentellen Forschung; eine Gruppe, die die zu untersuchende Intervention (→ Manipulation) erhält.

Interview, narratives – Interviewverfahren, bei dem es darauf ankommt, dass Interviewpartnerinnen und -partner selbst erlebte Geschichten möglichst unbeeinflusst als Stegreiferzählungen erzählen, während die interviewende Person aktiv zuhört. Nach Beendigung der Haupterzählung durch die erzählende Person stellt die interviewende Person erst interne, möglichst weitere Erzählungen generierende Nachfragen und in der dritten Interviewphase dann externe Nachfragen.

Inzidenz – Beschreibt die „Neuerkrankungsrate" innerhalb eines bestimmten Zeitraums.

Item – Einschätzungsaspekt, Aufgabe in einem Test oder Frage im Fragebogen.

Kategorisieren – Teil der Inhaltsanalyse, in dem Texte sinnvoll bzw. theoriegeleitet in sogenannte Kategorien zusammengefasst werden, die wiederum in Kategoriensysteme mit Unterkategorien und passenden Definitionen verortet werden. Kategorienbildung ist das zentrale Element der Textanalyse und Ergebnis der Interpretation.

Kausalität – Beziehungen zwischen zwei Variablen, bei denen man von Ursache-Wirkungs-Zusammenhängen ausgeht.

Codieren – Prozess der Umwandlung von Rohdaten in eine standardisierte Form für die qualitative oder quantitative Datenanalyse.

Komparative Forschung – Forschungsansatz zur Untersuchung von Unterschieden zwischen Gruppen.

Komponentenanalyse – Begriff aus der Datenanalyse in der ethnografischen Forschung. Einzelne Begriffe werden mit Bewertungen und Eigenschaften versehen (z. B. gut – schlecht, groß – klein, gesund – ungesund, ja – nein, schwarz – weiß).

Konfidenzintervall – Bereich, der den gesuchten wahren Wert mit einer bestimmten Sicherheit (z. B. 95 %) einschließt.

Konstantes Vergleichen – Form der Datenanalyse in der → Grounded Theory. Das konstante Vergleichen besteht aus vier Schritten: Vergleichen von Vorfällen, Integrieren von Kategorien, Abgrenzen der Theorie und Aufzeichnen der Theorie.

Konstrukt – Ein Konstrukt ist nach Auffassung der analytischen Wissenschaftstheorie nicht direkt durch wissenschaftliche Methoden erfassbar, sondern nur durch eine → Operationalisierung bestimmbar.

Konstruktvalidität – Maß der Übereinstimmung der Punktwerte eines Assessmentinstruments mit dem betrachteten theoretischen Konstrukt.

Kontrolle – Maßnahmen, mit denen versucht wird, mögliche Einflüsse, außer denen der unabhängigen Variable, auf die abhängige Variable konstant zu halten.

Kontrollgruppe – Begriff aus der (quasi-)experimentellen Forschung. Gruppe, die nicht die zu untersuchende Intervention (→ Manipulation) erhält.

Korrelation – Allgemeine Bezeichnung zur Beschreibung des Zusammenhangs zwischen zwei Variablen.

Korrelationelle Forschung – Forschungsansatz zur Untersuchung von Zusammenhängen zwischen Variablen.

Korrelationskoeffizient – Beschreibt die Größe und Richtung des Zusammenhangs zwischen zwei Variablen.

Kriteriumsvalidität – Maß der Übereinstimmung der Punktwerte eines Assessmentinstruments mit einem externen Kriterium, entweder konkurrierend (in der Gegenwart) oder prognostisch (in der Zukunft).

Längsschnittstudie – Studie, bei der zu mehreren Zeitpunkten innerhalb eines Zeitraums mehrmalig gleiche Variablen erfasst werden.

Likert-Skala – Streng genommen Daten auf Ordinalniveau, wie zum Beispiel die Schmerzstärke mit den Antwortkategorien „keine", „mäßige", „starke" und „sehr starke" Schmerzen. Bei einer Likert-Skala (hier vierstufig) wird davon ausgegangen, dass diese Antwortvorgaben durch gleiche Abstände gekennzeichnet sind und folglich wie metrische Daten behandelt werden dürfen.

Limits – Begriff aus der Literaturrecherche. Beschreibt geplante Einschränkungen (Limits) einer Suche, zum Beispiel nach Sprache oder Zeitraum.

Literaturanalyse – Kritische Analyse von Literatur nach vorher bestimmten und begründbaren Kriterien.

Manipulation – Auch Intervention, Behandlung oder Maßnahme genannt; Begriff aus der (quasi-)experimentellen Forschung, bei der die Auswirkungen einer Maßnahme (Manipulation) untersucht werden.

Memo – Begriff aus der qualitativen (naturalistischen) Forschung. Niederschrift von Gedanken und Ideen, die während des Forschungsprozesses bei der forschenden Person auftauchen.

Memorieren – Begriff aus der qualitativen (naturalistischen) Forschung. Niederschreiben von Gedanken und Ideen, die während des Forschungsprozesses bei der forschenden Person auftreten.

MeSH-terms – Begriff aus der Literaturrecherche. MeSH steht für „Medical Subject Heading", das Schlagwortsystem (Synonyme) aus der Datenbank *MedLine*.

Meta-Analyse – Design der Sekundärforschung; systematische Übersichtsarbeit aus quantitativen Studien. Die Ergebnisse werden, sofern methodisch vergleichbar, statistisch zusammengefasst und neu berechnet.

Meta-Summary Design der Sekundärforschung – Übersichtsarbeit zu qualitativen Primärstudien, wobei durch den Einschluss mehrerer Studien, die beurteilt werden, eine Übersicht des aktuellen Forschungsstandes entsteht. Die Studien werden narrativ beschrieben.

Meta-Synthese Design der Sekundärforschung – Systematische Übersichtsarbeit aus qualitativen Studien, bei der die Ergebnisse zusammengefasst und neu codiert werden.

Methodologie – Betrachtung, Analyse und Untersuchung wissenschaftlicher Methoden; Wissenschaftstheorie, als Beschreibung und Kritik von Wissenschaft überhaupt, fällt daher mit Methodologie weitgehend zusammen.

Metrisches Datenniveau – Ausprägungen von Variablen können in eine logische Reihenfolge gebracht werden, bei der die Abstände zwischen den Ausprägungen gleich sind (z. B. 10 kg, 15 kg, 20 kg).

Metrisches Datenniveau (metrisches Skalenniveau) – Metrische Daten haben die Eigenschaft der Ordinalskala (→ ordinales Datenniveau) und darüber hinaus lassen sich gleiche Abstände (zwischen den möglichen Ausprägungen der Skala) definieren (z. B. Körpergröße).

Mixed Methods – Mixed Methods Research wird definiert als die Kombination von Elementen qualitativer und quantitativer Methoden im Rahmen eines Forschungsprojekts mit dem Ziel eines breiten und in die Tiefe gehenden Verständnisses eines Forschungsgegenstandes und der Validierung der Forschungsergebnisse. Die Kombination kann gleichzeitig oder nacheinander erfolgen. Zentrales Merkmal ist die Integration qualitativer und quantitativer Ansätze in allen Schritten des Forschungsprozesses und bei der Interpretation der Ergebnisse sowie in der Berichterstattung.

Monomethodische Forschung – Forschung, die sich lediglich *einer* entweder qualitativen oder quantitativen Methode bedient.

Multiphase-Design – Vor allem in langfristig angelegten Forschungsprogrammen angewendetes Mixed-Methods-Design, in dem Elemente paralleler und sequenzieller Mixed-Methods-Designs kombiniert werden.

Multizentrische Studie – Studie, die an mehr als einer Einrichtung durchgeführt wird.

Musterbeispiel – Begriff aus der Datenanalyse der interpretierenden Phänomenologie. Musterbeispiele sind Geschichten oder Skizzen, die einen Aspekt einer Situation so beleuchten, dass dieser in anderen Situationen wiedererkannt wird, auch wenn die äußeren Umstände verschieden sind.

Naturalistische Forschung – Die Begriffe „qualitativ" und „quantitativ" werden nach Fitzpatrick (1998) falsch verwendet, weil sie sich auf Arten von Daten und nicht auf spezifische Forschungsdesigns beziehen. Eine genauere Bezeichnung für qualitative Forschung wäre nach Lincoln und Guba (1985) „naturalistische" oder „postpositivistische" Forschung.

Natürliche Gruppen – Begriff aus der quantitativen Forschung. Natürliche Gruppen kommen in der Realität vor und müssen nicht künstlich zusammengestellt werden (z. B. Nichtraucher, Diabetiker).

Nominales Datenniveau – Ausprägungen von Variablen können nur beschrieben und nicht in eine logische Reihenfolge gebracht werden, Bsp. Geschlecht: Männer, Frauen.

Nominales Datenniveau (Nominalskala) – Nominale Daten lassen sich nur in Kategorien ohne Rangfolge einordnen (z. B. Augenfarbe, Familienstand).

Objektivität – Maß für die unabhängig von Einflüssen von Personen (subjektive Wahrnehmung) entstandenen Ergebnisse.

Operationalisierung – Um bestimmte theoretische Begriffe (z. B. objektive Wohnqualität) messen zu können, müssen empirische Indikatoren angegeben werden (z. B. Zahl der Zimmer, Größe der Wohnung, Lage der Wohnung, Ausstattung etc.). Im Rahmen einer Indexbildung besteht die Möglichkeit, einzelne Indikatoren zu gewichten. Weiterhin müssen Beobachtungsoperationen festgelegt werden, so dass entschieden werden kann, ob der mit dem Begriff gemeinte Tatbestand in der Realität vorliegt und wenn ja, in welchem Ausmaß.

Ordinales Datenniveau (Ordinalskala) – Ordinale Daten lassen sich nicht nur in Kategorien einteilen, sondern darüber hinaus in eine Reihen- oder Rangfolge bringen (z. B. Pflegestufe), bei der die Abstände zwischen den Ausprägungen jedoch nicht gleich sind (z. B. „sehr zufrieden", „zufrieden", „wenig zufrieden", „unzufrieden".

Paradigma – Von einer Wissenschaftlergemeinschaft akzeptiertes fachspezifisches Wissen und Forschungsprozedere.

Paradigmen-Debatte – Periode zu Beginn der Mixed-Methods-Entwicklung (1970er- bis 1980er-Jahre), in der es im forschungstheoretischen Diskurs um die Frage ging, ob qualitative und quantitative Forschung in unterschiedlichen Weltanschauungen begründet und somit inkompatibel und nicht miteinander vereinbar sind.

Paradigmafall – Begriff aus der Datenanalyse der interpretierenden Phänomenologie. Ein Paradigmafall ist ein besonders exemplarischer Fall. Dieser liefert reichhaltige und umfassende Informationen, welche die forschenden Personen (und später die Leserinnen und Leser) in ausgeprägter Form sehen lassen, wie sich das Handlungs- und Verständnismuster bestimmter Menschen aus ihrer Situation heraus ergibt und in ihren Anliegen, Alltagspraktiken und ihrem vertrauten Hintergrund begründet ist.

Peer Review – Vorgehen, bei dem ein, häufig anonymisierter, Text von Personen, die sich mit der Thematik auskennen, auf seine Aussagekraft überprüft und bewertet wird.

Pflegewissenschaft – Die Wissenschaft vom Phänomen „Pflegen".

Pflegeforschung – Die methodisch-systematische Forschungs- und Erkenntnisarbeit im Bereich „Pflege".

Phänomen – Beschreibung beobachtbarer oder sichtbarer Tatsachen, Ereignisse oder Umstände.

Phänomenologie – Wissenschaft von allen „erdenklichen transzendentalen Phänomenen", die damit beansprucht, den letzten „sinngebenden Boden" aller möglichen menschlichen Erkenntnis abzudecken. Die Phänomenologie steht nicht nur für eine philosophische Strömung oder Denkrichtung, sondern stellt auf methodologischer Ebene ein Forschungsdesign mit entsprechenden Methoden dar. Ziel ist es, die gemeinsame Bedeutung individueller Erfahrungen bezüglich eines Phänomens zu erforschen, detailgetreu und umfassend ein Phänomen in Form einer Essenz zu beschreiben und die Perspektiven von Menschen, ihrer Wirklichkeit und Sicht auf ein Phänomen zu erfassen.

PICO-Schema – Methodik zur Formulierung von klinischen Fragestellungen.

Positiver prädiktiver Wert – Ein Maß für die Wahrscheinlichkeit, bei positivem (auffälligem) Testergebnis auch tatsächlich „erkrankt" zu sein.

Prävalenz – Die Prävalenz erfasst die zum Zeitpunkt der Datenerhebung zu messende Häufigkeit (genauer: den prozentualen Anteil) einer Erkrankung bzw. Pflegediagnose (z. B. Druckgeschwüre oder Schlafstörungen) in einer definierten Bezugsgruppe.

Pretest – Kleine Vorstudie mit wenigen Teilnehmenden, bei der ein geplanter Studienablauf getestet wird. Je nach Ergebnis müssen bisherige Planungen verändert werden.

Projekt – Abgegrenzte und definierte Aufgabenstellung mit zeitlichem Anfang und Ende.

Prospektive Studie – Studie, bei der Daten erfasst werden, die noch nicht existieren und erst in der „Zukunft" entstehen.

Qualitative Designs – Sammelbegriff für Methodologien und Methoden, um Lebenserfahrungen und deren Bedeutung sowie Einsicht und Verständnis über die individuelle Wahrnehmung bestimmter Ereignisse zu erfassen und zu beschreiben.

Qualitative Forschung – Forschungsansatz, der nach Bedeutungen, Phänomenen, Beschreibungen, Werten und Verstehen sucht. Wortwörtlich gesehen sind qualitative Studien Untersuchungen, die nicht auf Zahlen oder statistischen Methoden beruhen.

Qualitativer Forschungsprozess – Der qualitative Forschungsprozess weist einen zirkulären Charakter auf, dabei können zwei Hauptkreise beschrieben werden: 1) die Auseinandersetzung mit dem Forschungsproblem, dem Ziel und der Forschungsfrage sowie mit der Wahl der Methode und Methodologie und 2) das Sampling, die Datenerhebung und -analyse sowie die Ergebnisinterpretation.

Quantitativ deskriptive Forschung – Forschungsansatz zur Untersuchung von Häufigkeiten.

Quasi-Experiment – Forschungsansatz zur Untersuchung von Kausalzusammenhängen. Ein Quasi-Experiment ist ein Experiment, bei dem Randomisierung oder/und Kontrolle fehlen.

Querschnittstudie – Studie, bei der aus der Sicht der Teilnehmenden zu einem bestimmten Zeitpunkt einmalig Daten erfasst werden.

Randomisierung – Zufällige Verteilung der Stichprobe auf die Untersuchungsgruppe(n).

Rater – Personen, die in einer Studie die Daten erheben.

Reliabilität – Testgütekriterium eines Assessmentinstruments oder Fragebogens. Ein Instrument ist reliabel, wenn es durch möglichst wenige Störeinflüsse und Fehler belastet wird, das heißt konsistente Messergebnisse liefert.

Replikation – Bewusste Wiederholung von Forschungen in einer neuen Studie, um zu untersuchen, ob die gleichen Ergebnisse entstehen und damit Prüfung auf Replizierbarkeit.

Retrospektive Studie – Studie, bei der in der Vergangenheit entstandene Daten erfasst werden.

Review – Übersichtsarbeit (siehe systematische Literaturübersicht); nicht zu verwechseln mit → Peer Review.

Schneeballsystem – Begriff aus der Literaturrecherche; Verfahren, bei dem geeignete Literatur aus dem Literaturverzeichnis entnommen und dieses Verfahren bei jeder damit gefundenen Quelle fortgesetzt wird.

Scoping Review Design der Sekundärforschung – Übersichtsarbeit aus quantitativen und qualitativen Studien, bei der jede Art von Literatur, also auch „graue" Literatur eingearbeitet wird.

Sensitivität – Wahrscheinlichkeit, dass das Testergebnis zum Beispiel einen tatsächlich Erkrankten auch als krank identifiziert.

Stichprobe – Aus einer Grundgesamtheit gewählte Gruppe, die an einer Studie teilnimmt (Studienteilnehmende).

Signifikanztest – Ein statistisches Verfahren, welches die Wahrscheinlichkeit bestimmt, dass ein empirisch festgestellter Unterschied zufällig zustande gekommen ist, auch wenn in Wirklichkeit kein Unterschied besteht.

Skalenniveau – Messniveau der Merkmale/-werte abhängig vom Informationsgehalt der Daten, siehe auch → nominale, → ordinale und → metrische Daten. Je nach Skalenniveau der Daten sind unterschiedliche statistische Verfahren zulässig.

Spezifität – Ein Maß für die Wahrscheinlichkeit, dass das Testergebnis zum Beispiel einen tatsächlich Gesunden auch als gesund identifiziert.

Standardabweichung – Streuungsmaß für metrische Daten (Maß der Abweichung der Einzelwerte vom Mittelwert).

Suchorte – Begriff aus der Literaturrecherche; beschreibt mögliche Suchorte, in denen nach Literatur gesucht werden kann, zum Beispiel in bestimmten Bibliotheken, Datenbanken oder Zeitschriften.

Suchworte – Begriff aus der Literaturrecherche; beschreibt alle Synonyme (Schlagworte), mit denen Literatur für eine bestimmte Fragestellung gesucht werden kann.

Systematische Literaturrecherche – Literatursuche nach einer bestimmten geplanten Methodik, zum Beispiel mit bestimmten Suchworten, Datenbanken und Einschränkungen und nicht zufällig.

Systematische Literaturübersicht – Bericht, der eine methodisch geplante und nachvollziehbar beschriebene Recherche und Analyse von Literatur zu einer bestimmten Fragestellung enthält.

Systematische Übersichtsarbeit (Review) – Design der Sekundärforschung, zugleich Oberbegriff des gesamten Designs und Begriff für Übersichtsarbeiten von quantitativen oder qualitativen Primärstudien. Eine Fragestellung wird gezielt aufgrund relevanter Literatur bearbeitet, wobei durch den Einschluss mehrerer Studien, die beurteilt werden, eine narrative Übersicht des aktuellen Forschungsstandes entsteht.

Taxonomie – Hier ein Begriff aus der Datenanalyse in der ethnografischen Forschung. Die Taxonomie ist eine Art Matrix, in der die Bestandteile einer Domäne je nach Wichtigkeit eingeordnet werden.

Test-Retest-Reliabilität – Grad der Übereinstimmung zweier wiederholter Beobachtungen/Einschätzungen bei denselben Personen.

Theorie – Das Anschauen von etwas Gegebenem im Gegensatz zum die Sachverhalte ändernden Handeln (Praxis) einerseits und andererseits die durch Denken gewonnene Erkenntnis im Gegensatz zu durch Erfahrung gewonnenem Wissen.

Theorie, wissenschaftliche – Die sinnvolle Verknüpfung von zwei oder mehr Konzepten mit dem Ziel des Beschreibens, Erklärens oder Vorhersagens von Beobachtbarem (Realität).

Theoretisches Sampling – Begriff aus der Grounded Theory. Dabei wird die Stichprobe auf der Basis der sich entwickelnden theoretischen Relevanz von Konzepten definiert und nicht vorab festgelegt.

Transformieren – Instrument der Integration von qualitativen oder quantitativen Daten im Bereich der → Triangulation, Methodenkombination und vor allem im Bereich von Mixed Designs.

Triangulation – Verwendung von unterschiedlichen Designs, Methoden, mehreren Forschenden oder mehreren Datenquellen in einer Untersuchung, um ein tieferes Verständnis zu schaffen. Zu unterscheiden sind Daten-Triangulation, die Investigator- oder Forschenden-Triangulation, Theorie-Triangulation und die Methodologie-Triangulation.

Trunkierung – Begriff aus der Literaturrecherche. Um alle Schreibweisen des eingegebenen Wortes zu berücksichtigen, ist es günstig, Platzhalter zu verwenden. Häufig verwendete Platzhalter sind „*" und „?". Als Platzhalter für einen einzigen Buchstaben dient sehr häufig das Fragezeichen, auch „*wild card*" genannt.

Übertragbarkeit – Begriff aus der qualitativen (naturalistischen) Forschung; das Ausmaß, in dem sich Ergebnisse aus den Daten eines Settings oder einer Gruppe auf andere Settings und Gruppen übertragen lassen.

Unizentrische Studie – Studie, die nur an einer Einrichtung durchgeführt wird.

Validität – Testgütekriterium eines Assessmentinstruments oder Fragebogens. Ein Instrument ist valide, wenn es das misst, was es zu messen vorgibt.

Variable – Merkmal einer Person oder eines Gegenstandes, das verschiedene Werte annehmen kann (variabel ist), zum Beispiel Geschlecht (männlich/weiblich) oder Alter (in Jahren).

Verallgemeinerung – Begriff aus der quantitativen Forschung; das Ausmaß, in dem sich Ergebnisse einer Stichprobe auf die Grundgesamtheit verallgemeinern lassen.

Verblindung – Mitwirkende einer (quasi-)experimentellen Studie wissen nicht, ob die teilnehmenden Patienten in der Interventions- oder der Kontrollgruppe sind. Man kann verschiedene Mitwirkende verblinden, zum Beispiel Patienten oder jeweils die Personen, welche die Intervention durchführen, die Daten erheben oder die Daten analysieren.

Verzerrung – Eine Abweichung von dem, was „wahr" ist, das heißt eine Beeinflussung im Rahmen der Studie, welche zu verfälschten Ergebnissen führt. Beeinflussungen des Ergebnisses nennt man → „Bias".

Vorverständnis – Vor einer Studie bestehende Vorstellungen, Urteile, Wissen und Verständnis einer forschenden Person zu der zu erforschenden Fragestellung.

Vulnerabilität (→ vulnerabel) – Vom Lateinischen *vulnus* für Wunde und übersetzt als Verwund- oder Verletzbarkeit. Zentrale Aspekte sind die Fragilität des Menschen und die daraus resultierende Möglichkeit, einen Schaden zu erleiden, sowie die potenzielle Unfähigkeit, sich selbst davor zu schützen.

Vulnerabel – Personen, die aufgrund ihres Alters oder ihrer eingeschränkten geistigen Fähigkeiten keine informierte Zustimmung geben können und/oder die aufgrund ihrer besonderen Lebenssituation durch die Teilnahme an einem Forschungsvorhaben in besonderem Maße belastet oder gar gefährdet werden könnten.

Wahrscheinlichkeit – Die Komplexität der sozialen Welt ist mit der Existenz einfacher Kausalzusammenhänge nur schwer vereinbar. Beobachtbare und erfahrbare Phänomene in der Pflege sind selten nur auf eine Ursache oder einen Effekt zurückzuführen. Ebenfalls können Zusammenhänge und Unterschiede zufälliger Natur sein und trotz entsprechender Forschungsergebnisse nicht für „reale" Tatsachen stehen. Daher geht man in der quantitativen Forschung von Wahrscheinlichkeiten aus, die sich mithilfe der Mathematik quantifizieren lassen, beispielsweise mittels Signifikanzwerten und Konfidenzintervallen.

Zentrales Phänomen – Begriff aus der Grounded Theory. Das Hauptkonzept (auch Kernkategorie oder zentrale Kategorie genannt) ist der Dreh- und Angelpunkt einer Grounded Theory und sollte bei jeder Studie aus den Daten hervortreten. Es hat die stärkste Erklärungskraft und steht im Zentrum des sozialen Prozesses/der Theorie.

Zielvariable – Variable, anhand derer der Effekt einer Intervention gemessen wird.

Lösungen der Aufgaben

Kapitel 1: Paradigmen, Designs und Methoden in der Pflegeforschung

1. Der Unterschied liegt darin, dass wissenschaftstheoretische Positionen philosophisch-wissenschaftstheoretische Grundpositionen bezeichnen und Methoden sich auf ein bestimmtes Regelwerk (Prozedere) der Datenerhebung und -auswertung beziehen.
2. Bei quantitativ-nomologischen Ansätzen geht es primär um Zusammenhänge und Ursache-Wirkungs-Konstellationen, mit denen ein bestimmtes soziales Phänomen beschrieben und erklärt wird. Am deutlichsten schlägt sich dieser Ansatz in Interventionsstudien nieder. Man will wissen, ob und inwieweit sich eine pflegerische Intervention, zum Beispiel ein bestimmtes Anbringen von Bettgittern bei demenzkranken Patienten, auf die Sicherheit der Betroffenen auswirkt. Dazu muss ein Design gewählt werden, welches die genaue Erfassung der Intervention (streng genommen nur möglich in experimentellen Situationen) und ihrer Auswirkung ermöglicht. Im Unterschied dazu geht es bei qualitativen Ansätzen um die subjektive Lebenswelt der Betroffenen, wie sie etwa in vielen pflegewissenschaftlichen Studien zum Erleben chronischer Krankheit bzw. der Auseinandersetzung mit bestimmten Belastungssituationen beschrieben wurden.

Kapitel 3: Die Grundlage der Literaturrecherche

Aufgabe 1

Die Tabelle „*Trefferzahlen*" (s. 454) basiert auf einer Suchanfrage vom März 2021 und wird aufgrund von Aktualisierungen der Suchmaschinen etwas anders aussehen, wenn Sie die Recherche durchgeführt haben. Bitte beachten Sie, dass über alle Suchmaschinen verteilt insgesamt 15 Webseiten unter den ersten zehn platziert sind.

Aufgabe 2

a. Als Ausgangsartikel wurde Bergstrom 2013 genannt. Die Studie untersucht, ob die Häufigkeit der Umlagerung die Entwicklung eines Druckgeschwüres vermindert.
   Bergstrom, N., Horn, S. D., Rapp, M. P., Stern, A., Barrett, R. & Watkiss, M. (2013). Turning for Ulcer Reduction: a multisite randomized clinical trial in nursing homes. *Journal of the American Geriatrics Society, 61*(10), 1705–1713. https://doi.org/10.1111/jgs.12440
   Um Bergstrom (2013) in PubMed aufzurufen, gibt es mehrere Wege, nachfolgend einige schnelle Suchmoglichkeiten:
   - PMID des Artikels: 24050454
   - DOI des Artikels: 10.1111/jgs.12440
   - Bibliografische Angaben: z. B. Bergstrom 2013 1705 (Stand: April 2021)
   - Similar articles: 172 Datensatze
   - Cited by: 11 Datensatze

Tabelle L-1: Lösung der Aufgabe 2a

	Google	Bing	DuckDuckGo
Trefferzahlen (in tausend)	**584**	**4710**	**?**
https://de.wikipedia.org/wiki/Pflegewissenschaft	1	2	2
https://www.pflegestudium.de/studiengaenge/pflegewissen schaft/	2	6	3
http://www.pflege-wissenschaft.info/	3	3	4
https://www.thieme.de/de/pflegepaedagogik/4-pflegewissen schaft-67793.htm	4		7
https://www.evh-bochum.de/pflegewissenschaft-ba.html	5		
https://www.gesundheit-studieren.com/studiengaenge/ pflegewissenschaft/	6		
https://flexikon.doccheck.com/de/Pflegewissenschaft	7	1	1
https://www.pmu.ac.at/onlinestudium.html	8		
https://dg-pflegewissenschaft.de/	9	7	6
https://www.uni-wh.de/studium/studiengaenge/pflegewissen schaft-m-sc/	10		
https://www.studycheck.de/studium/pflegewissenschaften		5	5
https://pflegewissenschaft.uni-koeln.de/		4	
https://www.pflege-wissenschaft.info/index1.php		8	8
https://www.hpsmedia-verlag.de/content/		9	10
https://pflege.umg.eu/ueber-uns/pflegewissenschaft/		10	9

b. Similar articles: die Sichtung der ersten 20 Datensatze identifizierte weitere Artikel zur Studie von Bergstrom 2013 (Bergstrom, 2014, PMID: 26330893; Paulden, 2014, PMID: 26330894); ine RCT (Vanderwee, 2007, PMID: 17184374) sowie ein Studienprotokoll zu einer geplanten RCT (Yap, 2018; PMID: 29463211)
Cited by: die Sichtung der 11 Datensatze identifizierte keine RCT, jedoch das Studienprotokoll von Yap (2018) (siehe „similar articles") sowie einen Cochrane-Review (Gillespie, 2020; PMID: 32484259), der die Umlagerung zur Vorbeugung von Druckgeschwüren zum Thema hat.

c. Ein Abgleich mit den im Cochrane Review eingeschlossenen Studien zeigt, dass es weitere RCT zum Thema gibt (z. B. Defloor 2005, PMID: 15582638; Manzano 2014, PMID: 25189288), die sich bei den „similar articles" je-doch weiter hinten in der Liste und bei den „cited by" Artikeln nicht aufgeführt finden.

Aufgabe 3

Gibt es einen Zusammenhang zwischen der Dekubitus-Rate und der Pflegepersonalausstattung auf Intensivstationen? Aus dieser Fragestellung lassen sich theoretisch zwei bzw. drei Blocke ableiten: Dekubitus (Block A), Pflege-

Tabelle L-2: Lösung der Aufgabe 3

Zeile	Most Recent Queries	Treffer	Block
#26	Search #15 AND #23	622	B+C
#25	Search #7 AND #23	3419	A+C
#24	Search #7 AND #15 AND #23	32	A+B+C
#23	Search #21 OR #22	49046	C
#22	Search nursing staff, hospital[mh]	45958	
#21	Search (nurse[tiab] OR nurses[tiab]) AND staffing[tiab]	4665	
#15	Search #14 or #9	20256	B
#14	Search #12 AND #13	14731	
#13	Search ulcer*[tiab]	217871	
#12	Search pressure[tiab] OR decubitus[tiab]	855869	
#9	Search „Pressure Ulcer“[Mesh]	12523	
#7	Search #4 OR #5 OR #6	125834	A
#6	Search „ICU“[tiab]	62480	
#5	Search „Critical Care Unit“ [tiab]	1943	
#4	Search „Intensive Care Units“[MeSH]	89027	

personalausstattung (Block B) und Intensivstation (Block C). **Tab. L-2** zeigt die verschiedenen Möglichkeiten. Zeile 24 zeigt die Strategie mit drei Blocken, die lediglich 32 Treffer produziert. Diese geringe Trefferanzahl deutet darauf hin, dass die Suchstrategie möglicherweise zu präzise ist und relevante Literatur ausgeschlossen wurde. Die beiden Strategien mit zwei Blocken kommen zu realistischeren Treffer zählen mit 622 bzw. 3419 Treffern. Die Trefferanzahl gibt nur einen groben Anhaltspunkt; letztlich müssen die Treffer beider Strategien stichwortartig auf ihre Relevanz hin überprüft werden, um die Frage zu beantworten, welche Strategie die erfolgversprechendere ist. Die hier dargestellten Blöcke (s. **Tab. L-2**) sind Beispiele, die nicht den Ansprüchen einer umfangreichen Literaturrecherche entsprechen und deshalb nicht unmodifiziert in eine tatsachliche Recherche übernommen werden sollten.

Kapitel 4: Qualitative Designs

1. Das deskriptive qualitative Design ist geeignet, um die Erfahrungen von Hospizleitenden mit den zur Verfügung stehenden zeitlichen wie personellen Ressourcen so gezielt wie möglich zu erfassen. Hierzu werden geeignete Datenerhebungs- und -analysemethoden gewählt und das Design passend zu den Forschungsfragen mit unterschiedlichen Methoden entworfen.
2. Hier ist die Ethnografie ein passendes Design, weil es um Kulturaspekte geht. Rituale zeigen sich in Praktiken, die besser beobachtet als erzählt werden. Es bedarf einer längeren Zeit im Feld, um die Rituale zu erkennen,

zudem diese jenen, die sie anwenden oft nicht bewusst sind.

3. Für diese Frage könnte ein Case-Study-Design angewendet werden, weil es um die Erfassung unterschiedlicher Belastungen und Bewältigungsstrategien in unterschiedlichen Konstellationen geht. Dazu könnten zum Beispiel Elternpaare befragt werden, in welcher Weise Belastungen erlebt werden und wie die Arbeitsteilung geregelt ist. Methodisch könnten Einzel- und Paarinterviews durchgeführt und die Sichtweisen verglichen bzw. die unterschiedlichen Strategien zur Bewältigung der Situation erfasst werden. Weitere Datenquellen könnten Tagebücher oder Genogramme sein.
4. Um die Essenz oder die Bedeutung von etwas, in diesem Fall von Krisen, zu erfassen, eignet sich die Phänomenologie. Wichtig hierbei ist, sich von den eigenen Vorurteilen gegenüber psychisch kranken Menschen zu befreien, das heißt, diese in Klammern zu setzen und offen auf die Situation zuzugehen.
5. Zur Beschreibung des Prozesses der Noncompliance eignet sich zum Beispiel die Grounded Theory. Dabei ist nicht nur der iterative Prozess der Datenerfassung passend, weil noch wenig theoretische Erklärungen bestehen, wie Menschen ihr Verhalten begründen. Dazu können nach einigen Interviews erste Kategorien formuliert und in weiteren Interviews geprüft und angepasst werden, so dass sich möglicherweise ein zentrales Phänomen herausbildet, an dem in der Arbeit mit diesen Menschen angesetzt werden kann.

Kapitel 5: Quantitative Designs

1. a. Quasi-experimentelles bzw. experimentelles Design
   b. Quasi-experimentelles bzw. experimentelles Design
   c. Häufigkeit und Mitteleinsatz: deskriptives quantitatives Design, Zusammenhang Sepsis und Wundbehandlung: korrelationelles Design
   d. Keine Forschung, sondern ethisch/ökonomische Bewertung zum Nutzen von Pflegestandards zur Behandlung von Mangelernährung. Forschungen können nie Menschen zu bestimmten Maßnahmen verpflichten, sondern nur Fakten liefern. Wie Menschen damit umgehen, unterliegt zum Beispiel ethischen und ökonomischen Faktoren.
   e. Komparatives Design, da sich diese Fragestellung kaum in einer (quasi-)experimentellen Studie realisieren ließe.
2. Deskriptives quantitatives Design.
3. Dekubitusgefährdete → Kälte-Wärme-Behandlung → Verhinderung eines Dekubitus in der Steißregion.

Ursache der erfolgreichen Zielerreichung war jedoch nicht die Kälte-Wärme-Behandlung, sondern die damit verbundene Seitenlagerung der Patienten.

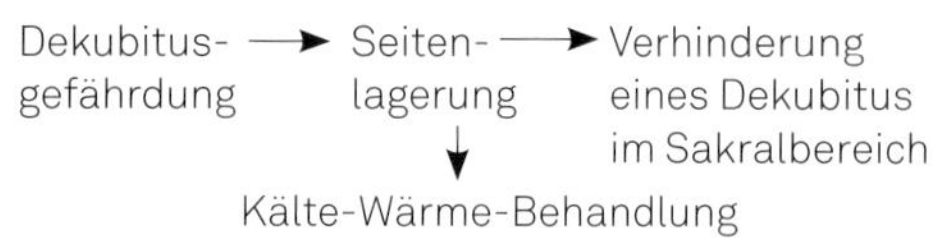

Die Gleichzeitigkeit von Kälte-Wärme-Behandlung und Reduktion der Dekubitusinzidenz ist auch hier nicht ursächlich zu verstehen.

Kapitel 6: Spezielle Designs
Kapitel 6.1

1. Dieser Begriff bezeichnet das distanzierte Verhältnis zwischen Vertretern qualitativer und Vertretern quantitativer Forschungsmethoden. Lange Zeit waren Verfechter beider Forschungsansätze der Auffassung, qualitative und quantitative Methoden seien aufgrund grundsätzlich unterschiedlicher philosophischer Grundannahmen nicht miteinander kombinierbar. Hieraus entstanden umfassende forschungstheoretische Debatten.
2. Johnson et al. (2007) schlagen die Idee eines Kontinuums qualitativer, quantitativer und gemischter Designs vor. Dementsprechend

sind Designs, die qualitative und quantitative Anteile mit gleichwertiger Gewichtung enthalten, in der Mitte dieses Kontinuums angesiedelt und als „Pure Mixed"-Designs zu verstehen. Designs mit einer eher qualitativen oder mit einer eher quantitativen Ausrichtung werden auf dem Kontinuumstrang bei dem entsprechenden Paradigma angeordnet.

3. Für die Entwicklung des Instruments bietet sich das *exploratory sequential* Design an, bei dem zunächst beispielsweise bettlägerige Bewohnende in qualitativen Interviews zu den Gründen ihrer Bettlägerigkeit befragt werden. Die Ergebnisse dieser qualitativen Befragung ließen sich im zweiten Schritt in einen Fragebogen überführen, der dann mithilfe eines quantitativen Designs in der Praxis getestet wird.

Kapitel 6.2

1. Vorhanden sind Intervention und Patienten. Es fehlen Angaben zur Kontrollintervention, zum Beispiel im Vergleich zu keiner atemstimulierenden Einreibung, sowie zum Outcome, zum Beispiel Atemfrequenz.
2. Bei einer narrativen Zusammenfassung qualitativer und/oder quantitativer Studien werden die Daten, so wie sie in den Primärstudien gefunden wurden, „nur" beschrieben.
   Bei einer zusammenfassenden Analyse werden die vorhandenen Daten aus den quantitativen Primärstudien, wenn methodisch möglich, statistisch zusammengefasst (hier als Meta-Analyse bezeichnet). Dadurch erhält man eine größere Stichprobe und kann die Ergebnisse nun nochmals neu berechnen. Oft ergeben sich durch die nun größere Stichprobe andere Effekte als bei Studien mit kleinen Stichproben.
   Bei einer zusammenfassenden Analyse qualitativer Studien (hier Meta-Synthese genannt) werden ebenfalls die qualitativen Ergebnisse aus den Primärstudien zusammengefasst und neu interpretiert. Ziel ist auch hier, über das Erreichen einer zusätzlichen Abstraktionsebene zu neuen Erkenntnissen zu gelangen.

Kapitel 7: Erhebungsmethoden

1. Bei standardisierter Messung werden in der Regel Verfahren eingesetzt, deren Reliabilität und Validität bekannt sind. Weiterhin ist sichergestellt, dass bei allen Teilnehmenden das gleiche Set von Items abgefragt wird. Nach kurzer Einführung in das Messverfahren ist der Einsatz von Fragebogen, Skalen usw. oft leicht und unkompliziert. Ein entscheidender Vorteil liegt darin, dass die Forschungsbefunde mit anderen Studien, in denen die gleichen Instrumente verwendet wurden, vergleichbar sind.
2. Eine Fragestellung bei unstrukturierter Beobachtung könnte zum Beispiel lauten: Wie reagieren Pflegende auf die Anwesenheit von Angehörigen bei Lebensrettungssituationen?
3. Mögliche Nachteile des Einsatzes von Skalen sind, dass ihr Einsatz eine hohe Kompetenz bei der Auswertung voraussetzt, für viele Fragestellungen in der Pflege keine adäquaten Skalen vorliegen und die Entwicklung von Skalen und Testverfahren (die dann „geeicht" sind) extrem aufwendig ist.

Kapitel 8: Gütekriterien von Datenerhebungsmethoden

1. Werden alle Patienten als gefährdet/erkrankt eingestuft, so werden keine erkrankten Personen übersehen, das heißt, die Sensitivität des Instruments beträgt 100 %. Demgegenüber wird niemand korrekterweise als gesund identifiziert, sodass die Spezifität bei 0 % liegt. So ein Instrument erscheint demnach wenig sinnvoll.
2. Ein valides Instrument misst genau das, was es messen soll, zum Beispiel das genaue Körpergewicht. Dies setzt reproduzierbare Ergebnisse voraus, sodass ein valides Instrument automatisch auch reliabel sein muss.

3. Diese Waage liefert reproduzierbare Ergebnisse und kann demnach als reliabel, bezeichnet werden, aber sie misst nicht das genaue Körpergewicht und ist demnach nicht valide.
4. Ist in der Untersuchungspopulation nur jeder 100. von der Erkrankung betroffen (Prävalenz gleich 1%), so zeigt das nachfolgende Beispiel, dass der positive prädiktive Wert etwa 8,8% beträgt.
   Der besseren Darstellung wegen wurde angenommen, dass 10000 Probanden untersucht wurden. 1% oder 100 Personen sind erkrankt, von denen 95% (d.h. 95) richtig als krank erkannt werden. 99% oder 9900 Personen sind gesund. Hiervon werden 90% oder 8910 richtig als gesund eingestuft.
   Wie angenommen ergibt sich daher:
   - Sensitivität = 95/100 = 0,95 oder 95%
   - Spezifität = 8910/9900 = 0,9 oder 90%.

   Aus den Werten in der Tabelle folgt:
   - positiver prädiktiver Wert: 95/1085 = 0,088 oder 8,8%.

   Trotz eines positiven Testergebnisses ist der untersuchte Patient in 91,2% der Fälle gesund und nur in 8,8% der Fälle wirklich krank!
5. Interrater-Reliabilität, Test-Retest-Reliabilität und interne Konsistenz
6. Im Grunde gibt es drei Positionen, die vierte ist als radikale Variante anzusehen. Position 1 akzeptiert die Grundlagen der klassischen Gütekriterien und versucht diese auch für die qualitative Forschung anzuwenden. Position 2 reformuliert die klassischen Kriterien und versucht, durch kommunikative Validierung bzw. Validierung der Interviewsituation die Bedeutung eigener Geltungsansprüche (z.B. orientiert an der Theorie des kommunikativen Handelns von Jürgen Habermas) umzusetzen. Position 3 formuliert eigenständige, für die qualitative Forschung spezifische Kriterien. Kernpunkt ist hier die → Triangulation bzw. die Konkretisierung „neuer" Gütekriterien (z.B. Glaubwürdigkeit und Bestätigbarkeit).

Kapitel 9: Stichprobenauswahl und Stichprobengröße

1. Im Rahmen einer Zufallsstichprobe hat jedes Individuum der Grundgesamtheit eine reelle (d.h. > 0) Chance, ausgewählt zu werden. In vielen Studien (einfache Zufallsauswahl) ist diese Wahrscheinlichkeit für alle potenziell Teilnehmenden gleich. In einer Nichtzufallsstichprobe oder gesteuerten Erhebung hat nicht jedes Individuum der Grundgesamtheit eine Chance, ausgewählt zu werden.

2a. Hierbei handelt es sich um ein mehrstufiges Auswahlverfahren. Neun in Frage kommende Einrichtungen wurden in die Studie eingeschlossen. Sechs Einrichtungen verweigerten die Teilnahme. Innerhalb der Einrichtungen war eine Vollerhebung geplant, von der unklar bleibt, inwieweit sie realisiert werden konnte. Zwar wurden alle Pflegenden für eine Teilnahme gewonnen, die solche Bewohner betreuten, die ihrerseits in die Studie aufgenommen wurden. Es wird jedoch nicht beschrieben, wie viele Bewohner ihre Teilnahme verweigerten. Daher ist von einer Gelegenheitsstichprobe auszugehen.

2b. Auch in diesem Beispiel wurde eine Vollerhebung angestrebt. Der Fragebogen wurde an alle identifizierten ambulanten Pflegedienste versendet (wobei diskutiert werden kann, ob wirklich *alle* ambulanten Pflegedienste in Deutschland identifiziert wurden). Der Rücklauf von 1653 zurückgesendeten Fragebögen lässt jedoch erkennen, dass die angestrebte Vollerhebung nicht erreicht werden konnte. Daher ist auch hier von einer Gelegenheitsstichprobe auszugehen.

Kapitel 10: Qualitative Datenanalyse

1. Für die Analyse wurde ein induktiv-offenes Vorgehen gewählt. Das Analyseverfahren ist in ein deskriptiv-exploratives Forschungsde-

sign eingebettet, das mit dem Ziel der Forschung argumentiert wird. Ziel war es, dass ältere Menschen ihre Lebenswelt hinsichtlich des persönlichen Medikamentenmanagements beschreiben. Ein induktives Vorgehen bietet die Möglichkeit, offen an das Datenmaterial heranzugehen, um das Neue und Unerwartete in den Daten entdecken zu können. Die Autorinnen geben an, dass es sich dabei um ein Verfahren handelt, das weniger einer bestimmten Methodologie zugeordnet werden kann, sondern der Organisation und dem Zuordnen von Daten in Kategorien dient.

2. Die Datenanalyse erfolgte in verschiedenen Codier-Phasen, dabei wurde symbolisch Zusammenfassendes, Auffälliges und Wesentliches identifiziert. Das heißt, es wurden bedeutungsvolle Inhalte aus dem Datenmaterial herausgearbeitet und benannt. Die Auswertung erfolgte in zwei Schritten.
   Im ersten Analysezyklus wurden Attribut-, Emotions-, Wert- sowie deskriptives Coding angewandt. Daten nach Attributen waren zum Beispiel soziodemografische Daten, Medikamente vor und nach der Hospitalisation, Diagnosen und Aufenthaltsdauer. Relevante Aspekte und Themen im Zusammenhang mit dem Medikamentenmanagement wurden mit dem deskriptiven Coding erfasst. Mit Emotions- und Werte-Codes werden die Aussagen zu Emotionen, Wertvorstellungen und Einstellungen erfasst.
   Im zweiten Analysezyklus wurden dann erkennbare Muster analysiert. So wurde nach Regeln, Gewohnheiten, Gründen und Erklärungen gesucht und es wurden Verbindungen zwischen den Codes herausgearbeitet. Damit wurden bedeutungsvolle Inhalte aus dem Datenmaterial herausgearbeitet und benannt. Die beschriebenen Zyklen wurden mehrere Male wiederholt. Die Datenerhebung und -analyse erfolgten parallel. Das heißt, neue Themen aus den Interviews wurden in den Leitfaden aufgenommen und in den anschließenden Interviews weiterverfolgt. Das Ergebnis sind fünf Kategorien, die das Erleben und den Umgang älterer Menschen mit der Medikamenteneinnahme nach Spitalaustritt heraus beschreiben, sowie ein in allen Kategorien anzutreffendes Bedürfnis.

Kapitel 11: Quantitative Analyse

1. a. Ordinalskala
   b. Nominalskala
   c. Metrische Skala
2. Modus (häufigster Wert) = 100
   Median (mittlerster Wert) = 100 (hier der vierte, der Größe nach sortierte Wert)
   Arithmetischer Mittelwert = (50+50+100+100+100+100+340)/7 = 840/7 = 120
3. Da der arithmetische Mittelwert stark durch Ausreißer beeinflusst wird, könnte es sein, dass deutlich mehr als 50 % der Patienten weniger als 5 Tage in der Einrichtung verbringen, einige wenige dafür aber besonders lange dort sind. Beträgt die Liegedauer beispielsweise 4, 4, 4, 4 und 9 Tage, haben vier von fünf Patienten eine Liegedauer von unter 5 Tagen, dennoch liegt der arithmetische Mittelwert bei genau 5 Tagen.
4. Um zumindest per Augenschein auszuschließen, dass die Daten nicht linear oder Ausreißer vorhanden sind. Auch lassen sich so Gruppeneffekte leichter identifizieren.
5. Vorausgesetzt, die Studie wurde sachgerecht durchgeführt und ausgewertet, spricht ein Ergebnis von p = 0,03 für ein signifikantes Ergebnis (bei einem Signifikanzniveau von 5 %), das heißt für einen tatsächlich vorhandenen Schulungseffekt.
6. Im Rahmen der Studie litten 8,89 % der untersuchten Patienten in der Stichprobe an einer chronischen Wunde. Mit einer sehr hohen Wahrscheinlichkeit (95 %) liegt die gesuchte „wahre" Gesamtprävalenz der Grundgesamtheit in dem Intervall von 7,6 % bis 10,3 % bzw. beinhaltet – genauer formuliert – mit 95 %iger Wahrscheinlichkeit das Intervall (7,6–10,3 %), den „wahren" Anteil an Menschen mit einer chronischen Wunde.

7. Inzidenz $_{\text{Station A}}$ = 27/150×100 = 18 % Harnwegsinfektionen (HWI) (oder 18 HWI pro 100 PatientIinnen
Inzidenz $_{\text{Station B}}$ = 34//120×100 = 28 % Harnwegsinfektionen (HWI) (oder 28 HWI pro 100 PatientInnen
Inzidenzdichte $_{\text{Station A}}$ = 27 / 1500 Kathetertage x 1000 = 18 Harnwegsinfektionen pro 1000 Kathetertage
Inzidenzdichte $_{\text{Station B}}$ = 34 / 2430 Kathetertage x 1000 = 14 Harnwegsinfektionen pro 1000 Kathetertage
An diesem Rechenbeispiel wird veranschaulicht, wie man Rückschlüsse aus Daten ziehen kann: Bei der Berechnung der Inzidenz erhält man den Eindruck, dass auf Station B eine höhere Rate an Harnwegsinfektionen bei PatientInnen mit Blasendauekathetern vorliegt. Unter Berücksichtigung der Kathetertage sind aber tatsächlich auf Station A Harnwegsinfektionen häufiger als auf Station B.

Kapitel 12: Pflegeforschungsethik
Vorteile

- Der Vorteil einer zusätzlichen Intervention durch die Teilnahme ist nicht gegeben, da keine speziellen Interventionen geplant sind.
- Es besteht jedoch die Möglichkeit, die eigene Situation im Rahmen des Projekts besonders zu erörtern. Hierbei haben die Betroffenen sowie deren Angehörige die Möglichkeit der Reflexion zu Belastungen, Ängsten, Sorgen, aber vielleicht auch zu Bewältigungsstrategien. Dies kann zu mehr Wissen über sich selbst, aber auch über das Erleben der anderen Familienangehörigen führen.
- Die Interviewsituation kann auch den positiven Effekt haben, dass eine von außen kommende Person Abwechslung bringt und eine Negativspirale die Geschlossenheit der familiären Einheit durchbricht.
- Durch eine umfassende Aufklärung über das Ziel der Studie kann bei den Studienteilnehmenden Befriedigung darüber eintreten, dass die Informationen zur eigenen Situation anderen helfen, indem professionelle Kräfte ihre Angebote bedürfnisgerecht zuschneiden können.
- Ein unmittelbarer Gewinn durch materielle Anreize ist nicht gegeben.

Nachteile

- Körperliche Schäden einschließlich unvorhergesehener Nebenwirkungen sind nicht zu erwarten.
- Dies gilt eingeschränkt für das körperliche Leiden, weil es zur Erschöpfung kommen kann. Es ist bekannt, dass im Rahmen der onkologischen Therapie Fatigue häufig vorkommt, die durch die Interviewsituation verstärkt werden könnte. Bei den Familienmitgliedern könnte eventuell Langeweile auftreten, vor allem, wenn mehrere Interviews durchgeführt werden und es zu wenig Änderung der Situation kommt.
- Psychisches oder emotionales Leiden als Folge der Schilderungen des Erlebens und der Erfahrungen eines Lebens mit Krebs müssen in jedem Fall berücksichtigt werden. Die Introspektion als ein in sich selbst Hineinhorchen sowie Unsicherheit und Furcht vor dem, was kommen könnte, aber auch die Auseinandersetzung mit der Endlichkeit des Lebens und dem Tod können negative Emotionen mit sich bringen. Es können darüber hinaus intime Fragen erörtert werden, wie zum Beispiel die Auswirkungen auf das Sexualleben, was wiederum Scham und peinliche Gefühle verursachen kann. Im Zusammenhang mit den Gruppeninterviews kann es auch zu Enttäuschungen kommen, weil möglicherweise die Sichtweisen einzelner Familienmitglieder zur Situation anders als erwartet sind.
- Ein Verlust der Privatsphäre ist möglich, wenn die Interviews im privaten Umfeld der Studienteilnehmenden erfolgen, aber auch in den Familieninterviews, in denen Privates angesprochen wird, wie zum Beispiel der Umgang der Familienmitglieder untereinander.

- Da Interviews zu mehreren Zeiten geplant sind, muss in jedem Fall der Zeitverlust angesprochen werden. Dies gilt auch für einen eventuellen finanziellen Aufwand, zum Beispiel für die verlorene Arbeitszeit oder den Transport, falls die Interviews nicht im Privatbereich der Befragten stattfinden.

Umgang mit den Vor- und Nachteilen der Studienplanung und -durchführung

Die Auflistung von Vor- und Nachteilen zeigt eindeutig, dass die Liste der möglichen Nachteile länger ist. In der Studienplanung und -durchführung sind aber vor allem der Aspekt der Erschöpfung, die krebskranke Person als vulnerable Person zu berücksichtigen. Dies kann methodisch erfolgen – Interviews von kurzer Dauer, in kleinen Sequenzen, oder aber organisatorisch – in Phasen, die für die Betroffenen weniger belastend sind. Es könnten auch technische Mittel eingesetzt werden, so dass keine weiteren Belastungen durch das Bewegen von einem Ort zum anderen entstehen.

Um bei mehreren Interviews der gleichen Personen keine Langeweile aufkommen zu lassen, können die Themen (Diagnosestellung, Auswirkung auf Beruf und Freizeit, Erleben im Familienverband) oder auch Methoden (narrativer Erzählstil, Fallvignette o. Ä.) variiert werden.

Psychischen oder emotionalen Belastungen kann zum einen durch sehr offene Fragen – die Befragten (auch Angehörige) sind in solchen Situationen vulnerabel, bestimmen selbst, was sie erzählen wollen –, durch eine Pause oder den Abbruch, wenn Belastungen auftreten, oder durch das Angebot von Unterstützung erfolgen. Dies gilt sowohl für Einzel- als auch für Gruppeninterviews. Dieser Aspekt ist am Beginn, zum Beispiel im Rahmen der nochmaligen Bestätigung der Einwilligung, anzusprechen.

Was Privatsphäre ist, wo sie beginnt und aufhört, bestimmen die betroffenen Personen selbst, darum muss auch darauf im Rahmen der nochmaligen Bestätigung der Einwilligung aufmerksam gemacht werden. Es muss deutlich die Grenze angegeben werden, im Sinne von bis hier und nicht weiter.

Ein möglicher Zeitverlust und ggf. andere materielle Aufwände müssen bei der Information über Ziel und Zweck sowie über die Art der Durchführung der Studie bereits angegeben werden, da dies die Entscheidung zur Teilnahme beeinflussen kann.

Kapitel 13: Analyse von Forschungsstudien

1. *Interne Validität:* Ausmaß, in dem Ergebnisse einer Studie tatsächlich die Realität widerspiegeln und nicht auf Effekte einzelner Studienentscheidungen zurückzuführen sind.
   Externe Validität: Ausmaß, in dem Ergebnisse einer Studie über die in der Studie untersuchte Stichprobe hinaus verallgemeinert werden können.
   Augenscheinvalidität (face validity): augenscheinliche Gültigkeit eines Messinstruments.
   Konstruktvalidität: über Hypothesen geprüfte Gültigkeit eines Messinstruments.
   Konzeptvalidität: über Vergleiche mit zum Beispiel extern beobachtbaren Kriterien gemessene Gültigkeit eines Messinstruments.
2. Trotz besten Wissens der Forschenden lassen sich Forschungen nicht immer optimal ausführen. Nicht alles, was idealerweise sinnvoll und notwendig war oder was man geplant hatte, lässt sich auch tatsächlich durchführen.
3. Nein, peer-reviewed veröffentlichte Studien sind nicht automatisch qualitativ höherwertig als in nicht peer-reviewed Journalen publizierte Studien. Man kann nur sicher sein, dass in peer-reviewed Journalen nur solche Studien aufgenommen werden, die hinsichtlich ihrer wissenschaftlichen Qualität erfolgreich geprüft wurden. Ein solches spezielles Prüfverfahren gibt es bei nicht peer-reviewed Journalen nicht.

Kapitel 16: Pflegewissenschaft zwischen Theorie und Praxis

1. Kirkevold benennt fünf Aspekte:
   In einem ersten Schritt betont sie die Notwendigkeit, der Praxis zur Sprache zu verhelfen. Es kommt diesbezüglich weniger auf die Entwicklung einer Fachsprache an, sondern darauf, das „verborgene" Wissen der Pflegepraktiker durch Forschung öffentlich und damit diskutierbar zu machen.
   In einem zweiten Schritt geht es ihr um die Darstellung klinischer Problemstellungen. Dabei interessiert sie sich vor allem für die Darstellung klinisch relevanter Pflegephänomene, wie sie etwa von Käppeli aufgezeigt wurden.
   Der dritte von Kirkevold benannte Aspekt ist kritische Analyse forschungsbasierter Pflegeverfahren. Hier geht es um Interventionsstudien bzw. um experimentelle Designs, welche die Auswirkung bestimmter pflegerischer Interventionen testen.
   Viertens ist die Entwicklung von Skalen und Instrumenten wichtig. Denn ohne wissenschaftlich untersuchte Einschätzungsverfahren bleibt eine entsprechende pflegerische Diagnostik und Therapie begrenzt.
   Der fünfte Gesichtspunkt bezieht sich auf die gesellschaftliche Relevanz von Pflege. Hier geht es darum, durch entsprechende Konzepte, durch Klarlegung von Zielen und Grenzen sowie durch empirische Befunde aufzuzeigen, dass (professionelle) Pflege tatsächlich einen Unterschied macht und einen effektiven Beitrag zu Gesundheit, Selbstständigkeit und Wohlbefinden leistet.
2. Das Verhältnis von Theorie und Praxis wird in diesem Kapitel als ein (fruchtbares) Spannungsverhältnis skizziert. Theorie und Praxis sind zwei verschiedene Zugänge zur Welt und sollten in dieser Differenz wahrgenommen werden. Das bedeutet aber nicht, dass ein gegenseitiger Austausch bzw. Lernprozesse unmöglich sind. Im Gegenteil: Die Pflegewissenschaft als eine Praxisdisziplin muss sich intensiv um Konzepte, Strategien und Vorgehensweisen bemühen, wie Forschungsbefunde in die Praxis überführt und dort nachhaltig genutzt werden können. Diese Problematik ist ein Forschungsgegenstand, der in der Pflegewissenschaft ernst genommen werden muss. Letztlich ist aber der Transfer eine Aufgabe, die nicht allein die Wissenschaft bewältigen kann, sondern wo die Praxis, die Pädagogik und das Management zusammenwirken müssen.
3. Es sind im Grunde vier Merkmale, die wichtig sind. Erstens sind Charakteristika der Pflegeperson (z. B. Informationsstand, Einstellungen gegenüber Forschung) zu nennen. Zweitens ist auf Charakteristika der Organisation (z. B. Offenheit für Forschung bzw. ein innovatives Klima, welches Veränderungen ermöglicht) hinzuweisen. Drittens sind Charakteristika der Forschungsarbeiten (z. B. Verständlichkeit, Übertragbarkeit, Praxisbezug) zu erwähnen. Viertens schließlich sind Charakteristika des Zugangs zu Forschungsergebnissen (z. B. Erreichbarkeit, Verfügbarkeit von Fachzeitschriften in der Bibliothek) zu beachten. Insgesamt gesehen sind sowohl Merkmale der Personen (z. B. der Pflegepraktiker), des Teams bzw. der interdisziplinären Kooperation und des Arbeitsklimas der Organisation (z. B. etwa bezüglich der Offenheit für Veränderungen) zu berücksichtigen.
4. Für eine erfolgreiche Implementierung ist einerseits eine breite wissenschaftliche Evidenz erforderlich, andererseits müssen organisatorischer Kontext und die Rahmenbedingungen stimmen. Entscheidend ist, ob ein sogenannter *Facilitator* vor Ort involviert ist. Das ist eine Person, die den Transferprozess vorantreibt, die dafür notwendigen Instrumente kennt und eine am Ende erforderliche Evaluation vornehmen kann. Insgesamt ist nicht nur das Engagement Einzelner unverzichtbar, letztlich muss die Offenheit einer Institution gegenüber Veränderungen hinzukommen. Die iPARiSH-Variante (Eine Weiterentwicklung von PARiSH) informiert zu diesem Problemfeld detaillierter.

Herausgeber- und Autorenverzeichnis

Prof. Dr. Dipl.-Pflegepäd. Katrin Balzer
Professur Evidenzbasierte Pflege
Universität zu Lübeck
Ratzeburger Allee 160
DE-23562 Lübeck
E-Mail: katrin.balzer@uksh.de

- Seit 2019: W2-Professur Evidenzbasierte Pflege, Universität zu Lübeck
- 2015–2019: Junior-Professur „Evidenzbasierte Pflege" am Institut für Sozialmedizin und Epidemiologie, Universität zu Lübeck; Forschungsschwerpunkte: Dekubitusprophylaxe, Versorgung älterer Menschen im Krankenhaus, Kompetenzentwicklung für evidenzbasierte, interprofessionelle Zusammenarbeit, Entwicklung und Evaluation komplexer Interventionen, Mixed-Methods-Forschung
- 2014: Promotion zur Dr. rer. cur. an der Charité – Universitätsmedizin Berlin, Thema: „Dekubitusrisikoeinschätzung – mit oder ohne Risikoskala? Analysen zur indirekten und direkten Bewertung des klinischen Nutzens der skalengestützten Risikoeinschätzung im Vergleich zur klinischen Einschätzung"
- 2008–2015: Wissenschaftliche Mitarbeiterin an der Sektion für Forschung und Lehre in der Pflege, Institut für Sozialmedizin und Epidemiologie, Universität zu Lübeck
- 2000–2008: Redaktionelle Tätigkeit in der *Pflegezeitschrift*, Verlag W. Kohlhammer, Stuttgart, von 2000–2008 als Chefredakteurin
- 1995–2000: Studium der Pflegepädagogik an der Humboldt-Universität zu Berlin, Abschluss als Diplom-Pflegepädagogin
- 1989–1999: Berufliche Tätigkeit als Gesundheits- und Krankenpflegerin, unter anderem in der Intensivpflege und stationären Langzeitpflege, von 1989–1995: hauptberuflich, von 1995–1999 Teilzeit neben dem Studium
- 1986–1989: Ausbildung zur Gesundheits- und Krankenpflegerin, Medizinische Fachschule Mühlhausen (Thüringen).

Auswahl aktueller Veröffentlichungen

Wilfling, D., Flägel, K., Steinhäuser, J. & Balzer, K. (2022). Specifics of and training needs in the interprofessional home care of people with dementia. *Pflege*. Advance online publication. https://doi.org/10.1024/1012-5302/a000878

Kuske, S., Holmberg, C., Wensing, M., Reuschenbach, B., Büscher, A., Neugebauer, E., Pfaff, H., Karbach, U., Balzer, K., Köpke, S. & Ernstmann, N. (2020). Studiengänge zur Versorgungsforschung in Deutschland: aktueller Stand und zukünftige Perspektiven [Educational Programmes in Health Services Research in Germany: Current State and Future Perspectives]. *Gesundheitswesen, 84*(03), 227–241.

Müller, C., Hesjedal-Streller, B., Fleischmann, N., Tetzlaff, B., Mallon, T., Scherer, M.,

Köpke, S., Balzer, K., Gärtner, L., Maurer, I., Friede, T., König, H.H. & Hummers, E. (2020). Effects of strategies to improve general practitioner-nurse collaboration and communication in regard to hospital admissions of nursing home residents (interprof ACT): study protocol for a cluster randomised controlled trial. *Trials, 21*(1), 913.

Silies, K., Schley, A., Sill, J., Fleischer, S., Müller, M. & Balzer, K. (2020). Die COVID-19-Pandemie im akutstationären Setting aus Sicht von Führungspersonen und Hygienefachkräften in der Pflege – Eine qualitative Studie. *Pflege, 33*(5), 289–298.

Schley, A. & Balzer, K. (2020). *Using MEESTAR for early evaluation of ethical, legal and social implications of a socio-technical support system for mechanically ventilated patients. In Aging between Participation and Simulation.* Berlin, Boston: De Gruyter.

Kottner, J., Hahnel, E., El Genedy, M., Neumann, K. & Balzer, K. (2019). Enhancing SKIN health and safety in aged CARE (SKINCARE Trial): a study protocol for an exploratory cluster-randomized pragmatic trial. *Trials, 20*(1), 302.

Balzer, K., Schröder, R., Junghans, A., Stahl, U., Träder, J.M. & Köpke, S. (2016). Improving competencies in evidence-based dementia care: Results from a pilot study on a novel interprofessional training course (the KOMPIDEM project). *Journal for Medical Education, 33*(2), Doc35.

Balzer, K., Kremer, L., Junghans, A., Halfens, R.J., Dassen, T. & Kottner J. (2014). What patient characteristics guide nurses' clinical judgement on pressure ulcer risk? A mixed methods study. *International Journal of Nursing Studies,* 51(5), 703–716.

Balzer, K., Köpke, S., Lühmann, D., Haastert, B., Kottner, J. & Meyer, G. (2013). Designing trials for pressure ulcer risk assessment research: methodological challenges. *International Journal of Nursing Studies, 50*(8), 1136–1150.

Köpke, S., Koch, F., Behncke, A. & Balzer, K. (2013). Einstellungen Pflegender in deutschen Krankenhäusern zu einer evidenzbasierten Pflegepraxis. *Pflege*, 26(3), 163–175.

Prof. Dr. Sabine Bartholomeyczik
Universität Witten/Herdecke
Fakultät für Gesundheit, Department für Pflegewissenschaft
Stockumer Str. 12
DE-58453 Witten
E-Mail: sabine.bartholomeyczik@uni-wh.de

- Habilitation Pflegewissenschaft, Universität Witten/Herdecke,
- Guest Researcher Centers for Disease Control, Atlanta, Georgia, USA (AIDS-Forschung)
- Dr.rer.pol., Freie Universität Berlin, Titel der Dissertation: „Krankenhausstruktur und Verhalten gegenüber den Patienten"
- Diplomsoziologin, Universität Mannheim
- Krankenschwester Universitätsschwesternschule Heidelberg
- Professorin und Lehrstuhlinhaberin Epidemiologie-Pflegewissenschaft, Universität Witten/Herdecke, Fakultät für Gesundheit, Department für Pflegewissenschaft (2001–2018),
- Professorin für Pflegewissenschaft, Fachhochschule Frankfurt am Main (1993–2001)
- Gründungssprecherin des Deutschen Zentrums für Neurodegenerative Erkrankungen (DZNE) Witten (2009–2012),
- Vorsitzende der Deutschen Gesellschaft für Pflegewissenschaft (1999–2009)
- Vorsitzende der Ethikkommission der Deutschen Gesellschafft für Pflegewissenschaft (DGP), (2013–2022)
- Mitherausgeberin der pflegewissenschaftlichen Zeitschrift „Pflege & Gesellschaft" (2001–2021)
- Vorsitzende des Vorstands der Gesellschaft zur Förderung der Pflegewissenschaft NRW
- Mitglied im Lenkungsausschuss des Deutschen Netzwerks für Qualitätsentwicklung in der Pflege (DNQP) (seit 2001)
- Mitglied in verschiedenen Sachverständigengremien auf Länder- und Bundesebene

Auswahl aktueller und zentraler Veröffentlichungen

Bartholomeyczik, S. (2022). Pflege und Versorgung – eine pflegewissenschaftliche Perspektive. In K. Kürsten, H. Kautz & H. Brandenburg, H. (Hrsg.), *Gerontologie kompakt. Kurzlehrbuch für Professionelle Pflege und Soziale Arbeit* (S. 93–108). Bern: Hogrefe.

Bartholomeyczik, S. (2022). Das Konzept Lebensqualität in der Pflege und der Pflegewissenschft. In M. Staats (Hrsg.), *Lebensqualität. Ein Metathema* (S. 263–280). Weinheim: BeltzJuventa.

Bartholomeyczik, S. (2021). Pflegetheorie: Bedeutung für Praxis und Gesundheitspolitik. In J. Pundt & M. Rosentreter (Hrsg.), *Pflege dynamisch vorwärtsgerichtet. Aktuelle Tendenzen* (S. 31–56). Bremen: Apollon University Press.

Bartholomeyczik, S. & Schaeffer, D. (2021). Pflegeforschung in Deutschland – Notwendigkeit einer neuen Agenda Pflegeforschung. In I. Darmann-Finck & H. Mertesacker, H. (Hrsg.), *Pflegerische Versorgung alter Menschen. Qualität – Konzepte – Rahmenbedingungen* (S. 257–279). Berlin: Peter Lang.

Bartholomeyczik, S. (2020). Empirisches Handeln in der Pflege- und Versorgungsforschung ethisch reflektiert und verantwortlich gestalten. In A. Riedel A. & S. Lehmeyer (Hrsg.), *Ethik im Gesundheitswesen. Springer Reference Pflege – Therapie – Gesundheit* (S. 1–15). Berlin, Heidelberg: Springer.

Bartholomeyczik, S., Büscher, A., Höhmann, U. & Sirsch, E. (2019). Anforderungen an die Untersuchungen der Wirksamkeit von Expertenstandards. *Pflege & Gesellschaft, 24*(2), 122–138.

Prof. Dr. phil. Hermann Brandenburg (Hrsg.)
Vincenz Pallotti University Vallendar
Pflegewissenschaftliche Fakultät, Prodekan
Lehrstuhl für Gerontologische Pflege
E-Mail: hermann.brandenburg@vpu.de

- Studium der Sozialwissenschaften in Bochum, Abschluss: Dipl.-Sozialwissenschaftler (Schwerpunkt Soziologie, Sozialpolitik)
- Ausbildung zum Altenpfleger und mehrjährige Tätigkeit in verschiedenen Pflegeheimen (Schwerpunkt Gerontopsychiatrie)
- Studium der Gerontologie am Institut für Gerontologie (Universität Heidelberg), Abschluss: Diplom-Gerontologe, danach Tätigkeit als wissenschaftlicher Mitarbeiter am Institut für Gerontologie; Promotion mit dem Thema: „Formen der Lebensführung im Alltag bei hilfe- und pflegebedürftigen älteren Menschen – Zusammenhänge zur Gesundheit und zum sozial-räumlichen Kontext“
- 1996: Professor für Grundlagen der Pflege/ Pflegewissenschaft am Fachbereich Pflege der Katholischen Fachhochschule Freiburg
- 1999: Professor für Gerontologie und Pflegewissenschaft
- 2007: Übernahme des Lehrstuhls für Gerontologische Pflege an der Vincenz Pallotti University Vallendar (vormals PTHV)
  - April 2015 bis März 2018 Dekan der Pflegewissenschaftlichen Fakultät (vorher neun Jahre Prodekan);
  - Ab Oktober 2019 Prodekan der Pflegewissenschaftlichen Fakultät (Dekanin: Frau Prof. Sirsch).
- (Mit)-Herausgeber der „Zeitschrift für Gerontologie“ und „Pflegewissenschaft“.
- Mitarbeit beim wissenschaftlichen Beirat der „Zeitschrift für Pflegewissenschaft“, der „Zeitschrift für medizinische Ethik“ sowie der „Fachzeitschrift für Palliative Geriatrie“;
- (Mit)-Herausgeber der „Zeitschrift für Gerontologie und Geriatrie“ (Thieme, dort auch mit im Sprecherkreis des FA „Kritische Gerontologie“) sowie von „ProAlter (medhochzwei)“;
- Reviewertätigkeit für die „Zeitschrift für Gerontologie und Geriatrie“ (Springer), „Pflege & „Gesellschaft“ (Juventa), „European Journal of Ageing“ (Springer) sowie dem „Bundesgesundheitsblatt“ (Robert Koch Institut);

- Kooptiertes Vorstandsmitglied des Verbands der katholischen Heime und Einrichtungen Deutschlands (VKAD);
- Kurator des Kuratoriums Deutsche Altershilfe (Köln/Berlin)

Auswahl aktueller Veröffentlichungen

Brandenburg, H. (2022). *Gute Pflege für Menschen mit Demenz. Zur Rekonstruktion der professionellen Pflegehabitus in der stationären Langzeitpflege.* Stuttgart: Kohlhammer.

Breitbach, V. & Brandenburg, H. (2021). *Corona und die Pflege. Denkanstöße – die Corona-Krise und danach.* Wiesbaden: Springer.

Kürsten, K., Kautz, H. & Brandenburg, H. (2021). *Gerontologie kompakt – Kurzlehrbuch für Professionelle Pflege und Soziale Arbeit.* Bern: Hogrefe.

Brandenburg, H., Lörsch, M., Bauer, J., Ohnesorge, B. & Grebe, C. (2021). *Organisationskultur und Quartiersöffnung in der stationären Langzeitpflege.* Heidelberg: Springer.

Schilder, M. & Brandenburg, H. (2020). *Transkulturelle Pflege.* Stuttgart: Kohlhammer.

Brandenburg, H. & Kricheldorff, C. (2019). *Multiprofessioneller Personalmix in der stationären Langzeitpflege. Entstehung. Umsetzung, Auswirkung.* Stuttgart: Kohlhammer.

Christian Conrad, MPH, DAS, CAS, (ICP, RN)

Studiengangsleiter MAS FH in Management of Healthcare Institutions, MAS FH in Wound Care und MAS FH in Rehabilitation Care
Careum Hochschule Gesundheit,
Gloriastrasse 18a,
CH-8006 Zürich
E-Mail: christian.conrad@careum-hochschule.ch

- Studium der Gesundheitswissenschaften (Master of Public Health) an den Universitäten Zürich, Bern und Basel
- Nachdiplomstudium in Evaluation an der Universität Bern (DAS Eval) und Hochschuldidaktik (CAS) an der FHS St. Gallen und HSG
- Weiterbildung zum Experten für Infektionsprävention und Spitalhygiene (HFP und ICP)
- Ausbildung zum Krankenpfleger in D (RN)
- Seit 2014: Studiengangsleiter der MAS Management of Healthcare Institutions (seit 2019), Rehabilitation Care und Wound Care (seit 2014). Careum Hochschule Gesundheit, Zürich, Lehre
- Seit 2009: Lehrbeauftragter an der Careum Hochschule Gesundheit Zürich (früher: Kalaidos Hochschule, Dep. Gesundheit) im MAS Programm für Forschungsmethoden und im Bachelorprogramm für Epidemiologie und Gesundheitsökonomie sowie Durchführung eines Journal Clubs viermal pro Jahr. Seit 2020 Dozierender in der Careum Weiterbildung Aarau
- 2000–2020: Wissenschaftlicher Beirat „Krankenhaushygiene & Infektionsverhütung", Elsevier-Verlag, Giessen
- 1990–2014: Berater für Spitalhygiene, ab 2002 Experte für Epidemiologie der Spitäler Schaffhausen:
- 2008–2016: Modulverantwortlicher und Dozent an der Hochschule für angewandte Wissenschaften, FHS St. Gallen.
- 2010–2021: Modulverantwortlicher für die Höhere Fachprüfung (HFP) Infektionsprävention und Hygiene des SKB Bildungszentrums Zürich (bis 2013) und H+ Bildungszentrum (seit 2013)
- 2010–2016: Lehrbeauftragter für Public Health an der ETH Zürich, Studiengang Pharmazie
- 1998–2001: Berater für das Partnerspital Dobric/Bulgarien (Verein Dobric, Unterstützt durch die Spitäler Schaffhausen: Vermeidung nosokomialer Infektionen, Sinnvoller Antibiotikaeinsatz, Bekämpfung der Antibiotikaresistenzen)
- 1992–2013: Dozierender/Lehrbeauftragter beim SBK und H+ für diverse Weiterbildungen (Umweltsicherheitsberater, WundexpertInnen, Sterilisation etc.)
- 1984–1987: Pflegefachmann Innere Medizin, Spitäler Schaffhausen/CH Pflegefachmann Neurologie, Bezirkskrankenhaus Günzburg/D

Auswahl aktueller Veröffentlichungen

Conrad, C., Käppeli, A. & Frech, M. (2021). Digitales Lehren und Lernen im berufsbegleitenden Studium der Aus- und Weiterbildung: Erkenntnisse aus der Perspektive einer Gesundheitsfachhochschule. *Education Permanente,* (1), 70–78.

Conrad, C. (2016). Warum eine (akademische) Weiterbildung in Rehabilitation Care? *Onkologiepflege,* (1), 21–22.

Cyrol, K., Mertin, J., Conrad, C. & Gysel W. (2015). Ultraschalluntersuchungen durch nicht-ärztliches Personal. *Krankenpflege,* (2), 28–29.

Baartmans P. & Conrad C. (2009). Literatursuche und -bewertung. Teil 1: Einführung ins Thema. *Krankenhaushygiene + Infektionsverhütung, 31,* 19–20.

Conrad C. & Baartmans P. (2009). Literatursuche und -bewertung. Teil 2: Wo finde ich wissenschaftliche Literatur zum Thema? Krankenhaushygiene. *Krankenhaushygiene + Infektionsverhütung, 31,* 48–50.

Conrad C. & Baartmans P. (2009). Literatursuche und -bewertung. Teil 4: Journal, Autoren, Fragestellung und Design der Arbeit. *Krankenhaushygiene + Infektionsverhütung, 31,* 134–136.

Baartmans P. & Conrad C. (2009). Literatursuche und -bewertung. Teil 5: 'Methoden und Resultate. *Krankenhaushygiene + Infektionsverhütung,, 31,* 192–193.

Conrad C. & Baartmans, P. (2009). Literatursuche und -bewertung. Teil 6: Verzerrer und Resultate. *Krankenhaushygiene + Infektionsverhütung, 31,* 238–240.

Prof. Dr. André Fringer, PhD (RN)
Co-Leiter Master & Forschung Pflege
ZHAW Zürcher Hochschule für Angewandte Wissenschaften
Departement Gesundheit, Institut für Pflege
Katharina-Sulzer-Platz 9, Postfach
8401 Winterthur
E-Mail: andre.fringer@zhaw.ch
www.zhaw.ch

- Seit 2018 Co-Leiter MSc Pflege sowie Co-Leiter Forschung & Entwicklung Pflege, im Institut Pflege an der ZHAW Winterthur
- 2017–2018 Stellvertretender Institutsleiter am Institut für Angewandte Pflegewissenschaft IPW-FHS
- 2013–2018 Professor an der FHS St.Gallen, Hochschule für Angewandte Wissenschaften, im Fachbereich Gesundheit am Institut für Angewandte Pflegewissenschaft IPW-FHS
- 2011–2018 Projektleiter am Institut für Angewandte Pflegewissenschaft sowie Studienleiter des Studiengangs Master of Advanced Studies in Palliative Care an der FHS St.Gallen, Hochschule für Angewandte Wissenschaften, Schweiz
- 2010–2011 Post-Doc wissenschaftlicher Mitarbeiter in der Forschung und Entwicklung Pflege des Department Gesundheit an der Zürcher Hochschule für Angewandte Wissenschaften ZHAW, Winterthur, Schweiz
- 2007–2010 Doktorat in Pflegewissenschaft (Dr. rer. medic.), Universität Witten/Herdecke, Deutschland; Titel der Dissertation: „Pflegenden Angehörigen ehrenamtlich helfen: Bürgerschaftliches Engagement im Spannungsfeld öffentlicher Interessen"
- 2004–2010 Wissenschaftlicher Mitarbeiter am Lehrstuhl für familienorientierte und gemeindenahe Pflege bei Prof. Dr. Wilfried Schnepp, Fakultät für Gesundheit, Department Pflegewissenschaft, Universität Witten/Herdecke, Deutschland
- 2004–2006 Master of Science in Nursing (MScN), Universität Witten/Herdecke, Deutschland
- 2000–2004 Bachelor of Science in Nursing (BScN), Universität Witten/Herdecke, Deutschland
- 1996–2001 Gesundheits- und Krankenpflege im Bereich Hospiz, Geriatrie und intensivpflege junger Menschen im Wachkoma
- 1993–1996 Diplomierter Krankenpflege, Kreiskrankenhaus Sigmaringen, Deutschland

Auswahl aktueller Veröffentlichungen

Fringer, A., Hechinger, M. & Schnepp, W. (2018). Transitions as experienced by persons in palliative care circumstances and their families–a qualitative meta-synthesis. *BMC palliative care*, 17(1), 22.

Fringer, A. (Hrsg.). (2016). *Palliative Versorgung in der Langzeitpflege: Entwicklungen, Möglichkeiten und Aspekte der Qualität.* Bern: Hogrefe.

Fringer, A., Huth, M. & Hantikainen, V. (2015). Nurses' Learning Experiences With the Kinaesthetics Care Concept Training in a Nursing Home: A Qualitative Descriptive Study. *Educational Gerontology, 41*(12), 888–902.

Fringer, A. & Schnepp, W. (2015). Case Study: Methodik – Methodologie – Forschungsstrategie. *Qualitative Pflege- und Gesundheitsforschung (QuPuG), 2*(1), 62–70.

Fringer, A., Huth, M. & Hantikainen, V. (2014). Nurses' experiences with the implementation of the Kinaesthetics movement competence training into elderly nursing care: a qualitative focus group study: a qualitative focus group study. *Scandinavian Journal of Caring Sciences, 28*(4), 757–766.

Ivanovic, N., Büche, D. & Fringer, A. (2014). Voluntary stopping of eating and drinking at the end of life – a 'systematic search and review' giving insight into an option of hastening death in capacitated adults at the end of life. *BMC Palliative Care, 13*(1), Article 1.

Elke Hausner

Institut für Qualität und Wirtschaftlichkeit im Gesundheitswesen (IQWiG)
Im Mediapark 8
50670 Köln
E-Mail: www.iqwig.de

- Seit 2006 wissenschaftliche Mitarbeiterin im Bereich Informationsmanagement; seit Januar 2022 stellvertretende Ressortleiterin.
- 2009–2011 Studium „Master of Science in Public Health" (Epidemiology) an der Maastricht University.
- von 2003–2006 Studium „Bachelor of Science in Nursing" am Institut für Pflegewissenschaft der Universität Witten/Herdecke
- 1995–1998 Ausbildung zur Krankenschwester an der Berufsfachschule für Krankenpflege der Universität Erlangen/Nürnberg

Auswahl aktueller Veröffentlichungen

Hausner, E., Cooper, C., Harboe, I., Halfpenny, N., Waffenschmidt, S. & Wong, R. (n. d.) *Value of using different search approaches* [online]. Available from https://www.sure-info.org//value-of-using-different-search-approaches

EUnetHTA JA3WP6B2-2 Authoring Team. (n. d.). *Process of information retrieval for systematic reviews and health technology assessments on clinical effectiveness: guideline; version 2.0* [online]. Available from https://eunethta.eu/wp-content/uploads/2020/01/EUnetHTA_Guideline_Information_Retrieval_v2-0.pdf.

Waffenschmidt, S., Van Amsterdam-Lunze, M., Gomez, R., Rehrmann, M., Harboe, I., & Hausner, E. (2021). Information specialist collaboration in Europe: Collaborative methods, processes, and infrastructure through EUnetHTA. *International Journal of Technology Assessment in Health Care, 37*(1), E20.

Waffenschmidt, S., Navarro-Ruan, T., Hobson, N., Hausner, E., Sauerland, S., & Haynes, R. B. (2020). Development and validation of study filters for identifying controlled non-randomized studies in PubMed and Ovid MEDLINE. *Research Synthesis Methods, 11*(5), 617–626.

Waffenschmidt, S. & Hausner, E. (2019). Collaborative working to improve searching. In P. Levay & J. Craven (Eds.), *Systematic searching: practical ideas for improving results* (S. 229–248). London: Facet Publishing.

Hausner, E., Metzendorf, M. I., Richter, B., Lotz, F., & Waffenschmidt, S. (2018). Study filters for non-randomized studies of interventions consistently lacked sensitivity upon external validation. *BMC medical research methodology*, 18(1), 171.

Knelangen, M., Hausner, E., Metzendorf, M. I., Sturtz, S., & Waffenschmidt, S. (2018). Trial registry searches for randomized controlled trials of new drugs required registry-specific adaptation to achieve adequate sensitivity. *Journal of clinical epidemiology, 94*, 69–75..

Prof. Dr. Daniela Holle
Hochschule für Gesundheit (HS Gesundheit)
Department für Pflegewissenschaft
Gesundheitscampus 6–8
44801 Bochum
Tel.: 023477727 -649
E-Mail: daniela.holle@hs-gesundheit.de

- 2020 – heute Prodekanin Department für Pflegewissenschaft, Hochschule für Gesundheit, Bochum
- 2019 – heute Professorin für Gesundheits- und pflegewissenschaftliche Forschungsmethoden, Hochschule für Gesundheit, Bochum
- 2016 – heute Lehrbeauftragte Universität Witten/ Herdecke, Department für Pflegewissenschaft
- 2019–2010 Wissenschaftliche Mitarbeiterin, Deutsches Zentrum für Neurodegenerative Erkrankungen (DZNE), Witten
- 2010–2007 Wissenschaftliche Mitarbeiterin, Universität Witten/Herdecke, Department für Pflegewissenschaft
- 2007 Wissenschaftliche Mitarbeiterin, Hochschule Osnabrück
- 2007–2003 Pflegefachkraft (25 %), Caremed, Ambulante Pflege/Kurzzeitpflege, Witten

Mitgliedschaften
Deutsche Gesellschaft für Pflegewissenschaft (Leitlinienkommission DGP), European Adacemy of Nursing Sciences (EANS), Pan European Research Network in Dementia Research (InterDem), Promotionskolleg NRW

Auswahl aktueller Veröffentlichungen

Halek, M., Reuther, S., Müller-Widmer, R., Trutschel, D., & Holle, D. (2020). Dealing with the behaviour of residents with dementia that challenges: A stepped-wedge cluster randomized trial of two types of dementia-specific case conferences in nursing homes (FallDem). *International Journal of Nursing Studies, 104*, 103435.

Holle, D., Müller-Widmer, R., Reuther, S., Rosier-Segschneider, U., Graf, R., Roes, M., & Halek, M. (2019). Process evaluation of the context, reach and recruitment of participants and delivery of dementia-specific case conferences (WELCOME-IdA) in nursing homes (FallDem): a mixed-methods study. *Trials, 20*(1), 1–14.

Holle, D., Teupen, S., Graf, R., Müller-Widmer, R., Reuther, S., Halek, M., & Roes, M. (2020). Process evaluation of the response of nursing homes to the implementation of the dementia-specific case conference concept WELCOME-IdA: a qualitative study. *BMC nursing, 19*(1), 14.

Quasdorf, T., Clack, L., Laporte Uribe, F., Holle, D., Berwig, M., Purwins, D., ... & Roes, M. (2021). Theoretical approaches to process evaluations of complex interventions in health care: A systematic scoping review protocol. *Systematic reviews, 10*(1), 1–7.

Teupen, S., Holle, D., & Roes, M. (2021). Types of implementation of the dementia-specific case conference concept WELCOME-IdA in nursing homes: a qualitative process evaluation of the FallDem effectiveness trial. *Implementation science communications*, 2, 90.

Dr. Susanne Kean
Lecturer
School of Health in Social Science
Nursing Studies
The University of Edinburgh
Teviot Place, Doorway 6
Edinburgh
EH8 9AG

Great Britain
E-mail: Susanne.kean@ed.ac.uk

- Doctor of Philosophy, University of Edinburgh (GB), Titel: "The emergence of negotiated family care in intensive care – a grounded theory approach"
- Master of Science with Distinction, University of Edinburgh (GB), Titel: "The effects of oxygen saturation levels of handling premature infants within the concepts of Kinaesthetic Infant Handling"
- Weiterbildung zur Pflegedienstleitung und Unterrichtsfachkraft, Werner Schule, Deutsches Rotes Kreuz, Göttingen (D)
- Krankenpflegeausbildung, Deutsches Rotes Kreuz Krankenpflegeschule an der Phillips Universität Marburg (D)
- Lehre: überwiegend Forschung in den Undergraduate- als auch Postgraduate-Curricula mit dem Schwerpunkt „Qualitative Forschung"
- Forschung: qualitative Pflegeforschung mit den Schwerpunkten akute, lebensbedrohliche Erkrankungen, die einen Intensivaufenthalt erfordern, Recovery und Survivorship nach einer lebensbedrohlichen Erkrankung aus der Sichtweise von Patienten, deren Familien und den unterschiedlichen Gesundheitsprofessionen, wobei ich hier theoretisch auf soziologische und/oder anthropologische Konzepte/Theorien zurückgreife.
- Die von mir betreuten PhD-Studenten arbeiten alle in den Bereichen *critical illness, intensive care nursing* sowie *families and illness/health* mit unterschiedlichen Schwerpunkten.
- Mitglied der European Academy of Nursing Science (EANS), Reflection Networks (Complex Interventions) und der British Sociological Association.

Auswahl aktueller Veröffentlichungen

Kean, S., Salisbury, L., Rattray, J., Walsh, T., Huby, G. & Ramsay, P. (2017). Intensive care unit survivor-ship' – a constructivist grounded theory of surviving critical illness. *Journal of Clinical Nursing, 26*(19–20), 3111–3124.

Mitchell, M., Coyer, F., Kean, S., Stone, R., Murfield, J. & Dwan, T. (2016). Patient, family-centred care interventions within the adult ICU setting: An integrative review. *Australian Critical Care, 29*(4), 179–193.

Walsh, T.S., Salisbury, L.G., Merriweather, J.L., Boyd, J.A., Griffith, D.M., Huby, G., Kean, S., Mackenzie, S.J., Krishan, A., Lewis, S.C., Murray, G.D., Forbes, J.F., Smith, J., Rattray, J.E., Hull, A.M., Ramsay, P., & RECOVER Investigators (2015). The effectiveness of increased hospital-based physical rehabilitation and information provision following intensive care discharge: the RECOVER randomized controlled trial. *JAMA Internal Medicine, Jun, 175*(6), 901–910.

Kean, S. & Mitchell, M. (2014). How do ICU nurses perceive families in intensive care? Insights from the United Kingdom and Australia. *Journal of Clinical Nursing, 23*, 663–672.

Lin, F., Kean, S. & Lundgren-Laine, H. (2014). Building research capacity in ICU patient recovery research: an experience in establishing an early career researcher ICU international collaborative network. *Tehohoito, 32*(1), 70–72.

Prof. Dr. phil. Sascha Köpke
Institut für Pflegewissenschaft
Universität zu Köln, Medizinische Fakultät und Uniklinik Köln
Gleueler Straße 176–178
D-50935 Köln
E-Mail: sascha.koepke@uk-koeln.de

- 2020: Universitätsprofessur: Universität zu Köln
- 2011: Universitätsprofessur: Universität zu Lübeck
- 2007: Promotion: Universität Hamburg
- 2004: Erstes Staatsexamen LOB Gesundheitswissenschaften/Anglistik: Universität Hamburg

- 1990: Krankenpflegeexamen: Universitätsklinikum Hamburg-EppendorfEditor der „Cochrane Dementia and Cognitive Improvement Group"
- Fellow der „European Academy of Nursing Science (EANS)"
- Stellvertretender Vorsitzender der „Deutschen Gesellschaft für Pflegewissenschaft (DGP)".

Auswahl aktueller Veröffentlichungen
https://pflegewissenschaft.uni-koeln.de/sites/pflegewissenschaft/Publikationen_Koepke_06012022.pdf

Prof. Dr. phil. Alexandra Manzei-Gorsky
Professur für Soziologie mit Schwerpunkt Gesundheitsforschung, Philosophisch-Sozialwissenschaftliche Fakultät
Universität Augsburg
Universitätsstraße 10
86159 Augsburg
E-Mail: alexandra.manzei@phil.uni-augsburg.de
URL: https://www.uni-augsburg.de/de/fakultaet/philsoz/fakultat/gesundheitssoziologie/team/alexandra-manzei/

- Seit 01.10.2014: Professur für Gesundheitssoziologie an der Universität Augsburg
- 2011–2014: Lehrstuhl für Methodologie und Qualitative Methoden der Gesundheits- und Pflegeforschung an der Philosophisch-Theologischen Hochschule Vallendar
- 2009–2011: Gastprofessorin für allgemeine Soziologie mit Schwerpunkt Technik, Medizin, Gesundheit an der TU Darmstadt
- SS 2007: Gastprofessur für Wissenschaftstheorie an der Universität Wien
- 2005–2008: Leitung des DFG-Projekts „Erfahrungswissen in der technisierten Medizin" an der TU Berlin
- 2002–2005: verschiedene Projekte an den Technischen Universitäten Darmstadt und Berlin zu den Themen „Stammzellforschung", „Transplantationsmedizin", „Wissen und Technik in der Medizin"
- 2002: Promotion zum Dr. phil. an der TU Darmstadt mit einer Arbeit zur Transplantationsmedizin
- 1990–1996: Studium der Soziologie und Philosophie in Frankfurt/Main
- 1985–1997: Berufstätigkeit als Krankenschwester in der unfallchirurgischen Intensivmedizin (BG-Unfallklinik FFM)
- 1982–1985: Ausbildung zur Dipl.-Krankenschwester.

Arbeitsgebiete:

- Körper- und Geschlechterforschung Wissenschafts- und Technikforschung der Medizin
- Bio- und Medizinethik aus soziologischer Perspektive
- Methodologie und qualitative Methoden in der Gesundheitsforschung.

Ausgewählte Veröffentlichungen:

Bücher:

Digitalisierung und Gesundheit. Hg. zusammen mit Julia von Hayek, Cornelius Schubert, Band 4 der Reihe „*Gesundheitsforschung, Interdisziplinäre Perspektiven*", Baden-Baden: Nomos Verlag 2022, 398 S.

Umwelt und Gesundheit. Hg. zusammen mit Ulrich M. Gassner, Julia von Hayek, Jens Soentgen, Band 3 der Reihe „*Gesundheitsforschung, Interdisziplinäre Perspektiven*", Baden-Baden: Nomos Verlag, 2020, 383 S.

Geschlecht und Gesundheit. Hg. zusammen mit Ulrich M. Gassner, Julia von Hayek, Florian Steger, Band 5 der Reihe „*Gesundheitsforschung, Interdisziplinäre Perspektiven*", Baden-Baden: Nomos Verlag. 2018, 344 S.
Aufsätze:

Manzei-Gorsky, A. (2022). Krankheit und Gesundheit. In R. Gugutzer, G. Klein & M Meuser M (Hrsg.), *Handbuch Körpersoziologie* (S. 71–76), Wiesbaden: VS Verlag.

Manzei, A. (2018). Sind Standards objektiv und neutral? Zur Ambivalenz von Standardisierungsprozessen in der Medizin. In S. Klinke &

M. Kadmon (Hrsg.), Ärztliche Tätigkeit im 21. Jahrhundert – Profession oder Dienstleistung (S. 207–229). Springer-Verlag.

Manzei, A. (2018). Was heißt Geschlecht? In U.M. Gassner, J. von Hagen, A. Manzei & F. Steger (Hrsg.), *Geschlecht und Gesundheit* (Bd. 1, Reihe *Gesundheitsforschung, Interdisziplinäre Perspektiven,* S. 23–83). Baden-Baden: Nomos Verlag.

Manzei-Gorsky, A. & Schnabel, Nm. (2016). *Bilanzieren, kalkulieren, konkurrieren. Konsequenzen des Wettbewerbs im Gesundheitswesen.* In: Jahrbuch für Kritische Medizin und Gesundheitswissenschaften, Band 51 (S. 98–117). Hamburg: Argument Verlag.

Manzei, A. (2015). Organ Shortage as a Structural Problem in Transplantation Medicine. In R. Jox, G. Assadi & G. Marckmann (Hrsg.), *Organ Transplantation in Times of Donor Shortage* (S. 127–140). Dordrecht, NL: Springer.

Prof. Dr. Herbert Mayer (Hrsg.)
EUFH- Hochschule für Gesundheit, Soziales & Pädagogik
Sprickmannstr. 92–108
DE-48431 Rheine
E-Mail: h.mayer@eufh.de

Universität Witten/Herdecke
Fakultät für Gesundheit
Department für Pflegewissenschaft
Alfred-Herrhausen-Str. 50
DE-58455 Witten
E-Mail: herbert.mayer@uni-wh.de

- Grundstudium Physik an der Universität in Heidelberg
- Studium der Theoretischen Medizin (Humanbiologie) in Marburg
- Wissenschaftlicher Mitarbeiter (Forschung/-Lehre) und Promotion (Dr. rer. nat.) im Fachbereich Mathematik und Immunologie der Universität Witten/Herdecke
- Seit 1997 wissenschaftlicher Mitarbeiter am Department für Pflegewissenschaft, Arbeitsschwerpunkte: quantitative Forschungsmethoden
- 2010–2018 Professur für Forschungsmethoden, Biometrie und Epidemiologie an der praxisHochschule (ehem. Mathias Hochschule)
- Seit 2019 Professur für Statistik und Epidemiologie im Gesundheitswesen an der EUFH- Hochschule für Gesundheit, Soziales & Pädagogik
- Mitglied in der Ethikkommission der Universität Witten/Herdecke und der Ethikkommission der Deutschen Gesellschaft für Pflegewissenschaft
- Mitarbeit in den Gutachtergremien von *Pflege – Die wissenschaftliche Zeitschrift für Pflegeberufe* und *Pflegewissenschaft, Zeitschrift für Pflege- und Gesundheitswissenschaft* sowie *Journal of Clinical Nursing.*

Auswahl aktueller Veröffentlichungen

Dunger, C., Mayer, H., Elabbas, A., Schulz, C. & Schnell, M.W. (2017). Werthaltungen von Palliativ- und Intensivmedizinern bei Therapieentscheidungen mit nicht einwilligungsfähigen Patienten. In M.W. Schnell, C. Schulz, C. Atzemüller & C. Dunger (Hrsg.), *Ärztliche Werthaltungen gegenüber nicht einwilligungsfähigen Patienten* (S. 53–144). Wiesbaden: Springer Fachmedien VS.

Sniatecki, S., Meyer, G., Renom-Guiteras, A., Dichter, M., Mayer, H. & Stephan, A. (2017). Polarität des frei formulierten MMST-Satzes und Befinden von Menschen mit Demenz. Ergebnisse einer Querschnittstudie. *Zeitschrift für Gerontologie und Geriatrie, 50*(1), 45–51.

Knape, N., Mayer, H., Schnepp, S. & Sayn-Wittgenstein, F. zu. (2014). The association between attendance of midwives and workload of midwives with the mode of birth: secondary analyses in the German healthcare system. *BMC Pregnancy and Childbirth, 14,* 300, 1–13.

Krüger, C., Mayer, H., Haastert, B. & Meyer G. (2013). Use of physical restraints in German acute hospitals: a multi-centre cross-sectional study. *International Journal of Nursing Studies, 50*(12), 1599–1606.

Stephan, A., Mayer, H., Renom-Guiteras, A. & Meyer, G. (2013). Validity, reliability, and feasibility of the German version of the Caregiver Reaction Assessment scale (G-CRA): a validation study. *International Psychogeriatrics, 25*(10), 1621–1628.

Prof. Dr. Rahel Naef
Universität Zürich
Institut für Implementation Science in Health Care
Universitätsstrasse 84
CH-8006 Zürich
E-Mail: rahel.naef@uzh.ch

- Seit 2020 Assistenzprofessorin für Implementation Science in Pflegewissenschaft, Medizinische Fakultät, Universität Zürich & Forschungsgruppenleiterin, Zentrum Klinische Pflegewissenschaft, Universitätsspital Zürich
- 2021: Habilitation (Venia Legendi) im Bereich Pflegewissenschaft, Medizinische Fakultät, Universität Zürich
- 2016–2020: Klinische Pflegewissenschaftlerin, Zentrum Klinische Pflegewissenschaft, Universitätsspital Zürich (CH)
- 2015: Doctor of Philosophy (PhD) in Nursing, School of Nursing, Midwifery and Social Work, University of Manchester, UK
- 2007–2016: Wissenschaftliche Mitarbeiterin, Institut für Pflege, Zürcher Hochschule für Angewandte Wissenschaften, Winterthur (CH)
- 2006–2007: Leiterin Pflegeentwicklung und -qualität, Luzerner Kantonsspital (CH)
- 2005: Master of Nursing (MN), Lawrence Bloomberg Faculty of Nursing, University of Toronto (CN)
- 2004: Bachelor of Science in Nursing (BScN), School of Nursing, Faculty of Health, York University, Toronto (CN)
- 1997–2002: Pflegefachfrau mit Schwerpunkt Transplantationschirurgie und Lungenerkrankungen, Universitätsspital Zürich (CH).
- 1996: Diplom in Allgemeiner Krankenpflege, Berufsschule vom Roten Kreuz, Zürich (CH)

Arbeitsschwerpunkte
Systemische Familienpflege, Verlust- und Trauersituationen, pflegende Angehörige, Implementation Science, Patienten- und Familienbeteiligung

Auswahl aktueller Veröffentlichungen

Naef, R., Brysiewicz, P., McAndrew, N.S., Beierwaltes, P., Chiang, V., Clisbee, D., De Beer, J., Honda, J., Kakazu, S., Nagl-Cupal, M., Price, A.M., Richardson, S., Richardson, A., Tehan, T., Barnard-Towell, A. & Eggenberger, S. (2021). ICU nurse-family engagement from a global perspective: A qualitative multi-site exploration. *Intensive and Critical Care Nursing, 66*, 102081.

Naef, R. & Monteverde, S. (2021). Die Familienpräsenz sicherstellen: Eine essenzielle Pflegeintervention, (nicht nur) in der Covid-19 Pandemie (Editorial). *Pflege, 34*(3), 131–132.

Naef, R., von Felten, S., Petry, H., Ernst, J. & Massarotto, P. (2021). Impact of a nurse led – family support intervention on family members' satisfaction with intensive care and psychological well-being. *Australian Critical Care, 34*(6), 594–603.

Naef, R., Von Felten, S. & Ernst, J. (2021). Factors influencing post-ICU psychological distress in family members of critically ill patients: A linear mixed-effects model. *BioPsychoSocial Medicine, 15*, 4.

Naef, R., Ernst, J., Müller, M. & Schmid-Mohler, G. (2021). Translation and psychometric validation of the German version of the Family Nursing Practice Scale (FNPS). *Journal of Family Nursing, 27*(1), 34–42.

Naef, R., Schmid-Mohler, G. & Ernst, J. (2021). Psychometric evaluation of the German version of the instrument: Families' Importance in Nursing Care- Nurses' Attitudes (FINC-NA). *Scandinavian Journal of Caring Sciences, 35*, 328–339.

Naef, R., Massarotto, P. & Petry, H. (2020). Families' and health professionals' experience with a nurse-led family support intervention in ICU: A qualitative evaluation study. *Intensive and Critical Care Nursing, 61,* 102916.

Naef, R., Meier Kaeppeli, B., Lanter, R. & Petry, H. (2020). Implementing Family Systems Care through an educational intervention with nurses and midwives in obstetrics and gynecological care: A mixed methods evaluation. *Journal of Family Nursing, 26*(2), 138–15.

Naef, R., Peng-Keller, S., Rettke, H., Rufer, M. & Petry, H. (2020). Hospital-based bereavement care provision: A cross-sectional survey with health professionals. *Palliative Medicine, 34*(4), 547–552.

Naef, R., Kläusler-Troxler, Ernst, J., Huber, S., Dinten-Schmid, B., Karen, T. & Petry, H. (2020). Translating family systems care into neonatology practice: A mixed method study of practitioners' attitudes, practice skills and implementation experience. *International Journal of Nursing Studies, 102,* 103448.

Dr. Eva-Maria Panfil (Hrsg.)
Universitätsspital Basel
Hebelstr. 2
CH - 4031 Basel
E-Mail: Eva-Maria@Panfil.eu

- Krankenschwester mit Praxis in allgemeiner Medizin und Chirurgie (Schweiz), Herzchirurgie Intensiv, Neurochirurgie Intensiv, Urologie, onkologische Rehabilitation
- Magisterstudium der Soziologie, Erziehungswissenschaft und Betriebswirtschaftslehre, Universität Freiburg i. Br.
- Postgraduiertenprogramm Pflegewissenschaft, Universität Witten/Herdecke, European Doctoral Programme, European Academy of Nursing Science EANS
- Promotion am Lehrstuhl für Klinische Pflegeforschung, Universität Witten/Herdecke, Prof. Dr. G. Evers: „Selbstpflege von Menschen mit Ulcus cruris venosum“
- 2003–2006 Gastprofessur „Klinische Pflegeforschung“, Universität Witten/Herdecke
- 2000–2002: Vertretungsprofessur, 2002–2008 Professur für „Klinische Pflegewissenschaft“ an der Fachhochschule Frankfurt/Main
- Weitere Lehrtätigkeiten an der Evangelischen Fachhochschule Ludwigshafen, Universität Halle Wittenberg, Universität Wien
- 2001–2008: Institutsrat Hessisches Institut für Pflegeforschung HessIP, 2003–2005 Geschäftsführerin
- 2008–2012: Leitung Institut für Angewandte Pflegewissenschaften FHS St. Gallen; 2008–2012 Leitung Schweizerisches Zentrum für Evidenzbasierte Pflege, FHS St. Gallen (CH); 2009–2010 Studiengangleitung Kooperationsstudiengang Master of Science in Nursing, FHS St. Gallen (CH); 2010–2012 Studiengangleitung MAS Wound Care, FHS St. Gallen (CH)
- 2012–2015: Professorin Kooperationsstudiengang Master of Science in Nursing, Berner Fachhochschule, Bern (CH)
- 2015–2019 Leitung Bildung Pflege & MTTB, UniversitätsSpital Zürich (CH)
- Seit 2020 Programmleitung Dekubitus/Wunden, Universitätsspital Basel / CH

Arbeitsschwerpunkte:
chronische Wunden, Evidence-based Nursing, interprofessionelle Bildung
Mitherausgeberin der Zeitschriften *Pflege.*

Preise
Enterprize 2017, Pflegepublizistikpreis 2011, Beste freie Präsentation 2008, verschiedene Posterpreise.

Auswahl aktueller Veröffentlichungen
Panfil, E. (Hrsg.). (2022). *Wissenschaftliches Arbeiten in der Pflege* (4. Aufl.). Bern: Hogrefe.

Rabes, C., Bläuer, C., Büche, V., Gisler Ries, I., Knüppel Lauener, S., Kuehl, R., Osthoff, M., Pfeiffer, M., Probst, S., Todorov, V., Panfil, E.-M. (2020). Zwischen Traum und

Trauma – Aufbau und Betrieb einer Kohortenstation für Patient_innen mit COVID-19 in einem Akutspital. *Pflege, 33*(4), 247–255.

Key, M., Würmli, S., Panfil & E.-M. (2020). Nutzen von Kantonalen Benchmarkdaten der Praktikumszufriedenheit zur Steuerung der Ausbildungsqualität. *Pflegewissenschaft, 22*(4), 233–242.

Key, M., Boiteux, N., Geser, D., Küng, R., Schieber, I., Schürmann, S. & Panfil, E. M. (2020). „Das Management muss das Bildungskonzept unterstützen" Die Umsetzung der Lern- und Arbeitsgemeinschaft in Akutspitälern in der Deutschschweiz – Konzepte und Erfahrungen. *Padua, 15*(4), 221–228.

Huber, M., Spiegel-Steinmann, B., Schwärzler, P., Kerry-Krause, M. J., Kaap-Fröhlich, S., Panfil, E. M., ... & Wieber, F. (2020). *Kompetenzen zur interprofessionellen Zusammenarbeit und geeignete Unterrichtsformate.* Verfügbar unter https://www.bag.admin.ch/bag/de/home/das-bag/publikationen/forschungsberichte/forschungsberichte-interprofessionalitaet-im-gesundheitswesen/forschungsberichte-interprofessionalitaet-M3-kompetenzen.html

Panfil, E., Key, M., Küng, R. & Schlumpf, M. (2020). Best Practice: Praktische Berufsausbildung in der Pflege am Beispiel des Universitätsspitals Zürich. In K. Sahmel (Hrsg.), *Die praktische Pflegeausbildung auf dem Prüfstand: Herausforderungen und Perspektiven* (S. 119–137). Stuttgart: Kohlhammer Verlag

Küng, R., Staudacher, S. & Panfil, E. M. (2018). Ein zentrales pädagogisches Modell für die Praxisausbildung: „Cognitive Apprenticeship". *Padua, 13*(2), 115–123.

Panfil, E., Küng, R., Zürcher, B. & Key, M. (2017). Die Lern- und Arbeitsgemeinschaft als Ausbildungsstation. Die Lern- und Arbeitsgemeinschaft: ein Konzept für situiertes, interdisziplinäres, kollaboratives und intergenerationelles Lernen und Arbeiten in der Praxisausbildung. *Padua, 12* (4), 257–264.

Dissemond, J., Assenheimer, B., Bültemann, A., Gerber, V., Gretener, S., Kohler-von Siebenthal, E., Koller, S., Kröger, K., Kurz, P., Läuchli, S., Münter, C., Panfil, E. M., Probst, S., Protz, K., Riepe, G., Strohal, R., Traber, J. & Partsch, H. (2016). Compression therapy in patients with venous leg ulcers. *JDDG: Journal der Deutschen Dermatologischen Gesellschaft, 14*(11), 1072–1087.

Dr. Tina Quasdorf
Deutsches Zentrum für Neurodegenerative Erkrankungen e. V. (DZNE)
AG Implementierungswissenschaft
Stockumer Str. 12
Postfach 6250
58453 Witten
Phone: +49 2302 926-269
E-Mail: tina.quasdorf@dzne.de

- Seit 04/20: Deutsches Zentrum für Neurodegenerative Erkrankungen (DZNE) e. V., Standort Witten, Wissenschaftliche Mitarbeiterin
- Seit 04/20: Fliedner Fachhochschule Düsseldorf, Lehrbeauftragte
- 04/17–03/20: Diakonie Düsseldorf e. V., Projektleitung „Kompetenz fördern, Pflege leben" (gefördert durch den Europäischen Sozialfonds und das Bundesministerium für Arbeit und Soziales) & Referentin für den Vorstand
- 09/10–03/17: Deutsches Zentrum für Neurodegenerative Erkrankungen (DZNE) e. V., Standort Witten, Wissenschaftliche Mitarbeiterin
- 11/09–01/10: Department für Pflegewissenschaft der Universität Witten/Herdecke, Wissenschaftliche Mitarbeiterin
- 04/07–08/10: Cardiac Research GmbH, Dortmund, Studienkoordinatorin für onkologische Studien
- 07/08–12/08: Department für Pflegewissenschaft der Universität Witten/Herdecke, wissenschaftliche Mitarbeiterin
- 04/02–03/07: Marienhospital Herne, Pflegefachkraft

Auswahl aktueller Veröffentlichungen

Quasdorf, T., Clack, L., Laporte Uribe, F., Holle, D., Berwig, M., Purwins, D., SChultes, M.-T. & Roes, M. (2021). Theoretical approaches to process evaluations of complex interventions in health care: a systematic scoping review protocol. *BMC Systematic Reviews, 10*(1), 268.

Rommerskirch-Manietta, M., Braunwarth, J. I., Quasdorf, T., Manietta, C., Rodrigues-Recchia, D., Reuther, S., Rossmann, C., Acet, S. & Roes, M. (2021). Organizational Capacity Building in Nursing Facilities to Promote Resident Mobility: A Systematic Review. *Journal of the American Medical Directors Association, 22*(12), 2408–2424. e12.

Manietta, C., Quasdorf, T., Rommerskirch-Manietta, M., Braunwarth, J.I., Purwins, D. & Roes, M. (2021). Protocol for conducting scoping reviews to map implementation strategies in different care settings: focusing on evidence-based interventions for preselected phenomena in people with dementia. *BMJ Open, 11*(9), e051611.

Quasdorf, T., Halek, M. & Bartholomeyczik, S. (2020). „Dementia Care Mapping (DCM): Entwicklung von Einstellungen zur Anwendung." *QuPuG – Journal für Qualitative Forschung in Pflege- und Gesundheitswissenschaft*, 7(1): 43–51.

Quasdorf, T. (2020). Projekt „Kompetenz fördern, Pflege leben": Entwicklung und Implementierung eines Konzeptes zum Kompetenzmanagement. In U. Bettig (Ed.), *Kompetenzmanagement für die erfolgreiche Personalarbeit in der Pflege* (S. 121–148). Heidelberg: medhochzwei Verlag GmbH.

Prof. Dr. Jörg große Schlarmann
Professor für Pflegewissenschaft
Hochschule Niederrhein
Reinarzstr. 49
47805 Krefeld
E-Mail: joerg.grosseschlarmann@hs-niederrhein.de

- Seit 2020: Professor für Pflegewissenschaft, Hochschule Niederrhein
- 2015–2020: Professur im Modellstudiengang Pflege B.Sc., praxisHochschule Rheine
- 2012–2015: PostDoc im Forschungskolleg FamiLe, Universität Witten/Herdecke
- 2007–2011: wissenschaftlicher Mitarbeiter am Lehrstuhl für familienorientierte und gemeindenahe Pflege sowie am Department für Pflegewissenschaft der Universität Witten/Herdecke
- 2012: Doktor rer. medic., Universität Witten/Herdecke
- 2008–2010: European Academy of Nursing Science (EANS), Summer School Programme for Doctoral Studies
- 2000–2007: Bachelor- und Master-Studium der Pflegewissenschaft Universität Witten/Herdecke
- 1997–2000: Ausbildung zum Krankenpfleger am Marienhospital Gelsenkirchen.

Auswahl aktueller Veröffentlichungen

große Schlarmann, J. (2021). Nach Symptomen googlen. In M. Schieron, C. Büker & A. Zegelin (Hrsg.), *Patientenedukation und Familienedukation in der Pflege* (S. 271–290). Bern: Hogrefe.

Latteck, Ä.-D., Helmbold, A., große Schlarmann, J. & Grebe, C. (2021). Beschäftigungsmerkmale und berufliche Handlungssicherheit hochschulisch ausgebildeter Pflegender – ausgewählte Ergebnisse der VAMOS-Studie in NRW aus Hochschulperspektive. *Pflege & Gesellschaft, 26*(1), 48–64.

Chikhradze, N., große Schlarmann, J., Büscher, A. & Schnepp, W. (2015). Auswirkung einer fortgeschrittenen Brustkrebserkrankung auf die Familie. *Pflegewissenschaft, 17*(1), 30–37.

Galatsch, M., große Schlarmann, J., Sayn Wittgenstein, F. zu & Schnepp, W. (2015). Familien in der ambulanten palliativen Betreuung Operationalisierung von Bedarfen und Belastungen zur Entwicklung eines Screening-instrumentes. *Pflegewissenschaft, 17*(1), 46–61.

große Schlarmann, J. & Bienstein, C. (2015). Nachts in deutschen Pflegeheimen. *Die Schwester Der Pfleger, 54*(11), 22–27.

Dorin, L., Turner, S.C., Beckmann, L., große Schlarmann, J., Faatz, A., Metzing, S. & Büscher, A. (2014). Which need characteristics influence home care utilization in home care arrangements in Germany? *BMC Health Services Research, 14*(1), 233.

große Schlarmann, J. & Galatsch, M. (2014). Regressionsmodelle für ordinale Zielvariablen. *GMS Medizinische Informatik, Biometrie und Epidemiologie, 10*(1), 2–10.

Mag. Dr. Berta Schrems, M.A. (Hrsg.)
Privatdozentin der Universität Wien
Institut für Pflegewissenschaft
Alsterstraße 23/12
A-1080 Wien
E-Mail: berta.schrems@univie.ac.at
www.berta-schrems.at

- Habilitation (Venia Legendi) Pflegewissenschaft – Sozialwissenschaftliche Fakultät, Universität Wien (A)
- Doktorat in Sozial- und Wirtschaftswissenschaften (Dr. rer. soc. oec.), Universität Wien; Titel der Dissertation „Zeitorganisation in der Krankenpflege. Zeitliche Dimensionen von Frauenarbeit am Beispiel der Pflegeberufe"
- Post-graduate Ausbildung am Institut für Höhere Studien, Abteilung Soziologie, Wien (A)
- Master of Arts Philosophie (M.A.) – Philosophie im europäischen Kontext, Fernuniversität Hagen (D)
- Magister in Soziologie (Mag. rer. soc. oec.), Universität Wien (A)
- Diplom der Allgemeinen Gesundheits- und Krankenpflege, Barmherzige Brüder, Wien (A)
- Zertifizierte Weiterbildungen in den Bereichen Organisations- und Personalentwicklung sowie Qualitäts- und Projektmanagement
- Mitglied des Gesundheits- und Krankenpflege-Beirats des Bundesministeriums für Soziales, Gesundheit, Pflege und Konsumentenschutz, Österreich
- Seit 2001: freiberuflich tätig in Lehre, Beratung und Forschung in der Pflege mit den Schwerpunkten Pflegediagnostik, Fallarbeit, Wissenschaftstheorie und Vulnerabilität; Privatdozentin der Universität Wien, Lektorin an verschiedenen Universitäten, Fachhochschulen und Weiterbildungseinrichtungen
- 1999–2001: Professorin für Organisation, Personal- und Qualitätsmanagement in Gesundheitseinrichtungen, Fachbereich Pflege und Gesundheit, Fachhochschule Frankfurt/Main (D)
- 1993–1998: Personal- und Organisationsentwicklerin, Dachverband Wiener Pflege- und Sozialdienste, Wien (A)
- 1981–1985: Gesundheits- und Krankenpflege im postoperativen Bereich und in der Intensivpflege.

Auswahl aktueller Veröffentlichungen

Schrems, B. (2022). *Fallarbeit in der Pflege. Grundlagen, Formen und Anwendungsbereiche* (4., überarb. u. erg. Aufl.). Wien: Facultas.

Schrems, B. (2021). *Der Prozess des Diagnostizierens in der Pflege* (Aktualisiert und neu aufgelegt). Wien: Facultas.

Schrems, B.M. (2020). *Vulnerabilität in der Pflege. Was verletzlich macht und Pflegende darüber wissen müssen.* Weinheim: Beltz Juventa.

Schrems, B. (2018). *Verstehende Pflegediagnostik. Grundlagen zum angemessenen Pflegehandeln.* Wien: Facultas.

Schrems, B. (2017). Vulnerabilität im Kontext der Pflegeforschung. *Pflege & Gesellschaft, 4*, 308–321.

Schrems, B. (2014). Informed consent, vulnerability and the risks of group-specific attribution. *Nursing Ethics, 21*(7), 829–843.

Prof. Dr. Michael Simon
Universität Basel
Fakultät für Medizin, Departement Public Health, Pflegewissenschaft

Bernoullistrasse 28
4056 Basel, Schweiz
E-Mail: www.nursing.unibas.ch
m.simon@unibas.ch

- Seit 2014 Professor Universität Basel, Departement Public Health, Institut für Pflegewissenschaft
- 2011–2014 Senior Research Fellow, University of Southampton, Faculty of Health Science, Southampton, England
- Seit 2010 Mitherausgeber International Journal of Nursing Studies, Elsevier
- 2008–2011 Postdoc und Assistant Professor, University of Kansas School of Nursing und National Database of Nursing Quality Indicators, Kansas City, USA
- 2003–2008 Doktor der Sicherheitswissenschaften, Bergische Universität Wuppertal
- 1997–2003 Bachelor und Master in Nursing Science Universität Witten/Herdecke
- 1994–1997 Ausbildung zum Gesundheits- und Krankenpfleger, Elisabethenstift Darmstadt

Auswahl aktueller Veröffentlichungen

Dammann, M., Staudacher, S., Simon, M. & Jeitziner, M.-M. (2021). Insights into the challenges faced by chronically critically ill patients, their families and healthcare providers: An interpretive description. *Intensive & critical care nursing: the official journal of the British Association of Critical Care Nurses*, 103135.

Dolci, E., Schärer, B., Grossmann, N., Musy, S.N., Zúñiga, F., Bachnick, S. & Simon, M. (2020). Automated Fall Detection Algorithm With Global Trigger Tool, Incident Reports, Manual Chart Review, and Patient-Reported Falls: Algorithm Development and Validation With a Retrospective Diagnostic Accuracy Study. *Journal of Medical Internet Research, 22*(9), e19516.

Guerbaai, R.A., Kressig, R.W., Zeller, A., Tröger, M., Nickel, C.H., Benkert, B., Wellens, N., Osińska, M., Simon, M., Zúñiga, F., & INTERCARE Research Group (2022). Identifying Appropriate Nursing Home Resources to Reduce Fall-Related Emergency Department Transfers. *Journal of the American Medical Directors Association, S1525-8610*(22)00103-7. Advance online publication. https://doi.org/10.1016/j.jamda.2022.01.063.

Gygli, N., Zúñiga, F. & Simon, M. (2021). Regional variation of potentially avoidable hospitalisations in Switzerland: an observational study. *BMC Health Services Research, 21*(1), 849.

Musy, S.N., Endrich, O., Leichtle, A.B., Griffiths, P., Nakas, C.T. & Simon, M. (2021). The association between nurse staffing and inpatient mortality: A shift-level retrospective longitudinal study. *International Journal of Nursing Studies, 120*, 103950.

Saar, L., Unbeck, M., Bachnick, S., Gehri, B. & Simon, M. (2021). Exploring omissions in nursing care using retrospective chart review: An observational study. *International Journal of Nursing Studies, 122*, 104009.

Schlup, N., Gehri, B. & Simon, M. (2021). Prevalence and severity of verbal, physical, and sexual inpatient violence against nurses in Swiss psychiatric hospitals and associated nurse-related characteristics: Cross-sectional multicentre study. *International journal of mental health nursing.*

Sharma, N., Schwendimann, R., Endrich, O., Ausserhofer, D. & Simon, M. (2021). Comparing Charlson and Elixhauser comorbidity indices with different weightings to predict in-hospital mortality: an analysis of national inpatient data. *BMC Health Services Research, 21*(1), 13.

Zúñiga, F., Guerbaai, R.-A., de Geest, S., Popejoy, L.L., Bartakova, J., Denhaerynck, K., Trutschel, D., et al. (2022). Positive effect of the INTERCARE nurse-led model on reducing nursing home transfers: A nonrandomized stepped-wedge design. Journal of the American Geriatrics Society.

Univ.-Prof. Dr. Erika Sirsch
Lehrstuhl für Akutpflege
Fakultät für Pflegewissenschaft
Vinzenz Pallotti University (vormals Philosophisch-Theologische Hochschule Vallendar – PTHV)
Pallottistraße 3
DE-56179 Vallendar
E-Mail: esirsch@pthv.de

- Seit 2020 Dekanin der Pflegewissenschaftlichen Fakultät
- Seit 2019 Professur Akutpflege an der Pflegewissenschaftlichen Fakultät
- 2015–2019: Jun.-Prof. Akutpflege an der Pflegewissenschaftlichen Fakultät, Philosophisch-Theologische Hochschule Vallendar
- 2009–2015: wissenschaftliche Mitarbeiterin und Post-Doc am Deutschen Zentrum für Neurodegenerative Erkrankungen (DZNE), Witten
- 2014: Dissertation zum Thema „Entscheidungsfindung zur Selbst- und Fremdeinschätzung von Schmerz bei Menschen mit mittelschwerer Demenz im Krankenhaus"
- 2008–2009: wissenschaftliche Mitarbeiterin am Department für Pflegewissenschaft, Fakultät für Gesundheit, Universität Witten/Herdecke
- 2007: Master in Nursing Science, Universität Witten/Herdecke
- 2005: Bachelor in Nursing Science, Universität Witten/Herdecke
- 1994–1998: Fachkrankenschwester für Geriatrische Rehabilitation am DBfK Bildungszentrum, Essen
- 1977–1980: Ausbildung zur Krankenschwester in der Rheinischen Landesklinik Bedburg-Hau,
- Vorstandsmitglied der Leitlinienkommission der Deutschen Gesellschaft für Pflegewissenschaft.

Auswahl aktueller Veröffentlichungen

Manietta, C., Labonte, V., Thiesemann, R., Sirsch, E.G. & Mohler, R. (2022). Algorithm-based pain management for people with dementia in nursing homes. *Cochrane Database Syst Rev, 4*, CD013339.

Sirsch, E., Ludwig, E., Müller, K., Blumenberg, P., Nitschke, I. & Büscher, A. (2022 in press). Förderung der Mundgesundheit in der Pflege – ein interprofessioneller Expertenstandard. *Zeitschrift für Gerontologie und Geriatrie*.

Sirsch, E. (2021). Entscheidungshilfe zur Schmerzerfassung in der Pflege von Menschen mit Demenz. Eine thematische, inhaltliche und methodische Herausforderung In S.U. Nover & B. Panke Kochinke (Hrsg.), *Qualitative Pflegeforschung Eigensinn, Morphologie und Gegenstandsangemessenheit* (Vol. 1). Baden-Baden: Nomos Verlagsgesellschaft.

Sirsch, E. (2020). *Entscheidungsfindung zum Schmerzassessment bei Menschen mit Demenz im Krankenhaus – Vom Problem zum Konzept See-Pain*. Weinheim: Belz Juventa Verlag

Sirsch, E., Lukas, A., Drebenstedt, C., Gnass, I., Laekeman, M., Kopke, K., Fischer, T. & Guideline, W. (2020). Pain Assessment for Older Persons in Nursing Home Care: An Evidence-Based Practice Guideline. *Journal of the American Medical Directors Association, 21*(2), 149–163.

Stemmer, R., Büker, C., Holle, B., Köpke, S. & Sirsch, E. (2019). Der Beitrag der Deutschen Gesellschaft für Pflegewissenschaft angesichts zukünftiger Herausforderungen. *Pflege & Gesellschaft*, 24(1), 60–74.

Sachwortverzeichnis

T

U

V

W

Z